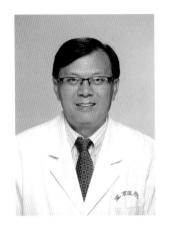

　　邱模炎　主任医师、教授、医学博士、博士研究生导师、博士后合作导师；师从三代御医之后、北京中医药大学终身教授、温病学大家赵绍琴先生。现任中国中医科学院望京医院血液净化中心主任、外事办公室主任、国际中医药培训部主任，北京中医药大学兼职教授和博士研究生导师，福建中医药大学客座教授。国家中医药管理局中西医结合临床重点学科学术带头人、中西医结合血液净化学负责人，第九、十、十一届国家药典委员会委员，北京市血液净化质量控制与改进中心专家组成员，入选首届北京市复合型中医药学术带头人培训项目。任国家科技奖励评审专家（入库）、国家中医药管理局国际交流与合作专家（入库）、科技部国际交流与合作专家（入库）、中华中医药学会肾病分会常委、中华中医药学会糖尿病分会常委、世界中医药学会联合会肾病专业委员会常务理事、中国中医药信息学会肾病分会副会长、北京中医药学会肾病专业委员会副主任委员、中华中医药学会科技奖励评审专家、中华中医药学会标准审查专家、世界中医药学会联合会国际中医药临床标准工作委员会常委、中国中药协会肾病中药发展研究专业委员会副主任委员兼秘书长、中国非处方药协会自我药疗教育专业委员会委员、中国医药质量管理协会药品质量和用药安全研究专业委员会常务委员、中国中药协会中成药价值榜评审专家、国家基本药物（中成药）临床应用指南编审专家。《中华中医药杂志》编委、《康复学报》编委、《中国实验方剂学杂志》编委、国家卫生和计划生育委员会"十三五"规划教材·高等中医药院校研究生教材《中医内科学临床研究》编委、《中国中西医结合肾病杂志》特约审稿专家、《中医杂志》审稿专家、北京健康科普专家、首届中国中医科学院中青年名中医、北京市名中医身边工程专家团队负责人。荣获中华中医药学会科普图书著作奖一等奖 1 项、中华中医药学会科学技术二等奖 2 项和三等奖 1 项、学术著作三等奖 2 项等。其中《禽流感与鸡瘟传统医药理论与实践》获得中华中医药学会科学技术二等奖，《甲型 H1N1 流感防控知识》荣获中华中医药学会科学技术二等奖，《中医疫病学》荣获中华中医药学会科学（著作）奖三等奖，发表了《中医疫病论衡——兼谈 SARS 的中医辨治、预防和研究思路及其意义》《〈松峰说疫〉避瘟方分析》《〈松峰说疫〉的药物避瘟法》《SARS 的中医研究思路要突出"传统"特色》《非典的中医辨证应重视"四诊合参"》《中医疫病预防法概要及临床研究中循证医学方法与专家经验的关系》等学术论文 60 余篇，主编和参编学术著作 30 余部。

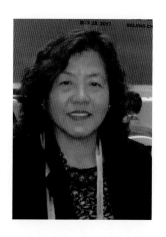

　　刘美嫦　中医博士，现任黑龙江中医药大学美国分校副校长、世界中医药学会联合会主席团执行委员、美国中医针灸研究院院长、美国中医针灸联盟主席、美国厚德国际文化基金会主席。致力于中医针灸在美国的发展，争取业界权益，促进中医教育提升，推动中医标准、规范化、专业化以及相关立法逾30年。特别重大贡献是作为业界主要负责人之一推动美国联邦针灸保险法案久经27年，取得历史性初步胜利。

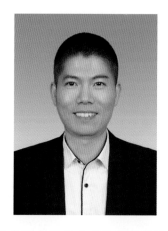

　　林明欣　现为中国中医科学院中医基础理论研究所病证规范研究室主任。九三学社中央医疗专家、名医工作室专家，襄阳市中医院、黄石市中医院、茂名市中医院等多家三甲医院客座教授。主要从事病证临床诊断标准及疫病史研究。在攻读硕士与博士研究生期间即开展了"疑难杂病及疫病的辨证规律研究"。博士后期间又做了"新中国中医药防治疫病的历史思考"的研究。作为第二负责人，参与2014年亚太经济合作组织（APEC）唯一入选的中医药项目即"中医药防控空气传播传染病的应用"，主笔结题报告《中医药防控空气传播传染病之古代文献研究》。曾在《中华中医药杂志》发表《非口服中药防控经空气传播疫病之古代文献研究》及《中医治疗疟疾之理论争鸣》《运气学说应对疫病的历史经验及现实思考》等多篇论文。

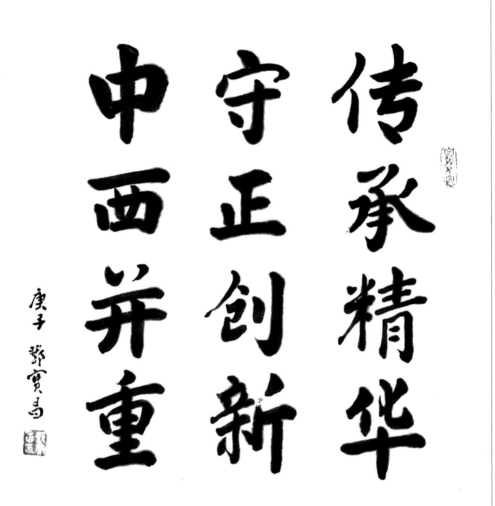

习近平总书记寄语中医药工作，强调传承精华，守正创新，坚持中西医并重

大醫精誠 止于至善

博古通今
推陳出新

邱模炎教授新書
《疫病学中医名著选编》
出版志贺

李灿东珠書
庚子孟月

福建中医药大学校长李灿东教授为本书题词

疫病学中医名著选编

主编　邱模炎　刘美嫦　林明欣

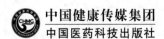

中国健康传媒集团
中国医药科技出版社

内容提要

本书秉承"读经典做临床"的宗旨，精心选编历代有关疫病学的中医论著，系统、全面地展现了我国自古以来防治疫病的历史和宝贵经验。全书主要包括绪论、《黄帝内经》疫病理论节选、寒疫类（《伤寒论》）、温疫类（《温疫论》《湿热条辨》《疫疹一得》）、杂疫类（《随息居重订霍乱论》《鼠疫汇编》）、综合类（《伤寒瘟疫条辨》《松峰说疫》）和附录（《温热论》《温病条辨》）等内容，另外书末还专附疫病防治常用名方和常用中药选介，以期读者从中汲取智慧，提高临床治疗效果。本书可供广大中医临床工作者参考，亦可供中医爱好者学习使用。

图书在版编目（CIP）数据

疫病学中医名著选编/邱模炎，刘美嫦，林明欣主编．—北京：中国医

药科技出版社，2020.2

ISBN　978-7-5214-1595-7

Ⅰ.①疫…　Ⅱ.①邱…　②刘…　③林…　Ⅲ.①瘟疫－中医治疗法－研

究　Ⅳ.①R254.3

中国版本图书馆 CIP 数据核字（2020）第 026789 号

策　　划　裴　颢
责任编辑　张芳芳　裴　颢　董　臻
美术编辑　陈君杞
版式设计　姿　兰
封面设计　陈君杞

出版　**中国健康传媒集团** | 中国医药科技出版社

地址　北京市海淀区文慧园北路甲 22 号

邮编　100082

电话　发行：010-62227427　邮购：010-62236938

网址　www.cmstp.com

规格　787×1092 mm $\frac{1}{16}$

印张　47¾

字数　925 千字

版次　2020 年 2 月第 1 版

印次　2020 年 2 月第 1 次印刷

印刷　三河市万龙印装有限公司

经销　全国各地新华书店

书号　ISBN 978-7-5214-1595-7

定价　268.00 元

获取新书信息、投稿、为图书纠错，请扫码联系我们。

编 委 会

主　编　邱模炎　刘美嫦　林明欣

副主编　李奇阳　丁思元　邹　浩　王怡菲
　　　　王琪格　栾　洁

编　委　(以姓氏笔画为序)
　　　　王绍华　仁旺次仁　白兴华　刘　鹏
　　　　刘淑娟　闫二萍　　孙平平　孙晓光
　　　　李葆青　杨丽萍　　张　乐　张银柱
　　　　陈朝霞　柯应水　　姜　岳　姚晨思
　　　　康　羽　熊莉莉

出版者的话

2019 年 12 月以来，湖北省武汉市陆续发现了多例新型冠状病毒感染的肺炎患者，随着疫情的蔓延，我国其他地区及境外也相继发现了此类病例。国家卫生健康委员会将该病命名为"新型冠状病毒肺炎"（简称新冠肺炎，英文名称 Corona Virus Disease 2019，英文简称 COVID-19）。该病作为急性呼吸道传染病已经被纳入《中华人民共和国传染病防治法》规定的乙类传染病，按甲类传染病管理。新冠肺炎作为烈性传染病，病情凶险，变化迅速，严重威胁着人们的健康和生命。

党中央和国务院高度重视疫情的发生，习近平总书记做出重要指示，生命重于泰山，疫情就是命令，防控就是责任，并要求各级党委和政府必须按照党中央决策部署，全面动员，全面部署，全面加强工作，把人民群众生命安全和身体健康放在第一位，要不断完善诊疗方案，坚持中西医结合，尽快明确诊疗程序、有效治疗药物、重症病人的抢救措施。国家卫生健康委员会办公厅、国家中医药管理局联合通知，要求建立中西医结合救治工作机制，提升医务人员中西医结合救治能力，规范开展中西医结合医疗救治，各级卫生健康行政部门组建的医疗救治专家组中应当有中医药专家参与，必要时，中医药专家可单独设组，建立完善中西医会诊制度，推动中医药全面参与新冠肺炎医疗救治工作。据统计，截至目前，全国中医药参与救治的确诊病例共计 6 万余例，占比为 85.20%，而且中西医结合治疗新冠肺炎患者的平均住院时间显著短于西医组。中医药在治疗轻症方面，能快速改善患者症状；在治疗重症方面，减少了重症向危重症的转化，而且重症向普通病情转变的概率比较高。这都充分说明了中医药在防治传染病特别是新冠肺炎方面有着独特的优势和作用。

传染病在古代称为疫病，《说文解字》："疫，民皆疾也。"在中国数千年的历史中，大大小小瘟疫不断，有史可考的疫情从公元前 243 年到公元 1911 年都有发生。在这 2000 余年里，中国共发生重大疫情 350 余次。中医疫病学是中医学的重要组成部分，是历代中医药学家与疫病作斗争经验的智慧结晶。医家们面对各种瘟疫毫不退缩，在实践中反复研究治法，得出了非常有价值的经验，挽救了无数生命，为古代社会防疫抗疫做出了巨大贡献。这些从古至今积累的经验与教训，都被历代中医药学家著书立说，以各自的著作为载体流传下来，值得后人们回顾、思考及取鉴。

在中医现存文献中，疫病的理论渊源最早可以追溯到《黄帝内经》及《难经》。《黄帝内经》是我国现存最早的医学典籍，《素问》中就有关于疫病的记载"五疫之至，皆向染易，无问大小，病状相似"，并提出了防治疫病的原则"正气存内，邪不可干，避其毒气"，还载有用于防疫的"小金丹"。这些论述对后世医家认识和治疗疫病有很大的启示。医圣张仲景宗族原本有200余人，10年间死亡了三分之二，他的著作《伤寒杂病论》明确提出了温病初起的证候特点，虽然没有出示治疗方药，但是里面的黄芩汤、白虎汤、葛根芩连汤等被后世温病学家所继承和发挥。唐代名医孙思邈收治慢性传染病麻风患者600余人，在他的著作《备急千金要方》《千金翼方》中提出"天地有斯瘴疠，还以天地所生之物以防备之"的防治思想，还列举辟温方20余首，创制了不少治温病有效的传世名方，如葳蕤汤、犀角地黄汤、紫雪丹等。再到后来明清时期吴有性的《温疫论》、叶桂的《温热论》、薛雪的《湿热条辨》、吴瑭的《温病条辨》、王士雄的《温热经纬》、杨栗山的《伤寒瘟疫条辨》、余霖的《疫疹一得》、刘奎的《松峰说疫》等。这些著作都是医家们在疫病流行的条件下完成的，总结出了温病发展的基本规律和证治特点，并提供了许多行之有效的名方，如银翘散、清瘟败毒饮、升降散、解毒活血汤等，这对于我们今天防治新冠肺炎有着重要的现实意义。

凡历史上成为中医大家名师者，均熟谙经典，勤于临证，发遑古义，创立新说。中医治学当溯本求源，古为今用，继承是基础，所以要"读经典做临床"。经典医籍经过了千百年临床实践的证明，里面所提供的科学原理至今仍然是中医维护健康、防治疾病的准则，也是学习和研究中医学的必由门径。熟读经典可以启迪和拓宽治疗疾病的思路，提高临床治疗效果。《疫病学中医名著选编》一书由中国医药科技出版社与邱模炎教授团队联合精心打造，该书主要包括绪论、《黄帝内经》疫病理论节选、寒疫类（《伤寒论》）、温疫类（《温疫论》《湿热条辨》《疫疹一得》）、杂疫类（《随息居重订霍乱论》《鼠疫汇编》）、综合类（《伤寒瘟疫条辨》《松峰说疫》）、附录（《温热论》《温病条辨》）等内容，另外书末还专附疫病防治常用名方和常用中药选介。本书不仅可以让读者完整了解中医药防治疫病的全貌，还将古人最真实最经典的防治疫病的记录呈现出来，可以帮助读者从疫病的经典古籍中汲取智慧，使之学有所得、学有所成，对临床有所帮助。由于时间仓促，书中难免存在不足之处，恳请广大读者提出宝贵意见，以便于今后修订完善。

中国医药科技出版社

2020 年 2 月 21 日

序

一部中医史，就是一部防疫史。先贤在与疫病的斗争中，不断总结防治疫病经验，并有《黄帝内经》与《伤寒杂病论》等诸多经典传于后世，其中不乏论述疫病专著，如寒疫之《伤寒论》、温疫之《瘟疫论》、杂疫之《随息居重订霍乱论》等，书中理法方药之精妙，堪称经典。

邱模炎教授在坚持防控新型冠状病毒肺炎一线工作的同时，主持编纂《疫病学中医名著选编》一书，该书具有"全""真"两大特点。"全"主要体现在本书纵观中医疫病史，可以让读者完整了解中医药防治疫病之全貌；"真"体现在该书内容来自善本古籍，其中不乏有影印本转化而来，将前人最真实的防治疫病记录呈现出来。另本书从疫病属性分论，以古籍条文为章节，便于读者查阅。相信对于广大中医药工作者读经典、做临床、抗击疫情会有参考价值。

值此抗击新型冠状病毒感染肺炎之际，谨志数语，乐观厥成。

北京市卫生健康委员会党委委员
北京市中医管理局局长　　屠志涛
2020 年 2 月 12 日

新型冠状病毒防疫歌（修订版）

——代前言

冠状病毒可防控，科学依法是关键；

通风洗手戴口罩，咳嗽喷嚏有礼仪；

饮食清淡不生食，膏粱厚味要减少；

沟通交流辨高危，不到疫区不群聚；

民众防控有官宣，自我防护你我他！

中医防疫有特色，辨病辨证有原则；

西药不可乱服用，是药总有三分毒；

政府把控应到位，人民群众是依靠；

不听谣传不信邪，群策群力齐防控；

天佑中华必全胜，冬天过后是春天！

邱模炎

2020 年 2 月 12 日

目 录

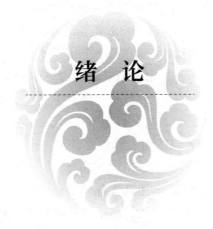

绪　论

第一节　中医疫病学简史

中医疫病学是中医学的重要组成部分，是历代中医药学家与疫病作斗争的经验结晶。考察和研究中医疫病学的源流、发展、变革对于进一步整理和研究中医疫病论治经验，发挥中医药在防治传染病中的作用，促进中医外感热病学的发展，有着重要的现实意义。中医疫病学发展的整个过程与伤寒学派、温病学派的形成和发展密不可分，也充分体现了学术争鸣在中医药学发展中的重要作用。

一、中医疫病认识的起源阶段（公元前475～前207年，战国、秦时期）

春秋、战国时期既是中国历史上社会大动荡、大转变时期，也是文化上百家崛起、诸子辈出的争鸣时期。在这样的大环境下，中医学出现了第一次兴盛争鸣，中医学的基础理论、诊治原则，都是在这一时期见于文字的。据《汉书·艺文志》的记载，古代医经一派有7家，经方派有12家，反映了秦汉前医学兴起、百花齐放的盛况。可惜经方派的典籍大都亡佚，已无可考。医经派除亡佚的《黄帝外经》《扁鹊内经》《扁鹊外经》《白氏内经》《白氏外经》等，现有文字传世的中医学第一部古典巨著《黄帝内经》（以下称《内经》），基本上是这一时代的杰出产物。中医学中的诸多理论和观点，大都源于这一著作，中医疫病学也起源于这个时代。《老子》曰："凶年之后，必有温疫。"《抱朴子》曰："经温疫，则不畏。"俱言"温疫"，而不及"寒疫"，以温疫概寒疫。后人又立"杂疫"之名，以统疫病之杂症。

《内经》是现存的第一部中医学经典著作，对中医学的发展有着深远影响。关于中医疫病学的记载，也当以《内经》为最早。《素问·刺法论》云："帝曰：余闻五疫之至，皆相染易，无问大小，病状相似。"《六元正纪大论》云："疠大至，民善暴死。"

寥寥数语，概括了疫病的传染性、症状相似性、起病急、发展快、治疗棘手等特点。难能可贵的是，早在2000多年前，中医就把疫病应以预防隔离作为重要控制手段明确提了出来。《素问·刺法论》云："岐伯曰：不相染者，正气存内，邪不可干，避其毒气，天牝从来。"从这段文字看出，"避其毒气"是强调未病者的预防和自我保护，而强调"正气存内"正是与西医学提出的增强体质、提高机体免疫力的观点不谋而合。

关于疫病的病因病机，《素问·刺法论》则以干支推疠疫，谓天运化疫，地运化疠。疫与疠，不过上下刚柔之异，故又以金木水火土统之，即所谓五疫。而按实际，疠、疫均有寒温之别，流行者以温疠、温疫多，而寒疠、寒疫少。《六元正纪大论》曰："其病温厉大行，远近咸若。"又曰："其病温厉，皆言温疠。"即以温疠概寒疠。该篇中指出"地气迁，气乃大温""阳乃大化，蛰虫出见""温病乃作""其病温厉大行，远近咸若"等，第一次把因气候大热感受温邪而发的热性病明确称为"温病"，并记述了温病在发病、流行等方面的特点。但必须提到的是，温疫、温疠以疫疠命名，言疫之温，疠之温，与寒疫、寒疠有所区别。可以看出，当时对疫病的认识，非只有热性疫病，只不过是热性病较多，流传较广而已，这是十分科学的。因为古无"瘟"字，所以可以推测，温疫、温疠之温不是病名。《内经》中所提到的温多是温热之意，"温病"指的是热性病。而真正意义上的中医疫病在《内经》中称作"疫""疠"或"厉"，和"温病"是有区别的。但从这一时期开始，有些医家就开始"温""瘟"相混了，其不知古虽无"瘟"，而代之以"疫""疠"，绝非"温"也。

二、中医疫病在诊疗上的发展阶段（公元前207～959年，汉、唐时期）

医学发展到东汉末年（公元2世纪末到3世纪初），中国医学第一部辨证论治、方药俱备的临床学经典著作——《伤寒杂病论》问世。东汉中后期，我国中原地区疫病频发，《后汉书·五行志》录有疫情10次，全发生在安帝元初6年之后。尤其是建安年间，疫情持续时间之长，死亡人数之多，是历史上少见的。《伤寒杂病论·序》云："余宗族素多，向余二百，建安纪年以来，犹未十稔，其死亡者三分有二，伤寒十居其七。"《伤寒杂病论》一书中与疫病有关的论述有"凡时行者，春时应暖，而复大寒，夏时应热，而反大凉，秋时应凉，而反大热，冬时应寒，而反大温，此非其时，而有其气，是以一岁之中，长幼之病，多相似者，此则时行之气也""从春分以后，至秋分节前，天有暴寒，皆为时行寒疫也……阴脉实大者更遇温热，变为温毒，温毒为病最重也。阳脉濡弱，阴脉弦紧者，更遇温气，变为温疫。以此冬伤于寒，发为温病，脉之变证，方治如说"等。从这些论述中我们可以推测仲景作《伤寒杂病论》初衷可能和疫病有关，这也与史书所记载的当时的社会环境和气候特点相符合。但是疫病属热性的较多，寒性的较少，而仲景之方对后世的疫病治疗效果并不理想，所以才有后世温病学派理论上的创新与突破。据广州中医药大学赖文教授考证，《伤寒杂病论》所述确为寒性疫病。（参见《上海中医药杂志》1998年第8期）

由此可见，《伤寒杂病论》极大地丰富了中医疫病学的内容，使寒疫有了辨治的基础。而从文献记载也可以看出，在其后几次大规模寒疫中，有"宜用辛温"和"仲景方多效"的记载。其中白虎汤、白虎加人参汤等方剂对温病学也大有启发，对温疫也同样有效。

此外，魏晋之际的医家王叔和在搜集整理《伤寒杂病论》的《序例》时，对《内经》"论温"做了进一步阐发。他提出伏寒变温、异气、时行、风寒重感及病中更感疫气而变温的论例，从而提出了"伏邪孕育新感"和"新感引动伏邪"的学说。同时，他还按发病季节、重感性质和脉象分辨出冬温、温疟、风温、温毒、温疫等病，为后世疫病学的发展作了铺垫。

晋代葛洪所著的《肘后方》提出"伤寒、时行、温疫，三名同一种（即同为外感病），而源本小异（病因不同）"，认为伤寒是冬为"伤寒毒气"所攻，温病是"厉气夹毒相注（传染）"而成。并指出发斑是"温毒"，属大疫，治宜"黑膏"，使"毒从皮中出"；挟热下利是"天行毒病"，治主黄连、黄柏。发明令溺白纸上，纸即如柏染之验黄疸法。还记述了流金散、辟天行毒厉方等口服、吹鼻、燃熏消毒预防传染的方药。此外，葛洪第一次记载了由于"击虏"而传入"虏疮"（痘疮）的永徽四年疫病流行的历史。

到了隋唐时期，巢元方虽然在温病病因上的认识与王叔和、葛洪等人一脉相承，但《诸病源候论》一书对病因、证候的论述则更为具体细致。巢氏把温病（34候）、热病（28候）、时气（43候）、疫疠、疟病、黄疸、痢疾、丹毒等（共98候）一一与伤寒分列，各为一门。

隋唐时期的著名医家孙思邈（581—682）在所著《备急千金要方》中，虽把温病和伤寒并列一门与阴阳毒同论，但他搜集的辟温的二十多方足可以证明他是注重实际和倡导预防的。在治温方法上，孙思邈也同样有所补充。如葳蕤汤、暴气斑点方、犀角地黄汤等许多方药，就对后世温病学发展起到了积极的推动作用。

稍后于孙氏的王焘，著有《外台秘要》40卷1104门。该书和孙氏的《备急千金要方》一样，都是继《伤寒杂病论》以后的重要临床典籍。就温病、疫病而论，其中列有5门120论684方，即天行1门21论137方，温病、黄疸合为1门21论117方（包括辟温方22个），霍乱、三焦病合为1门21论132方，疟病1门15论113方，痢疾1门32论185方，都是先论后方。在治法上王氏又有不少增补，他搜集、保存了许多治温古方和民间验方，如大青消毒汤、知母解肌汤、知母汤、香豉汤、大黄汤、地黄汤等，这些方剂多为清热解毒方剂。他在治温毒发斑方下引华佗语云："赤斑者五死一生，黑斑者十死一生。"是一种对斑疹预后推断的经验的记载。

从上述情况看，如果把《内经》《难经》成书时代作为中医对疫病认识的起源阶段，那么自《伤寒杂病论》成书起到《外台秘要》成书时止，应该说是疫病辨治有所发展的阶段。这一阶段的医家，不但最先撰著了对外感病尤其是狭义伤寒的辨证论治、方药俱备的专著；而且他们以《内经》《难经》理论为指导，对伤寒、温病分别论治，提出天行、温病等诸证源候，记述了不少清热解毒的治温方剂。与此同时，也提出

"毒厉之气""异气""伏温""病中重感异气"等论点、论据,并提出较为先进的预防的思想、方法等。汉末到唐代的600余年(包括王焘以后的一段时期)历史过程中,对疫病的认识及辨治都有所发展。

三、中医疫病学发展的低潮期(960～1182年,宋代)

宋以前,《伤寒杂病论》由王叔和搜集编次成《伤寒论》10卷后,复遇五胡之乱而大部散失,虽有存者,但由于"江南诸师所秘",遂不复见。孙思邈著《备急千金要方》时,因不能见其貌而叹息不已。此后,孙氏虽见到了《伤寒论》,并把它载入《千金翼方》中,但《伤寒论》仍未引起广泛注意因而影响不大。因此,温病虽属"广义"伤寒,但宋以前的外感病,多各承师传而寒温别论,并不局限于治伤寒法来统治温病。

到了宋仁宗嘉祐年间,林亿、高保衡等校正《伤寒论》10卷,才使得这一历经劫难、残脱不全的医学典籍得以广泛流传。但正是由于《伤寒论》辨证论治理法精详,而温病在彼时还无系统理论作指导,因此更多的医家在临床上对伤寒理论更为重视,甚至以伤寒理论指导温病的治疗。加之当时正值"理学"风起,"法先王"思想盛行,这些"道统"观念,也反映到医学领域。如宋王朝官刊《伤寒论·序》说:"盖祖述大圣人之意。"而许叔微在《伤寒百证歌·自序》中也云:"论伤寒不读仲景书,犹如为儒者不知有孔子《六经》也。"学术界已错误地陷入"泥古宗景"的泥潭,思想僵化,认为《伤寒论》是为广义伤寒而立,遂开以《伤寒论》统治温病之风,这也是后世寒、温学派争论的根由。

依前所述,疫病以温性居多,寒性较少,而且东汉末年的气候特点又和其后有较大差异,所以用辛温药居多的伤寒方剂治疗疫病,临床效果不理想。在当时医学界大环境的影响下,疫病学理法方药的研究进展十分缓慢,甚至一些已有经验、理论的继承也不尽人意。所以,这一时期中医疫病学的发展处于低潮,甚至略有衰退。

但值得一提的是宋代医家庞安时,他把伤寒和温病区分开来,并指出天行温病乃乖候之气所致。还特别指出,五大温热证(春有青筋牵,夏有赤脉攒,秋有白气狸,冬有黑骨温,四季有黄肉随)乃乖候之气所致,不属伤寒,"与伤寒大异"也。伤寒皆为冬伤于寒,但可发于四时,无流行性。而五大温热证有流行性,所感乖候之气绝不同于六淫之邪。这可能是后来温病学家吴又可倡言"戾气"之所鉴。人体感受这种乖候之气,既可"即时发病",也可"未即发病",这与后来温病学家所倡导的伏邪学说又有相似之处。在治疗上,庞氏善用大剂石膏,这为后世余师愚所效法。总之在疫病的阐发上,庞安时可谓后学的先行者,在这一时期显得尤为可贵。

四、中医疫病学理法的变革阶段(1182～1368年,南宋、金、元初时期)

宋末元初,是中医学第二次兴盛时期,学术上争鸣十分活跃,以河间、易水两大学派和金元四大家为代表。其中河间一派的学术思想对温病、疫病学的发展起到了极为重要的作用。在这一历史时期,由于民族矛盾激化,封建王朝交替,战事频繁,劳役严重，人民生活水平低下，卫生条件差，疫病的发生、流行越来越复杂和广泛。医家在临床实践中，深感用伤寒理法并不能很好满足温病、疫病的治疗。

刘完素，字守真，号通玄处士，其主要学术思想源于《黄帝内经素问》，以运气学说立论，阐发"主火热"理论，提出"六气致病"说，提出"六气皆从火化、燥化"和"六经传受，由浅至深，皆是热证"的观点，补仲景学术不备之处。初起治以辛凉解表，入里则用泻火养阴之法。他指出"余制双解、通圣辛凉之剂，不遵仲景法桂枝、麻黄发表之药，非余自制，理在其中矣……天以常火，人以常动"，言世态、民情、气候、病因有所变，若固执古法，用辛温药治热证，非只病不能好，且易变生他证。其寒凉治温之法，实开创了金元时期的百家争鸣，冲破了墨守成规的医风。

刘河间一生著作颇丰，其中有大量论及疫病的辨证论治。他在《伤寒标本心法》中提出"凡伤寒疫疠之病何以别之，盖脉不浮者传染也，设若以热药解表，不惟不解，其病反甚而危殆矣，其治之法，自汗宜以苍术白虎汤，无汗宜滑石凉膈散，散热而愈，其不解者，通其表里，微而随证治之与伤寒之法皆无异也，双解散、益元散皆为神方"。这段文字论及疫病的鉴别诊断、用药禁忌、理法方药。

五、中医疫病学理法的成熟和独立分科阶段（1368～1642年，元、明时期）

元、明时期的医家对温病的重视程度越来越高，他们在《伤寒论》及前人研究的基础上，对划分寒温及伏邪发病的机理做了进一步分析，对"疫病"尤其是其病因的研究更为突出。这一阶段的主要代表人物和学术成就有：

王安道，名履，曾从朱震亨学。他在《医经溯洄集》中主张寒温划分，各立其名。认为不能把温病混称为伤寒以戕人之生。并引申郭雍之说，即温病是"怫热由内达外，热郁腠理，不得外泄"。故在治法上主张辛凉解表的同时，注重清泄里热。可见他继承河间之学，在温病理论的发挥上又进了一步。只是他所谓的伤寒大法是专为"即病之伤寒设，不兼为不即病之温暑设"，认为伤寒无伏邪，其治法对温暑全不适用等观点，过于绝对化，难免有狭隘之嫌。

明代袁班在《证治心传·治病必审四时用药说》中认为："春病温燥，邪犯上焦，病有顺传、逆传之证。热极旁流，顺传胃腑；误投辛温，久延入营，耗液伤阴，神昏痉厥，或咳甚失血，或胃实失下。"因此，他主张初起以黄芩汤清里热，兼取轻清之味清肃肺卫；热极胃实，法宜急下存阴。明确指出"近世市医不知者多，徒守仲景六经成法，辄投辛温表散"，以致变生逆证，"莫救者多矣"。袁氏的这些论点对叶天士创立卫气营血温病说有很大启发。

明清间的张路玉，在《伤寒缵论》中谓："伤寒自气分传入血分，温病自血分发出气分。"这是从王安道之说，进而阐发"伏邪"发病机理和证候。

上述各家提出的新理论，使温病学理论体系渐趋成熟，也促进了寒温的分科立论，为温疫学派的创立解除了束缚。

吴又可，名有性，明末清初著名医家，他的代表作《温疫论》是中国医学史上划时代的著作。《温疫论》的出现标志着寒温分立，使温病学摆脱伤寒学派的束缚，成为一门独立的学科。由于《温疫论》又是一部疫病专书，所以其成书也标志着中医疫病学理论体系基本形成。

吴氏约生活于16世纪80年代至17世纪60年代，江苏吴县人。他生活的时期，由于封建统治者残酷压迫剥削，人民生活极度贫困，疫病猖獗连年流行。据《明史》记载，永乐六年（1048）至崇祯十六年（1643），发生大温疫达19次之多，其中1641年流行的一次温疫，遍及河北、山东、江苏、浙江等省。吴有性目睹当时疫病流行、尸横遍野的惨状，同时又看到不少医生"误以伤寒法治之，未尝见其不殆也。或病家误听七日自愈，不尔十四日必瘳，因而失治，又不及期而死者；或有妄用峻剂，攻补失序而死；或遇医家见解不到，心疑胆怯，以急病用缓药，虽不即受其害，然迁延而致死，比比皆是"，深感"守古法不合今病"，以致投剂无效。因此，他"静心穷理，格其所感之气，所入之门，所受之气，及其传变之体，平日所用历验之法"，在总结前人有关论述的基础上，通过深入细致的观察以及认真探讨、实践后，于1642年著成《温疫论》一书，创立"戾气"学说，是温病病因学上的伟大创见。"戾气"学说的要点，可归纳为：

（1）温疫病由"戾气"引起。《温疫论》原序中的第一句话就明确写道："夫温疫之为病，非风、非寒、非暑、非湿，乃天地间别有一种异气所感。"吴有性把异气也称为杂气、戾气、疠气或疫气。他还指出："刘河间作原病式，盖祖五运六气，百病皆原于风寒暑湿燥火，无出此六气为病者，实不知杂气为病更多于六气。六气有限，现在可测，杂气无穷，茫然不可测，专务六气，不言杂气，岂能包括天下之病欤！"这就突破了明以前的医家对疫病病因所持的时气说、伏气说、瘴气说以及百病皆生于六气的论点。

（2）"戾气"是物质性的，可采用药物制服。《温疫论》中论及"杂气……无象可见，况无声复无臭，何能得睹得闻"，但它是客观存在的物质。吴氏肯定地指出："夫物者气之化也，气者物之变也，气即是物，物即是气……夫物可以制气者药物也。"

（3）戾气是通过口鼻侵犯人体的，而是否致病和流行则取决于戾气的量、毒性以及人体的抵抗力。《温疫论》云："邪从口鼻而入……其年疫气盛行，所患者重，最能传染，即童辈皆知其为疫。至于微疫，似觉无有，该毒气所钟由厚薄也，其年疫气衰少，里间所患者不过几人，且不能传染……正气充满，邪不易入；本气充满，邪不易入；本气适逢亏欠，呼吸之间，外邪因而乘之……或遇饥饱劳碌，忧思气怒，正气被伤，邪气始得张溢。"这些都正确地阐明了戾气、人体和疾病三者之间的关系。

（4）戾气的种类不同，所引起的疾病也不同，侵犯的脏器部位也不同。例如，吴氏云："……为病种种是知气之不一也……盖当其时，适有某气专入某脏腑经络，专发为某病。"

（5）人类的疫病和禽兽的瘟疫是由不同的戾气所引起的。如吴氏云："至于无形之气，偏中于动物者，如牛瘟、羊瘟、鸡瘟、鸭瘟，岂当人疫而已哉？然牛病而羊不病，究其所伤不同，因其气各异也。"

（6）痘疹与疔疮等亦有因戾气所引起的。吴氏云："疔疮、发背、痈疽、流注、流火、丹毒，与夫发斑、痘疹之类，以为诸痛痒疮皆属心火……实非火也，亦杂气之所为耳。"

如上所述，可见"戾气"学说的内容是相当全面的，对于传染病的主要特点基本上都论述到了。特别是在细菌和其他致病微生物被人类发现之前的200年，吴有性对传染病的特点能有如此科学的见解，的确是十分宝贵的。

六、中医疫病学的完善及争鸣阶段（1642～1949年，明末、清、民国时期）

《温疫论》一书，对中医疫病学病原学说、疫病的辨证以及疫病的治疗和疫后的调理都有论述，但在辨证体系上还没有出现类似于伤寒"六经"，温病"卫气营血""三焦"的辨证体系。疫病作为温病的一种，有人认为其辨证体系应同叶桂的"卫气营血"和吴鞠通的"三焦"纲领统一起来。其实疫病的"三焦"理论早就已经提出了。

明末清初的著名医家喻昌对伤寒、温病、疫病研究都有很深的造诣，他在《尚论篇·详论温疫以破大惑》中对疫病有详细论述。喻氏认为温疫名称早见于《周礼》；仲景著《伤寒论》虽未论疫病，而至理已具；叔和不为细绎，却以非时之气为产生时行疫气的原因。为了纠正叔和错误，喻氏对温疫的概念、传染性及有关病证均进行了明确论述，指出"四时不正之气，感之致病者，初不名疫，因病致死、病气、尸气、混合不正之气，斯为疫也"。并进一步说明，疫病盛行于饥馑兵凶之际，大率春夏之交为甚，因温暑、湿热之气交结互争，人在其中，无隙可避，故延门阖境受之者，无不浑身壮热、魄汗淋漓、眩晕呕逆。况乎连床并榻，邪秽尤易相亲，"尸虫"载道，人受之即能相染，俗称大头瘟、蛤蟆瘟、瓜瓢瘟、疙瘩瘟、绞肠瘟、软脚瘟等。

喻氏对温疫的病机辨证从三焦立论。认为"伤寒之行，先行身之背，次行身之前，次行身之侧，由外廓而入；温疫之邪则行中道，流布三焦，上焦为清阳，故清邪从上入，下焦为浊阴，故浊邪从下入，中焦为阴阳交接，凡清浊之邪必从此区分，甚则三焦相溷"。如大头瘟、蛤蟆瘟，是清邪中于上焦，因人之鼻气通于天，故阳中雾露之邪者为清邪，从鼻息而上，入于阳。入则发热、头痛、项强、痉挛。而绞肠瘟、软脚瘟，是浊邪中于下焦，因人之口通于地，故阴中水土之邪者，为饮食浊味，从口舌而下，入于阴。入则其人必先内栗，足膝逆冷、便溺妄出、清便下重、脐筑湫痛。但从鼻口所入之邪，必先注中焦，以次传布上下，故中焦受邪不即治，则胃中之浊，营卫不通，血凝不流，而产生瓜瓢瘟、疙瘩瘟。在治疗上，"伤寒邪中外廓，故一表即散，疫邪行于中道，故表之不散；伤寒邪入胃腑则腹满便坚，故可攻下，疫在三焦，漫散不收，下之复合"。因此，他创立疫病三焦论治，上焦如雾，应升而逐之兼以解毒；中焦如沤，应疏而逐之兼以解毒；下焦如渎，应决而逐之兼以解毒。上焦采用升麻葛根汤、葛根柴胡汤，中焦采用小柴胡汤、小柴胡加芒硝汤，下焦采用五苓散、猪苓汤、大承气汤、大柴胡汤。解毒常用黄连解毒汤、黑膏等方。同时重申预饮芳香之药能预防温疫，使邪不能入。喻氏对温疫病从呼吸道和消化道途径（口鼻）传播的认识以及其创立的三焦论治学说，未引起当时医家的充分重视。但是，后世吴鞠通所确立的温病三焦辨证体系受到喻氏的启示，喻氏的三焦论治理论在中医疫病学史上有着十分重要的地位。

喻昌之后，清代医家戴天章发展了吴又可的学说，著成了第一部疫病学专书《广瘟疫论》。戴氏在吴氏理论基础上，结合自己的临床经验对瘟疫的辨证加以发挥。首列五辨，即辨气、辨色、辨舌、辨神、辨脉；并论五法，即汗、下、清、和、补。其体例是以表、里两证为纲，就证论证，阐述治法，自有特色。

清代医家杨栗山长于温病，著有《伤寒瘟疫条辨》，其在疫病学上的主要贡献是：

（1）推崇吴又可杂气论，并找出了经论源流。杨氏阐明了瘟疫既有大流行之"沿门阖户"，也有散发，"偶有一二人"，更阐明了空气和水的污染致瘟疫流行蔓延的观点。

（2）对于杂气的侵犯途径，杨氏明确区分了口和鼻，并且也明确提出了三焦辨证。

（3）对疫病的治疗，杨氏宗刘河间、吴又可之说，主张以升清降浊导热为法，以升降散为主方，创立了治疗温病的15方，大大丰富了中医疫病学的内容。

中医疫病学史上另一位著名温疫学家余师愚的主要著作《疫疹一得》，是一部辨治温疫的重要专著。余霖生活在雍正、乾隆年间，经历桐城疫、京师大疫。余氏认为"病由热淫，投以石膏辄愈"，凡遇热疫，均以石膏作为主药，配伍其他药物治疗，无不应手而效，成为当时治疫名家，名扬杏林。《疫疹一得》全书共两篇，主论温病中具有强烈"传染"和"天行"的所谓"热疫"一类病证。从其辨证分析及医案记录来看，是病多属于"热毒斑疹"的发疹性病变，也可能包括某些以咽喉肿痛为主证的"疫喉丹痧"、以头面肿为主证的"大头瘟"、以耳下颊旁肿为主证的"痄腮"等热疫病证。其本于实践经验的总结，与"祖述宪章，人云亦云"不同，辨治疫病确有独到之处，如对暑热疫的认识；从斑疹形、色对疫病预后作出判断；定立清瘟败毒饮，以石膏为主药等。王孟英誉其为"独识淫热之疫，别开生面，洵补昔贤之未备，堪为仲景之功臣"。

如上所述，清代和民国时期，中医疫病学空前繁荣，涌现出很多疫病大家，也留下了很多非常有价值的专著。在此，引用清末民初医家王德宣所著《温病正宗》一书中的《瘟疫专书之概论》，希望能使读者从中窥见当时中医疫病学百花齐放的繁荣景象。摘录如下：

温疫，急性传染病也。自《内经》以下，无书不载，可谓详且尽矣。然温疫之来，以时代而异，以风土为移，故古今方药不同，南北治疗迥异，且变生顷刻，祸不旋踵，非斩关夺隘之将不克，获除暴安良之功。兹将其专书，略论于下：吴又可之《温疫论》，实为治瘟疫专书之嚆矢。其辨证论治有功千古，且发明温疫邪自口鼻而入，伏于膜原，又有九传之变，尤为卓识。惟其因遇崇祯辛巳大疫流行之时，所见者为温疫，而非温病，乃凭一孔之见，而作正名之篇，悉将温病误为温疫。又作《伤寒例正误》，力诋冬伤于寒、春夏成温、成暑之理，遂令温病混入温疫，淆然莫辨，则又仲景之罪人也。

羽翼又可者，则有清代郑重光之《温疫论补注》、孔以立之《评注温疫论》、洪吉人之《补注瘟疫论》，皆无甚阐发，但洪注较胜。陈锡三之《二分晰义》及杨栗山之《伤寒瘟疫条辨》，所辨虽详，仍援又可瘟温同病之误。杨书乃窃取陈素中之《伤寒辨正》而扩充其义者也。吕心斋之《温疫条辨摘要》，则又摘取陈、杨二家而成者也。

刘松峰之《说疫》与《瘟疫论类编》、蔡乃庵之《伤寒温疫抉要》、杨尧章之《温疫论辨义》、韩凌霄之《瘟疹要编》、洪教燧之《温疫条辨》，虽皆瘟温不分，而间有增补，尚不无发挥者也。

熊立品之《治疫全书》、李炳之《辨疫琐言》、朱兰台之《疫证治例》，皆略有发明，可备治疫之参考者也。

时人余伯陶之《疫证集说》、曹彝卿之《防疫刍言》、徐相宸之《急性险疫证治》、曹炳章之《秋瘟证治要略》、绍兴医学会之《湿温时疫治疗法》、杨志一之《四季传染病》、时逸人之《中国急性传染病学》等书，或辑旧说，或抒心得，或参西学，则皆切于实用者也。

至于郑奠一之《温疫明辨》，即戴麟郊《广瘟疫论》之张冠李戴，则名为温疫，而所论实属温热也。

其瘟、温统治之书，则有清代周禹载之《温热暑疫全书》，分别温病、瘟疫尚清，惜其内容太简，有负全书之名耳。

至分症论治者，则有清代余师愚之《疫疹一得》，余师愚即《阅微草堂笔记》所载之桐城医士也。于乾隆癸丑，京师大疫，用大剂石膏，所治应手而瘥，踵其法者，活人无算。时人刘民叔之《时疫解惑论》，所用方剂，亦推重石膏。但石膏虽为治热疫要药，究亦不专恃石膏。民国壬申岁，故都烂喉丹痧，倭名猩红热，北平亦呼疫疹，流行，夭横无算。其重症、坏症，人所不治者，经松如全活者颇多。其所用药，轻者日用数两，重者多至八九斤，均不专重石膏，其临证验案，他日当刊以问世。此则又非余、刘之所知也。

清代陈耕道之《疫痧草》，顾玉峰之《痧喉经验阐解》，金德鉴之《烂喉丹痧辑要》，夏春农之《疫喉浅论》，张筱衫之《痧喉正义》，曹心怡之《喉痧正的》，时人丁甘仁之《喉痧症治概要》，曹炳章之《喉痧证治要略》，皆治烂喉丹痧之专书也。

清代黄维翰之《白喉辨证》，张善吾之《时疫白喉捷要》，李伦青之《白喉全生集》，陈葆善之《白喉条辨》，耐修子之《白喉治法忌表抉微》，张采田之《白喉证治通考》，皆治白喉之专书也。

夫白喉，咽喉腐也。喉痧，亦咽喉腐也。其所以异者：白喉多由肾虚火旺，里证也，咽喉虽腐，有汗有热，自下焦而至上焦，其势缓。喉痧则纯为痧疫之邪，由于口鼻传入，表证也；咽喉肿腐，发热无汗，自上焦而至下焦，其势急。一属阴虚，一属阳邪。阴虚即仲景所云少阴病，咽痛胸满心烦，猪肤汤主之者也。阳邪即仲景所云阳毒之为病，面赤斑斑如锦纹，咽喉痛，升麻鳖甲汤主之者也。此又不可以不辨也。

清代王孟英之《随息居重订霍乱论》，陆九芝之《霍乱论摘要》，赵海仙之《赵氏霍乱论》，许起之《霍乱然犀说》，姚训恭之《霍乱新论》，陈蛰庐之《瘟疫霍乱答问》，连文冲之《霍乱审证举要》，时人凌禹声之《霍乱平议》，翟冷仙之《霍乱指南》，皆治霍乱之专书也。

霍乱之发也暴，其退速，脉忌微细。而类似寒霍乱之伏阴症，其发缓，而退不易，脉恒细或伏，先利而后呕，惟不若霍乱之心腹绞痛，其发专在夏秋，病则远近一律。清代田云槎之《时行伏阴刍言》，辨之极明，倘误认伏阴为霍乱，则其为害不可胜言矣。

清代郭右陶之《痧胀玉衡》，随万宁之《羊毛瘟证论》，徐子默之《吊脚痧方论》，林药樵之《痧症全书》，高亭午之《治痧全编》，觉因道人之《急救异痧奇方》，费友棠之《急救痧证全集》，费养庄之《痧疫指迷》，时人陈景岐之《七十二种痧症救治法》，皆治痧症，痧症即杂疫，一名干霍乱，又名痧胀之专书也。

清代孔以立之《痢疾论》，吴本立之《痢证汇参》，吴士瑛之《痢疾明辨》，唐容川之《痢症三字诀》，时人丁子良之《治痢捷要新书》，罗振湘之《治痢南针》，皆治痢疾之专书也。近时所谓痉痓，亦名痓瘟，又名伏瘟，于小儿俗呼为惊风，即西医之流行性脑脊髓膜炎也。

明代方中行之《痉书》，时人蒋壁山之《伏瘟证治实验谈》，沈朗清之《脑膜炎新书》，刘裁吾之《痉病与脑膜炎全书》（此书尚未出版，序文曾经披露），皆治此症之专书也。《金匮》有刚痉、柔痉之分，犹惊风有急慢也。《说文》痓，强急也。《广韵》痉，风强病也。夫痉之为病，脊强而厥，即《难经》所谓督之为病，脊强而厥，盖同病而异名者也。脊髓上贯于脑，乃督脉之所司。《脉要精微论》曰：头者精明之府。李时珍曰：脑为元神之府。金正希曰：人之记性皆在脑中。王清任曰：灵机在脑，则脑之为物可知。夫心之官则思，《说文》思字，从心从囟。囟，即顶门也。盖谓心有所思，则神注于脑也。《韵会》曰：自囟至心，如丝相贯不绝。盖谓脑神经也。夫脑阴质也，心阳火也，以阳火上灼阴质，则神光毕照，事物洞明，此以脑之灵机，而为心主所司者也。西说之脑膜炎，炎者火也。但火极生风，风火相乘，则筋膜燥，脊髓枯，神经为之紧张，故头痛脊疼，颈项弯曲，手指抽挛，神识昏迷，目赤直视，口噤谵语。《灵枢·热病》曰：髓热者死，热而痉者死，热病数惊，瘈疭而狂，风痉身反折。《素问·气厥论》曰：肺移热于肾，传为柔痉。又《骨空论》曰：督脉为病，脊强反折。皆此症之见证也。叶天士所谓：温邪上受，逆传心包，亦此证之一也。心包即心主之宫城，盖脑之灵根下在于肾，脑之灵机上发自心，心通于脑，故泻心火即清脑法也。然其症不独有刚柔之分，且有有疫、无疫之异，施治之法，又不可执一无权也。

清代罗芝园之《鼠疫汇编》，沈敦和之《鼠疫良方汇编》，刘肇隅之《鼠疫备考》，时人余伯陶之《鼠疫抉微》，李健颐之《鼠疫治疗全书》，徐相宸之《订正鼠疫良方》，皆治鼠疫之专书也。

他如痘疮、麻疹，乃本先天之遗毒，蕴藏于骨髓之间。痘为阴毒，发于五脏，麻为阳毒，发于六腑。虽皆由感触疫邪而发，究非其主因也。古者隶于小儿科，今则另立专门，故不列入。

上文王氏论述到的瘟疫专书，现在大多数仍被收藏，很多还被中西医借鉴，并在临床上指导疫病的防治。可见，这一时期是中医疫病学发展的鼎盛时期。

七、新中国成立以来中医疫病学方面的成就与前景（1949年至今）

新中国成立以来，在党和政府重视下，全国各地贯彻以预防为主的方针，广泛开展爱国卫生运动，防控疫病工作有了较大进展。天花已于1962年被消灭，古典霍乱已绝迹，鼠疫基本控制；乙脑、流感、疟疾、血吸虫病、白喉及流脑等防治工作亦取得较大成绩。尤其应该指出的是，在整体观念及辨证论治指导下，中医药防治乙脑取得显著疗效，总结出实用临床经验，并得到卫生行政管理部门的大力推广，充分体现了中医优势。

尽管人类的疾病谱系已经发生变化，尤其是产生了一些具有较强传染性和较大危害性的新型疫病，但中医药依然大有作为：中医药防治乙脑取得90%以上的显著疗效，并得到卫生行政管理部门的大力推广；参与严重急性呼吸综合征（SARS）治疗，获得"零感染、零转院、零死亡和零后遗症"的疗效；重组经方研发出防治"甲流"的有效、低毒、少副作用的中药组方；中药提取单体"青蒿素"解除疟疾患者病痛并获得"拉斯克临床医学奖"及"诺贝尔生理学或医学奖"。上述医疗成就的取得，都离不开对中医药伟大宝库的深入挖掘。中医防治乙脑、流感、疟疾、SARS、流行性出血热、钩体病、血吸虫病、流脑、新冠肺炎等疫病具有较强的优势，可为当代中医提供经验借鉴及为今后防治疫病提供临床参考。

在防治疫病取得阶段性成果的同时，我们也应该清醒地认识到，疫病仍是人类健康的巨大挑战，业内人士应在中医治病理念及诊治思维之指导下，继续发掘前人宝贵经验，并结合现代科技手段，在已有成果的基础上，对疫病进行系统研究，以期在不久的将来能取得突破性进展。

第二节　中医疫病的概念、分类及病因病机

自第一部中医疫病相关的专著《温疫论》问世之后，尽管在论治方面存在诸多的学术争论，但诸医家对疫病基本特点的认识是一致的，都遵照《素问·刺法论》"五疫之至，皆相染易，无问大小，病状相似"这一论点。因此，虽然目前还没有关于中医疫病的明确定义，根据《素问·刺法论》的论点，可以将中医疫病定义为：疫病是一类传染性极强，可造成大面积流行，起病急，危害大，患者临床表现相似的疾病的总称。

《素问·刺法论》将疫病分为五种，即"五疫"，但该分类方法未得到发展。其后的中医文献中所记载的疫病病名较为繁多，如伤寒、寒疫、温疫、霍乱、疫咳、疫疸、疫痢、疫疹、疫斑、疫疟、大头瘟、蛤蟆瘟、软脚瘟、羊毛瘟、疫痧、疫喉痧、烂喉丹痧、绞肠痧、吊脚痧、鼠疫等，多是针对某一种疫病而言。同时也可以看出，疫病所包含的病种很多，命名既要提纲挈领地对其进行归类，又要有利于临床实际的运用。我们建议参照《松峰说疫》的观点，将其分为寒疫、温疫（瘟疫）和杂疫。

所谓寒疫，是指病性属寒，以六经传变为特点的一类疫病。所谓温疫，是指病性属温热或湿热，以卫气营血或三焦传变为特点的一类疫病，又可分为温热类疫和湿热类疫，前者病性属温热，以卫气营血传变为特点，后者病性属湿热，以三焦传变为特点。所谓杂疫，"其症则千奇百怪，其病则寒热皆有"，类似内伤杂病，以脏腑气血津液功能紊乱为特点。根据以上分类，疫病应当与时令病和内伤杂病进行鉴别，如寒疫当与冒风、伤风、小伤寒等鉴别，温疫当与风温、春温、暑温、湿温、秋燥、温毒等时行温病相鉴别，霍乱等杂疫应当与内伤杂病进行鉴别。其鉴别要点在于疫病"皆相染易，无问大小，病状相似"，即传染性强，广泛流行，患者临床表现相似。

有关疫病的分类，在中医学术发展过程中，存在"伤寒与温疫"之争、"温病与温疫"之争。关于伤寒与温疫的区别，目前中医学术上已成定论，即它们属于两类性质不同、辨证论治方法亦不同的疾病。但伤寒与寒疫的关系，目前仍无定论，涉及对《伤寒论》的认识和评价，我们的观点倾向于《伤寒论》所论的伤寒当属于疫病，即为寒疫。关于温病与温疫，历史上存在两种观点，一是认为"温瘟无别"，名异实同，代表医家如明代吴又可等；一是认为二者截然不同，传染者为温疫，不传染者为温病，代表医家如清代周扬俊等。目前，中医温病学一般认为，温疫属于温病中具有强烈传染性，并可以引起流行的一类疾病，来势猛，危害大于一般温病，温疫隶属于温病。

对疫病的病因论述较为明确和系统的文献，应当是明代《温疫论》，其提出的论点为后世许多医家所推崇，直至目前仍没有突破。进一步进行疫病病因学中医基础理论的研究仍是一项艰巨的课题。现将《温疫论》有关疫病病因与发病的观点简述如下：

疫病的病因为"杂气"，有别于六淫，是一种客观存在的物质。杂气的种类繁多，其中"为病颇重"者，称为"疠气"或"疫气"。某种杂气"专入某脏腑经络，专发为某病"，不同的杂气引起不同的疫病，而同一杂气导致的疫病临床表现相同。杂气还有属的特异性，即不同的杂气侵害不同种的动物，如"牛病而羊不病，鸡病而鸭不病，人病而禽兽不病"。

杂气的流行不受季节和地域的限制，所谓"不可以年岁四时为拘，盖非五运六气所能定，是知气之所至无时也。或发于城市，或发于村落，他处安然无有，是知气之所着无方也"。《温疫论》首先认为疠气由口鼻侵入，感邪的途径有两种，一是"天受"，即通过呼吸由空气传染；一是"传染"，即因接触病人而传染。疠气侵犯人体是否发生疫病，取决于感邪的轻重和人体正气的盛衰。《温疫论》提出"本气充满，邪不易入"和"若其年气来之厉，不论强弱，正气稍衰者，触之即病"的论点。疫病的发病形式有二："其感之深者，中而即发，感之浅者，邪不胜正，未能顿发，或遇饥饱劳碌，忧思气怒，正气被伤，邪气始得张溢"。疫病的流行程度有"盛行"和"微疫"，取决于疫气的盛衰，所谓"其年疫气盛行，所患者重，最能传染，即童辈皆知其为疫""疫气不行之年，微疫亦有""其年疫气衰少，里间所患者不过几人，且不能传染"。可见，《温疫论》所论述的疫病发病和流行的观点与现代传染病学十分接近。尽管《温疫论》在疫病的病因和发病方面有所创见，但仍难于落实到中医传统的"辨证求因，审因论治"上，未形成理、法、方、药一体化的独立体系，还不能用于指导中医临床的辨证论治。

据史料记载，疫病的发病和流行还与社会、政治因素密切相关。此外，在学术方面，自《黄帝内经》到现代，许多医家认为疫病与自然界的"五运六气"演变有关，提出可以运用"运气学说"对疫病的发生发展进行推测。但这一学术观点还有待于进一步的研究论证。在疫病的病因方面，还存在"寒毒""温毒""夹秽""瘴气"致病的学术观点；在疫病的发病方面，"伏邪（气）学说"仍是争议之一。

第三节 中医疫病辨证与预防

中医疫病的辨证论治方法可概括为：寒疫类疫病采用《伤寒论》六经辨证方法；温疫类疫病采用卫气营血和三焦辨证方法；杂疫类疫病多采用脏腑辨证和气血津液辨证方法。

中医疫病的预防原则可概括为"未病先防""既病防变""病后防复"三个方面。

一、未病先防

早在《素问·刺法论》中就有关于疫病的预防的记载："帝曰：余闻五疫之至，皆相染易，无问大小，病状相似，不施救疗，如何可得不相移易者？岐伯曰：不相染者，正气存内，邪不可干，避其毒气……"提出了预防疫病的基本原则，即把握"邪"与"正"两大环节。在保养正气方面，历代医家多强调怡七情、调饮食、适劳逸、导引与针灸强身扶正，使机体正气强盛，以抵御疫病的传染。在《温疫论》中就有这样的例举："昔有三人，冒雾早行，空腹者死，饮酒者病，饱食者不病。"在"避其毒气"以防止疫病的传染和流行方面，几千年来，古人亦积累了丰富的经验。根据《汉书·平帝纪》所记载："民疾疫者，舍空邸第为置医"，说明在西汉时期就采取隔离制度以防治疫病。隔离检疫医事制度的实施对预防疫病起到重要的作用，如《后汉书·皇甫规传》记载，有专门的隔离区"庵庐"防止军中疫病的流行；隋代政府设"疠人坊""养病坊"用于隔离治疗麻风病人；清代《海录》记载，设海港检疫防止海外痘疮传入。对与疫病患者密切接触者，也有隔离与防护措施，如《晋书·王彪之传》记载："永和末多疾疫，旧制：朝臣家有时疾染易三人以上者，身虽无疾，百日不得入宫。"又如医生以及不得不与病人接触者，也应采取适当的措施，《温疫萃言》提出"其相对坐立之间，必须识其向背"，《疫痧草》认为"宜远座不宜近对，即诊病看喉，亦不宜与病者正对，宜存气少言，夜勿宿于病者之家"。加强环境、饮食和个人卫生对于预防疫病具有重要的作用。首先应对疫病患者的尸体和污物进行处理，如《后汉书·孝安帝纪第五》记载："会稽大疫，遣光禄大夫将大医循行疾病，赐棺木。"《本草纲目》和《松峰说疫》都有用蒸煮方法对患者衣物进行消毒的记载，如《松峰说疫》载："将初病人贴身衣服，甑上蒸过，合家不染。"鼠害、蚊蝇等可以传播疫病，古代早有认识，我国在汉代已开始使用蚊帐，南宋已有防蝇食罩，《本草纲目》记载用中药杀灭老鼠和苍蝇、蚊子等。《诸病源候论》载："勿食鼠残食，免生疫病。"说明饮食卫生在预防疫病中的重要性。历代防疫都特别重视饮用水的卫生，如清代《随息居重订霍乱论》认为，在人烟稠密地区，疫病易于流行，预防方法重在"平日即宜留意，或疏浚河道，毋使污积，或广凿井泉，毋使饮浊，直可登民寿域"。《备急千金要方》《松峰说疫》等记载用屠苏酒方、麻豆投井方、苍术、贯众、赤小豆等进行饮用水消毒。我国的种痘术是医学接种免疫预防的先驱，同时有大量用于疫病预防的中药方剂。早在《素问·刺法论》就有用小金丹预防疫病的记载，《备急千金要方》载有避瘟方25首，《太平圣惠方》有26首，《松峰说疫》发展到65首，用法有内服、纳鼻、取嚏、嗅鼻、探吐、佩带、悬挂、药浴、熏烧等多种。

二、既病防变

由于疫病起病急，变化快，病死率高，做到防止病情的恶化尤为重要。首先应做到早发现、早诊断、早治疗。其次应当注意饮食起居的调护，防止兼夹证，以免加重病情。最后，在治疗上，应积极运用有效的治疗方法以防传变，如《温疫论》在治疗上强调"注意逐邪，勿拘结粪"，善用下法；《疫疹一得》在治疗上强调"热疫乃无形之毒"，"重用石膏直入肺胃，先捣其窝巢之害，而十二经之患，自易平矣"。

三、病后防复

首先应防"自复"，如《温疫论》云："若无故自复者，以伏邪未尽，此名自复。"此外，应当注意生活饮食起居的调理，预防"食复""劳复"等，如《温疫论》认为"若因饮食所伤者，或吞酸作噫，或心腹满闷而加热，此名食复""若夫大病之后，客邪新去，胃口方开，几微之气，所当接续，多与、早与、迟与，皆非所宜，宜先进粥饮，次糊饮，次糜粥，循序渐进，先后勿失其时""疫邪已退，脉症俱平，但元气未复，或因梳洗沐浴，或多言妄动，遂致发热，前证复起，惟脉不沉为辨，此谓劳复"。又如《温疫萃言》说："病新瘥后，精髓枯燥，切不可为房事，犯房事，劳复必死。"随着医学的进步和法制的健全，中医疫病的预防亦应当学习先进的预防方法。同时，必须认真遵照国家有关传染病防治的法律、法规，开展各项防治工作。

第四节 中医疫病论治

一、寒疫

1. 概述

伤寒的含义有广义和狭义之分。广义伤寒，乃指一切外感热病的总称，如《素问·热论》曰："今夫热病者，皆伤寒之类也。"狭义伤寒，是指外感风寒之邪而触发的外感病，如《难经·五十八难》曰："伤寒有五，有中风，有伤寒，有湿温，有热病，有温病。"其中"伤寒有五"之伤寒为广义伤寒；五种之中的伤寒，为狭义伤寒。《伤寒论》以伤寒命名，书中又分别论述了伤寒、中风、温病等，所以它应属于广义的伤寒。但全书又重点论述了人体感受风寒之邪所发疾病的辨证施治规律，故还是以论述狭义伤寒为主。寒疫则是指伤寒中具有强烈传染性，引起流行的一类疾病。

伤寒实质上包括了西医学所说的多种急性传染病、急性感染性疾病和其他一些发热性疾病，其中有些确有不同程度的传染性，但有一些是没有传染性的。因此不能认为伤寒就是寒疫，把两者混为一谈。还要看到，伤寒确有不少病种是可以传染的，即使有些伤寒没有明显的传染与流行特点，也不等于绝对不具有传染性，因此又不能认为伤寒没有传染性，把伤寒与寒疫的概念对立起来。

由于寒疫是伤寒病中具有强烈传染性，并可引起流行的一类疾病，大多来势迅猛，病情严重，较一般伤寒危害更甚，因此对寒疫的防治应引起更高度的重视，采取迅速而有效的预防和治疗措施，以控制其发展蔓延。因寒疫不是独立于伤寒病以外的疾病，其辨证治疗仍按伤寒病的辨证体系进行。

2. 病因病机

太阳病为感受风寒外邪所致。由于肌表不固，失去卫外抗邪能力，风寒侵袭肌表，太阳首当其冲，营卫受邪，失去和调，则形成太阳病。

阳明病一为邪由他经传来，如太阳病失治误治，或少阳病误治，以致津伤化燥邪传阳明；也有太阴脏邪还腑、阴病出阳，见大便结硬而成阳明病者。二为本经直接感受外邪，邪气循经入里，化热、伤津、化燥、成实者。但皆与阳明素来阳盛津亏或食积内因相关。

少阳病成因有二。其一为本经受邪，多因素体虚弱，抗邪无力，外邪直犯而成。其二为他经传来，多因失治、误治，或由太阳传入少阳，或由他经归于少阳。由于少阳与厥阴为表里，当厥阴正气来复时，也可转出少阳。少阳病可概括为经证、腑证两类。少阳经证由邪入少阳，经气结滞所致，可见耳聋、目赤、头痛、胸胁苦满、往来寒热等症；少阳腑证由胆火内郁，枢机不利，进而影响脾胃功能所致，可见口苦、咽干、目眩、心烦喜呕、默默不欲饮食等。但少阳经证、腑证之分，不像太阳、阳明经证、腑证那样清晰明了，而是常常经腑同治，主以小柴胡汤，故统称小柴胡汤证。

太阴病成因，可归纳为三类。一为先天禀赋不足，脏气虚弱，脾阳素虚，寒湿直中；二为内伤生冷，或过服苦寒攻伐之药而使脾阳受损，健运失司；三为三阳病误治、失治，脾阳受损，外邪内侵。如太阳病误用下法，邪陷太阴，或阳明病过用苦寒之品，诛伐太过，中阳受损，邪入太阴，病由阳转阴。

少阴病的成因有二。其一为外邪直中，或年高体弱，或肾阳虚衰，外受寒湿，则寒湿直中少阴，形成少阴病。其二为他经传来，多由失治、误治，正气受损而邪传少阴。他经传来者，又以太阳、太阴传受者居多。因太阳与少阴相表里，当少阴阳气不足，抗邪无力时，太阳之邪尤易内陷少阴，即所谓"实则太阳，虚则太阴"；太阴与少阴为子母关系，当太阴虚寒下利严重时，每易子病犯母，伤及肾阳而邪传少阴。

厥阴病的成因，有来自传经之邪者，如太阳、少阳、阳明病失治、误治，正气虚损，邪陷厥阴而发病；太阴、少阴病延治，邪入厥阴而发病。也有外邪直中厥阴经而发病者，不过较为少见。厥阴指足厥阴肝与手厥阴心包。若病邪侵及厥阴，则肝失条达，气机不畅，阴阳失调，从阴化则为寒证，从阳化多为热证。正邪相争，邪胜则病进，正复则病退，故阴阳胜复，寒热错杂，为厥阴病的特征。

3. 辨证要点

《伤寒论》以六经作为辨证论治的纲领。所谓六经辨证，是张仲景在《素问·热论》的基础上，结合伤寒病的证候特点总结出来的辨证方法。这种辨证方法，主要适用于外感疾病。根据外感疾病的特点、人体抗病力的强弱和脏腑经络的病理变化，分为太阳、阳明、少阳、太阴、少阴、厥阴六个不同的证候类型。现将六经病证概述如下：

风寒初客肌表，症见恶寒发热、头项强痛、脉浮等太阳经表受邪，营卫失和表现者，称为太阳病；邪化热入里，发展至邪热炽盛的极期阶段，症见但热不寒、口渴、汗出，甚或腹痛胀满拒按、大便秘结等胃肠燥实表现者，称为阳明病；疾病发展过程中，邪已离表，又尚未入里，邪正交争于半表半里，症见往来寒热、胸胁苦满、默默不欲饮食、心烦喜呕、口苦、咽干、目眩等胆腑气郁，枢机不利表现者，称为少阳病。以上是三阳经病证。三阳经病证为邪气初犯人体，邪气虽盛，但正气不衰，故从正邪关系分析，表现为正气旺盛，抗病力强，身体机能呈现亢奋状态；从病变部位来分析，表现为在表、在外、在腑；从疾病性质分析，以热证、实证为主，故皆属阳证。病邪深入三阴，症见吐利、腹满而痛、喜温喜按等脾阳虚弱、寒湿留困表现者，称为太阴病；症见无热恶寒、手足厥冷、下利清谷、精神萎靡、昏沉欲睡、脉沉微细等心肾阳虚、阴寒内盛表现者，称为少阴病；见消渴、气上撞心、心中疼热，饥而不欲食、食则吐蛔或呕吐、下利等上热下寒、寒热错杂主要表现者，则为厥阴病。以上是三阴病证。三阴病证为正气衰弱，抗病力弱，机能呈现低下状态；从病变部位分析，表现为在里、在脏；从疾病性质分析，以寒证、虚证为主，故皆属阴证。

4. 治则治法

治则是指治疗疾病的法则，治法是指治疗疾病的方法。六经病证的基本治则概述为以下七个方面：

（1）治病求本，调和阴阳，是《伤寒论》治则的精髓。《伤寒论》以治病求本、调和阴阳为原则，提出一系列辨病、治病、防病的基本方法和规律。

（2）祛邪扶正，明确主次，是六经病论治的主攻方向。祛邪与扶正是治则的统一体现，但须分主次，概括而论。三阳病属表、热、实证，以阳证居多，正盛邪实为基本矛盾，故以驱邪为主；三阴病属里、虚、寒证，以阴证为主，正虚邪恋为基本矛盾，故以扶正为主。但扶正或祛邪、为主或为次，应据病情而定。

（3）以平为期，严合法度，是六经病论治的标准。六经病不论采取扶正或祛邪、正治或反治，皆应以"以平为期"作为准则。

（4）标本缓急，分清先后，是六经病论治学的程序。病有标本，证有缓急，治分先后，主次有别。一般情况，重在治本，这是原则大法；特殊情况，急则治标，这是灵活应变；先表后里为常法，先里后表为变法；表里同治为权宜之法。

（5）正治反治，依证而行。病证绝大部分为表象与本质相符，故多用正治法，如三阳病实热证，以"热者寒之"法；三阴病虚寒证，以"寒者热之"法；实邪结里证，以"客者除之"法。反治法是疾病表象与本质不相一致，或病邪过强，拒药不受，顺其表象而治疗的方法，其实质仍然针对疾病本质治疗。具体运用，根据病情选择从其病性的药物作为引导，以防格拒，如通脉四逆加猪胆汁汤，以通脉四逆汤温经回阳，加猪胆汁苦寒之性，引辛热药入阴，以防格拒。

（6）随证治之，变化灵活，是六经病论治的应变原则。仲景"观其脉证，知犯何逆，随证治之"，是针对六经病兼变证而确定的原则，为临证诊治指南。

（7）"三因"制宜，各有侧重，是六经病论治学的客观依据。疾病的发生与发展，受时令、环境、个体差异影响，故治疗要因时、因地、因人制宜。

《伤寒论》中包含了十分丰富的治疗方法。首先，六经病论治蕴集了汗、吐、下、和、温、清、消、补八法，是治疗疾病的大法。六经病虽以六经辨证为主体，但其兼变证复杂多端，故治法随证而变。因此，六经辨证为论治之本，八法为论治之用。如太阳病之汗法，阳明病之清、下法，少阳病之和法，太阴病之温法，少阴病之急温法，厥阴病之清温、寒热兼用法。所以《伤寒论》运用了麻桂之汗法、瓜蒂之吐法、硝黄之下法、膏知之清法、姜附之温法、参草之补法、柴芩之和法、虻蛭之消法等，可谓是集八法之大成。再者，六经病论治，汇集诸疗法。六经病论治中包括了多种多样的疗法，如药物疗法、针灸疗法、调息疗法等。药物疗法又有汤剂、散剂、丸剂等，择优选用。同时尚有药针并用法和药灸并用法等。此外，药物又有内服与外用等法，可谓汇集中医治法之精华。

5. 分证论治

（1）寒疫的六经证治要点

太阳病证治：太阳经证属表证，辛温解表是治疗太阳经证的总则。但由于经证中有中风、伤寒的不同，所以表实无汗的伤寒证，宜用麻黄汤解表发汗；表虚自汗的中风证，则宜用调和营卫的桂枝汤解肌祛风。

太阳腑证有蓄水和蓄血两种类型。蓄水，宜用五苓散化气行水；蓄血，轻则用桃核承气汤，重则用抵当汤活血化瘀。

兼证的治疗，要根据具体情况适当增减药物。变证的治疗原则是"观其脉证，知犯何逆，随证治之"。后世医家把仲景这句话奉为圭臬。表证如有阴虚现象，或久患疮疡、失血患者，对辛温解表法须审慎使用，或加或减，不可生搬硬套，以免造成医疗事故。

阳明病证治：阳明病属里热证，一般经证用清法，腑证用下法。阳明经证是无形邪热亢盛，容易消耗津液，宜用白虎汤清解；腑证因燥热既盛又与肠中糟粕相结聚，成为有形的燥屎，宜用承气汤泻下。如阳明腑实邪热较重，而气滞较轻，有心烦谵语、腹胀满者，用调胃承气汤；如腑热较轻，肠胃气滞较重，有潮热谵语、腹大满不通者，用小承气汤；如阳明腑实证痞满燥实俱甚，且潮热谵语或腹满痛拒按者，用大承气汤；如肠中津液枯燥而大便难者，用麻仁丸或蜜煎导法润下通便。阳明病多因燥热太甚，津液受伤，因此，治疗上需注意保存津液，不可妄用发汗利水而损伤津液。

少阳病证治：少阳病在半表半里，治法以和解为主，主方为小柴胡汤。禁用汗、吐、下三法。因病不在表，故不可汗；病不在里，故不可下；胸中无实邪，故不可用吐法。由于少阳病多有兼表兼里的证候，因此，在用小柴胡汤的基础上，根据病情的不同，可以兼用解表和攻里的治法。如兼表证，用柴胡桂枝汤；兼里证，用大柴胡汤或柴胡加芒硝汤等。

太阴病证治：太阴病属里虚寒证，由于脾家虚寒，湿邪内阻，所以原则上以温补为主。温中焦，暖脾阳，祛寒燥湿，以理中汤为主方。但太阴病常兼其他证候，如太阴兼表而表偏重的，先解表，后温里，一般采取表里兼治的方法，方用桂枝人参汤；如脾肾阳衰的里证偏急，则姜附并用，以四逆汤回阳救逆。

少阴病证治：少阴病的治疗原则以扶阳育阴为主。扶阳宜于寒化证，育阴针对热化证。扶阳宜温补，育阴宜清热。少阴阳虚寒化证所用扶阳抑阴的主要方剂有四逆汤、附子汤等。寒化证如出现假热现象的格阳戴阳证时，除用回阳救逆法外，再加宣通上下阳气之品，或采用反治的方法，如白通汤、通脉四逆加猪胆汁汤之类。少阴病兼表时，可用温经发汗两解之法，如麻黄附子细辛汤等。由于寒邪最易损伤阳气，故在少阴病中，又以虚寒证危候为多见，因此，在治疗少阴病的全过程中，时时都应注意扶阳的一面。阳回则生，阳亡则死。因为阳气的存亡关系着患者的生命。同时也应注意伤阴的一面，尤其是在少阴虚热证中更是不可忽略，治少阴阴虚热化证的主方有黄连阿胶汤、猪肤汤等，但《伤寒论》叙述较略，需参考后世温病学论治方法。

厥阴病证治：由于厥阴病的病情比较复杂，临床上必须根据具体情况，结合病人体质随证施治。一般寒热错杂、上热下寒证，治宜温清并用，主要方剂为乌梅丸、姜芩连参汤等。厥阴里虚寒证，当用温法，如吴茱萸汤。如病情涉及脾肾而见脾肾阳虚的则用四逆汤。血虚寒凝，用当归四逆汤。厥阴病从热化，当用清法，如白头翁汤。肝气郁结则用舒肝法，如四逆散。治疗厥阴病，需细心辨认证候的寒热多少，掌握病机进退和邪正胜负、虚实转化，及时调整治疗方法，才不致贻误病情。

（2）寒疫的六经证治

太阳经

1）太阳经证

［伤寒表实证］

主证：太阳病，头痛发热，身疼腰痛，骨节疼痛，恶风，无汗而喘，脉浮紧。

治法：发汗解表，宣肺平喘。

主方：麻黄汤。

兼证：

①兼经输不利

主证：太阳病，项背强几几，无汗恶风。

治法：发汗解表，舒经升津。

主方：葛根汤。

②兼内热

主证：太阳中风，脉浮紧，身疼痛，不汗出而烦躁，或脉浮缓，身不疼但重，乍有轻时，无少阴证。

治法：外散风寒，内清郁热。

主方：大青龙汤。

③兼水饮

主证：干呕，发热而咳，或渴，或利，或噎，或小便不利，少腹满，或喘。

治法：外散风寒，内蠲水饮。

主方：小青龙汤。

［中风表虚证］

主证：太阳中风，阳浮而阴弱，阳浮者，热自发，阴弱者，汗自出，啬啬恶寒，淅淅恶风，翕翕发热，鼻鸣干呕。

治法：解肌祛风，调和营卫。

主方：桂枝汤。

兼证：

①中风兼经输不利

主证：太阳病，项背强几几，反汗出恶风。

治法：解肌祛风，舒经升津。

主方：桂枝加葛根汤。

②太阳病下后表不解兼喘

主证：太阳病，下之微喘者。

治法：解肌祛风，降气平喘。

主方：桂枝加厚朴杏子汤。

③阳虚漏汗表未解

主证：太阳病，发汗，遂漏不止，其人恶风，小便难，四肢微急，难以屈伸。

治法：调和营卫，复阳固表。

主方：桂枝加附子汤。

④兼胸阳不振

主证：太阳病，下之后，脉促，胸满。

治法：解肌祛风，通阳散邪。

主方：桂枝去芍药汤。

⑤兼胸阳损伤

主证：脉促，胸闷，微恶寒。

治法：解肌祛风，补阳消阴。

主方：桂枝去芍药加附子汤。

⑥兼气营不足身痛

主证：发汗后，身疼痛，脉沉迟。

治法：益气和营，调和营卫。

主方：桂枝新加汤。

[表郁轻证]

①太阳病日久，表郁不解

主证：发热恶寒，热多寒少，一日二三发，无汗，形如疟。兼有面赤，身痒，或烦躁，口渴，脉浮而不甚紧，苔薄白。

治法：疏达肌腠，轻解表邪，调和营卫。

主方：桂枝麻黄各半汤。

②大汗后，表邪复闭，不得宣泄之轻证

主证：服桂枝汤表不解，大汗出，寒热如疟，一日再发。

治法：调和营卫，微发其汗。

主方：桂枝二麻黄一汤。

③表郁内热轻证

主证：发热恶寒，热多寒少，脉微弱。

治法：微汗宣郁，兼清里热。

主方：桂枝二越婢一汤。

2）太阳腑证

［蓄水证］

主证：脉浮或浮数，小便不利，微热消渴，水入则吐。

治法：化气利水，兼以解表。

主方：五苓散。

［蓄血证］

①瘀热互结，热重于瘀

主证：少腹急结硬满，大便色黑，小便自利，谵语烦渴，夜发热，或如狂，或下瘀块，舌质紫，脉沉涩。

治法：活血化瘀，通下瘀热。

主方：桃核承气汤。

②瘀热互结，瘀重于热

主证：少腹急满硬痛，小便自利，妇女闭经，身黄，发狂，健忘，大便秘结或稀，色黑，舌质紫或绛，脉沉结或沉涩。

治法：破血逐瘀。

主方：抵当汤。

③瘀热皆轻

主证：伤寒有热，少腹满，应小便不利，今反利。

治法：缓攻瘀结。

主方：抵当丸。

3）太阳病变证

［热证］

①热扰胸膈证

主证：发汗吐下后，虚烦不得眠，若剧者，必反复颠倒，心中懊恼。

治法：清热除烦。

主方：栀子豉汤。

②热扰胸膈兼气虚证

主证：热扰胸膈证外，尚有少气。

治法：清热除烦，补益中气。

主方：栀子甘草豉汤。

③热扰胸膈兼胃气上逆证

主证：热扰胸膈证兼见呕逆。

治法：清热除烦，散饮止呕。

主方：栀子生姜豉汤。

④热扰胸膈兼腹满证

主证：伤寒下后，心烦腹满，卧起不安。

治法：清热除烦，宽中消满。

主方：栀子厚朴汤。

⑤热郁胸膈兼中寒下利证

主证：伤寒，医以丸药大下之，身热不去，微烦。

治法：清热除烦，温中暖脾。

主方：栀子干姜汤。

⑥邪热壅肺作喘证

主证：发汗后，不可更行桂枝汤，汗出而喘，无大热。

治法：清宣肺热。

主方：麻黄杏仁甘草石膏汤。

⑦太阳病转阳明热盛、气阴两伤证

主证：服桂枝汤，大汗出后，大烦渴不解，脉洪大。

治法：清热、益气、生津。

主方：白虎加人参汤。

⑧里热挟表邪下利证

主证：太阳病，桂枝证，医反下之，利遂不止，脉促者，表未解也，喘而汗出。

治法：清热止利，表里两解。

主方：葛根黄芩黄连汤。

［虚证］

①心阳虚证

汗出过多损伤心阳证：

主证：发汗过多，其人叉手自冒心，心下悸，欲得按者。

治法：温补心阳。

主方：桂枝甘草汤。

心阳虚烦躁证：

主证：火逆下之，因烧针而烦躁者。

治法：补益心阳，潜镇安神。

主方：桂枝甘草龙骨牡蛎汤。

心阳虚惊狂证：

主证：伤寒脉浮，医以火迫劫之，亡阳，必惊狂，卧起不安者。

治法：补益心阳，镇惊潜阳，兼祛痰安神。

主方：桂枝去芍药加蜀漆牡蛎龙骨救逆汤。

汗后心阳虚奔豚证：

主证：烧针令其汗，针处被寒，核起而赤者，必发奔豚，气从少腹上冲心者。

治法：温养心阳，平冲降逆。

主方：桂枝加桂汤。

阳虚兼水气证：

◎心阳虚欲作奔豚证

主证：发汗后，其人脐下悸者，欲作奔豚。

治法：温通心阳，化气利水。

主方：茯苓桂枝甘草大枣汤。

◎水气上冲证

主证：伤寒若吐、若下后，心下逆满，气上冲胸，脉沉紧，发汗则动经，身为振振摇。

治法：温阳健脾，化饮降逆。

主方：茯苓桂枝白术甘草汤。

◎太阳经气不利证

主证：服桂枝汤，或下之，仍头项强痛，翕翕发热，无汗，心下满微痛，小便不利。

治法：利水通阳。

主方：桂枝去桂加茯苓白术汤。

②脾虚证

脾虚气滞腹胀证：

主证：发汗后，腹胀满。

治法：健脾除湿，宽中消满。

主方：厚朴生姜半夏甘草人参汤。

里虚伤寒证：

主证：伤寒二三日，心中悸而烦。

治法：建中补脾，调和气血。

主方：小建中汤。

下后脾气虚寒而表证未解证：

主证：头痛，发热，出汗，恶风，下利不止，心下痞硬，兼有心腹疼痛，心下悸，四肢倦怠，足冷，舌质淡，苔薄白，脉浮弱。

治法：温中解表。

主方：桂枝人参汤。

③肾阳虚证

肾阳虚烦躁证：

主证：下之后，复发汗，昼日烦躁不得眠，夜而安静，不呕，不渴，无表证，脉沉微，身无大热。

治法：急救回阳。

主方：干姜附子汤。

汗下后阴阳俱虚烦躁证：

主证：四肢厥逆，脉微欲绝，烦躁，心悸，小便不利，舌质淡，舌苔白滑。

治法：回阳益阴，兼顾利水。

主方：茯苓四逆汤。

阳虚水泛证：

主证：太阳病，发汗，汗出不解，其人仍发热，心下悸，身瞤动，振振欲擗地。

治法：温阳利水。

主方：真武汤。

④阴阳两虚证

中焦阳虚，脾弱肺寒证：

主证：伤寒恶寒无热，手足厥冷，或四肢拘急，咽中干而不渴，烦躁吐逆，小便频数，甚则遗尿；肺寒咳嗽，痰稀多白沫，舌润苔淡白，脉浮数或沉微。

治法：温中散寒，健脾化饮。

主方：甘草干姜汤。

阴血不足证：

主证：脚挛急，筋脉挛缩，脘腹疼痛，脉迟，舌淡。

治法：益阴荣筋，缓急止痛。

主方：芍药甘草汤。

发汗后阴阳两虚证：

主证：汗多，反恶寒，肢挛急，脉沉细或微细。

治法：扶阳益阴，阴阳两调。

主方：芍药甘草附子汤。

心阴阳两虚证：

主证：伤寒脉结代，心动悸。

治法：滋阴养心，通阳复脉。

主方：炙甘草汤。

[结胸证]

①热实结胸证

主证：舌上燥而渴，心下硬痛，按之石硬，痛不可近，或牵连胸胁，或从心下至少腹硬满拒按，以及烦躁，心中懊恼，口渴，头汗出，短气，或大便秘结，小有潮热或无大热。

治法：泻热逐水破结。

主方：大陷胸汤。

②小结胸证

主证：心下痞硬，按之则痛，不按不痛，咳嗽，咯吐黄稠痰，舌苔黄，脉浮滑，或呕恶。

治法：清热化痰，宽胸散结。

主方：小陷胸汤。

③寒实结胸证

主证：胸胁心下硬满而痛，拒按，呼吸不利，不大便，不发热，不口渴，不烦躁，舌苔白滑，脉沉迟或沉紧，或咳嗽喘急，或咳吐脓黏臭痰。

治法：化寒水，破结实。

主方：三物白散。

[痞证]

①热痞

热痞证：

主证：心下痞满，按之柔软，但不痛；兼有发热烦躁，甚或发狂，大便不爽，溲色深，舌红，苔黄，脉浮数或滑数。

治法：泻热消痞。

主方：大黄黄连泻心汤。

热痞兼阳虚证：

主证：心下痞满，按之柔软不痛，恶寒汗出，脉沉细，舌质淡，苔薄白。

治法：清热泄痞，扶正固表。

主方：附子泻心汤。

②寒热错杂痞

中焦升降失常呕利痞证：

主证：心下痞满，按之柔软而不痛，呕吐，肠鸣，下利，苔白或黄多滑腻，脉濡或弦。

治法：和中降逆消痞。

主方：半夏泻心汤。

水饮食滞痞：

主证：心下痞硬，按之不痛，胁下有水气，心烦，干噫食臭，肠鸣下利，苔白或黄滑腻，脉濡或弦。

治法：和胃降逆，散水消痞。

主方：生姜泻心汤。

胃虚痞利俱甚证：

主证：心下痞满而硬，按之濡软，腹中雷鸣，下利频作，完谷不化，干呕心烦，苔白或黄滑腻，脉濡或弦。

治法：补中和胃，消痞止利。

主方：甘草泻心汤。

③痰气痞

主证：心下痞硬，按之不痛，噫气频作，呕吐痰涎，或呕逆，或反胃噎食，或头晕目眩，或食欲不振，苔白，脉缓。

治法：和胃降逆，消痞止利。

主方：旋覆代赭汤。

④水气痞

主证：本以下之，故心下痞，与泻心汤。痞不解，其人渴而口燥烦，小便不利。

治法：化气行水，通利小便。

主方：五苓散。

［上热下寒证］

主证：胸中烦热，时欲呕吐，腹痛，舌尖红，苔黄白，脉弦数。或微发热，或下利。

治法：清上温下，和胃降逆。

主方：黄连汤。

4）太阳病类似证

［风寒湿痹证］

①风湿在表阳气虚弱证

主证：身体疼烦，不能自转侧，不呕不渴，脉浮虚而涩。

治法：温经散寒，祛风胜湿。

主方：桂枝附子汤。

②风湿在表湿气偏胜证

主证：身体疼烦，不能自转侧，不呕不渴，大便坚，小便自利，脉浮虚而涩。

治法：祛湿温经。

主方：白术附子汤。

③风湿流注关节证

主证：骨节疼烦，掣痛，屈伸不利，痛处拒按，汗出恶风，短气，小便不利，身微肿，苔白，脉沉细或弦细无力。

治法：温阳散寒，祛湿止痛。

主方：甘草附子汤。

［饮停胸胁证］

主证：心下痞硬胀满，牵引胸胁作痛，咳嗽，呼吸短气，头痛，微汗出，发作有时，不恶寒或干呕，下利，舌白滑，脉沉弦。

治法：攻逐水饮。

主方：十枣汤。

［胸膈痰实证］

主证：病如桂枝证，头不痛，项不强，寸脉微浮，胸中痞硬，气上冲喉咽，不得息者。

治法：涌吐痰实。

主方：瓜蒂散。

5）合病

［太阳阳明合病］

①太阳阳明合病偏重太阳

主证：太阳与阳明合病，喘而胸满。

治法：辛温解表。

主方：麻黄汤。

②太阳阳明合病下利证

主证：太阳与阳明合病，必自下利。

治法：发汗解表，兼以止利。

主方：葛根汤。

③太阳阳明合病呕逆证

主证：太阳与阳明合病，不下利但呕。

治法：发汗解表，降逆止呕。

主方：葛根加半夏汤。

［太阳少阳合病］

①下利证

主证：下利，腹痛，肛门灼热，身热口苦，舌红苔黄，脉弦。或里急后重，或口渴。

治法：清热止利，和中缓痛。

主方：黄芩汤。

②下利呕逆证

主证：下利腹痛，身热口苦，恶心，呕吐，舌红苔黄，脉沉弦。或里急后重，或口渴。

治法：和解表里，降逆止呕。

主方：黄芩加半夏生姜汤。

6）并病

［太阳阳明并病］

主证：面色缘缘正赤，且伴有躁烦不知痛处，短气但坐，脉涩。

治法：小发其汗。

主方：桂麻各半汤、桂二麻一汤、桂二越一汤。

［太阳少阳并病］

主证：头项强痛，眩冒，时如结胸，心下痞硬等。

治法：针刺泻法。

取穴：大椎第一间、肺俞、肝俞。

阳明经

1）阳明表证

［风邪伤于阳明经表证］

主证：阳明病，脉迟，汗出多，微恶寒。

治法：解肌祛风，小发其汗。

主方：桂枝汤。

［寒邪伤于阳明经表证］

主证：阳明病，脉浮，无汗而喘者。

治法：辛温发汗，以祛表寒。

主方：麻黄汤。

2）阳明热证

［余热留扰胸膈证］

主证：心中懊恼，饥不能食，苔黄，或黄白相间，但头汗出。

治法：清宣郁热。

主方：栀子豉汤。

［阳明表里俱热证］

主证：身大热，大汗出，大烦渴，口干舌燥，欲饮水，谵语，或背微恶寒，腹满，或身重难以转侧，若为厥热，则兼手足厥逆，脉浮滑或洪大，舌苔黄燥。

治法：辛寒清热。

主方：白虎汤。

［阳明胃热弥漫，津气两伤证］

主证：白虎汤证而又烦渴，饮水不解，脉芤，或时时恶风，或舌燥而背恶寒。

治法：清热，益气，生津。

主方：白虎加人参汤。

［水热互结证］

主证：脉浮发热，渴欲饮水，小便不利。

治法：清热利水育阴。

主方：猪苓汤。

3）阳明腑实证

［燥屎内结证］

躁热结实，胃气不和证：

主证：不恶寒但热，蒸蒸发热，汗出心烦，腹胀满，不大便，苔黄，或谵语，或口渴，脉或滑。

治法：泻热和胃，润燥软坚。

主方：调胃承气汤。

阳明腑实轻证：

主证：潮热，汗出，腹胀满，大便硬，舌红苔干黄，脉滑疾，或神昏谵语，或腹痛拒按，或热结旁流下利。

治法：宣气除滞，清热通便。

主方：小承气汤。

阳明腑实重证：

主证：潮热，汗出，不恶寒，大便硬而难，腹胀满硬，腹痛或绕脐痛、拒按，舌苔干黄或焦燥起刺，脉沉迟或迟而滑或沉实有力。常伴有精神症状，如烦躁，谵语，独语如见鬼状，重则不识人，循衣摸床，惕而不安；或目中不了了，睛不和，或伴汗出，如汗出不止，或手足濈然汗出；或身微热或烦热；或热结旁流，自利清水，色纯青；或腹满而喘，眩冒。

治法：峻下热结。

主方：大承气汤。

脾约证：

主证：大便秘结，小便反多，脉细涩。

治法：滋阴润燥，泄热通幽。

主方：麻子仁丸。

津伤便结证：

主证：大便硬结难下，近于肛门，时有便意而坠胀，又难于排解，小便自利。

治法：滋津润燥，导下通便。

主方：蜜煎方、土瓜根、大猪胆汁。

4）阳明寒证

主证：食谷欲呕。

治法：温中祛寒，降逆和胃。

主方：吴茱萸汤。

5）阳明病变证

[发黄证]

①湿热发黄

湿热发黄证：

主证：身目俱黄，色如橘子而鲜明，小便不利、色黄而短少，舌苔黄腻，脉滑数。或发热，脘腹痞满，不欲饮食，恶心呕吐，大便秘结或不爽，汗出不彻，无汗，或但头汗出，口渴。

治法：清热利湿退黄。

主方：茵陈蒿汤。

湿热郁蒸三焦发黄证：

主证：身目俱黄，小便黄赤，发热，心中懊恼，苔黄，脉弦数或弦大滑实，或心烦，无汗或汗出不彻，小便不利。

治法：清泄湿热退黄。

主方：栀子柏皮汤。

湿热发黄兼表证：

主证：发热，恶寒，无汗，心烦，或疹或痒，或身目俱黄，小便黄，短少不利，汗出不彻，或肿，苔白或薄黄，脉浮。

治法：解表清热，利湿退黄。

主方：麻黄连轺赤小豆汤。

②寒湿发黄

主证：阳明病，食难用饱，饱则微烦头眩，必小便难，此欲作谷疸。虽下之，腹满如故，所以然者，脉迟故也。

治法：温运中阳，祛寒除湿。

主方：可选用理中汤等。

［血热证］

①衄血证

主证：阳明病，口燥，但欲漱水，不欲咽者，此必衄。或脉浮，发热，口干，鼻燥，能食。

治法：凉血清热，降火止血。

主方：有论无方，可选用犀角地黄汤。

②下血证

主证：阳明病，下血，谵语者，此为热入血室，但头汗出。

治法：疏利肝胆之气。

主方：针刺期门穴。

③蓄血证

主证：善忘，大便虽硬而反易，色黑，发热，消谷善饥，少腹硬满。

治法：荡内热，破瘀血。

主方：抵当汤。

少阳经

1）少阳病本证

主证：口苦，咽干，目眩，寒热往来，胸胁苦满，默默不欲饮食，心烦喜呕，苔白薄，脉弦。或胸中烦而不呕；或渴；或腹中痛；或胁下痞硬；或心下悸，小便不利；或不渴，身有微热；或咳者；或经水时来时断；寒热有时如疟状。

治法：和解少阳。

主方：小柴胡汤。

2）少阳病兼变证

［表邪未解，邪入少阳证］

主证：发热，微恶风寒，肢节烦痛，微呕，胸胁心下微满，苔薄白，脉浮弦。或头痛，不欲饮食，心腹卒痛。

治法：和解少阳，兼以解表。

主方：柴胡桂枝汤。

[少阳兼里实证]

主证：寒热往来，胸胁苦满，郁郁微烦，呕不止，心下急或痞硬，或胸满胀痛拒按，大便干结或下利，小便色深，苔黄少津，脉弦数。兼有发热，头部汗多，或潮热，或口苦、咽干、目眩，或发黄疸。

治法：外解少阳，内泻热结。

主方：大柴胡汤。

[少阳不和，兼阳明里实证]

主证：胸胁苦满，呕逆，潮热，微利不已。或兼口苦、咽干、目眩，或不大便，苔黄厚，脉弦数。

治法：和解少阳，兼轻下里实。

主方：柴胡加芒硝汤。

[少阳病兼气化失常证]

主证：胸胁满微结，往来寒热，心烦，口渴，不呕，小便不利。但头汗出，寒多热少，或但寒不热，无苔或薄苔、多滑，脉弱、浮弱或沉弦。

治法：和解少阳，化气生津。

主方：柴胡桂枝干姜汤。

[三阳并病，阴阳交错证]

主证：发热，胸胁苦满，烦躁谵语，惊惕不安，小便不利，苔黄少津，舌质红，脉弦数，或沉紧。或兼有一身尽重，转侧不利，或眩晕、耳鸣、失眠、易怒，或狂躁、夜游，或心悸，或便秘。

治法：和解泄热，镇惊安神。

主方：柴胡加龙骨牡蛎汤。

太阴经

1）太阴病本证

主证：自利不渴，下利多为溏泄，可见挟有不消化的食物，并常伴有腹满喜温，乏力，脘腹隐痛，口淡无味，苔白润滑，脉迟等。

治法：温阳祛寒。

主方：轻则宜理中汤，重则用四逆汤。

2）太阴病兼变证

[太阴表证]

主证：头痛、发热恶寒，面白唇淡，脉浮。

治法：解肌和表，温补太阴。

主方：桂枝汤。

［太阴腹痛证］

太阳误下，邪陷太阴，脾气受伤证：

主证：发热，恶寒，自汗，腹满时痛，喜按，下利，苔薄白，舌质淡红，脉弦细。

治法：通阳益脾，活络止痛。

主方：桂枝加芍药汤。

太阳误下，邪陷太阴而致营卫不和，脾胃失调证：

主证：发热，恶寒，自汗出，腹满时痛，拒按，大便秘结，舌苔白厚或黄厚，脉浮大而弦数。

治法：通阳益脾，化瘀通络。

主方：桂枝加大黄汤。

［太阴发黄证］

主证：身目黄，黄色晦暗，畏寒喜暖，体倦肢冷，大便溏泄，口不渴，脉沉迟无力，舌胖质嫩等。

治法：祛寒除湿，温阳健脾。

主方：茵陈五苓散、茵陈术附汤、茵陈四逆汤。

少阴经

1）少阴寒化证

［阳虚阴盛证］

主证：脉微细，面色赤，但欲寐，神情萎靡，四末厥冷，下利清谷，呕吐，无热恶寒，或大汗，或有微热，热留恋不已，小便清白或清长，舌质淡，苔白滑。或四肢挛急，身体疼痛，腹中拘急，或腹胀满，口不渴或渴喜热饮，脉浮迟。

治法：回阳救逆。

主方：四逆汤。

［阴盛格阳证］

主证：汗出，四肢厥逆，下利清谷，烦躁，面色赤，身反不恶寒，脉微欲绝，舌苔白滑或黑滑。或厥冷无脉，或干呕、腹痛，或咽痛，或呕利止而脉不出，或四肢拘急不解，舌质淡。

治法：破阴回阳，通达内外。

主方：通脉四逆汤。

［阴盛戴阳证］

主证：下利清谷，或下利不止，四肢厥逆，脉微欲绝，或厥逆无脉，恶寒，干呕，面赤心烦，舌质淡，苔白滑。

治法：破阴回阳，宣通上下。

主方：白通汤。

［阳亡阴竭，虚阳上越证］

主证：少阴证下利，服白通汤不效，更见下利不止，厥逆无脉，干呕，心烦。

治法：破阴回阳，宣通上下，兼咸寒反佐。

主方：白通加猪胆汁汤。

[阳虚寒湿证]

主证：背恶寒，四肢冷，身体骨节疼痛，口中和，舌质淡，脉沉。或见灰黑薄苔，脉微。

治法：扶阳温经，散寒除湿。

主方：附子汤。

[阳虚水泛证]

主证：但欲寐，心下悸，头眩，小便不利，四肢沉重疼痛，浮肿，下利，不渴，苔白滑，脉沉或微细。或身瞤动，振振欲擗地，或微热，或咳，或呕，或喘，苔灰黑而滑润，脉浮大无根。

治法：温阳利水。

主方：真武汤。

[阳虚阴盛证]

主证：吐利，手足逆冷，烦躁欲死，舌苔白滑，脉沉弦。

治法：温中通阳，泄浊降逆。

主方：吴茱萸汤。

[虚寒下利证]

主证：下利脓血，经久不愈，滑脱不禁，小便不利，腹痛绵绵，喜温喜按，舌质淡，苔白滑，脉迟。兼有神疲身倦，纳差懒言，或有轻度里急后重现象。

治法：温中固脱，涩肠止利。

主方：桃花汤。

[阳虚血少，气陷下利证]

主证：下利，脉微涩，呕而汗出，大便次数多而量反少。

治法：升提阳气，固脱止陷。

主方：灸百会穴。

2）少阴热化证

[阴虚阳亢不寐证]

主证：心中烦，不得卧，舌红少苔，脉细数。或口燥咽干，或手足心热，小便短黄，或舌绛少津。

治法：滋阴清热，交通心肾。

主方：黄连阿胶汤。

[阴虚有热，水气不利证]

主证：渴欲饮水，小便不利，发热，脉浮，舌质红，苔水滑。或心烦不得眠，或咳，或呕，或下利，脉细数。

治法：清热利水，育阴生津。

主方：猪苓汤。

3）少阴病兼变证

[太少两感证]

①少阴病兼表证

主证：发热，恶寒，无汗，四肢不温，苔白，脉沉弱。兼头项强痛，神疲乏力，面色不华。

治法：温经发表。

主方：麻黄附子细辛汤。

②少阴病兼表，病势较缓证

主证：恶寒微热，身痛无汗，四肢不温，舌淡苔白不厚，脉沉细。或身面浮肿，气短，小便不利，脉沉小。

治法：温经解表，取其微汗。

主方：麻黄附子甘草汤。

[少阴急下证]

主证：口燥咽干，腹胀满，不大便，或自利青黑色清水，心下疼痛，舌苔干黄或焦燥起刺，脉沉迟。

治法：急下存阴。

主方：大承气汤。

[阳郁四逆证]

主证：手足不温，胸胁满闷疼痛，或腹中痛，泄利后重，舌红苔黄，脉弦或沉滑而弦。或咳，或悸，或小便不利。

治法：疏畅气机，透达郁阳。

主方：四逆散。

[咽痛诸证]

①阴虚咽痛证

主证：咽痛，舌红少苔，脉细数。或声音嘶哑，胸满，心烦。

治法：滋润肺肾，以清虚热。

主方：猪肤汤。

②客热咽痛证

主证：咽痛，脉细。

治法：清热泻火，解毒缓痛。

主方：甘草汤。

③邪热上攻咽喉证

主证：咽干肿痛，舌红苔黄，脉数。

治法：清热利咽，养阴解毒。

主方：桔梗汤。

④客寒咽痛证

主证：咽痛，恶寒发热，苔薄滑润，脉浮。或喉间有痰涎，声音嘶哑。

治法：温散寒邪，利咽止痛。

主方：半夏散及汤。

厥阴经

1）厥阴寒热错杂证

［蛔厥证］

主证：呕吐蛔虫，心中疼热，或痛引肩背，饥不欲食，得食更甚，时痛时止，痛剧则四肢厥冷，脉微，心烦不安，痛止则安静如常，或久利，舌苔黄或白滑。或口渴，流口涎，气撞冲心，或绕脐腹痛。

治法：寒热并用，安蛔止痛。

主方：乌梅丸。

［寒热相格证］

主证：呕吐频作，或食入即吐，下利，或胸膈痞闷，舌质淡，苔薄黄，脉虚数。

治法：清上温下，辛开苦降。

主方：干姜黄芩黄连汤。

［上热下寒，正虚阳郁证］

主证：咽喉不利，吐脓血，泄利不止，无汗，手足厥逆，寸脉沉迟，下部脉不至。

治法：清上温下，发越郁阳。

主方：麻黄升麻汤。

2）厥阴寒证

［血虚寒凝证］

主证：手足厥寒，麻木，甚至青紫，恶寒，腹中冷痛，或腹中拘痛，或肩、腰、腿、足及其他部位冷痛，口淡，舌质淡，苔白滑，脉细欲绝。或头痛、痛经、寒疝，或呕吐，或冻伤。

治法：温经散寒，养血通络。

主方：当归四逆汤。

［血虚寒凝兼胃失和降证］

主证：手足厥寒，胃痛呕吐，脉细欲绝。

治法：温中降逆。

主方：当归四逆加吴茱萸生姜汤。

［肝寒犯胃，浊阴上逆证］

主证：干呕，吐涎沫，头痛，尤以巅顶冷痛多见，舌苔白滑，脉沉弦。

治法：暖肝温胃，降逆止呕。

主方：吴茱萸汤。

3）厥阴热证

主证：下利，便脓血，里急后重，少腹急迫，肛门灼热，舌红苔黄，脉滑数。或发热，口渴，或苔灰黄，脉沉弦数。

治法：清热燥湿，凉肝解毒。

主方：白头翁汤。

4）厥逆证

［热厥］

主证：手足厥逆，胸腹灼热，口干舌燥，尿黄赤，脉滑。

治法：清热回厥。

主方：白虎汤。

［寒厥］

①阳虚阴盛厥证

主证：发热，大汗出，腹中拘挛急迫，四肢疼，下利，手足厥逆，恶寒，舌质淡，苔白滑，脉微细。

治法：急救回阳。

主方：四逆汤。

②冷结膀胱厥证

主证：手足厥冷，小腹满，按之痛，小腹部寒冷，小便清白，舌淡苔白，脉沉迟弱等。

治法：温阳祛寒。

主方：当归四逆加吴萸生姜汤。

③阳虚厥逆证

主证：手足厥逆，脉促无力。

治法：温通阳气。

主方：灸关元、气海等穴。

［痰厥］

主证：手足厥冷，心下满而烦，知饥而不能食，苔白腻，脉紧。

治法：涌吐停痰宿食。

主方：瓜蒂散。

［水厥］

主证：手足厥冷，心下悸，不渴，苔白滑，脉弦。或汗出，或见下利。

治法：温阳化饮，通阳散水。

主方：可选用茯苓甘草汤。

5）呕哕下利证

［阳虚阴盛证］

主证：呕吐，小便清利，身有微热，手足厥逆，脉微弱。

治法：回阳救逆。

主方：四逆汤。

［邪转少阳证］

主证：呕吐，发热，脉弦。

治法：和解少阳。

主方：小柴胡汤。

［痈脓致呕证］

呕家有痈脓，不可治呕，脓尽自愈。

［实热下利证］

主证：下利谵语，泻下多清稀粪水，臭秽难闻，腹部硬满而痛，且伴有潮热，舌苔黄燥，小便黄赤，脉沉实有力。

治法：泻下里实。

主方：小承气汤。

［利后热郁心胸证］

主证：下利后更烦，按之心下濡，舌苔黄，脉数。

治法：清宣郁热。

主方：栀子豉汤。

［虚寒下利证］

主证：下利清谷，体表浮热，汗出，手足厥冷，舌苔白滑，脉微欲绝。

治法：破阴回阳，通达内外。

主方：通脉四逆汤。

阴阳易与差后劳复

1）阴阳易证

主证：热病后身体重，少气，少腹里急或引阴中拘挛，膝胫拘急，头重不欲举，眼中生花。

治法：导热下行，邪毒从阴而出。

主方：烧裈散。

2）差后劳复证

［大病新差劳复证］

主证：大病或久病初愈，因过劳而病复发，故复发热。症见口渴，心烦懊憹，心下痞塞，或胸脘胀满，或大便硬，腹满拒按，苔黄，脉滑或数。

治法：清热除烦，宽中行气。

主方：枳实栀子豉汤。

［差后腰以下有水气证］

主证：大病差后，腰以下有水气，按之凹陷，二便不利，脉沉有力。

治法：逐水清热，软坚散结。

主方：牡蛎泽泻散。

［中焦虚寒，肺失宣降证］

主证：大病差后，喜吐清冷唾沫或痰涎，舌质淡苔白润，脉沉无力。

治法：温中祛寒，健脾益气。

主方：理中丸。

［病后余热未清，气阴两伤证］

主证：体虚发热汗多，心烦，少气，口干喜饮，气逆欲吐，舌干少津，脉虚数。或咽干咳嗽，苔黄少津。

治法：清热和胃，益气生津。

主方：竹叶石膏汤。

6. 预后

六经病的预后，取决于四个主要因素。一是正气的盛衰。正气充盛，抗邪有力，则邪气不能内传；若正气衰弱，抗邪无力，则导致邪气内传；若邪气虽已内传，但在正邪相争时，正气得到恢复，又具备了驱邪外出之力，则可使病情由阴转阳。二是邪气的轻重。若感邪重，其势较盛，外邪直袭而入，则必然向内传变；若邪气不甚，或在与正气斗争中已衰，则无力内传，或虽已内传，亦可产生外出之机。三是治疗得当与否。在疾病发生发展的过程中，正确的治疗是影响传变的重要因素。四是宿疾的有无。

关于太阳病的传变与预后，首先太阳病表证，汗之得法，表解而愈。若太阳表邪不解，可传入他经，既能传阳明，也能传少阳，至于先传阳明，或先传少阳，或为合病，或为并病，并无固定局势。太阳病也能直接传入三阴，其中传入少阴者多见。若少阴阳气先衰，则太阳感寒之后，极易内涉少阴，形成太少两感证；或因心肾阳衰，外邪陷入少阴，而形成阳衰阴盛之候，则每多险情，故前贤有"实则太阳，虚则少阴"之论。

关于阳明邪气的传变和阳明病的预后，《伤寒论》中明言"阳明居中，主土也。万物所归，无所复传"。凡阳明热、实之邪，不可能再传他经，务以清、下二法从本经论治。但阳明燥热上迫肺脏，下劫肾阴，轻则伤津耗液，重则阴损及阳，这种对其他经腑或脏的影响却是客观存在的。阳明与太阴同属中土，中土热实证多为阳明病，中土虚寒证多为太阴病，阳明病过用清下，损伤脾阳脾气，病可转为太阴；太阴病湿去邪留，邪从阳明燥化，又可外出阳明，故后世有"实则阳明，虚则太阴"之说。

少阳病治疗得法，多表解里和而愈。若失治误治，则每致传变，或伤津化燥而入阳明之腑；或阳伤阴盛而入太阴之脏；或表里相传而为厥阴之病。此外，尚有变成结胸、痞证及气血耗伤而见悸、惊者。

关于太阴病预后及传变，因太阴病为脾虚寒湿内盛证，故脾阳恢复，其病则愈。又由于太阴与阳明同属中州，相为表里，经脉相互络属，故病情可在一定条件下相互转化。如阳明病过用清下，则病可及于太阴；而太阴病过用温燥，或寒湿久郁化热，亦可由太阴而转出阳明，即所谓"实则阳明，虚则太阴"。若太阴病日久，脾阳虚衰日甚，病邪又可转入少阴或厥阴。而厥阴、少阴之虚寒证，往往伴有脾阳虚衰之象，这在一定程度上反映了太阴病的传变关系。

少阴病的预后，因少阴病为阴阳气血俱虚的全身衰竭证，病情危笃，除应积极救治外，尚需随时注意病情变化，判断预后吉凶。少阴寒化证预后的良否，取决于阳气的存亡，一般是阳回者生，阳亡者死。少阴热化证虽预后不甚严重，但也有阴竭而亡的危险，不可忽视。少阴病更有病重而致阳亡阴竭、阴阳离决等死候，更需提早救治。

厥阴病的预后及转归也是多方面的。厥阴阳复可以转出阳经，如厥阴转少阳、转阳明等。厥阴邪微正复可有向愈之机。厥阴阳复太过又可发生痈脓或便脓血、咽痛喉痹。阴竭或阳亡者，皆预后不良。

阴阳易、差后劳复，皆发生于大邪已退的阶段，同属病后失于自我调理所致，故仲景在六经证治之后另列专篇，加以讨论。本篇不仅分析差后劳复的有关证治，而且提出大病之后应慎房事、节体劳、适饮食，防止疾病复发，巩固疗效，以收痊愈的护理原则。

二、温疫

一般认为温疫类疫病可分为温热类疫病和湿热类疫病，其中温热类疫病包括暑燥疫和部分传染性强的温毒，如疫喉痧、大头瘟等。目前，温病学家认为温疫的辨证论治可以参用卫气营血和三焦辨证，有关卫气营血和三焦辨证的内容可以参照《温病学》教材或专著。但在辨证治疗方面，有学者认为，由于温疫不是一种独立于温病以外的疾病，其辨证治疗仍应当按温病的辨治体系进行，不另列讨论。也有学者认为，明清时代的许多医家以温疫立论，蕴涵着丰富的学术理论和临床实践经验，值得重视，因而应将温疫的证治专篇进行讨论。我们赞同后者的观点，将古今代表性著作中有关温疫的证治节录如下，以供临床和研究者参考。

(一)《温疫论》证治辑要

1. 温疫初起证治

温疫初起，先憎寒而后发热，日后但热而无憎寒也。初得之二三日，其脉不浮不沉而数，昼夜发热，日晡益甚，头疼身痛。其时邪在伏脊之前，肠胃之后，虽有头疼身痛，此邪热浮越于经，不可认为伤寒表证，辄用麻黄桂枝之类强发其汗，此邪不在经，汗之徒伤表气，热亦不减。又不可下，此邪不在里，下之徒伤胃气，其渴愈甚。宜达原饮。

达原饮

槟榔二钱 厚朴一钱 草果仁五分 知母一钱 芍药一钱 黄芩一钱 甘草五分 用水二盅，煎八分，午后温服。

按：槟榔能消能磨，除伏邪，为疏利之药，又除岭南瘴气；厚朴破戾气所结；草果辛烈气雄，除伏邪盘踞；三味协力，直达其巢穴，使邪气溃败，速离膜原，是以为达原也。热伤津液，加知母以滋阴；热伤营气，加白芍以和血；黄芩清燥热之余；甘草为和中之用；以后四味，不过调和之剂，如渴与饮，非拔病之药也。凡疫邪游溢诸经，当随经引用，以助升泄，如胁痛、耳聋、寒热、呕而口苦，此邪热溢于少阳经也，本方加柴胡一钱；如腰背项痛，此邪热溢于太阳经也，本方加羌活一钱；如目痛、眉棱骨痛、眼眶痛、鼻干不眠，此邪热溢于阳明经也，本方加干葛一钱。症有迟速轻重不等，药有多寡缓急之分，务在临时斟酌，所定分两，大略而已；不可执滞。间有感之轻者，舌上白苔亦薄，热亦不甚，而无数脉，其不传里者，一二剂自解，稍重者，必从汗解，如不能汗，乃邪气盘踞于膜原，内外隔绝，表气不能通于内，里气不能达于外，不可强汗。或者见加发散之药，便欲求汗，误用衣被塞遏，或将汤火熨蒸，甚非法也。然表里隔绝，此时无游溢之邪在经，三阳加法不必用，宜照本方可也。感之重者，舌上苔如积粉，满布无隙，服汤后不从汗解，而从内陷者，舌根先黄，渐至中央，邪渐入胃，此三消饮证。若脉长洪而数，大汗多渴，此邪气适离膜原，欲表未表，此白虎汤证。如舌上纯黄色，兼见里证，为邪已入胃，此又承气汤证也。有二三日即溃而离膜原者，有半月十数日不传者，有初得之四五日，淹淹摄摄，五六日后陡然势张者。凡元气胜者毒易传化，元气薄者邪不易化，即不易传。设遇他病久亏，适又微疫能感不能化，安望其传？不传则邪不去，邪不去则病不疗，延缠日久，愈沉愈伏，多致不起，时师误认怯证，日进参芪，愈变愈固，不死不休也。

2. 急证急攻证治

温疫发热一二日，舌上白苔如积粉，早服达原饮一剂，午前舌变黄色，随现胸膈满痛，大渴烦躁，此伏邪即溃，邪毒传胃也。前方加大黄下之，烦渴少减，热去六七，午后复加烦躁发热，通舌变黑生刺，鼻如烟煤，此邪毒最重，复瘀到胃，急投大承气汤。傍晚大下，至夜半热退，次早鼻黑苔刺如失。此一日之间，而有三变，数日之法，一日行之。因其毒甚，传变亦速，用药不得不紧。设此证不服药或投缓剂，羁迟二三日必死。设不死，服药亦无及矣。尝见温疫二三日即毙者，乃其类也。

3. 表里分传证治

温疫舌上白苔者，邪在膜原也。舌根渐黄至中央，乃邪渐入胃。设有三阳现证，用达原饮三阳加法。因有里证，复加大黄，名三消饮。三消者，消内消外消不内外也。此治疫之全剂，以毒邪表里分传，膜原尚有余结者宜之。

三消饮

槟榔 草果 厚朴 白芍 甘草 知母 黄芩 大黄 葛根 羌活 柴胡 姜、枣煎服。

4. 热邪散漫证治

温疫脉长洪而数，大渴复大汗，通身发热，宜白虎汤。

白虎汤

石膏一两 知母五钱 甘草五钱 炒米一撮 加姜煎服。

按：白虎汤辛凉发散之剂，清肃肌表气分药也。盖毒邪已溃，中结渐开，邪气分离膜原，尚未出表，然内外之气已通，故多汗，脉长洪而数。白虎辛凉解散，服之或战汗，或自汗而解。若温疫初起，脉虽数未至洪大，其时邪气盘踞于膜原，宜达原饮。

误用白虎，既无破结之能，但求清热，是犹扬汤止沸也。若邪已入胃，非承气不愈，误用白虎，既无逐邪之能，徒以刚悍而伐胃气，反抑邪毒，致脉不行，因而细小。又认阳证得阴脉，妄言不治，医见脉微欲绝，不敢议下，日惟杂进寒凉，以为稳当，愈投愈危，至死无悔。此当急投承气缓缓下之，六脉自复。

（二）《疫疹一得》证治辑要

1. 败毒散证

败毒散治时行疫疠头痛，憎寒壮热，项强睛暗，鼻塞声重，咳嗽痰喘，眼赤口疮，热毒流注，脚肿腮肿，诸疮斑疹，喉痹吐泻。

羌活 独活 柴胡 前胡 川芎 枳壳 桔梗 茯苓 薄荷 甘草

疫症初起，服此先去其爪牙，使邪不盘踞经络，有斑即透，较升、葛、荆、防发表多多矣。

如口干舌燥加黄芩，喉痛加豆根，倍桔梗、甘草。古方引用生姜，姜乃暖胃之品，疫乃胃热之症，似不宜用，以葱易之。

2. 凉膈散证

凉膈散治心火上盛，中焦燥实，烦躁口渴，目赤头眩，口疮唇裂，吐血衄血，诸风瘛疭，胃热发斑，发狂，惊急抽风。

连翘 生栀子 黄芩 薄荷 桔梗 甘草 生石膏 竹叶

此上、中二焦泻火药也。热淫于内，治以咸寒，佐以苦甘，故以连翘、黄芩、竹叶、薄荷升散于上，古方用大黄、芒硝推荡其中，使上升下行而膈自清矣。疫疹乃无形之毒，投以硝、黄之猛烈，必致内溃。以石膏易去硝、黄，使热降清升而疹自透，亦上升下行之意也。

3. 清瘟败毒饮证

清瘟败毒饮治一切火热，表里俱盛，狂躁烦心，口干咽痛，大热干呕，错语不眠，吐血衄血，热盛发斑。不论始终，以此为主。后附加减。

生石膏大剂六两至八两，中剂二两至四两，小剂八钱至一两二钱 小生地大剂六钱至一两，中剂三钱至五钱，小剂二钱至四钱 乌犀角大剂六钱至八钱，中剂三钱至四钱，小剂二钱至四钱 真川连大剂六钱至四钱，中剂二钱至四钱，小剂一钱至一钱半 生栀子 桔梗 黄芩 知母 赤芍 玄参 连翘 竹叶 甘草 丹皮

疫症初起，恶寒发热，头痛如劈，烦躁谵妄，身热肢冷，舌刺唇焦，上呕下泄。六脉沉细而数，即用大剂；沉而数者，用中剂；浮大而数者，用小剂。如斑一出，即用大青叶，量加升麻四五分引毒外透。此内化外解、浊降清升之法，治一得一，治十得十。

此十二经泻火之药也。斑疹虽出于胃，亦诸经之火有以助之。重用石膏直入胃经，使其敷布于十二经，退其淫热；佐以黄连、水牛角、黄芩泄心、肺火于上焦，丹皮、栀子、赤芍泄肝经之火，连翘、玄参解散浮游之火，生地、知母抑阳扶阴，泻其亢甚之火，而救欲绝之水，桔梗、竹叶载药上行；使以甘草和胃也。此皆大寒解毒之剂，

故重用石膏，先平甚者，而诸经之火自无不安矣。

疫疹之症：

头痛倾侧，本方加石膏、玄参、甘菊花。

骨节烦痛，腰如被杖，本方加石膏、玄参、黄柏。

遍体炎炎，本方加石膏、生地、川连、黄芩、丹皮。

静躁不常，本方加石膏、川连、水牛角、丹皮、黄芩。

火扰不寐，本方加石膏、水牛角、琥珀、川连。

周身如冰，本方加石膏、川连、犀角、黄柏、丹皮。

四肢逆冷，本方加石膏。

筋抽脉惕，本方加石膏、丹皮、胆草。

大渴不已，本方加石膏、花粉。

胃热不食，本方加石膏、枳壳。

胸膈遏郁，本方加川连、枳壳、桔梗、瓜蒌霜。

昏闷无声，本方加石膏、川连、水牛角、黄芩、羚羊角、桑皮。

筋肉眴动，本方加生地、石膏、黄柏、玄参。

冷气上升，本方加石膏、生地、丹皮、川连、水牛角、龙胆草。

口秽喷人，本方加石膏、川连、水牛角。

满口如霜，本方加石膏、川连、连翘、水牛角、黄柏、生地。

咽喉肿痛，本方加石膏、桔梗、玄参、牛子、射干、山豆根。

嘴唇燉肿，本方加石膏、川连、连翘、天花粉。

脸上燎泡，本方加石膏、生地、银花、板蓝根、紫花地丁、马勃、归尾、丹皮、玄参。

大头天行，本方加石膏、归尾、板蓝根、马勃、紫花地丁、银花、玄参、僵蚕、生大黄（脉实者量加）。

痄腮，本方加石膏、归尾、银花、玄参、紫花地丁、丹皮、马勃、连翘、板蓝根。

颈颔肿痛，本方加石膏、桔梗、牛蒡子、夏枯草、紫花地丁、玄参、连翘、银花、山豆根。

耳后痛硬，本方加石膏、连翘、生地、天花粉、紫花地丁、丹皮、银花、板蓝根、玄参。

耳聋口苦，本方加生地、玄参、柴胡、黄柏。

嗒舌弄舌，本方加石膏、川连、水牛角、黄柏、玄参。

红丝绕目，本方加菊花、红花、蝉衣、谷精草、归尾。

头汗如涌，本方加石膏、玄参。

咬牙，本方加石膏、生地、丹皮、龙胆草、栀子。

鼻血泉涌，本方加石膏、生地、黄连、羚羊角、桑皮（生用）、玄参、棕灰、黄芩。

舌上珍珠，本方加石膏、川连、水牛角、连翘、净银花、玄参、花粉。

舌如铁甲，本方加石膏、水牛角、川连、知母、天花粉、连翘、玄参、黄柏。

舌丁，本方加石膏、川连、水牛角、连翘、银花。

舌长，以片脑为末涂舌上，应手而缩，甚者必须五钱而愈。

舌衄，本方加石膏、丹皮、生地、川连、水牛角、栀子、败棕灰。

齿衄，本方加石膏、黄柏、生地、丹皮、栀子、水牛角、川连、玄参、黄芩。

谵语，本方加石膏、川连、水牛角、丹皮、栀子、黄柏、龙胆草。

呃逆，本方加石膏、柿蒂、银杏、竹茹、羚羊角、枇杷叶。

呕吐，本方加石膏、川连、滑石、甘草、伏龙肝。

似痢非痢，本方加石膏、川连、滑石、猪苓、泽泻、木通。

热注大肠，加药同上。

大便不通，本方加生军。

大便下血，本方加生地、槐花、棕炭、侧柏叶。

小便短缩如油，本方加滑石、泽泻、猪苓、木通、通草、萹蓄。

小便溺血，本方加生地、桃仁、滑石、茅根、川牛膝、琥珀、棕炭。

发狂，本方加石膏、犀角、川连、栀子、丹皮、川黄柏。

痰中带血，本方加石膏、黄芩、棕炭、生桑皮、羚羊角、生地、瓜蒌霜。

遗尿，本方加石膏、川连、水牛角、滑石。

喘嗽，本方加桑皮、黄芩、石膏、羚羊角。

发黄，本方加石膏、滑石、栀子、茵陈、猪苓、泽泻、木通。

循衣摸床，本方加石膏、川连、水牛角、丹皮、栀子、胆草。

狐惑，本方加石膏、水牛角、苦参、乌梅、槐子。

战汗，战后汗出、脉静、身凉，不用药；有余热即服本方小剂，一药而安。

瘟毒发疮，本方加石膏、生地、川连、紫花地丁、金银花，上加升麻，下加川牛膝，胸加枳壳、蒲公英，背加威灵仙，出头皂刺。

疫疹之色：

松浮，本方加大青叶、玄参。

紧束有根，本方加石膏、生地、水牛角、玄参、桃仁、紫草、川连、红花、连翘、归尾。

疫疹之形：

红活，本方加大青叶、玄参。

淡红，本方加大青叶、玄参。

深红，本方加大青叶、玄参、生地。

艳红，本方加大青叶、生地、石膏、丹皮、玄参。

紫赤，本方加石膏、生地、玄参、川连、水牛角、丹皮、桃仁。

红、白砂，本方小剂加生地、当归、蝉衣。

（三）董建华《温热病论治》温疫证治辑要

1. 蟠居膜原

疫疠之气初起，邪毒蟠居膜原。症见憎寒壮热，继则但热不寒，昼夜发热，日晡益甚，头痛身疼，苔白或如积粉，脉不浮不沉而动数。治宜宣透膜原，方用达原饮主之。

处方：槟榔6克 厚朴3克 草果3克 知母3克 芍药3克 黄芩3克 甘草15克

2. 热传阳明

温疫不解，热传阳明气分。症见壮热烦渴，汗出，苔黄厚而干，脉洪大。治宜清气生津，方用白虎汤加味。

处方：生石膏（先下）30克 知母10克 川石斛10克 麦冬10克 天花粉10克 生甘草3克 芦根30克 连翘10克

若热邪化火而成燥实，鼻如烟煤，胸腹满痛，大便秘结，苔黑，满舌生刺，脉大而数。治宜急下存阴，方用大承气汤。

处方：大黄15克 元明粉9克 厚朴3克 枳实3克

3. 疫毒痢下

突然起病，势来急骤。先见高热、烦躁、口渴、恶心，继则腹痛拒按，痢下频繁，脓血腥臭，肛门灼热疼痛，舌红苔黄，脉滑数。甚则神昏谵语，四肢抽搐，唇焦舌绛。治宜清热解毒，方用黄连解毒汤合白头翁汤加减。

处方：黄连9克 黄芩9克 黄柏9克 银花12克 白头翁30克 秦皮12克 赤芍9克 丹皮6克

4. 火热内焚

疫疠之气侵入人体，火毒熏灼于内，热邪充斥内外，火势上炎。症见壮热，头痛如劈，烦躁谵妄，甚则吐衄，口干唇焦，舌上生刺，脉沉而数。治宜清瘟败毒饮主之。

处方：水牛角30克 丹皮6克 连翘10克 玄参10克 生甘草6克 黄芩6克 山栀6克 竹叶6克 生石膏（先下）60克 知母10克 赤芍10克 桔梗6克 小生地10克 川连6克

5. 疫毒发斑（出血热）

疫毒化火，热逼营血，伤及心肝肾脏腑，症见高热，烦渴，恶心呕吐，烦躁不安，肌肤发斑发疹，成串成片，且带血点，甚则吐血，衄血，便血，神昏谵语，抽搐痉厥。本病病程较长，临床变化比较复杂，宜详加辨别。

（1）气营（血）俱燔：热炽气分，逼迫入营（或血），而成气营（血）两燔。症见壮热，烦渴引饮，烦躁不安或神昏谵语，肌肤斑疹密布，或成串或成片，或见鼻衄，或见呕血吐血，或见便血尿血，苔黄舌红，脉数有力。治宜清热解毒，清营凉血，方用清瘟败毒饮加减。

处方：生石膏30克 知母10克 黄连3克 黄芩6克 水牛角15克 赤芍10克 板蓝根10克 生地15克 丹皮10克 玄参10克 蚤休10克

（2）正气虚脱：阴津亏耗，而欲内竭，阳气衰微，势将外亡，阴竭阳亡，虚脱显露。症见身热骤退，体温下降，四肢厥逆，肌肤湿冷汗出，面色灰白，精神委顿，蜷卧少言，气息低微，出血现象加重，脉沉细数。治宜益气救阴，回阳固脱，方用生脉散加附子。

处方：人参6克　炮附子10克　麦冬12克　五味子10克

（3）肾阴枯竭，水热互结：热毒蕴结日久，劫津耗液，真阴日渐亏损。症见头痛，腹泻，烦躁，萎靡嗜睡，小便量少，甚则尿闭，口干饮少，水入即吐，或见出血加重，舌光红无津，脉细数无力。治宜滋肾生津，育阴利水，方用左归饮合猪苓汤。

处方：生地12克　山药10克　山萸肉10克　茯苓12克　枸杞子10克　炙甘草3克　猪苓10克　泽泻10克　阿胶（烊服）6克　滑石12克

（4）肾虚不固：温热疫毒之邪虽已衰退，但肾气大伤，固摄失职，以致水液无以藏蓄。症见小便频数，尿量剧增，夜间尤多，尿色清淡，伴口渴多饮，腰酸乏力，肢体疲倦，舌质淡而欠润，脉沉细无力。治宜补肾固摄，方用右归丸合缩泉丸加减。

处方：熟地12克　山药10克　山萸肉10克　枸杞子10克　杜仲10克　菟丝子10克　熟附子10克　肉桂5克　鹿角胶（烊化）9克　益智仁10克　黄芪12克　桑螵蛸9克　覆盆子9克

（5）虚损未复：病邪已退，体虚未复。症见腰膝酸软无力，头昏耳鸣，舌红脉细；或见少气懒言，畏寒自汗，食少便溏，舌淡脉细；或见口干舌燥，不思饮食，舌红嫩，脉细数。治宜补益虚损为主。

肾阴虚者，方用六味地黄汤加减（熟地12克　山萸肉10克　怀山药10克　制茯苓12克　首乌10克　枸杞子10克　女贞子10克　怀牛膝12克）；脾气虚者，可用参苓白术散加减（党参12克　白术10克　茯苓12克　山药10克　陈皮6克　神曲10克谷、麦芽各10克　鸡内金6克）；胃阴虚者，可用益胃汤加减（沙参10克　麦冬10克　生地12克　玉竹10克　川石斛10克　白芍6克　甘草3克）；余邪未清者，可用竹叶石膏汤加减（竹叶9克　生石膏15克　麦冬9克　姜半夏6克）。

（四）《温病学》教材（林培政主编）温疫类温病证治辑要

1. 卫气同病证治

证候：发热恶寒，无汗或有汗，头痛项强，肢体酸痛，口渴唇焦，恶心呕吐，腹胀便结，或见精神不振、嗜睡，或烦躁不安，舌边尖红，苔微黄或黄燥，脉浮数或滑数。暑燥疫初起，邪势迅猛，初起即可见卫气同病。

治法：表里双解。

方药：增损双解散（《伤寒瘟疫条辨》）

僵蚕　滑石　蝉蜕　姜黄　防风　薄荷叶　荆芥穗　当归　白芍药　黄连　连翘　栀子　黄芩桔梗　大黄　芒硝　石膏　甘草

2. 邪遏膜原证治

证候：初始憎寒而后发热，后但热不寒，昼夜发热，日晡益甚，头疼身痛，脉不浮不沉而数，舌苔白厚腻如积粉，舌质红绛。湿热疫初起，疫毒郁遏表里分界之膜原。

治法：透达膜原，疏利化浊。

方药：达原饮（《温疫论》）

槟榔　厚朴　草果　知母　芍药　黄芩　甘草

3. 清浊相干证治

证候：发热较重，即见暴吐暴泻，甚则呕吐如喷，吐出酸腐物，夹有食物残渣，泻下物热臭，呈黄水样，甚如米泔水，头身疼痛，烦渴，脘痞，腹中绞痛阵作，小便黄赤灼热，舌苔黄腻，脉濡数；甚或转筋，肢冷腹痛，目陷脉伏。湿热秽浊疫邪由膜原直走中道，邪正清浊相干胃肠是本证的病机关键。

治法：芳香化浊，分利逐邪。

方药：燃照汤（《重订霍乱论》）

酒黄芩　焦山栀　制厚朴　佩兰　滑石　炒豆豉　制半夏　白蔻仁

蚕矢汤（《重订霍乱论》）

晚蚕沙　木瓜　薏苡仁　制半夏　黄连　大豆黄卷　黄芩（酒炒）　通草　吴茱萸　焦山栀

4. 秽浊郁闭中焦证治

证候：发热，卒然腹中绞痛，痛甚如刀割，欲吐不得吐，欲泻不得泻，烦躁闷乱，甚则面色青惨，昏愦如迷，四肢逆冷，头汗如雨，舌淡苔白，脉沉伏。湿热秽浊疫毒闭阻中焦气机所致。

治法：解毒辟秽，芳香开闭。

方药：玉枢丹（《百一选方》）

山慈菇　续随子　千金霜子　红芽大戟　麝香　文蛤

行军散（《重订霍乱论》）

西牛黄　当门子　珍珠　冰片　硼砂　雄黄　火硝　金箔

5. 疫困脾土证治

证候：大多起病缓慢，胁肋胀痛，脘痞腹胀，纳谷不馨，口不渴，身重乏力，便溏，或有发热，头痛，恶心呕吐，苔白腻。因内有脾湿，复感湿热性疠气所致。

治法：解毒辟秽，运脾渗湿。

方药：胃苓汤（《太平惠民和剂局方》）

苍术　厚朴　陈皮　甘草　生姜　大枣　桂枝　白术　泽泻　茯苓　猪苓

6. 疫漫三焦证治

证候：身大热，烦躁，胸闷腹胀，呕吐，大便秘结，小便黄赤，黄疸迅速加深，舌质红绛，苔黄腻或干燥，脉滑数。甚则神昏谵语，抽搐，便血，溺短赤等。

治法：解毒逐邪，凉血护阴，清心开窍。

方药：甘露消毒丹（《温热经纬》）

滑石　茵陈　黄芩　石菖蒲　川贝母　木通　藿香　射干　连翘　薄荷　蔻仁

7. 邪传阳明证治

证候：壮热口渴，大汗出，舌苔黄燥，脉洪大而数。或身热烦渴，午后热甚，鼻如烟煤，腹满硬痛，通舌变黑起刺。疫毒化燥，燔炽于阳明气分。

治法：清热生津或急下存阴。

方药：白虎汤（《伤寒论》）

石膏 知母 粳米 甘草

大承气汤（《伤寒论》）

大黄 芒硝 厚朴 枳实

8. 疫毒充斥证治

证候：身大热，头痛如劈，两目昏瞀，或狂躁谵妄，口干咽痛，腰如被杖，骨节烦疼，或惊厥抽搐，或吐衄发斑，舌绛苔焦或生芒刺，脉浮大而数或沉数，或六脉沉细而数。本证暑燥疫多见，以暑热疫疠毒邪充斥表里为特点。

治法：解毒清泄，凉血护阴。

方药：清瘟败毒饮（《疫疹一得》）

生石膏 生地黄 水牛角 栀子 桔梗 黄芩 知母 赤芍 玄参 连翘 生甘草 丹皮 鲜竹叶

9. 正气欲脱证治

证候：吐泻不止，目眶凹陷，指螺皱瘪，面白气促，声嘶，疲软无力，心烦，口渴引饮，尿少或尿闭，舌质干红，脉沉细，甚则脉细微欲绝。

治法：亡阴须益气养阴，生津救逆；亡阳则益气固脱，回阳救逆。

方药：亡阴可用生脉散（《温病条辨》）、大定风珠（《温病条辨》）。

生脉散组成：人参 麦冬 五味子

大定风珠组成：生白芍 阿胶 生龟板 干地黄 麻仁 五味子 生牡蛎 麦冬 炙甘草 鸡子黄 鳖甲

亡阳可用通脉四逆汤（《伤寒论》）、参附汤（《正体类要》）。

通脉四逆汤组成：炙甘草 熟附子 干姜

参附汤组成：人参 熟附子

10. 正衰邪恋证治

证候：身热，口不渴，默默不语，神识不清，或胁下刺痛，或肢体时疼，脉数。多见于素有内伤，复感疫毒，或疫病日久不解，气钝血滞而疫毒不得外泄，深入厥阴，络脉凝滞。

治法：扶正祛邪。

方药：三甲散（《温疫论》）

鳖甲 龟甲 穿山甲 蝉蜕 僵蚕 牡蛎 土鳖虫 白芍 当归 甘草

（五）《温病学》教材（林培政主编）温毒类温病证治辑要

在疫病中包含了诸如大头瘟、疫喉痧（烂喉痧）等温毒类疾病，本书不逐一论述，而辑录《温病学》教材（林培政主编）温毒类温病证治内容，以供参考。

1. 卫分证治

（1）风热毒邪犯卫

证候：恶寒发热，热势不甚，无汗或少汗，头痛，头面红肿，全身酸楚，目赤，咽痛，口渴，舌苔薄黄，脉浮数。风热时毒侵犯肺卫之证。

治法：疏风透表，宣肺利咽。

方药：葱豉桔梗汤（《通俗伤寒论》）

鲜葱白　苦桔梗　焦山栀　淡豆豉　鲜薄荷　青连翘　生甘草　淡竹叶

金黄散（《医宗金鉴》）（外敷）

大黄　黄柏　姜黄　白芷　南星　陈皮　苍术　厚朴　甘草　天花粉

（2）温热毒邪犯卫

证候：初起憎寒发热，继则壮热烦渴，咽喉红肿疼痛，甚或溃烂，肌肤丹痧隐隐，舌红赤，见珠状突起，苔白而干，脉浮数。为烂喉痧的初起表现，时毒外袭肌表，内侵肺胃之证。

治法：透表泄热，解毒利咽，凉营透疹。

方药：清咽栀豉汤（《疫喉浅论》）

生山栀　香豆豉　金银花　薄荷　牛蒡子　粉甘草　蝉蜕　白僵蚕　水牛角　连翘壳　苦桔梗　马勃　芦根　灯心　竹叶

玉钥匙（《三因极一病证方论》）（吹喉）

焰硝　硼砂　冰片　白僵蚕

2. 气分证治

（1）毒盛肺胃

证候：壮热，口渴，烦躁不安，头面燉肿疼痛，咽喉疼痛加剧，舌红苔黄，脉数实。肺胃热毒，上攻头面所致。

治法：清热解毒，疏风消肿。

方药：普济消毒饮（《东垣十书》）

黄芩　黄连　玄参　连翘　板蓝根　马勃　牛蒡子　薄荷　僵蚕　桔梗　升麻　柴胡　陈皮　生甘草

三黄二香散（《温病条辨》）（外敷）

黄连　黄柏　生大黄　乳香　没药

（2）毒壅肺胃，热结肠腑

证候：身热如焚，气粗而促，烦躁口渴，咽痛，目赤，头面及两耳上下前后红肿疼痛，大便秘结，小便热赤短少，舌赤苔黄，脉数。风热时毒壅盛于肺胃及肠腑。

治法：清透热毒，攻下泄热。

方药：通圣消毒散（《证治准绳》）

防风　川芎　白芷　金银花　连翘　牛蒡子　焦山栀　滑石　芒硝　酒炒大黄　苦桔梗　生甘草　水牛角　大青叶　薄荷　鲜葱白　淡豆豉　芦根　浮萍

三黄二香散（外敷，同前）

（3）毒壅上焦

证候：壮热，口渴，烦躁，咽喉红肿糜烂，舌红赤有珠，苔黄燥，脉洪数。此为表邪已解，温热时毒壅于上焦气分，波及营（血）分。

治法：清气解毒，凉营退疹。

方药：余氏清心凉膈散（《疫疹一得》）

连翘　黄芩　山栀　薄荷　石膏　桔梗　甘草　竹叶

锡类散（《金匮翼》）（吹喉）

象牙屑　珍珠　青黛　冰片　壁钱　西牛黄　焙指甲

3. 营血分证治

（1）毒燔气营（血）

证候：咽喉红肿糜烂，甚则气道阻塞，声哑气急，丹痧密布，红晕如斑，赤紫成片，壮热，汗多，口渴，烦躁，舌绛干燥，遍起芒刺，状如杨梅，脉细数。邪毒化火，燔灼气营（血）之危重证。

治法：清气凉营，解毒救阴。

方药：凉营清气汤（《丁甘仁医案》）

水牛角　鲜石斛　黑山栀　丹皮　鲜生地　薄荷叶　黄连　赤芍　玄参　生石膏　生甘草　连翘壳　鲜竹叶　茅根　芦根　金汁（冲服）

（2）邪陷心包，内闭外脱

证候：身热，神志昏愦不语，蜷卧，汗多气短，脉细无力，甚则身热骤降，烦躁不宁，呼吸浅促，面色苍白，冷汗淋漓，四肢厥冷，脉细微欲绝。

治法：清心开窍，固脱救逆。

方药：生脉散或参附汤合"三宝"（即安宫牛黄丸、紫雪丹、至宝丹，组方从略）。

4. 后期证治

（1）胃阴耗伤

证候：身热已退，头面红肿消失，口渴，但欲饮，不欲食，咽干，目干涩，唇干红，舌干少津，无苔或少苔，脉细微数。此为大头瘟的恢复期表现。

治法：滋养胃阴。

方药：七鲜育阴汤（《重订通俗伤寒论》）

鲜生地　鲜石斛　鲜茅根　鲜稻穗　鲜雅梨汁　鲜蔗汁（冲服）　鲜枇杷叶（去毛炒香）

（2）余毒伤阴

证候：咽喉糜烂渐减，但仍疼痛，壮热已除，惟午后仍低热，口干唇燥，皮肤干燥脱屑，舌红而干，脉细数。此为烂喉痧的恢复期表现。

治法：滋阴生津，兼清余热。

方药：清咽养营汤（《疫喉浅论》）

西洋参　生地　茯神　麦冬　白芍　天花粉　天冬　玄参　知母　炙甘草

三、杂疫

杂疫类疾病的种类较多，文献记载的名称也比较繁杂，如《松峰说疫》记载有70多种，但许多名称已无从考究，目前也多不被采用。至今仍被采用的有霍乱、疫咳（百日咳）、疫黄或疫疸等。对于霍乱，自东汉《伤寒论》立专篇论述，到清代《重订霍乱论》专书讨论，所论霍乱是否均为现代传染病学中的霍乱（即真霍乱），学术上仍有争议。我们认为，凡不属于寒疫、温疫的疫病皆可归属于杂疫之中。至于病名，随着医学科学的发展，可借鉴现代传染病学的有关病名，运用中医辨证论治的方法，探讨其中医防治方法。

第五节　针灸防治简介

针灸是中医学的重要组成部分之一，也最具有中国特色。针灸是毫针刺法与艾灸疗法的简称，广义的针灸还应该包括放血疗法、刮痧、拔罐、穴位贴敷等多种外治方法。2002年冬至2003年春暴发的SARS，使人们重新认识到了中医药对防治传染性疾病的作用，但却没有见到应用针灸治疗此病的任何临床报道。事实上，和中药一样，千百年来，针灸在治疗传染性疾病方面发挥了重要作用。以下就针灸治疗疫病的历史、治疗机理、优缺点等做简单介绍。

一、针灸防治简史

针灸治疗传染病的历史几乎与针灸的历史一样悠久。灸法是采用温热刺激治疗疾病的一种方法，是人类最早使用的治疗手段之一。在1973年湖南长沙马王堆汉墓出土的两部现存最早的灸疗和经脉专著《足臂十一脉灸经》《阴阳十一脉灸经》中，记载了采用灸法治疗多种病症的事例，其中就包括"热汗出""疟""（黄）疸"等传染性疾病。针刺疗法是中医学所特有的治疗手段。采用针刺治疗疫病首见于《灵枢经》，该书在治疗方法上以针灸为主，仅载13个药方。《灵枢经》又叫《针经》，在全书81篇中，与针灸和经络有关的内容占4/5左右。在治疗疫病方面，仅《灵枢·经脉》篇中涉及的病症就有温淫（以高热为主的病症）、疟疾、黄疸、肠澼（痢疾）、颔肿（流行性腮腺炎）。《灵枢·热病》则是采用针灸治疗热病的专篇，文中提出了治疗热病应当"急刺之"的早期治疗原则和治疗热病的"五十九刺"。此外，《灵枢·四时气》还提到"疠风者，素刺其肿上，已刺，以锐针针其处，按出其恶气，肿尽乃止"，可能是用针刺治疗麻风病的最早记载。《素问·长刺节论》更明确提出治疗麻风病的具体针刺方法及疗程，"病大风，骨节重，须眉堕，名曰大风，刺肌肉为故，汗出百日，刺骨髓，汗出百日，凡二百日，须眉生而止针"。《素问》以探讨中医基础理论著称，在治疗方法上也是以针灸为主，有许多专篇讨论针灸治疗专病，与疫病有关的专篇就有《刺热论》和《刺疟论》，运用六经和五脏分症辨别热病和疟疾，针对不同证型选穴处方。除具体治疗方法外，该书还提出了一些基本治疗原则，如在治疗热病时，《素问·刺热论篇》提出："诸治热病者，以饮之寒水乃刺之，必寒衣之，居止寒处，身寒而止也。"在治疗疟疾时，提出"先其发时如食顷而刺之，一刺则衰，二刺则知，三刺则已，不已刺舌下两脉出血，不已刺郄中盛经出血，又刺项以下夹脊者必已"的指导原则。后世将在疟疾发作之前施行针刺称为"截疟"，现代针灸临床试验证实，在疟疾发作前2小时左右针刺治疗最好，因为针刺可使人体血清补体值明显增加，网状内皮系统的吞噬功能增强，在疟疾发作前2小时，新生裂殖子还未离开红细胞，针刺可以阻止疟疾发作，尤其对间日疟效果显著。特别值得一提的是，《内经》主张采用针刺预防疾病，《灵枢·逆顺》云："上工，刺其未生者也；其次，刺其未盛者也；其次，刺其已衰者也。"《素问遗篇·刺法论》专门讨论疫病，认识到疫病的发生与自然界气候异常有关并且具有传染性强的特点，因此书中十分强调对疫病的预防，既要"避其毒气"，更要扶助正气，"正气存内，邪不可干"。而扶助正气的主要方法之一就是根据五运六气的异常变化特点，制定针对五种可能出现的疫症的"刺疫五法"，书中认为针刺"可以折郁扶运，补弱全真，泻盛蠲余，令除斯苦。……以法刺之，预可平疴"。这种根据气候异常变化而采取积极的措施，以预防可能发生的疫病流行人做法，在今天也具有实际意义。

东汉张仲景《伤寒论》在《素问·热论》六经分症的基础上创立了以六经辨证诊治外感热病的理论体系，对后世医学发展产生了深远的影响。千百年来，人们对张仲景所创立的113个方剂倍加推崇，尊其为经方，而对其所用针灸则重视不够。事实上，张仲景既是创立方剂的鼻祖，也是善用针灸的大师。在全书正文398条条文中，与针灸治疗有关的条文有30条之多。在实际运用上有以下几方面特点：

（1）采用针灸治未病。张仲景秉承《内经》之旨，在《金匮要略》中阐述了"见肝之病，知当传脾，当先实脾"的"治未病"思想，并贯穿到外感热病的治疗上。《伤寒论》第8条云："太阳病，头痛，至七日以上自愈者，以行其经尽故也。若欲作再经者，针足阳明，使经不传则愈。"这是采用针刺预防病邪从一经传变至他经的实例。

（2）"阳证宜针，阴证宜灸"。《灵枢·官能》谓"针所不为，灸之所宜"，说明针灸各有所长，灸可以弥补针之不足。一般而言，针刺可泻实热，主治阳热证；灸法可以散寒邪，回阳救逆，主治阴寒证。《伤寒论》中针灸的应用基本遵循这一原则。针刺大多用于三阳病和热入血室证，取其解表泻热、疏散风邪的作用，如第142条云："太阳与少阳并病，头项强痛，或眩冒，时如结胸，心下痞硬者，当刺大椎第一间、肺俞、肝俞，慎不可发汗；发汗则谵语，脉弦，五日谵语不止，当刺期门。"而灸法均用于少阴病、厥阴病及脉微或下利手足厥冷的阴寒之证，如第325条云："少阴病，下利，脉微涩，呕而汗出，必数更衣，反少者，当温其上，灸之。"第349条云："伤寒，脉促，手足厥逆，可灸之。"张仲景不仅反复强调灸法应该用于阴寒证，还列举许多实例从反面说明如果热证误用灸法（包括烧针、热熨）会助长火热之邪。针刺阳热证、灸治阴寒证也是现代针灸临床选择治疗手段的基本原则。在实际应用上，对阳热证，除毫针刺法外，可配合刺络放血或加拔火罐、刮痧等法，使泻热之力更强；对阴寒证，除艾灸外，可以配合拔火罐、热熨、针上加灸（温针）等方法，温阳散寒之力更强。

（3）针灸药物配合使用。针灸与药物都是以辨证为基础，只是治疗途径不同，一为外治，一为内治，若内外结合，配合得当，则可相得益彰，提高治疗效果。《素问·评热病论》就提出了"表里刺之，饮之服汤"，针药并用治疗热病的思想。医圣张仲景既擅于方药又长于针灸，因此在针灸与药物并用治疗疾病方面更有独到之处。如第24条云："太阳病，初服桂枝汤，反烦不解者，先刺风池、风府，却与桂枝汤则愈。"本条太阳中风，服桂枝汤本为正治，反烦不解者，非药不对症，乃表邪太重，郁于经络所致，故先刺风池、风府，疏通经络，然后再予桂枝汤解肌散邪，针药并用，邪去而病愈。再如第304条云："少阴病，得之一二日，口中和，其背恶寒者，当灸之，附子汤主之。"本条少阴感寒入里，邪随寒化，口中和为里无热；背为阳，督脉位居正中，总督诸阳，背恶寒为阳虚。故外用灸法，内服附子汤，灸药并用，以加强温经回阳之功。

晋代皇甫谧将《素问》《灵枢经》和《明堂孔穴针灸治要》（以下简称《明堂》）汇集在一起，删去重复，重新分类，编撰成《针灸甲乙经》（以下简称《甲乙经》），从理论到实践，系统地总结了晋以前针灸治疗经验，是现存最早的针灸学专著。《明堂》约成书于西汉末年至东汉延平年之间，是现知最早的腧穴学专著，亡佚已久，其主要内容因《甲乙经》的记载得以保留下来。《甲乙经》共记载349个穴位，较《内经》增加186穴，腧穴主治病症多达270余个，与疫病有关的病症包括各种热病、疟疾、黄疸、痢疾、霍乱（以急性吐泻为主证，包括西医学的霍乱）等。在治疗上，《内经》多言取某经治疗某症，而《甲乙经》则落实到具体穴位上，更有利于临床操作。以疟疾为例，《素问·刺疟论》谓："疟，不渴，间日而作，刺足太阳。"而《甲乙经》则说："疟，不渴，间日作，昆仑主之。"《甲乙经》在采用针灸治疗热病方面论述尤其详尽。《伤寒论》在《素问·热论》的基础上创立了六经辨证及以药物为主治疗外感热病的模式，《甲乙经》则在《灵枢·热病》和《素问·刺热论》的基础上，发展完善了运用针灸治疗多种热病的体系，列举了93条主治穴位、穴位配方及适应证，其中对命门穴主治"头痛如破，身热如火，汗不出……腰腹相引痛"的描述，与西医学的流行性乙型脑炎十分相似。

晋代的另一位著名医家葛洪特别着重于各种急症包括霍乱、时气病等传染性疾病的治疗，著有《肘后备急方》。该书特别重视灸法，如《治卒霍乱诸急方》云："霍乱初得之便务令暖，亦可以熨斗贮火著腹上，如此而不净者，便急灸之。"就是就地取材，采取暖衣、热熨、艾灸等法及早治疗。《肘后备急方》还提出在病人房间内燃烧艾叶，芳香辟秽，以防止传染病的传播蔓延扩散的方法，如《治瘴气疫疠温毒诸方》云："断温病不令相染……密以艾灸病人床四角，各一壮，不得令知之，佳也。"

唐代秉承魏晋遗风，灸法盛行。医学大家孙思邈以钻研药学著名，但在《备急千金要方》和《千金翼方》中均有专篇讨论针灸，且对灸法论述较详，后人称之为"孙氏针灸经"。在治疗方面，《备急千金要方》首次记载用奇穴"耳中"治疗黄疸等疫毒之症，云"耳中穴，在耳门孔上横梁是，针灸之，治马黄黄疸、寒暑疫毒等病"。尤其可贵的是，孙氏还首次提出用灸法预防疟疾等传染病，《备急千金要方》第29卷载："凡入吴蜀地游宦，体上常须两三处灸之，勿令疮暂瘥，则瘴疠温疟毒气不能着人也。"后世有所谓"若要身体安，三里常不干"的脍炙人口的保健灸法口诀，就是在此基础上发展而来的。此外，据日本人丹波元胤在《中国医籍考》中记载，唐代有《点烙三十六黄经》，为灸疗黄疸病专书，已经亡佚，丹波元胤考证《太平圣惠方》第五十五卷所载应用点烙腧穴治疗36种黄疸证候应为《点烙三十六黄经》里的内容。

宋明两朝，针灸学发展到鼎盛时期。除了继承前人经验外，还有所发展。如王执中《针灸资生经》记载民间使用旱莲草贴敷间使穴的"天灸法"治疗疟疾，并有治疗肺结核的"灸痨法"、治疗痢疾的"灸肠风法"等。刘河间为金元四大家之一，提倡火热论，好用"凉剂以降心火"，施行针灸亦宗此法，如"大烦热，昼夜不息，刺十指间出血，谓之八关大刺""治太阳中风刺至阴出血"等，即取针刺清热泻火之意。以汗吐下法攻邪著称的张从正擅长放血疗法，"会陈下有病疟二年不愈，正当发时，余刺其十指出血，血止而寒热立止，咸骇其神"。明代针灸名家杨继洲总结了前人经验和家传针技编撰成《针灸大成》一书，书中对伤寒、霍乱、疟疾、痢疾等病的证治集中论述，认为用三棱针在手指十二井穴放血，可以治疗"一切暴死恶候，不省人事及绞肠痧，乃起死回生妙诀"。

清朝以降，针灸发展曲折起伏。1822年，道光皇帝下诏，称"针刺火灸，究非奉君之所宜，太医院针灸一科，着永远停止"。从此，针灸学失去了政府的支持，但其在民间的使用和发展却并未停止。赵学敏在收集整理了大量民间防治急重危症的经验基础上，结合自己的临床实践，编写成《串雅外编》一书，对许多急症从临床表现到救治方法进行了较为详尽的描述，如对痧症的治疗，书云："急痧将死，将口撑开，看其舌下处有黑筋三股，男左女右，刺出紫血一点即愈。"一些县志的记载证实了这一点。如乾隆八年（1743），"正定府、州、县，夏六月暍死人甚众。入夏不雨热甚，时有焦木气触人，中之即毙。后有知者，谓舌下有疮，亟针破出血，涂之即愈"。道光元年（1821）武强县，"七月，疫大作，后传方，刺腕出血，活"。南宫县，"七月大疫，死者甚众。刺手腕青筋出紫血，可活"。大名县，"大疫，时夏秋之交，病甚速，不及延医，急用针刺破臂弯、腿弯之血管，令其出血"。

1949年以后，在党和政府的大力支持下，针灸理论和临床都有了很大发展，特别是在20世纪50年代至70年代，中西医合作开展了许多传染性疾病，包括流感、细菌性痢疾、霍乱、流行性脑脊髓膜炎、流行性乙型脑炎、猩红热、流行性腮腺炎、白喉、百日咳、肝炎、肺结核等的临床试验。不仅证实了针灸的疗效，还从西医学角度对其机理进行了较深入的探讨，取得了一定成绩。

二、针灸防治机理

根据现代生物医学理论，导致疫病产生的主要原因是有害微生物侵犯机体。因此，在治疗上使用抗生素直接杀死或抑制病原体是治疗本病的基本原则。毫无疑问，简单地在人体上扎几针、灸几壮或放出少量血液不可能直接杀死微生物。那么，是否还有其他途径？中医认为，疾病的发生和变化，虽然错综复杂，但综其大要，不外正与邪两个方面。正指人体正气，邪则泛指各种致病因素。疾病的发生、发展和转归就是在一定条件下正邪斗争的反映。正气虚是发病的基础，邪气盛是致病的外因，两者相得，病乃滋生。正胜则邪退，疾病趋向于好转和痊愈；邪胜则正衰，则疾病趋向于恶化甚至导致死亡。疫病发生虽然略有不同，但其变化和转归与人体正气的强弱也是密不可分的。即使传染性极强的疫疠之气，也不是每个人都会被传染；感染以后，即使不经任何治疗，也会有一些人痊愈。因此，在治疗疫病时，应该从祛邪与扶正两个方面入手，在重视祛邪的同时，更不能忽视人体正气的作用。

使用抗生素及有清热解毒作用的中草药治疗疫病，可直接杀死病原体以祛除邪气。使用针灸治疗疫病，则只能通过扶助人体正气而间接地杀死病原体，祛除邪气，即扶正以祛邪。从西医学角度讲，针灸治疗疫病的机理主要包括以下几个方面：

1. 提高人体免疫力

免疫系统是人体最重要的防御系统，它的主要作用之一就是识别并吞噬外来病原微生物。人体免疫系统在对抗病原微生物导致的疾病方面发挥着决定性的作用。临床实践和大量实验研究资料已充分证实，针灸具有增强机体免疫功能的作用，扶正固本，从而起到防治传染性疾病的功效。目前学界普遍认为针灸对细胞免疫和体液免疫均具有促进或调整作用。细胞免疫是指某些细胞（主要有T细胞、单核细胞、网状内皮细胞等）参与免疫的形成，这些细胞本身能制造防御物质或生物活性物质，或通过细胞的吞噬作用，消灭病原体。以针刺对白细胞的影响为例，研究表明，针刺可使白细胞总数增加，如神经衰弱、慢性疾病及针刺麻醉的手术病人，针刺后白细胞总数显著上升，尤以中性粒细胞增高显著。针刺还能够增强白细胞的吞噬能力，如针刺细菌性痢疾病人，病人在3～4小时后白细胞的吞噬指数即见显著升高，有半数左右其吞噬指数比对照组有极显著增加，吞噬能力亦相应增强。其他一些研究表明，针灸对免疫活性细胞功能具有调整作用，如针刺细菌性痢疾病人，可以提高其T淋巴细胞的免疫功能，但也有报告称模拟电针对淋巴细胞转化试验研究，发现淋巴细胞转化率下降，说明针刺对T淋巴细胞功能的影响，是一种调整作用。

体液免疫包括特异性免疫和非特异性免疫，特异性免疫物质主要为浆细胞合成的各类免疫球蛋白，非特异性免疫物质则为血液或淋巴等体液中的杀菌素、补体、溶菌酶等。大量研究证实，针灸对两种体液免疫功能均有促进和调整作用。如针刺健康人的上巨虚，或针刺菌痢病人的上巨虚、天枢后，病人血清补体含量均有不同程度的增高；针刺急性菌痢病人后，发现其血清溶菌酶含量明显升高，经针刺治疗3天后，病人症状好转，热退，白细胞计数已近正常，而血清溶菌酶含量仍比针前高出3倍；针至第7天，病人已痊愈，血清溶菌酶含量仍比针前高出2倍；针刺健康人的上巨虚，连续12天后，病人血清IgG和IgA均较针前稍有升高，但IgM基本无改变；而针刺急性菌痢患者的气海、天枢等穴后，IgG、IgA、IgM均有不同程度升高，针后3天，增高极显著，针后12天IgA仍较针前高43%，但IgM于针后5～7天即开始下降，其出现早，消失快，反映了早期参与杀菌作用。

2. 调整炎症反应

炎症是各种病原因子（以细菌、病毒等生物性因子最常见）对机体的损害作用所诱发的以防御为主的局部组织反应，包括组织的变性、渗出和增生等过程。根据性质不同，机体对炎症的反应可以分为防卫反应和损伤反应。如动脉性充血、血浆渗出、白细胞游出、吞噬作用和组织细胞的增生等，均属防卫反应；而静脉性充血、血流变慢甚至停滞、血液和淋巴液的淤滞、组织细胞的变性坏死等，则属于损伤反应。一定的炎症反应对控制致病因子扩散传播及最终治愈疾病是十分必要的，但如果反应太过，如渗出过多或组织增生太过，则可能会加重病情，导致不良后果。研究证实，针灸对炎症的渗出、变性、增生病理变化过程均有调整作用，既能促进炎症的防卫反应，又能抑制损伤反应。综合已有研究成果，针灸对炎症的调整作用可以概括为以下几个方面：①针灸可显著影响炎症灶渗出过程，表现为抑制炎症过程的血管通透性增强，从而减少炎症渗出液。同时针灸可以改善炎症局部微循环和淋巴循环，减少血液和淋巴液的淤滞，促进炎性渗出物的吸收，减轻或消除炎性水肿。②针灸不仅可延缓和防止坏死的发生，同时也可控制和缩小炎症灶坏死面积，从而减轻炎症的变质性病变。③针灸既能促进炎症灶的愈合，又能控制组织的增生性病变的发展。

以上可以看出，针刺对炎症的渗出、增生、变性三大基本病理过程都能够产生明显影响，减少渗出，抑制变质性病变的发展，从而促进炎症趋向好转和痊愈。

3. 综合调整作用

临床实践和动物实验都证明，针灸的作用是整体性的，对呼吸、消化、循环、泌尿、神经、内分泌、免疫等各个系统都具有一定的调整作用，并且这种调整作用表现为双向良性的特点。也就是说，针灸同样穴位，使用同样手法，但因机体的功能状态不同会出现完全相反的结果。如针刺足三里既可以使原来处于弛缓状态或较低兴奋状态的胃肠运动加强，又可以使原来处于紧张或收缩亢进的胃肠运动减弱，最终结果是使机体恢复到"阴平阳秘"的健康状态；而对于健康人，针刺足三里则对胃肠蠕动几乎没有影响。针灸的这种使亢进和低下的脏腑经络功能向其相反的方向发展的作用叫做双向性调整作用，因调整的最终结果总是向正常化的方向发展，所以又叫双向良性调整作用。这种双向良性调整作用并非针灸本身所具有的作用，而是机体在长期自然进化过程中形成的自我调节机制，包括已知的神经、内分泌、免疫等调节系统，也包括可能存在的某种未知的调节系统，针灸的作用只是激活并加强机体本身所固有的这种调节作用。

整体、双向良性调整作用是针灸等非药物治疗的特点。当机体某一脏器发生病变时，往往不仅表现为该脏器本身的功能障碍，还能影响其他脏器甚至全身的功能活动，这些障碍既可能有亢进的，也可能有低下的。因此，应用针灸治疗疫病，除了能够增强人体免疫能力和调整炎症反应，针对病原体治疗病因外，还会对其他脏器有调节作用，针对不同症状对症治疗。如对呼吸道传染病患者，针刺中府、肺俞、孔最等穴可以改善肺通气和换气功能，缓解支气管平滑肌痉挛，对咳嗽、胸闷、呼吸困难等症状有较好疗效；对消化道传染病患者，针刺足三里、内关、中脘等穴可以调整胃肠运动功能，及时缓解恶心、呕吐、食欲不振、腹泻、便秘、腹胀等症状；针灸具有显著的止痛作用，可广泛用于各种传染病中常见的头痛、咽喉肿痛、胸痛、胃痛、腹痛、周身疼痛等。此外，针灸还具有较好的升压作用，可以配合药物用于感染性休克的急救。

三、针灸防治优势

1. 适宜早防早治

疫病以起病急、变化快为特点，及时正确地进行治疗对疾病的发展和预后起着十分重要的作用。采用抗生素治疗疫病是对抗疗法，在治疗之前必须识别出具体的病原微生物，才能有针对性地用药治疗。即使找到病原体，还要筛选、开发能杀灭该病原体的药品；而待开发出新药，病原体可能早就又发生了变异，需要重新确定变异的病原体，再开发出新的药物。因此，人类的药物研发和病原体变异是一场无休止的竞赛。并且人类开发新药的速度可能总是落后于病原体的变异。针灸是通过激发并加强机体内自我痊愈能力杀灭病原体的，因此，在患者发病后的第一时间内，就可以立即采取针灸治疗，阻止病变的进一步发展。诚如清代吴亦鼎所说："风寒卒中，危在须臾，用药有所不及，灸得其要，立可回生。"如在流感流行期间，出现咽喉微痒、鼻塞或身体不适时，就可选取大椎、合谷、风池等穴，祛风通络，解表散邪；如患者出现高热、咽喉红肿疼痛，可选取大椎、十宣、耳尖等穴，采用毫针泻法，或配合刺络放血加拔火罐，以清热泻火；如患者咳嗽、呼吸困难，可针刺中府、肺俞、孔最，宣肺降逆止咳；如患者出现腹痛腹泻，则可选取天枢、大肠俞、上巨虚、足三里等穴，理气止痛止泻。

2. 见效迅速

《内经》在提及针灸效果时常常说"立已"，是看得见的，形容其效果犹如风吹云散，天气由阴暗顿时变为晴朗。与之相比，采用药物治疗则更加耗费时间，采购、煎煮，服药后还需一定时间待体内吸收后才能发挥药力。临床上，疼痛、呕吐等症状在进针数分钟甚至数秒钟后即减轻甚至消失者屡见不鲜。《史记·扁鹊仓公列传》记载的仓公用针治疗的两例病案，均一次治愈，并且均"旋已"，效果可谓立竿见影。针灸对疫病常见的症状如高热、疼痛、咳嗽、呼吸困难、咽喉肿痛、呕吐、腹泻、抽搐等同样具有较好效果，可在较短时间内使症状得到缓解甚至消除。高热是多种传染性疾病所共有的一个症状，是机体抵抗病原微生物侵袭的防御反应，一定程度的发热有助于杀死病原体，但持续性高热则会损害健康组织甚至危及生命。因此，及时有效地控制体温升高是传染病治疗过程中一个极其重要的环节。临床上，采用针刺、刺络放血、拔罐或刮痧等方法，能够较快地降低体温，并且抑制高温出现反复。例如：针刺治疗无合并症之单纯型流感早期患者，自觉症状立即消失，升高的体温1小时开始下降，6~15小时逐渐降至正常，对恢复期病人的症状效果更为明显。针刺亦能较快地改善流行性乙型脑炎的多种症状，如头痛、呕吐、抽搐等，许多病人在针刺一次后头痛、呕吐、抽搐、尿潴留等症状立即停止或明显缓解。

3. 抗菌谱广

任何一种抗生素都有一定的抗菌范围，只对某种或某些种致病微生物敏感，并且所有已研制开发的抗生素都主要是针对细菌，迄今为止还没有一种能够有效地杀死病毒的抗生素。针灸治疗则不同，它不是直接针对病原体，而是通过针或灸刺激体表一定的部位，调动机体本身固有的调节能力，达到治病的目的。在漫长的自然演变过程中，机体进化出一套十分复杂完备的防御系统以抵御病原体的侵害，其中许多细节还不为人所知。这套防御系统也十分有效，有些人甚至对天花和HIV病毒都具有天生的免疫力。因此，从理论上讲，除少数由毒性极强的病原体所引发的烈性传染病外，针灸对大多数由病原体引发的病症都有治疗作用。长期的临床实践也证明，针灸对许多种细菌、病毒、真菌、原虫等引起的感染都有较好疗效，尤其在治疗病毒性疾病方面，针灸具有明显的优势。病毒是传染病的元凶，在所有传染病中，约70%是由病毒引起的。由于病毒本身无法再生，它们必须进入一个宿主细胞，利用宿主细胞的功能来复制，并且破坏宿主。任何一种药物在杀死病毒的同时都可能伤害正常细胞，这也就是为什么至今尚无有效抗病毒药物的原因。即便是研制出了有效的疫苗或抗病毒药物，病毒也能发生突然变异，变得更具致死性，也更难以杀灭。病毒的最大敌人是人体内的免疫系统。当一种未知的病毒，如新的冠状病毒入侵人体时，人体免疫系统能够自然地识别这些病毒并产生抗体杀死入侵者。很多情况下，人体免疫系统都会及时准确地做出反应，表现为隐性感染或自然痊愈。但当各种原因导致人体免疫系统反应不足或过度时，都会产生不利的影响。针灸通过刺激穴位，激发并加强人体自身的免疫力，同时能够调节免疫反应，因此，能够加速疾病的自然痊愈过程。

4. 安全无毒副作用

是药三分毒。任何药物都有一定的毒副作用，抗生素尤其如此，如果滥用，会引发二重感染，使细菌产生耐药性或菌株变异、菌群失调等。并且，抗生素在杀灭病原体的同时，也会对机体健康的组织，尤其是免疫系统和消化系统产生很大的破坏作用，如骨髓抑制、肝肾损害、胃肠道反应等。针灸治疗则不同，针灸通过刺激穴位，激发并加强人体固有的抗病和调节机制，分别使亢进或低下、兴奋或抑制的病理改变趋向正常化。从这个意义上讲，针灸的作用只是扶正（补）而不是祛邪（泻），通过扶正达到祛邪的目的，并且具有扶正而不留邪、祛邪而不伤正的特点。针灸的这种作用机制也与中药不同。任何药物都不可能同时起到补和泻的双重作用。因此，采用中药治疗疫病，当以邪气盛实为主要矛盾时，就只能采取泻实的方法，若此时予以扶正，则有稽留邪气之忧；而一味地泻实，又有损伤正气之虑。

5. 防治并重

抗生素只能用于治疗传染病，不可能用于预防，如病人尚未感染病原体却予以抗生素，则为无的放矢，还会徒伤正气。针灸则不同，通过调整机体各系统功能，提高人体抗病能力，既可在疾病发生之时予以治疗，又可在未发病之前予以刺激，扶助正气，未病先防。研究表明，针刺正常人的足三里、合谷、内关，可使血液中白细胞的总数明显增加，可达原水平的105%～243%；针刺正常人的足三里、合谷等穴或正中神经，可使白细胞对金黄色葡萄球菌、鼠疫杆菌的吞噬指数明显增高，有的可增高1～2倍，其趋势一般为针后30分钟开始上升，24小时达到高峰，48小时已回降，72小时恢复，吞噬能力亦呈平行变化。临床上，有人在流感流行地区观察针刺预防流感的效果，针刺一侧足三里，采用补法，产生酸胀感至足背即起针，每人只针一次。所观察的818名健康人无一人发病。由于针刺具有一定创伤性，技术相对复杂，需要专人施治，在预防疾病方面存在一定的局限性，而灸法因其使用简便，凡人便施，因此在预防疾病方面可以发挥重要作用。古人将无病而先施灸称为"逆灸"，隋代巢元方在《诸病源候论》卷四十五记载："河洛间土地多寒，儿喜病痉，其俗生儿三日，喜逆灸以防之；又灸颊以防噤。"唐代孙思邈在《备急千金要方》卷二十九也记载，吴蜀之地盛行灸法，因当地多瘴疠之气，疟疾流行，非疫区人员到此地多采用灸法以预防疟疾。灸法不仅能够预防疟疾等传染病，还有保健和延年益寿的作用，诚如宋代窦材所说："人于无病时，常灸关元、气海、命门、中脘……虽未得长生，亦可保百余年寿矣。"因此，在疫病流行地区或高发季节，有组织地开展针灸预防可以减少疾病的发生。临床上常用的防病保健穴位有神阙、足三里、关元、气海、大椎、膏肓等。

当然，必须指出针灸绝非万能。针灸是通过加强人体本身所固有的治病能力和调节机制发挥作用的。因此，针灸治疗疫病的效果很大程度上取决于两个方面，即患者本身的机能状态和病原体的毒性强弱。如果病人体质较好，正气充盛，病原体的毒性相对较弱，则针灸效果较好。相反，如果病人体质较差，正气极度匮乏，无正可扶；或病原体毒性较强，邪气太盛，超出人体正气抗御范围，则针灸效果较差。

针灸治疗疫病，从表面上看是对症治疗，是治标，实则是扶助正气，治本的同时又治标。抗生素治疗疫病，从表面上看是对因治疗，是治本，实则在杀灭病原体的同时还会损伤正气。因此，临床上如果将针灸与抗生素等药物治疗相结合，标本兼治，取长补短，发挥各自的优势，将是治疗多种疫病比较理想的模式。临床上，可以根据疾病发生的实际情况，或以针灸为主，或以抗生素等药物为主，或二者并重，一定会提高疗效，缩短病程，降低医疗成本。

第六节 民族医疫病论治简介

我国是一个多民族的国家，其中有十几个民族将传统民族医药保存下来，防治疫病是各民族医药的重要内容，例如在藏医基本经典《四部医典·秘诀本》92章中，有18章主要论述传染病，其中，专门讨论各种发热（主要是疫病）的有10章，专门论述某种疫病的有8章。在现存最早的藏医著作《八支心要集》的第三部疾病点和第四部治疗点中，疫病专论也都占了1/5的篇幅。由于在发展的历史上，各民族相对分散，环境气候差异大，文化背景各异，各民族医对疫病的认识或多或少地带有各自文化的烙印。对同一种疫病的病因、病机、诊疗方法和治疗手段，存在许多不同。又由于民族医的历史悠久，同一种民族医在不同的时期内，对某种疫病的认识也在不断地发生变化。所以，要对中国民族医的疫病诊疗做一个概括的介绍是比较困难的。在此仅选择几种具有代表性的民族医，对其疫病诊疗特点进行简要介绍，有详有略，期冀通过这些介绍使读者对民族医的疫病论治方法有初步的认识。

一、藏医疫病诊治简介

（一）藏医疫病概念

藏医将感受疫疠之气和微形病虫（病菌）造成的急性传染病统称为疫病。8世纪时成书的《四部医典》将瘟病和疫病笼统概括在一起，公元18世纪第司·桑杰嘉措的《四部医典秘诀补遗》又将瘟病和疫病区分开来。认为瘟病主要指感受污秽之气，包括病气（如病人呼出的气和身体气味）、烟尘、瘴疠之气、毒气以及从发生传染病地区吹来的空气等，主要有瘟热病、痘疹、麻疹、流行性感冒等。疫病主要指微形病虫传染的疾病，一般发病急、病势严重、疼痛剧烈，能立即致人死亡。

（二）藏医疫病病因

藏医认为疫病的直接病因有病气和毒虫两类。《四部医典》云："病气如云弥漫空气中，天母疠疫、白喉、痢疾病、炭疽、天花、流感接踵至……秽气蔓延传染称瘟病。"《四部医典释难》云："疫病是身体中固有的病虫与外界'巴尔巴达'毒虫相遇，侵入人身七正精和三秽物中，引起的一种立刻夺去生命的凶猛疾病。"《四部医典》喉蛾、炭疽章中说："（喉蛾、炭疽）是存在于血中七种毒虫所引发，毒虫色如红铜看不见。"七种毒虫色红，状如钢针，极小，肉眼看不见，窜行极快，弹指间能从头窜至足心。《秘诀部补遗》云："巴尔巴达毒虫体形如蛇，头如石龙子，口大身长，多足如蜈蚣，长有风翼，到处飞窜，随空气进入人体毛孔而发疫病。"此外，还有"哲哲合"病虫、"亚马"病虫等。过度劳损、愤怒、恐惧、愁苦等折磨或饮食失调也可变生疫疠。

（三）藏医疫病分类

《四部医典》将瘟病和疫病笼统概括在一起，统称为瘟疫病。许多疫病甚至被放在其他疾病中进行阐述，如疫黄放在赤巴病，丹毒放在自生疮疡病，肺炎放在紊乱热中等。疫病按所引发病虫和发病部位不同大体分为18种。如发于头部称脑急痛（脑膜炎），发于喉部者为白喉，发于胸部者为短刺痛（肺炎），发于胃部者为胃绞痛，发于小肠者为痢疫，发于皮肤者为丹毒，发于关节者为肉核病（淋巴结炎），发于鱼肌者为霍乱转筋，发于肌肉者为炭疽，发于肌肉、骨、脉道者为疖痈，发于脊髓者为角弓反张（破伤风），发于胆者为疫黄，发于命脉及脏腑者为内炭疽，还有瘰疬、凹凸疽、痄腮、"安木如"等。

（四）藏医疫病治疗

基本方法有药物、外治、饮食、起居四方面。

1. 药物治疗

分为平息药和清泻药两大类。

（1）平息药：包括汤剂、散剂、药油丸三种。

① 汤剂：按功能分为成熟、分离、收敛、扑杀、试探、勾摄、燥湿等七种汤剂。成熟汤有促使培根隆病成熟的四味藏木香汤，促使赤巴病成熟的三味獐牙莱汤，促使血热成熟的三果汤3种；分离汤有分离隆热的独味木藤蓼汤，分离血病的独味余甘子汤，分离培根症的三味石榴汤3种；收敛汤有收敛被隆驱散的热病的四味藏木香汤、七味藏木香汤和三味悬钩木汤3种；扑杀汤有扑杀新发热病的五味安宁汤、扑杀伤热扩散和紊乱热病的五味兔耳草汤、扑杀中毒热的十五味水柏枝汤、立即捕杀陈旧热的十味大汤4种；试探诊断汤有独味跗骨汤、三味骨精汤、三味藏茴香汤3种，主要用于热病山原际阶段；勾摄汤有勾摄散布隆病的四味营养汤；燥湿汤有干燥浊热的九味西藏猫乳汤。

② 散剂：包括草药方、精药方、混合方3种。草药方有效果显著的十三味草药君膏。精药方有摧毁严重热病的三味冰片君臣散、七味冰片君臣散、九味冰片君臣散；摧毁中等热病的十味檀香散；摧毁低热病的十味牛黄散等。混合方有摧毁兼有隆病二合症的十味沉香散；兼有治疗培根病二合症的《后续部》中所说的大石灰华安宁方等。摧毁陈旧热的散剂，最佳者为二十五味冰片散，中等者为《后续部》记载的以檀香为主的方剂，下等者为以牛黄为主的方剂。平衡隆、赤巴、培根功能的草药精药混合方剂，有《后续部》记载的八主散，兼有紊乱热加紫檀等四味，瘟热加波棱瓜子等六味，疫热加麝香、穆库尔没药，各脏腑热证按《四部医典》所述的那样各加所对症的药物。

③ 药油丸：治上体热病的药油丸有三果药油丸；驱除兼有隆病的陈旧热的有獐牙莱药油丸；浊热善后干黄水的有西藏猫乳药油丸等。

（2）清泻药：对于汤、散剂不能清除的热证，用泻下药方治之最有效。除了赤巴热病要等其转变成下落浮肿后再治疗以外，其他一切热证，促使其成熟后，用泻下法治之最好，特别是降于六腑的热证，用泻下法治疗最重要，这是因为引发热证的原因是赤巴，对于赤巴病邪只能用泻下法才能根除。

但是具体运用泻下法还要根据疾病的具体诊察情况而定。诊察的方法是，从时机方面诊察泻下的时机是否已到，疾病已成熟或未成熟；从药力方面诊察泻下有无效果。之所以这样做，是因为赤巴病的治法唯泻下法不可，但未成熟热则不宜用泻下法，如果强行泻下则会造成热邪扩散。另外，隆热严重或不明原因的突发性热证也不宜用泻下法。泻下法适应证为已成熟的热证、落于六腑的热证和治疗乏术只能用泻下法的热证及体质能支持的患者等。排泻疗法的操作分前期准备、正式泻下、善后3项。排泻疗法前期准备包括促使疾病成熟、收敛散布病邪、压抑隆（风）势、揭隐伏热的盖头以暴露真实的疾病，助养胃火，摧毁疾病锋芒，除去增盛热以外的陈旧疾病，还要进行洗澡和涂药油按摩。正式泻下，按《秘诀部》中所述用主方，根据病情加减对症药物进行泻下。泻下的秽物色赤黄，臭气难闻，则表明病邪已清除，这时还须饮开水或凉开水催泻，直至下泻干净为止。

善后处理，用米粥、面汤、开水加少许糌粑，或者奶酪、酪浆等凉性的食物进行调养，千万不能食用热性食物，否则犹如锅中熬毒药，对身体不利。另外，陈旧热宜用六味诃子汤进行缓泻最佳。

2. 外治疗法

包括放血、发汗、罨敷、药浴、水激、火灸6种疗法。放血疗法作用是将恶血从脉道中排出，汗法可将病毒同汗液一起从毛孔排出，罨敷法可消除急性刺痛，药浴疗法可清除扩散的热邪，水激法喷洒冷水能熄灭表热，灸法封闭热邪逃逸的道路。

（1）放血疗法：放血要注意适应证、禁忌证和把握放血时机。禁忌证有7种，未成熟热，如果强行放血则会转变成浊热；瘟热如果强行放血，则会落于五脏；紊乱热如果在未分离正血与坏血之前放血，则会放出正血，而且造成隆鼓动热邪散布，使坏血遗留体内，不能将残余热病根除之；空虚热如果强行放血则会造成隆邪游动，产生刺痛；疫热如果强行放血，则使遗血进入命脉，造成危险；中毒热，如果强行放血，则会使毒邪扩散，为根除毒热造成困难；身体衰弱的热病患者如果强行放血，则会耗损生命依赖的血液，造成生命危险。适应证有4种，一切成熟和热势严重时期的热病，特别是伤热、紊乱热及疼痛严重的血病，用放血疗法治疗最佳。但上述适应证，如属没有机会成熟的热病，施行放血，则无疑亲手将患者交给死神；增盛热是属血与生命决胜负的一种热病，在较大血管处尽量多放出一些血，这样虽然失去一些血，但能挽救患者的生命；空虚热用凉性并具有营养的食物滋补后再施行放血；隐伏热宜于所隐伏的脉道处放血，以清除其病邪；瘟热、中毒热、疫热、疼痛血热等热邪侵入脉道者，放血时应放出与血同行的邪气为佳。把握放血的时机，看其疾病成熟与否，未成熟者促进其成熟，这些均属于术前准备。另外，鼓脉法、进力法、放血脉位、查看血象、放血量、处理不良反应等，均按照放血疗法进行。

（2）汗法：未成熟热严重者，不能采用发汗法，倘若强行发汗，不但汗不出，还会扰乱热邪引起热邪窜散。体力衰弱患者也不能采取发汗法，否则引起隆增盛，损害身体。未成熟热初期，病情轻微时，宜用汗法，发汗可以使热邪从中途逆返。增盛热宜用汗法，发汗能使热邪通过汗气排出体外。空虚热可用汗法，发汗能使隆邪和热邪一起排出体外。陈旧热宜用汗法，因其热邪如油漆渗入木内渗着于体内深处，用发汗法则可将热邪剥离而排泄出来。特别是瘟热，如同食肉动物都喜欢捕食用喙觅食的禽类那样，更要用发汗疗法。发汗方剂有八味"夏普日"散。对于降于肌肤和骨骼中的热病，必须用汗法治疗，发汗时间一般选在自然微汗的时候为妥。热病未成熟时服用八味掀盖散即"夏普日杰巴"（诃子、毛诃子、余甘子、印度獐牙菜、岩白菜、藏马兜铃、毛瓣绿绒蒿、宽筋藤），并将藜菜煮熟热敷，引汗外出。

（3）罨敷法：罨敷法有迅速镇痛的功能。罨敷法分冷敷、热熨两种。冷敷法用水底冷石、铁铧与丛菔混合冷敷，或用凉性药如石斛、獐牙菜、藏黄连等冷敷，对增盛热要连续不断地进行冷敷，可以缓解血症引起的刺痛。热熨法，霍尔灸（热油中煎过的毡片包裹葛缕子热敷）能止全身各处刺痛；热砖块熨敷能治疗未成熟热、隐伏热、浊热，并能养益胃火。

（4）药浴法：药浴法能阻止热邪散布。浊热散布者，可于五味甘露药加丛菔的药水中洗浴；中毒热散布者，于五味甘露药加水柏枝的药水中洗浴；陈旧热散布者，于五味甘露药加甘松的药水中洗浴。另外，也可用煎煮上述药物的蒸气蒸腾或热敷。总之，按病情任意选择治疗，可以将散布于肌肤、骨、脉等的热病清除。

（5）水激法：水激法能熄灭表热。水激法不适宜于未成熟热和二合型的热病。热势轻微的热病内服八味掀盖汤（"夏普日杰巴"）发汗后，再用凉水喷激，迫使热邪从原路回返。散布的热邪，饮一捧量的胆矾酒后，于四鱼肌和髋骨及肩峰等处依次用冷水喷激，能将热邪收拢于腹内。增盛热，饮星水（星辰未消失之前收集的水）并喷激全身，可熄灭高热。无隆邪的陈旧热的治疗与增盛热相同，但兼有隆邪的陈旧热，于黎明时分饮酒，待日出后，再用水喷激全身，这样可将渗着于深处的热邪清除出来。

（6）灸法：艾灸能封锁热邪逃逸的去路。一般来说，热病不能用灸法，但下列6种特殊热症可以用灸治：胆汁流窜入脉道引起的热病，艾灸能封锁胆汁流窜的脉道；空虚热邪侵入命脉引起的脉虚热病，艾灸犹如隘口放哨样能截断热邪的去路；热邪将尽又被零星隆煽起者，艾灸可以压抑零星隆势；对于风瘟震颤症和失眠症，艾灸能使其复原到无病的状态；痛疽引起的热病，艾灸犹如强兵遇强敌样能制服热邪；遗留热病转变成寒病时，艾灸能养益胃火，防止胃火被熄灭。

3. 饮食治疗

饮食疗法是疫病治疗中重要的方面，藏医根据饮食的营养成分、性质凉热、轻重、是否易消化等选择应用于治疗和禁忌食用的两类。另外，饮食疗法还用于试验性的治疗。未成熟热，宜选用能促使其成熟的饮食进行治疗，通常用低营养、易消化、性凉和性轻的食物，如面汤和米粥中加适量新鲜酥油饮用等；忌影响热病成熟的饮食，如忌奶酪、酪浆、生水、凉水等。

增盛热用无营养、性凉而轻的食物进行治疗，如凉开水或凉水中加少许糌粑，及奶酪、酪浆、苦苣菜汤等；禁忌激起火热的食物，如忌肉、酒、陈酥油、红糖、大蒜、盐等。

零星隆症用诱使零星隆外出的食物，如杂骨汤、新鲜牛肉、蒜汁汤、黄牛奶酪等进行治疗。对于有怀疑的隆病，用饮食试探法进行确诊，如进食少许牛羊跗骨汤、红糖、奶酪等性凉或性热的食物，确诊为隆病后，再用对症饮食进行治疗。

空虚热用高营养的食物进行治疗，如尕日巴牛肉、野生动物肉、黄牛奶酪、新酥油、跗骨汤、蒜汁汤等；忌一切能使热量散失的食物。

热证夹杂隆病者，隆势偏盛者宜食用凉性营养丰富的食物，热势偏盛者宜用性凉而轻的食物进行治疗。

隐伏热用具有揭发功能的食物进行治疗，这又分为食用新鲜牛肉和食用任何热性食物两种；隐伏热和浊热宜忌熄灭胃火的食物，如生冷和焦糊的食物。陈旧热选用具有分离陈旧热功能的食物治疗，如进食牦牛肉、羊肉、雪鸡肉及蔗糖、熔酥、绵酒等。

严重隆窜散症选用营养食品压制隆邪的方法，如食用放置一年之久的干肉、酥油、红糖、陈酒等；身体衰弱者用营养饮食进行滋补，如食用新鲜肉、酥油及蔗糖、新酿的绵酒等。隆热被激发和散布症忌激起隆热的食物，如忌山羊奶酪、酪浆、花茶等，忌促使隆散布的凉水，以及枯蔫的蔬菜及酸味饮食。乳制品、甜食不适宜于痢疾、疠刺痛、白喉等疾病；具有营养的食物不宜于天花；奶酪不适宜急性胃病；鱼肉、猪肉、血肠等不适宜中毒热。

4. 生活起居治疗

一切凉性的生活起居，有益于单一性疾病的治疗；凉热性兼备的生活起居，有益于并发症的治疗。居住于草坪、水边等地，穿着单薄、轻微活动、心情愉快等属于凉性的生活起居；于半阴半阳处和炎热的地方活动等属于凉热性兼备的生活起居。反之，与上述相反的生活起居属于禁忌的生活起居。

（五）藏医常见疫病

1. 瘟热病

瘟热病是感受秽气、浊气而致的一种急性传染疾病。

（1）病因：其内因为热邪，外因为四季气候异常，环境的五源发生过盛、相反，以及剧烈劳作，情志暴怒、恐惧或悲伤，饮食凉热，饥饱不均，特别是接触或吸入具有瘟邪的秽气毒风，瘟邪通过汗孔、鼻孔及人体六门，依次进入培根、赤巴、隆所存在的部位而发病。

（2）症状：瘟热按病程分为未成熟瘟热、增盛瘟热及空虚瘟热3种。

① 未成熟瘟热：长期恶寒怕冷，头和四肢关节疼痛，身重倦怠，睡觉多迷梦，鼻塞不通，神昏如醉，喜欢向阳。特别于初更时分发病，口苦头痛，食欲不振，脉细数而颤动，尿液浑浊。

② 增盛瘟热：脉细紧而数急，尿液发红，气味臊臭，浑悬物厚，身沉汗臭，目赤黄，唇干牙齿结垢，头痛，口渴引饮，神情不定。

③ 空虚瘟热：腰骶及骨、骨髓均疼痛，多汗少眠，头昏耳鸣，舌干苔糙，舌体发赤，空呕谵语，有时战栗，体温高烧。

（3）治疗：瘟热病首先要空腹服九味麝香散（麝香、穆库尔没药、阿魏、水菖蒲、细叶草乌、雄黄、牛黄、独头蒜、红花共研）等方剂进行预防。对于未成熟瘟热，先多喝开水，之后饮几次四味藏木香汤，血、赤巴偏盛者饮五味獐牙菜汤最好。再以四味藏木香汤冲服《秘诀部》中的六味冰片散并发汗，一切瘟热病发汗最重要。饮食起居治疗与未成熟热同。来不及成熟转变增盛瘟热者，先服几次六味獐牙菜汤发汗。此后，内服小黄药散、十二味翼首草散、九味奇效方（唐索勾巴）等，尤其服大黄药散为佳，或服二十九味羌活散（战胜死神散）以及北派的十味紫堇散等。上述方药如果效果不佳，并出现目黄尿黄者，用《秘诀部》中的六味中尼大戟散配以蜂蜜和蔗糖进行泻下。泻下后食用性凉具营养的食物止泻。禁止饮奶酪，其他饮食宜忌与增盛热同。

瘟热发病后经过三昼夜便是空虚瘟热的山原际时期（转折点），当出现山原际症状后，饮以试探隆邪的试探剂如新鲜骨汤、牛羊蹄骨汤及新酒、牛奶、肥肉汤、红糖、奶酪等，之后酌情放宽饮食限制，多进食一些新鲜具有营养的食物。药物疗法，八主散为主方，加少许诃子、肉豆蔻有清除余热和抑压隆势的效果。空虚瘟热的山原际时期如果隆邪偏盛者，用新酒冲服八味沉香散或三十五味沉香散、九味维命散等以摧毁隆邪和热势。总之，准确把握山原际这一关键进行治疗。饮食方面宜进犏牛的奶制品及野生动物的新鲜肉类等性凉有营养的食物，忌食其他奶制品和甜、酸味及性热的食物。

2. 痘疹

此病是一种散布于体内一切正精之中的恶性传染病，必须谨慎预防和治疗，又名天花。

（1）病因：痘疹的成因与瘟热相同，主要是热邪落于体内黄水，黄水窜散肌肤而发疱疹，疱疹还发于骨髓、骨骼、骨松质深处。因其疱疹形状如豆，故称之为痘疹。

（2）症状：分一般症状与分证症状。

①一般症状：初热期，即未成熟时期，症见四肢关节疼痛，恶寒，困倦无力，健忘，口苦纳差，睡觉多迷梦，尤其头痛，心跳，肌肤厚而发红，皮肤酸麻有虫行感，吐胆汁，骨疼似裂，特别是腰骶和关节疼痛更甚。见形期，痘疹出现后，喷嚏频作，有时疼痛稍有缓解感。

②分证症状：痘疹分类较多，但主要有黑痘和白痘2种。

黑痘症状：黑痘有3种，其中痘疹不能顺利透发，陷于内，体内疼痛剧烈，全身肿胀如牛颈者，称作牛颈痘，是由黑黄水与隆、赤巴、培根邪相聚合所引起的痘疹；痘疹形状如虱附着于皮肤，色黑红，厚密者称作干血虱痘；痘疹顶端即痘疹中心下凹如管状者，称作管状铜钉痘。上述是由血、赤巴所引起的痘疹，特殊症状为头痛，脉、尿及体征呈热象。

白痘症状：白痘有3种，其中痘疹大而丛生，状如头盔者称盔状痘；痘疹色白而密厚状如灰色鹿角者称鹿角痘；痘疹细小丛生，厚密而发硬者称麻疹痘。上述3种是由培根和隆引起的，症状似感冒，热势较轻，有只要饮食起居调养得当，不用药治也可自愈之说。

另外，还有分主痘疹和分支痘疹。分支痘疹服六味犀角散则会干结痊愈；分主痘疹服此药不干结并且脉、尿热象更甚，疹头化脓，痂皮脱落，将厚薄相同的痂皮抛入水中则沉入水底。如果在透疹时喷嚏频作，手足四心出现疹粒者则可确诊为本病无疑。

（3）治疗：有通治及分证治疗。

①通治：首先在痘疹未成熟前温饮七味宽筋藤汤或十六味宽筋藤汤后发汗，以开启腠理。汗不出者可用白酒煮煎红藜或羊粪用冒出蒸气熏腾。汗出后撒豌豆粉将汗搓干净。如此反复多次，能促使痘疹迅速透发。病情严重者，多饮几次上述汤剂发汗最好。饮食方面，宜饮用未成熟青稞加牛奶的面粥、牛奶调和的热糌粑、新鲜酪浆、开水、撒少许炒面的开水等。不论昼夜均要保持温暖，禁忌风吹着凉，以防痘疹不能透发。忌食营养丰富的食物，以防痘疹内陷于脏腑。如果造成麻疹内陷，食豌豆叶做的菜，之后饮四味齿叶玄参汤（即四味花椒木汤）。精药方有《秘诀部》中的精药八味檀香散和十六味牛黄散等。上述散剂还要根据病种加减有关药味或加减脏腑对症药味，可治黑、白痘及内陷于各脏腑的痘疹，并能清除疠热。干黄水和促使痘疹透发则用白酒或开水冲服石药方剂。病情严重者用黑冰片汤冲服精药方和石药方的混合方剂。或者白天服精药方，夜晚服石药方，早、晚服犀牛皮散或精药石药混合方。痘疹不透发，全身肿胀，恶寒者，将痘痂和甘草煮于牛奶中涂擦全身并发汗。用此法仍不透发者，用酒或黑冰片汤冲服十六味花卉散则能迅速透发。痘疹内陷，症见脉、尿均呈热象，口渴欲饮，舌干谵语，身体不舒者，取青稞粒大小细叶草乌幼苗加蔗糖少许内服发汗，则能引痘疹透发。收没期，痘疹透发完毕后，用麦酒冲服石药方加水银（煅炭）或用齿叶玄参汤冲服精药方加水银（煅炭），日服六次，则会收敛痘疹不留后遗症。如果患者身体变得轻松，痘疹顶端凹陷处长生小疱疹形成阶梯状，痘疹内陷症状消失，患者食欲增加者，必定能存活无疑。疱疹溃脓潮湿者，撒以鹿骨、毛球莸、碎米桠、马蔺等煅灰和经风吹日晒发黄的干燥牛粪灰。当四掌心痘疹透发完毕，以前透发的业已干结，睡眠少，呵欠多，身体发颤，神思不宁，脉、尿热象减轻时，便可放宽饮食限制，宜食新鲜熔酥油、新鲜肉、蜂蜜等，量可以逐渐加大。面部痂痕处涂擦山羊、猪油拌和多刺绿绒蒿、檀香、藏红花研粉，注意善后调理。

②分证治疗：黑痘中的牛颈痘，将犀牛皮和黄牛皮烧黄研粉拌于豌豆粉中食用。通方为以干燥黄水交替内服石药方和精药方。肿胀严重者，于肿胀处或就近处的脉道上面放血，并服四味中尼大戟散泻下。血干虻状痘和管状铜钉痘，内服八味冰片汤加山羊血，进行探试治疗，或内服精药方加止泻木子、藏黄连、鸭嘴花等。热特甚者加冰片。白痘中的三种痘疹，先用白酒，后用开水冲服上述石药方加石榴、余甘子。

黑痘疹，如果全身肿胀，任何药皆不能透发者，有预后不良之说。白痘疹中的鹿角状痘，如果饮食限制过严，会造成已透发的疱疹复有内陷的危险。发于脏腑的痘疹，宜用通方加各自的对症药物治疗。发于眼睛中的痘疹，涂以冰片、麝香粉或人乳拌桃儿七，或人乳拌熊胆、锌矿石（煅灰）、小檗软膏。发于咽喉者，喷撒五味硼砂粉。下泻血者温饮黄连汤，每日1次，每次1小碗，并内服二十五味水银散以防止复发。疹脓干后放开饮食限制，但要长期禁食盐巴。

3. 麻疹

疠热落于血及黄水之中，引起全身疹粒遍布的一种传染性热病称麻疹。

（1）病因：与痘疹基本相同，是疠热降于血液和黄水中而发病。本病多流行于冬春季节，麻疹病邪通过空气进入呼吸道传染给他人。

（2）症状

①一般症状：脉细沉而数，多变不定。尿液颜色一般红黄而浑浊。初发时眼睛发红，头和腰髋关节等疼痛、咳嗽、喷嚏，症状与流行性感冒基本相同。特别是全身有蚁行感，恶寒发热，全身酸痛，鱼肌颤动，精神疲倦或有呕吐，肌肉胴动，初更时发烧，睡觉多迷梦，皮肤红肿而干糙，口腔两颊和腭部出现小疱疹。成熟期，头部和全身出现白芥子大小的红色疹粒，尤其于颈窝、耳后、腋窝等温暖处更多，此时咽喉灼痛，口渴。由于麻疹病邪落人的脏腑不同，症状也有所不同。麻疹有兄弟七种之说，其中与疠热并发者，剧烈咳嗽、胸部刺痛、痰液红黄，神识不清，舌面中心发黑，呼吸急促；病邪落入小肠者，泄泻烟汁及腐烂肉汤样秽物；落入胆囊者泄泻绿色秽物；落入胃者泄泻黏液状物；隆赤巴、培根聚合而发病者，泄泻彩虹样油腻性秽物。干结期即收没期，白色疹粒一般透发一昼夜后便逐渐干结隐没。疹粒隐没后皮肤有糠状脱屑逐渐退去，食欲和精神逐渐变好，以后慢慢恢复健康。

②分类症状：有以下两种不同症状。

白麻疹：是与培根、隆邪并发的一种麻疹，纳食较好，口渴不甚，疹色灰白，脉象基本正常，尿液清澈，身体轻松，五官灵敏。其中隆邪偏盛者，脉、尿象有一定变化，疹粒形状多样，睡眠和饮食时好时坏。

黑麻疹：是与血、赤巴病邪并发的一种麻疹，脉、尿呈热象，口苦，疹色红而暗黑，不容易干结，失眠，意识清醒，易怒。

（3）预防：未传染的人群迅速饮服麻疹汤和九味神奇汤等，忌异常饮食，特别要禁止与麻疹患者接触。

（4）治疗：麻疹初发期，多喝开水，饮四味余甘子汤（余甘子、藏黄连、鸭嘴花、马兜铃）或四味藏木香汤。血、赤巴偏盛者多喝三果汤加穆库尔没药粉。之后，开水冲服八味水银（煅）散。当腋窝和额部出现细小红色疹粒时，如果是白麻疹，用沙蒿汤冲服北派和隆敦派的十三味勇士散，或温开水冲服七味勇士丸。如果是黑麻疹，或患者体质较弱，属血、赤巴偏，内服十二味翼首草，用沙蒿汤冲服四味水银散，或服五鹏散加穆库尔没药、肾瓣棘豆，或服五鹏散加水银（煅）、硫黄，或沙蒿冲服五鹏散加麻花秦艽、藏黄连。体质衰弱者服八主"玉热"散、八味檀香散、三味大臣剂等。干脓水，服二十五味冰片散。麻疹未干结隐没前要注意保暖，千万不能受凉。病情严重麻疹不退者可用"索玛达日"散下泻。麻疹一般治疗容易，但要特别注意善后调理，否则内陷于上体导致白内障、白喉发生，内陷于下体导致痢疾等发生，为治疗带来困难。因此忌食乳制品和甘、酸、辣味食物及高营养食物。逐步放宽饮食限制，食用犏牛奶制成的新鲜酥油和野生动物的新鲜肉等性轻易消化及凉性饮食。饮食宜忌与临界热病相同，起居要求与热病相同。饮食起居宜忌需要坚持1个月之久。

4. 疫感冒

本病是一种外部风寒或风热等病邪，侵入鼻腔左右"若""羌"两脉，进而遍及全身而引起的一种疾病。其中有与瘟病相似容易传染的一种称为疫感冒（流行性感冒）。

（1）病因：本病发病主要是由于饮食起居异常，秋、春气候反常等，因病邪侵入鼻腔左右喇叭状口朝下的"若"脉和"羌"脉中，或不干净烟尘和秽气随空气被吸入口、鼻、咽喉及肺部等呼吸道而发生。此外疫感冒容易传染。主要表现为咳嗽、喷嚏、上腭和咽喉灼痛、鼻塞不通、流涕、恶冷怕风等。

（2）分类与症状：本病由于病邪种类不同，发病部位不同，临床上分为隆型感冒、赤巴型感冒、培根型感冒及三邪合并型感冒4种，及喉感冒、肺感冒、鼻感冒及疫感冒4种，共8种。

隆型感冒：即风寒为主的感冒，症状为喷嚏频多，鼻塞不利，颏颔和牙齿、头脑等疼痛，鼻腔与眉骨之间有虫行感，音哑，成熟后眼泪和清涕乖多。

赤巴型感冒：即风热为主的感冒，症见头及四肢关节、胫骨鱼肌等疼痛，胸中不适，大腿骨疼痛欲裂，口苦，食欲不佳，恶寒怕冷，黄昏时分发热，睡眠多迷梦，鼻腔出现细小疹粒，唾液和鼻涕多而色红黄。

培根型感冒：即风湿为主的感冒，症见痰多、呼吸困难、身重、不思饮食、味觉不灵、打呵欠、唾液、鼻涕黏腻而色白。

三邪合并型感冒：出现上述三种感冒的症状，特别是胸部疼痛、味觉不灵、目赤、耳痒、痰多，呼出的气味臭。

喉感冒：初起咽喉和上腭、鼻腔灼痛，中期流鼻涕、鼻塞不通，后期频打喷嚏。

肺感冒：初起症状与喉感冒相同，咽喉灼痛、声音嘶哑。中期咳嗽频作，头、胸背轮番疼痛。如果此时不努力治疗，等到后期咯脓痰时则易转成肺痫疾。

鼻感冒：鼻腔灼烧、发痒、清涕多。

疫感冒：症状与上述赤巴邪引发的感冒基本相同，但病情严重，传染性大。如果剧烈劳作，饮食过于甘肥等则更加重病情，导致重感冒，有生命危险。特别是老幼体弱患疫感冒迁延长久者，会引发其他病，而且容易引发脑热病（脑膜炎）、肺热病（肺炎）、痢疾等疾病。

（3）治疗：感冒要以预防为主，在气候变化季节防止受风着凉。

① 一般治疗：应避免互相接触，尤其是传染上疫感冒后要立即送医院隔离治疗，防止传染，并注意个人或环境卫生，患者被褥等用具未经消毒不能使用，接触病人要戴口罩。未发病前应服用"洛鹃丸"防瘟剂等预防药物。传染上疫感冒之后宜服成熟汤。如果不服成熟汤，一开始就应服用其他方剂，这样虽然对体力强患喉感冒等轻度

感冒者有一定效果，但终会造成病邪散布于全身，搅乱黄水，激起黄水泛滥导致痹证等严重疾病，有生命之虞。因此先多喝开水，温服七珍汤和神奇汤。待恶寒现象消失后，根据患者体力强弱内服"洛鹃丸"、十一味英雄丸等。血、赤巴偏盛者服十二味翼首草散，或十二味"蚌赤"散。老人、儿童及体力衰弱患者服八主散等。瘟热较甚者服"达司玛布"丸等。把握病情对症施治。

② 分证治疗：隆型感冒，交替内服十五味沉香散、"格琼"丸（八味红花散加五鹏散）、秘诀清凉散等方剂。培根型感冒，内服十五味大花龙胆散。赤巴型感冒，内服十二味翼首草散、"唐索勾巴"丸等。三邪合并型感冒，对症内服上述方剂。喉感冒，六味丁香散与十味小檗皮散相掺合，用糖水泛丸，口含或内服能清除喉热。病情严重者加服"琼万勾巴"丸，或将砖块放在水中煎熬，取汁加六味甘青乌头散口含，此是清除喉干燥疼痛及音哑口干的良药，并可于舌脉和"觉公"脉放血。喉感冒陷于上腭鼻腔引起上腭及鼻腔灼痛者，用蛇床子熬汁滴鼻，并吸鼻药。肺感冒，饮四味甘青乌头汤后，对症内服肺热普清散、"丑洛更赛"散、二十五味主药散，或上述的十五味大花龙胆散等。鼻感冒，反复用刚炒过的热青稞蒸气熏鼻，对于鼻塞不通、鼻腔灼热、发痒者，按照病情服以"多杰热俊"丸、"格琼"丸、十三味红花散等。疫感冒，先确定是哪种疫邪引起的感冒，然后对症交替内服清除该疫邪的诸药方。另外热邪侵入头部，脑部疼痛者服"达司玛布"丸、大神奇黑药丸等。对治疗乏术的感冒或迁延慢性的感冒，服二十五味大汤散以收敛病邪，一直服到骨头疼痛、恶寒等症状消失为止，之后根据病情服用有关方剂。饮食宜忌与热病相同。对于并发症，在感冒药之内，加该并发症的对症方剂。

5. "巴尔巴达"病

"巴尔巴达"病是急性瘟疫病的一种，是由肉眼看不见的"巴尔巴达"病虫，通过毛孔和口鼻进入体内，扰乱体内固有的血虫，侵害机体而发的一种疾病。

（1）病因：人体先天固有一种存在于血液中的凶恶血虫，这种血虫无足，椭圆、色如红铜，极微小肉眼看不见，遍行于脉管之中，刹那间能从头窜至足心。在正常情况下，它有增强人体活动能量的作用。一旦环境、气候及饮食起居等发生异常，就会引起隆、赤巴、培根等病变。在三邪，尤其是在"巴尔巴达"这一外来病虫干扰下，血虫被激怒，伙同"巴尔巴达"病虫吞蚀人体正精，引起剧烈疼痛而发疫病。

（2）症状：发病急剧，可在机体任何部位发病。发病后期恶寒怕冷，口苦、头痛、倦怠无力，皮肤酸麻有蚁行感，身体沉重，小腿战栗，关节和四肢疼痛欲折，四肢喜屈伸，心情暴躁，壮热易汗，气味较臭，白昼嗜睡，夜晚少寐，睡觉多迷梦，心乱不宁，口渴欲饮，食不知味。特别是头痛、眼眶沉重、肾腰关节等隐痛。脉颤而数急、多变，尿液色紫、气味臊臭、汗气大。如果病势凶猛，一发病则出现神昏不清症状，但脉、尿象仍呈现无病症状者，一般治疗困难，预后不佳。

（3）预防：未传染之前应讲究饮食卫生，行为起居保持适宜。早晨服九味牛尾蒿汤，中午服"洛鹃"丸，以便预防疾病发生。

（4）治疗：早期要以抑压疠病病势的方法治疗。方剂有北派的黄药大方，或黄药小方。内服平息时，前两方加羌活；泻下时前两方加中尼大戟，根据病势轻重以宽筋藤汤或悬钩木汤冲服，此法对一切疠病均有效。中期要以摧杀热邪的方法治疗，方剂有战胜死神丸、三味甘露散或三味雪山甘露方、三味黑药散、十二味青杠脂丸等，这些方剂对于壮热疠病最佳。后期应调治饮食起居，饮食起居宜忌与未成熟热相同，但乳类、肉类、糖类及酒醋等酸类食物，效同毒药，有害于疾病，应禁食。

6. 脑刺痛

本病是一种称"亚玛"的肉眼看不见的病虫侵入脑而发的一种疼痛剧烈的疫病，又称脑膜炎。临床症状与"巴尔巴达"疫病相同，特别是脑部刺痛，衄血，颞颥及颈后刺痛，脉搏高突而闪动，巩膜发红，壮热，上半身轻度疼痛，咳嗽频多。如果不及时治疗，则会神昏谵语或失音变成哑人。病势严重者预后不良。

发病初期，宜饮六味"甲崔"汤、九味牛尾蒿汤、脑痛"阿代"汤。中期病势亢盛时，交替用十三味红花散和十二味翼首草散冲服打箭菊。或服二十九味羌活散、直贡派的黑药丸等。或服按标准配制的五鹏散加马尿泡或天仙子、酸藤果。药物治疗难以平息者，可于太阳穴动脉、后囟脉、"如通"脉、额脉等处放血。此法仍无效者，内服九味疣果大戟泻剂进行泻下，饮食起居宜忌按热病条进行，最后向愈期内服十三味红花散、如意珍宝丸为佳。

7. 白喉

本病是疫热侵入喉部而发的一种烈性疫病。发病机制与瘟疫相同，特别易由于饮食异常，食肉及白昼睡觉等引发。总的症状与瘟热病相同，但脉象短促，粗壮无规律地间息、颤动。尿液基本与血证相似。具体症状为尿液中带血丝，舌苔厚腻，舌两边、唇边和硬腭等处生出疹粒，喉痒音哑，吞咽困难，头痛震颤，汗毛竖立等。

白喉分为雄白喉、雌白喉、子白喉、疫白喉共4个病种。①雄白喉：属热邪和土元紊乱而引发的疾病，咽喉处如食物上面撒有豌豆样出现大而灰白色疹粒，如夜空星辰。②雌白喉：是血证和火元紊乱而引起的疾病，喉核红肿，甚大如覆扣的碗状，病情严重时舌、腭发青或呈黑色。③子白喉：是隆邪和水元紊乱所引发，由于水与隆邪相搏，症见咽喉疱疹色白扁状，如奶酪起泡，病情严重时形如雪片。④疫白喉：是隆邪与热邪所引发，喉核如鱼鳞状，病情严重时喉核如出鞘的剑呈菱状，或如龟背凹凸不平，或如凶神眼睛外突状。如果男性发生雌白喉，女性发生雄白喉病者，最为危险。另外患者目赤上翻者为白喉内陷的征兆。此时如果治疗不当，白喉则会上逆陷入脑膜，出现鼻中出血、流黄水、流臭涕、神昏谵语症状；下逆陷入胸腔，则出现眼睛瞪视、轻度疼痛、气喘等症状；陷入命脉或心脏则出现神识癫狂、舌短、舌体发黑、眼睛晦暗失神等症状。

发病初期，饮穆库尔没药汤和牛尾蒿汤以压抑病势。中期内服直贡派的九味胜利丸以促溃脓。然后服四味石菖蒲散、"佐琼"丸，或以沙蒿汤冲服北派十二味翼首草散加丁香，或用《后续部》中的三味花药散加肾瓣棘豆、石菖蒲、细叶草乌幼苗、诃子、沙蒿的散剂喷喉，或服《秘诀部》中的大方和乌头主辅方加用沙棘汁去毒的水银制的丸剂等，并发汗。此病用泻下法最好，可用五鹏散加肾瓣棘豆、穆库尔没药、疣果大戟、瑞香狼毒进行下泻，或用泻疫大方散下泻。后期用平息药硇砂、茜草、细叶草乌幼苗、紫草共研喷喉。用消融药水棉、硼砂、硇砂、白矾、黄矾配制剂喷喉。除去白喉疹粒，用硇砂、广木香、石菖蒲共研末喷喉，再用小铲刀铲剥疹粒，用铁烙烙之。白喉疫邪上逆陷于脑部者，用《后续部》的滴鼻药滴鼻以引排黄水，并灸百会、结门、印堂等穴。下逆陷于心脏者，内服三味冰片君臣散，并灸小尖脉端、喉结、天突、第六椎、第七椎、膻中等穴。饮食方面，禁忌一切辛辣、酸性乳品、糖类及性热而有营养的食物和腐烂变质的食物，宜食面粉、蔬菜、未成熟青稞粥、糌粑汁等。生活起居，禁忌房事、午睡、体力劳动、剧烈活动、乘马、生气等。

8. 急刺痛

急刺痛是疫邪落入脏器特别是落入肺部的一种急性疫病，又称上部刺痛、肺炎。藏医名"洛才涩日通"。发病机制为紊乱热伴随瘟疫病邪，在异常的环境、气候、饮食、生活起居等外因影响下扰乱人体中的隆、赤巴、培根三邪而发急刺痛。临床表现为出现增盛热、紊乱热的症状，特别是脉搏短促，如风吹旗子飘动状。尿液红黄或紫黑如烟汁色，蒸气大。本病一发病，人体就会迅速消瘦，体力消耗，肌肤干枯无华，咳嗽频多，痰色红黄或如烟汁色，前胸与后背刺痛，气息短促，呼气似阻塞于咽喉不出，痛无定处，痰液多变，舌唇色呈灰白或淡黄，神识清醒，少睡眠，汗毛竖立，传染力强，恶寒壮热，惊恐颤抖等。急刺痛分血急刺痛、疫急刺痛、隆急刺痛3种。各自不容易分辨，一般用饮跗骨汤后，病情缓和者可诊断为隆邪引发的急刺痛；无任何反应者为血分引起的急刺痛；有害于病者，为疫邪引发的急刺痛。或者右侧胁肋刺痛者为血急刺痛；左侧胁肋刺痛者为疫急刺痛；痛无定处者为隆急刺痛。另外，本病落入各脏器则出现各种不同症状，见紊乱热条。

早期饮三味宽筋藤汤，以促进疫邪成熟，收拢散布疫邪，分离疫邪与正精，或服五味对症散。壮热者用穆库尔没药汤冲服五味"年布"散加牛黄、麝香，或饮四味牛尾蒿汤，内服几次"佐琼"散，之后中午服六味川西小黄菊汤。中期病势严重时，体力还较强者，早晚内服"达斯玛布"丸或十二味翼首草散。病情特别严重，不允许等到疾病成熟者，首饮上述汤后立即用"索马达日"泻方进行下泻。无论怎样内服上述各平息方剂仍不能平息者，可以用"索马达日"泻方和"卡拉杰代"丸进行下泻。另外，发于各脏器的急刺痛，可服十味英雄散加减。外治方面，待出现恶寒消失、呼吸平稳、疼痛红肿等缓解症状和疫邪已被抑压的症状后，立即于发病部位的脉道上面放血。饮食方面，宜进未成熟青稞粥、黄牛或山羊奶酪或酪浆和苦苣菜汁、蒲公英菜汁、糌粑汁及反复滚沸的开水等，忌进咸盐、酒等性热具有营养的食物。起居方面，避免晒日烤火，重体力劳动等，宜在微风树荫之处休息。通过上述治疗，待到出现热势得以清除，脉象恢复平缓，痰液趋于正常，疼痛缓解等向愈症状时，将檀香、牛黄、三凉药、獐牙菜、鸭嘴花共研，配以白糖，咳嗽多者加甘草，咯痰不止者加沙棘果内服。

如果出现疼痛消失，痰液正常，食欲恢复，身体轻松，心脉搏动正常，说明疾病已到山原际，即热寒的临界线，这时可以放宽饮食限制，进食一些新鲜的有营养的食物。总之，如果不出现失治、诊断失误，一般不需要用泻下法和放血疗法，只要服用具有平息功能的方剂便能治愈。

9. 炭疽

炭疽是疫邪落于肌肉后，因环境、气候及饮食起居异常引起局部红肿热痛，化脓溃烂的一种疮疡病。这是人畜共患的疾病。

（1）一般症状：分体表症状和体内症状。

① 体表症体：一开始肌肤红肿，出现灰白色疹粒，顶端发黑，第一天疹粒顶粒刺痛，第二天出现烫伤样的小泡，第三天肿块迅速增大，初如鱼蛇、蜘蛛、蛙等状，后如少女乳房状，形状不太难看，色红、紫黑或斑驳不一。发病后全身恶寒怕冷、头与关节疼痛、口苦、神态恍惚、身颤、心神不宁。

② 体内症状：脉轻取数急，重取紧而深处颤动，仔细切之脉闪动，出现间息。如果重取脉紧者，则为土炭疽；如黄水病脉样闪动间息者为水炭疽；脉搏无规律或如风飘荡者为隆炭疽；如热病脉象者为火炭疽。尿液发黑，蒸气如雾气蒸腾，搅动浑悬物飘动不停，不易转变或盛器上层的尿液清澈，深处的尿液浑浊，臊臭异常，搅动则有时无泡沫出现，肿胀部位敏感、触之痛不可忍，围绕胛骨边缘发病者病情最重；发病处毛发脱落，皮肤无华，失去知觉者次之；毛发竖立者最轻。凡是大椎两侧、脊椎两侧、胛骨边缘腋窝下出现红色疹粒，并且眼脉、面颊脉、舌脉闪动者可诊断为痈疽。

③ 药物试探：内服黑硫黄、水菖蒲、麝香研末，或内服穆库尔黑没药及水菖蒲、麝香研末后，如出现身体颤抖者，可诊断为痈疽。

（2）分类症状：①土炭疽：肿块根脚坚硬、色黑，顶端色黑。②水炭疽：肿块根脚较软，肿处发冷，出现水泡，流黄水。③火炭疽：肿处焮红迅速发烧，如烧伤状。④隆炭疽：肿处色灰，肿块虚软，时大时小，变化不定。⑤白炭疽：疼痛较小，脉、尿和体征呈现寒象。⑥黑炭疽：疼痛剧烈，体征呈热象。⑦花炭疽：疼痛时发时止。⑧猛炭疽：肿势扩散快，发展迅速，病势凶猛。⑨极猛炭疽：疮疡根盘向体内迅速扩散，向四周发疯似蔓延增大。⑩"延布"炭疽：肿部凹凸不平，传染力强。⑪"玉莫"炭疽：肿块坚硬稳定不移，疼痛不甚或者肿块较软而顶端不突出，按压一侧时，肿胀则转移到另一侧，又称为软炭疽。

（3）治疗：首先隔离患者，将脓血、黄水等秽物深埋地下，患者用过的碗筷和用具必须消毒，禁食因炭疽死亡的牲畜肉，禁止接触病死牲畜尸和皮张，以及在病畜周围活动。

具体治疗应禁忌白（乳制品）、红（肉类）、甜三类食物和盐、大蒜及热性、高营养、腐烂变质、发酸的食物。宜进未成熟青稞粥，撒少许糌粑的开水。隆炭疽要避免吹凉风，火炭疽忌进食热食物，禁止晒日烤火。水炭疽禁止淌水、饮冷水。土炭疽忌一切剧烈活动、劳累及房事等。总之禁忌午睡、剧烈劳作、骑马、淌水、发怒等。发病初期多饮开水，之后服八味穆库尔黑没药散。热证加冰片、牛黄，寒证加石菖蒲、阿魏内服。发烧者饮十二味翼首草散。以后一直服十八味水银散发汗，或服水银丹毒散、普益散、二十五味肾瓣棘豆散等。涂药有细叶乌头幼苗、硫黄、水菖蒲、麝香、安息香、山莨菪研末制成软膏或"热巴布日均"涂膏，肿块热甚者凉涂，不热者烘热后涂之。如此治疗后，无头疽可自然消肿；有头疽，于疽顶留一拇指头大地方外皆涂药。必须固定住肿势不让其乱窜蔓延。固定方法是药涂至一张纸厚度时在肌腱尖端，用胶贴一绵纸垫。以后每天清晨涂药定能消肿。肿块未溃脓之前，不能用泻下法。溃脓后，内服药无效者可用泻下法。泻剂有五鹏散加肾瓣棘豆、穆库尔黑没药、水银（制）、狼毒制成的丸剂。上述内服外涂法均不能消肿者，除火炭疽之外，其他炭疽均可用围灸隘口法灸之，如炭疽在下肢灸心脉"牟玛尔"，在上肢灸"阿索"，在头部灸小尖脉的脉端和百会及其他穴位。总之于第六椎、第七椎、命脉、膻中等穴施灸。炭疽陷入体腔或脏腑，灸百会或于肿块外缘围灸或于肿块"十"字形灸之。最后出现肿势逐步减小，疼痛消失或肿块溃脓等症状者为向愈征兆，之后按四肢创伤疗法治疗。

10. 疠痈

疠痈是疠邪落于肌肉、骨骼、脉道等处而发的一种疮疡，其疮体肿突，状如树木果实。藏医所说的疠痈包括痈、疽、疖及肿瘤等疾病。

（1）病因：本病与瘟疫相同，特别是感受瘟疫后由于过重劳动，致使病邪扩散于体内正精，扰乱隆、赤巴、培根等三邪，导致坏血、黄水淤结；隆又将坏血、黄水及逃窜热邪聚于一起，这些病邪与体内自生的血虫、赤巴邪等为友，共同附着于局部机体肌、骨、脉等处而发病。

（2）症状：脉细而颤动，肿块坚硬。①肌痈：肿块状如冻过的蔓菁；②骨痈：骨色异变，骨质失却色泽或被腐蚀，或骨上出现钉状骨刺；③脉痈：血管肿突，状如昂头黑蛇。药物试治诊断，取穆库尔没药、雄黄、雌黄、硫黄、朱砂各等份研末，用8岁童便调和成膏剂涂于患处。药膏黏附不脱落，并出现腐肉者，即可确诊为疠痈无疑，反之则非疠痈。④内痈：发于体内各脏腑，状如痞瘤，摸之坚硬或摸不着肿块。患者贪食而消瘦，肿块迁延久长，一旦成熟溃破后，往往出现上吐或下泻脓液。

（3）治疗

通治：五鹏散加水银（制）、肾瓣棘豆、穆库尔没药、西藏猫乳研末，用淡酒冲服。外用药，腐烂脑浆、盐、肾瓣棘豆、细叶草乌幼苗研末，拌成糊状，涂于肿块上面。并用蕨叶藁本、鸟粪、酒糟等煮热罨敷，促使化脓。痈迁延陈旧或肿势严重者，可用油脂疗法和热熨法治疗。对于内痈，内服五鹏散加水银（制）、脉花党参、瓦苇、牛尾蒿膏等，或内服二十五味大鹏丸、十八味脉花党参丸、十八味水银丸等。

分类治疗：①肌痈：铁线莲外皮、草玉梅、中尼大戟研末，用生蜂蜜调和外涂。②骨痈：银矿石、铜矿石煅炭、蔷薇果、硇砂、天南星、细叶乌头研末，用猪油调和涂抹。③脉痈：硇砂、迭裂黄堇、雄黄、细叶乌头研末，用生蜂蜜调和涂抹。上述无效者，三种痈均可取姜片、荜茇、胡椒、葛缕子、花椒、冬葵子、盐巴、石菖蒲、细叶乌头，用酒醋调和，外涂多次。之后，溃烂者，用硇砂、熊胆、荜茇、胡椒、天南星、迭裂黄堇、中尼大戟、铁线莲嫩苗、石灰岩、瑞香狼毒、高原毛茛、碱花、生蜂蜜等制成药锭塞入溃烂口。脓干后，将迭裂黄堇、雌黄、姜黄、雄黄、熊胆、白糖、油松脂调和成糊，涂抹以尽快生出新肉芽。④内痈：未成熟之前进行治疗，首先禁食，再饮细叶草乌、酸藤果、止泻木子、油松、胡椒汤。内服药方与通治方相同。上述治疗后，还不能治愈者，内服五鹏散加斑蝥、硇砂、密陀僧、螃蟹、硼砂、三黄水药进行下泻，或用猛霹雳丸泻剂下泻。饮食、起居宜忌同瘟疫。病情较轻者根据脉、尿液的情况可食一些新鲜肉类等食物，但热性和酸性的饮食对痈如同毒药，必须禁止食用。

11. 疫黄

感受疠疫之气，疠疫病毒落于血液中的血虫之上，加剧血虫繁殖，排放出毒气，毒气与病毒挤占胆囊的位置，迫使胆汁与毒气病毒一起窜散于脉道之中而发病。因本病发病后眼睛立即变黄，该病又是疠、热、隆三邪卷结于一体而成的，故又被称为汉地目黄病或三合黑病。

（1）病因：疠疫病毒和赤巴热邪从体表汗腺侵入血管，在血管与血液中固有的血虫一起进入肝脏和胆囊，又从肝胆伙同赤巴热邪窜入全身各处的脉道。上窜入头和脑中侵占培根的位置；下窜入肾，侵占赤巴的位置；窜入肌肤，夺取体力和肌肤光泽。最后在赤巴的位置，被隆邪鼓动窜入命脉，窜入命脉后存活者则寥寥无几。

（2）症状：分共性症状及分类症状。

①共性症状：发病初期恶寒怕冷，纳差少食，大小便排泄功能减弱，脉虚而数，陷入中部颤搏，尿色红黄，尿质浑浊，从体内未排出前便转变（冷却收缩），头和关节疼痛、昏迷不醒。中期，病情加重，尿色如青油，巩膜黄染，舌下和颞颥等处皮肤发黄，口苦身热，少眠不寐，纳差少食，指甲、牙龈、舌唇色发白或发黄，头刺痛，舌唇皲裂，牙齿结垢，肝胆区刺痛，患者气味甚臭，体力逐步减退，荣光散失。本病发病后7～9天死亡者居多，所以一般不允许等到疾病成熟即肤色转黄再治疗。如果出现脉细而数，神情不安，体力衰退，体温下降，肤色转黄等症状，表明治疗时机已经失却。此时治疗，病入膏肓回天无力。因此发病最迟3天后必须谨慎治疗。

② 分类症状：《甘露瓶》提到"发病部位有差异，病种变化各不同"。病邪侵入头部，症见脑部刺痛、鼻衄血；侵入肺者，症见上体刺痛、咯黄痰；侵入肾者，症见肾腰疼痛、尿癃闭；侵入胃者，出现口苦、吐胆汁；侵入小肠者，出现腹部刺痛、大量泄泻。

（3）治疗：分通治和分证治疗。

通治：首先用封道法，即封闭病邪流窜的关隘。用穆库尔没药浸汁冲服《秘诀部》中的六味胆散或七味胆散。交替连饮宽筋藤汤，或四味宽筋藤汤。灸后囟、囟门、第六椎、第十三椎、内踝动脉穴等。之后，用摧毁山颠之法治疗，即用穆库尔没药浸汁冲服六味草乌幼苗散，为了使药力迅速达到病灶，坚持每日服3次，连服数日。或服二十三味冰片猛烈方甚佳。上方无效时，用十三味猛烈方下泻。出现巩膜变白，泻物色变黄等症状，便是下泻干净的征兆。最后，用灭火之法进行治疗，即内服十二味翼首草散，或八主散加暗绿紫堇，同时内服十一味牛黄散等，可以消除余热。饮食、起居宜忌同瘟热病条。

分证治疗：疬邪侵入头部，头刺痛者，内服金刚杵丸；侵入胃者，内服"智琼"丸、黑冰片灰剂；侵入小肠者，内服九味细叶草乌幼苗散；侵入肺、命脉、肾脏等者，各按《四部医典》所述方剂治疗。最后，如果隆邪被扬起者，用有关对症药方迎面扑杀，或内服治疗临界热的药方等，并逐步放宽饮食、起居限制，注意善后调理，努力将余邪清除干净。

12. 内炭疽

本病是炭疽病邪侵入脏腑而发的一种疬病。

（1）病因：主要是感受炭疽毒气。炭疽病毒侵入五脏六腑，特别是侵入命脉及肝脏、肾脏、大小肠者居多。

（2）症状：发病前几天无端生气，发怒、欲哭，有时上吐下泻，病邪所侵入部位出现肿大、化脓、剧烈疼痛等。①脉炭疽：病邪侵入命脉，症见面容憔悴，肌肤无华，眼睛直视，音哑失语，口张不合，躯体反折，颈项强直，自汗不止。如果这时吐泻黑血，七日便死。②肝炭疽：病邪侵入肝脏，症见头痛口歪，牙齿结垢，坐立不安，身体多汗，肝脉暴突，眼睛发红，呻吟不已。如果横膈膜痛如刀割，鼻孔流血，三日死亡。③肾炭疽：病邪侵入肾脏，症见肾脏绞痛，腰髂疼痛，遍身出现疹粒，恶寒怕冷，下肢拘挛。如果目睛上翻，尿涩难下，呃逆频作，尿血者，三日死亡。④肠炭疽：病邪侵入大、小肠，症见脐下闪痛，按之凹凸不平，全身汗毛竖立，关节强直，泄泻，自汗，语言障碍，口渴欲饮。如果出现尿闭、下泄血便，七日死亡。⑤病邪侵入其他部位者：该部位出现刺痛难忍症状等。对上述各类内炭疽，必须准确诊断，迅速对症治疗，不能疏忽大意。

（3）治疗：首先将牛尾蒿放入三捧量的水中煎汁，加麝香少许，温服多次。其次，通方十七味君臣散加减各脏腑的对症药物，共研粉末，用新鲜的油做丸，以上述汤剂或石菖蒲、麝香、穆库尔没药三药汤冲服。病邪侵入命脉者，多服牛尾蒿汤加石菖蒲、麝香末。刺痛处，将甘松、石菖蒲、麝香研末，用新鲜酥油调和涂抹，将砖块烘热温熨或用尿拌合短序棘豆、麻渣饼，煮热后温敷。肝炭疽饮上述牛尾蒿汤，并用上述涂抹法、热敷法治疗，在上述通方上面加藏红花内服。头痛者，将葛缕子、广木香、荜茇、鸭嘴花煎汤加冰片少许内服，或多次饮牛尾蒿、麝香汤加牛黄，有起死回生之说。肾炭疽，饮上述牛尾蒿汤加大蒜炭、荜茇，并涂以石菖蒲和甘松膏。在通方十七味君臣散中加肾脏的对症药物，以新鲜酥油做丸内服，用大籽蒿、麻渣饼热敷。肠炭疽，饮上述汤剂后，用上述涂药、敷药进行治疗。将毛球莸烧炭加入十七味君臣散中，以新酥油做丸，用白酒或麝香汤冲服。尿涩者，将旱獭洞口土烘热温敷。肢体强直者，用药油剂涂搽按摩。刺痛者，疼痛处罨敷。总之，发病后最迟5天之内或病邪未侵入身体要害之前，尽力治疗，不得延误。另外，乳制品、甜食、油腻食物对本病有害，宜进一些适宜的饮食，在幽静处安心休息。

13. 疬"巴日布"

本病为易发于体表所有部位，肿块形状凹凸不平的一种疮疡，是包括皮肤痛疽及皮肤疮疡在内的一类疾病。症见全身不定处发生形状不一、凹凸不平的肿块，刺痛剧烈，有时恶寒怕冷、发烧，脉和尿液均呈现热象。治宜以十五味细叶草乌糊剂涂抹患处，内服贡曼十七味银鹏丸。或者外涂药促使溃脓后，疮口撒十七味银鹏散。或者用十三味猛烈方泻下，将病邪排出体外。或用手术剜割肿块等。用各种有效方法进行积极治疗，防止转移到其他部位。饮食起居及善后调理按瘟热进行。

14. 麻风

麻风的病名见于《四部医典》，书载："肌肤骨脉血管和脏器，黄水积聚腐烂毁全身，疼痛难治谓麻风。"

（1）病因：人体存在着黄水，由于饮食起居行止不及、过甚和相反，致使体内隆、赤巴、培根三因功能紊乱，恶性黄水与血、赤巴并行，蔓延全身，而发生这种疾病。

（2）分类：根据病机和临床表现将麻风分为18种，其中由隆所致者为额突状麻风，赤巴所致者为大莲花状麻风，培根所致者有圆球状和牛皮癣状麻风2种，隆与赤巴二合所致者有蘑菇状麻风等5种，培根与隆二合所致者有象皮麻风、细疹麻风、肉斑麻风、疬疮麻风、散布麻风、裂口麻风6种，培根、赤巴二合所致麻风有疱疹麻风、百口麻风、白莲麻风、痘疮麻风、疥癣麻风、皮肤溃烂麻风6种，三因聚合所致者有桃儿七麻风1种，共为18种。

（3）诊断：从体征、语音、意识、面部、药物方面诊断。

① 体征方面：麻风患者容颜失泽，皮肤有时绽裂有时粗糙，有时发热有时冰寒，瘙痒难忍，发眉脱落，鼻梁陷塌，上腹胃肝区疼痛，声音嘶哑，鼻塞，眼睑呈三角形突出变红，器官骨髓皆不舒，大部分患者在印堂、颧骨、眉间出现灰白、紫、红等色的花斑；最后，病灶上痈疮突起溃烂，溃烂后四肢和分支指（趾）断落。

② 语音方面：染病后声音由大变小，由粗变细，由清楚变不清楚等。

③ 意识方面：患者变得诡谲狡猾，心不欢畅，忧郁厌烦，容易动怒，喜欢行走等。上述症状患者自己已感觉到了，但还有怀疑，不能确诊之。

④ 面部诊断：让患者用清水洗面，如果面部有斑点的部位干燥而不湿水，或用手指将面部肤色呈白、紫、红部位的肌肤提起，出现指痕和灰白、紫等的圆点，同时在印堂、两颧、眉间等处出现斑纹者，可诊断为麻风；如果没有斑纹，骨肉等变得干枯，手指按压也不留指痕者，为麻风已陈旧过期。

⑤ 药物诊断：用四味硫黄散与春季采的钝裂银莲花嫩叶研成汁，等份配伍，内服3日；或者加入白花秦艽粉三匙，大口内服。服后如果尿中有血和各种黄水者为麻风病，尿色仍然为本色不变者则非麻风病。

⑥ 取舍诊断法：凡是症状混杂，无任何疗效者，应放弃治疗；能够治疗者，又分试着治疗、治疗困难、治疗容易。即不治、试治、难治、易治四种诊断方法。不治症

状是，人体八城被摧毁，即百会、印堂、鼻尖、心窝、脐眼、阴部、足心、上腭出现腐肉，病邪侵入四中心（两拇指根、两踇趾根），病达三端（上端头顶、中端鼻准、下端手足二十指和趾），病落大关节，四毒扩散全身，人体三色皆失，生长的三毛脱落，三水外漏，尿气溢漫五脏，四掌失去湿气，腐疮口小而根大如井状等11种。只出现其中的一二种症状者易治。《八支集要》中说："隆和培根所致症，病在皮肤容易治""病在脂肪可治愈""混合之症尚可治""混杂赤巴所致症，血肉之病皆难治"。病候虽然很严重但未出现死兆者，虽很难治，但要用各种治法积极治疗，以延长患者生命。

（4）症状：额突状麻风，系隆所致麻风，症见额头呈紫黑色，肿疮薄，溃破后范围大；莲花状麻风，系赤巴所致，色紫、满布灰白色脉纹，血偏盛，流鼻血，眉毛迅速脱落；圆球状麻风，系培根所致，圆疹互相连接、发痒、脓多；牛皮癣状麻风，系培根所致，多疹粒、多黄水；蘑菇状麻风，系隆赤巴所致，形如山蘑菇柱状，两边内陷，中间突出，剧痛，脓多、疹粒多而粗糙，触之不舒；象皮状麻风，如同大象皮，粗糙、触之不舒；细疹麻风，细疹多如同鱼皮，粗糙发痒；肉斑麻风，黑而粗糙，有红白色光泽，多发于上半身，发痒，中心粗糙边缘细润；疖疮麻风，疹疱如红色肉疣，坚硬如石，发痒不止；散布麻风，形状同上，肉疣众多扩遍全身，发痒；裂口麻风，手足掌裂口、疼痛发痒。上述6种麻风系培根、隆二合所致。疱疹麻风，生起红色丘疹；百口麻风，疮口众多，脓多、红紫裂口、多生微虫；白莲麻风，状如白莲，心白边红，流血水、裂口破穿、粗糙；痘疮麻风，遍生白红色薄皮痘疮；疥癣麻风，手肘等处疮疱糜烂、流黄水，非常痒、疼痛厉害；皮肤溃烂麻风，丘疹成片，触摸难忍、发痒、疼痛。以上6种为培根、赤巴二合所致麻风。桃儿七状麻风，疮疱状如桃儿七，上红下黑，疼痛难忍，此系聚合所致麻风。上述麻风种类繁多，须仔细诊察为要。麻风病饮食、行止、床具、衣被、粪便、接触等都容易传染，要注意预防。

（5）治疗：一般新生的麻风，治疗效果好，治则为敛黄水、泻黄水、干黄水三结合，以扑杀方剂为主，根据三因和二合、聚合病邪种类进行施治，最为重要。药物方面，首先要用汤剂，如五味西藏猫乳汤和六味党参汤，交替连服1个月，发生腹泻时停药3天。其后，根据18种麻风病，服用标准配制的五鹏散、月光宝鹏丸、五鹏散加热制水银、西藏猫乳、青金石、三黄水药和五鹏散加硫黄、穆库尔没药等对症药物；另外，干黄水送服《秘诀部》中的水银珍宝方、三十三味寒水石丸、章皎丸等，疗效亦佳。如平息二药还不能治愈，用麻风峻泻法下泻为妙，方剂是十七味斑蝥膏按临床实践精心炮制，再加三黄水药等共三十三味药，用酒调泥，制成泡胀的豌豆大的丸药，每天傍晚用金汤和葵叶汤冲服，黎明时根据病势，以酒或开水为引，送服五、七、九等丸。服药后，出现呕吐者，用药抑制之；病邪卷结于腹中者，用破坚药攻之；难以下泻者，用药催泻等，按五排出法进行。药物中病的征兆为进行泻脉法或腹泻法时若排出如烟汁黄褐黑色脓血者为好，排出物色青绿有黏液，尿多时为次，这时要饮食米粥、菜汤、硇砂汤，以断除余病留。外治疗法，麻风病放血施治尤为重要。其法是在病人有关脉道和患部就近处脉道放血，尤其是在额脉、黄水脉放血，手足等处要用吸角排血。饮食起居，禁忌三甜、腐变酸味食品，酒、蒜、辛辣咸味食品、青菜、酪、奶、猪肉、鱼等及湿地动物肉、荞麦等。宜食干旱地的陈粮、新鲜肉面粥、凉开水、淡茶、薄酒。忌房事、剧烈活动、白天睡觉、烤火晒太阳。综合治疗方法是在总治法的基础上，隆所致麻风病内服药酥油制剂；赤巴所致麻风病放血、泻下，热盛者内服五鹏丸加牛黄为主的药物；培根所致麻风病催吐，寒盛者内服五鹏散加热药；隆、赤巴并发虫类麻风病用《八支》的方药西藏猫乳、山豆根、鸭嘴花、止泻木子、三果、酸藤果、木藤蓼、白及等配伍内服。外涂，上述药用黄牛尿调敷；培根、隆合并所致麻风病，内服《八支》的"奥桑朱巴"方剂，裂口者等内服消除黄水方药；培根、赤巴合并所致黄水疮类内服文冠木药油丸及其糊剂；百口疮用治虫药治疗；白莲状麻风用消除黄水和恶血的方药；皮肤溃烂状麻风用凉水内服冰片、檀香等，并配伍各自的对症方剂施治。最后，麻风外出时，为了减轻患者痛苦，以反复进行泻脉、泻下和放血施治为要。患者体弱，并具隆病者虽然易于消除，但还是要以养身为要，禁忌有害的饮食起居，内服药油丸等可延年益寿。

15. 藏医对SARS的认识

2003年初，北京等地发生传染性非典型肺炎（SARS）以来，在北京藏医院名誉院长著名藏医大师措如·次朗教授的指导下，该医院SARS防治组，根据防治一线报告的SARS疫情特征及其症状表现，用藏医的理论和方法进行分析研究，初步认定SARS属于藏医"洛擦"症范畴，并根据藏医防治"洛擦"症的记载和藏医防治疫病的经验，拟定了SARS防治方案。其中具有藏医特色的"曼度"药熏防疫药——"九味防瘟散"通过了中国民族医药学会专家鉴定，2003年4～7月间，3万多人使用后，无一例感染SARS。藏医防治SARS方案和成果得到国务院领导和国家中医药管理局的重视，表明传统的藏族医药在现代形势下，能为防控世界范围的暴发疫病发挥重要作用，值得深入研究和开发。在藏医预防疫病的措施中最具有特色的是"曼度"，即藏医的药熏疗法。这种疗法是藏医学防治疫病的重要方法，对防治瘟疫等烈性传染病，特别是呼吸道传染病有很大的作用，很适应现代社会防疫需求，对SARS这类新出现、西医学尚未找到有效措施的疫病，可采用"曼度"法，所以在此做重点介绍。

（1）"曼度"法的历史：藏族有佩带香药、燃烧药草，用药气和烟熏居室、衣被，辟邪防疫的习俗。这种习俗起源于远古，藏医"曼度"法防疫就是在这种广大群众长期实践基础上产生的。藏医应用药熏法防治疫疠的历史十分悠久，现存文献记载最早可上溯到公元8世纪时。当时的著名藏医大师白玛迥萧编写了一部名为《甘露大瓶》的秘籍，书中不仅记述了他对未来将会出现"洛擦"症等疫病的预言，而且还提到可以用"九味黑方"等进行预防。该书收录的这个药方又被叫做"能消除一切魔病（这里所说的魔病主要是指瘟疫）的九味黑药方"，据说是由更早的时候一位名为陆珠宁波的医学大师传下来的。由于年代久远，该方传本较多，但方药组成大同小异。其中一个传本记载："牛黄以及诃子药，草乌、麝香和菖蒲，红花、硫黄、阿魏等，汉地墨块取一方，制粉或丸均可以，涂身或者挂身上。"另一个传本记载："牛黄以及阿嘎纳，草乌麝香黑菖蒲，息香阿魏黑硫黄，汉墨中混可写画。黑色绳子来缠绑，经常系挂在身上，九种聚集成一方。"这是现存最早的有关药熏法防疫的记载，九味黑药方也是现存最早的药熏法防疫配方。从当时的记载看这种药能预防各种瘟疫。

另一个非常重要的记载见于藏医巨著《四部医典》。该书对药熏法预防瘟疫做了精辟的论述："乌头、麝香、黑硫、藏菖蒲、安息香、乳香再加大蒜，切末包袋挂颈熏鼻孔，对猛如劫火烧的瘟疫，能使身如金刚病不侵。"这里记载的药方就是药熏名方"七味祛瘟散"。特别值得一提的是，这个方子最初是诊治疫病的医生使用的，说明当时对于医生自身防护比较重视。

（2）"曼度"法的作用原理：按藏医传统观点，"洛擦"病原体弥散在空气当中，经过口鼻进入人体，损害肺脏。"曼度"药熏法，通过药物挥发或燃烧烟雾，可起到驱散、抑制和杀灭病原体等多方面的作用。可以在身体周围形成一定的防护范围，使疫毒不能靠近身体，或使贴近身体的疫毒受到抑制，失去毒性，甚至被消灭。藏药所具有的药气包括可感知的气味和常人难以分辨气味成分。药气的挥发是缓慢、持续的，药气的浓度相对比较稳定。另外，"曼度"药熏法所形成的药气，被人体吸入后，刺激人的防疫机制，增强自身的防疫力，抑制和祛除已进入体内的疫毒。从藏药经典记载来看，"曼度"药配方使用的药物大部分味辛苦，气芳香，性凉，具有清热解毒、辟瘟杀虫、开窍醒神功效。其中小部分药物具有一定的毒性，重金属含量偏高。如藏药雄黄辟邪防疫杀虫效果好，是传统防疫良药，但因有毒性，并含重金属，一般用硫黄来代替，结果效果变差。其他如草乌等也常被替换。对"洛擦"这样的危重疫病，必须采用作用效果强的防疫药物，要敢于使用雄黄、草乌等。根据藏药经典记载和实际经验，我们对雄黄、草乌等采用特定的炮制工艺去毒，并合理配伍，制成"七味祛瘟散""九味防瘟散"，结果证明不仅外用安全有效，内服也是安全的。

从现代药理研究的报道来看，"曼度"法所选用的药物大部分具有提高免疫力、抑制病菌病毒的作用。有学者认为，"曼度"的作用，符合黏膜共同免疫原理，也可能是通过嗅球感受的特殊味觉信息传入中枢，激活全身的细胞免疫和体液免疫。"曼度"药熏法给药不像口服药物那样会给肝肾增加负担，也不会出现药物浓度较大的波动。

（3）"曼度"药熏法经典处方：传统的藏医"曼度"药熏方主要有两个。

七味祛瘟散（出《四部医典》，拟名）：草乌头、麝香、黑硫黄、藏菖蒲、安息香、乳香、大蒜（原文无剂量和比例），以上七味药切碎捣为粗末，用黑布包，或装入小黑布袋中，用细绳将药袋挂在脖子上，使药袋悬在胸前。经常闻药气，可提高免疫力，预防呼吸道传染病和多种瘟疫。

九味防瘟散（出《甘露大瓶》，原名"那波古依焦尔"，或译九味黑药方）：牛黄（天然牛黄最好）、诃子、草乌、麝香、藏菖蒲、藏红花、硫黄（最好用雄黄）、阿魏、墨块（用草木烟灰、动物胶等原料，按传统工艺配制的书画墨），以上九味捣研为粉，制成药面或药丸，放包袋中挂在身上，最好是胸前.可提高免疫力，预防呼吸道传染病和多种瘟疫。

（4）藏医"曼度"法的使用方法和注意事项：藏医"曼度"药熏法适用于各种年龄阶段，可作为日常预防"洛擦"和呼吸道传染病的常备药械，特别是对广大医务人员、学生和疾病流行区的群众有较强的针对性。具体方法是把"七味祛瘟散"和"九味防瘟散"香囊佩带在胸前，每天早晨将药袋放在鼻前嗅闻；前往疫区前，或接触病人之前，必须嗅闻药袋。连续佩带10天为一个预防周期，建议两种"曼度"药交替使用，效果更好。藏医"曼度"为预防SARS提供了一种有效的手段，与现有的中西医防治方法没有冲突，同预防性内服中药、藏药配合，可收到良好的效果。同时，"曼度"药佩法还应与清洁消毒、隔离病人等方法结合运用，不能因为佩带藏药，就忽视常规的传染病防护措施。正如《四部医典》所说，使用药熏等防治方法的同时，还应该保持充足的营养、采取相应的防护措施、保持良好的精神心理状态，只有这样才能勇敢地面对疫病、战胜疫病。

此外，儿童应使用小包装药袋，防止口服。有危重疾病的患者和特殊人群应慎用，孕妇则禁止使用此法。过敏体质的患者，使用后可能发生药疹，这时只要停用，适量饮用酸奶、啤酒就可以缓解和消除症状，个别严重过敏者应就医。这两种散剂袋装剂量，对人体安全，误服时一般没有不良反应，过量服用者可出现不良反应，轻者，喝酸奶、啤酒即可，反应强烈可引吐或洗胃治疗。

二、蒙医疫病诊治简介

蒙古族医药起源很早，《黄帝内经》《四部医典》等汉藏医药文献中都记载有蒙古族医药的内容，说明蒙医与中医和藏族医药有过交流。但是由于蒙古文字形成比较晚，因此，13世纪以前有关疫病防治的记载比较缺乏。《元史》记载，1226年蒙古军中发生瘟疫，军队采用大黄进行治疗。《藏史》记载，藏族学者萨迦班智达曾为蒙古王治愈麻风病。14世纪以后，印度和藏族医学文献传入蒙古，被蒙医吸收，形成了现存的蒙古族医药学的基础。蒙医的"赫依""协日""巴达干"学说就是印度、藏族医学的"隆、赤巴、培根"三因说，蒙医疫病的学说也基本上与藏医相同。

疫病（疫热症）归属于蒙医温病范畴，蒙医认为温病是由于血、"协日"热偏盛引起的以发热为临床特征的一类疾病，分为通热症和疫热症。温病的特征是以发热为主要症状，起病急，来势猛，变化多，进展迅速，治疗得当易迅速康复，否则危及生命。温病的病程通常分为未成熟期、炽盛期和热寒间期三个阶段。温病有一定季节性，多发于晚春和初秋，某些温病还有地方性。其中疫热症是"黏"虫感染所致，具有不同程度的传染性。

疫热症是蒙医对一切传染性疾病的通称。蒙医认为疫热是由"黏"虫疫毒引起，它起病急骤，症状重，变化复杂，具有传染性和流行性。

蒙医认为疫热是由"黏"虫疫毒通过毛孔、口鼻进入人体所致。在四季气候失调，起居活动不当，饮食不洁等条件下，"黏"虫疫毒通过毛孔、口鼻进入人体，导致三要素失衡，引起局部病变，或毒素入血，血、"协日"热，烧灼人体元气引起全身病变。

其分类主要有"赫依"疫、"协日"疫、"巴达干"疫、聚合疫、疫感冒、皮疹性疫热症、百日咳、"黏"虫性疫热症、游痛症、狂犬病等。其中"黏"虫性疫热症又分为"黏"脑刺痛、"黏"黄染疫、"黏"结喉、"黏"腮肿、"黏"火疹、"黏"肠刺痛、"黏"痧症等。诊治与藏医诊治方法基本相同。

三、壮医疫病诊治简介

壮医防治疫病的历史悠久，虽然缺乏文字记载，但壮族民间流传的许多防治疫病的传说反映了壮医早期防疫的史实。传说民间神医三界公来到瘟疫流行的州府，立即念动咒语，向四海龙王求得龙涎水，又进深山采集百种草药制成驱瘟神丹，病人服下这种仙药后，吐出了肚子里恶臭的瘟毒黑痰，恢复健康，瘟疫很快平复了。这反映了早期壮医使用草药治疗疫病的情况。另一个壮族传说，瘟神"都宜"散布瘟疫，伤害百姓。一位叫做爷奇的医生，发现瘟神"都宜"特别害怕艾叶、菖蒲、雄黄、半边莲、七叶一枝花等草药，就采集来挂在门口，防范瘟神，同时还煎煮药水服用或洗浴。这些药物、卫生消毒等预防措施至今还广泛运用。

壮医将疫病归入"痧"的范畴。痧是由于感受外邪所致，根据病因、表现不同，壮医将痧分为痧病、痧麻、痧症等。

痧病，民间称"发痧"，是一种常见病，四季都可发生，但以夏秋季节多发。本病类似西医所说的感冒、重感、流感。其中具有较强传染性、病情较重、病情进展快的名为"疫痧"，大致相当于病毒引起的流行性感冒。

疫痧初起有头晕、头痛、发热、鼻塞、流涕、全身酸胀、酸痛、四肢无力、口淡无味、纳差等症，可伴有咳嗽、胸闷、恶心、呕吐。出现腹痛、腹泻等胃肠道症状者，称为痧肠痧。

其主因为身体虚弱，受到风雨袭击；或季节变化，冷暖不适；或过度劳累、汗出，突然洗冷水浴等，导致痧浊疠气等外邪侵入。

其病机为正气虚弱，痧浊疠气等外邪经过毛孔、口、鼻等乘虚进入体内，使气血阻滞，运化失司而发病，邪气初犯孔窍，出现鼻塞、流涕；邪气上犯则头晕、头痛；气血阻滞则全身酸痛、无力；邪入胃肠，运化失司，则纳差甚或腹泻。

常用的治法有内治和外治法：

内治：①疫痧方：板蓝根、茅根、金银花、马鞭草、薄荷、贯众、雷公根、木黄连各15克，水煎服。②金银花（或藤）、山芝麻、青蒿、黄发果叶各一两，水煎服，一日2次。③生发15克、红糖20克，水煎服。④饮食疗法：黏米煮粥两碗，粥将熟时放十根大葱的葱白、蒜三根，再煮沸，趁热一次吃完，盖被发汗；野芋头二两切片，加米共炒，见黄后再用水煮沸，顿服。

外治：①挑刺：选择颈、背、胸部20处皮肤，用三棱针挑破，挤出少量血液。②刮痧：用刮具由上到下刮后颈部、脊背，至刮出红晕。③药线点灸：根据症状取百会、头维、太阳、印堂等头面部穴位，大椎、肺俞、风门等背部穴位，曲池、列缺、合谷等手臂穴。每日灸一次。④涂擦：煮熟的鸡蛋加葱白、生姜适量，银币一枚，用薄布包好后，稍用力涂擦全身。此外还有夹痧和角痧（拔火罐）等防治方法。

壮医常用佩香防疫法。将贯众、牙皂、薄荷、防风、艾叶、石菖蒲等研成细面，加朱砂混匀，装入小布袋中，能辟瘟防病，预防流感等传染病。疫病流行期间，将药袋挂在颈部前方，5~7天更换一次。

四、彝医疫病诊治简介

彝族医药对疫病的认识比较早，在与疾病的斗争中，彝医逐渐认识到有些疾病具有传染性。《劝善经》中说："人得了麻风病，能互相传染。"彝医认为病邪和疠气主要通过口、鼻、皮肤侵入人体，病邪多借助风（空气）传播。彝医认为人的体质决定了对疫病的易感性，《劝善经》说："人天生骨肉结实的，见漆不过敏，近疮不染疮，近麻风不传染；天生骨肉孱弱的，见漆就过敏，接近疮就被传染，接近麻风就染麻风。"这在一定程度上反映了彝医对免疫功能的认识。彝医主张积极预防传染，控制传染源，切断传染途径，保护易感人群。如隔离疫病患者，深埋或焚烧死者，患者的居室要清扫并用烟熏消毒，体质弱的人要尽量避免与患者接触等。此外，《献药经》记载："煮食麂子肉，既可治疗麻风，又可预防麻风传染；煮食菁鸡肉，既可治疗麻疹，又可预防麻疹。"《明代彝医书》说："烧吃人指甲，可预防感冒，随身携带灵猫香，可避毒气瘴疠。"

有关彝医疫病诊治的资料有待进一步挖掘整理。

五、瑶医疫病诊治简介

瑶族医药起源比较早，但是由于瑶族没有自己的文字，瑶医药防治疫病的经验是以民间医生口授方式传承的。近年来，学者们通过对民间瑶医经验的挖掘整理发现，瑶族医药防治疫病的经验是比较丰富的。瑶族疫病防治的特点简要介绍如下：

瑶族人民居住地区四季温热潮湿，这种特定的环境使得热性疫病的发病率很高，严重威胁着瑶族民众的健康。因此，瑶寨自古便被称为"痧瘴之乡"。热性疫病一直是瑶医主要的防治对象，对瘟疫的防治向来受到瑶医的重视，于是瑶医逐渐形成了独特的疫病认识。

瑶医将疫病统称为痧瘴，认为"病从痧起""瘴毒生百病"。由此看来，痧和瘴是病因，同时又以病因定名，而作为疫病的通称。关于痧和瘴的特征，中医文献中有较多记载，如《世医得效方》云："发壮热，手足指末微厥，或腹痛烦乱，须臾能杀人。"说明疫病以发热为主证，病势进展迅速，死亡率高。痧瘴发病具有一定的地域环境性、流行或群发性和传染性的特点。主要是根据其发病特征、临床表现进行诊断和鉴别。痧瘴往往先在特定的地区（所谓痧瘴之地）出现，患者往往是在痧瘴之地发病，或从痧瘴之地来，或接触过痧瘴之地的人。临床表现首先为发热，继而出现咳嗽、腹痛、烦乱等不同症状。与中医相比，瑶医诊断疫病的特色在于采用目诊（包括白睛、黑睛、瞳神、瞳孔诊等）、手诊、甲诊、体相诊、脐诊等，因此，对疫病的分类分型都有其独特之处。

瑶医治疗痧瘴的原则是"解毒除蛊"。治疗方法有"类药推刮""鲜生含服"及"磨药"等。在疫病的药物治疗方面，瑶医有丰富的经验，瑶医所谓的"老班药"即"五虎""九牛""十八钻""七十二风"等104种经典药，其中就有许多防疫药物。如瑶药下山虎（五虎药之一）和五指风（七十二风之一）均可治疗痧症。

近年来，瑶医专家覃迅云等采用瑶医药防治疫病取得了一定的成绩。特别是在SARS防治中，瑶医与中西医结合治疗，疗效突出，表明瑶医药在当代疫病防治中可以发挥独特的作用，值得深入发掘和运用。

瑶医认为SARS属于瑶医"瘟痧"和"热瘴"范畴，二者的病因为湿毒，病邪以口鼻为途径进入人体，侵犯肺胃两经。病理演变规律是毒邪袭人，先犯肺胃两经，首先燔烧气分，然后灼营血，最后劫伤阴津。"瘟痧"和"热瘴"证候表现为起病急、高烧，伴咳嗽、呼吸困难等气分证特点，呕吐、腹痛、腹泻、便秘等胃、大肠经表现，精神萎靡、烦躁不安等热入营血的表现，舌红、紫或青等热和血瘀征象。病机体现为热毒炽盛、肺气不宣、血瘀伤阴等。治则以清热解毒为主，辅以宣肺止咳、活血生津。治疗以救必应、臭耳根青蛙腿、水牛角、地骨皮等清热解毒，白解、刺莲、郁金等清热活血化瘀，芦根、沙参等清热生津润燥，川贝、苏梗等清热宣肺利气。病人平均2～4天退热，10～12天症状消失。

主要参考文献

[1] 裘沛然．中医历代各家学说．上海：上海科学技术出版社，1984

[2] 任应秋．中医各家学说参考资料．北京中医学院师资班内部讲义，1981

[3] 任应秋．中医各家学说．上海：上海科学技术出版社，1986

[4] 鲁兆麟，等．中医各家学说．北京：北京医科大学中国协和医科大学联合出版社，1996

[5] 郭谦亨．温病述评．西安：陕西科学技术出版社，1987

[6] 陆拯．近代中医珍本集·温病分册．杭州：浙江科学技术出版社，1987

[7] 孟澍江．温病学．上海：上海科学技术出版社，1985

[8] 麻仲学．中国医学预防法大全．济南：山东科学技术出版社，1991

[9] 浙江省中医研究所．温疫论评注．北京：人民卫生出版社，1977

[10] 中国中医研究院．中国疫病史鉴．北京：中医古籍出版社，2003

[11] 金·成无己．注解伤寒论．北京：人民卫生出版社，1978

[12] 林培政．温病学．北京：中国中医药出版社，2003

[13] 清·余霖．疫疹一得．南京：江苏科学技术出版社，1985

[14] 董建华．温热病论治．南昌：江西人民出版社，1985

[15] 南京中医学院伤寒教研组．伤寒论译释．上海：上海科学技术出版社，1980

［16］刘渡舟，等．伤寒挈要．北京：人民卫生出版社，1993

［17］刘渡舟，等．伤寒论诠解．天津：天津科学技术出版社，1983

［18］柯雪帆．伤寒论选读．上海：上海科学技术出版社，1996

［19］蔡载．针灸治疗疟疾102例的疗效观察．中华内科杂志，1959，（10）：23

［20］日·丹波元胤．中国医籍考．北京：人民卫生出版社，1956

［21］明·杨继洲．针灸大成．北京：人民卫生出版社，1963

［22］郭世余．中国针灸史．天津：天津科学技术出版社，1989

［23］中山大学生物系．针刺胃大部分切除手术病人的中医分型、针麻效果与血液中嗜酸性细胞变化的情况．针刺麻醉，1977，（4）：78

［24］上海中医学院基础部针麻协作组．胃切除病人针麻前后细胞免疫反应及血中嗜酸性细胞的变化．针刺麻醉临床和原理研究资料选编．上海：上海人民出版社，1977

［25］王刚，等．急性菌痢白细胞变化和针灸与电针对白血球及其吞噬机能的影响．哈尔滨中医，1965，8（7）：31

［26］张涛清，等．针灸治疗急性细菌性痢疾的临床疗效及机理研究．第二届全国针灸针麻学术讨论会论文摘要，1984

［27］杨益寿，等．模拟电针对淋巴细胞转化试验的影响．第二届全国针灸针麻学术讨论会论文摘要，1984

［28］南京针刺治疗急性菌痢协作组．针刺治疗急性细菌性痢疾的研究．全国针灸针麻学术讨论会论文摘要，1979

［29］清·吴亦鼎．神灸经纶．中医古籍出版社，1983

［30］延安县医院内科．针刺对预防和治疗流行性感冒1006例的初步临床观察．中医杂志，1960，（2）：45

［31］盛灿若．针刺治疗42例流行性乙型脑炎的观察．福建中医药，1963，（3）：21

［32］叶维德，等．针刺疗法对机体的影响——脑电波、血糖及白血球变化的初步观察．吉林卫生，1959，（11）：123

［33］李绍贤，等．针刺对鼠疫菌菌苗免疫影响．黑龙江1949～1964年医学科学研究成果汇编，1965

［34］黄汉儒．中国壮医学．南宁：广西民族出版社，2001

［35］奇玲，罗达尚．中国少数民族传统医药大系．赤峰：内蒙古科学技术出版社，2000

［36］青海药品检验所，等．中国藏药（第二卷）．上海：上海科学技术出版社，1996

第一章
《黄帝内经》疫病理论节选

《素问》疫病理论节选

《阴阳别论篇第七》

二阳俱搏，其病温，死不治，不过十日死。

《玉版论要篇第十五》

病温虚者死。

《平人气象论篇第十八》

人一呼脉三动，一吸脉三动而躁，尺热曰病温，尺不热脉滑曰病风，脉涩曰痹。

《疟论第三十五》

黄帝问曰：夫痎疟皆生于风，其蓄作有时者，何也？岐伯对曰：疟之始发也，先起于毫毛，伸欠乃作，寒栗鼓颔，腰脊俱痛。寒去则内外皆热，头疼如破，渴欲冷饮。

帝曰：何气使然？愿闻其道。岐伯曰：阴阳上下交争，虚实更作，阴阳相移也。阳并于阴，则阴实而阳虚，阳明虚则寒栗鼓颔也；巨阳虚则腰背头项痛；三阳俱虚则阴气胜，阴气胜则骨寒而痛；寒生于内，故中外皆寒；阳盛则外热，阴虚则内热，外内皆热则喘而渴，故欲冷饮也。此皆得之夏伤于暑，热气盛，藏于皮肤之内，肠胃之外，皆荣气之所舍也。此令人汗空疏，腠理开，因得秋气，汗出遇风，及得之以浴，水气舍于皮肤之内，与卫气并居。卫气者，昼日行于阳，夜行于阴。此气得阳而外出，得阴而内薄，内外相薄，是以日作。

帝曰：其间日而作者何也？岐伯曰：其气之舍深，内薄于阴，阳气独发，阴邪内着，阴与阳争不得出，是以间日而作也。帝曰：善。其作日晏与其日早者，何气使然？岐伯曰：邪气客于风府，循膂而下，卫气一日一夜大会于风府，其明日日下一节，故其作也晏。此先客于脊背也，每至于风府则腠理开，腠理开则邪气入，邪气入则病作，以此日作稍益晏也。其出于风府，日下一节，二十五日下至骶骨，二十六日入于脊内，注于伏膂之脉，其气上行，九日出于缺盆之中，其气日高，故作日益早也。其间日发者，由邪气内薄于五脏，横连募原也，其道远，其气深，其行迟，不能与卫气俱行，不得皆出。故间日乃作也。

帝曰：夫子言卫气每至于风府，腠理乃发，发则邪气入，入则病作。今卫气日下一节，其气之发也不当风府，其日作者奈何？岐伯曰：此邪气客于头项循膂而下者也。故虚实不同，邪中异所，则不得当其风府也。故邪中于头项者，气至头项而病；中于背者，气至背而病；中于腰脊者，气至腰脊而病；中于手足者，气至手足而病。卫气之所在，与邪气相合，则病作。故风无常府，卫气之所发，必开其腠理，邪气之所合，则其府也。

帝曰：善。夫风之与疟也，相似同类，而风独常在，疟得有时而休者何也？岐伯曰：风气留其处，故常在；疟气随经络沉以内薄，故卫气应乃作。帝曰：疟先寒而后热者何也？岐伯曰：夏伤于大暑，其汗大出，腠理开发，因遇夏气凄沧之水寒，藏于腠理皮肤之中，秋伤于风，则病成矣。夫寒者阴气也，风者阳气也，先伤于寒而后伤于风，故先寒而后热也。病以时作，名曰寒疟。帝曰：先热而后寒者何也？岐伯曰：此先伤于风而后伤于寒。故先热而后寒也。亦以时作，名曰温疟。其但热而不寒者，阴气先绝，阳气独发，则少气烦冤，手足热而欲呕，名曰瘅疟。

帝曰：夫经言有余者泻之，不足者补之，今热为有余，寒为不足。夫疟者之寒，汤火不能温也，及其热，冰水不能寒也，此皆有余不足之类。当此之时，良工不能止，必须其自衰乃刺之，其故何也？愿闻其说。岐伯曰：经言无刺熇熇之热，无刺浑浑之脉，无刺漉漉之汗，故为其病逆未可治也。夫疟之始发也，阳气并于阴，当是之时，阳虚而阴盛，外无气，故先寒栗也。阴气逆极，则复出之阳，阳与阴复并于外，则阴虚而阳实，故先热而渴。夫疟气者，并于阳则阳胜，并于阴则阴胜？阴胜则寒，阳胜则热。疟者，风寒之气不常也。病极则复。至病之发也，如火之热，如风雨不可当也。故经言曰：方其盛时必毁，因其衰也，事必大昌，此之谓也。夫疟之未发也，阴未并阳，阳未并阴，因而调之，真气得安，邪气乃亡。故工不能治其已发，为其气逆也。

帝曰：善。攻之奈何？早晏何如？岐伯曰：疟之且发也，阴阳之且移也，必从四末始也。阳已伤，阴从之，故先其时坚束其处，令邪气不得入，阴气不得出，审候见之在孙络盛坚而血者皆取之，此真往而未得并者也。

帝曰：疟不发，其应何如？岐伯曰：疟气者，必更盛更虚，当气之所在也。病在阳则热而脉躁，在阴则寒而脉静，极则阴阳俱衰，卫气相离，故病得休，卫气集，则复病也。

帝曰：时有间二日或至数日发，或渴或不渴，其故何也？岐伯曰：其间日者，邪气与卫气客于六腑，而有时相失，不能相得，故休数日乃作也。疟者，阴阳更胜也，或甚或不甚，故或渴或不渴。

帝曰：论言夏伤于暑，秋必病疟，今疟不必应者何也？岐伯曰：此应四时者也。

其病异形者，反四时也。其以秋病者寒甚，以冬病者寒不甚，以春病者恶风，以夏病者多汗。

帝曰：夫病温疟与寒疟而皆安舍，舍于何脏？岐伯曰：温疟者，得之冬中于风，寒气藏于骨髓之中，至春则阳气大发，邪气不能自出，因遇大暑，脑髓烁，肌肉消，腠理发泄，或有所用力，邪气与汗皆出，此病藏于肾，其气先从内出之于外也。如是者，阴虚而阳盛，阳盛则热矣，衰则气复反入，入则阳虚，阳虚则寒矣。故先热而后寒，名曰温疟。

帝曰：瘅疟何如？岐伯曰：瘅疟者，肺素有热气盛于身，厥逆上冲，中气实而不外泄，因有所用力，腠理开，风寒舍于皮肤之内、分肉之间而发，发则阳气盛，阳气盛而不衰则病矣。其气不及于阴，故但热而不寒，气内藏于心，而外舍于分肉之间，令人消烁脱肉，故命曰瘅疟。帝曰：善。

《刺疟第三十六》

足太阳之疟，令人腰痛头重，寒从背起，先寒后热，熇熇暍暍然，热止汗出，难已，刺郄中出血。足少阳之疟，令人身体解㑊，寒不甚，热不甚，恶见人，见人心惕惕然，热多汗出甚，刺足少阳。足阳明之疟，令人先寒，洒淅洒淅，寒甚久乃热，热去汗出，喜见日月光火气乃快然。刺足阳明跗上。足太阴之疟，令人不乐，好太息，不嗜食，多寒热汗出，病至则善呕，呕已乃衰，即取之。足少阴之疟，令人呕吐甚，多寒热，热多寒少，欲闭户牖而处，其病难已。足厥阴之疟，令人腰痛少腹满，小便不利如癃状，非癃也，数便，意恐惧气不足，腹中悒悒，刺足厥阴。

肺疟者，令人心寒，寒甚热，热间善惊，如有所见者，刺手太阴阳明。心疟者，令人烦心甚，欲得清水，反寒多，不甚热，刺手少阴。肝疟者，令人色苍苍然，太息，其状若死者，刺足厥阴见血。脾疟者，令人寒，腹中痛。热则肠中鸣，鸣已汗出，刺足太阴。肾疟者，令人洒洒然，腰脊痛宛转，大便难，目眴眴然，手足寒，刺足太阳少阴。胃疟者，令人且病也，善饥而不能食，食而支满腹大。刺足阳明太阴横脉出血。

疟发身方热，刺跗上动脉，开其空，出其血，立寒。疟方欲寒，刺手阳明太阴、足阳明太阴。疟脉满大，急刺背俞，用中针傍五胠俞各一，适肥瘦出其血也。疟脉小实，急灸胫少阴，刺指井。疟脉满大，急刺背俞，用五胠俞、背俞各一，适行至于血也。疟脉缓大虚，便宜用药，不宜用针。凡治疟先发，如食顷乃可以治，过之则失时也。诸疟而脉不见，刺十指间出血，血去必已。先视身之赤如小豆者尽取之。十二疟者，其发各不同时，察其病形，以知其何脉之病也。先其发时如食顷而刺之，一刺则衰，二刺则知，三刺则已，不已刺舌下两脉出血，不已刺郄中盛经出血，又刺项已下侠脊者必已。舌下两脉者，廉泉也。

刺疟者，必先问其病之所先发者，先刺之。先头痛及重者，先刺头上及两额两眉间中出血。先项背痛者，先刺之。先腰脊痛者，先刺郄中出血。先手臂痛者，先刺手少阴阳明十指间。先足胫酸痛者，先刺足阳明十指间出血。风疟，疟发则汗出恶风，刺三阳经背俞之血者。䯒酸痛甚，按之不可，名曰胕髓病。以镵针针绝骨出血，立已。

身体小痛，刺至阴。诸阴之井无出血，间日一刺。疟不渴，间日而作，刺足太阳。渴而间日作，刺足少阳。湿疟汗不出，为五十九刺。

《风论第四十二》

黄帝问曰：风之伤人也，或为寒热，或为热中，或为寒中，或为疠风，或为偏枯，或为风也，其病各异，其名不同，或内至五脏六腑，不知其解，愿闻其说。

疠者，有荣气热胕，其气不清，故使其鼻柱坏而色败，皮肤疡溃。风寒客于脉而不去，名曰疠风，或名曰寒热。

《大奇论第四十八》

脾脉外鼓，沉为肠澼，久自已。肝脉小缓为肠澼，易治。肾脉小搏沉，为肠澼下血，血温身热者死。心肝澼亦下血，二脏同病者可治。其脉小沉涩为肠澼，其身热者死，热见七日死。

《气交变大论篇第六十九》

岁火太过，炎暑流行，肺金受邪。民病疟，少气咳喘，血溢血泄注下，嗌燥耳聋，中热肩背热，上应荧惑星。

岁土不及，风乃大行，化气不令，草木茂荣，飘扬而甚，秀而不实，上应岁星。民病飧泄霍乱，体重腹痛，筋骨繇复，肌肉𥆧酸，善怒，脏气举事，蛰虫早附，咸病寒中，上应岁星、镇星，其谷龄。

《五常政大论篇第七十》

赫曦之纪，是为蕃茂，阴气内化，阳气外荣，炎暑施化，物得以昌，其化长，其气高，其政动，其令鸣显，其动炎灼妄扰，其德喧暑郁蒸，其变炎烈沸腾，其谷麦豆，其畜羊彘，其果杏栗，其色赤白玄，其味苦辛咸，其象夏，其经手少阴太阳，手厥阴少阳，其藏心肺，其虫羽鳞，其物脉濡，其病笑疟疮疡血流狂妄目赤，上羽与正徵同。其收齐，其病痓，上徵而收气后也，暴烈其政，藏气乃复，时见凝惨，甚则雨水霜雹切寒，邪伤心也。

《六元正纪大论篇第七十一》

凡此太阳司天之政……初之气，地气迁，气乃大温，草乃早荣，民乃厉，温病乃作，身热头痛呕吐，肌腠疮疡……故岁宜苦以燥之温之，必折其郁气，先资其化源，抑其运气，扶其不胜，无使暴过而生其疾。食岁谷以全其真，避虚邪以安其正，适气同异，多少制之。同寒湿者燥热化，异寒湿者燥湿化，故同者多之，异者少之，用寒远寒，用凉远凉，用温远温，用热远热，食宜同法。有假者反常，反是者病，所谓时也。

凡此阳明司天之政……二之气，阳乃布，民乃舒，物乃生荣。厉大至，民善暴死。三之气，天政布，凉乃行，燥热交合，燥极而泽，民病寒热。四之气，寒雨降，病暴仆，振栗谵妄，少气嗌干引饮，及为心痛痈肿、疮疡疟寒之疾，骨痿血便。五之气，春令反行，草乃生荣，民气和。终之气，阳气布，候反温，蛰虫来见，流水不冰。民乃康平，其病温……故食岁谷以安其气，食间谷以去其邪，岁宜以咸以苦以辛，汗之清之散之，安其运气，无使受邪，折其郁气，资其化源。以寒热轻重少多其制，同热者多天化，同清者多地化，用凉远凉，用热远热，用寒远寒，用温远温，食宜同法。有假者反之，此其道也。反是者，乱天地之经，扰阴阳之纪也。

凡此少阳司天之政，气化运行先天。天气正，地气扰，风乃暴举，木偃沙飞，炎火乃流，阴行阳化，雨乃时应，火木同德，上应荧惑岁星。其谷丹苍，其政严，其令扰。故风热参布，云物沸腾。太阴横流，寒乃时至，凉雨并起。民病寒中，外发疮疡，内为泄满，故圣人遇之，和而不争。往复之作，民病寒热疟泄，聋瞑呕吐，上怫肿色变。初之气，地气迁，风胜乃摇，寒乃去，候乃大温，草木早荣。寒来不杀，温病乃起，其病气怫于上，血溢目赤，咳逆头痛，血崩胁满，肤腠中疮……抑其运气，赞所不胜，必折其郁气，先取化源，暴过不生，苛疾不起。故岁宜咸辛宜酸，渗之泄之，渍之发之，观气寒温以调其过，同风热者多寒化，异风热者少寒化，用热远热，用温远温，用寒远寒，用凉远凉，食宜同法，此其道也。有假者反之，反是者病之阶也。

凡此太阴司天之政……二之气，大火正，物承化，民乃和，其病温厉大行，远近咸若，湿蒸相薄，雨乃时降……必折其郁气，而取化源，益其岁气，无使邪胜，食岁谷以全其真，食间谷以保其精。故岁宜以苦燥之温之，甚者发之泄之。不发不泄，则湿气外溢，肉溃皮折而水血交流。必赞其阳火，令御甚寒，从气异同，少多其判也。同寒者以热化，同湿者以燥化，异者少之，同者多之，用凉远凉，用寒远寒，用温远温，用热远热，食宜同法。假者反之，此其道也，反是者病也。

凡此少阴司天之政……五之气，畏火临，暑反至，阳乃化，万物乃生乃长荣，民乃康，其病温……必抑其运气，资其岁胜，折其郁发，先取化源，无使暴过而生其病也。食岁谷以全真气，食间谷以辟虚邪。岁宜咸以软之，而调其上，甚则以苦发之；以酸收之，而安其下，甚则以苦泄之。适气同异而多少之，同天气者以寒清化，同地气者以温热化，用热远热，用凉远凉，用温远温，用寒远寒，食宜同法。有假则反，此其道也，反是者病作矣。

凡此厥阴司天之政……终之气，畏火司令，阳乃大化，蛰虫出见，流水不冰，地气大发，草乃生，人乃舒，其病温厉。必折其郁气，资其化源，赞其运气，无使邪胜。岁宜以辛调上，以咸调下，畏火之气，无妄犯之。用温远温，用热远热，用凉远凉，用寒远寒，食宜同法。有假反常，此之道也。反是者病……必折其郁气，资其化源，赞其运气，无使邪胜。岁宜以辛调上，以咸调下，畏火之气，无妄犯之。用温远温，用热远热，用凉远凉，用寒远寒，食宜同法。有假反常，此之道也，反是者病。

岐伯曰：土郁之发，岩谷震惊，雷殷气交，埃昏黄黑，化为白气，飘骤高深，击石飞空，洪水乃从，川流漫衍，田牧土驹。化气乃敷，善为时雨，始生始长，始化始成。故民病心腹胀，肠鸣而为数后，甚则心痛胁膜，呕吐霍乱，饮发注下，胕肿身重。云奔雨府，霞拥朝阳，山泽埃昏，其乃发也。以其四气，云横天山，浮游生灭，怫之先兆。

厥阴所至为緛戾，少阴所至为悲妄衄蔑，太阴所至为中满霍乱吐下，少阳所至为喉痹耳鸣呕涌，阳明所至趿揭，太阳所至为寝汗痉，病之常也。

帝曰：生者何如？岐伯曰：不远热则热至，不远寒则寒至，寒至则坚否腹满，痛急下利之病生矣，热至则身热，吐下霍乱，痈疽疮疡，瞀郁注下，瞤瘛肿胀，呕䏏鼽衄头痛，骨节变，肉痛，血溢血泄，淋閟之病作矣。帝曰：治之奈何？岐伯曰：时必顺之，犯者治以胜也。

《刺法论篇第七十二（遗篇）》

黄帝问曰：刚柔二干，失守其位，使天运之气皆虚乎？与民为病，可得平乎？岐伯曰：深乎哉问！明其奥旨，天地迭移，三年化疫，是谓根之可见，必有逃门。假令甲子，刚柔失守，刚未正，柔孤而有亏，时序不令，即音律非从，如此三年，变大疫也。详其微甚，察其浅深，欲至而可刺，刺之，当先补肾俞，次三日，可刺足太阴之所注。又有下位己卯不至，而甲子孤立者，次三年作土疠，其法补写，一如甲子同罚也。其刺以毕，又不须夜行及远行，令七日洁，清静斋戒。所有自来肾有久痛者，可以寅时面向南，净神不乱，思闭气不息七遍，以引颈咽气顺之，如咽甚硬物，如此七遍后，饵舌下津令无数。

假令丙寅，刚柔失守，上刚干失守，下柔不可独主之，中水运非太过，不可执法而定之。布天有余，而失守上正，天地不合，即律吕音异，如此即天运失序，后三年变疫。详其微甚，差有大小，徐至即后三年，至甚即首三年，当先补心俞，次五日，可刺肾之所入。又有下位地甲子，辛巳柔不附刚，亦名失守，即地运皆虚，后三年变水疠，即刺法皆如此矣。其刺如华，慎其大喜欲情于中，如不忌，即其气复散也，令静七日，心欲实，令少思。

假令庚辰，刚柔失守，上位失守，下位无合，乙庚金运，故非相招，布天未退，中运胜来，上下相错，谓之失守，姑洗林钟，商音不应也。如此则天运化易，三年变大疫。详其天数，差有微甚，微即微，三年至，甚即甚，三年至，当先补肝俞，次三日，可刺肺之所行。刺毕，可静神七日，慎勿大怒，怒必真气却散之。又或在下地甲子乙未失守者，即乙柔干，即上庚独治之，亦名失守者，即天运孤主之，三年变疠，名曰金疠，其至待时也。详其地数之等差，亦推其微甚，可知迟速耳。诸位乙庚失守，刺法同。肝欲平，即勿怒。

假令壬午，刚柔失守，上壬未近正，下丁独然，即虽阳年，亏及不同，上下失守，相招其有期，差之微甚，各有其数也，律吕二角，失而不和，同音有日，微甚如见，三年大疫。当刺脾之俞，次三日，可刺肝之所出也。刺毕，静神七日，勿大醉歌乐，其气复散，又勿饱食，勿食生物，欲令脾实，气无滞饱，无久坐，食无太酸，无食一切生物，宜甘宜淡。又或地下甲子，丁酉失守其位，未得中司，即气不当位，下不与壬奉合者，亦名失守，非名合德，故柔不附刚，即地运不合，三年变疠，其刺法一如木疫之法。

假令戊申，刚柔失守，戊癸虽火运，阳年不太过也，上失其刚，柔地独主，其气不正，故有邪干，迭移其位，差有浅深，欲至将合，音律先同，如此天运失时，三年之中，火疫至矣，当刺肺之俞。刺毕，静神七日，勿大悲伤也，悲伤即肺动，而其气复散也，人欲实肺者，要在息气也。又或地下甲子，癸亥失守者，即柔失守位也，即上失其刚也。即亦名戊癸不相合德者也，即运与地虚，后三年变疠，即名火疠。是故立地五年，以明失守，以穷法刺，于是疫之与疠，即是上下刚柔之名也，穷归一体也。即刺疫法，只有五法，即总其诸位失守，故只归五行而统之也。

黄帝曰：余闻五疫之至，皆相染易，无问大小，病状相似，不施救疗，如何可得不相移易者？岐伯曰：不相染者，正气存内，邪气可干，避其毒气，天牝从来，复得其往，气出于脑，即不邪干。气出于脑，即室先想心如日。欲将入于疫室，先想青气自肝而出，左行于东，化作林木。次想白气自肺而出，右行于西，化作戈甲。次想赤气自心而出，南行于上，化作焰明。次想黑气自肾而出，北行于下，化作水。次想黄气自脾而出，存于中央，化作土。五气护身之毕，以想头上如北斗之煌煌，然后可入于疫室。又一法，于春分之日，日未出而吐之。又一法，于雨水日后，三浴以药泄汗。又一法，小金丹方：辰砂二两，水磨雄黄一两，叶子雌黄一两，紫金半两，同入合中，外固，了地一尺筑地实，不用炉，不须药制，用火二十斤煅之也，七日终，候冷七日取，次日出合子，埋药地中七日，取出顺日研之三日，炼白沙蜜为丸，如梧桐子大，每日望东吸日华气一口，冰水一下丸，和气咽之，服十粒，无疫干也。

黄帝问曰：人虚即神游失守位，使鬼神外干，是致夭亡，何以全真？愿闻刺法。岐伯稽首再拜曰：昭乎哉问！谓神移失守，虽在其体，然不致死，或有邪干，故令夭寿。只如厥阴失守，天以虚，人气肝虚，感天重虚，即魂游于上，邪干厥大气，身温犹可刺之，制其足少阳之所过，次刺肝之俞。人病心虚，又遇君相二火司天失守，感而三虚，遇火不及，黑尸鬼犯之，令人暴亡，可刺手少阳之所过，复刺心俞。人脾病，又遇太阴司天失守，感而三虚，又遇土不及，青尸鬼邪犯之于人，令人暴亡，可刺足阳明之所过，复刺脾之俞。人肺病，遇阳明司天失守，感而三虚，又遇金不及，有赤尸鬼犯人，令人暴亡，可刺手阳明之所过，复刺肺俞。人肾病，又遇太阳司天失守，感而三虚，又遇水运不及之年，有黄尸鬼干犯人正气，吸人神魂，致暴亡，可刺足太阳之所过，复刺肾俞。

《本病论篇第七十三（遗篇）》

帝曰：愿闻气交遇会胜抑之由，变成民病，轻重何如？岐伯曰：胜相会，抑伏使然。是故辰戌之岁，木气升之，主逢天柱，胜而不前。又遇庚戌，金运先天，中运胜之，忽然不前。木运升天，金乃抑之，升而不前，即清生风少，肃杀于春，露霜复降，草木乃萎。民病温疫早发，咽嗌乃干，四肢满，肢节皆痛。久而化郁，即大风摧拉，折陨鸣紊。民病卒中偏痹，手足不仁。

是故己亥之岁，君火升天，主窒天蓬，胜之不前；又厥阴未迁正，则少阴未得升天，水运以至其中者，君火欲升，而中水运抑之，升之不前，即清寒复作，冷生旦暮。民病伏阳，而内生烦热，心神惊悸，寒热间作。日久成郁，即暴热乃至，赤风瞳翳，化疫，温疠暖作，赤气彰而化火疫，皆烦而燥渴，渴甚治之以泄之可止。

是故子午之岁，太阴升天，主室天冲，胜之不前；又或遇壬子，木运先天而至者，中木运抑之也。升天不前，即风埃四起，时举埃昏，雨湿不化。民病风厥涎潮，偏痹不随，胀满；久而伏郁，即黄埃化疫也。民病夭亡，脸肢府黄疸满闭。湿令弗布，雨化乃微。

是故丑未之年，少阳升天，主室天蓬，胜之不前。又或遇太阴未迁正者，即少阴未升天也，水运以至者。升天不前，即寒雾反布，凛冽如冬，水复涸，冰再结，暄暖乍作，冷夏布之，寒暄不时。民病伏阳在内，烦热生中，心神惊骇，寒热间争。以久成郁，即暴热乃生，赤风气瞳翳，化成郁疠，乃化作伏热内烦，痹而生厥，甚则血溢。

是故寅申之岁，少阴降地，主室地玄，胜之不入。又或遇丙申丙寅，水运太过，先天而至，君火欲降，水运承之，降而不下，即彤云才见，黑气反生，暄暖如舒，寒常布雪，凛冽复作，天云惨凄。久而不降，伏之化郁，寒胜复热，赤风化疫，民病面赤心烦，头痛目眩也，赤气彰而温病欲作也。

是故辰戌之岁，少阳降地，主室地玄，胜之不入。又或遇水运太过，先天而至也，水运承之，降而不下，即彤云才见，黑气反生，暄暖欲生，冷气卒至，甚则冰雹也。久而不降，伏之化郁，冰气复热，赤风化疫，民病面赤心烦，头痛目眩也，赤气彰而热病欲作也。

少阳不迁正，即炎灼弗令，苗莠不荣，酷暑于秋，肃杀晚至，霜露不时。民病痎疟骨热，心悸惊骇，甚时血溢。

太阳不迁正，即冬清反寒，易令于春，杀霜在前，寒冰于后，阳光复治，凛冽不作，雾云待时。民病温疠至，喉闭溢干，烦躁而渴，喘息而有音也。寒化待燥，犹治天气，过失序，与民作灾。

帝曰：迁正早晚，以命其旨，愿闻退位，可得明哉？岐伯曰：所谓不退者，即天数未终，即天数有余，名曰复布政，故名曰再治天也。即天令如故而不退位也。厥阴不退位，即大风早举，时雨不降，湿令不化，民病温疫，疵废风生，民病皆肢节痛，头目痛，伏热内烦，咽喉干引饮。

太阳不退位，即春寒夏作，冷雹乃降，沉阴昏翳，二之气寒犹不去。民病痹厥，阴痿，失溺，腰膝皆痛，温疠晚发。

帝曰：天岁早晚，余已知之，愿闻地数，可得闻乎？岐伯曰：地下迁正、升天及退位不前之法，即地土产化，万物失时之化也。帝曰：余闻天地二甲子，十干十二支，上下经纬天地，数有迭移，失守其位，可得昭乎？岐伯曰：失之迭位者，谓虽得岁正，未得正位之司，即四时不节，即生大疫。注《玄珠密语》云：阳年三十年，除六年天刑，计有太过二十四年，除此六年，皆作太过之用，令不然之旨。今言迭支迭位，皆可作其不及也。

假令甲子阳年，土运太室，如癸亥天数有余者，年虽交得甲子，厥阴犹尚治天，地已迁正，阳明在泉，去岁少阳以作右间，即厥阴之地阳明，故不相和奉者也。癸巳相会，土运太过，虚反受木胜，故非太过也，何以言土运太过，况黄钟不应太室，木即胜而金还复，金既复而少阴如至，即木胜如火而金复微，如此则甲已失守，后三年化成土疫，晚至丁卯，早至丙寅，土疫至也，大小善恶，推其天地，详乎太一。又只如甲子年，如甲至子而合，应交司而治天，即下己卯未迁正，而戊寅少阳未退位者，亦甲已下有合也，即土运非太过，而木乃乘虚而胜土也，金次又行复胜之，即反邪化也。阴阳天地殊异尔，故其大小善恶，一如天地之法旨也。

假令丙寅阳年太过，如乙丑天数有余者，虽交得丙寅，太阴尚治天也，地已迁正，厥阴司地，去岁太阳以作右间，即天太阴而地厥阴，故地不奉天化也。乙辛相会，水运太虚，反受土胜，故非太过，即太簇之管，太羽不应，土胜而雨化，木复即风，此者丙辛失守其会，后三年化成水疫，晚至己巳，早至戊辰，甚即速，微即徐，水疫至也，大小善恶，推其天地数，乃太乙游宫。又只如丙寅年，丙至寅且合，应交司而治天，即卒巳未得迁正，而庚辰太阳未退位者，亦丙辛不合德也，即水运亦小虚而小胜，或有复，后三年化疠，名曰水疠，其状如水疫。治法如前。

假令庚辰阳年太过，如己卯天数有余者，虽交得庚辰年也，阳明犹尚治天，地已迁正，太阴司地，去岁少阴以作右间，即天阳明而地太阴也，故地不奉天也。乙己相会，金运太虚，反受火胜，故非太过也，即姑洗之管，太商不应，火胜热化；水复寒刑，此乙庚失守，其后三年化成金疫也，速至壬午，徐至癸未，金疫至也，大小善恶，推本年天数及太一也。又只如庚辰，如庚至辰，且应交司而治天，即下乙未未得迁正者，即地甲午少阴未退位者，且乙良不合德也，即下乙未，干失刚，亦金运小虚也，有小胜或无复后，三年化疠，名曰金疠，其状如金疫也，治法如前。

假令壬午阳年太过，如辛巳天数有余者，虽交得壬午年也；厥阴犹尚治天，地已迁正，阳明在泉，去岁丙申少阳以作右间，即天厥阴而地阳明，故地不奉天者也。丁辛相合会，木运太虚，反受金胜，故非太过也，即蕤宾之管，太角不应，金行燥胜，火化热复，甚即速，微即徐，疫至大小善恶，推疫至之年天数及太一。又只如壬至午，且应交司而治之，即下丁酉未得迁正者，即地下丙申少阳未得退位者，见丁壬不合德也，即丁柔干失刚；亦木运小虚也，有小胜小复。后三年化疠，名曰木疠，其状如风疫也。治法如前。

假令戊申阳年太过，如丁未天数太过者，虽交得戊申年也。太阴犹尚司天，地已迁正，厥阴在泉，去岁壬戌太阳以退位作右间，即天丁未，地癸亥，故地不奉天化也。丁癸相会，火运太虚，反受水胜，故非太过也，即夷则之管，上太徵不应，此戊癸失守其会，后三年化疫也，速至庚戌，大小善恶，推疫至之年天数及太一。又只如戊申，如戊至申，且应交司治天，即下癸亥未得迁正者，即地下壬戌太阳未退位者，见戊癸亥未合德也，即下癸柔干失刚，见火运小虚也，有小胜或无复也，后三年化疠，名曰火疠也。治法如前；治之法可寒之泄之。

黄帝曰：人气不足，天气如虚，人神失守，神光不聚，邪鬼干人，致有夭亡，可得闻乎？岐伯曰：人之五脏，一脏不足，又会天虚，感邪之至也。人忧愁思虑即伤心，又或遇少阴司天，天数不及，太阴作接间至，即谓天虚也，此即人气天气同虚也。又遇惊而夺精，汗出于心，因而三虚，神明失守。心为君主之官，神明出焉，神失守位，即神游上丹田，在帝太一帝君泥丸宫下，神既失守，神光不聚，却遇火不及之岁，有黑尸鬼见之，令人暴亡。

人饮食劳倦即伤脾，又或遇太阴司天，天数不及，即少阳作接间至，即谓之虚也，此即人气虚而天气虚也。又遇饮食饱甚，汗出于胃，醉饱行房，汗出于脾，因而三虚，脾神失守，脾为谏议之官，智周出焉，神既失守，神光失位而不聚也，却遇土不及之年，或己年或甲年失守，或太阴天虚，青尸鬼见之，令人卒亡。

人久坐湿地，强力入水即伤肾，肾为作强之官，伎巧出焉，因而三虚，肾神失守。神志失位，神光不聚，却遇水不及之年，或辛不会符，或丙年失守，或太阳司天虚，有黄尸鬼至，见之令人暴亡。

人或恚怒，气逆上而不下，即伤肝也。又遇厥阴司天，天数不及，即少阴作接间至，是谓天虚也，此谓天虚人虚也。又遇疾走恐惧，汗出于肝，肝为将军之官，谋虑出焉。神位失守，神光不聚，又遇木不及年，或丁年不符，或壬年失守，或厥阴司天虚也，有白尸鬼见之，令人暴亡也。

以上五失守者，天虚而人虚也，神游失守其位，即有五尸鬼干人，令人暴亡也，谓之曰尸厥。人犯五神易位，即神光不圆也。非但尸鬼，即一切邪犯者，皆是神失守位故也。此谓得守者生，失守者死，得神者昌，失神者亡。

《至真要大论篇第七十四》

岁少阳在泉，火淫所胜，则焰明郊野，寒热更至。民病注泄赤白，少腹痛溺赤，甚则血便，少阴同候。

少阳司天，火淫所胜，则温气流行，金政不平。民病头痛，发热恶寒而疟，热上皮肤痛，色变黄赤，传而为水，身面胕肿，腹满仰息，泄注赤白，疮疡咳唾血，烦心胸中热，甚则衄衊，病本于肺。天府绝，死不治。

阳明司天，燥淫所胜，则木乃晚荣，草乃晚生，筋骨内变。民病左胠胁痛，寒清于中，感而疟，大凉革候，咳，腹中鸣，注泄鹜溏，名木敛，生菀于下，草焦上首，心胁暴痛，不可反侧，嗌干面尘腰痛，丈夫癞疝，妇人少腹痛，目昧眦，疡疮痤痈，蛰虫来见，病本于肝。太冲绝，死不治。

帝曰：六气相胜奈何？岐伯曰：厥阴之胜，耳鸣头眩，愦愦欲吐，胃膈如寒，大风数举，倮虫不滋，胠胁气并，化而为热，小便黄赤，胃脘当心而痛，上肢两胁，肠鸣飧泄，少腹痛，注下赤白，甚则呕吐，膈咽不通。少阴之胜，心下热善饥，脐下反动，气游三焦，炎暑至，木乃津，草乃萎，呕逆躁烦，腹满痛溏泄，传为赤沃……

少阳之胜，热客于胃，烦心心痛，目赤欲呕，呕酸善饥，耳痛溺赤，善惊谵妄。暴热消烁，草萎水涸，介虫乃屈。少腹痛，下沃赤白……

太阳之胜，凝溧且至，非时水冰，羽乃后化。痔疟发，寒厥入胃则内生心痛，阴中乃疡，隐曲不利，互引阴股，筋肉拘苛，血脉凝泣，络满色变，或为血泄，皮肤否肿，腹满食减，热反上行，头项囟顶脑户中痛，目如脱，寒入下焦，传为濡泻。

帝曰：治之奈何？岐伯曰：厥阴之胜，治以甘清，佐以苦辛，以酸泻之。少阴之胜，治以辛寒，佐以苦咸，以甘泻之。太阴之胜，治以咸热，佐以辛甘，以苦泻之。少阳之胜，治以辛寒，佐以甘咸，以甘泻之。阳明之胜，治以酸温，佐以辛甘，以苦泄之。太阳之胜，治以甘热，佐以辛酸，以咸泻之。

少阳之复，大热将至，枯燥燔爇，介虫乃耗，惊瘈咳衄，心热烦躁，便数憎风，厥气上行，面如浮埃，目乃瞤瘈，火气内发，上为口糜呕逆，血溢血泄，发而为疟，恶寒鼓栗，寒极反热，嗌络焦槁，渴引水浆，色变黄赤，少气脉萎，化而为水，传为胕肿，甚则入肺，咳而血泄。尺泽绝，死不治。

阳明之复，清气大举，森木苍干，毛虫乃厉，病生胠胁，气归于左，善太息，甚则心痛否满，腹胀而泄，呕苦咳哕烦心，病在膈中头痛，甚则入肝，惊骇筋挛。太冲绝，死不治……

少阳之复，治以咸冷，佐以苦辛，以咸软之，以酸收之，辛苦发之。发不远热，无犯温凉。少阴同法。

阳明之复，治以辛温，佐以苦甘，以苦泄之，以苦下之，以酸补之。

《灵枢经》疫病理论节选

《经脉第十》

是动则病口苦，善太息，心胁痛，不能转侧，甚则面微有尘，体无膏泽，足外反热，是为阳厥。是主骨所生病者，头痛，颔痛，目锐眦痛，缺盆中肿痛，腋下肿，马刀侠瘿，汗出振寒，疟，胸、胁、肋、髀、膝外至胫、绝骨、外踝前及诸节皆痛，小趾次趾不用。为此诸病，盛则泻之，虚则补之，热则疾之，寒则留之，陷下则灸之，不盛不虚，以经取之。盛者，人迎大一倍于寸口，虚者，人迎反小于寸口也。

足太阴之别，名曰公孙。去本节之后一寸，别走阳明；其别者，入络肠胃，厥气上逆则霍乱，实则肠中切痛；虚则鼓胀。取之所别也。

《四时气第十九》

着痹不去，久寒不已，卒取其三里。骨为干。肠中不便，取三里，盛泻之，虚补之。疠风者，素刺其肿上。已刺，以锐针针其处，按出其恶气，肿尽乃止。常食方食，无食他食。

《杂病第二十六》

疟不渴，间日而作，取足阳明；渴而日作，取手阳明。

《五乱第三十四》

黄帝曰：何为逆而乱。岐伯曰：清气在阴，浊气在阳，营气顺脉，卫气逆行，清浊相干，乱于胸中，是谓大悗。故气乱于心，则烦心密嘿，俛首静伏；乱于肺，则俛仰喘喝，接手以呼；乱于肠胃，是为霍乱；乱于臂胫，则为四厥；乱于头，则为厥逆，头重眩仆。

《论疾诊尺第七十四》

故曰：冬伤于寒，春生病热；春伤于风，夏生飧泄肠澼，夏伤于暑，秋生疟；秋伤于湿，冬生咳嗽。是谓四时之序也。

《岁露论第七十九》

黄帝问于岐伯曰：经言夏日伤暑，秋病疟，疟之发以时，其故何也？岐伯对曰：邪客于风府，病循膂而下，卫气一日一夜，常大会于风府，其明日日下一节，故其日作晏，此其先客于脊背也。故每至于风府则腠理开，腠理开则邪气入，邪气入则病作，此所以日作尚晏也。卫气之行风府，日下一节，二十一日下至尾底，二十二日入脊内，注于伏冲之脉，其行九日，出于缺盆之中，其气上行，故其病稍益至。其内搏于五脏，横连募原，其道远，其气深，其行迟，不能日作，故次日乃蓄积而作焉。

黄帝曰：卫气每至于风府，腠理乃发，发则邪入焉。其卫气日下一节，则不当风府，奈何？岐伯曰：风府无常，卫气之所应，必开其腠理，气之所舍节，则其府也。

黄帝曰：善。夫风之与疟也，相与同类，而风常在，而疟特以时休，何也？岐伯曰：风气留其处，疟气随经络，沉以内搏，故卫气应，乃作也。帝曰：善。

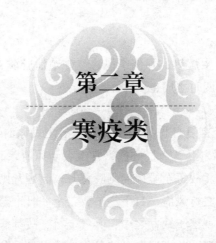

第二章

寒疫类

《伤寒论》四诊类编

一、望诊

（一）望神

1. 嘿嘿

嘿嘿同默默，即表情沉默，不欲言语，条文有96、97、339条。96、97这两条均为少阳受邪，肝胆气郁，疏泄不利而致情志抑郁。嘿嘿为少阳病的主要症状之一，治疗以小柴胡汤和解少阳，宣通气血。339条为热厥轻证，因阳热内郁，气机不利，郁热扰心所致。

2. 郁郁

郁郁指表情沉默，兼有心中郁闷不舒，条文有103、123两条。103条是少阳病误下后，柴胡证仍在，先服小柴胡汤，但病未解，热邪郁遏于内，少阳气机不利，失于疏泄，所以出现郁郁。123条为有阳明病过用攻下之法，邪热乘虚客于胸中，邪热扰心所致。

3. 但欲寐

但欲寐指精神萎靡不振，神志恍惚昏沉，呈似睡非睡状态。条文有281、282、300条。但欲寐为少阴病的主要症状之一，为心肾阳虚，阴寒内盛，神失所养而致，提示病情危重，正气衰竭。

4. 多眠睡

《伤寒论》在第6条有"多眠睡"的记载，在268条有"但欲眠睡"的记载。第6条为温病误用发汗法，使邪热鸱张，热伤气阴，火热扰乱神明所致。268条为三阳合病，里热亢盛，热扰神明所致。

5. 不识人

不识人是对人物认识产生障碍的意识模糊状态。《伤寒论》在第212条记载了"不识人"的症状。伤寒或吐或下后，病不解，津伤化燥，邪入阳明，而成腑实证，其重者，阳明浊热循经上扰神明，热盛神昏而致不识人。

6. 循衣摸床

循衣摸床是患者意识障碍时，两手不自觉地作出沿衣被、床帐反复摸弄的动作，又称捻衣摸床，多属于热病的危重症状。《伤寒论》在111、212两条中记载了循衣摸床。前一条为太阳中风误以火劫发汗，风火熏灼，耗伤阴津，津亏液竭，心神失养所致。后一条为伤寒或吐或下后，病不解，津伤化燥，邪入阳明而成腑实证，其重者，热极伤阴，津亏液竭，心神失养而致循衣摸床。循衣摸床属于失神，示病情严重，预后不良。

7. 恍惚心乱

恍惚心乱是指神识昏惑，慌乱不安，《伤寒论》在88条论载了恍惚心乱。心主血，汗为心之液，平素汗出过多的人，阴血阳气不足，若再发汗，则不仅伤阳，亦必损阴，致阴阳两虚，心失所养，心神无主，神气浮越，故恍惚心乱。

8. 惊惕

惊惕多指精神受外界刺激突然出现恐惧不安，《伤寒论》在6、107、119、264条记载了惊，在212、221条中记载了惕。第6条是温病误用发汗后，出现风温变证，再次误用火攻使邪热亢盛，热扰心神，而出现惊恐不安。第107条是伤寒误下，邪入少阳，少阳相火上炎，加之胃热上蒸神明被扰，故惊。第119条是太阳伤寒，误用温针，发汗太过，汗为心之液，心虚热入，热扰心神而致。第212条是伤寒或吐或下后，病不解，津伤化燥，邪入阳明而成腑实证，其重者阳明浊热循经上扰心神而致惊惕不安。第221条是阳明热证误用温针发汗，热势更甚，心神被扰故惊惕不安。第264条是少阳中风误用吐下，耗伤气血，邪热乘虚扰心故惊惕。

9. 狂

狂是以躁扰不宁，呼号怒骂，打人毁物，不避亲疏为特征的精神失常状态。《伤寒论》有五条记载了狂，其中106、124、125三条是太阳蓄血，血热互结，上扰神明所致；115条为火疗发汗，心阳受损，心神浮越所致；192条为阳明燥热，上扰神明所致。

10. 躁、躁烦

躁是以扬手掷足，扰动不安为特征的症状，多伴有意识障碍，为他觉症状，多出现在阳气衰亡，病情危重的阶段。躁可兼烦，故放在此处论述。《伤寒论》中有十二条原文记载了这个症状。110条为表邪未解，里热已盛，热扰心神引起躁动。111条为太阳中风误以火劫发汗，风火熏灼，耗伤阴津，津亏液竭，心神失养，神志错乱而躁扰，提示正气大伤，病情严重，预后不良。114条是太阳病误用火熏发汗而不得汗，邪热更甚，阳热郁闭，不得外越，内扰心神而致狂躁不安。221条是阳明热证，误用汗法，伤津助热，燥热上扰心神致躁动不安。298条是少阴病，阴寒内盛，阳气外脱，神魂失藏而躁，提示病情十分严重，预后凶险。338条脏厥证，真阳将绝，阳欲外脱，心神无依而躁动不安，提示病情险恶，预后不良。344条阴寒内盛，阳气将绝，虚阳外越，心神无依而躁，提示病情危重，预后凶险。4条、269条是病邪由表入里化热，里热炽盛，热扰心神而躁烦。48条太阳病发汗不彻，阳热内郁不得越，热扰心神而致躁烦。134条太阳病表证误下，邪气入里化热，邪热扰心而致躁烦。296条为少阴病，阴寒内盛，阳气将绝，虚阳外越，神不守舍故躁烦，提示病情危殆，预后凶险。

11. 卧起不安

卧起不安指辗转反侧，欲卧又起，坐卧不安，反复颠倒的病理状态，条文有76、79、112条。76条为伤寒发汗、吐下之后，无形邪热郁于胸膈，心神被扰故反复颠倒。79条为伤寒下后，表邪入里化热，郁于胸膈，滞于脘腹之间，邪热扰心故卧起不安。112条为伤寒误用火疗强迫发汗，心阳受损，心神浮越故卧起不安。

（二）望皮肤

1. 身黄

《伤寒论》中的身黄，是指身体或兼面目发生黄染的症状，而非仅指黄疸病的发黄。根据发病机理的不同，可以将十六条原文记载的身黄分为四类：属于湿热发黄的有134、199、206、231、236、260、261、262八条，属于寒湿发黄的有98、187、259、278四条，属于火逆发黄的有6、111、200三条，属于瘀血发黄的有125一条。

2. 核起而赤

核起而赤指烧针后，进针处出现红色硬结，高出皮肤。《伤寒论》在117条中记载了这个症状。烧针后，汗出过多，损伤阳气，针处被风寒侵袭，局部气血凝滞，故烧针处有红色硬结。

3. 肉上粟起

肉上粟起指皮肤上粟状突起。141条邪在表应以汗解，反灌以冷水，水寒之气郁遏阳气，肌腠收缩，气血凝滞而出现肉上粟起。

4. 身体枯燥

身体枯燥指气血津液虚竭，不能滋养肌肤筋脉而出现身体肌肤干燥，色泽枯槁不荣。111条太阳中风误以火劫发汗，伤津耗气，肌肤失去濡养而出现身体枯燥。

(三)望形态

1. 虚羸

虚羸指形体虚弱、消瘦。397条伤寒病后，因津气损伤，不能滋养形体而致虚羸。

2. 痿

痿是指肌肉枯萎不荣，四肢痿软的病证。160条伤寒吐下后，再加发汗，气虚津液大伤，肢体筋脉失去濡养，久而成痿。

3. 身蜷

身蜷是指卧时蜷曲成团，喜加衣被的症状。《伤寒论》在288、289、295、298四条中，记载了这个症状，均为少阴病，肾阳虚衰，不能温养周身所致。

4. 叉手自冒心

叉手自冒心指双手交叉扪按于心前。《伤寒论》在64、75两条中记载了这个症状，均为汗出过多，损伤心阳所致。

5. 振栗

振栗指身体寒战、颤抖。《伤寒论》有四条原文记载了振栗，其中60、87两条是因误汗后，阳虚不能温煦肌肤所致；94、110两条是因正邪之争剧烈所致。

6. 身为振振摇

身为振振摇是身体振振然，不自主地摇晃、颤动，《伤寒论》中见于67条；振振欲擗地是身体振振然颤抖，站立不稳，有倒于地的倾向，《伤寒论》中见于82条。67条为伤寒误用吐下之后，病不解而水停心下，再误用发汗时阳气更虚，水气外溢，经脉失于濡养所致。82条因太阳病，汗不得法，损伤阳气，导致肾阳虚，水气泛溢表里，筋脉失于温煦而为。

7. 不可转侧

不可转侧是指身体困重，不能自行转侧，《伤寒论》107、174、219三条记载了这个症状。107条伤寒误下，正气受损，邪入少阳，少阳枢机不利，阳气内郁而不得宣达，经气不利，故不可转侧。174条风湿相搏于经脉肌肉，气血运行不畅，故不能自动转侧。219条三阳合病，邪热弥漫，三阳经气不利故难以转侧。

（四）望头面、五官

1. 额上陷脉急紧

额上陷脉急紧是指额部两侧凹陷处（相当于太阳穴）的动脉拘急。86条平素经常鼻出血的人，阴血亏虚，虽有表证，不可用辛温发汗，若发汗则重伤阴血，血不能濡养筋脉，故额上陷脉急紧。

2. 面垢

面垢是指面部看上去如蒙尘垢，而不洁净。219条三阳合病，邪热偏于阳明，足阳明经行于面部，阳明邪热上熏于面部故面垢。

3. 面赤

面赤是指颜面部皮肤发红，多表示热证。但热有真假虚实之别，根据发病机理的不同，可以将《伤寒论》五条原文记载的面赤分为两类。属于阳气怫郁的有23、48、206，属于阴盛格阳，虚阳浮越的有317、366。23条太阳病，表邪不解，阳气怫郁在表，不能宣发，故面色红。48条二阳并病，太阳、阳明之邪郁而未解，阳气怫郁在表不得越，故面部持续发红。206条阳明经循行于面部，阳明邪热郁于肌表，阳气怫郁不得外泄，故满面通红。317条少阴病，阴盛格阳，虚阳浮越于外，故面色泛红如妆，无光泽，游移不定，与阳明病满面通红不同。366条厥阴下利，下焦虚寒太甚，虚阳浮越于上，故其面戴阳，面色微红如妆。

4. 面黄

面黄在《伤寒论》153条中记载，为太阳病误治气血亏虚所致。

5. 目赤

目赤在《伤寒论》264条提到。目为足少阳经脉所过，少阳中风，风火循经上扰清窍，故目赤。

6. 目瞑

目瞑指闭目，不喜强光刺激，见于46条。伤寒表实证，服麻黄汤后，正气得药力相助，驱邪外出，正邪之争剧烈，故目瞑。

7. 目中不了了、睛不和

目中不了了、睛不和是指目睛昏暗无神，不清爽，目光呆滞凝视，转动不灵活，见于252条，为阳明燥热耗伤阴精所致，为疾病危重症状。阳明燥热内实，劫迫脏腑阴精，阴精大亏，不能上荣于目，目失濡养故目中不了了、睛不和，治疗当急下存阴。

8. 直视

直视是指两目发呆，视物转动不灵，6、86、210、212四条中有记载。6条为温病误用发汗，形成风温变证，热炽阴伤，若被误下，重伤津液，津伤热炽，肝失濡养，肝风内动故目直视。86条为素患鼻衄之人，多有阴血亏虚，再用汗法，更伤阴血，血虚则目失濡养故直视。210、212两条均为肝肾阴精被邪热所耗，不能上养于目，目失濡养所致，提示病情危重，预后不良。

9. 耳前后肿

耳前后肿是指耳廓周围肿胀。足阳明经行于耳前，足少阳胆经抵头循头角，下耳后，231条为阳明少阳两经受邪，邪热壅聚不散，故耳前后肿。

10. 口伤烂赤

口伤烂赤是口舌生疮，红肿腐烂。335条为邪热深伏之热厥，本应攻下邪热，而反用发汗的方法，助热伤津，火热熏灼口舌，故口舌生疮腐烂。

11. 咽中生疮

咽中生疮是指咽部有疮疡，肿胀，破溃，腐烂。《伤寒论》在111和312两条有记载，均为邪热灼伤咽部所致。

（五）望躯体、四肢

1. 项强

项强是指颈项部肌肉强直不柔和，活动不利的样子。《伤寒论》中有九条记载了项强。项强为太阳病的主症之一，所以九条全部出现在太阳病篇。1、14、31条为风寒外袭太阳经，经气运行不利故项强。28条水气内停，向外浸渍于肌表，太阳经表之气运行不利，经脉失于濡养故项强。98条脾阳素虚兼外感风寒，误下后，表证未解，太阳经气运行不利故颈项强。99条三阳同病，三阳经均循行于颈项，经气运行不利故颈项强。135条水热互结于胸膈，气血津液运行受阻，且病位偏上，项部经脉失去气血津液的濡养故项强。147、171条为太阳、少阳并病，太阳表邪未解，经气运行不利故项强。

2. 身肿

身肿指身体水肿，《伤寒论》在175、395两条有记载，为水湿之邪，泛溢肌肤所致。

3. 四肢拘急

四肢拘急是指四肢筋脉拘挛，屈伸不利，可伴有疼痛，重者可出现抽搐。《伤寒论》中有七条原文记载了这个症状。6条是温病误用发汗形成风温变证，再误用火疗，更加助热伤津，阴津耗竭，筋脉失去濡养，故四肢痉挛抽搐。20条太阳病发汗太过，阳虚津伤，四肢筋脉失去阳气的温煦与阴液的濡养，故四肢拘挛，难以屈伸。29、30两条均为太阳表证兼阴阳两虚，误用汗法，重伤津液，筋脉失去濡养，故脚挛急而两胫拘急。388、390条霍乱吐泻过度，阴液耗损较重，阴阳两虚，筋脉失去温煦和濡养。392条阴阳易之病，精气受损，毒热内扰，筋脉失去濡养。

（六）望舌

《伤寒论》中论述舌象的条文不多，仅七条，如129条"舌上白滑胎者"，130条"舌上胎滑"，137条"舌上燥"，230条"舌上白胎"等，但也是必不可少的内容，应引起重视。现将舌象分析如下：

1. 舌上干燥

舌上干燥指舌苔面干燥少津。137条热实结胸重证，邪热与水饮互结胸膈，致津液不能上布滋润于舌，故舌上燥。68、222这两条均是阳明里热亢盛，津液损伤较重，不能上滋于舌面。

2. 白滑苔

129、130两条是阴寒内盛，阳气衰微，水湿不化，寒湿凝聚于舌面而致白滑苔，是脏结的主要症状之一，又是结胸与脏结的重要区别点。

3. 白苔

白苔是由于胃气上熏，凝结于舌而成。230条阳明少阴同病，邪虽未必全在于表，却还不曾尽入里，而偏于半表半里，热入未深，故舌苔白。

4. 舌上苔

舌上苔出现在《伤寒论》221条，以方测证，舌上苔应该指舌苔薄而微黄，或黄白相间，为阳明热证误下，邪热乘虚入胸膈，无形邪热郁于心胸未成腑实故舌苔薄黄。

（七）望排泄物

1. 衄

衄在《伤寒论》中多指鼻衄，即鼻出血，共有八条原文记载了衄。46条为服麻黄汤后，阳气郁闭较重；47条为太阳伤寒，外邪束表，阳气闭郁较甚。均因不得汗解而内逼营血，损伤阳络而鼻衄。因血汗同源，衄可代汗载邪外出，故衄后病解。55、56条为外感风寒，阳气久郁于表，阳热过重，迫血妄行，伤及阳络故衄，但衄后病不解。

111条太阳中风，误以火劫发汗，风热相熏灼，热盛迫血妄行，故衄血。202、227条均为阳明病邪热亢盛，不能泄越，而入血分，迫血妄行，伤及血络而衄血。294条少阴病强发其汗，内伤阴血，外耗阳气，而阳气大伤，血失统摄，随虚阳上涌而妄动，形成下厥上竭的危重证候，预后凶险。

2. 吐血

吐血在《伤寒论》中仅见于115条，为火逆动血所致。

3. 吐脓血

吐脓血在《伤寒论》19、357、376三条中有记载。19条素体热毒壅盛而患有内痈，服桂枝汤后，辛温助热，使病情恶化，内痈破溃而吐脓血，提示内热壅盛者禁用桂枝汤。357条伤寒大下后，邪陷于里，阳郁化火，灼伤肺络而致吐脓血。376条素体内热壅盛，久则气血腐败，蕴而成脓，正气驱邪外出而致呕脓血。

4. 吐蛔

吐蛔在《伤寒论》89、326、338三条中记载。89条中焦脾胃虚寒之人，再用汗法，更伤脾胃之阳，致胃肠寒冷，蛔虫因寒而动，随吐逆而出。326、338条病人素有蛔虫寄生，因上热下寒相格拒，进食后因饮食气味引发蛔虫扰动，使胃失和降，上涌作吐，故吐蛔。

5. 吐涎沫

吐涎沫在《伤寒论》378、396两条中有记载，为胃中虚寒，津液不化所致。378条肝胃虚寒，396条为中焦虚寒，脾失健运。

6. 小便色白

小便色白记载于《伤寒论》282、339两条中，282条为肾阳虚衰，不能制水所致；339条为邪热已去，津液得复，提示病情好转。

7. 大便色黑

大便色黑在《伤寒论》237条记载，为阳明蓄血，离经之血入于肠道故大便色黑。

8. 便血

便血亦称下血，指血从前阴或后阴而出，《伤寒论》共有七条，其中106条为瘀血所致，84、114、140、216、293、339条均为热迫血妄行所致。

9. 便脓血

便脓血在《伤寒论》中有八条原文记载，其中306、307为下焦虚寒，滑脱不禁所致；258、308、334、341、363、367则均为邪热过甚，血热蒸腐为脓所致。

10. 自利清水、色纯青

自利清水、色纯青指泻下物为青黑色污水，其气臭秽异常，不挟粪便，下而不爽，为热结旁流之下利。321条少阴热化，邪并阳明，燥屎内结，热迫津液下注旁流故自利清水、色纯青。

11. 下利清谷

下利清谷指大便泄泻，排出含有不消化食物残渣的粪便。《伤寒论》中有八条原文记载了这个症状，多为脾肾阳虚，寒湿内盛，水谷不化所致。158条表证本应汗解，而反下之，损伤脾胃，脾胃虚弱，不能腐熟水谷，转运失常，水谷不别，下趋大肠故下利完谷不化。364、366条脾肾阳虚，不能温化腐熟水谷，故下利清谷。91、225、389条伤寒误下或霍乱吐泻过度，使脾肾阳衰，阴寒内盛，不能腐熟与运化水谷而致。317、370条脾肾阳虚，阴寒内盛，水谷不化故下利清谷，且兼有阴盛格阳之证。

二、闻诊

（一）听声音

1. 谵语

谵语是指神志不清，胡言乱语，声高有力，多为热扰心神所致。《伤寒论》有二十七条原文记载了这个症状。29、30、105这三条均为伤寒阳热过盛，邪传阳明，津伤化燥成实，浊热上扰心神。213、214、374条为阳热过甚，热盛伤津，燥屎内结，浊热上扰心神。212、215、217、220条为阳明里实燥结，邪热亢盛，热扰心神，兼表证者。143、145、216条妇人经水适来，血室空虚，热入血室与血搏结，血热上扰心神。210、219、108条阳明邪热亢盛，伤津化燥成实，浊热上扰心神，或兼有肝旺乘脾者。107条伤寒误下，正气受损，邪入少阳，少阳相火上炎，加之胃热上蒸，神明被扰，故谵语。142条太少并病，误用汗法，助热伤津，热邪亢盛，上扰心神。211条发汗太过，阳亡阴脱，心气散乱，神明无主，故谵语。218、221、265三条均为误用汗法，邪热更盛，伤津化燥成实，浊热上扰心神。267条少阳病误用吐下发汗，津伤化燥，邪及阳明，阳明胃热，上扰心神。110、111、113、284四条均为误用火法，邪热炽盛，上扰神明。

2. 郑声

郑声是指神志不清，语言重复，声音低弱，时断时续。210条为精气耗竭，正气亏虚，心神无主故郑声，为危重症状。

3. 语言难出

语言难出又称失音，指发声困难，不能说话。6条温病误用发汗法，使邪热亢盛，热盛神昏故语言难出。312条邪热痰浊，壅结咽部，阻塞气道，使声门不利，加之局部肿胀疼痛，故不能语言，声不出。

4. 语言必乱

语言必乱指精神错乱，语无伦次，狂躁妄言。217条阳明里实燥结兼风邪在表，表邪未除而过早泻下，使表邪内陷，里热更甚，热扰神明故语言必乱。

5. 鼻鼾

鼻鼾在《伤寒论》中指高热神昏所致的鼾声不绝的状态。第6条温病误用发汗，邪热更甚，邪热壅肺，呼吸不利，故鼻息必鼾。

6. 鼻鸣

鼻鸣指鼻塞时呼吸不利发出鸣响声。肺合皮毛，肺气上通于鼻，12条外邪犯表，肺气不利故鼻鸣。

7. 咳

咳是临床上一个常见症状，为肺失宣肃，肺气上逆所致。40、41条伤寒兼水饮内停，水寒射肺，肺失宣降。96条邪客少阳，三焦气化不利，水饮内停，寒饮犯肺，肺寒气逆。316条肾阳虚不能制水，寒水上逆犯肺，肺寒气逆。318条阳气郁遏，气机不畅兼肺寒气逆。319条少阴病，阴虚有热，水气不化，上逆犯肺。197条阳明中寒，饮留中焦，寒饮上逆犯肺。198条阳明病里热炽盛，热邪上逆犯肺，肺失宣降。284条少阴病，有寒化证与热化证之不同，寒化证可因阳衰阴盛寒水不化，上逆犯肺而咳，热化证可因阴虚有热，水气不化，上逆犯肺而咳，两者均为里虚证，禁用火法强迫发汗，否则可因阴液耗损，心神浮越而致谵语。

8. 喘

《伤寒论》有二十一条记载了喘。根据原文的描述情况可分为：喘34、35、36、40、63、75、162、208、221、235、242条，微喘41、43、111、189、362、212条，喘满210、218条，息高299条，35条为伤寒表实证。36、235两条为太阳阳明同病而偏于太阳为主，均因风寒袭表，肺气失于宣降，肺气上逆所致。40、41条太阳伤寒兼水饮内停，水寒射肺，肺气上逆故喘。18、43条素有喘疾，因外感风寒而诱发或太阳病误下后，表邪入肺均引起肺失宣降，肺气上逆。34条桂枝证误下后，邪热内传，里热壅盛，上蒸于肺，肺失宣降。63、162条太阳病，治不得法，发汗或下后，邪热内陷，肺热壅盛，肺失肃降。242条肺与大肠相表里，燥屎内结，腑气不通，致使肺气不降而上逆。189、208、212、218、221条均为阳明胃热壅盛，腑气不通，影响肺气肃降，肺气不利。75条发汗后，胃中干燥，只能少少饮水，过多则水饮停胃，上逆于肺而喘。111条太阳中风，误以火劫发汗，邪入阳明，燥热内结，腑气不通，肺失肃降故喘。210、362、299条均为肾气衰竭于下，肾不纳气，肺气上脱而喘，提示病情危重，预后凶险。

9. 少气

少气指呼吸微弱声低，气少不足以息。76条汗、吐、下之后，正气受损兼余热扰于胸膈，邪火伤气。392条阴阳易病，肾精外泄，精气不足，兼邪热伤气。397条伤寒解后，气液两伤，余热未尽，邪热伤气故少气。

10. 短气

短气指呼吸气急而短促而不相接续。48条二阳并病，发汗不彻，邪郁肌表，内迫于肺，肺气不利。134条太阳表证误下，邪热内陷与有形实邪结于胸膈，胸中气机受阻。152条饮停胸胁，阻碍胸中气机，肺气不利。175条风湿相搏兼表里阳虚，气血运行不利。208、231条阳明里热亢盛，气机壅滞，肺气不利。

11. 哕

哕即呃逆，指有气上逆于咽喉而出，发出一种不由自主的冲激声音，声短而频。98条脾虚失运，寒饮内停之证，误用小柴胡汤，脾胃更虚，虚不受纳故进食后出现呃逆。209条脾虚误下，脾胃更虚，运化失司，饮水后，胃失受纳而上逆故饮水后出现呃逆。226条胃中虚冷，饮水后，难以温化，水饮积留，胃失受纳而上逆故饮水后出现呃逆。231条少阳、阳明两经同受邪扰，少阳枢机不利，阳明郁热，胃气不降故常常出现呃逆。381条实邪内结，中焦气机不利，胃气上逆故呃逆。111、194、232、380条经吐、下、发汗等法误治后，阳气极虚，胃阳衰败，胃中寒冷，气逆不降故呃逆，提示正气衰败，预后凶险。

12. 噫气

噫气即嗳气，指胃中似有气上冲，微有声响，声长而缓。157条伤寒汗出后，脾胃虚弱，运化失常，水饮内停，致脾胃升降气机逆乱，浊气不降，故嗳气。161条伤寒误用汗、吐、下后，表证虽解，但脾胃受损，运化失常，痰饮内生，痰阻气滞，胃失和降，故嗳气频作。

13. 干呕

干呕指有声无物，为胃失和降，胃气上逆所致。12条太阳中风，外邪犯胃，胃失和降，气逆于上。40条外感风寒兼水饮内停心下，胃失和降，胃气上逆。158条误下后，损伤脾胃，外邪乘虚内陷，寒热错杂，脾胃升降失常，胃中虚气上逆。266条邪入少阳，枢机不利，胃气不和而上逆。152条饮停胸胁，胃失和降而上逆。378条肝寒犯胃，胃失和降，浊气上逆。324条少阴病，膈上有寒饮，饮邪犯胃，胃失和降故干呕。315条少阴病阴盛戴阳证服白通汤后，发生格拒，阴寒之气上逆于胃。317条少阴病阴盛格阳，寒饮上逆犯胃，胃失和降故干呕。

14. 呕吐

呕吐指有声有物。96、97、104、149、230、379条邪入少阳，胆火内郁，胆热犯胃，胃失和降。103、165条邪入少阳，少阳郁火内迫阳明，里气壅实，升降失常，胃气上逆。146条邪郁少阳兼外症未解，胆火内郁犯胃，胃失和降。33条表邪不解，内迫阳明，胃失和降而上逆。172条太少合病，少阳郁火，内迫阳明，胃失和降。76条发汗、吐、下之后，余热留扰胸膈，热邪犯胃，胃失和降。316条肾阳虚不能制水，寒水上逆于胃，胃失和降。319条少阴病，阴虚有热，水气不化，上逆于胃，胃失和降。338条病人体内素有蛔虫寄生，进食后因饮食气味引发蛔虫扰动，使胃失和降，上涌而呕吐。377条阳气衰败，阴寒太盛，寒邪上逆于胃，胃失和降。3条太阳病寒邪束表，卫郁不宣，胃失和降，上逆而呕逆。17条平素嗜酒之人多湿热内蕴，服用桂枝汤等辛甘温之剂后，湿热壅滞更甚，使胃气上逆而呕吐，提示湿热内蕴者禁用桂枝等辛甘温之剂。110条太阳病误用熨法，大汗出，邪热入胃，胃失和降。98条脾虚失运，寒饮内停，饮逆于胃，故饮水愈多，水停愈甚而呕出。152条太阳中风，外邪引发内在的停饮，饮邪上逆于胃，胃失和降。197条阳明中寒，水饮内停，寒饮上逆，胃失和降。204条伤寒呕吐频繁，多为胃失和降，胃气上逆所致，病位偏上，病势向上，不可逆其势而用攻下之法。243条原属上焦有热，胃气上逆致食谷欲呕者，服用辛温的吴茱萸汤后，热势更甚，呕吐更剧烈。185条太阳表邪入里，胃热壅盛，胃失和降。

339条热厥证，阳热内郁，郁热传里，胃失和降。325条少阴病，阳气虚衰，阴寒内盛，浊阴上逆。384、382这两条均属霍乱，呕吐是霍乱的主要症状之一，多由饮食不洁，寒温失调，或感疫疠之邪，伤及脾胃，中焦气机升降失常，浊阴之邪上逆所致。

15. 腹中雷鸣

腹中雷鸣指肠鸣音亢进，发出鸣响声。《伤寒论》有两条原文记载了腹中雷鸣，为脾胃不和，寒热错杂的痞证的症状之一。157条伤寒汗出后，脾胃虚弱，水饮内停，脾胃升降逆乱，清气不升，水气偏走于大肠；158条误用下法，损伤脾胃，不能腐熟水谷，转运失常，水谷不化，下趋大肠，故腹中雷鸣。

16. 转矢气

矢气俗称放屁，指肛门排出气体。矢气的有无是判断腑气通与不通的标志。《伤寒论》有四条原文记载了这个症状，常用是否转矢气辨明阳明腑实是否已成，以及是否可用大承气汤攻下。209、214条阳明病，服用小承气汤，若燥屎已成，则属病重药轻，燥屎未动而气先行，出现矢气的现象。358条伤寒四五日，邪气传里，但邪气不得停聚，随水谷之气下行，故矢气较多，可伴下利。384条霍乱吐利止后，津伤化燥，胃肠失调故虽有矢气而大便仍不利，治疗时不可贸然攻下，待津液恢复，大便可自通。

（二）嗅气味

《伤寒论》在嗅气味方面的记载较少，只有记载"食臭"一条。157条，指嗳气时带有宿食不化的酸腐气味。因伤寒汗出后，表证虽解，但脾胃虚弱，里气不和，传化失司，不能腐熟水谷，饮食停滞，久则腐败化臭故出现食臭。

三、问诊

（一）问寒热

1. 恶寒发热

《伤寒论》中有十四条原文记载了恶寒发热并见。7条外邪侵袭，正气不衰，阳气尚旺，抗邪有力，故发热恶寒并见，为阳证；若阳气虚衰，阴寒极盛，则无热恶寒，为阴证。23、25、27条均有发热恶寒，热多寒少，为病久邪微，正气欲抗邪外出，而邪郁不解，正邪交争较为轻缓所致。其中23条表郁较重；25条发汗后，表郁较轻；27条表郁兼里热。143条妇人中风，经水适来，邪郁于表，故发热恶寒。144条妇人中风，逢经水适断，热入血室，与血相结，气血运行不畅，正邪分争故寒热发作有时。146条伤寒六七日，表证未解，风寒之邪仍在肌表故发热微恶寒。120、134、153、189、208、224、383七条均为外感风寒之邪，邪正交争于表，故恶寒发热并见。

2. 但寒不热

（1）恶寒：属表证恶寒在《伤寒论》有七条原文。1、3、98条外感风寒，风寒外束肌表，卫阳被遏，不能温煦肌表故恶寒。164条为伤寒大下后，再发汗，表邪未尽，故仍恶寒，而234条阳明病兼有风邪在表，也可出现恶寒。148条伤寒五六日，阳郁在里，但外邪未除，表证仍在，故微恶寒。183条阳明经表初感外邪，寒邪伤阳，肌表失于温煦故恶寒。寒邪入里化热后，恶寒将消失。 属阳虚恶寒在《伤寒论》中有十四条原文。3、288、289、295、298、304、353、385条论述了少阴病或霍乱导致阳气虚衰，阴寒独盛之恶寒。23、29条均为太阳表阳虚证，卫外不固，不能温煦肌表故恶寒。70条发汗后，阳气损伤太过；22条误下后，胸阳受损，阳虚生寒；68条太阳表证发汗太过，阳气受损；155条热痞兼有表阳虚证，卫阳不能温煦肌表，皆可出现恶寒。

（2）恶风：《伤寒论》中有十二条原文记载了这个症状。2、12、13、14条风邪袭卫，不能"温分肉"，且汗出，腠理疏松故恶风。31、35条风寒外束，卫阳被遏，失去温煦之职故恶风。99条三阳同病，太阳表邪未罢故恶风。20、38条为表阳虚则卫外不固，且不能温养肌表故恶风。110条太阳病，误用熨法，大汗伤阳，阳虚不温养四末，故足下恶风。168、169条阳明里热太甚，汗出过多，津气两伤，且汗出后肌腠疏松，不胜风袭故恶风。

3. 发热

《伤寒论》中记载的条文较多。3、16、40、41、46、47、54、74、95、145、170、185、386条为太阳病之发热；149、165、265、379、394条为少阳病发热；221、227、223、236、257条阳明热盛于内，蒸腾于外而致发热；56、70、209、212、253条均为阳明燥实内结，里热向外透发而发热。6、113条为外感温邪，温为阳邪，阳盛则热。206、261条邪热入里，与湿相合，湿热郁蒸故发热、身黄。82条太阳病发汗太过，误汗内伤少阴，肾阳被伤，虚阳外越故发热。92、301条少阴阳虚兼太阳表证，而出现发热。335条热邪深伏，阳气内郁而致热厥，热邪向外透发，故发热。331、332、334、336、341、342条为厥热胜复证，阳气来复则发热，提示正气恢复，病情好转。365条下利若脉微弱数，提示邪衰正复，虽有发热，热必不甚，故预后较好。344、345、346、348条均为阴寒内盛，虚阳浮越于外而发热，提示病情危重，预后凶险。

4. 壮热

壮热指高热持续不退，不恶寒反恶热，为阳明病阳热内盛，蒸腾于外所致，见于115、182、183、221、248条。

5. 潮热

潮热是指发热如潮汐之有定时，即按时发热，或按时热甚，多为阳明腑实燥结所致，见于104、137、201、208、209、212、214、215、220、229、231、240条。其中104、137、212、240四条为日晡潮热，在阳明经气最旺的日晡（下午3～5时）发热明显或热势更甚，又称阳明潮热。

6. 微热

微热指发热不高，仅自觉热，时间较长。12、28、192条为翕翕发热，指发热较轻，犹如羽毛覆盖在身上一样温温发热，前两条属太阳中风之发热，192条为阳明病风湿相搏，正气奋起抗邪外出。71条太阳病，发汗后，邪气随经入腑，导致蓄水证，而表邪未解，故微热。242条胃肠燥屎内结，邪热深伏于内，难于外发，故微热。361条厥阴下利，阴寒渐退，阳气来复故微热，提示正气渐复，能驱邪外出，病将自愈。

7. 身热

身热指病人自觉身体发热。78、80条伤寒下后，表邪内陷入里化热，郁于胸膈，郁热向外透发故身热不去。96、99条邪入少阳，而太阳表邪未罢，故身热，病变以少阳为主。6条温病误用辛温发汗，阳热充盛于体内故身灼热。182条阳明病，里热炽盛，蒸腾于外故身热。293条少阴病八九日，阳气来复太过，阳热亢盛而为一身手足尽热。366、373条阳气衰微，阴寒太盛，虚阳浮越于外，表现为身微热。

8. 手足发热

手足发热在《伤寒论》中有三条原文记载。30条服甘草干姜汤后，阳气恢复得以外达四末，故两足热。110条大便得利，津液得复，阳气下达，下肢得温故足心热。292条少阴病，阳虚不甚，阳气尚能通达四末，故手足发热，提示正能胜邪，预后较好。

9. 寒热往来

寒热往来指恶寒与发热交替发作，为邪正相争，互为进退所致，多见于少阳病半表半里证，见于96、97、266、136、147条。

（二）问汗

1. 汗出

《伤寒论》中记载单纯汗出有多种情况。2、13、14、95、244条太阳病，外感风邪，卫外不固，营不内守而外泄故汗出。34、63、162条表证误用下法，邪气入里化热，蒸津外泄故汗出。73条伤寒发汗之后出现汗出，但邪气循经入腑，形成蓄水证。36、334条厥阴下利，阳气来复，热蒸津液外泄，故汗出。165、183、208、220、221、236条阳明病里热亢盛，迫津外泄，故汗出。152条水饮内停，外溢肌肤故漐漐汗出。217条阳明腑实兼风邪在表，营卫不和，营不内守而外泄故汗出。82、364条误用汗法而汗出，汗后阳更受损而出现变证。38、155、300、325条阳虚卫外不固，营阴外泄，故汗出。175条风湿相搏，卫阳虚不能固表，营阴外泄，故汗出。93、240、245、366条邪气轻微，阳气来复，抗邪外出，邪随汗出而解。283、370、388、390条阴寒太甚，阳气衰微，不能固摄，故汗出，提示病情危重，有阴阳离决之势，预后凶险。

2. 漐然汗出

漐然汗出指汗出连绵不断的样子。185、188、208条太阳之邪传入阳明，阳明热盛，迫津外泄。191条四肢皆禀气于胃，阳明中寒，中焦阳虚，阳气不能外达，卫外不固。192条阳明病风湿相搏，正气充盛驱邪外出，风湿随汗出而解。230条阳明少阳同病服小柴胡汤后，三焦枢机得通，津液运行通畅，故周身汗出，邪解病愈。216条阳明病热入血室，刺期门泻邪热，热邪随汗出而解。

3. 大汗

大汗指汗出量多。20、25、71、110、208、234、245条为汗不得法，发汗太过而致大汗出，多因汗后引起各种变证。213、253条阳明病燥实内结，里热炽盛，迫津外出；224条阳明病胃热炽盛，迫津外泄，故汗出多。346、353、354、389条属亡阳之大汗。

4. 自汗

53、54条为营卫不和而自汗。29、120条为表阳虚证，卫外不固，营阴外泄，故自汗出。49、109条正气恢复后，气血充沛，津液自和而自汗出，病随汗而解。6条温病误用汗法之后，热邪更盛，蒸腾津液外泄，故自汗出。48、183、203、219、233条阳明病里热炽盛，迫津外泄而自汗。

5. 盗汗

134、201、268条均为里热亢盛，当入寐时，卫气行于阴分，里热得卫阳之助而更盛，蒸津外泄，故盗汗。

6. 战汗

战汗是邪正相争，病变发展的转折点。94条外感风寒，正气略虚，气血被郁，待正气恢复后，正邪交争剧烈，先寒战而后发热，驱邪外出，邪随汗出而解。101、149条柴胡证误下后，正气受损，但病证未变，服柴胡汤后，正气得药力之助，奋起与邪抗争，邪正交争剧烈故先颤抖、寒战，而后发热、汗出，病随之而解。

7. 头汗出

头汗是指只见头部或头颈部汗出。111、200条均为误用火法，热炽津伤，不能全身作汗，火热逼津从头部而出，故头汗出。219条三阳合病误用下法，使阴液竭于下，阳气无所依附而脱于上，津液外泄，故额上生汗。136条水热互结胸胁，不得外越，上蒸于头部，故头微汗出。147、148条热郁于内，不得外越，上蒸于头，蒸津外出，故头汗出。216条阳明病热入血室，血中之热不能透发于外而熏蒸于头，故头汗出。134、236条湿热相合，热邪不得外越，而熏蒸于头部，故头汗出，而身无汗。228条阳明热证，误用攻下，邪热内陷，热郁胸膈不得外散，郁热上蒸于头故头汗出。

8. 无汗

16、31、35、38、46、47、170、185、235条均为风寒束表，腠理闭塞，营阴郁滞，不得外泄故无汗。28条水气内停，营卫郁遏，水气不得外泄故无汗。199、231条阳明病，湿热胶结，湿性黏滞，热邪不得外越故无汗。110、114条太阳病，误用火法，火邪内郁，不能蒸津外出故无汗。334条厥阴下利，阳复太过，热邪内郁，不得蒸津外泄故无汗。196条素体津气亏虚，汗无化源，患阳明病后，热邪无以蒸津外泄故无汗。197条阳明中寒，中焦阳虚，无力作汗，294条少阴病阳气衰微，不能蒸津外泄，故无汗。

（三）问头部、五官

1. 喜忘

喜忘指记忆力减退，容易忘记以前所发生的事，又称健忘。237条阳明邪热与瘀血相结于下焦，血行不畅，心神失养故喜忘。

2. 头重

头重指自觉头部沉重，不欲抬举。392条阴阳易证，精气受损后，伤寒余邪由阴部传入，毒热由下向上攻冲，上扰清阳，故头重不欲举。

3. 头眩

头眩指自觉头脑有晕旋感，视物旋转动荡如坐舟车，或眼前如有花物缭乱。《伤寒论》中有十三条原文记载了相关症状，但描述不一，其中眩171一条，头眩67、82、195、198四条，目眩263一条，眼中生花392一条，冒93、242两条，眩冒142、160、297三条，郁冒366一条。67条伤寒误吐、误下后，脾胃受损，水饮内停，中焦清阳之气不能升腾于头目故起则头眩。82条太阳病汗不得法，内伤少阴，肾阳虚，水液泛溢表里，水气上冲故头眩。242条燥屎内结，浊热上扰头部，故头晕目眩，如有物蒙。198条阳明病，里热炽盛，热邪上扰头部故头眩。195条阳明中寒，受纳无权，饱食则饮食停滞，水谷不化，清阳不升故头眩。160条伤寒吐下发汗后，正气大伤，邪气内陷，与水饮搏结于中焦，饮邪上逆，故眩冒。147、171条太少并病，少阳胆火循经上扰头部，故头眩。263条少阳病，胆火循经上扰清窍，故目眩。392条阴阳易证，精气受损，伤寒余邪由阴部传入，毒热由下向上攻冲，熏扰清窍，故眼中生花。297条少阴病，阴精竭于下，虚阳无依而脱于上，故头眩，时时自冒，提示病情危重，有阴阳离决之势，预后不良。93、366条正气亏虚，阳气被邪气郁遏，清阳不能升达于头目，故头晕目眩，如有物蒙罩，待正气恢复，阳气通畅，邪随汗解而病愈。

4. 头痛

头痛是一个常见的症状，以太阳病中最多见。1、8、13、35、56、92、134、142条外感风寒，邪气束表，太阳经气运行不利，故头痛。28条水气内停致水气外发于表，太阳经表之气运行不利，故头痛。378条肝寒犯胃，浊气上逆，循经上攻头部，故头痛。383、386条霍乱兼外感风邪，经脉不利，故头痛。152条水饮内停胸胁，饮邪上扰清阳，故头痛。110条大便通畅时，津液恢复，阳气畅达，但由于阳气随大便骤然下达，使头部阳气乍虚，故头卓然疼痛。140条太阳病下之后，表邪未解，故头痛未止。197条阳明中寒，水饮内停，水寒之气上逆，直犯清阳，故头痛。265条少阳枢机不利，胆火循经上扰头部，经气不利，故头痛。

5. 耳聋

75条发汗太过，损伤心肾之阳，心肾阳虚，精气不能上注于耳，故耳聋。264条少阳中风，风火循经上扰清窍，清窍壅滞，故耳聋。

6. 鼻干燥

阳明经脉挟鼻而行，227、231条邪热郁于阳明经，灼伤津液，清窍不得濡润，故鼻干燥。

7. 咽干

83条咽喉干燥多为阴液亏损所致，不可用汗法再伤津液。29、30条太阳表虚证误用汗法，阴液更伤故咽中干。115条表实热证误用灸法，灼伤阴津，津不上承，故咽干。189、263条邪及少阳，胆火上炎，灼伤津液，故咽干。221条阳明胃热上熏咽喉，灼伤津液，故咽干燥。320条少阴经循行于咽喉，少阴病燥热内结，灼伤津液，肾阴受损，故咽干。

8. 咽痛

140条太阳病误下后，邪气传入少阴经，少阴经气不利故咽痛。198条阳明病里热炽盛，邪热犯肺，肺失宣降，故咳嗽、咽痛。283条少阴病，阴盛亡阳，虚阳循经上扰于咽，故咽痛。334条厥阴下利，阳复太过，邪热上灼咽喉，故咽痛。310条少阴病邪从热化，虚热上浮，循经熏于咽喉，故咽痛。311条客热中于少阴经，循经上扰咽喉，故咽痛。313条风寒邪气客于少阴经，邪闭咽喉，故咽痛。317条少阴病，阴盛格阳，虚阳上越，循经扰于咽喉，故咽痛。357条伤寒大下后，邪气内陷，阳郁化火，上扰灼伤咽喉，故喉咽不利。

（四）问睡眠

1. 嗜卧

37条病邪已去，正气来复，但尚未完全复常，身疲乏力而喜卧，提示病将愈。231条少阳阳明同时受邪，少阳枢机不利，水湿内停与热相结，湿热壅滞阻遏气机，清阳不升，故嗜卧。

2. 不得眠

不得眠又称失眠、不寐，以经常不易入睡，或睡而易醒不能再睡，或睡而不酣易惊醒，或彻夜不眠为特点。71条太阳病发汗太过，胃中津液亏损，胃热气燥，上扰心神，心神不宁故不得眠。76条伤寒汗吐下后，余热扰于胸膈，心神不宁故不得眠。86条素患鼻衄之人，多有阴血亏虚，再用汗法，更伤阴血，血虚不能养心，心神失安，故不得眠。61条误下后再发汗，使阳气大伤，而成阳衰阴盛之变证，白天人体之阳气得天阳之助与阴寒相抗争，故昼日烦躁不得眠。221条阳明热证，误以温针发汗，热势更甚，热扰心神故不得眠。319条少阴病，阴虚水热搏结，心神被扰，故不得眠。

3. 不得卧

不得卧指邪气扰动或心神浮越所致的卧起不安。139条饮停心下兼感外邪，正为邪阻，卧则气壅而愈甚，故不能卧，但欲起。242条燥屎内结，浊热上扰心神故不能卧。303条少阴病，肾阴虚，心肾不交，心火亢盛，热扰神明，故不得卧。300、344条阴寒内盛，格阳于外，虚阳浮越，神不守舍，故不得卧，提示病情危重，预后凶险。

（五）问胸胁

1. 心中懊憹

心中懊憹指自觉心胸中烦乱极甚，有无可奈何之感。76、221、228条为误治后，余热乘虚内陷胸膈，邪热扰心；134条表证误下，邪气内陷，与有形实邪结于胸膈，邪热扰心；199条阳明病湿热郁蒸，内扰心神；238条阳明病下后，仍有胃肠燥结，腑气不通，浊气上扰心神。

2. 胸满

胸满指自觉胸部有痞塞满闷感。21条太阳病误下，挫伤胸阳，胸阳不振，气机不利，故胸满。36条二阳合病，以太阳伤寒为主，风寒袭表，肺失宣降，肺气壅塞，故胸满。107条伤寒误下，邪入少阳，少阳经气不利，故胸满。264条少阳中风，风火循经入胸，经气不利，故胸中满。310条少阴虚热循经上扰于胸，气机不畅，故胸满。77条发汗攻下后，余热郁于胸膈，胸中气机不利，故胸中窒塞满闷。166条痰实阻滞于胸中，胸中气机不利，故胸中有痞硬感。210条阴精耗竭，阳无所依，肺气上脱，故喘而胸满。

3. 心胸疼痛

78条伤寒攻下后，表邪入里化热，郁于胸膈，气血运行不畅，不通则痛。123条太阳病吐下过度胸阳受损，邪热内陷，气机不通，故胸中痛。134条太阳病误下后，邪气内陷化热，与痰水互结于胸膈，气机不畅，不通则痛，故膈内拒痛。231条阳明少阳两经同时受邪，少阳经气不利，不通则痛，故心痛。326条厥脉病寒热错杂，肝郁化火，火热上扰心中，故心中疼痛，伴灼热感。

4. 心悸

49条表证误下，损伤阳气，心阳虚；102条心脾两虚，气血不足；177条心之阴阳两虚，气血不足；264、265条少阳病治疗宜和解，误吐、误下、误汗，耗伤气血；318条少阴病，心肾阳虚均可以导致心失所养而为心悸。

5. 胸胁满

胸胁满指胸胁部有胀满不适感，为少阳病的典型症状之一，见于96、99、104、147、229条，为邪入少阳，经气不利。339条热厥证，邪热不能透达，致厥阴经脉经气不利，故胸胁烦满。143条热入血室证，因血室血热互结，致肝之经脉不利，故胸胁下满。

6. 胁痛

37、140、231条邪入少阳，少阳经气不利，故胁痛。98条脾阳素虚，外感风寒，误下后，更伤阳气，阳虚不运，寒湿停滞于胁下，肝胆经气不利，故胁下满痛。152条饮停胸胁，阻碍气机，气机升降不利，不通则痛。160条伤寒吐下发汗后，正气大伤，邪气内陷，阻于中焦，脾胃气机升降失常，胁部气机亦受阻，故胁下痛。

（六）问腹部

1. 腹部悸动

腹部悸动指病人自觉腹部的心下、脐上、脐下等处悸动不安。64条汗为心之液，发汗过多，损伤心阳，心失所养，故心下悸，欲得按。65条发汗过多，损伤心阳，不能制伏下焦寒水之气，寒水之气逆而向上冲动，故脐下悸，欲作奔豚。82条太阳病汗不得法，内伤肾阳，肾阳虚衰，不能制水，水气上逆凌心，故心下悸。127、356条胃阳虚，水饮内停，水饮上逆凌心，故心下悸。96条邪客少阳，三焦气化不利，水饮内停心下，故心下悸。

2. 心下满

心下满指病人自觉心下膨满、憋胀。67条伤寒误吐、误下后，脾胃损伤，运化失司，水饮内生，停于心下，阻碍气机，故心下逆满。139条为素有寒饮停于心下，复感外邪，气机壅塞而致。148条阳微结证，热郁于里，气机不畅，故心下满。146条邪入少阳，经气不利，气机壅塞，故心下胀满，如有物支撑。355条痰食阻滞，胸阳被郁，气机不利，故心下满而烦。

3. 心下痛

心下痛指病人自觉心下胃脘部疼痛。28条水邪凝结于心下，气机阻滞，不通则痛，故心下满微痛。103条太阳病传入少阳，兼有阳明里实证，胃肠燥结，腑气不通而为。321条燥屎内结，腑气壅滞，不通则痛。135条水热结于胸膈，气血阻滞不通，故心下痛。

4. 气上冲

气上冲指患者自觉有气从腹部向上冲逆于胸咽。15条太阳病误下后，表证未解，正气尚旺，奋起向上、向外抗邪，故自觉有气上冲。67条伤寒误用吐、下之后，脾胃损伤，运化失司，水饮内生，胃失和降，水气上逆于心胸，故自觉有气上冲胸。117条烧针强迫发汗，损伤心阳，心阳虚损，下焦寒水之气乘虚上冲，故自觉有气从少腹上冲心。326条厥阴病寒热错杂，肝火循经上扰，故自觉有气上冲心胸部。392条阴阳易证，精气受损，邪由阴部传入，毒热由下向上攻冲，故热上冲胸。160条伤寒吐下发汗后，正气大伤，邪气内陷，与水饮搏结于心下，饮邪上逆，故气上冲咽喉。166条痰阻胸膈，正气驱邪向上外出，故气上冲咽喉不得息。

5. 腹满

腹满指病人自觉腹部有胀满不适感。66条素体脾虚之人，发汗太过，脾阳受损，脾虚运化无力，脾气壅滞，脘腹胀满。79条伤寒下后，表邪入里化热，郁于胸膈，滞于脘腹之间，气机不畅，故腹满。381条伤寒实邪阻滞，气机不畅，故腹满，治疗时根据邪阻之部位，选用利小便或通大便的方法，邪去病愈。208、249、255、322条为胃肠燥屎内结，腑气不通所致。189、219、221、231条为阳明病胃热壅盛于里，气机不畅而致。260条湿热郁蒸在里，腑气壅滞，故腹微满。108条伤寒，肝经受邪，肝经邪热亢盛，肝旺乘脾，脾虚气滞，故腹满。109条肝旺乘肺，肺失通调，饮水过多，水液停聚不得出而为腹满。195、273条脾胃虚寒，脾失运化，寒湿留滞，气机不畅，故腹满。372条虚寒下利兼表证，因脾肾阳衰，寒凝气滞而腹满。209、238、364条为误治后，脾阳受损，寒凝气滞而腹胀满。111条太阳中风，误以火劫发汗，胃肠津液亏少，腑气不通而腹满。123条太阳病过用吐下之法，邪热乘虚客于胃肠，腑气不通导致腹满。232条水湿无出路，水停聚于内，故腹满，提示肾气衰败，预后不良。

6. 腹痛

239、241、254条胃肠燥屎内结，阻滞气机，腑气不通，不通则痛，故腹痛。273、279条为脾虚气滞所导致，甚则可出现大实痛。100条中焦虚寒之人，复感外邪，邪入少阳，肝木乘脾土，故腹痛。96条少阳受邪，枢机不利，肝胆气郁，横逆犯脾，脾络不和，故腹中痛。173条上热下寒，胃肠中有寒邪，寒凝气滞，经脉不和故腹中痛。307、316、317、318条少阴病，阳虚阴盛，寒凝气滞，故腹痛。358条伤寒四五日，邪气传里，腹中气机不利，故腹中痛，若出现腹中转气，则大便自利。

7. 少腹满

少腹满指病人自觉少腹部满闷不适。40条水饮内停，气化不利，水液不能外出而停于少腹，故少腹满。126条伤寒表不解，邪气循经入里化热，与瘀血结于下焦，故少腹满。340条下焦阳虚，冷结膀胱，寒凝气滞而见。

8. 少腹痛

少腹痛指病人自觉少腹部拘急疼痛。106条瘀热互结于下焦，气血凝滞不通，故少腹部拘急疼痛。127条膀胱气化不利，饮水过多，水蓄下焦可致。167条脏结，阴寒凝结于肝经，寒性收引，牵引而痛，故痛引少腹入阴筋，提示病情危重，预后不良。392条阴阳易，阴精受损，毒邪内扰，筋脉失养，故少腹部拘急疼痛。

（七）问肢体

1. 身体疼痛

3、35、38、46、50、85条风寒袭表，寒性凝滞，经气运行不畅，故身疼痛。91、92、372、387条身疼痛为外感风寒，太阳经气不畅所致，属表证，又兼有里证，则治疗上应分清表里缓急。62条为发汗后，营气受损，筋脉失养，且表邪未尽，故身疼痛。174条为风湿相搏于肌表，经气血运行不畅，故身体疼痛。305条少阴病阳衰阴盛，且寒湿凝滞于经脉，经气运行不利，故身体痛。383、386条霍乱病兼风寒袭表，经脉不利，故身疼痛。

2. 身重

39条风寒袭表，热郁于里，经脉不畅，但阳气时而可通，故身重，乍有轻时。49条表证误下，正气受损，阳虚不能温养肢体，且表邪未解，故身重，治疗时不可用发汗法，待正气来复，津液自和，病随汗出而愈。107条表证误下，邪入少阳，枢机不利，周身经气不畅，故一身尽重。6、16条表证误用灸法或汗法，邪热闭郁更甚，阻遏气机，经气不利，故身重。208、219、221条阳明病里热亢盛，阳热充斥经脉，气血运行不利兼邪热伤气，故身重。392条阴阳易病，精气受损，染易邪毒，周身经脉不利，故身重。

3. 身痒

23条邪郁在表，汗欲出而不得，气血运行不畅，故身痒。196条阳明病正虚津亏，汗出无源，邪热郁于肌肤不得随汗外越，故身痒如虫行皮中状。

4. 腰痛

35条风寒邪气侵犯太阳经脉，经气运行不畅，故腰痛。

5. 骨节疼痛

35、146条为风寒外袭太阳经脉，致经脉拘紧不舒，经气运行不畅，故骨节疼痛。175条风湿相搏，阻遏经络关节，邪正相争，故骨节掣痛，又因寒性收引，湿性凝滞，故不得屈伸。305条少阴病阳衰阴盛，寒湿内生，留滞于关节，故骨节痛。192条阳明病，水湿内停不能外泄，流注关节，阻遏气血运行，故骨节疼痛。

6. 四肢疼痛

274条脾主四肢，风邪入太阴，邪气阻滞四肢，气血运行不畅，故四肢疼痛。316条少阴病，肾阳虚不能制水，水寒之气流注四肢，经络气运行不畅，故四肢沉重疼痛。353条阴盛格阳，阴寒太甚，寒性收引，经脉拘急，故四肢疼痛。

（八）问饮食、口味

1. 口苦

189、263条邪入少阳，枢机不利，胆火上炎，灼伤津液；221条阳明胃热炽盛，胃火上炎，灼伤津液，而为口苦。

2. 口不仁

口不仁指口舌麻木，食不知味。《伤寒论》中219条记载了这个症状。因足阳明经循行于口，阳明胃热壅盛，循经上熏，津液被灼，故口失于濡润而不仁。

3. 口渴、口干

口渴、口干是临床的常见症状，《伤寒论》中有多条原文记载了相关症状，描述为口干有111、222、227三条，口燥有156、202、320、169、321五条，渴有6、40、41、72、73、96、97、99、26、113、137、147、156、169、224、244、282、319、360、367二十条，大渴有168一条，消渴有71、326两条，渴欲饮水有74、98、109、170、222、223、236、244、329九条，欲饮水有71、141、168、209、373、386六条。40、41、71、72、73、74、141、156、244、386条为水饮内停，津停不化，不能上滋口舌而致。223、224、319条为阴虚有热，热与水结，气化不利，津不上承而致。26、97、168、169、170、209、222、227条为邪入阳明，致胃热亢盛，伤津耗气，故口渴欲饮水。96、99、147条邪入少阳，胆火内郁，邪热伤津，故口渴。98条为脾虚失运，寒饮内停，津不上承，故口渴。202条阳明病，热入血分，虽伤津出现口燥，但血属阴，其性濡润，血热被蒸，营气尚能敷布，故口燥，但欲漱水，不欲咽水。137条邪热与水饮互结于胸膈，津不上承，故口渴。320、321条少阴病，燥屎内结，邪热灼伤津液，故口干燥。236条湿热蕴结，津液不布，且邪热伤津，故渴而欲饮水浆。373条厥阴肝经湿热下利，邪热伤津，故口渴，欲饮水。6、113条外感温邪，津液耗伤，故口渴。111条太阳中风，误以火劫发汗，火热灼津，津亏不能上承，故口干。109条肝邪乘肺，肺失通调水道，津液不能敷布；282条少阴病，肾阳虚衰，不能蒸腾气化津液，津不上布而导致。326条厥阴病，肝郁化火，火性炎上，灼伤津液而为口渴。329、360、367条厥阴病，阳气来复，燥热伤津，故口渴欲饮水，饮水时不可过多，应少量饮用，解除口渴即可。

4. 不欲食

不欲食又称食欲不振、纳呆，指不想进食，或食量减少。96、97、148条少阳枢机不利，热郁于里，胃气失和，不能受纳，故不欲食。339条热厥证，阳热内郁，邪热扰胃，胃失受纳而致。

5. 饥不能食

饥不能食指虽有饥饿感，但不愿进食。228条阳明病下后，余热内扰胸膈，胃气不和，不可受纳，故饥不能食。355条宿食、痰邪停滞，气机不畅，胃失受纳，故饥不能食。120条太阳病，误用吐法，脾胃受损，纳运失常，故腹中饥，口不能食。326条厥阴病，肝郁化火，肝火犯胃，胃失受纳，故饥而不欲食。

6. 不能食

不能食指饮食不下，不能进食。266条邪入少阳，枢机不利，胆火犯胃，胃失受纳，故不能食。215条阳明病，燥屎内结，腑气壅滞，胃失受纳，故不能食。150条太少并病误下，邪热内陷与痰水互结而成结胸，邪热犯胃，胃失受纳故水浆不下。185条太阳病汗出不解转入阳明，胃热亢盛，失于受纳，故不能食。98、190、191、209、226、251、273条均为中焦虚寒，不能受纳，运化无力所致。384条下利后，胃气受损尚未完全恢复，不司受纳，故不能食。

7. 消谷喜饥

消谷喜饥指食欲过于旺盛，食后不久即感饥饿，进食量多。122条胃火炽盛，腐熟太过，故多食易饥。257条阳明蓄血证，血热犯胃，腐熟太过，故消谷喜饥。

8. 能食

能食是有食欲，能进食，是一个有鉴别意义的症状，一般提示脾胃功能尚好，但也有胃阳将绝的"除中"证。《伤寒论》中有十条原文记载了这个症状。190、198条阳明中风，风邪袭胃，风为阳邪，阳能化谷，故能食。215、227、251条阳明病虽邪热盛实，但胃气尚和，腑气尚通，故能食。270、339、384条邪气已去，胃气已渐恢复，故能食，提示病将痊愈。332、333条胃阳衰败，受纳无权，本不能食，今反能食，是由于欲绝的正气作最后挣扎，犹如"回光返照"，提示病情凶险，预后不良。

9. 噎

噎指咽喉部有阻塞感，吞咽不利。40条因水饮内停，水寒滞气，气机不利，故噎。

10. 欲呕吐

指病人自觉恶心、欲呕，但未呕吐。4条外邪由表入里，影响胃之和降，故恶心欲呕，是表邪传里的标志之一。123、140太阳病，误用吐、下，邪气乘虚内陷，胃失和降，故欲呕吐。173条上热下寒证，邪热客于胸膈、胃脘，胃失和降，故欲呕吐。282、300条少阴病，心肾阳虚，阴寒内盛，浊阴上逆，故欲呕吐。324条痰食之邪阻滞胸膈，正气向上驱邪外出，故欲吐。397条伤寒解后，气阴两伤，余热未尽，邪热扰胃，胃失和降故气逆欲吐。

（九）问小便

1. 小便不利

小便不利指排尿困难或尿量减少。《伤寒论》中描述为小便难有20、98、111、189、195、231、284七条，小便不利有6、59、125、134、147、28、40、71、96、

107、156、174、175、191、199、200、206、223、236、242、260、307、316、318二十四条，小便少有127、251两条，欲小便不得有110一条。20条太阳病发汗过度，阳气受伤，阴津耗伤，津液亏少故排尿困难。28、40条为水饮内停，气化不利，故小便不利。316条肾阳虚，气化失司，水液内停，故小便不利。96、103、147条邪传少阳，枢机不利，三焦气化不利，故小便不利。71、127、156条膀胱气化不利，水蓄膀胱，故小便不利。223条阳明热证误下伤阴，邪热与水相结于下焦，膀胱气化不利，故小便不利。125、134、206、231、236、260条湿热发黄证，湿热胶结，郁于三焦，湿邪不得下泄，故小便不利。242条阳明燥屎内结，邪热灼伤津液，津液匮乏，故小便不利。6、59、110、111、189、200、284条均因误治（误汗、误下、误火）后，津液损伤，津液亏少而导致。307条下利不止，津液损伤过度，故小便不利。175、192条风湿相搏，水湿郁滞，不得外泄，故小便不利。318条阳气内郁，气机不畅，三焦气化不利，故小便不利。98、191、195、251条为中焦虚寒，脾失转输，水液布散失常所致。

2. 不尿

232条病情深重，胃气已竭，三焦气机窒塞，水液无出路故无尿，提示病危，预后不良。

3. 失溲

失溲指小便不能随意控制而自遗。6、110、219三条均为热盛神昏，关门不固所致。

4. 小便数

29条太阳表虚证兼里阳虚证，不能制水，故小便次数多。244、247条脾约证，胃强脾弱，脾不能为胃行其津液，津液偏渗于膀胱，故小便次数多，大便硬。250条太阳病发汗、吐下之后，邪入阳明化燥成实，津液偏渗膀胱，故小便数。

5. 小便利

小便利指小便通利，排出正常，有一定的鉴别意义。105、251条阳明胃热亢盛，燥热迫津偏渗膀胱，故小便利。174条病不在膀胱，气化尚正常，故小便自利。109条肝肺气平，水道通畅，津液得下，故小便利，提示病将痊愈。111条太阳病中风误以火劫发汗，阴津尚未枯竭，故小便通利，提示正气尚存，预后较好。124、125条太阳病蓄血证，邪在血分，膀胱气化功能正常，故小便通利，小便利否是蓄血与蓄水证的鉴别要点。339条热厥轻证，里热已除，津液得复，故小便通利。316、377、389条为肾阳虚衰不能制水，水液自下，故小便通利。

（十）问大便

1. 下利

下利又称泄泻，指大便次数增多，便质稀薄，甚至便稀如水样。《伤寒论》中记载这个症状多达六十条。32条太阳表邪不解，内迫大肠，传导失职，故下利。40条水饮内停，下走肠间，清浊不分，故下利。152条太阳中风，表邪引发内停的水饮，饮邪下趋，故下利。139、140条为太阳病误用下法，损伤脾胃，清气下陷所致。157条伤寒汗出后，脾胃虚弱，水饮内停，脾胃升降失常，清气不升，水气偏走大肠，故下利。104条少阳病兼阳明里实误下后，出现轻微下利，但病未解；105条阳明腑实证误用丸药攻下，出现下利，但病证未除。165条少阳病兼阳明里实证，燥实内结，热迫津液下趋大肠，故下利。172条太少合病，少阳郁火不伸，内迫大肠，大肠传导失职，故下利。256条阳明少阳合病，邪热盛实，宿食停滞，热迫津液下行，故下利。374条燥屎内结，邪热逼迫津液从旁而下，故下利。273、277、280、309条为脾阳虚弱，寒湿内生，脾失运化，水谷下走大肠，故下利。129条脏结证，脏虚阳衰，阴寒凝结，水谷不能腐熟泌别，故经常出现下利。282、284、314、315、316、325条少阴病，阴寒内盛，肾阳虚衰，不能温养脾土，水谷无以腐熟，故下利。287、288、292条少阴病脾肾阳衰而致下利，若阳气恢复，阴寒渐退，则预后良好，下利将愈。308条少阴病，下焦血热，日久腐败为脓，故下利便脓血。110条太阳病误用熨法，火热入胃至十余日，邪退正复，余邪经大便排出，故下利，提示病将向愈。278条太阳病至七八日，脾阳来复，正胜邪退，驱邪从肠道而出，故下利，腐秽排尽后，下利自止。310条少阴虚热，下迫大肠，传导失常，故下利。319条少阴病，阴虚有热，水热互结于下焦，水气偏渗大肠，故下利。306条少阴病，脾肾阳虚，运化失司兼下焦关门不利，滑脱不禁，故下利。353、354、372条脾肾阳衰，阴寒内盛，运化失职，故下利。338条寒热错杂证，下焦虚寒，大肠传导失常，故下利。359条平素脾胃虚寒而下利，误用吐下法，脾胃更虚，下焦阴寒更甚，故下利益甚。365、371、373条肝经湿热下迫大肠，传导失职，故下利。356条胃阳虚，水饮内停证，误治后，水饮之邪浸渍胃肠，故可能发生下利。331、332、334、360、361、362、363、366、367条阐明阳虚阴盛，水谷失去腐熟而下注大肠，故下利；若阳气来复，阴邪衰退，则利自止；阳气来复太过，热伤下焦血分，故下利，便脓血；若阴邪更盛，阳气虚衰，则继续下利。210、295、296、300、344、345、346、348、369条均为危证下利，为邪盛正衰，阴竭阳脱，阴阳离绝时出现的下利，提示病情危重，预后凶险。

2. 霍乱吐利

霍乱是以突然出现呕吐、下利的病证，因为霍乱病的吐、利与六经病的吐、利在病因病机、治疗等方面有明显不同，将霍乱病的呕吐、下利放在一起描述，见于382、383、384、385、386、388、389、391条。

3. 下利不止

34条太阳病桂枝证误用下法，邪热内陷，大肠传导失职而下利不止。163条太阳病表证未解而屡用攻下，损伤脾胃阳气，升降失常，清气下陷，故下利不止。150、205、326条为攻下太过，使脾胃阳气虚衰，正气下脱，故下利不止，提示病情危重，预后凶险。159条伤寒本应汗解，而一误再误，阳气受损，下焦滑脱不固，故下利不止。258条下后余热未尽，热入大肠，迫血下行，故下利不止、便脓血。307、315条脾肾阳衰，寒湿内生，运化失职，统摄无权，故下利不止。357条伤寒大下后，脾胃受损，脾虚寒甚，清气下陷，故泄利不止。

4. 下重

下重指大便时肛门有重坠感。98条脾阳素虚，外感风寒，误下后，脾阳再伤，再用苦寒的小柴胡汤，使脾虚气陷，故下重。318条阳气郁遏，气机不畅，兼中焦虚寒，肝木克土，故下重。365条邪气壅滞大肠，气机不畅，故下重。371条肝经湿热下迫大肠，气机壅滞，故下重。

5. 便溏

123条太阳病过用吐下之法，邪热乘虚入于胃肠，大肠传导失职，故便溏。30条服调胃承气汤后泻下阳明积滞，故便微溏，提示病邪已解，病将愈。229条邪入少阳，枢机不利，胆火内郁，木火乘土，脾失健运，故便溏。251条脾虚失运误用攻下，脾胃受损而导致便溏。325条少阴病，阳气虚弱，中气下陷所致。

6. 大便初硬后溏

大便初硬后溏又称溏结不调，指大便先硬结而后溏薄。见于191、209、238、251条，因阳气不足，复感寒邪或中阳不足，寒从内生，或攻下后，损伤脾胃，致使中焦虚寒，脾失健运，水谷不别故大便初头硬后必溏。

7. 便秘

便秘指大便秘结不通，排出困难，排出时间延长，甚至多日不便。《伤寒论》中描述为不大便有56、111、137、209、212、214、230、239、241、251、257、322十二条，大便难有179、181、218、220、252五条，大便硬有105、110、148、174、187、203、208、209、213、215、237、242、244、245、247、250、251、384十八条。56、110、111、137、179、181、187、203、208、209、212、213、215、218、220、241、242、245、251、252、322条均为燥屎内结，壅滞于里，腑气不通而便秘。247条脾约证，胃强脾约，脾不能为胃行其津液，津液偏渗膀胱，不能还入肠道，肠道失润，故大便硬。148、230条阳郁在里，气机不畅，津液不能下达，肠道失润，故大便硬。174条风湿相搏兼脾失健运，湿滞肠胃，不得下泄，故大便硬。237、257条阳明邪热与胃肠瘀血相结，热灼津液，肠中津亏故便秘，但血属阴，性濡润，能润肠滑下，故有时大便通畅。105、244条表邪入里，传入阳明，胃热壅盛，津液偏渗入膀胱，肠道失润，故小便利而大便硬。214、233条脾虚失运，邪气结滞，故不大便。233条阳明病误用汗法，津液内竭，故大便硬。384条霍乱吐泻过度，津伤化燥，肠道失润，故大便硬，经过十余日后，正气渐复，大便自通，病将愈。

（十一）问既往史

1. 风家

风家指患过太阳病的人，《伤寒论》在10条中有记载。

2. 喘家

喘家指平素有气喘的病人，《伤寒论》在18条中有记载。

3. 淋家

淋家指久患淋证的病人。《伤寒论》在84条中有记载，认为久患淋证之人，多属阴津亏损而下焦蓄热，虽外感风寒，亦不可用辛温发汗，否则邪热更盛，热伤络脉，迫血妄行而出现尿血。

4. 疮家

疮家指久患疮疡的病人。《伤寒论》在85条中有记载，认为久患疮疡之人，因脓血流失过多致气血两伤，复感风寒出现身疼痛，但禁用辛温发汗，否则汗出后营血更伤，筋脉失于濡养，出现筋脉拘急强直。

5. 衄家

衄家指平素经常鼻出血的病人。《伤寒论》在86条中有记载，认为素患鼻衄之人，出血过多，阴血亏虚，禁用辛温发汗，否则汗后阴血更伤，血不养筋，额旁动脉挛急，目直视而睛不能转动，失眠。

6. 亡血家

亡血家指平素经常出血的病人。《伤寒论》中87、166、168三条中有记载，当慎用汗、吐之法和大寒之品。

7. 汗家

汗家指平素汗出过多的人。《伤寒论》在88条中有记载，认为平素汗出过多之人，阳气虚弱，禁用辛温发汗，否则阳气更伤，阴津损伤，出现神昏慌乱不安，小便后阴疼。

8. 旧微溏者

旧微溏者指平时经常大便稀溏的病人。《伤寒论》在81条中有记载，平素大便稀溏之人，多为中焦虚寒，治疗上不可服用苦寒的栀子豉汤。

9. 虚家

虚家是指素体虚弱的病人。166、168、174、330条记载了这个病史，凡素体虚弱之人，禁用吐、下、大寒之剂，附子为辛热有毒之品，亦应减少剂量。

(十二) 问个人史

酒客

酒客指平素嗜酒之人。《伤寒论》在17条中有记载，认为平素嗜酒之人，多有湿热蕴结中焦，禁用辛甘温的桂枝汤，否则服后辛温生热，甘味助湿，湿热壅滞，胃气上逆，而出现呕吐。

(十三) 月经史

1. 经水适来

143、145条妇人外感风寒，适值月经来潮，血室空虚，邪热乘虚内陷血室，与血相结，可形成热入血室证。

2. 经水适断

144条妇人月经来潮，血室空虚而复感风寒，邪热乘虚内陷血室，与血相结，血不得下，故经水适断。

（十四）问婚育史

174条妇人产后，气血虚弱，附子为辛热有毒之品，服用时应减少剂量。

四、切诊

（一）脉诊

1. 寸口脉——单脉

（1）浮脉：1、13、29、37、45、51、71、112、115、116、140、170、201、227、232、235、276、394条为病在表。166条寸脉主候上焦，胸中有实邪，正气欲驱邪上越故寸脉微浮。223条阳明热证误下后阴伤水热互结证，正气驱邪于外故脉浮。154条关脉主候中焦，浮为阳热亢盛，关脉浮提示无形邪热痞塞于中焦胃脘。6条为热邪充斥表里内外，鼓动气血，故寸关尺三部之脉均浮。

（2）沉脉：92、323、301、305条阳气虚衰，不能推动气血于外故脉沉。148条阳微结，热郁在里，气血运行不畅，阳气不能外达故脉沉。218条外邪入里成实，故脉沉。

（3）数脉：94条太阳病伤寒脉象转数，提示邪气有入里化热之势，疾病已发生传变。122条脉数主热证，但有虚实之分，若脉有力，为实热，胃中有实热，应当消谷易饥而多食；若脉数无力，为虚热，胃中虚热，则不能消化水谷，并可出现呕吐。257条阳明里热下后，气分之热已去，而瘀血相结之热仍在，故数。258条下后余热未尽，故脉数不解。332、361、367条厥阴病，阳气来复故脉数，病将自愈。

（4）迟脉：50条里虚寒兼营血不足，故尺中脉迟，治疗时禁用辛温发汗。134条太阳病误下后，邪气内陷，与有形实邪结于胸膈，气血运行不利，故脉迟。143条妇人中风，经水适来，邪气乘虚入里，与血相结，脉道阻滞，运行不利，故脉迟。208条实热壅结，腑气不通，气血运行受阻，血脉不利，故脉迟。195、333条均为里虚寒证之脉迟。234条系风寒袭表，营阴外泄，汗出过多，气血运行不利而脉迟。

（5）虚脉：347条阴血亏虚，脉道不充故脉虚，治疗时禁用攻下。

（6）实脉：240条发汗后，邪气入里，津伤化燥成实，邪气壅盛，故脉实。245条阳脉实指脉轻取有力，为邪气盛而表证重所致，治疗应发汗，但发汗不宜太过。369条虚寒下利，脉当沉迟微弱，而反实者，属脉证不符，提示真阳衰败，邪气壅盛，预后凶险。

（7）弱脉：113条津气耗伤，血行无力故脉弱。251条为气血不足，280条为太阴病脾阳虚弱，377条为厥阴病阳气衰微之脉弱。360条厥阴下利，邪气已衰，阳气渐回，但正气尚未充沛故脉弱。

（8）缓脉：2条的脉缓是与脉紧相对而言，指脉象显得松弛、舒缓，与脉来四至的脉缓有不同，为汗出营阴外泄所致，为太阳病中风证的脉象特征。23条脉微缓是与脉浮紧相对而言，指脉不浮紧而趋于和缓，提示外邪渐退，正气欲复，里气和，疾病向愈。

（9）微脉：微脉的脉象是极细而软，按之欲绝，若有若无。微脉为气血不足，阳气衰微所致。《伤寒论》中有十五条原文记载了微脉。94条阳脉微指仅寸脉微，为太阳病，正气略虚，气血一时被郁不能外达所致，但有驱邪向外趋势，治疗时可发汗；阴脉微指仅尺脉微，尺脉主里，里气闭郁而不能畅通，故尺脉微，治疗可用调胃承气汤泻热和胃。245条脉阳微指脉浮取而微，提示邪气微而表证轻，经适当发汗即可痊愈。287条脉微是与脉紧相对而言，指脉搏突然由紧转变为不紧，提示寒邪消退，阳气恢复，疾病将愈。220条脉微恶寒，为误下后，阳气受损，阳虚较甚，无力鼓动血脉所致。23、160条为阴阳俱虚之脉微。49条误下伤阳，里阳虚，故尺脉微。286、315、317条少阴病心肾阳衰故脉微。338条脏厥证，肾阳虚衰，不能鼓动血行，故脉微。343条阴寒独盛，阳气衰微，故脉微。385条霍乱，泄利过度，气血耗损，脉道不充；389条霍乱吐泻过度，亡阳；390条霍乱吐泻过度，阴津亏损则血脉不充，阳气衰竭则血行无力，均可见脉微，甚则脉微欲绝。

（10）涩脉：48条二阳并病，外邪闭郁，气血郁滞不畅，汗出不彻，故脉涩，治疗须再次发汗。212条伤寒吐下后，津伤化燥，而成阳明腑实证，重者，真阴耗竭，故脉涩，提示病情危重，预后凶险。

（11）紧脉：3条脉阴阳俱紧指寸关尺三部均为紧脉，为寒邪束表，卫阳被遏，营阴郁滞，气血运行不利所致。140条太阳病下后，损伤阳气，邪气传入少阴，阴寒较甚故脉紧。192条阳明病兼感湿邪，正气抗邪于外，邪正交争剧烈故脉紧。283、287、361条均为阴寒内盛而出现脉紧。355条痰食之邪结于胸中，气血运行不畅，故脉乍紧，治疗以瓜蒂散涌吐停痰宿食。

（12）促脉：促脉指脉来急促或短促，与脉来急数有不规则间歇的促脉不同。21条为太阳病误下，挫伤胸阳后，胸阳仍与邪抗争所致。34条太阳病误下后，表热未解，又兼里热下利，邪热亢盛，故脉促。40条太阳病下之后，正气仍充盛，能抗邪于外，邪正交争剧烈故脉来急促。349条阴盛阳衰，心气无所主持，气血运行反常，故脉促。

（13）结脉：178条结脉为阳气不足，阴寒凝结，脉行不利所致，提示病情危重，预后不良。

（14）代脉：178条代脉为脏气衰微，元气亏损，气血虚衰所致，提示病情危重，预后不良。

（15）弦脉：140条太阳病下之后，邪传少阳，少阳经气不利故脉弦。142条太少并病发汗后，邪气仍在少阳，少阳枢机不利故脉弦。212条伤寒吐下之后，阴液未竭，正气犹存，正邪相争，故脉弦，提示预后较好。

（16）细脉：148条阳微结证，阳郁在里，气血运行不畅故脉细。351条血虚感寒，寒凝经脉，脉道不充故脉细欲绝。

（17）大脉：阳明为多气多血之经，邪入阳明，从阳化热化燥，邪热鼓动气血运行涌盛，故脉来宽大，大脉为阳明病主脉，见186条。365条邪气亢盛，气血涌动故脉大，如《素问·脉要精微论》曰："大则病进。"提示病情继续发展。

（18）小脉：271条少阳之脉由弦变小，提示邪气渐衰而病将愈，如《素问·离合真邪论》所说："大则邪至，小则平"。

（19）短脉：211条发汗太过，气血津液耗竭，阳气欲亡，脉道不充故脉短，提示病情危重，预后凶险。

（20）滑脉：350条无形邪热亢盛于里，气血涌盛，故脉滑。

（21）无脉：无脉为脉搏陷伏不现，多为气血一时被郁不能外达或阳气极虚，无力推动血行所致。《伤寒论》描述为脉阴阳俱停、无脉、脉绝、脉不至、脉不出等。94条太阳病未解，因正气稍虚，气血一时被邪气郁遏而不能外达，故寸、关、尺三部脉陷伏不见。368条下利过度，津液骤伤，阳气暴脱，故脉绝而暂时伏匿不见，若经过一天一夜后，阳气仍未回复，脉仍不起，则提示阳气已绝，为死证。298、362条为阳气衰竭，无力鼓动血行而致，提示病情危重，预后凶险。292条少阴病吐利后，气机升降失常，阳气暴虚，气血一时不相接续，故脉不至。315、317条少阴病阳亡阴竭，血脉不充，无力鼓动血行所致。

2. 寸口脉——相兼脉

（1）浮紧脉：浮紧脉主外感寒邪的表寒实证，《伤寒论》有十一条原文记载了浮紧脉。16、46、47、50、55、151条均为伤寒表实证出现脉浮紧。38条为伤寒表实出现脉浮紧而又兼里热，108、189条太阳伤表证而兼阳明、少阳证，出现脉浮紧。201、221条阳明病，热邪亢盛，气血浮盛于表故浮，邪气盛实，正邪斗争剧烈故紧。

（2）浮缓脉：39条为寒邪束表，阳气闭郁，逐渐化热，故脉象由紧较变为和缓不紧之脉。187、278条脾为湿困，脾阳不振故缓，风邪在表故浮，为太阴脾虚外感证。

（3）浮滑脉：140条太阳病下之后，表证未解故浮，邪热入血分，血热搏结，故滑。138条痰热互结心下，气欲驱邪于外故脉浮滑。176条阳明胃热亢盛于外故浮，热炽于里，气血涌动故滑。

（4）浮大脉：30条风邪外袭故浮，阳气亏虚故大而无力。132条正气亏虚故脉大而无力，正不胜邪，浮越于外故浮，治疗时不可再投攻下之剂，否则正气外脱而死。268条浮脉属太阳，大脉属阳明，上关上为脉长直有力与少阳弦脉相似，为三阳合病，三阳同时受邪，邪气亢盛所致。

（5）浮数脉：49、52条风寒外袭故脉浮，发热时，血行较快故脉数，但仍为伤寒表实证，宜用麻黄汤发汗解表。57、72条伤寒发汗后，余邪复结，故脉浮，服辛温发汗之剂，血行加快故脉浮数。257条为里热亢盛，蒸腾于外故脉浮数。

（6）浮动数脉：134条脉浮而动数，为太阳病表邪未解，化热入里，但里热尚微，治疗可先解表，不可攻下。

（7）寸脉反浮数，尺中自涩：363条寸脉主候上焦，脉浮数为阳复太过而化热，热气有余所致。尺脉主候下焦，脉涩为气血运行不畅所致。

（8）浮弱脉：12、42条风伤卫阳，邪束肌表，卫阳浮盛于外故轻取见浮，汗出后营阴受损故沉取见弱，为太阳病中风证的典型脉象。

（9）寸缓关浮尺弱：244条太阳病中风证，脉象为阳浮而阴弱，而误下后，上焦气血相对不足，故脉寸缓关浮尺弱。

（10）寸脉浮关脉沉：128条寸脉主候上焦，脉浮为邪结于上，胸中邪实；关脉主候中焦，为痰水结于心下。此脉象说明结胸的病机为邪气内陷与有形实邪结于心下。

（11）寸脉浮，关脉小细沉紧：129条寸脉浮为虚阳浮越于上，关脉小细沉紧为中焦阳气虚衰，阴寒凝结。此脉象说明脏结的病机为中焦阳气虚衰，阴寒凝结。

（12）浮细脉：37条脉象由浮紧变为浮细，趋于和缓，提示表邪已解。

（13）浮虚脉：240条风邪在表故脉浮，汗出后营阴受损故脉虚，与脉浮弱相似。

（14）脉浮虚而涩：174条浮为表未解，虚为阳气虚弱，涩为寒湿搏结，故脉浮虚而涩为阳虚兼风寒湿在表。

（15）浮迟脉：225条阴寒较甚故脉迟，虚阳浮越于外故脉浮而无力，治以急救回阳。

（16）脉浮芤：246条浮为阳热盛实所致，芤为阴液亏虚所致。

（17）脉弦浮大：231条脉弦为少阳受邪所致，脉浮大为阳明经表外感风邪，邪热亢盛所致，脉弦浮大提示阳明少阳两经同时受邪。

（18）脉弦细：265条脉弦为少阳受邪，胆气不舒所致，脉细为正气不足，气血亏虚所致，理同97条"血弱气尽，邪气因入"。

（19）脉弦迟：324条脉弦为寒饮阻滞胸中所致，脉迟为邪气阻遏阳气，阳气不能外达所致。脉弦迟，提示痰食阻滞于胸膈，治疗宜涌吐实邪。

（20）脉洪大：25条脉洪大，为服桂枝汤后大汗出，阳气浮盛于外，与邪相争所致，但表未解，而邪仍在肌表。26条脉洪大，为服桂枝汤后，邪热入里，里热蒸腾，气血涌盛所致。

（21）脉迟浮弱：98条脉迟为寒，脾阳素虚，阴寒内生所致；脉浮弱为外感风寒之邪。脉迟浮弱提示脾阳素虚兼外感风寒，表里同病。

（22）阳脉涩阴脉弦：100条阳脉涩指浮取而涩，为脾胃虚寒，气血生化不足所致；阴脉弦指沉取而弦，为病在少阳，且木邪乘土，引起腹痛所致。

（23）脉结代：177条脉结代为心阳虚弱，无力推动血脉，血脉不畅，且阴血亏虚，血脉不充所致。

（24）尺脉弱涩：286条尺脉主候肾，弱为阳气虚衰，涩为阴血不足所致，尺脉弱涩提示少阴病肾阳衰败，阴血亏虚。

（25）脉滑疾：214条脉滑疾为阳明里热炽盛，气血涌盛所致。

（26）脉滑数：256条脉滑为宿食所致，脉数为阳明热盛所致。

（27）脉细数：120条关脉主候中焦脾胃，太阳病误吐之后，损伤中焦阳气，虚热内扰故关脉细数。140条太阳病下之后，正气受损故脉细，表未解而阳郁生热，故脉数。

（28）脉沉细数：285条脉沉为里证，脉细数为阴虚有热，治疗时禁用发汗之法。

（29）脉沉紧：67条脉沉为水饮内停，脉紧为脾阳虚，阴寒内生所致。135条脉沉为里有实邪，脉紧为实邪搏结，气血阻滞所致。140条太阳病下之后，寒邪入里，故脉沉紧。148、266条病入少阳，阳气微结，热郁在里，故脉沉紧。

（30）脉沉迟：62条发汗后，气血亏虚，血行无力故脉沉迟。357条伤寒六七日大下后，邪陷于里，上焦阳气郁遏，不能外达故寸脉沉而迟。366条厥阴下利，阴寒极盛，阳气虚衰，故脉沉而迟。

（31）脉沉微：61条沉主里病，微主阳气衰微。太阳病下之后，再发汗，肾阳衰微，阴寒内盛，故脉沉微。

（32）脉沉结：125条蓄血于里，气血凝滞，血行不畅故脉沉结。

（33）脉沉滑：140条太阳病下之后，邪气入里化热，里热亢盛故脉沉滑。

（34）脉沉弦：365条湿热壅滞于里，厥阴肝经气机不畅，故脉沉弦。

（35）脉沉实：394条为有里实积滞故脉沉实。

（36）脉微弱：27、38、139条脉微弱为阳气虚弱所致，治疗时不可再用汗、下之法。

（37）脉微涩：214、325、384条阳气虚弱，气血津液亏虚，血行不利，故脉微涩。

（38）脉微细：60、281条脉微为阳气虚衰，无力鼓动血脉，脉细为气血虚少，脉道不充所致。

（39）阳微阴涩而长：274条阳微指浮取而微，为太阴中风，风邪已减弱，阴涩指沉取而涩，为脾气虚弱，寒湿内困所致，脉由微涩转为长脉，提示病邪渐退，脾气恢复，疾病将愈，如《素问·脉要精微论》所说："长则气治。"

（40）脉微浮：327条厥阴中风，阳气来复，正气能驱邪外出，故脉微浮，提出正气恢复，疾病将愈。

（41）脉阳微阴浮：290条脉阳微指寸部脉微，提示少阴中风，邪气已衰减，风邪欲解；脉阴浮指尺部脉浮，提示正气恢复，正气能驱邪外出。脉阳微阴浮，提示正气恢复，病邪已微，疾病将愈。

（42）脉微数：116条脉微为阴虚血少，脉数为阴虚生内热，为阴虚火旺，禁用灸法。

（43）脉微沉：124条脉沉为邪气与血瘀相结于里，脉微为血蓄于里，气血运行不利所致。

（44）脉微细沉：300条脉微细沉为少阴病阳气虚衰，阴寒极盛，气血亏虚所致。

（45）脉微弱数：365条脉象由沉弦或大转为微弱数，提示邪气已衰，正气来复，故病情好转，下利将自止。

3. 趺阳脉

趺阳脉在足阳明胃经冲阳穴处，为足背动脉的搏动，主候脾胃的盛衰。247条趺阳脉浮为胃热浮盛所致，涩为脾阴亏虚所致。趺阳脉浮而涩提示胃热盛与脾阴虚并见，脾不能为胃行其津液，使津液偏渗于膀胱，而不得濡润于肠道，故大便硬。

4. 少阴负趺阳

少阴脉在足少阴肾经太溪穴处，为足内踝后，跟骨上胫后动脉的搏动，主候肾气的盛衰。少阴负趺阳指太溪脉小于冲阳脉。362条厥阴下利，虽先天肾阳极虚，但后天脾胃之气犹存，生化有源，正气可渐复而可抗邪外出，故趺阳脉大于少阴脉，预后尚可。

5. 下部脉不至

下部脉不至指趺阳脉、太溪脉伏匿不见。357条伤寒大下后，阳气损伤，下部阴寒较甚故下部脉不至。

（二）按诊

1. 按胸腹

（1）心下痞：心下指剑突下的中上腹部，即胃脘部。心下痞以自觉心下痞塞不舒，心下部按之柔软不痛为主要症状。149条柴胡汤证误下后，脾胃之气受损，邪热内陷，致使寒热错杂于中，升降失常，气机痞塞故心下满而不痛，原文指出以心下痛与不痛作为结胸与痞证的鉴别要点。151、153、244条伤寒误用下法，外邪内陷，中焦脾胃升降受阻，由于为无形之邪气痞塞于中，所以心下按之柔软，而155条则为兼有表阳虚证。375条下利后，余热未尽，郁于胸膈，但未与有形实邪相结，故心下按之柔软。154条无形之邪壅塞于中焦，气机痞塞不通故自觉心下胃脘堵塞痞闷感，按之柔软。164条伤寒大下后，再发汗，脾胃受损，邪热内陷，滞塞于中焦，故心下痞。156条表证误下，邪气内陷形成痞证，若服泻心汤不解，则不属寒热错杂痞，而为水饮内停下焦，水气上犯，脾胃升降气机受阻所致的水痞证。

（2）心下痞硬：心下痞硬为心下胃脘部按之有抵抗感或有压痛。159、160条伤寒误治后，脾胃受损，邪气内陷，中焦气机升降失常，滞塞于心下，故心下痞硬。142条太少并病，少阳枢机不利，气机郁结于心下，故心下痞硬。152条饮停胸胁，阻碍气机，滞塞于心下故心下痞硬满。157条伤寒汗不得法，邪气内陷，胃中不和，水饮内停，饮食停滞，中焦气机滞塞不通故心下痞硬。158条误下后，脾胃受损，脾失运化，且邪气内陷，脾胃升降失常，气机不利故心下痞硬而满。161条伤寒误用汗、吐、下之后，表证虽解，但脾胃损伤，运化失常，痰阻气滞于心下故心下痞硬。163条太阳病表证未解，屡用攻下，损伤脾胃阳气，升降失常，气机滞塞于心下故心下痞硬。165条为邪入少阳，枢机不利，气机阻滞，兼阳明腑实内结所致。

（3）心下硬：心下硬指心下按之腹肌紧张，坚硬如石。134条表证误下，邪气内陷化热与有形痰水结于胸膈，邪气凝结，气血运行不利，故心下硬。150条太少并病，反用下法，邪热内陷与痰水结于心下故心下硬。171条太少并病，少阳枢机不利，邪气结滞于心下，故心下硬。205、251条阳明病，邪热结于心下，气机痞塞，故心下硬满。

（4）心下硬痛：心下硬痛指心下部按之坚硬、疼痛，为结胸证的主要症状。128条无形之外邪与有形之痰水实邪互结于胸膈，阻滞气机，不通则痛，故心下胃脘部按之坚硬、疼痛。137、149、315条误下后或未经误治而邪气入里化热，与水饮结于胸膈，气血阻滞，故心下硬痛，若水热之邪弥漫于腹，泛溢上下，可出现从心下至少腹硬满而痛不可近。138条痰热互结于心下，气血阻滞不通故心下按之硬痛。

（5）胁下硬满：胁下硬满指胁下部胀满，按下坚硬。胁下为少阳经所循行之处，96、230、266条邪入少阳，枢机不利，邪气结于胁下，故胁下硬满。167条脏结日久，气血郁滞，闭阻于胁下，故胁下有痞块，连在脐旁，提示病情危重，预后不良。

（6）胁下及心痛，久按之气不通：231条少阳经邪热壅聚，气血运行不畅，不通则痛，由于邪热闭郁较甚，虽久按之经气仍不通，继续疼痛，故见胁下及心痛，久按之气不通。

（7）小腹满，按之痛：340条下焦阳虚，阴寒凝结于少腹，气血不畅，不通则痛，故小腹满，按之痛。

（8）腹濡：腹濡指腹部按之柔软。347条阴血亏虚，外邪未与体内有形之邪相结，故不结胸，腹部按之柔软。

（9）少腹硬满：少腹硬满指少腹部胀满，按之坚硬，有抵抗感。124、125条太阳表邪循经入里化热，与瘀结于下焦，经气运行不利，故少腹硬满。

2. 按手足

《伤寒论》按手足多用于厥证，描述有不温、微厥、厥、厥冷、厥逆、手足寒冷、四逆、手足逆冷、手足厥逆、手足厥冷、厥不还等。330、347条指出无论是血虚，还是气虚、阳虚以及其他原因引起虚寒内生所致的厥证，都禁用攻下。343、349、362条阳气极虚，阴寒独盛，阴阳气不能顺接于四末故手足冷，治疗可用温灸法以温阳散寒，若灸后仍手足不温，则阳气已绝，病入膏肓，预后凶险。335、339、350条均为热厥，热邪深伏，阳气内郁，不能通达四末所致，热邪愈重，四肢厥冷愈重，热邪愈浅，四肢厥冷也愈轻。29、30条太阳表证兼阴阳两虚证，误用汗法，阳气更虚，不能温煦四肢，故手足逆冷。317、370条脾肾阳虚，阴盛格阳，阳气不能温养四肢故手足厥逆。390条霍乱吐利太甚，阳气欲脱，不能通达四末，故手足逆冷。315条少阴病，阴盛戴阳证，服白通汤后发生格拒，阳气衰微，不能通达四肢，故手足厥逆。353、354、377、388条呕吐、下利、汗出等引起阳气大衰，阴寒较盛，阴阳不能顺接于四末故手足厥冷。356条水饮内停于心下，阳气被遏不能通达四末故手足逆冷。338条脏厥为肾中真阳极虚，阳气无以温煦四肢而致四肢逆冷，治疗宜四逆汤类，急救回阳。蛔厥为体内蛔虫扰动，气机逆乱，阳气受阻，而致四肢逆冷，治疗以乌梅丸清上温下，安蛔止痛。357条表证未解，误用苦寒攻下，表邪内陷，阳气郁遏不能通达于四肢故手足厥逆。351条厥阴肝血亏虚，寒凝经脉，阴阳气不能顺接于四末故手足厥冷。305

条少阴病，阳气虚衰，寒湿留滞，阳气不能充达四肢，故手足寒。309、318条少阴病，阳虚阴盛，阳气被阴寒郁遏，不能布达四肢故手足逆冷。148条阳微结证，阳气郁遏在里，不能达于四末故手足冷。324、355条均为实邪结于胸中，阳气被阻，不能通达于四末，故手足寒冷。340条下焦阳虚，阴寒凝结于膀胱关元，阳气不能达于四末，故手足厥冷。331、332、334、336、341、342条为厥热胜复证，阴寒内盛，阳气虚衰不能达于四末而出现厥，若阳气盛则发热而不厥，厥热相等则病将自愈，厥多热少则病情加重，热多厥少则阳复太过，可出现喉痹、便脓血。294、295、296、298、343、344、345、348、362条均为阳气极虚，阴寒独盛而出现手足逆冷，结合下利、脉微、烦躁等伴随症状，提示病情危重，预后凶险。219、368条均为阴津骤然损失过度，阳气无所依附而暴脱，四肢无以温养故手足逆冷。366条下焦肾阳虚衰，阳气浮越于上，不能达于四末故手足逆冷而见戴阳。38条表里皆虚之证误服大青龙汤，致过汗亡阳，阳气不能充达四末故手足逆冷。197条阳明中寒，寒饮留滞于中焦，阻遏胃阳，使阳气不能达于四肢，故手足逆冷。

《伤寒论》

（汉·张仲景）

序

论曰：余每览越人入虢之诊，望齐侯之色，未尝不慨然叹其才秀也。怪当今居世之士，曾不留神医药，精究方术，上以疗君亲之疾，下以救贫贱之厄，中以保身长全，以养其生，但竞逐荣势，企踵权豪，孜孜汲汲，惟名利是务，崇饰其末，忽弃其本，华其外而悴其内，皮之不存，毛将安附焉。卒然遭邪风之气，婴非常之疾，患及祸至，而方震慄，降志屈节，钦望巫祝，告穷归天，束手受败，赍百年之寿命，持至贵之重器，委付凡医，恣其所措，咄嗟呜呼！厥身以毙，神明消灭，变为异物，幽潜重泉，徒为啼泣。痛夫！举世昏迷，莫能觉悟，不惜其命，若是轻生，彼何荣势之云哉！而进不能爱人知人，退不能痛身知己，遇灾值祸，身居厄地，蒙蒙昧昧，蠢若游魂。哀乎！趋世之士，弛竞浮华，不固根本，忘躯徇物，危若冰谷，至于是也。

余宗族素多，向余二百，建安纪年以来，犹未十稔，其死亡者，三分有二，伤寒十居其七。感往昔之沦丧，伤横夭之莫救，乃勤求古训，博采众方，撰用《素问》《九卷》《八十一难》《阴阳大论》《胎胪药录》，并《平脉辨证》，为《伤寒杂病论》合十六卷。虽未能尽愈诸病，庶可以见病知源，若能寻余所集，思过半矣。夫天布五行，以运万类，人禀五常，以有五脏，经络腑腧，阴阳会通，玄冥幽微，变化难极，自非才高识妙，岂能探其理致哉！上古有神农黄帝岐伯、伯高、雷公、少俞、少师、仲文，中世有长桑、扁鹊，汉有公乘阳庆仓公，下此以往，未之闻也。观今之医，不念思求经旨，以演其所知，各承家技，始终顺旧，省疾问病，务在口给，相对斯须，便处汤药，按寸不及尺，握手不及足，人迎趺阳，三部不参，动数发息，不满五十，短期未知决诊，九候曾无仿佛，明堂阙庭，尽不见察，所谓窥管而已。夫欲视死别生，实为难矣。

孔子云："生而知之者上，学则亚之，多闻博识，知之次也。"余宿尚方术，请事斯语。

辨脉法第一

问曰：脉有阴阳，何谓也？答曰：凡脉大、浮、数、动、滑，此名阳也；脉沉、涩、弱、弦、微，此名阴也。凡阴病见阳脉者生，阳病见阴脉者死。

问曰：脉有阳结、阴结者，何以别之？答曰：其脉浮而数，能食，不大便者，此为实，名曰阳结也，期十七日当剧；其脉沉而迟，不能食，身体重，大便反硬，名曰阴结也，期十四日当剧。

问曰：病有洒淅恶寒，而复发热者何？答曰：阴脉不足，阳往从之；阳脉不足，阴往乘之。曰：何谓阳不足？答曰：假令寸口脉微，名曰阳不足，阴气上入阳中，则洒淅恶寒也。曰：何谓阴不足？答曰：尺脉弱，名曰阴不足，阳气下陷入阴中，则发热也。阳脉浮一作微，阴脉弱者，则血虚，血虚则筋急也。其脉沉者，荣气微也。其脉浮，而汗出如流珠者，卫气衰也。荣气微者，加烧针，则血留不行，更发热而躁烦也。

脉蔼蔼如车盖者，名曰阳结也一云秋脉。

脉累累如循长竿者，名曰阴结也一云夏脉。

脉瞥瞥如羹上肥者，阳气微也。

脉萦萦如蜘蛛丝者，阳气衰也一云阴气。

脉绵绵如泻漆之绝者，亡其血也。

脉来缓，时一止复来者，名曰结。脉来数，时一止复来者，名曰促一作纵。脉阳盛则促，阴盛则结，此皆病脉。

阴阳相搏，名曰动。阳动则汗出，阴动则发热。形冷恶寒者，此三焦伤也。若数脉见于关上，上下无头尾，如豆大，厥厥动摇者，名曰动也。

阳脉浮大而濡，阴脉浮大而濡，阴脉与阳脉同等者，名曰缓也。

脉浮而紧者，名曰弦也。弦者，状如弓弦，按之不移也。脉紧者，如转索无常也。

脉弦而大，弦则为减，大则为芤，减则为寒，芤则为虚，寒虚相搏，此名为革，妇人则半产漏下，男子则亡血失精。

问曰：病有战而汗出，因得解者，何也？答曰：脉浮而紧，按之反芤，此为本虚，故当战而汗出也。其人本虚，是以发战，以脉浮，故当汗出而解也。若脉浮而数，按之不芤，此人本不虚，若欲自解，但汗出耳，不发战也。

问曰：病有不战而汗出解者，何也？答曰：脉大而浮数，故知不战汗出而解也。

问曰：病有不战不汗出而解者，何也？答曰：其脉自微，此以曾发汗，若吐，若下，若亡血，以内无津液，此阴阳自和，必自愈，故不战不汗出而解也。

问曰：伤寒三日，脉浮数而微，病人身凉和者，何也？答曰：此为欲解也，解以夜半。脉浮而解者，濈然汗出也；脉数而解者，必能食也；脉微而解者，必大汗出也。

问曰：脉病欲知愈未愈者，何以别之？答曰：寸口、关上、尺中三处，大小浮沉迟数同等，虽有寒热不解者，此脉阴阳为和平，虽剧当愈。

师曰：立夏得洪—作浮大脉，是其本位，其人病身体苦疼重者，须发其汗。若明日身不疼不重者，不须发汗。若汗濈濈自出者，明日便解矣。何以言之？立夏脉洪大，是其时脉，故使然也。四时仿此。

问曰：凡病欲知何时得，何时愈？答曰：假令夜半得病者，明日日中愈，日中得病者，夜半愈。何以言之？日中得病，夜半愈者，以阳得阴则解也；夜半得病，明日日中愈者，以阴得阳则解也。

寸口脉浮为在表，沉为在里，数为在腑，迟为在脏，假令脉迟，此为在脏也。

趺阳脉浮而涩，少阴脉如经者，其病在脾，法当下利。何以知之？若脉浮大者，气实血虚也。今趺阳脉浮而涩，故知脾气不足，胃气虚也。以少阴脉弦而浮—作沉才见，此为调脉，故称如经也。若反滑而数者，故知当屎脓也。《玉函》作溺。

寸口脉浮而紧，浮则为风，紧则为寒。风则伤卫，寒则伤荣，荣卫俱病，骨节烦疼，当发其汗也。

趺阳脉迟而缓，胃气如经也。趺阳脉浮而数，浮则伤胃，数则动脾，此非本病，医特下之所为也。荣卫内陷，其数先微，脉反但浮，其人必大便硬，气噫而除，何以言之？本以数脉动脾，其数先微，故知脾气不治，大便硬，气噫而除。今脉反浮，其数改微，邪气独留，心中则饥，邪热不杀谷，潮热发渴，数脉当迟缓，脉因前后度数如法，病者则饥，数脉不时，则生恶疮也。

师曰：病人脉微而涩者，此为医所病也。大发其汗，又数大下之，其人亡血，病当恶寒，后乃发热，无休止时，夏月盛热，欲著复衣，冬月盛寒，欲裸其身。所以然者，阳微则恶寒，阴弱则发热，此医发其汗，使阳气微，又大下之，令阴气弱。五月之时，阳气在表，胃中虚冷，以阳气内微，不能胜冷，故欲着复衣。十一月之时，阳气在里，胃中烦热，以阴气内弱，不能胜热，故欲裸其身。又阴脉迟涩，故知亡血也。

脉浮而大，心下反硬，有热，属脏者，攻之，不令发汗；属腑者，不令溲数，溲数则大便硬。汗多则热愈，汗少则便难，脉迟尚未可攻。

脉浮而洪，身汗如油，喘而不休，水浆不下，形体不仁，乍静乍乱，此为命绝也。又未知何脏先受其灾，若汗出发润，喘不休者，此为肺先绝也。阳反独留，形体如烟熏，直视摇头者，此为心绝也。唇吻反青，四肢漐习者，此为肝绝也。环口黧黑，柔汗发黄者，此为脾绝也。溲便遗失，狂言、目反直视者，此为肾绝也。又未知何脏阴阳前绝，若阳气前绝，阴气后竭者，其人死，身色必青；阴气前绝，阳气后竭者，其人死，身色必赤，腋下温，心下热也。

寸口脉浮大，而医反下之，此为大逆，浮则无血，大则为寒，寒气相搏，则为肠鸣。医乃不知，而反饮冷水，令汗大出，水得寒气，冷必相搏，其人即饲_{音噎，下同}。

趺阳脉浮，浮则为虚，浮虚相搏，故令气饲，言胃气虚竭也。脉滑则为哕，此为医咎，责虚取实，守空迫血，脉浮，鼻中燥者，必衄也。

诸脉浮数，当发热而洒淅恶寒。若有痛处，饮食如常者，蓄积有脓也。

脉浮而迟，面热赤而战惕者，六七日当汗出而解。反发热者，差迟，迟为无阳，不能作汗，其身必痒也。

寸口脉阴阳俱紧者，法当清邪中于上焦，浊邪中于下焦。清邪中上，名曰洁也；浊邪中下，名曰浑也。阴中于邪，必内栗也。表气微虚，里气不守，故使邪中于阴也。阳中于邪，必发热头痛，项强颈挛，腰痛胫酸，所为阳中雾露之气。故曰清邪中上，浊邪中下。阴气为栗，足膝逆冷，便溺妄出。表气微虚，里气微急，三焦相溷，内外不通。上焦怫_{音佛，下同}郁，脏气相熏，口烂食断也。中焦不治，胃气上冲，脾气不转，胃中为浊，荣卫不通，血凝不流。若卫气前通者，小便赤黄，与热相搏，因热作使，游于经络，出入脏腑，热气所过，则为痈脓。若阴气前通者，阳气厥微，阴无所使，客气内入，嚏而出之，声嗢_{乙骨切}咽塞，寒厥相追，为热所拥，血凝自下，状如豚肝。阴阳俱厥，脾气孤弱，五液注下。下焦不盍_{一作阖}，清便下重，令便数难，齐筑湫痛，命将难全。

脉阴阳俱紧者，口中气出，唇口干燥，踡卧足冷，鼻中涕出，舌上胎滑，勿妄治也。到七日以来，其人微发热，手足温者，此为欲解；或到八日以上，反大发热者，此为难治。设使恶寒者，必欲呕也；腹内痛者，必欲利也。

脉阴阳俱紧，至于吐利，其脉独不解；紧去人安，此为欲解。若脉迟，至六七日不欲食，此为晚发，水停故也，为未解；食自可者，为欲解。病六七日，手足三部脉皆至，大烦而口禁不能言，其人躁扰者，必欲解也。若脉和，其人大烦，目重睑内际黄者，此欲解也。

脉浮而数，浮为风，数为虚，风为热，虚为寒，风虚相搏，则洒淅恶寒也。

脉浮而滑，浮为阳，滑为实，阳实相搏，其脉数疾，卫气失度。浮滑之脉数疾，发热汗出者，此为不治。

伤寒咳逆上气，其脉散者死，谓其形损故也。

平脉法第二

问曰：脉有三部，阴阳相乘，荣卫血气，在人体躬。呼吸出入，上下于中，因息游布，津液流通。随时动作，效象形容，春弦秋浮，冬沉夏洪。察色观脉，大小不同，一时之间，变无经常，尺寸参差，或短或长，上下乖错，或存或亡。病辄改易，进退低昂，心迷意惑，动失纪纲。愿为具陈，令得分明。师曰：子之所问，道之根源。脉有三部，尺寸及关，荣卫流行，不失衡铨。肾沉心洪，肺浮肝弦，此自经常，不失铢分。出入升降，漏刻周旋，水下百刻，一周循环。当复寸口，虚实见焉，变化相乘，阴阳相干。风则浮虚，寒则牢坚，沉潜水滀，支饮急弦。动则为痛，数则热烦，设有不应，知变所缘。三部不同，病各异端，大过可怪，不及亦然。邪不空见，终必有奸，审察表里，三焦别焉。知其所舍，消息诊看，料度腑脏，独见若神。为子条记，传与贤人。

师曰：呼吸者，脉之头也。初持脉，来疾去迟，此出疾入迟，名曰内虚外实也。初持脉，来迟去疾，此出迟入疾，名曰内实外虚也。

问曰：上工望而知之，中工问而知之，下工脉而知之，愿闻其说。师曰：病家人请云，病人苦发热，身体疼，病人自卧，师到诊其脉，沉而迟者，知其差也。何以知之？若表有病者，脉当浮大，今脉反沉迟，故知愈也。假令病人云腹内卒痛，病人自坐，师到脉之，浮而大者，知其差也。何以知之？若里有病者，脉当沉而细，今脉浮大，故知愈也。

师曰：病家人来请云，病人发热烦极。明日师到，病人向壁卧，此热已去也。设令脉不和，处言已愈。设令向壁卧，闻师到，不惊起而盼视，若三言三止，脉之咽唾者，此诈病也。设令脉自和，处言此病大重，当须服吐下药，针灸数十百处乃愈。

师持脉，病人欠者，无病也。脉之呻者，病也。言迟者，风也。摇头言者，里痛也。行迟者，表强也。坐而伏者，短气也。坐而下一脚者，腰痛也。里实护腹，如怀卵物者，心痛也。

师曰：伏气之病，以意候之，今月之内，欲有伏气。假令旧有伏气，当须脉之。若脉微弱者，当喉中痛似伤，非喉痹也。病人云，实咽中痛。虽尔，今复欲下利。

问曰：人恐怖者，其脉何状？师曰：脉形如循丝累累然，其面白脱色也。

问曰：人不饮，其脉何类？师曰：脉自涩，唇口干燥也。

问曰：人愧者，其脉何类？师曰：脉浮而面色乍白乍赤。

问曰：经说脉有三菽六菽重者，何谓也？师曰：脉人以指按之，如三菽之重者，肺气也；如六菽之重者，心气也；如九菽之重者，脾气也；如十二菽之重者，肝气也；按之至骨者，肾气也。菽者，小豆也。假令下利，寸口、关上、尺中，悉不见脉，然尺中时一小见，脉再举头一云按投者，肾气也；若见损脉来至，为难治。肾为脾所胜，脾胜不应时。

问曰：脉有相乘，有纵有横，有逆有顺，何谓也？师曰：水行乘火，金行乘木，名曰纵；火行乘水，木行乘金，名曰横；水行乘金，火行乘木，名曰逆；金行乘水，木行乘火，名曰顺也。

问曰：脉有残贼，何谓也？师曰：脉有弦、紧、浮、滑、沉、涩，此六脉名曰残贼，能为诸脉作病也。

问曰：脉有灾怪，何谓也？师曰：假令人病，脉得太阳，与形证相应，因为作汤，比还送汤，如食顷，病人乃大吐，若下利，腹中痛。师曰：我前来不见此证，今乃变异，是名灾怪。又问曰：何缘作此吐利？答曰：或有旧时服药，今乃发作，故为灾怪耳。

问曰：东方肝脉，其形何似？师曰：肝者，木也，名厥阴，其脉微弦濡弱而长，是肝脉也。肝病自得濡弱者，愈也。假令得纯弦脉者，死。何以知之？以其脉如弦直，此是肝脏伤，故知死也。

南方心脉，其形何似？师曰：心者，火也，名少阴，其脉洪大而长，是心脉也。心病自得洪大者，愈也。假令脉来微去大，故名反，病在里也。脉来头小本大，故名覆，病在表也。上微头小者，则汗出。下微本大者，则为关格不通，不得尿，头无汗者，可治，有汗者死。

西方肺脉，其形何似？师曰：肺者，金也，名太阴，其脉毛浮也。肺病自得此脉，若得缓迟者，皆愈。若得数者则剧。何以知之？数者，南方火，火克西方金，法当痈肿，为难治也。

问曰：二月得毛浮脉，何以处言至秋当死？师曰：二月之时，脉当濡弱，反得毛浮者，故知至秋死。二月肝用事，肝属木，脉应濡弱，反得毛浮脉者，是肺脉也。肺属金，金来克木，故知至秋死。他皆仿此。师曰：脉肥人责浮，瘦人责沉。肥人当沉，今反浮，瘦人当浮，今反沉，故责之。

师曰：寸脉下不至关，为阳绝；尺脉上不至关，为阴绝，此皆不治，决死也。若计其余命生死之期，期以月节克之也。

师曰：脉病人不病，名曰行尸，以无王气，卒眩仆不识人者，短命则死。人病脉不病，名曰内虚，以无谷神，虽困无苦。

问曰：翕奄沉，名曰滑，何谓也？师曰：沉为纯阴，翕为正阳，阴阳和合，故令脉滑，关尺自平。阳明脉微沉，食饮自可。少阴脉微滑，滑者，紧之浮名也，此为阴实，其人必股内汗出，阴下湿也。

问曰：曾为人所难，紧脉从何而来？师曰：假令亡汗，若吐，以肺里寒，故令脉紧也。假令咳者，坐饮冷水，故令脉紧也。假令下利以胃虚冷，故令脉紧也。

寸口卫气盛，名曰高。高者，暴狂而肥。荣气盛，名曰章。章者，暴泽而光。高章相搏，名曰纲。纲者，身筋急，脉强直故也。卫气弱，名曰惵。惵者，心中气动迫怯。荣气弱，名曰卑。卑者，心中常自羞愧。惵卑相搏，名曰损。损者，五脏六腑俱乏气，虚惵故也。卫气和，名曰缓。缓者，四肢不能自收。荣气和，名曰迟。迟者，身体俱重，但欲眠也。缓迟相搏，名曰沉。沉者，腰中直，腹内急痛，但欲卧，不欲行。

寸口脉缓而迟，缓则阳气长，其色鲜，其颜光，其声商，毛发长。迟则阴气盛，骨髓生，血满，肌肉紧薄鲜硬，阴阳相抱，荣卫俱行，刚柔相得，名曰强也。

趺阳脉滑而紧，滑者胃气实，紧者脾气强，持实击强，痛还自伤，以手把刃，坐作疮也。

寸口脉浮而大，浮为虚，大为实，在尺为关，在寸为格，关则不得小便，格则吐逆。

趺阳脉伏而涩，伏则吐逆，水谷不化，涩则食不得入，名曰关格。

脉浮而大，浮为风虚，大为气强，风气相搏，必成隐疹，身体为痒。痒者，名泄风，久久为痂癞。眉少发稀，身有干疮而腥臭也。

寸口脉弱而迟，弱者卫气微，迟者荣中寒。荣为血，血寒则发热。卫为气，气微者心内饥，饥而虚满，不能食也。

趺阳脉大而紧者，当即下利，为难治。

寸口脉弱而缓，弱者阳气不足，缓者胃气有余，噫而吞酸，食卒不下，气填于膈上也一作下。

趺阳脉紧而浮，浮为气，紧为寒，浮为腹满，紧为绞痛，浮紧相搏，肠鸣而转，转即气动，膈气乃下，少阴脉不出，其阴肿大而虚也。

寸口脉微而涩，微者卫气不行，涩者荣气不逮，荣卫不能相将，三焦无所仰，身体痹不仁。荣气不足，则烦疼口难言。卫气虚者，则恶寒数欠，三焦不归其部，上焦不归者，噫而酢吞；中焦不归者，不能消谷引食；下焦不归者，则遗溲。

趺阳脉沉而数，沉为实，数消谷，紧者病难治。

寸口脉微而涩，微者卫气衰，涩者荣气不足。卫气衰，面色黄；荣气不足，面色青。荣为根，卫为叶，荣卫俱微，则根叶枯槁而寒栗、咳逆、唾腥、吐涎沫也。

趺阳脉浮而芤，浮者胃气虚，芤者荣气伤，其身体瘦，肌肉甲错，浮芤相搏，宗气微衰，四属断绝。四属者，谓皮、肉、脂、髓。俱竭，宗气则衰矣。

寸口脉微而缓，微者胃气疏，疏则其肤空；缓者胃气实，实则谷消而水化也。谷入于胃，脉道乃行，水入于经，其血乃成。荣盛则其肤必疏，三焦绝经，名曰血崩。

趺阳脉微而紧，紧则为寒，微则为虚，微紧相搏，则为短气。

少阴脉弱而涩，弱者微烦，涩者厥逆。

趺阳脉不出，脾不上下，身冷肤硬，

少阴脉不至，肾气微，少精血，奔气促迫，上入胸膈，宗气反聚，血结心下，阳气退下，热归阴股，与阴相动，令身不仁，此为尸厥，当刺期门、巨阙。宗气者，三焦归气也，有名无形，气之神使也。下荣玉茎，故宗筋聚缩之也。

寸口脉微，尺脉紧，其人虚损多汗，知阴常在，绝不见阳也。

寸口诸微亡阳，诸濡亡血，诸弱发热，诸紧为寒。诸乘寒者，则为厥，郁冒不仁，以胃无谷气，脾涩不通，口急不能言，战而栗也。

问曰：濡弱何以反适十一头？师曰：五脏六腑相乘，故令十一。

问曰：何以知乘腑？何以知乘脏？师曰：诸阳浮数为乘腑，诸阴迟涩为乘脏也。

伤寒例第三

四时八节二十四气七十二候决病法

立春正月节斗指艮　雨水正月中指寅
惊蛰二月节指甲　春分二月中指卯
清明三月节指乙　谷雨三月中指辰
立夏四月节指巽　小满四月中指巳

芒种五月节指丙　　夏至五月中指午

小暑六月节指丁　　大暑六月中指未

立秋七月节指坤　　处暑七月中指申

白露八月节指庚　　秋分八月中指酉

寒露九月节指辛　　霜降九月中指戌

立冬十月节指乾　　小雪十月中指亥

大雪十一月节指壬　　冬至十一月中指子

小寒十二月节指癸　　大寒十二月中指丑

二十四气，节有十二，中有十二，五日为一候，气亦同，合有七十二候，决病生死，此须洞解之也。

《阴阳大论》云：春气温和，夏气暑热，秋气清凉，冬气冰列，此则四时正气之序也。冬时严寒，万类深藏，君子固密，则不伤于寒，触冒之者，乃名伤寒耳。其伤于四时之气，皆能为病，以伤寒为毒者，以其最成杀厉之气也。中而即病者，名曰伤寒。不即病者，寒毒藏于肌肤，至春变为温病，至夏变为暑病。暑病者，热极重于温也。是以辛苦之人，春夏多温热病者，皆由冬时触寒所致，非时行之气也。凡时行者，春时应暖而反大寒，夏时应热而反大凉，秋时应凉而反大热，冬时应寒而反大温，此非其时而有其气，是以一岁之中，长幼之病多相似者，此则时行之气也。夫欲候知四时正气为病及时行疫气之法，皆当按斗历占之。九月霜降节后宜渐寒，向冬大寒，至正月雨水节后宜解也。所以谓之雨水者，以冰雪解而为雨水故也。至惊蛰二月节后，气渐和暖，向夏大热，至秋便凉。从霜降以后，至春分以前，凡有触冒霜露，体中寒即病者，谓之伤寒也。九月十月寒气尚微，为病则轻，十一月十二月寒冽已严，为病则重。正月二月寒渐将解，为病亦轻。此以冬时不调，适有伤寒之人，即为病也。其冬有非节之暖者，名为冬温。冬温之毒与伤寒大异，冬温复有先后，更相重沓，亦有轻重，为治不同，证如后章。从立春节后，其中无暴大寒又不冰雪，而有人壮热为病者，此属春时阳气发于冬时伏寒，亦为温病。从春分以后至秋分节前，天有暴寒者，皆为时行寒疫也。三月四月或有暴寒，其时阳气尚弱，为寒所折，病热犹轻。五月六月阳气已盛，为寒所折，病热则重。七月八月阳气已衰，为寒所折，病热亦微，其病与温及暑病相似，但治有殊耳。十五日得一气，于四时之中，一时有六气，四六名为二十四气。然气候亦有应至仍不至，或有未应至而至者，或有至而太过者，皆成病气也。但天地动静，阴阳鼓击者，各正一气耳。是以彼春之暖，为夏之暑；彼秋之忿，为冬之怒。是故冬至之后，一阳爻升，一阴爻降也；夏至之后，一阳气下，一阴气上也。斯则冬夏二至，阴阳合也。春秋二分，阴阳离也。阴阳交易，人变病焉。此君子春夏养阳，秋冬养阴，顺天地之刚柔也。小人触冒，必婴暴疹。须知毒烈之气，留在何经，而发何病，详而取之。是以春伤于风，夏必飧泄；夏伤于暑，秋必病疟；秋伤于湿，冬必咳嗽；冬伤于寒，春必病温。此必然之道，可不审明之。伤寒之病，逐日浅深，以施方治。今世人伤寒，或始不早治，或治不对病，或日数久淹，困乃告医，医人又不依次第而治之，则不中病，皆宜临时消息制方，无不效也。今搜采仲景旧论，录其证候，诊脉声色，对病真方有神验者，拟防世急也。

又土地温凉，高下不同，物性刚柔，飡居亦异。是故黄帝兴四方之问，岐伯举四治之能，以训后贤，开其未悟者。临病之工，宜须两审也。

凡伤于寒，则为病热，热虽甚不死。若两感于寒而病者，必死。

尺寸俱浮者，太阳受病也，当一二日发。以其脉上连风府，故头项痛，腰脊强。

尺寸俱长者，阳明受病也，当二三日发。以其脉夹鼻络于目，故身热目痛鼻干，不得卧。

尺寸俱弦者，少阳受病也，当三四日发。以其脉循胁络于耳，故胸胁痛而耳聋。此三经皆受病，未入于腑者，可汗而已。

尺寸俱沉细者，太阴受病也，当四五日发。以其脉布胃中、络于嗌，故腹满而嗌干。

尺寸俱沉者，少阴受病也，当五六日发。以其脉贯肾络于肺，系舌本，故口燥舌干而渴。

尺寸俱微缓者，厥阴受病也，当六七日发。以其脉循阴器络于肝，故烦满而囊缩。此三经皆受病，已入于腑，可下而已。

若两感于寒者，一日太阳受之，即与少阴俱病，则头痛口干、烦满而渴。二日阳明受之，即与太阴俱病，则腹满身热，不欲食，谵之廉切，又女监切，下同语。三日少阳受之，即与厥阴俱病，则耳聋、囊缩而厥，水浆不入，不知人者，六日死。若三阴三阳，五脏六腑皆受病，则荣卫不行，脏腑不通，则死矣。其不两感于寒，更不传经，不加异气者，至七日太阳病衰，头痛少愈也。八日阳明病衰，身热少歇也。九日少阳病衰，耳聋微闻也。十日太阴病衰，腹减如故，则思饮食。十一日少阴病衰，渴止舌干，已而嚏也。十二日厥阴病衰，囊纵，少腹微下，大气皆去，病人精神爽慧也。若过十三日以上不间，尺寸陷者，大危。若更感异气，变为他病者，当依后坏病证而治之。若脉阴阳俱盛，重感于寒者，变成温疟。阳脉浮滑，阴脉濡弱者，更遇于风，变为风温。阳脉洪数，阴脉实大者，更遇温热，变为温毒，温毒为病最重也。阳脉濡弱，阴脉弦紧者，更遇温气，变为温疫一本作疟。 以此冬伤于寒，发为温病。脉之变证，方治如说。

凡人有疾，不时即治，隐忍冀差，以成痼疾。小儿女子，益以滋甚。时气不和，便当早言，寻其邪由，及在腠理，以时治之，罕有不愈者。患人忍之，数日乃说，邪气入脏，则难可制。此为家有患，备虑之要。凡作汤药，不可避晨夜，觉病须臾，即宜便治，不等早晚，则易愈矣。如或差迟，病即传变，虽欲除治，必难为力。服药不如方法，纵意违师，不须治之。

凡伤寒之病，多从风寒得之。始表中风寒，入里则不消矣，未有温覆而当不消散者。不在证治，拟欲攻之，犹当先解表，乃可下之。若表已解，而内不消，非大满，犹生寒热，则病不除。若表已解，而内不消，大满大实坚有燥屎，自可除下之，虽四五日，不能为祸也。若不宜下，而便攻之，内虚热入，协热遂利，烦躁诸变，不可胜数，轻者困笃，重者必死矣。

夫阳盛阴虚，汗之则死，下之则愈。阳虚阴盛，汗之则愈，下之则死。夫如是，则神丹安可以误发，甘遂何可以妄攻！虚盛之治，相背千里，吉凶之机，应若影响，岂容易哉！况桂枝下咽，阳盛即毙；承气入胃，阴盛以亡。死生之要，在乎须臾，视身之尽，不暇计日，此阴阳虚实之交错，其候至微，发汗吐下之相反，其祸至速。而医术浅狭，懵然不知病源，为治乃误，使病者殒没，自谓其分。至令冤魂塞于冥路，死尸盈于旷野，仁者鉴此，岂不痛欤！

凡两感病俱作，治有先后，发表攻里，本自不同。而执迷用意者，乃云神丹甘遂合而饮之，且解其表，又除其里。言巧似是，其理实违。夫智者之举错也，常审以慎，愚者之动作也，必果而速。安危之变，岂可诡哉！世上之士，但务彼翕习之荣，而莫见此倾危之败，惟明者居然能护其本，近取诸身，夫何远之有焉？

凡发汗温暖汤药，其方虽言日三服，若病剧不解，当促其间，可半日中尽三服。若与病相阻，即便有所觉。病重者，一日一夜当晬时观之，如服一剂，病证犹在，故当复作本汤服之。至有不肯汗出，服三剂乃解。若汗不出者，死病也。

凡得时气病，至五六日而渴欲饮水，饮不能多，不当与也。何者？以腹中热尚少，不能消之，便更与人作病也。至七八日，大渴欲饮水者，犹当依证而与之。与之常令不足，勿极意也，言能饮一斗，与五升。若饮而腹满，小便不利，若喘若哕，不可与之也。忽然大汗出，是为自愈也。

凡得病，反能饮水，此为欲愈之病。其不晓病者，但闻病饮水自愈，小渴者乃强与饮之，因成其祸，不可复数也。

凡得病，厥脉动数，服汤药更迟，脉浮大减小，初躁后静，此皆愈证也。

凡治温病，可刺五十九穴。又，身之穴三百六十有五，其三十穴灸之有害，七十九穴刺之为灾，并中髓也。

脉四损，三日死。平人四息，病人脉一至，名曰四损。

脉五损，一日死。平人五息，病人脉一至，名曰五损。

脉六损，一时死。平人六息，病人脉一至，名曰六损。

脉盛身寒，得之伤寒；脉虚身热，得之伤暑。脉阴阳俱盛，大汗出不解者死。脉阴阳俱虚，热不止者死。脉至乍数乍疏者死。脉至如转索，其日死。谵言妄语，身微热，脉浮大，手足温者生；逆冷，脉沉细者，不过一日死矣。此以前是伤寒热病证候也。

辨痉湿暍脉证第四

伤寒所致太阳，痉、湿、暍三种，宜应别论，以为与伤寒相似，故此见之。

太阳病，发热无汗，反恶寒者，名曰刚痉。

太阳病，发热汗出，不恶寒者《病源》云恶寒，名曰柔痉。

太阳病，发热，脉沉而细者，名曰痉。

太阳病，发汗太多，因致痉。

病身热足寒，颈项强急，恶寒，时头热面赤，目脉赤，独头面摇，卒口噤，背反张者，痉病也。

太阳病，关节疼痛而烦，脉沉而细一作缓者，此名湿痹一云中湿。湿痹之候，其人小便不利，大便反快，但当利其小便。

湿家之为病，一身尽疼，发热，身色如似熏黄。

湿家，其人但头汗出，背强，欲得被覆向火，若下之早则哕，胸满，小便不利，舌上如胎者，以丹田有热，胸中有寒，渴欲得水而不能饮，则口燥烦也。

湿家下之，额上汗出，微喘，小便利一云不利者，死。若下利不止者，亦死。

问曰：风湿相搏，一身尽疼痛，法当汗出而解，值天阴雨不止，医云此可发汗，汗之病不愈者，何也？答曰：发其汗，汗大出者，但风气去，湿气在，是故不愈也。若治风湿者，发其汗，但微微似欲汗出者，风湿俱去也。

湿家病，身上疼痛，发热面黄而喘，头痛，鼻塞而烦，其脉大，自能饮食，腹中和无病，病在头中寒湿，故鼻塞，内药鼻中，则愈。

病者一身尽疼，发热，日晡所剧者，此名风湿。此病伤于汗出当风，或久伤取冷所致也。

太阳中热者，暍是也。其人汗出恶寒，身热而渴也。

太阳中暍者，身热疼重，而脉微弱，此亦夏月伤冷水，水行皮中所致也。

太阳中暍者，发热恶寒，身重而疼痛，其脉弦细芤迟，小便已，洒洒然毛耸，手足逆冷，小有劳，身即热，口开，前板齿燥。若发汗，则恶寒甚；加温针，则发热甚；数下之，则淋甚。

辨太阳病脉证并治上第五
合一十六法，方一十四首

［1］太阳之为病，脉浮，头项强痛而恶寒。

［2］太阳病，发热，汗出，恶风，脉缓者，名为中风。

［3］太阳病，或已发热，或未发热，必恶寒，体痛，呕逆，脉阴阳俱紧者，名为伤寒。

［4］伤寒一日，太阳受之，脉若静者，为不传；颇欲吐，若躁烦，脉数急者，为传也。

［5］伤寒二三日，阳明、少阳证不见者，为不传也。

［6］太阳病，发热而渴，不恶寒者为温病。若发汗已，身灼热者，名风温。风温为病，脉阴阳俱浮，自汗出，身重，多眠睡，鼻息必鼾，语言难出。若被下者，小便不利，直视失溲。若被火者，微发黄色，剧则如惊痫，时瘛疭，若火熏之。一逆尚引日，再逆促命期。

［7］病有发热恶寒者，发于阳也；无热恶寒者，发于阴也。发于阳，七日愈；发

于阴，六日愈。以阳数七，阴数六故也。

[8] 太阳病，头痛至七日以上自愈者，以行其经尽故也。若欲作再经者，针足阳明，使经不传则愈。

[9] 太阳病欲解时，从巳至未上。

[10] 风家，表解而不了了者，十二日愈。

[11] 病人身大热，反欲得衣者，热在皮肤，寒在骨髓也；身大寒，反不欲近衣者，寒在皮肤，热在骨髓也。

[12] 太阳中风，阳浮而阴弱，阳浮者，热自发，阴弱者，汗自出，啬啬恶寒，淅淅恶风，翕翕发热，鼻鸣干呕者，**桂枝汤**主之。方一。

桂枝三两，去皮 芍药三两 甘草二两，炙 生姜三两，切 大枣十二枚，擘

上五味，㕮咀三味，以水七升，微火煮取三升，去滓。适寒温，服一升。服已须臾，啜热稀粥一升余，以助药力。温覆令一时许，遍身漐漐微似有汗者益佳，不可令如水流漓，病必不除。若一服汗出病差，停后服，不必尽剂。若不汗，更服依前法。又不汗，服后小促其间，半日许，令三服尽。若病重者，一日一夜服，周时观之。服一剂尽，病证犹在者，更作服。若汗不出，乃服至二三剂。禁生冷、黏滑、肉面、五辛、酒酪、臭恶等物。

[13] 太阳病，头痛发热，汗出恶风，桂枝汤主之。方二。用前第一方。

[14] 太阳病，项背强几几，反汗出恶风者，**桂枝加葛根汤**主之。方三。

葛根四两 麻黄三两，去节 芍药二两 生姜三两，切 甘草二两，炙 大枣十二枚，擘 桂枝二两，去皮

上七味，以水一斗，先煮麻黄、葛根，减二升，去上沫，内诸药，煮取三升，去滓。温服一升，覆取微似汗，不须啜粥，余如桂枝法将息及禁忌。臣亿等谨按，仲景本论，太阳中风自汗用桂枝，伤寒无汗用麻黄，今证云汗出恶风，而方中有麻黄，恐非本意也。第三卷有葛根汤证，云无汗、恶风，正与此方同，是合用麻黄也。此云桂枝加葛根汤，恐是桂枝中但加葛根耳。

[15] 太阳病，下之后，其气上冲者，可与桂枝汤，方用前法。若不上冲者，不得与之。四。

[16] 太阳病三日，已发汗，若吐、若下、若温针，仍不解者，此为坏病，桂枝不中与之也。观其脉症，知犯何逆，随证治之。桂枝本为解肌，若其人脉浮紧，发热汗不出者，不可与之也。常须识此，勿令误也。五。

[17] 若酒客病，不可与桂枝汤，得之则呕，以酒客不喜甘故也。

[18] 喘家作桂枝汤，加厚朴杏子佳。六。

[19] 凡服桂枝汤吐者，其后必吐脓血也。

[20] 太阳病，发汗，遂漏不止，其人恶风，小便难，四肢微急，难以屈伸者，**桂枝加附子汤**主之。方七。

桂枝三两，去皮 芍药三两 甘草三两，炙 生姜三两，切 大枣十二枚，擘 附子一枚，炮，去皮，破八片

上六味，以水七升，煮取三升，去滓。温服一升。本云，桂枝汤今加附子。将息如前法。

[21] 太阳病，下之后，脉促，胸满者，**桂枝去芍药汤**主之。方八。促，一作纵。

桂枝三两，去皮 甘草二两，炙 生姜三两，切 大枣十二枚，擘

上四味，以水七升，煮取三升，去滓。温服一升。本云，桂枝汤今去芍药。将息如前法。

[22] 若微寒者，**桂枝去芍药加附子汤**主之。方九。

桂枝三两，去皮 甘草二两，炙 生姜三两，切 大枣十二枚，擘 附子一枚，炮，去皮，破八片

上五味，以水七升，煮取三升，去滓。温服一升。本云，桂枝汤今去芍药加附子。将息如前法。

[23] 太阳病，得之八九日，如疟状，发热恶寒，热多寒少，其人不呕，清便欲自可，一日二三度发，脉微缓者，为欲愈也。脉微而恶寒者，此阴阳俱虚，不可更发汗、更下、更吐也。面色反有热色者，未欲解也，以其不能得小汗出，身必痒，宜**桂枝麻黄各半汤**。方十。

桂枝一两十六铢，去皮 芍药 生姜切 甘草炙 麻黄各一两，去节 大枣四枚，擘 杏仁二十四枚，汤浸，去皮尖及两仁者

上七味，以水五升，先煮麻黄一二沸，去上沫，内诸药，煮取一升八合，去滓。温服六合。本云，桂枝汤三合，麻黄汤三合，并为六合，顿服。将息如上法。臣亿等谨按，桂枝汤方，桂枝、芍药、生姜各三两，甘草二两，大枣十二枚。麻黄汤方，麻黄三两，桂枝二两，甘草一两，杏仁七十个。今以算法约之，二汤各取三分之一，即得桂枝一两十六铢，芍药、生姜、甘草各一两，大枣四枚，杏仁二十三个零三分枚之一，收之得二十四个，合方。详此方乃三分之一，非各半也，宜云合半汤。

[24] 太阳病，初服桂枝汤，反烦不解者，先刺风池、风府，却与桂枝汤则愈。十一。

[25] 服桂枝汤，大汗出，脉洪大者，与桂枝汤如前法。若形似疟，一日再发者，汗出必解，宜**桂枝二麻黄一汤**。方十二。

桂枝一两十七铢，去皮 芍药一两六铢 麻黄十六铢，去节 生姜一两六铢，切 杏仁十六个，去皮尖 甘草一两二铢，炙 大枣五枚，擘

上七味，以水五升，先煮麻黄一二沸，去上沫，内诸药，煮取二升，去滓。温服一升，日再服。本云，桂枝汤二分，麻黄汤一分，合为二升，分再服。今合为一方，将息如前法。臣亿等谨按，桂枝汤方，桂枝、芍药、生姜各三两，甘草二两，大枣十二枚。麻黄汤方，麻黄三两，桂枝二两，甘草一两，杏仁七十个。今以算法约之，桂枝汤取十二分之五，即得桂枝、芍药、生姜各一两六铢，甘草二十铢，大枣五枚。麻黄汤取九分之二，即得麻黄十六铢，桂枝十铢三分铢之二，收之得十一铢，甘草五铢三分铢之一，收之得六铢，杏仁十五个九分枚之四，收之得十六个。二汤所取相合，即共得桂枝一两十七铢，麻黄十六铢，生姜、芍药各一两六铢，甘草一两二铢，大枣五枚，杏仁十六个，合方。

[26] 服桂枝汤，大汗出后，大烦渴不解，脉洪大者，**白虎加人参汤**主之。方

十三。

知母六两 石膏一斤，碎，绵裹 甘草炙，二两 粳米六合 人参三两

上五味，以水一斗，煮米熟汤成，去滓。温服一升，日三服。

[27] 太阳病，发热恶寒，热多寒少，脉微弱者，此无阳也，不可发汗，宜**桂枝二越婢一汤**。方十四。

桂枝去皮 芍药 麻黄 甘草各十八铢，炙 大枣四枚，擘 生姜一两二铢，切 石膏二十四铢，碎，绵裹

上七味，以水五升，煮麻黄一二沸，去上沫，内诸药，煮取二升，去滓。温服一升。本云，当裁为越婢汤、桂枝汤合之，饮一升。今合为一方，桂枝汤二分，越婢汤一分。臣亿等谨按，桂枝汤方，桂枝、芍药、生姜各三两，甘草二两，大枣十二枚。越婢汤方，麻黄二两，生姜三两，甘草二两，石膏半斤，大枣十五枚。今以算法约之，桂枝汤取四分之一，即得桂枝、芍药、生姜各十八铢，甘草十二铢，大枣三枚。越婢汤取八分之一，即得麻黄十八铢，生姜九铢，甘草六铢，石膏二十四铢，大枣一枚八分之七，弃之。二汤所取相合，即共得桂枝、芍药、甘草、麻黄各十八铢，生姜一两三铢，石膏二十四铢，大枣四枚，合方。旧云，桂枝三，今取四分之一，即当云桂枝二也。越婢汤方，见仲景杂方中，《外台秘要》一云起脾汤。

[28] 服桂枝汤，或下之，仍头项强痛，翕翕发热，无汗，心下满微痛，小便不利者，**桂枝去桂加茯苓白术汤**主之。方十五。

芍药三两 甘草二两，炙 生姜切 白术 茯苓各三两 大枣十二枚，擘

上六味，以水八升，煮取三升，去滓。温服一升，小便利则愈。本云，桂枝汤今去桂枝，加茯苓、白术。

[29] 伤寒脉浮，自汗出，小便数，心烦，微恶寒，脚挛急，反与桂枝欲攻其表，此误也；得之便厥，咽中干，烦躁，吐逆者，作甘草干姜汤与之，以复其阳；若厥愈足温者，更作芍药甘草汤与之，其脚即伸；若胃气不和，谵语者，少与调胃承气汤；若重发汗，复加烧针者，四逆汤主之。方十六。

甘草干姜汤方

甘草四两，炙 干姜二两

上二味，以水三升，煮取一升五合，去滓。分温再服。

芍药甘草汤方

芍药 甘草各四两，炙

上二味，以水三升，煮取一升五合，去滓。分温再服。

调胃承气汤方

大黄四两，去皮，清酒洗 甘草二两，炙 芒硝半升

上三味，以水三升，煮取一升，去滓，内芒硝，更上火微煮令沸。少少温服之。

四逆汤方

甘草二两，炙 干姜一两半 附子一枚，生用，去皮，破八片

上三味，以水三升，煮取一升二合，去滓。分温再服。强人可大附子一枚、干姜

三两。

[30] 问曰：证象阳旦，按法治之而增剧，厥逆，咽中干，两胫拘急而谵语。师曰：言夜半手足当温，两脚当伸。后如师言，何以知此？答曰：寸口脉浮而大，浮为风，大为虚。风则生微热，虚则两胫挛。病形象桂枝，因加附子参其间，增桂令汗出。附子温经，亡阳故也。厥逆，咽中干，烦躁，阳明内结，谵语烦乱，更饮甘草干姜汤，夜半阳气还，两足当热；胫尚微拘急，重与芍药甘草汤，尔乃胫伸；以承气汤微溏，则止其谵语，故知病可愈。

辨太阳病脉证并治中第六
合六十六法，方三十九首，并见太阳阳明合病法

[31] 太阳病，项背强几几，无汗恶风，**葛根汤**主之。方一。

葛根四两 麻黄三两，去节 桂枝二两，去皮 生姜三两，切 甘草二两，炙 芍药二两 大枣十二枚，擘

上七味，以水一斗，先煮麻黄、葛根，减二升，去白沫，内诸药，煮取三升，去滓。温服一升，覆取微似汗，余如桂枝法将息及禁忌。诸汤皆仿此。

[32] 太阳与阳明合病者，必自下利，葛根汤主之。方二。

[33] 太阳与阳明合病，不下利，但呕者，**葛根加半夏汤**主之。方三。

葛根四两 麻黄三两，去节 甘草二两，炙 芍药二两 桂枝二两，去皮 生姜二两，切 半夏半升，洗 大枣十二枚，擘

上八味，以水一斗，先煮葛根、麻黄，减二升，去白沫，内诸药，煮取三升，去滓。温服一升，覆取微似汗。

[34] 太阳病，桂枝证，医反下之，利遂不止，脉促者，表未解也，喘而汗出者，**葛根黄芩黄连汤**主之。方四。

葛根半斤 甘草二两，炙 黄芩三两 黄连三两

上四味，以水八升，先煮葛根，减二升，内诸药，煮取二升，去滓。分温再服。

[35] 太阳病，头痛发热，身疼腰痛，骨节疼痛，恶风无汗而喘者，**麻黄汤**主之。方五。

麻黄三两，去节 桂枝二两，去皮 甘草一两，炙 杏仁七十个，去皮尖

上四味，以水九升，先煮麻黄，减二升，去上沫，内诸药，煮取二升半，去滓。温服八合，覆取微似汗，不须啜粥，余如桂枝法将息。

[36] 太阳与阳明合病，喘而胸满者，不可下，宜麻黄汤。六。用前第五方。

[37] 太阳病，十日以去，脉浮细而嗜卧者，外已解也。设胸满胁痛者，与小柴胡汤。脉但浮者，与麻黄汤。七。用前第五方。

小柴胡汤方

柴胡半斤 黄芩 人参 甘草炙 生姜各三两，切 大枣十二枚，擘 半夏半升，洗

上七味，以水一斗二升，煮取六升，去滓，再煎取三升。温服一升，日三服。

[38] 太阳中风，脉浮紧，发热恶寒，身疼痛，不汗出而烦躁者，大青龙汤主之。若脉微弱，汗出恶风者，不可服之，服之则厥逆，筋惕肉瞤，此为逆也。**大青龙汤方**。八。

麻黄六两，去节 桂枝二两，去皮 甘草二两，炙 杏仁四十枚，去皮尖 生姜三两，切 大枣十枚，擘 石膏如鸡子大，碎

上七味，以水九升，先煮麻黄，减二升，去上沫，内诸药，煮取三升，去滓。温服一升，取微似汗。汗出多者，温粉粉之。一服汗者，停后服。若复服，汗多亡阳遂虚，恶风烦躁，不得眠也。

[39] 伤寒，脉浮缓，身不疼、但重，乍有轻时，无少阴证者，大青龙汤发之。九。用前第八方。

[40] 伤寒表不解，心下有水气，干呕，发热而咳，或渴，或利，或噎，或小便不利、少腹满，或喘者，**小青龙汤**主之。方十。

麻黄去节 芍药 细辛 干姜 甘草炙 桂枝各三两，去皮 五味子半升 半夏半升，洗

上八味，以水一斗，先煮麻黄，减二升，去上沫，内诸药，煮取三升，去滓。温服一升。若渴，去半夏，加栝楼根三两；若微利，去麻黄，加荛花，如一鸡子，熬令赤色；若噎者，去麻黄，加附子一枚，炮；若小便不利、少腹满者，去麻黄，加茯苓四两；若喘，去麻黄，加杏仁半升，去皮尖。且荛花不治利，麻黄主喘，今此语反之，疑非仲景意。臣亿等谨按，小青龙汤，大要治水。又按《本草》，荛花下十二水，若水去，利则止也。又按，《千金》，形肿者应内麻黄，乃内杏仁者，以麻黄发其阳故也。以此证之，岂非仲景意也。

[41] 伤寒，心下有水气，咳而微喘，发热不渴。服汤已渴者，此寒去欲解也。小青龙汤主之。十一。用前第十方。

[42] 太阳病，外证未解，脉浮弱者，当以汗解，宜桂枝汤。方十二。

[43] 太阳病，下之，微喘者，表未解故也，**桂枝加厚朴杏子汤**主之。方十三。

桂枝三两，去皮 甘草二两，炙 生姜三两，切 芍药三两 大枣十二枚，擘 厚朴二两，炙，去皮 杏仁五十枚，去皮尖

上七味，以水七升，微火煮取三升，去滓。温服一升，覆取微似汗。

[44] 太阳病，外证未解，不可下也，下之为逆，欲解外者，宜桂枝汤。十四。用前第十二方。

[45] 太阳病，先发汗不解，而复下之，脉浮者不愈。浮为在外，而反下之，故令不愈；今脉浮，故在外。当须解外则愈，宜桂枝汤。十五。用前第十二方。

[46] 太阳病，脉浮紧，无汗发热，身疼痛，八九日不解，表证仍在，此当发其汗。服药已微除，其人发烦目瞑，剧者必衄，衄乃解。所以然者，阳气重故也。麻黄汤主之。十六。用前第五方。

[47] 太阳病，脉浮紧，发热，身无汗，自衄者，愈。

[48] 二阳并病，太阳初得病时，发其汗，汗先出不彻，因转属阳明，续自微汗出，不恶寒。若太阳病证不罢者，不可下，下之为逆，如此可小发汗。设面色缘缘正

赤者，阳气怫郁在表，当解之熏之。若发汗不彻，不足言，阳气怫郁不得越，当汗不汗，其人躁烦，不知痛处，乍在腹中，乍在四肢，按之不可得，其人短气但坐，以汗出不彻故也，更发汗则愈。何以知汗出不彻？以脉涩故知也。

［49］脉浮数者，法当汗出而愈。若下之，身重、心悸者，不可发汗，当自汗出乃解。所以然者，尺中脉微，此里虚，须表里实，津液自和，便自汗出愈。

［50］脉浮紧者，法当身疼痛，宜以汗解之。假令尺中迟者，不可发汗。何以知然？以荣气不足，血少故也。

［51］脉浮者，病在表，可发汗，宜麻黄汤。十七。用前第五方，法用桂枝汤。

［52］脉浮而数者，可发汗，宜麻黄汤。十八。用前第五方。

［53］病常自汗出者，此为荣气和，荣气和者，外不谐，以卫气不共荣气谐和故尔。以荣行脉中，卫行脉外。复发其汗，荣卫和则愈，宜桂枝汤。十九。用前第十二方。

［54］病人脏无他病，时发热自汗出而不愈者，此卫气不和也，先其时发汗则愈，宜桂枝汤。二十。用前第十二方。

［55］伤寒，脉浮紧，不发汗，因致衄者，麻黄汤主之。二十一。用前第五方。

［56］伤寒，不大便六七日，头痛有热者，与承气汤。其小便清者，知不在里，仍在表也，当须发汗。若头痛者，必衄。宜桂枝汤。二十二。用前第十二方。

［57］伤寒，发汗已解，半日许复烦，脉浮数者，可更发汗，宜桂枝汤。二十三。用前第十二方。

［58］凡病，若发汗、若吐、若下，若亡血、亡津液，阴阳自和者，必自愈。

［59］大下之后，复发汗，小便不利者，亡津液故也。勿治之，得小便利，必自愈。

［60］下之后，复发汗，必振寒，脉微细。所以然者，以内外俱虚故也。

［61］下之后，复发汗，昼日烦躁不得眠，夜而安静，不呕，不渴，无表证，脉沉微，身无大热者，**干姜附子汤**主之。方二十四。

干姜一两　附子一枚，生用，去皮，切八片

上二味，以水三升，煮取一升，去滓。顿服。

［62］发汗后，身疼痛，脉沉迟者，**桂枝加芍药生姜各一两人参三两新加汤**主之。方二十五。

桂枝三两，去皮　芍药四两　甘草二两，炙　人参三两　大枣十二枚，擘　生姜四两

上六味，以水一斗二升，煮取三升，去滓。温服一升。本云，桂枝汤今加芍药、生姜、人参。

［63］发汗后，不可更行桂枝汤，汗出而喘，无大热者，可与**麻黄杏仁甘草石膏汤**。方二十六。

麻黄四两，去节　杏仁五十个，去皮尖　甘草二两，炙　石膏半斤，碎，绵裹

上四味，以水七升，煮麻黄，减二升，去上沫，内诸药，煮取二升，去滓。温服一升。本云，黄耳杯。

[64] 发汗过多，其人叉手自冒心，心下悸，欲得按者，**桂枝甘草汤**主之。方二十七。

桂枝四两，去皮 甘草二两，炙

上二味，以水三升，煮取一升，去滓。顿服。

[65] 发汗后，其人脐下悸者，欲作奔豚，**茯苓桂枝甘草大枣汤**主之。方二十八。

茯苓半斤 桂枝四两，去皮 甘草二两，炙 大枣十五枚，擘

上四味，以甘澜水一斗，先煮茯苓，减二升，内诸药，煮取三升，去滓。温服一升，日三服。作甘澜水法：取水二斗，置大盆内，以勺扬之，水上有珠子五六千颗相逐，取用之。

[66] 发汗后，腹胀满者，**厚朴生姜半夏甘草人参汤**主之。方二十九。

厚朴半斤，炙，去皮 生姜半斤，切 半夏半升，洗 甘草二两 人参一两

上五味，以水一斗，煮取三升，去滓。温服一升，日三服。

[67] 伤寒，若吐，若下后，心下逆满，气上冲胸，起则头眩，脉沉紧，发汗则动经，身为振振摇者，**茯苓桂枝白术甘草汤**主之。方三十。

茯苓四两 桂枝三两，去皮 白术 甘草各二两，炙

上四味，以水六升，煮取三升，去滓。分温三服。

[68] 发汗，病不解，反恶寒者，虚故也，**芍药甘草附子汤**主之。方三十一。

芍药 甘草各三两，炙 附子一枚，炮，去皮，破八片

上三味，以水五升，煮取一升五合，去滓。分温三服。疑非仲景方。

[69] 发汗，若下之，病仍不解，烦躁者，**茯苓四逆汤**主之。方三十二。

茯苓四两 人参一两 附子一枚，生用，去皮，破八片 甘草二两，炙 干姜一两半

上五味，以水五升，煮取三升，去滓。温服七合，日二服。

[70] 发汗后，恶寒者，虚故也。不恶寒，但热者，实也，当和胃气，与**调胃承气汤**。方三十三。

芒硝半升 甘草二两，炙 大黄四两，去皮，清酒洗

上三味，以水三升，煮取一升，去滓，内芒硝，更煮两沸。顿服。

[71] 太阳病，发汗后，大汗出，胃中干，烦躁不得眠，欲得饮水者，少少与饮之，令胃气和则愈。若脉浮，小便不利，微热，消渴者**五苓散**主之。方三十四。

猪苓十八铢，去皮 泽泻一两六铢 白术十八铢 茯苓十八铢 桂枝半两，去皮

上五味，捣为散。以白饮和服方寸匕，日三服。多饮暖水，汗出愈。如法将息。

[72] 发汗已，脉浮数，烦渴者，五苓散主之。三十五。用前第三十四方。

[73] 伤寒，汗出而渴者，五苓散主之；不渴者，**茯苓甘草汤**主之。方三十六。

茯苓二两 桂枝二两，去皮 甘草一两，炙 生姜三两，切

上四味，以水四升，煮取二升，去滓。分温三服。

[74] 中风发热，六七日不解而烦，有表里证，渴欲饮水，水入则吐者，名曰水逆，五苓散主之。方三十七。用前第三十四方。

［75］未持脉时，病人手叉自冒心，师因教试令咳而不咳者，此必两耳聋无闻也。所以然者，以重发汗，虚故如此。发汗后，饮水多必喘，以水灌之亦喘。

［76］发汗后，水药不得入口为逆，若更发汗，必吐下不止。发汗、吐下后，虚烦不得眠，若剧者，必反复颠倒音到，下同，心中懊恼上乌浩，下奴冬切，下同。栀子豉汤主之；若少气者，栀子甘草豉汤主之；若呕者，栀子生姜豉汤主之。三十八。

栀子豉汤方

栀子十四个，擘 香豉四合，绵裹

上二味，以水四升，先煮栀子，得二升半，内豉，煮取一升半，去滓。分为二服，温进一服，得吐者，止后服。

栀子甘草汤豉汤方

栀子十四个，擘 甘草二两，炙 香豉四两，绵裹

上三味，以水四升，先煮栀子、甘草，取二升半，内豉，煮取一升半，去滓。分二服，温进一服，得吐者，止后服。

栀子生姜豉汤方

栀子十四个，擘 生姜五两 香豉四合，绵裹

上三味，以水四升，先煮栀子、生姜，取二升半，内豉，煮取一升半，去滓。分二服，温进一服，得吐者，止后服。

［77］发汗，若下之，而烦热、胸中窒者，栀子豉汤主之。三十九。用上初方。

［78］伤寒五六日，大下之后，身热不去，心中结痛者，未欲解也，栀子豉汤主之。四十。用上初方。

［79］伤寒下后，心烦腹满，卧起不安者，**栀子厚朴汤**主之。方四十一。

栀子十四个，擘 厚朴四两，炙，去皮 枳实四枚，水浸，炙令黄

上三味，以水三升半，煮取一升半，去滓。分二服，温进一服，得吐者，止后服。

［80］伤寒，医以丸药大下之，身热不去，微烦者，**栀子干姜汤**主之。方四十二。

栀子十四个，擘 干姜二两

上二味，以水三升半，煮取一升半，去滓。分二服，温进一服，得吐者，止后服。

［81］凡用栀子汤，病人旧微溏者，不可与服之。

［82］太阳病发汗，汗出不解，其人仍发热，心下悸，头眩，身𦠄动，振振欲擗一作僻地者，**真武汤**主之。方四十三。

茯苓 芍药 生姜各三两，切 白术二两 附子一枚，炮，去皮，破八片

上五味，以水八升，煮取三升，去滓。温服七合，日三服。

［83］咽喉干燥者，不可发汗。

［84］淋家，不可发汗，发汗必便血。

［85］疮家，虽身疼痛，不可发汗，汗出则痉。

［86］衄家，不可发汗，汗出必额上陷脉急紧，直视不能眴音唤，又胡绢切，下同，一作瞬。不得眠。

［87］亡血家，不可发汗，发汗则寒栗而振。

［88］汗家，重发汗，必恍惚心乱，小便已阴疼，与禹余粮丸。四十四。方本阙。

［89］病人有寒，复发汗，胃中冷，必吐蛔。一作逆。

［90］本发汗，而复下之，此为逆也；若先发汗，治不为逆。本先下之，而反汗之，为逆；若先下之，治不为逆。

［91］伤寒，医下之，续得下利，清谷不止，身疼痛者，急当救里；后身疼痛，清便自调者，急当救表。救里宜四逆汤，救表宜桂枝汤。四十五。用前第十二方。

［92］病发热头痛，脉反沉，若不差，身体疼痛，当救其里。**四逆汤方**。

甘草二两，炙 干姜一两半 附子一枚，生用，去皮，破八片

上三味，以水三升，煮取一升二合，去滓。分温再服。强人可大附子一枚、干姜三两。

［93］太阳病，先下而不愈，因复发汗，以此表里俱虚，其人因致冒，冒家汗出自愈。所以然者，汗出表和故也。里未和，然后复下之。

［94］太阳病未解，脉阴阳俱停一作微。必先振栗汗出而解。但阳脉微者，先汗出而解。但阴脉微一作尺脉实者，下之而解。若欲下之，宜调胃承气汤。四十六。用前第三十三方。一云用大柴胡汤。

［95］太阳病，发热汗出者，此为荣弱卫强，故使汗出，欲救邪风者，宜桂枝汤。四十七。方用前法。

［96］伤寒五六日，中风，往来寒热，胸胁苦满，嘿嘿不欲饮食，心烦喜呕，或胸中烦而不呕，或渴，或腹中痛，或胁下痞硬，或心下悸、小便不利，或不渴、身有微热，或咳者，**小柴胡汤**主之。方四十八。

柴胡半斤 黄芩三两 人参三两 半夏半升，洗 甘草炙 生姜各三两，切 大枣十二枚，擘

上七味，以水一斗二升，煮取六升，去滓，再煎取三升。温服一升，日三服。

若胸中烦而不呕者，去半夏、人参，加瓜蒌实一枚；若渴，去半夏，加人参合前成四两半、栝楼根四两；若腹中痛者，去黄芩，加芍药三两；若胁下痞硬，去大枣，加牡蛎四两；若心下悸、小便不利者，去黄芩，加茯苓四两；若不渴，外有微热者，去人参，加桂枝三两，温覆微汗愈；若咳者，去人参、大枣、生姜，加五味子半升、干姜二两。

［97］血弱气尽，腠理开，邪气因入，与正气相搏，结于胁下。正邪纷争，往来寒热，休作有时，嘿嘿不欲饮食。脏腑相连，其痛必下，邪高痛下，故使呕也一云脏腑相连，其病必下，胁膈中痛。小柴胡汤主之。服柴胡汤已，渴者，属阳明，以法治之。四十九。用前方。

［98］得病六七日，脉迟浮弱，恶风寒，手足温。医二三下之，不能食，而胁下满痛，面目及身黄，颈项强，小便难者，与柴胡汤，后必下重。本渴饮水而呕者，柴胡汤不中与也。食谷者哕。

［99］伤寒四五日，身热恶风，颈项强，胁下满，手足温而渴者，小柴胡汤主之。

五十。<small>用前方。</small>

[100] 伤寒，阳脉涩，阴脉弦，法当腹中急痛，先与小建中汤，不差者，小柴胡汤主之。五十一。<small>用前方。</small>

小建中汤方

桂枝<small>三两，去皮</small> 甘草<small>二两，炙</small> 大枣<small>十二枚，擘</small> 芍药<small>六两</small> 生姜<small>三两，切</small> 胶饴<small>一升</small>

上六味，以水七升，煮取三升，去滓，内饴，更上微火消解。温服一升，日三服。呕家不可用建中汤，以甜故也。

[101] 伤寒中风，有柴胡证，但见一症便是，不必悉具。凡柴胡汤病证而下之，若柴胡证不罢者，复与柴胡汤，必蒸蒸而振，却复发热汗出而解。

[102] 伤寒二三日，心中悸而烦者，小建中汤主之。五十二。<small>用前第五十一方。</small>

[103] 太阳病，过经十余日，反二三下之，后四五日，柴胡证仍在者，先与小柴胡。呕不止，心下急<small>一云呕止小安</small>，郁郁微烦者，为未解也，与**大柴胡汤**，下之则愈。方五十三。

柴胡<small>半斤</small> 黄芩<small>三两</small> 芍药<small>三两</small> 半夏<small>半升，洗</small> 生姜<small>五两，切</small> 枳实<small>四枚，炙</small> 大枣十二枚，<small>擘</small>

上七味，以水一斗二升，煮取六升，去滓再煎。温服一升，日三服。一方加大黄二两；若不加，恐不为大柴胡汤。

[104] 伤寒，十三日不解，胸胁满而呕，日晡所发潮热，已而微利。此本柴胡证，下之以不得利，今反利者，知医以丸药下之，此非其治也。潮热者，实也。先宜服小柴胡汤以解外，后以**柴胡加芒硝汤**主之。五十四。

柴胡<small>二两十六铢</small> 黄芩<small>一两</small> 人参<small>一两</small> 甘草<small>一两，炙</small> 生姜<small>一两，切</small> 半夏<small>二十铢，本云五枚，洗</small> 大枣<small>四枚，擘</small> 芒硝<small>二两</small>

上八味，以水四升，煮取二升，去滓，内芒硝，更煮微沸。分温再服，不解更作。

[105] 伤寒十三日，过经谵语者，以有热也，当以汤下之。若小便利者，大便当硬，而反下利，脉调和者，知医以丸药下之，非其治也。若自下利者，脉当微厥，今反和者，此为内实也，调胃承气汤主之。五十五。<small>用前第三十三方。</small>

[106] 太阳病不解，热结膀胱，其人如狂，血自下，下者愈。其外不解者，尚未可攻，当先解其外；外解已，但少腹急结者，乃可攻之，宜**桃核承气汤**。方五十六。<small>后云，解外宜桂枝汤。</small>

桃仁<small>五十个，去皮尖</small> 大黄<small>四两</small> 桂枝<small>二两，去皮</small> 甘草<small>二两，炙</small> 芒硝<small>二两</small>

上五味，以水七升，煮取二升半，去滓，内芒硝，更上火，微沸下火。先食温服五合，日三服。当微利。

[107] 伤寒八九日，下之，胸满烦惊，小便不利，谵语，一身尽重，不可转侧者，**柴胡加龙骨牡蛎汤**主之。方五十七。

柴胡<small>四两</small> 龙骨 黄芩 生姜<small>切</small> 铅丹 人参 桂枝<small>去皮</small> 茯苓<small>各一两半</small> 半夏<small>二合半，洗</small> 大黄<small>二两</small> 牡蛎<small>一两半，熬</small> 大枣<small>六枚，擘</small>

上十二味，以水八升，煮取四升，内大黄，切如棋子，更煮一两沸，去滓。温服一升。本云，柴胡汤今加龙骨等。

[108] 伤寒，腹满谵语，寸口脉浮而紧，此肝乘脾也，名曰纵，刺期门。五十八。

[109] 伤寒发热，啬啬恶寒，大渴欲饮水，其腹必满；自汗出，小便利，其病欲解。此肝乘肺也，名曰横，刺期门。五十九。

[110] 太阳病二日，反躁，凡熨其背而大汗出。大热入胃一作二日内烧瓦熨背，大汗出，火气入胃。胃中水竭，躁烦必发谵语；十余日，振栗自下利者，此为欲解也。故其汗从腰以下不得汗，欲小便不得，反呕，欲失溲，足下恶风，大便硬，小便当数，而反不数及不多。大便已，头卓然而痛，其人足心必热，谷气下流故也。

[111] 太阳病中风，以火劫发汗，邪风被火热，血气流溢，失其常度。两阳相熏灼，其身发黄，阳盛则欲衄，阴虚小便难，阴阳俱虚竭，身体则枯燥，但头汗出，剂颈而还，腹满微喘，口干咽烂，或不大便。久则谵语，甚则至哕，手足躁扰，捻衣摸床；小便利者，其人可治。

[112] 伤寒脉浮，医以火迫劫之，亡阳必惊狂，卧起不安者，**桂枝去芍药加蜀漆牡蛎龙骨救逆汤**主之。方六十。

桂枝三两，去皮 甘草二两，炙 生姜三两，切 大枣十二枚，擘 牡蛎五两，熬 蜀漆三两，洗去腥 龙骨四两

上七味，以水一斗二升，先煮蜀漆，减二升，内诸药，煮取三升，去滓。温服一升。本云，桂枝汤今去芍药加蜀漆、牡蛎、龙骨。

[113] 形作伤寒，其脉不弦紧而弱，弱者必渴。被火者必谵语。弱者，发热脉浮，解之当汗出愈。

[114] 太阳病，以火熏之，不得汗，其人必躁，到经不解，必清血，名为火邪。

[115] 脉浮热甚，而反灸之，此为实，实以虚治，因火而动，必咽燥吐血。

[116] 微数之脉，慎不可灸，因火为邪，则为烦逆。追虚逐实，血散脉中，火气虽微，内攻有力，焦骨伤筋，血难复也。脉浮，宜以汗解之，用火灸之，邪无从出，因火而盛，病从腰以下必重而痹，名火逆也。欲自解者，必当先烦，烦乃有汗而解。何以知之？脉浮，故知汗出解。

[117] 烧针令其汗，针处被寒，核起而赤者，必发奔豚。气从少腹上冲心者，灸其核上各一壮，与**桂枝加桂汤**，更加桂二两也。方六十一。

桂枝五两，去皮 芍药三两 生姜三两，切 甘草二两，炙 大枣十二枚，擘

上五味，以水七升，煮取三升，去滓。温服一升。本云，桂枝汤今加桂满五两。所以加桂者，以能泄奔豚气也。

[118] 火逆。下之，因烧针烦躁者，**桂枝甘草龙骨牡蛎汤**主之。方六十二。

桂枝一两，去皮 甘草二两，炙 牡蛎二两，熬 龙骨二两

上四味，以水五升，煮取二升半，去滓。温服八合，日三服。

[119] 太阳伤寒者，加温针必惊也。

[120] 太阳病，当恶寒发热，今自汗出，反不恶寒发热，关上脉细数者，以医吐之过也。一二日吐之者，腹中饥，口不能食；三四日吐之者，不喜糜粥，欲食冷食，朝食暮吐，以医吐之所致也。此为小逆。

[121] 太阳病吐之，但太阳病当恶寒，今反不恶寒，不欲近衣，此为吐之内烦也。

[122] 病人脉数，数为热，当消谷引食，而反吐者，此以发汗，令阳气微，膈气虚，脉乃数也。数为客热，不能消谷。以胃中虚冷，故吐也。

[123] 太阳病，过经十余日，心下温温欲吐，而胸中痛，大便反溏，腹微满，郁郁微烦。先此时自极吐下者，与调胃承气汤。若不尔者，不可与。但欲呕，胸中痛，微溏者，此非柴胡汤证，以呕故知极吐下也。调胃承汤。六十三。用前第三十三方。

[124] 太阳病六七日，表证仍在，脉微而沉，反不结胸，其人发狂者，以热在下焦，少腹当硬满，小便自利者，下血乃愈。所以然者，以太阳随经，瘀热在里故也。**抵当汤**主之。方六十四。

水蛭熬 虻虫各三十个，去翅足，熬 桃仁二十个，去皮尖 大黄三两，酒洗

上四味，以水五升，煮取三升，去滓。温服一升，不下更服。

[125] 太阳病，身黄，脉沉结，少腹硬；小便不利者，为无血也；小便自利，其人如狂者，血证谛也，抵当汤主之。六十五。用前方。

[126] 伤寒有热，少腹满，应小便不利，今反利者，为有血也，当下之，不可余药，**宜抵当丸**。方六十六。

水蛭二十个，熬 虻虫二十个，去翅足，熬 桃仁二十五个，去皮尖 大黄三两

上四味，捣分四丸。以水一升，煮一丸，取七合服之，晬时当下血，若不下者，更服。

[127] 太阳病，小便利者，以饮水多，必心下悸；小便少者，必苦里急也。

辨太阳病脉证并治下第七
合三十九法，方三十首，并见太阳少阳合病法

[128] 问曰：病有结胸，有脏结，其状何如？答曰：按之痛，寸脉浮，关脉沉，名曰结胸也。

[129] 何为脏结？答曰：如结胸状，饮食如故，时时下利，寸脉浮，关脉小细沉紧，名曰脏结。舌上白胎滑者。难治。

[130] 脏结无阳证，不往来寒热一云寒而不热。其人反静，舌上胎滑者，不可攻也。

[131] 病发于阳，而反下之，热入因作结胸；病发于阴，而反下之一作汗出。因作痞也。所以成结胸者，以下之太早故也。结胸者，项亦强，如柔痉状，下之则和，宜**大陷胸丸**。方一。

大黄半斤 葶苈子半升，熬 芒硝半升 杏仁半升，去皮尖，熬黑

上四味，捣筛二味，内杏仁、芒硝，合研如脂，和散。取如弹丸一枚，别捣甘遂末一钱匕，白蜜二合，水二升，煮取一升。温顿服之，一宿乃下，如不下，更服，取

下为效。禁如药法。

[132] 结胸证，其脉浮大者，不可下，下之则死。

[133] 结胸证悉具，烦躁者亦死。

[134] 太阳病，脉浮而动数，浮则为风，数则为热，动则为痛，数则为虚，头痛发热，微盗汗出，而反恶寒者，表未解也。医反下之，动数变迟，膈内拒痛一云头痛即眩，胃中空虚，客气动膈，短气躁烦，心中懊憹，阳气内陷，心下因硬，则为结胸，大陷胸汤主之。若不结胸，但头汗出，余处无汗，剂颈而还，小便不利，身必发黄。**大陷胸汤**。方二。

大黄六两，去皮 芒硝一升 甘遂一钱匕

上三味，以水六升，先煮大黄，取二升，去滓，内芒硝，煮一两沸，内甘遂末。温服一升，得快利，止后服。

[135] 伤寒六七日，结胸热实，脉沉而紧，心下痛，按之石硬者，大陷胸汤主之。三。用前第二方。

[136] 伤寒十余日，热结在里，复往来寒热者，与大柴胡汤；但结胸，无大热者，此为水结在胸胁也，但头微汗出者，大陷胸汤主之。四。用前第二方。

大柴胡汤方

柴胡半斤 枳实四枚，炙 生姜五两，切 黄芩三两 芍药三两 半夏半升，洗 大枣十二枚，擘

上七味，以水一斗二升，煮取六升，去滓，再煎。温服一升，日三服。一方加大黄二两，若不加，恐不名大柴胡汤。

[137] 太阳病，重发汗而复下之，不大便五六日，舌上燥而渴，日晡所小有潮热，一云，日晡所发心胸大烦。从心下至少腹，硬满而痛不可近者，大陷胸汤主之。五。用前第二方。

[138] 小结胸病，正在心下，按之则痛，脉浮滑者，**小陷胸汤**主之。六。

黄连一两 半夏半升，洗 瓜蒌实大者一枚

上三味，以水六升，先煮瓜蒌，取三升，去滓，内诸药，煮取二升，去滓。分温三服。

[139] 太阳病，二三日，不能卧，但欲起，心下必结，脉微弱者，此本有寒分也。反下之，若利止，必作结胸；未止者，四日复下之，此作协热利也。

[140] 太阳病，下之，其脉促一作纵。不结胸者，此为欲解也。脉浮者，必结胸。脉紧者，必咽痛。脉弦者，必两胁拘急。脉细数者，头痛未止。脉沉紧者，必欲呕。脉沉滑者，协热利。脉浮滑者，必下血。

[141] 病在阳，应以汗解之，反以冷水潠之，若灌之，其热被劫不得去，弥更益烦，肉上粟起，意欲饮水，反不渴者，服文蛤散；若不差者，与五苓散。寒实结胸，无热证者，与三物小陷胸汤。用前第六方。白散亦可服。七。一云与三物小白散。

文蛤散方

文蛤五两

上一味为散，以沸汤和一方寸匕服，汤用五合。

五苓散方

猪苓十八铢，去黑皮　白术十八铢　泽泻一两六铢　茯苓十八铢　桂枝半两，去皮

上五味为散，更于白中杵之。白饮和方寸匕服之，日三服，多饮暖水，汗出愈。

白散方

桔梗三分　巴豆一分，去皮心，熬黑，研如脂　贝母三分

上三味为散，内巴豆，更于白中杵之。以白饮和服，强人半钱匕，羸者减之。病在膈上必吐，在膈下必利，不利，进热粥一杯，利过不止，进冷粥一杯。身热，皮粟不解，欲引衣自覆，若以水潠之、洗之，益令热劫不得出，当汗而不汗则烦。假令汗出已，腹中痛，与芍药三两如上法。

[142] 太阳与少阳并病，头项强痛，或眩冒，时如结胸，心下痞硬者，当刺大椎第一间、肺俞、肝俞，慎不可发汗。发汗则谵语、脉弦，五日谵语不止，当刺期门。八。

[143] 妇人中风，发热恶寒，经水适来，得之七八日，热除而脉迟、身凉，胸胁下满，如结胸状，谵语者，此为热入血室也。当刺期门，随其实而取之。九。

[144] 妇人中风七八日，续得寒热发作有时。经水适断者，此为热入血室，其血必结，故使如疟状，发作有时，**小柴胡汤**主之。方十。

柴胡半斤　黄芩三两　人参三两　半夏半升，洗　甘草三两　生姜三两，切　大枣十二枚，擘

上七味，以水一斗二升，煮取六升，去滓，再煎取三升。温服一升，日三服。

[145] 妇人伤寒，发热，经水适来，昼日明了，暮则谵语，如见鬼状者，此为热入血室。无犯胃气及上二焦，必自愈。十一。

[146] 伤寒六七日，发热，微恶寒，支节烦疼，微呕，心下支结，外证未去者，**柴胡桂枝汤**主之。方十二。

桂枝去皮　黄芩一两半　人参一两半　甘草一两，炙　半夏二合半，洗　芍药一两半　大枣六枚，擘　生姜一两半，切　柴胡四两

上九味，以水七升，煮取三升，去滓。温服一升。本云，人参汤作如桂枝法，加半夏、柴胡、黄芩，复如柴胡法。今用人参作半剂。

[147] 伤寒五六日，已发汗而复下之，胸胁满微结，小便不利，渴而不呕，但头汗出，往来寒热，心烦者，此为未解也，**柴胡桂枝干姜汤**主之。方十三。

柴胡半斤　桂枝三两，去皮　干姜二两　栝楼根四两　黄芩三两　牡蛎二两，熬　甘草二两，炙

上七味，以水一斗二升，煮取六升，去滓，再煎取三升。温服一升，日三服，初服微烦，复服汗出便愈。

[148] 伤寒五六日，头汗出，微恶寒，手足冷，心下满，口不欲食，大便硬，脉细者，此为阳微结，必有表，复有里也。脉沉，亦在里也。汗出为阳微，假令纯阴结，

不得复有外证，悉入在里，此为半在里半在外也。脉虽沉紧，不得为少阴病。所以然者，阴不得有汗，今头汗出，故知非少阴也，可与小柴胡汤。设不了了者，得屎而解。十四。用前第十方。

[149] 伤寒五六日，呕而发热者，柴胡汤证具，而以他药下之，柴胡证仍在者，复与柴胡汤。此虽已下之，不为逆，必蒸蒸而振，却发热汗出而解。若心下满而硬痛者，此为结胸也，大陷胸汤主之。但满而不痛者，此为痞，柴胡不中与之，宜半夏泻心汤。方十五。

[150] 太阳少阳并病，而反下之，成结胸，心下硬，下利不止，水浆不下，其人心烦。

[151] 脉浮而紧，而复下之，紧反入里，则作痞。按之自濡，但气痞耳。

[152] 太阳中风，下利，呕逆，表解者，乃可攻之。其人漐漐汗出，发作有时，头痛，心下痞硬满，引胁下痛，干呕短气，汗出不恶寒者，此表解里未和也，**十枣汤**主之。方十六。

芫花_熬 甘遂 大戟

上三味，等分，各别捣为散。以水一升半，先煮大枣肥者十枚，取八合，去滓，内药末。强人服一钱匕，羸人服半钱，温服之，平旦服。若下少，病不除者，明日更服，加半钱。得快下利后，糜粥自养。

[153] 太阳病，医发汗，遂发热恶寒，因复下之，心下痞，表里俱虚，阴阳气并竭，无阳则阴独。复加烧针，因胸烦，面色青黄，肤𣇄者，难治。今色微黄，手足温者，易愈。

[154] 心下痞，按之濡，其脉关上浮者，**大黄黄连泻心汤**主之。方十七。

大黄_{二两} 黄连_{一两}

上二味，以麻沸汤二升渍之，须臾，绞去滓。分温再服。_{臣亿等看详大黄黄连泻心汤，诸本皆二味。又后附子泻心汤，用大黄、黄连、黄芩、附子，恐是前方中亦有黄芩，后但加附子也。故后云附子泻心汤，本云加附子也。}

[155] 心下痞，而复恶寒汗出者，**附子泻心汤**主之。方十八。

大黄_{二两} 黄连_{一两} 黄芩_{一两} 附子_{一枚，炮，去皮，破，别煮取汁}

上四味，切三味，以麻沸汤二升渍之，须臾，绞去滓，内附子汁。分温再服。

[156] 本以下之，故心下痞。与泻心汤，痞不解。其人渴而口燥烦，小便不利者，五苓散主之。十九。_{一方云，忍之一日乃愈。用前第七证方。}

[157] 伤寒，汗出解之后，胃中不和，心下痞硬，干噫食臭，胁下有水气，腹中雷鸣下利者，**生姜泻心汤**主之。方二十。

生姜_{四两，切} 甘草_{三两，炙} 人参_{三两} 干姜_{一两} 黄芩_{三两} 半夏_{半升，洗} 黄连_{一两} 大枣_{十二枚，擘}

上八味，以水一斗，煮取六升，去滓，再煎取三升。温服一升，日三服。附子泻心汤，本云加附子。半夏泻心汤，甘草泻心汤，同体别名耳。生姜泻心汤，本云理中人参黄芩汤，去桂枝、术，加黄连，并泻肝法。

[158] 伤寒中风，医反下之，其人下利，日数十行，谷不化，腹中雷鸣，心下痞硬而满，干呕心烦不得安，医见心下痞，谓病不尽，复下之，其痞益甚。此非结热，但以胃中虚，客气上逆，故使硬也。**甘草泻心汤**主之。方二十一。

甘草四两，炙 黄芩三两 干姜三两 半夏半升，洗 大枣十二枚，擘 黄连一两

上六味，以水一斗，煮取六升，去滓，再煎取三升。温服一升，日三服。臣亿等谨按，上生姜泻心汤法，本云理中人参黄芩汤，今详泻心以疗痞。痞气因发阴而生，是半夏、生姜、甘草泻心三方，皆本于理中也。其方必各有人参，今甘草泻心中无者，脱落之也。又按《千金》并《外台秘要》，治伤寒䘌食，用此方皆有人参，知脱落无疑。

[159] 伤寒服汤药，下利不止，心下痞硬。服泻心汤已。复以他药下之，利不止；医以理中与之，利益甚。理中者，理中焦，此利在下焦，赤石脂禹余粮汤主之。复不止者，当利其小便。**赤石脂禹余粮汤**。方二十二。

赤石脂一斤，碎 太一禹余粮一斤，碎

上二味，以水六升，煮取二升，去滓。分温三服。

[160] 伤寒吐下后，发汗，虚烦，脉甚微，八九日心下痞硬，胁下痛，气上冲咽喉，眩冒，经脉动惕者，久而成痿。

[161] 伤寒发汗，若吐，若下，解后，心下痞硬，噫气不除者，**旋覆代赭汤**主之。方二十三。

旋覆花三两 人参二两 生姜五两 代赭一两 甘草三两，炙 半夏半升，洗 大枣十二枚，擘

上七味，以水一斗，煮取六升，去滓，再煎取三两。温服一升，日三服。

[162] 下后，不可更行桂枝汤，若汗出而喘，无大热者，可与**麻黄杏子甘草石膏汤**。方二十四。

麻黄四两 杏仁五十个，去皮尖 甘草二两，炙 石膏半斤，碎，绵裹

上四味，以水七升，先煮麻黄，减二升，去白沫，内诸药，煮取三升，去滓。温服一升。本云黄耳杯。

[163] 太阳病，外证未除，而数下之，遂协热而利，利下不止，心下痞硬，表里不解者，**桂枝人参汤**主之。方二十五。

桂枝四两，别切 甘草四两，炙 白术三两 人参三两 干姜三两

上五味，以水九升，先煮四味，取五升，内桂，更煮取三升，去滓。温服一升，日再夜一服。

[164] 伤寒大下后，复发汗，心下痞，恶寒者，表未解也。不可攻痞，当先解表，表解乃可攻痞。解表宜桂枝汤，攻痞宜大黄黄连泻心汤。二十六。泻心汤用前第十七方。

[165] 伤寒发热，汗出不解，心中痞硬，呕吐而下利者，大柴胡汤主之。二十七。用前第四方。

[166] 病如桂枝证，头不痛，项不强，寸脉微浮，胸中痞硬，气上冲喉咽不得息者，此为胸有寒也，当吐之，宜**瓜蒂散**。方二十八。

瓜蒂一分，熬黄 赤小豆一分

上二味，各别捣筛，为散已，合治之，取一钱匕。以香豉一合，用热汤七合煮作稀糜，去滓。取汁和散，温顿服之。不吐者，少少加，得快吐乃止。诸亡血虚家，不可与瓜蒂散。

[167] 病胁下素有痞，连在脐傍，痛引少腹，入阴筋者，此名脏结，死。二十九。

[168] 伤寒，若吐若下后，七八日不解，热结在里，表里俱热，时时恶风，大渴，舌上干燥而烦，欲饮水数升者，**白虎加人参汤**主之。方三十。

知母六两 石膏一斤，碎 甘草二两，炙 人参二两 粳米六合

上五味，以水一斗，煮米熟汤成，去滓。温服一升，日三服。此方立夏后、立秋前乃可服，立秋后不可服。正月、二月、三月尚凛冷，亦不可与服之，与之则呕利而腹痛。诸亡血虚家亦不可与，得之则腹痛利者，但可温之，当愈。

[169] 伤寒无大热，口燥渴，心烦，背微恶寒者，白虎加人参汤主之。三十一。用前方。

[170] 伤寒脉浮，发热无汗，其表不解，不可与白虎汤。渴欲饮水，无表证者，白虎加人参汤主之。三十二。用前方。

[171] 太阳少阳并病，心下硬，颈项强而眩者，当刺大椎、肺俞、肝俞，慎勿下之。三十三。

[172] 太阳与少阳合病，自下利者，与黄芩汤；若呕者，黄芩加半夏生姜汤主之。三十四。

黄芩汤方

黄芩三两 芍药二两 甘草二两，炙 大枣十二枚，擘

上四味，以水一斗，煮取三升，去滓。温服一升，日再夜一服。

黄芩加半夏生姜汤方

黄芩三两 芍药二两 甘草二两，炙 大枣十二枚，擘 半夏半升，洗 生姜一两半，一方三两，切

上六味，以水一斗，煮取三升，去滓。温服一升，日再夜一服。

[173] 伤寒，胸中有热，胃中有邪气，腹中痛，欲呕吐者，**黄连汤**主之。方三十五。

黄连三两 甘草三两，炙 干姜三两 桂枝三两，去皮 人参二两 半夏半升，洗 大枣十二枚，擘

上七味，以水一斗，煮取六升，去滓。温服，昼三夜二。疑非仲景方。

[174] 伤寒八九日，风湿相搏，身体疼烦，不能自转侧，不呕，不渴，脉浮虚而涩者，桂枝附子汤主之。若其人大便硬一云脐下心下硬，小便自利者，去桂加白术汤主之。三十六。

桂枝附子汤方

桂枝四两，去皮 附子三枚，炮，去皮，破 生姜三两，切 大枣十二枚，擘 甘草二两，炙

上五味，以水六升，煮取二升，去滓。分温三服。

去桂加白术汤方

附子三枚，炮，去皮，破　白术四两　生姜三两，切　甘草二两，炙　大枣十二枚，擘

上五味，以水六升，煮取二升，去滓。分温三服。初一服，其人身如痹，半日许复服之，三服都尽，其人如冒状，勿怪。此以附子、术，并走皮内，逐水气未得除，故使之耳。法当加桂四两，此本一方二法，以大便硬，小便自利，去桂也；以大便不硬，小便不利，当加桂。附子三枚恐多也，虚弱家及产妇，宜减服之。

［175］风湿相搏，骨节疼烦，掣痛不得屈伸，近之则痛剧，汗出短气，小便不利，恶风不欲去衣，或身微肿者，**甘草附子汤**主之。方三十七。

甘草二两，炙　附子二枚，炮，去皮，破　白术二两　桂枝四两，去皮

上四味，以水六升，煮取三升，去滓。温服一升，日三服。初服得微汗则解。能食，汗止复烦者，将服五合。恐一升多者，宜服六七合为始。

［176］伤寒脉浮滑，此以表有热，里有寒，**白虎汤**主之。方三十八。

知母六两　石膏一斤，碎　甘草二两，炙　粳米六合

上四味，以水一斗，煮米熟汤成，去滓。温服一升，日三服。臣亿等谨按，前篇云，热结在里，表里俱热者，白虎汤主之。又云，其表不解，不可与白虎汤。此云，脉浮滑，表有热，里有寒者，必表里字差矣。又，阳明一证云，脉浮迟，表热里寒，四逆汤主之。又，少阴一证云，里寒外热，通脉四逆汤主之。以此表里自差，明矣。《千金翼》云白通汤。非也。

［177］伤寒脉结代，心动悸，**炙甘草汤**主之。方三十九。

甘草四两，炙　生姜三两，切　人参二两　生地黄一斤　桂枝三两，去皮　阿胶二两　麦门冬半升，去心　麻仁半升　大枣三十枚，擘

上九味，以清酒七升，水八升，先煮八味，取三升，去滓，内胶烊消尽。温服一升，日三服。一名复脉汤。

［178］脉按之来缓，时一止复来者，名曰结。又脉来动而中止，更来小数，中有还者反动，名曰结，阴也。脉来动而中止，不能自还，因而复动者，名曰代，阴也。得此脉者，必难治。

辨阳明病脉证并治第八

合四十四法，方一十首，一方附，并见阳明少阳合病法

［179］问曰：病有太阳阳明，有正阳阳明，有少阳阳明，何谓也？答曰：太阳阳明者，脾约一云络是也；正阳阳明者，胃家实是也；少阳阳明者，发汗、利小便已，胃中燥、烦、实，大便难是也。

［180］阳明之为病，胃家实一作寒是也。

［181］问曰：何缘得阳明病？答曰：太阳病，若发汗，若下，若利小便，此亡津液，胃中干燥，因转属阳明。不更衣，内实，大便难者，此名阳明也。

［182］问曰：阳明病外证云何？答曰：身热，汗自出，不恶寒，反恶热也。

［183］问曰：病有得之一日，不发热而恶寒者，何也？答曰：虽得之一日，恶寒将自罢，即自汗出而恶热也。

［184］问曰：恶寒何故自罢？答曰：阳明居中，主土也，万物所归，无所复传，始虽恶寒，二日自止，此为阳明病也。

［185］本太阳，初得病时，发其汗，汗先出不彻，因转属阳明也。伤寒发热，无汗，呕不能食，而反汗出濈濈然者，是转属阳明也。

［186］伤寒三日，阳明脉大。

［187］伤寒脉浮而缓，手足自温者，是为系在太阴。太阴者，身当发黄；若小便自利者，不能发黄；至七八日，大便硬者，为阳明病也。

［188］伤寒转系阳明者，其人濈然微汗出也。

［189］阳明中风，口苦咽干，腹满微喘，发热恶寒，脉浮而紧，若下之，则腹满小便难也。

［190］阳明病，若能食，名中风，不能食，名中寒。

［191］阳明病，若中寒者，不能食，小便不利，手足濈然汗出，此欲作固瘕，必大便初硬后溏。所以然者，以胃中冷，水谷不别故也。

［192］阳明病，初欲食，小便反不利，大便自调，其人骨节疼，翕翕如有热状，奄然发狂，濈然汗出而解者，此水不胜谷气，与汗共并，脉紧则愈。

［193］阳明病欲解时，从申至戌上。

［194］阳明病，不能食，攻其热必哕。所以然者，胃中虚冷故也。以其人本虚，攻其热必哕。

［195］阳明病，脉迟，食难用饱，饱则微烦头眩，必小便难，此欲作谷瘅。虽下之，腹满如故，所以然者，脉迟故也。

［196］阳明病，法多汗，反无汗，其身如虫行皮中状者，此以久虚故也。

［197］阳明病，反无汗而小便利，二三日呕而咳，手足厥者，必苦头痛。若不咳不呕，手足不厥者，头不痛。一云冬阳明。

［198］阳明病，但头眩，不恶寒，故能食而咳，其人咽必痛。若不咳者，咽不痛。一云冬阳明。

［199］阳明病，无汗，小便不利，心中懊憹者，身必发黄。

［200］阳明病，被火，额上微汗出，而小便不利者，必发黄。

［201］阳明病，脉浮而紧者，必潮热发作有时。但浮者，必盗汗出。

［202］阳明病，口燥，但欲漱水不欲咽者，此必衄。

［203］阳明病，本自汗出，医更重发汗，病已差，尚微烦不了了者，此必大便硬故也。以亡津液，胃中干燥，故令大便硬。当问其小便日几行，若本小便日三四行，今日再行，故知大便不久出。今为小便数少，以津液当还入胃中，故知不久必大便也。

［204］伤寒呕多，虽有阳明证，不可攻之。

［205］阳明病，心下硬满者，不可攻之。攻之，利遂不止者死，利止者愈。

[206] 阳明病，面合色赤，不可攻之。必发热，色黄者，小便不利也。

[207] 阳明病，不吐不下，心烦者，可与**调胃承气汤**。方一。

甘草二两，炙 芒硝半升 大黄四两，清酒洗

上三味，切，以水三升，煮二物至一升，去滓，内芒硝，更上微火一二沸。温顿服之，以调胃气。

[208] 阳明病，脉迟，虽汗出不恶寒者，其身必重，短气，腹满而喘，有潮热者，此外欲解，可攻里也。手足濈然汗出者，此大便已硬也，大承气汤主之。若汗多，微发热恶寒者，外未解也一法与桂枝汤。其热不潮，未可与承气汤。若腹大满不通者，可与小承气汤，微和胃气，勿令至大泄下。**大承气汤**。方二。

大黄四两，酒洗 厚朴半斤，炙，去皮 枳实五枚，炙 芒硝三合

上四味，以水一斗，先煮二物，取五升，去滓，内大黄，更煮取二升，去滓，内芒硝，更上微火一两沸。分温再服，得下，余勿服。

小承气汤方

大黄四两 厚朴二两，炙，去皮 枳实三枚，大者，炙

上三味，以水四升，煮取一升二合，去滓。分温二服，初服汤当更衣，不尔者，尽饮之；若更衣者，勿服之。

[209] 阳明病，潮热，大便微硬者，可与大承气汤，不硬者，不可与之。若不大便六七日，恐有燥屎，欲知之法，少与小承气汤，汤入腹中，转失气者，此有燥屎也，乃可攻之。若不转失气者，此但初头硬，后必溏，不可攻之，攻之必胀满不能食也，欲饮水者，与水则哕。其后发热者，必大便复硬而少也，以小承气汤和之。不转失气者，慎不可攻也。小承气汤。三。用前第二方。

[210] 夫实则谵语，虚则郑声。郑声者，重语也。直视、谵语、喘满者死，下利者亦死。

[211] 发汗多，若重发汗者，亡其阳；谵语，脉短者死，脉自和者不死。

[212] 伤寒，若吐，若下后不解，不大便五六日，上至十余日，日晡所发潮热，不恶寒，独语如见鬼状。若剧者，发则不识人，循衣摸床，惕而不安一云顺衣妄撮，怵惕不安。微喘直视，脉弦者生，涩者死。微者，但发热谵语者，大承气汤主之。若一服利，则止后服。四。用前第二方。

[213] 阳明病，其人多汗，以津液外出，胃中燥，大便必硬，硬则谵语，小承气汤主之。若一服，谵语止者，更莫复服。五。用前第二方。

[214] 阳明病，谵语，发潮热，脉滑而疾者，小承气汤主之。因与承气汤一升，腹中转气者，更服一升，若不转气者，勿更与之。明日又不大便，脉反微涩者，里虚也，为难治，不可更与承气汤也。六。用前第二方。

[215] 阳明病，谵语，有潮热，反不能食者，胃中必有燥屎五六枚也；若能食者，但硬耳。宜大承气汤下之。七。用前第二方。

[216] 阳明病，下血、谵语者，此为热入血室。但头汗出者，刺期门，随其实而

泻之，濈然汗出则愈。

［217］汗^{汗一作卧}出谵语者，以有燥屎在胃中，此为风也。须下者，过经乃可下之。下之若早，语言必乱，以表虚里实故也。下之愈，宜大承气汤。八。用前第二方，一云大柴胡汤。

［218］伤寒四五日，脉沉而喘满，沉为在里，而反发其汗，津液越出，大便为难，表虚里实，久则谵语。

［219］三阳合病，腹满身重，难以转侧，口不仁，面垢^{又作枯，一云向经}谵语，遗尿。发汗则谵语，下之则额上生汗，手足逆冷。若自汗出者，**白虎汤**主之。方九。

知母_{六两} 石膏_{一斤，碎} 甘草_{二两，炙} 粳米_{六合}

上四味，以水一斗，煮米熟汤成，去滓。温服一升，日三服。

［220］二阳并病，太阳证罢，但发潮热，手足漐漐汗出，大便难而谵语者，下之则愈，宜大承气汤。十。用前第二方。

［221］阳明病，脉浮而紧，咽燥口苦，腹满而喘，发热汗出，不恶寒反恶热，身重。若发汗则燥，心愦愦^{公对切}反谵语。若加温针，必怵惕、烦躁不得眠。若下之，则胃中空虚，客气动膈，心中懊恼，舌上苔者，**栀子豉汤**主之。方十一。

肥栀子_{十四枚，擘} 香豉_{四合，绵裹}

上二味，以水四升，煮栀子取二升半，去滓，内豉，更煮取一升半，去滓。分二服，温进一服，得快吐者，止后服。

［222］若渴欲饮水，口干舌燥者，**白虎加人参汤**主之。方十二。

知母_{六两} 石膏_{一斤，碎} 甘草_{二两，炙} 粳米_{六合} 人参_{三两}

上五味，以水一斗，煮米熟汤成，去滓。温服一升，日三服。

［223］若脉浮，发热，渴欲饮水，小便不利者，**猪苓汤**主之。方十三。

猪苓_{去皮} 茯苓 泽泻 阿胶 滑石_{碎，各一两}

上五味，以水四升，先煮四味，取二升，去滓，内阿胶烊消。温服七合，日三服。

［224］阳明病，汗出多而渴者，不可与猪苓汤；以汗多胃中燥，猪苓汤复利其小便故也。

［225］脉浮而迟，表热里寒，下利清谷者，**四逆汤**主之。方十四。

甘草_{二两，炙} 干姜_{一两半} 附子_{一枚，生用，去皮，破八片}

上三味，以水三升，煮取一升二合，去滓。分温二服。强人可大附子一枚、干姜三两。

［226］若胃中虚冷，不能食者，饮水则哕。

［227］脉浮发热，口干鼻燥，能食者则衄。

［228］阳明病，下之，其外有热，手足温，不结胸，心中懊恼，饥不能食，但头汗出者，栀子豉汤主之。十五。用前第十一方。

［229］阳明病，发潮热，大便溏，小便自可，胸胁满不去者，**与小柴胡汤**。方十六。

柴胡半斤 黄芩三两 人参三两 半夏半升，洗 甘草三两，炙 生姜三两，切 大枣十二枚，擘

上七味，以水一斗二升，煮取六升，去滓，再煎取三升。温服一升，日三服。

[230] 阳明病，胁下硬满，不大便而呕，舌上白胎者，可与小柴胡汤，上焦得通，津液得下，胃气因和，身濈然汗出而解。十七。用上方。

[231] 阳明中风，脉弦浮大而短气，腹都满，胁下及心痛，久按之气不通，鼻干，不得汗，嗜卧，一身及目悉黄，小便难，有潮热，时时哕，耳前后肿，刺之小差。外不解，病过十日，脉续浮者，与小柴胡汤。十八。用上方。

[232] 脉但浮，无余症者，与麻黄汤。若不尿，腹满加哕者，不治。**麻黄汤**。方十九。

麻黄三两，去节 桂枝二两，去皮 甘草一两，炙 杏仁七十个，去皮尖

上四味，以水九升，煮麻黄，减二升，去白沫，内诸药，煮取二升半，去滓。温服八合，覆取微似汗。

[233] 阳明病，自汗出，若发汗，小便自利者，此为津液内竭，虽硬不可攻之，当须自欲大便，宜蜜煎导而通之。若土瓜根及大猪胆汁，皆可为导。二十。

蜜煎方

食蜜七合

上一味，于铜器内，微火煎，当须凝如饴状，搅之勿令焦著，欲可丸，并手捻作挺，令头锐，大如指，长二寸许。当热时急作，冷则硬。以内谷道中，以手急抱，欲大便时乃去之。疑非仲景意，已试甚良。

又，大猪胆一枚，泻汁，和少许法醋，以灌谷道内，如一食顷，当大便出宿食恶物，甚效。

[234] 阳明病，脉迟，汗出多，微恶寒者，表未解也，可发汗，宜**桂枝汤**。二十一。

桂枝三两，去皮 芍药三两 生姜三两 甘草二两，炙 大枣十二枚，擘

上五味，以水七升，煮取三升，去滓。温服一升，须臾，啜热稀粥一升，以助药力取汗。

[235] 阳明病，脉浮，无汗而喘者，发汗则愈，宜麻黄汤。二十二。用前第十九方。

[236] 阳明病，发热汗出者，此为热越，不能发黄也。但头汗出，身无汗，剂颈而还，小便不利，渴饮水浆者，此为瘀热在里，身必发黄，**茵陈蒿汤**主之。方二十三。

茵陈蒿六两 栀子十四枚，擘 大黄二两，去皮

上三味，以水一斗二升，先煮茵陈，减六升；内二味，煮取三升，去滓。分三服。小便当利，尿如皂荚汁状，色正赤，一宿腹减，黄从小便去也。

[237] 阳明证，其人喜忘者，必有蓄血。所以然者，本有久瘀血，故令喜忘。屎虽硬，大便反易，其色必黑者，宜**抵当汤**下之。方二十四。

水蛭熬 虻虫去翅足，熬，各三十个 大黄三两，酒洗 桃仁二十个，去皮尖及二仁者

上四味，以水五升，煮取三升，去滓。温服一升，不下更服。

[238] 阳明病，下之，心中懊憹而烦；胃中有燥屎者，可攻；腹微满，初头硬，后必溏，不可攻之。若有燥屎者，宜大承气汤。二十五。用前第二方。

[239] 病人不大便五六日，绕脐痛、烦躁发作有时者，此有燥屎，故使不大便也。

[240] 病人烦热，汗出则解。又如疟状，日晡所发热者，属阳明也。脉实者，宜下之；脉浮虚者，宜发汗。下之与大承气汤，发汗宜桂枝汤。二十六。大承气汤用前第二方。桂枝汤用前第二十一方。

[241] 大下后，六七日不大便，烦不解，腹满痛者，此有燥屎也。所以然者，本有宿食故也，宜大承气汤。二十七。用前第二方。

[242] 病人小便不利，大便乍难乍易，时有微热，喘冒一作怫郁。不能卧者，有燥屎也，宜大承气汤。二十八。用前第二方。

[243] 食谷欲呕，属阳明也，吴茱萸汤主之。得汤反剧者，属上焦也。吴茱萸汤。方二十九。

[244] 太阳病，寸缓、关浮、尺弱，其人发热汗出，复恶寒，不呕，但心下痞者，此以医下之也。如不下者，病人不恶寒而渴者，此转属阳明也；小便数者，大便必硬，不更衣十日，无所苦也。渴欲饮水，少少与之，但以法救之。渴者，宜五苓散。方三十。

猪苓去皮 白术 茯苓各十八铢 泽泻一两六铢 桂枝半两，去皮

上五味，为散。白饮和服方寸匕，日三服。

[245] 脉阳微，而汗出少者，为自和一作如也；汗出多者，为太过。阳脉实，因发其汗，出多者，亦为太过。太过者，为阳绝于里，亡津液，大便因硬也。

[246] 脉浮而芤，浮为阳，芤为阴，浮芤相搏，胃气生热，其阳则绝。

[247] 趺阳脉浮而涩，浮则胃气强，涩则小便数，浮涩相搏，大便则硬，其脾为约，麻子仁丸主之。方三十一。

麻子仁二升 芍药半斤 枳实半斤，炙 大黄一斤，去皮 厚朴一尺，炙，去皮 杏仁一升，去皮尖，熬，别作脂

上六味，蜜和丸如梧桐子大。饮服十丸，日三服，渐加，以知为度。

[248] 太阳病三日，发汗不解，蒸蒸发热者，属胃也，调胃承气汤主之。三十二。用前第一方。

[249] 伤寒吐后，腹胀满者，与调胃承气汤。三十三。用前第一方。

[250] 太阳病，若吐，若下，若发汗后，微烦，小便数，大便因硬者，与小承气汤和之愈。三十四。用前第二方。

[251] 得病二三日，脉弱，无太阳柴胡证，烦躁，心下硬，至四五日，虽能食，以小承气汤，少少与，微和之，令小安，至六日，与承气汤一升。若不大便六七日，小便少者，虽不受食一云不大便。但初头硬，后必溏，未定成硬，攻之必溏；须小便利，屎定硬，乃可攻之，宜大承气汤。三十五。用前第二方。

［252］伤寒六七日，目中不了了，睛不和，无表里证，大便难，身微热者，此为实也，急下之，宜大承气汤。三十六。用前第二方。

［253］阳明病，发热汗多者，急下之，宜大承气汤。三十七。用前第二方，一云大柴胡汤。

［254］发汗不解，腹满痛者，急下之，宜大承气汤。三十八。用前第二方。

［255］腹满不减，减不足言，当下之，宜大承气汤。三十九。用前第二方。

［256］阳明少阳合病，必下利，其脉不负者，为顺也。负者，失也，互相克贼，名为负也。脉滑而数者，有宿食也，当下之，宜大承气汤。四十。用前第二方。

［257］病人无表里证，发热七八日，虽脉浮数者，可下之。假令已下，脉数不解，合热则消谷喜饥。至六七日不大便者，有瘀血，宜抵当汤。四十一。用前第二十四方。

［258］若脉数不解，而下不止，必协热便脓血也。

［259］伤寒发汗已，身目为黄，所以然者，以寒湿一作温在里不解故也。以为不可下也，于寒湿中求之。

［260］伤寒七八日，身黄如橘子色，小便不利，腹微满者，茵陈蒿汤主之。四十二。用前第十三方。

［261］伤寒，身黄发热，**栀子柏皮汤**主之。方四十三。

肥栀子十五个，擘 甘草一两，炙 黄柏二两

上三味，以水四升，煮取一升半，去滓。分温再服。

［262］伤寒，瘀热在里，身必黄，**麻黄连轺赤小豆汤**主之。方四十四。

麻黄二两，去节 连轺二两，连翘根是 杏仁四十个，去皮尖 赤小豆一升 大枣十二枚，擘 生梓白皮切，一升 生姜二两，切 甘草二两，炙

上八味，以潦水一斗，先煮麻黄再沸，去上沫，内诸药，煮取三升，去滓。分温三分，半日服尽。

辨少阳病脉证并治第九
方一首，并见三阳合病法

［263］少阳之为病，口苦，咽干，目眩也。

［264］少阳中风，两耳无所闻，目赤，胸中满而烦者，不可吐下，吐下则悸而惊。

［265］伤寒，脉弦细，头痛发热者，属少阳。少阳不可发汗，发汗则谵语，此属胃。胃和则愈，胃不和，烦而悸。一云躁。

［266］本太阳病不解，转入少阳者，胁下硬满，干呕不能食，往来寒热，尚未吐下，脉沉紧者，与**小柴胡汤**。方一。

柴胡八两 人参三两 黄芩三两 甘草三两，炙 半夏半升，洗 生姜三两，切 大枣十二枚，擘

上七味，以水一斗二升，煮取六升，去滓，再煎取三升。温服一升，日三服。

［267］若已吐下、发汗、温针、谵语，柴胡汤证罢，此为坏病。知犯何逆，以法

治之。

[268] 三阳合病，脉浮大，上关上，但欲眠睡，目合则汗。

[269] 伤寒六七日，无大热，其人躁烦者，此为阳去入阴故也。

[270] 伤寒三日，三阳为尽，三阴当受邪。其人反能食而不呕，此为三阴不受邪也。

[271] 伤寒三日，少阳脉小者，欲已也。

[272] 少阳病欲解时，从寅至辰上。

辨太阴病脉证并治第十
合三方，方三首

[273] 太阴之为病，腹满而吐，食不下，自利益甚，时腹自痛。若下之，必胸下结硬。

[274] 太阴中风，四肢烦疼，阳微阴涩而长者，为欲愈。

[275] 太阴病欲解时，从亥至丑上。

[276] 太阴病，脉浮者，可发汗，宜**桂枝汤**。方一。

桂枝三两，去皮 芍药三两 甘草二两，炙 生姜三两，切 大枣十二枚，擘

上五味，以水七升，煮取三升，去滓。温服一升，须臾，啜热稀粥一升，以助药力，温覆取汗。

[277] 自利不渴者，属太阴，以其脏有寒故也，当温之，宜服四逆辈。二。

[278] 伤寒脉浮而缓，手足自温者，系在太阴。太阴当发身黄，若小便自利者，不能发黄。至七八日，虽暴烦下利，日十余行，必自止，以脾家实，腐秽当去故也。

[279] 本太阳病，医反下之，因尔腹满时痛者，属太阴也，桂枝加芍药汤主之；大实痛者，桂枝加大黄汤主之。三。

桂枝加芍药汤方

桂枝三两，去皮 芍药六两 甘草二两，炙 大枣十二枚，擘 生姜三两，切

上五味，以水七升，煮取三升，去滓。温分三服。本云，桂枝汤今加芍药。

桂枝加大黄汤方

桂枝三两，去皮 大黄二两 芍药六两 生姜三两，切 甘草二两，炙 大枣十二枚，擘

上六味，以水七升，煮取三升，去滓。温服一升，日三服。

[280] 太阴为病，脉弱，其人续自便利，设当行大黄、芍药者，宜减之，以其人胃气弱，易动故也。下利者，先煎芍药二沸。

辨少阴病脉证并治第十一
合二十三法，方一十九首

[281] 少阴之为病，脉微细，但欲寐也。

[282] 少阴病，欲吐不吐，心烦，但欲寐，五六日自利而渴者，属少阴也。虚故

引水自救。若小便色白者，少阴病形悉具。小便白者，以下焦虚，有寒，不能制水，故令色白也。

[283] 病人脉阴阳俱紧，反汗出者，亡阳也，此属少阴，法当咽痛而复吐利。

[284] 少阴病，咳而下利。谵语者，被火气劫故也，小便必难，以强责少阴汗也。

[285] 少阴病，脉细沉数，病为在里，不可发汗。

[286] 少阴病，脉微，不可发汗，亡阳故也。阳已虚，尺脉弱涩者，复不可下之。

[287] 少阴病，脉紧，至七八日，自下利，脉暴微，手足反温，脉紧反去者，为欲解也。虽烦，下利必自愈。

[288] 少阴病，下利，若利自止，恶寒而踡卧，手足温者，可治。

[289] 少阴病，恶寒而踡，时自烦，欲去衣被者，可治。

[290] 少阴中风，脉阳微阴浮者，为欲愈。

[291] 少阴病欲解时，从子至寅上。

[292] 少阴病，吐利，手足不逆冷，反发热者，不死。脉不至者至一作足，灸少阴七壮。

[293] 少阴病，八九日，一身手足尽热者，以热在膀胱，必便血也。

[294] 少阴病，但厥无汗，而强发之，必动其血。未知从何道出，或从口鼻，或从目出者，是名下厥上竭，为难治。

[295] 少阴病，恶寒，身踡而利，手足逆冷者，不治。

[296] 少阴病，吐利，躁烦，四逆者，死。

[297] 少阴病，下利止而头眩，时时自冒者，死。

[298] 少阴病，四逆，恶寒而身踡，脉不至，不烦而躁者，死一作吐利而躁逆者死。

[299] 少阴病六七日，息高者，死。

[300] 少阴病，脉微细沉，但欲卧，汗出不烦，自欲吐，至五六日自利，复烦躁不得卧寐者，死。

[301] 少阴病，始得之，反发热，脉沉者，**麻黄细辛附子汤**主之。方一。

麻黄二两，去节 细辛二两 附子一枚，炮，去皮，破八片

上三味，以水一斗，先煮麻黄，减二升，去上沫，内诸药，煮取三升，去滓。温服一升，日三服。

[302] 少阴病，得之二三日，**麻黄附子甘草汤**微发汗。以二三日无证，故微发汗也。方二。

麻黄二两，去节 甘草二两，炙 附子一枚，炮，去皮，破八片

上三味，以水七升，先煮麻黄一两沸，去上沫，内诸药，煮取三升，去滓。温服一升，日三服。

[303] 少阴病，得之二三日以上，心中烦，不得卧，**黄连阿胶汤**主之。方三。

黄连四两 黄芩二两 芍药二两 鸡子黄二枚 阿胶三两，一云三挺。

上五味，以水六升，先煮三物，取二升，去滓，内胶烊尽，小冷，内鸡子黄，搅

令相得。温服七合，日三服。

[304] 少阴病，得之一二日，口中和，其背恶寒者，当灸之，**附子汤**主之。方四。

附子二枚，炮，去皮，破八片　茯苓三两　人参二两　白术四两　芍药三两

上五味，以水八升，煮取三升，去滓。温服一升，日三服。

[305] 少阴病，身体痛，手足寒，骨节痛，脉沉者，附子汤主之。五。用前第四方。

[306] 少阴病，下利便脓血者，**桃花汤**主之。方六。

赤石脂一斤，一半全用，一半筛末　干姜一两　粳米一升

上三味，以水七升，煮米令熟，去滓。温服七合，内赤石脂末方寸匕，日三服。若一服愈，余勿服。

[307] 少阴病，二三日至四五日，腹痛，小便不利，下利不止，便脓血者，桃花汤主之。七。用前第六方。

[308] 少阴病，下利便脓血者，可刺。

[309] 少阴病，吐利，手足逆冷，烦躁欲死者，**吴茱萸汤**主之。方八。

吴茱萸一升　人参二两　生姜六两，切　大枣十二枚，擘

上四味，以水七升，煮取二升，去滓。温服七合，日三服。

[310] 少阴病，下利，咽痛，胸满，心烦，**猪肤汤**主之。方九。

猪肤一斤

上一味，以水一斗，煮取五升，去滓，加白蜜一升；白粉五合，熬香；和令相得。温分六服。

[311] 少阴病二三日，咽痛者，可与甘草汤，不差，与桔梗汤。十。

甘草汤方

甘草二两

上一味，以水三升，煮取一升半，去滓。温服七合，日二服。

桔梗汤方

桔梗一两　甘草二两

上二味，以水三升，煮取一升，去滓。温分再服。

[312] 少阴病，咽中伤，生疮，不能语言，声不出者，**苦酒汤**主之。方一。

半夏洗，破如枣核，十四枚　鸡子一枚，去黄，内上苦酒，着鸡子壳中

上二味，内半夏著苦酒中，以鸡子壳置刀环中，安火上，令三沸，去滓。少少含咽之，不差，更作三剂。

[313] 少阴病，咽中痛，**半夏散及汤**主之。方十二。

半夏洗　桂枝去皮　甘草炙

上三味，等分，各别捣散已，合治之。白饮和服方寸匕，日三服。若不能散服者，以水一升，煎七沸，内散两方寸匕，更煮三沸，下火令小冷，少少咽之。半夏有毒，不当散服。

[314] 少阴病，下利，**白通汤**主之。方十三。

葱白四茎 干姜一两 附子一枚，生，去皮，破八片

上三味，以水三升，煮取一升，去滓。分温再服。

[315] 少阴病，下利，脉微者，与白通汤。利不止，厥逆无脉，干呕烦者，白通加猪胆汁汤主之。服汤，脉暴出者死，微续者生。**白通加猪胆汁汤**。方十四。白通汤用上方。

葱白四茎 干姜一两 附子一枚，生，去皮，破八片 人尿五合 猪胆汁一合

上五味，以水三升，煮取一升，去滓，内胆汁、人尿，和令相得。分温再服。若无胆，亦可用。

[316] 少阴病，二三日不已，至四五日，腹痛，小便不利，四肢沉重疼痛，自下利者，此为有水气。其人或咳，或小便利，或下利，或呕者，**真武汤**主之。方十五。

茯苓三两 芍药三两 白术二两 生姜三两，切 附子一枚，炮，去皮，破八片

上五味，以水八升，煮取三升，去滓。温服七合，日三服。若咳者，加五味子半升、细辛一两、干姜一两；若小便利者，去茯苓；若下利者，去芍药，加干姜二两；若呕者，去附子，加生姜，足前为半斤。

[317] 少阴病，下利清谷，里寒外热，手足厥逆，脉微欲绝，身反不恶寒，其人面色赤，或腹痛，或干呕，或咽痛，或利止脉不出者，**通脉四逆汤**主之。方十六。

甘草二两，炙 附子大者一枚，生用，去皮，破八片 干姜三两，强人可四两

上三味，以水三升，煮取一升二合，去滓。分温再服。其脉即出者愈。面色赤者，加葱九茎；腹中痛者，去葱，加芍药二两；呕者，加生姜二两；咽痛者，去芍药，加桔梗一两；利止脉不出者，去桔梗，加人参二两。病皆与方相应者，乃服之。

[318] 少阴病，四逆，其人或咳，或悸，或小便不利，或腹中痛，或泄利下重者，**四逆散**主之。方十七。

甘草炙 枳实破，水渍，炙干 柴胡 芍药

上四味，各十分，捣筛。白饮和服方寸匕，日三服。咳者，加五味子、干姜各五分，并主下利；悸者，加桂枝五分；小便不利者，加茯苓五分；腹中痛者，加附子一枚，炮令坼；泄利下重者，先以水五升，煮薤白三升，煮取三升，去滓，以散三方寸匕，内汤中，煮取一升半。分温再服。

[319] 少阴病，下利六七日，咳而呕渴，心烦，不得眠，**猪苓汤**主之。方十八。

猪苓去皮 茯苓 阿胶 泽泻 滑石各一两

上五味，以水四升，先煮四物，取二升，去滓，内阿胶烊尽。温服七合，日三服。

[320] 少阴病，得之二三日，口燥咽干者，急下之，宜**大承气汤**。方十。

枳实五枚，炙 厚朴半斤，去皮，炙 大黄四两，酒洗 芒硝三合

上四味，以水一斗，先煮二味，取五升，去滓，内大黄，更煮取二升，去滓，内芒硝，更上火，令一两沸。分温再服，一服得利，止后服。

[321] 少阴病，自利清水，色纯青，心下必痛，口干燥者，可下之，宜大承气汤。二十。用前第十九方。一法用大柴胡汤。

［322］少阴病，六七日，腹胀，不大便者，急下之，宜大承气汤。二十一。用前第十九方。

［323］少阴病，脉沉者，急温之，宜**四逆汤**。方二十二。

甘草二两，炙 干姜一两半 附子一枚，生用，去皮，破八片

上三味，以水三升，煮取一升二合，去滓。分温再服。强人可大附子一枚、干姜三两。

［324］少阴病，饮食入口则吐，心中温温欲吐，复不能吐。始得之，手足寒，脉弦迟者，此胸中实，不可下也，当吐之。若膈上有寒饮，干呕者，不可吐也，当温之，宜四逆汤。二十三。方依上法。

［325］少阴病，下利，脉微涩，呕而汗出，必数更衣反少者，当温其上，灸之。《脉经》云，灸厥阴可五十壮。

辨厥阴病脉证并治第十二
厥利呕哕附，合一十九法，方一十六首

［326］厥阴之为病，消渴，气上撞心，心中疼热，饥而不欲食，食则吐蛔，下之利不止。

［327］厥阴中风，脉微浮为欲愈，不浮为未愈。

［328］厥阴病欲解时，从丑至卯上。

［329］厥阴病，渴欲饮水者，少少与之愈。

［330］诸四逆厥者，不可下之，虚家亦然。

［331］伤寒，先厥后发热而利者，必自止，见厥复利。

［332］伤寒，始发热六日，厥反九日而利。凡厥利者，当不能食，今反能食者，恐为除中一云消中。食以索饼，不发热者，知胃气尚在，必愈，恐暴热来出而复去也。后日脉之，其热续在者，期之旦日夜半愈。所以然者，本发热六日，厥反九日，复发热三日，并前六日，亦为九日，与厥相应，故期之旦日夜半愈。后三日脉之而脉数，其热不罢者，此为热气有余，必发痈脓也。

［333］伤寒脉迟六七日，而反与黄芩汤彻其热，脉迟为寒，今与黄芩汤复除其热，腹中应冷，当不能食，今反能食，此名除中，必死。

［334］伤寒，先厥后发热，下利必自止，而反汗出，咽中痛者，其喉为痹。发热无汗，而利必自止，若不止，必便脓血，便脓血者，其喉不痹。

［335］伤寒，一二日至四五日，厥者必发热。前热者后必厥，厥深者热亦深，厥微者热亦微。厥应下之，而反发汗者，必口伤烂赤。

［336］伤寒病，厥五日，热亦五日，设六日当复厥，不厥者自愈。厥终不过五日，以热五日，故知自愈。

［337］凡厥者，阴阳气不相顺接，便为厥。厥者，手足逆冷者是也。

［338］伤寒脉微而厥，至七八日肤冷，其人躁无暂安时者，此为脏厥，非蛔厥也。

蛔厥者，其人当吐蛔。今病者静，而复时烦者，此为脏寒，蛔上入其膈，故烦，须臾复止，得食而呕，又烦者，蛔闻食臭出，其人常自吐蛔。蛔厥者，**乌梅丸**主之。又主久利。方一。

乌梅三百枚 细辛六两 干姜十两 黄连十六两 当归四两 附子六两，炮，去皮 蜀椒四两，出汗 桂枝去皮，六两 人参六两 黄柏六两

上十味，异捣筛，合治之，以苦酒渍乌梅一宿，去核，蒸之五斗米下，饭熟捣成泥，和药令相得，内臼中，与蜜杵二千下，丸如梧桐子大。先食饮服十丸，日三服，稍加至二十丸。禁生冷、滑物、臭食等。

[339] 伤寒，热少微厥，指一作稍头寒，嘿嘿不欲食，烦躁，数日小便利，色白者，此热除也，欲得食，其病为愈。若厥而呕，胸胁烦满者，其后必便血。

[340] 病者手足厥冷，言我不结胸，小腹满，按之痛者，此冷结在膀胱关元也。

[341] 伤寒，发热四日，厥反三日，复热四日，厥少热多者，其病当愈。四日至七日，热不除者，必便脓血。

[342] 伤寒，厥四日，热反三日，复厥五日，其病为进。寒多热少，阳气退，故为进也。

[343] 伤寒六七日，脉微，手足厥冷，烦躁，灸厥阴。厥不还者，死。

[344] 伤寒，发热，下利，厥逆，躁不得卧者，死。

[345] 伤寒，发热，下利至甚，厥不止者，死。

[346] 伤寒，六七日不利，便发热而利，其人汗出不止者，死。有阴无阳故也。

[347] 伤寒五六日，不结胸，腹濡，脉虚，复厥者，不可下，此亡血，下之死。

[348] 发热而厥，七日下利者，为难治。

[349] 伤寒脉促，手足厥逆，可灸之。促，一作纵。

[350] 伤寒，脉滑而厥者，里有热，**白虎汤**主之。方二。

知母六两 石膏一斤，碎，绵裹 甘草二两，炙 粳米六合

上四味，以水一斗，煮米熟汤成，去滓。温服一升，日三服。

[351] 手足厥寒，脉细欲绝者，当**归四逆汤**主之。方三。

当归三两 桂枝三两，去皮 芍药三两 细辛三两 甘草二两，炙 通草二两 大枣二十五枚，擘。一法，十二枚

上七味，以水八升，煮取三升，去滓。温服一升，日三服。

[352] 若其人内有久寒者，宜**当归四逆加吴茱萸生姜汤**主之。方四。

当归三两 芍药三两 甘草二两，炙 通草二两 桂枝三两，去皮 细辛三两 生姜半斤，切 吴茱萸二升 大枣二十五枚，擘

上九味，以水六升，清酒六升和，煮取五升，去滓。温分五服。一方，水酒各四升。

[353] 大汗出，热不去，内拘急，四肢疼，又下利、厥逆而恶寒者，**四逆汤**主之。方五。

甘草二两，炙　干姜一两半　附子一枚，生用，去皮，破八片

上三味，以水三升，煮取一升二合，去滓。分温再服。若强人，可用大附子一枚、干姜三两。

［354］大汗，若大下，利而厥冷者，四逆汤主之。六。用前第五方。

［355］病人手足厥冷，脉乍紧者，邪结在胸中，心下满而烦，饥不能食者，病在胸中，当须吐之，宜**瓜蒂散**。方七。

瓜蒂　赤小豆

上二味，各等分，异捣筛，合内臼中，更治之。别以香豉一合，用热汤七合，煮作稀糜，去滓取汁。和散一钱匕，温顿服之。不吐者，少少加，得快吐乃止。诸亡血虚家，不可与瓜蒂散。

［356］伤寒，厥而心下悸，宜先治水，当服茯苓甘草汤，却治其厥。不尔，水渍入胃，必作利也。**茯苓甘草汤**。方八。

茯苓二两　甘草一两，炙　生姜三两，切　桂枝二两，去皮

上四味，以水四升，煮取二升，去滓。分温三服。

［357］伤寒六七日，大下后，寸脉沉而迟，手足厥逆，下部脉不至，喉咽不利，唾脓血，泄利不止者，为难治，**麻黄升麻汤**主之。方九。

麻黄二两半，去节　升麻一两一分　当归一两一分　知母十八铢　黄芩十八铢　葳蕤十八铢。一作菖蒲　芍药六铢　天门冬六铢，去心　桂枝六铢，去皮　茯苓六铢　甘草六铢，炙　石膏六铢，碎，绵裹　白术六铢　干姜六铢

上十四味，以水一斗，先煮麻黄一两沸，去上沫，内诸药，煮取三升，去滓。分温三服，相去如炊三斗米顷，令尽，汗出愈。

［358］伤寒四五日，腹中痛，若转气下趋少腹者，此欲自利也。

［359］伤寒本自寒下，医复吐下之，寒格，更逆吐下，若食入口即吐，**干姜黄芩黄连人参汤**主之。方十。

干姜　黄芩　黄连　人参各三两

上四味，以水六升，煮取二升，去滓。分温再服。

［360］下利，有微热而渴，脉弱者，今自愈。

［361］下利，脉数，有微热汗出，今自愈。设复紧，为未解。一云，设脉浮复紧。

［362］下利，手足厥冷，无脉者，灸之不温，若脉不还，反微喘者，死。少阴负趺阳者，为顺也。

［363］下利，寸脉反浮数，尺中自涩者，必清脓血。

［364］下利清谷，不可攻表，汗出必胀满。

［365］下利，脉沉弦者，下重也；脉大者，为未止；脉微弱数者，为欲自止，虽发热，不死。

［366］下利，脉沉而迟，其人面少赤，身有微热，下利清谷者，必郁冒汗出而解，病人必微厥。所以然者，其面戴阳，下虚故也。

［367］下利，脉数而渴者，自愈；设不差，必清脓血，以有热故也。

［368］下利后，脉绝，手足厥冷，晬时脉还，手足温者生，脉不还者死。

［369］伤寒，下利日十余行，脉反实者，死。

［370］下利清谷，里寒外热，出而厥者，**通脉四逆汤**主之。方十一。

甘草二两，炙 附子大者一枚，生，去皮，破八片 干姜三两，强人可四两

上三味，以水三升，煮取一升二合，去滓。分温再服，其脉即出者愈。

［371］热利下重者，**白头翁汤**主之。方十二。

白头翁二两 黄柏三两 黄连三两 秦皮三两

上四味，以水七升，煮取二升，去滓。温服一升，不愈，更服一升。

［372］下利，腹胀满，身体疼痛者，先温其里，乃攻其表。温里宜四逆汤，攻表宜桂枝汤。十三。四逆汤，用前第五方。

桂枝汤方

桂枝三两，去皮 芍药三两 甘草二两，炙 生姜三两，切 大枣十二枚，擘

上五味，以水七升，煮取三升，去滓。温服一升，须臾，啜热稀粥一升，以助药力。

［373］下利，欲饮水者，以有热故也，白头翁汤主之。十四。用前第十二方。

［374］下利，谵语者，有燥屎也，宜**小承气汤**。方十五。

大黄四两，酒洗 枳实三枚，炙 厚朴二两，去皮，炙

上三味，以水四升，煮取一升二合，去滓。分二服，初一服，谵语止，若更衣者，停后服，不尔，尽服之。

［375］下利后更烦，按之心下濡者，为虚烦也，宜**栀子豉汤**。方十六。

肥栀子十四个，擘 香豉四合，绵裹

上二味，以水四升，先煮栀子，取二升半，内豉，更煮取一升半，去滓。分再服，一服得吐，止后服。

［376］呕家有痈脓者，不可治呕，脓尽自愈。

［377］呕而脉弱，小便复利，身有微热，见厥者，难治，四逆汤主之。十七。用前第五方。

［378］干呕，吐涎沫，头痛者，**吴茱萸汤**主之。方十八。

吴茱萸一升，汤洗七遍 人参三两 大枣十二枚，擘 生姜六两，切

上四味，以水七升，煮二升，去滓。温服七合，日三服。

［379］呕而发热者，**小柴胡汤**主之。方十九。

柴胡八两 黄芩三两 人参三两 甘草三两，炙 生姜三两，切 半夏半升，洗 大枣十二枚，擘

上七味，以水一斗二升，煮取六升，去滓，更煎取三升。温服一升，日三服。

［380］伤寒，大吐大下之，极虚。复极汗者，其人外气怫郁，复与之水，以发其汗，因得哕。所以然者，胃中寒冷故也。

［381］伤寒，哕而腹满，视其前后，知何部不利，利之即愈。

辨霍乱病脉证并治第十三

合六法，方六首

[382] 问曰：病有霍乱者何？答曰：呕吐而利，此名霍乱。

[383] 问曰：病发热头痛，身疼恶寒，吐利者，此属何病？答曰：此名霍乱。霍乱自吐下，又利止，复更发热也。

[384] 伤寒，其脉微涩者，本是霍乱，今是伤寒。却四五日，至阴经上，转入阴必利，本呕下利者，不可治也。欲似大便，而反失气，仍不利者，此属阳明也，便必硬，十三日愈，所以然者，经尽故也。下利后，当便硬，硬则能食者愈，今反不能食，到后经中，颇能食，复过一经能食，过之一日当愈。不愈者，不属阳明也。

[385] 恶寒，脉微而复利，利止，亡血也，**四逆加人参汤**主之。方一。

甘草二两，炙 附子一枚，生，去皮，破八片 干姜一两半 人参一两

上四味，以水三升，煮取一升二合，去滓。分温再服。

[386] 霍乱，头痛发热，身疼痛，热多欲饮水者，五苓散主之；寒多不用水者，理中丸主之。二。

五苓散方

猪苓去皮 白术 茯苓各十八铢 桂枝半两，去皮 泽泻一两六铢

上五味，为散，更治之。白饮和服方寸匕，日三服。多饮暖水，汗出愈。

理中丸方下有作汤加减法

人参 干姜 甘草炙 白术各三两

上四味，捣筛，蜜和为丸，如鸡子黄许大。以沸汤数合，和一丸，研碎，温服之，日三四，夜二服；腹中未热，益至三四丸。然不及汤，汤法，以四物依两数切，用水八升，煮取三升，去滓，温服一升，日三服。若脐上筑者，肾气动也，去术加桂四两；吐多者，去术，加生姜三两；下多者，还用术；悸者，加茯苓二两；渴欲得水者，加术，足前成四两半；腹中痛者，加人参，足前成四两半；寒者，加干姜，足前成四两半；腹满者，去术，加附子一枚。服汤后如食顷，饮热粥一升许，微自温，勿发揭衣被。

[387] 吐利止，而身痛不休者，当消息和解其外，**宜桂枝汤**小和之。方三。

桂枝三两，去皮 芍药三两 生姜三两 甘草二两，炙 大枣十二枚，擘

上五味，以水七升，煮取三升，去滓，温服一升。

[388] 吐利汗出，发热恶寒，四肢拘急，手足厥冷者，**四逆汤**主之。方四。

甘草二两，炙 干姜一两半 附子一枚，生，去皮，破八片

上三味，以水三升，煮取一升二合，去滓，分温再服。强人可大附子一枚、干姜三两。

[389] 既吐且利，小便复利，而大汗出，下利清谷，内寒外热，脉微欲绝者，四逆汤主之。五。用前第四方。

[390] 吐已下断，汗出而厥，四肢拘急不解，脉微欲绝者，**通脉四逆加猪胆汤**主之。方六。

甘草二两，炙 干姜三两，强人可四两 附子大者一枚，生，去皮，破八片 猪胆汁半合

上四味，以水三升，煮取一升二合，去滓，内猪胆汁。分温再服，其脉即来。无猪胆，以羊胆代之。

[391] 吐利发汗，脉平，小烦者，以新虚不胜谷气故也。

辨阴阳易差后劳复病脉证并治第十四

合六法，方六首

[392] 伤寒阴易之为病，其人身体重，少气，少腹里急，或引阴中拘挛，热上冲胸，头重不欲举，眼中生花花，一作眵，膝胫拘急者，**烧裈散**主之。方一。

妇人中裈，近隐处，取烧作灰。

上一味，水服方寸匕，日三服，小便即利，阴头微肿，此为愈矣。妇人病取男子裈烧服。

[393] 大病差后，劳复者，**枳实栀子汤**主之。方二。

枳实三枚，炙 栀子十四个，擘 豉一升，绵裹

上三味，以清浆水七升，空煮取四升，内枳实、栀子，煮取二升，下豉，更煮五六沸，去滓。温分再服，覆令微似汗。若有宿食者，内大黄如博棋子五六枚，服之愈。

[394] 伤寒差以后，更发热，**小柴胡汤**主之。脉浮者，以汗解之；脉沉实一作紧。者，以下解之。方三。

柴胡八两 人参二两 黄芩二两 甘草二两，炙 生姜二两 半夏半升，洗 大枣十二枚，擘

上七味，以水一斗二升，煮取六升，去滓，再煎取三升。温服一升，日三服。

[395] 大病差后，从腰以下有水气者，**牡蛎泽泻散**主之。方四。

牡蛎熬 泽泻 蜀漆暖水洗，去腥 葶苈子熬 商陆根熬 海藻洗，去咸 栝楼根各等分

上七味，异捣，下筛为散，更于臼中治之。白饮和服方寸匕，日三服。小便利，止后服。

[396] 大病差后，喜唾，久不了了，胸上有寒，当以丸药温之，宜**理中丸**。方五。

人参 白术 甘草炙 干姜各三两

上四味，捣筛，蜜和为丸，如鸡子黄许大。以沸汤数合，和一丸，研碎，温服之，日三服。

[397] 伤寒解后，虚羸少气，气逆欲吐，**竹叶石膏汤**主之。方六。

竹叶二把 石膏一斤 半夏半升，洗 麦门冬一升，去心 人参二两 甘草二两，炙 粳米半升

上七味，以水一斗，煮取六升，去滓，内粳米，煮米熟汤成，去米。温服一升，日三服。

[398] 病人脉已解，而日暮微烦，以病新差，人强与谷，脾胃气尚弱，不能消谷，故令微烦，损谷则愈。

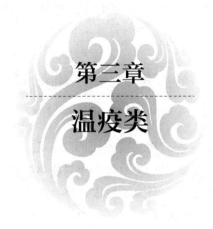

第三章

温疫类

温疫名著四诊类编

一、望诊

（一）望神

1. 烦躁

"烦者，心不安而扰乱，心胸愠怒，如有所解，外不见形，为热尚轻，躁者身不安而愦乱，手足动掉，若无所指，内外不安，为热最剧。"（杨栗山.《伤寒瘟疫条辨》. 北京：中国书店，1986，卷三，烦躁辨）

"烦乃心烦，情思不定，神不安而形如故；躁则形扰，扬手掷足，形不宁而神复乱。烦轻而躁重也。"（戴天章.《传世藏书·子库·医部》第一册——《广瘟疫论》. 海口：海南国际新闻出版中心，1995，1181）

"瘟疫在太阳，脉浮，头痛，发热，汗出，以风强而气不能闭也。若脉浮而紧，发热恶寒，身痛腰疼，烦躁无汗而喘促者，是寒束而邪不能泄也。盖瘟疫有汗，寒疫无汗，以风性疏泄，而寒性闭藏，卫阳过闭，邪不能泄，营郁莫达，则烦躁喘促。"（刘奎.《松峰说疫》. 北京：人民卫生出版社，1987，71）

2. 发狂

"时疫发狂者，谵语之甚者也，亦疫热蒸心之所致。"（戴天章.《传世藏书·子库·医部》第一册——《广瘟疫论》. 海口：海南国际新闻出版中心，1995，1189）

"凡发狂本属阳明实热之证，盖阳明为多气多血之经。或伤寒阳邪传入胃府，或温病阳邪起自胃府，热结不解，因而发狂，是皆以阳明热邪上乘心肺，故令神志昏乱若此。"（杨栗山.《伤寒瘟疫条辨》. 北京：中国书店，1986，卷二，发狂辨）

"猖狂风暴，骂詈不避亲疏，甚至登高而歌，弃衣而走，逾垣上屋，非寻常力所能及，语生平未有之事，未见之人，如有邪附者，此阳明邪热扰乱神明，病人亦不自知。"（余师愚.《传世藏书·子库·医部》第一册——《疫疹一得》.海口：海南国际新闻出版中心，1995，1227）

"一曰发狂，盖阳明多气多血，阳邪入胃腑，热结不解，因而发狂。"（刘奎.《松峰说疫》.北京：人民卫生出版社，1987，92）

3. 循衣摸床

"时疫循衣、摸床、撮空者，热盛神昏而四肢实也。"（戴天章.《传世藏书·子库·医部》第一册——《广瘟疫论》.海口：海南国际新闻出版中心，1995，1189）

"瘟疫而至循摸，势亦危矣，而治之得法，亦有生者。"（刘奎.《松峰说疫》.北京：人民卫生出版社，1987，93）

"疫证循衣摸床撮空，此肝经淫热也。肝属木，木动风摇，风自火出。"（朱佑武.《温热经纬评注》.长沙：湖南科学技术出版社，1986，232）

4. 多睡与神昏

"时疫初起多睡，兼身重者，热邪阻滞其经脉也。"（戴天章.《传世藏书·子库·医部》第一册——《广瘟疫论》.海口：海南国际新闻出版中心，1995，1189）

"终日昏昏不醒，或错语呻吟，此因邪热未尽，伏于心包络所致。"（余师愚.《传世藏书·子库·医部》第一册——《疫疹一得》.海口：海南国际新闻出版中心，1995，1229）

（二）望皮肤

1. 发黄

"时疫发黄有四：一宿食，二蓄水，三蓄血，四郁热。"（戴天章.《传世藏书·子库·医部》第一册——《广瘟疫论》.海口：海南国际新闻出版中心，1995，1181）

"发黄疸是腑病，非经病也。疫邪传里，移热下焦，小便不利，邪无输泄，经气郁滞，其传疸，身目如金者。"（吴有性.《传世藏书·子库·医部》第一册——《温疫论》.海口：海南国际新闻出版中心，1995，1140）

"瘟疫发黄，惟阳明与太阳两经有之。黄者，土之正色。二经俱属土，故发黄，盖外不能汗，内不能小便，脾胃之土为热所蒸。"（刘奎.《松峰说疫》.北京：人民卫生出版社，1987，89）

"黄者中央戊己之色，属太阴脾经。脾经挟热，不能下输膀胱，小水不利，经气郁滞，其传为疸，周身如金矣。"（余师愚.《传世藏书·子库·医部》第一册——《疫疹一得》.海口：海南国际新闻出版中心，1995，1227）

"瘀热发黄，脉浮滑坚数，其症则头汗际项而还，腹微满，小便不利而渴者是也。瘀血发黄，脉微而沉或结，其人如狂，小腹急结硬满，小便自利，大便黑者是也。至于发黄而体如熏，直视摇头，鼻出冷气，环口黧黑，皆不治。"（刘奎.《松峰说疫》.人民卫生出版社，1987，89）

2. 斑疹、发疮

"邪留血分，里气壅闭，则伏邪不得外透而为斑。"（吴有性.《传世藏书·子库·医部》第一册——《温疫论》. 海口：海南国际新闻出版中心，1995，1142）

"瘟毒发斑，毒之散者也，瘟毒发疮，毒之聚者也。"（余师愚.《传世藏书·子库·医部》第一册——《疫疹一得》. 海口：海南国际新闻出版中心，1995，1229）

"若斑色紫小点者，心包热也；点大而紫，胃中热也；黑斑而光亮者，热胜毒盛。"（朱佑武.《温热经纬评注》. 长沙：湖南科学技术出版社，1986，120）

"斑疹二字，非以色言，以形言也。故发斑有红紫黑色之殊，而皆以斑名。点与皮平，绝不高起。其曰蚊迹者，状红斑之成点者也。曰锦纹者，状红斑之成片者也。""疹则其形高出皮肤之上，大者若北方之高粱米，小者若小米，亦有红紫二色，而黑者殊少，较之发斑稍轻。"（刘奎.《松峰说疫》. 北京：人民卫生出版社，1987，87、88）

"发斑者，轻如蚊足迹，重如锦纹，其致之由，总因热毒不解。"（杨栗山.《伤寒瘟疫条辨》. 北京：中国书店，1986，卷二，发斑疹辨）

"疹出于胃。古人言：热未入胃而下之，热乘虚入胃，故发斑。热已入胃，不即下之，热不得泄，亦发斑。"（朱佑武.《温热经纬评注》. 长沙：湖南科学技术出版社，1986，205）

"时疫发疹，热邪从皮毛出也，与汗同机，以疏散清热为主。""时疫发斑，邪热出于经脉也，虽不及战汗，亦有外解之机，治以凉血清热为主。"（戴天章.《传世藏书·子库·医部》第一册——《广瘟疫论》. 海口：海南国际新闻出版中心，1995，1181）

余师愚《疫疹一得》对疫疹分疫疹之形、疫疹之色予以论述：

（1）疫疹之形又分松浮和紧束有根："松而且浮，洒于皮面，或红，或紫，或赤，或黑，此毒之外现者。""疹出紧束有根，如从肉里钻出，其色青紫，宛如浮萍之背，多见于胸背。此胃热将烂之色，即宜大清胃热，兼凉其血，务使松活色退，方可挽回。""予断生死，则又不在斑之大、小、紫、黑，总以其形之松浮、紧束为凭耳。如斑一出，松活浮于皮面，红如朱点纸，黑如墨涂肤，此毒之松活外现者，虽紫黑成片可生；一出虽小如粟，紧束有根，如履底透针，如矢贯的，此毒之有根锢结者，纵不紫黑亦死，神明于松浮紧束之间，决生死于临症之顷。"（余师愚.《传世藏书·子库·医部》第一册——《疫疹一得》. 海口：海南国际新闻出版中心，1995，1230、1222）

（2）疫疹之色分六种——红活、淡红、深红、艳红、紫赤、红白砂："血之体本红，血得其畅，则红而活，荣而润，敷布洋溢，是疹之佳境也。""淡红有美有疵，色淡而润，此色之上者也；若淡而不荣，或有娇而艳，干而滞，血之最热者。""深红者，较淡红而稍重，亦血热之象，一凉血即转淡红。""色艳如胭脂，此血热极之象，较深红而愈恶。必大用凉血始转深红，再凉之而淡红矣。""紫赤类鸡冠花而更艳，较艳红而火更盛。不即凉之，必至变黑。""细碎宛如粟米，红者谓之红砂，白者谓之白砂。疹后多有此症，乃余毒尽透，最美之境，愈后脱皮。""火者疹之根，疹者火之苗也。"（余师愚.《传世藏书·子库·医部》第一册——《疫疹一得》. 海口：海南国际新闻出

版中心，1995，1230、1223）

（三）望头面

1. 面色

"瘟疫主蒸散，散则缓，面色多松缓而垢晦。人受蒸气则津液上溢于头面，头目之间多垢滞，或如油腻，或如烟熏，望之憎者，皆瘟疫之色。"（戴天章.《传世藏书·子库·医部》第一册——《广瘟疫论》.海南：海南国际新闻出版中心，1995，1169）

2. 头面肿

"头为诸阳之首，其大异常，此毒火寻阳上攻，故大头。""腮者肝肾所属，有先从左肿者，先从右肿者，有右及左、左及右者。不即清解，必成大头。"（余师愚.《传世藏书·子库·医部》第一册——《疫疹一得》.海南：海南国际新闻出版中心，1995，1225、1226）

"时疫头肿，乃风热壅于上部，太阳之经脉郁滞巅顶，俗名大头伤寒。""时疫面肿，风热溢于上部，阳明之经脉被郁也。"（戴天章.《传世藏书·子库·医部》第一册——《广瘟疫论》.海南：海南国际新闻出版中心，1995，1180）

3. 望齿

"时疫齿燥有三。轻淡者为阳明经热，前板齿燥，身热目疼，鼻干不得卧，此将发斑疹及衄血之先兆。"（戴天章.《传世藏书·子库·医部》第一册——《广瘟疫论》.海南：海南国际新闻出版中心，1995，1183）

（四）望四肢

"小儿赋质娇怯，筋骨柔脆，一染时疫，延挨失治，即便二目上吊，不时惊搐，肢体发痉，十指钩曲，甚则角弓反张。"（吴有性.《传世藏书·子库·医部》第一册——《温疫论》.海南：海南国际新闻出版中心，1995，1157）

（五）望排泄物

1. 衄血

"经络热盛，迫血妄行出于鼻者为衄，伤寒责其血热在表，温病责其血热在里。"（杨栗山.《伤寒瘟疫条辨》.北京：中国书店，1986，卷二，衄血辨）

"杂症鼻衄，迫于肺经浮游之火，而疫乃阳明郁热上冲于脑。鼻通于脑，热血上溢，故从鼻出如泉。""舌衄：肝热太盛，血无所藏，上溢心苗而出。""齿衄：牙床属胃，齿统十二经。此阳明热传少阴，二经相并，故血出牙缝。"（余师愚.《传世藏书·子库·医部》第一册——《疫疹一得》.海南：海南国际新闻出版中心，1995，1226）

"盖衄家之发散，散其经中之邪，使不得壅盛于经，迫血妄行。""衄出于肺，行清道。""衄血之热在经主表。"（刘奎.《松峰说疫》.北京：人民卫生出版社，1987，85）

2. 便血

"时疫便血，热邪深入也，先当辨其血色。鲜红者，清热为主，血色紫黯成块下者，逐瘀为主。"（戴天章.《传世藏书·子库·医部》第一册——《广瘟疫论》.海南：海南国际新闻出版中心，1995，1187）

"便血，不论伤寒时疫，尽因失下，邪热久羁，无由以泄，血为热搏，留于经络，败为紫血，溢于肠胃；腐为黑血，便色如漆，大便仅易者，虽结粪得瘀而润下，结粪虽行，真元已败，多至危殆。"（吴有性.《传世藏书·子库·医部》第一册——《温疫论》. 海南：海南国际新闻出版中心，1995，1139）

"邪犯五脏，则三阴脉络不和，血自停滞，渗入大肠，故血以便出。"（余师愚.《传世藏书·子库·医部》第一册——《疫疹一得》. 海南：海南国际新闻出版中心，1995，1227）

3. 便脓血

"时疫便脓血与便血有燥湿之分，便血属燥热，凉润为主，便脓血属湿热，清热兼分利为主。"（戴天章.《传世藏书·子库·医部》第一册——《广瘟疫论》. 海南：海南国际新闻出版中心，1995，1187）

"若脉数不解，而下利不止，必协热而便脓血也。"（朱佑武.《温热经纬评注》. 长沙：湖南科学技术出版社，1986，70）

"下利脓血，更加发热而渴，心腹痞满，呕而不食，此疫痢兼症，最为危急。"（吴有性.《传世藏书·子库·医部》第一册——《温疫论》. 海南：海南国际新闻出版中心，1995，1156）

4. 吐血

"吐出于胃，行浊道。""吐血之热在腑主里。"（刘奎.《松峰说疫》. 北京：人民卫生出版社，1987，85）

（六）望舌

"时疫舌本强硬，为热而兼痰，宜清下无疑，须加清痰之药。""时疫之舌，一见黄苔便当下，失下则由黄而变酱色、变燥、变黑、变生芒刺，再失下，则变卷、变短，为下证至急之际，宜大下屡下方和，缓则不救。""又舌萎软而枯小与舌强硬而不缩有异，乃虚脱已极，大补及滋润或百救一二。"（戴天章.《传世藏书·子库·医部》第一册——《广瘟疫论》. 海南：海南国际新闻出版中心，1995，1185）

"舌乃心之苗，心属火，毒火冲突，二火相并，心苗乃动，而嗒舌弄舌。"（朱佑武.《温热经纬评注》.长沙：湖南科学技术出版社，1986，222）

"白苔而燥，疫邪在表，痰已结于膈上。"（戴天章.《传世藏书·子库·医部》第一册——《广瘟疫论》. 海南：海南国际新闻出版中心，1995，1184）

"若舌白如粉而滑，四边色紫绛者，温疫病初入膜原，未归胃腑，急急透解，莫待传陷而入为险恶之病。"（朱佑武.《温热经纬评注》. 长沙：湖南科学技术出版社，1986，118）

"温疫舌上白苔者，邪在膜原也。"（吴有性.《传世藏书·子库·医部》第一册——《温疫论》. 海南：海南国际新闻出版中心，1995，1136）

"舌上白苔，干硬如砂皮，一名水晶苔，乃自白苔之时，津液干燥，邪虽入胃，不能变黄，宜急下之。""邪毒在胃，熏腾于上，而生黑苔。"（吴有性.《传世藏书·子

库·医部》第一册——《温疫论》.海南：海南国际新闻出版中心，1995，1152、1151）

"黄苔而燥，疫邪传胃，小承气，小陷胸，大柴胡选用。""黑苔而燥，疫邪入胃至深，伤及下焦，大承气汤。""酱色苔而燥，疫邪入胃，深及中、下二焦，调胃承气汤。"（戴天章.《传世藏书·子库·医部》第一册——《广瘟疫论》.海南：海南国际新闻出版中心，1995，1184）

"舌上白点如珍珠，乃水化之象，较之紫赤黄黑，古人谓之芒刺者更重。""疫证初起，苔如腻粉，此火极水化。"（朱佑武.《温热经纬评注》.长沙：湖南科学技术出版社，1986，224）

二、闻诊

1. 谵语

"谵语者，热蒸心也。时疫一见谵语，即当清热。"（戴天章.《传世藏书·子库·医部》第一册——《广瘟疫论》.海南：海南国际新闻出版中心，1995，1188）

"心主神，心静则神爽，心为烈火所燔，神自不清，谵语所由来矣。"（余师愚.《传世藏书·子库·医部》第一册——《疫疹一得》.海南：海南国际新闻出版中心，1995，1226）

"谵语者，言语讹谬而气盛也。《经》曰：实则谵语，盖邪热深入，蓄于胸中，则昏其神气，遂语言无次，而妄说也。邪热轻者，惟睡中谵语，醒则悟矣；邪热重者，即不睡亦谵语。"（杨栗山.《伤寒瘟疫条辨》.北京：中国书店，1986，卷二，谵语辨）

2. 郑声

"郑声者，郑重频频谬语，谆谆不已而气微也。"（杨栗山.《伤寒瘟疫条辨》.北京：中国书店，1986，卷二，郑声辨）

"郑声者，声战无力，语不接续，乃气虚也。"（余师愚.《传世藏书·子库·医部》第一册——《疫疹一得》.海南：海南国际新闻出版中心，1995，1228）

3. 咳嗽

"咳者，疫邪夹他邪干肺也。"（戴天章.《传世藏书·子库·医部》第一册——《广瘟疫论》.海南：海南国际新闻出版中心，1995，1182）

4. 喘

"哮喘乃肺家素有痰火，一受疫邪，其湿热之气从其类而入肺，发其哮喘。"（戴天章.《传世藏书·子库·医部》第一册——《广瘟疫论》.海南：海南国际新闻出版中心，1995，1174）

"诸病喘满，皆属于热，况疫证乎。"（朱佑武.《温热经纬评注》.长沙：湖南科学技术出版社，1986，231）

"喘无善证，温病内热怫郁，三焦如焚，气上冲胸而喘也。"（杨栗山.《伤寒瘟疫条辨》.北京：中国书店，1986，卷三，喘辨）

5. 呕吐

"邪入于胃则吐，毒犹因吐而得发越，至于干呕则重矣。总因内有伏毒，清胃自不容缓。"（余师愚.《传世藏书·子库·医部》第一册——《疫疹一得》. 海南：海南国际新闻出版中心，1995，1227）

"愚尝见时疫初起未发热时，表证未见，有先作呕数日者，此疫邪先犯太阴。（戴天章.《传世藏书·子库·医部》第一册——《广瘟疫论》. 海南：海南国际新闻出版中心，1995，1182）

"疫证之呕，胁不痛，耳不聋，因内有伏毒，邪火于胃，毒气上冲，频频而作。"（余师愚.《传世藏书·子库·医部》第一册——《疫疹一得》. 海南：海南国际新闻出版中心，1995，1222）

6. 呃逆

"时疫呃逆，惟热结下焦而已……总之逐尽结热，肠胃通达，其呃自止。"（戴天章.《传世藏书·子库·医部》第一册——《广瘟疫论》. 海南：海南国际新闻出版中心，1995，1190）

"胃火上冲，肝胆之火亦相随助之，肺金之气不能下降，由清道而上冲喉咙，故呃而有声。"（余师愚.《传世藏书·子库·医部》第一册——《疫疹一得》. 海南：海南国际新闻出版中心，1995，1227）

"呃逆者，气上逆而呃忒也，呃逆者，才及咽喉则遽止，呃呃然连续数声，而短促不长。"（杨栗山.《伤寒瘟疫条辨》. 北京：中国书店，1986，卷三，呃逆辨）

"瘟疫呃逆不止者，大是凶候。"（刘奎.《松峰说疫》. 北京：人民卫生出版社，1987，106）

7. 多言

"时疫多言者，谵语之渐也，疫热蒸心之所致，治同谵语。"（戴天章.《传世藏书·子库·医部》第一册——《广瘟疫论》. 海南：海南国际新闻出版中心，1995，1188）

"言者心之声也。病中谵妄，乃胃热乘心；瘥后多言者，犹有余热也。譬如灭火，其火已息，尚有余烟。"（余师愚.《传世藏书·子库·医部》第一册——《疫疹一得》. 海南：海南国际新闻出版中心，1995，1229）

三、问诊

（一）问寒热

"表证发热，脉不浮、不沉而数，寸大于关尺，热在皮肤，扪之烙手，久按反轻。""里证发热，脉或滑，或沉数，或洪滑，关尺盛于寸，热必在肌肉、筋骨，初扪热轻，久按热甚。"（戴天章.《传世藏书·子库·医部》第一册——《广瘟疫论》. 海南：海南国际新闻出版中心，1995，1175）

"时疫恶寒有时而势甚，恶寒之后，必见发热，热时身热而不觉寒，寒时自寒而不觉热，非若诸证恶寒发热之相兼也。"（戴天章.《传世藏书·子库·医部》第一册——《广瘟疫论》.海南：海南国际新闻出版中心，1995，1176）

"温疫初起，先憎寒而后发热，日后但热而无憎寒也。"（吴有性.《传世藏书·子库·医部》第一册——《温疫论》.海南：海南国际新闻出版中心，1995，1135）

"发热恶寒，一时兼至；寒热往来，寒已方热，热已方寒。"（戴天章.《传世藏书·子库·医部》第一册——《广瘟疫论》.海南：海南国际新闻出版中心，1995，1177）

（二）问汗

1. 自汗

"自汗者，不因发散而自然汗出也。"（杨栗山.《伤寒瘟疫条辨》.北京：中国书店，1986，卷二，自汗辨）

"自汗者，不因发散，自然汗出也，伏邪中溃，气通得汗，邪欲去也。"（吴有性.《传世藏书·子库·医部》第一册——《温疫论》.海南：海南国际新闻出版中心，1995，1141）

"疫邪自内蒸出于表，初起作寒热时，多自汗，甚至淋漓不止，不可以表虚论。"（戴天章.《传世藏书·子库·医部》第一册——《广瘟疫论》.海南：海南国际新闻出版中心，1995，1179）

"卫气护卫皮毛，禁固津液，不得妄泄。邪气干之，则不能固卫于外，由是津液妄泄，而自汗出焉。""瘟疫之自汗，与他症异，多有感而即患自汗者，则自汗竟属瘟疫中常事，较之头汗、盗汗等反轻矣。"（刘奎.《松峰说疫》.北京：人民卫生出版社，1987，101）

"阳虚不能卫外而为固，则外伤而自汗。"（余师愚.《传世藏书·子库·医部》第一册——《疫疹一得》.海南：海南国际新闻出版中心，1995，1229）

2. 盗汗

"盗汗者，睡着而汗出也，是由邪在半表半里。睡则卫气行于里，乘表中阳气不足，津液得泄，故但睡而汗出。"（杨栗山.《伤寒瘟疫条辨》.北京：中国书店，1986，卷二，盗汗辨）

"睡则卫气行于里，内有伏热，其在表之阳气不密，故津液得泄，热蒸于外，腠理开而盗汗出。"（刘奎.《松峰说疫》.北京：人民卫生出版社，1987，100）

"阴虚不能内营而退藏，则内伤而盗汗。"（余师愚.《传世藏书·子库·医部》第一册——《疫疹一得》.海南：海南国际新闻出版中心，1995，1229）

3. 战汗

"先寒后战，寒极而战，杂病则谓元阳欲脱之象，而疫则热毒盘踞于内，外则遍体炎炎。"（余师愚.《传世藏书·子库·医部》第一册——《疫疹一得》.海南：海南国际新闻出版中心，1995，1228）

"时疫不论初起、传变、末后，俱以战汗为佳兆。以战则邪正相争，汗则正逐邪出。""凡战汗后，神静者吉，昏躁者危。"（戴天章.《传世藏书·子库·医部》第一册——《广瘟疫论》.海南：海南国际新闻出版中心，1995，1179、1180）

"凡疫邪留于气分，解以战汗……疫邪先传表后传里，忽得战汗，经气输泄，当即脉静身凉，烦渴顿除。""其伏邪渐退，表气潜行于内，乃作大战，精气自内膜中以达表，振战止而复热，此时表里相通，故大汗淋漓，衣被湿透，邪从汗解，此名战汗。"（吴有性.《传世藏书·子库·医部》第一册——《温疫论》.海南：海南国际新闻出版中心，1995，1141、1135）

4. 头汗

"头为诸阳之首，火性炎上，毒火盘踞于内，五液受其煎熬，热气上腾，如笼上熏蒸露，故头汗独多。"（余师愚.《传世藏书·子库·医部》第一册——《疫疹一得》.海南：海南国际新闻出版中心，1995，1222）

"头汗总为邪热上壅，而阳气内脱者间或有之。"（刘奎.《松峰说疫》.北京：人民卫生出版社，1987，99）

"若身无汗，则热不得越，上蒸于阳，故但头汗出。"（杨栗山.《伤寒瘟疫条辨》.北京：中国书店，1986，卷二，头汗辨）

（三）问头面

"时疫头重者，湿热上蒸也。"（戴天章.《传世藏书·子库·医部》第一册——《广瘟疫论》.海南：海南国际新闻出版中心，1995，1178）

"若温病头痛，或头胀痛，乃邪热郁于内，上攻头面。"（杨栗山.《伤寒瘟疫条辨》.北京：中国书店，1986，卷二，头痛辨）

"时疫头痛，专见一经证者少，杂见二、三经证者多。""风寒是寒束于上部，中、下无邪上逆，头虽甚痛而不昏闷；时疫是热蒸于上部，中焦邪犯上焦，头不甚痛而皆闷，所谓卓然而痛者是也。"（戴天章.《传世藏书·子库·医部》第一册——《广瘟疫论》.海南：海南国际新闻出版中心，1995，1177）

（四）问渴

"若温病，一发即燥渴引饮，以郁热自内而达外也。"（杨栗山.《伤寒瘟疫条辨》.北京：中国书店，1986）

"时疫初起，以渴为机括，渴甚则热甚，渴微则热微。在末路，尤以渴为有余邪，不渴为无余邪也。""渴乃热象，时疫为热症，而有不渴者，盖初起湿热相兼，为蒸气，热未胜湿，则郁闷、心烦而不渴。"（戴天章.《传世藏书·子库·医部》第一册——《广瘟疫论》.海南：海南国际新闻出版中心，1995，1183、1182）

（五）问二便

"自利者，不因攻下，自然溏泄也。"（杨栗山.《伤寒瘟疫条辨》.北京：中国书店，1986，卷三，大便自利辨）

"时疫自利，皆热证也，其所利之物与内虚内冷者自别。""时疫初起，有手足厥冷，恶寒，呕吐，腹病自利者，全似太阴寒证。辨其为疫，只在口中秽气作黏，舌上白苔粗厚，小便黄，神情烦躁，即可知其非寒中太阴，是时疫发于太阴也。"（戴天章.《传世藏书·子库·医部》第一册——《广瘟疫论》.海南：海南国际新闻出版中心，1995，1186）

"大便闭结者，疫邪传里，内热壅郁，宿粪不行，蒸而为结。"（吴有性.《传世藏书·子库·医部》第一册——《温疫论》.海南：海南国际新闻出版中心，1995，1146）

"时疫属湿热，大便闭者少，间有闭者，乃平素胃阳强盛，多燥气也。"（戴天章.《传世藏书·子库·医部》第一册——《广瘟疫论》.海南：海南国际新闻出版中心，1995，1187）

"热结旁流者，以胃家实，内热壅闭，先大便闭结，续得下利纯臭水，全然无粪。"（吴有性.《传世藏书·子库·医部》第一册——《温疫论》.海南：海南国际新闻出版中心，1995，1146）

"疫毒移于大肠，里急后重，赤白相兼，或下恶垢，或下紫血，虽似痢实非痢也。""疫证大便不通，因毒火煎熬，大肠枯燥不能润下。""膀胱热极，小溲短赤而涩，热毒甚者，溲色如油。""溺血，小便出血而不痛；血淋，则小腹阴茎必兼胀痛。在疫证总由血因热迫。""疫证遗溺，非虚不能约，乃热不自持。"（朱佑武.《温热经纬评注》.长沙：湖南科学技术出版社，1986，227、229、230、231）

（六）问睡眠

"寤从阳，主于上；寐从阴，主于下。胃为六腑之海，毒火壅遏，阻格上下，故不寐。"（余师愚.《传世藏书·子库·医部》第一册——《疫疹一得》.海南：海南国际新闻出版中心，1995，1224）

"阳盛阴虚，则昼夜不得眠，若阴为阳扰，故躁烦而不眠也。"（杨栗山.《伤寒瘟疫条辨》.北京：中国书店，1986，卷二，不眠辨）

"瘥后气血两虚，神不守舍，故烦而不寐。"（余师愚.《传世藏书·子库·医部》第一册——《疫疹一得》.海南：海南国际新闻出版中心，1995，1229）

（七）问腹部

"凡腹中痛，按而痛甚为实，按而痛减为虚。阳邪痛者痛不长久，阴邪痛者痛无休息。"（杨栗山.《伤寒瘟疫条辨》.北京：中国书店，1986，卷二，腹痛辨）

"瘟疫虽属热症，而腹痛则有寒热之殊，但热则其常，而寒则其变也。寒痛多有所因，或服凉药过多，或不宜用凉药而妄投，或因病中恼怒气滞，积食者有之，无故而痛者绝少，即有之亦必因腹素有积，因瘟疫而触发之者也。凡腹痛，但将凉水与饮而试之，若饮水痛稍可者属热，痛剧者属寒。若绕脐痛，大便结实，气粗噫气者，皆属燥屎与实热痛也。"（刘奎.《松峰说疫》.北京：人民卫生出版社，1987，109）

四、切诊

（一）脉诊

"时疫之脉必数，而夹水在胸膈，其脉多缓，甚则迟弦，此脉夹水之辨也。"（戴天章.《传世藏书·子库·医部》第一册——《广瘟疫论》.海南：海南国际新闻出版中心，1995，1172）

"六脉沉细而数，即用大剂；沉而数者，用中剂；浮大而数者，用小剂。"（余师愚.《传世藏书·子库·医部》第一册——《疫疹一得》.海南：海南国际新闻出版中心，1995，1231）

"表证发热，脉不浮、不沉而数，寸大于关尺，热在皮肤，扪之烙手，久按反轻。"（戴天章.《传世藏书·子库·医部》第一册——《广瘟疫论》.海南：海南国际新闻出版中心，1995，1175）

"瘟疫从中道而变，自里出表，一二日脉多沉。"（戴天章.《传世藏书·子库·医部》第一册——《广瘟疫论》.海南：海南国际新闻出版中心，1995，1169）

"初病周身如冰，色如蒙垢，满口如霜，头痛如劈，饮热恶冷，六脉沉细，此阳极似阴，毒之隐伏者也。重清内热，使毒热外透，身忽大热，脉转洪数，烦躁谵妄，大渴思冰，证虽枭恶，尚可为力。"（朱佑武.《温热经纬评注》.长沙：湖南科学技术出版社，1986，215）

"时疫夹气郁者，初起疫证悉同，而多脉沉，手足冷，呕逆胸满，颇类夹食。"（戴天章.《传世藏书·子库·医部》第一册——《广瘟疫论》.海南：海南国际新闻出版中心，1995，1173）

"虽四肢有时厥逆，脉有时沉伏，亦不可用温热，致增呕证。"（戴天章.《传世藏书·子库·医部》第一册——《广瘟疫论》.海南：海南国际新闻出版中心，1995，1182）

"温疫得里证，神色不败，言动自如，别无怪证，忽然六脉如丝，沉细而软，甚至于无，或两手俱无，或一手先伏，察其人不应有此脉，今有此脉者，皆缘应下失下，内结壅闭，营气逆于内，不能达于四末，此脉厥也。"（吴有性.《传世藏书·子库·医部》第一册——《温疫论》.海南：海南国际新闻出版中心，1995，1147）

（二）按肢体

"四肢属脾，至于逆冷，杂症见之，是脾经虚寒，元阳将脱之象。惟疫则不然，通身大热，而四肢独冷，此烈毒壅遏脾经，邪火莫透，重清脾热，手足自温。"（余师愚.《传世藏书·子库·医部》第一册——《疫疹一得》.海南：海南国际新闻出版中心，1995，1224）

"阳证阴脉，身冷如冰，为体厥。"（吴有性.《传世藏书·子库·医部》第一册——《温疫论》.海南：海南国际新闻出版中心，1995，1147）

"此伏热之毒，滞于少阴，不能发出阳分，所以身大热而四肢不热者，此名厥。"

"手足逆冷甚至通身冰凉，此体厥也，即仲景所谓阳厥。厥浅热亦浅，厥深热亦深是也。"（杨栗山.《伤寒瘟疫条辨》.北京：中国书店，1986，卷一）

《温疫论》

（明·吴有性）

自 序

　　夫温疫之为病，非风、非寒、非暑、非湿，乃天地间别有一种异气所感。其传有九，此治疫紧要关节。奈何自古迄今，从未有发明者。仲景虽有《伤寒论》，然其法始自太阳，或传阳明，或传少阳，或三阳竟自传胃。盖为外感风寒而设，故其传法与温疫自是迥别。嗣后论之者纷纷，不止数十家，皆以伤寒为辞。其于温疫证则甚略之。是以业医者所记所诵，连篇累牍俱系伤寒，及其临证，悉见温疫，求其真伤寒百无一二。不知屠龙之艺虽成而无所施，未免指鹿为马矣。余初按诸家咸谓：春、夏、秋皆是温病，而伤寒必在冬时。然历年较之，温疫四时皆有。及究伤寒，每至严寒，虽有头疼、身痛、恶寒、无汗、发热，总似太阳证，至六七日失治，未尝传经。每用发散之剂，一汗即解。间有不药亦自解者，并未尝因失汗以致发黄、谵语、狂乱、苔刺等症。此皆感冒肤浅之病，非真伤寒也。伤寒，感冒，均系风寒，不无轻重之殊。究竟感冒居多，伤寒希有。况温疫与伤寒，感受有霄壤之隔。今鹿马攸分，益见伤寒世所绝少。仲景以伤寒为急病，仓卒失治，多致伤生，因立论以济天下后世，用心可谓仁矣。然伤寒与温疫均急病也。以病之少者，尚谆谆告世，至于温疫多于伤寒百倍，安忍反置勿论？或谓温疫之证，仲景原别有方论，历年既久，兵火湮没，即《伤寒论》乃称散亡之余，王叔和立方造论，谬称全书。温疫之论，未必不由散亡也明矣。崇祯辛巳，疫气流行，山东、浙省、南北两直，感者尤多，至五六月益甚，或至阖门传染。始发之际，时师误以伤寒法治之，未尝见其不殆也。或病家误听七日当自愈，不尔，十四日必瘳，因而失治，有不及期而死者；或有妄用峻剂，攻补失序而死者；或遇医家见解不到，心疑胆怯，以急病用缓药，虽不即受其害，然迁延而致死比比皆是。所感轻者，尚获侥幸；感之重者，更加失治，枉死不可胜记。嗟乎！守古法不合今病，以今病简古书，原无明论，是以投剂不效，医者彷徨无措，病者日近危笃。病愈急，投药愈乱，不死于病，乃死于医，不死于医，乃死于圣经之遗亡也。吁！千载以来，何生民不幸如此。余虽固陋，静心穷理，格其所感之气，所入之门，所受之处，及其传变之体，平日所用历验方法，详述于下，以俟高明者正之。

　　　　　　　　时崇祯壬午仲秋姑苏洞庭吴有性书于淡淡斋

原　病

病疫之由，昔以为非其时有其气，春应温而反大寒，夏应热而反大凉，秋应凉而反大热，冬应寒而反大温，得非时之气，长幼之病相似以为疫。余论则不然。夫寒热温凉用四时之常，因风雨阴晴，稍为损益，假令秋热必多晴，春寒因多雨，较之亦天地之常事，未必多疫也。伤寒与中暑感天地之常气，疫者感天地之疠气。在岁有多寡；在方隅有厚薄；在四时有盛衰。此气之来，无论老少强弱，触之者即病。邪自口鼻而入，则其所客，内不在脏腑，外不在经络，舍于伏脊之内，去表不远，附近于胃，乃表里之分界，是为半表半里，即《针经》所谓横连膜原是也。

胃为十二经之海，十二经皆都会于胃。故胃气能敷布于十二经中，而荣养百骸，毫发之间，弥所不贯。凡邪在经为表，在胃为里，今邪在膜原者，正当经胃交关之所，故为半表半里，其热淫之气浮越于某经，即能显某经之证。如浮越于太阳，则有头项痛、腰痛如折；如浮越于阳明，则有目痛、眉棱骨痛、鼻干；如浮越于少阳，则有胁痛、耳聋、寒热、呕而口苦。大概观之，邪越太阳居多，阳明次之，少阳又其次也。

邪之所着，有天受，有传染，所感虽殊，其病则一。凡人口鼻之气，通乎天气，本气充满，邪不易入，本气适逢亏欠，呼吸之间，外邪因而乘之。昔有三人，冒雾早行，空腹者死，饮酒者病，饱食者不病。疫邪所着，又何异耶？若其年气来盛厉，不论强弱，正气稍衰者，触之即病，则又不拘于此矣。其感之深者，中而即发；感之浅者，邪不胜正，未能顿发，或遇饥饱劳碌、忧思气怒，正气被伤，邪气始得张溢，营卫营运之机乃为之阻，吾身之阳气，因而屈曲，故为病热。

其始也，格阳于内，不及于表，故先凛凛恶寒，甚则四肢厥逆。阳气渐积，郁极而通，则厥回而中外皆热。至是但热而不恶寒者，因其阳气之周也。此际应有汗，或反无汗者，存乎邪结之轻重也。即便有汗，乃肌表之汗。若外感在经之邪，一汗而解。今邪在半表半里，表虽有汗，徒损真气，邪气深伏，何能得解？必俟其伏邪渐退，表气潜行于内，乃作大战，精气自内由膜中以达表，振战止而复热。此时表里相通，故大汗淋漓，衣被湿透，邪从汗解，此名战汗。当即脉静身凉，神清气爽，划然而愈。然有自汗而解者，但出表为顺，即不药亦自愈也。伏邪未退，所有之汗，止得卫气渐通，热亦暂减，超时复热。午后潮热者，至是郁甚，阳气与时消息也。自后加热而不恶寒者，阳气之积也。其恶寒或微或甚，因其人之阳气盛衰也；其发热或久或不久，或昼夜纯热，或黎明稍减，因其感邪之轻重也。

疫邪与疟仿佛，但疟不传胃，惟疫乃传胃。始则皆先凛凛恶寒，既而发热，又非若伤寒发热而兼恶寒也。至于伏邪动作，方有变证。其变或从外解，或从内陷。从外解者顺，从内陷者逆。更有表里先后不同：有先表而后里者，有先里而后表者，有但表而不里者，有但里而不表者，有表里偏胜者，有表里分传者，有表而再表者，有里而再里者，有表里分传而再分传者。

从外解者，或发斑，或战汗、狂汗、自汗、盗汗；从内陷者，胸膈痞闷，心下胀满，或腹中痛，或燥结便秘，或热结旁流，或协热下利，或呕吐、恶心、谵语、舌黄、舌黑、苔刺等证。因证而知变，因变而知治。此言其大略，详见脉证治法诸条。

温疫初起

温疫初起，先憎寒而后发热，日后但热而无憎寒也。初得之二三日，其脉不浮不沉而数，昼夜发热，日晡益甚，头疼身痛。其时邪在伏脊之前，肠胃之后，虽有头疼身痛，此邪热浮越于经，不可认为伤寒表证，辄用麻黄、桂枝之类强发其汗。此邪不在经，汗之徒伤表气，热亦不减。又不可下，此邪不在里，下之徒伤胃气，其渴愈甚。宜达原饮。

达原饮

槟榔二钱　厚朴一钱　草果仁五分　知母一钱　芍药一钱　黄芩一钱　甘草五分

上用水二盅，煎八分，午后温服。

按：槟榔能消能磨，除伏邪，为疏利之药，又除岭南瘴气；厚朴破戾气所结；草果辛烈气雄，除伏邪盘踞；三味协力，直达其巢穴，使邪气溃败，速离膜原，是以为达原也。热伤津液，加知母以滋阴；热伤营血，加白芍以和血；黄芩清燥热之余；甘草为和中之用；以后四味，不过调和之剂，如渴与饮，非拔病之药也。

凡疫邪游溢诸经，当随经引用，以助升泄，如胁痛、耳聋、寒热、呕而口苦，此邪热溢于少阳经也，本方加柴胡一钱；如腰背项痛，此邪热溢于太阳经也，本方加羌活一钱；如目痛、眉棱骨痛、眼眶痛、鼻干不眠，此邪热溢于阳明经也，本方加干葛一钱。证有迟速轻重不等，药有多寡缓急之分，务在临时斟酌，所定分两大略而已，不可执滞。间有感之轻者，舌上白苔亦薄，热亦不甚，而无数脉，其不传里者，一二剂自解。稍重者，必从汗解，如不能汗，乃邪气盘踞于膜原，内外隔绝，表气不能通于内，里气不能达于外，不可强汗。或者见加发散之药，便欲求汗，误用衣被壅遏，或将汤火熨蒸，甚非法也。然表里隔绝，此时无游溢之邪在经，三阳加法不必用，宜照本方可也。

感之重者，舌上苔如积粉，满布无隙，服汤后不从汗解，而从内陷者，舌根先黄，渐至中央，邪渐入胃，此三消饮证。若脉长洪而数，大汗多渴，此邪气适离膜原，欲表未表，此白虎汤证。如舌上纯黄色，兼之里证，为邪已入胃，此又承气汤证也。有二三日即溃而离膜原者，有半月十数日不传者，有初得之四五日，淹淹摄摄，五六日后陡然势张者。凡元气胜者毒易传化，元气薄者邪不易化，即不易传。设遇他病久亏，适又染疫能感不能化，安望其传？不传则邪不去，邪不去则病不瘳，延缠日久，愈沉愈伏，多致不起，时师误认怯证，日进参芪，愈壅愈固，不死不休也。

传变不常

疫邪为病，有从战汗而解者；有从自汗、盗汗、狂汗而解者；有无汗竟传入胃者；有自汗淋漓，热渴反甚，终得战汗方解者；有胃气壅郁，必因下乃得战汗而解者；有表以汗解，里有余邪，不因他故，越三五日前证复发者；有发黄因下而愈者；有发黄因下而斑出者；有竟从发斑而愈者；有里证急，虽有斑，非下不愈者。此虽传变不常，亦疫之常变也。

有局外之变者，男子适逢淫欲，或向来下元空虚，邪热乘虚陷于下焦，气道不施，以致小便闭塞，小腹胀满，每至夜即发热，以导赤散、五苓、五皮之类，分毫不效，得大承气一服，小便如注而愈者。或里有他病，一隅之亏，邪乘宿昔所损而传者，如失血崩带，经水适来适断，心痛疝气，痰火喘急，凡此皆非常变。大抵邪行如水，惟注者受之，传变不常，皆因人而使，盖因疫而发旧病，治法无论某经某病，但治其疫而旧病自愈。

急证急攻

温疫发热一二日，舌上白苔如积粉，早服达原饮一剂，午前舌变黄色，随现胸膈满痛，大渴烦躁，此伏邪即溃，邪毒传胃也。前方加大黄下之，烦渴少减，热去六七。午后复加烦躁发热，通舌变黑生刺，鼻如烟煤，此邪毒最重，复瘀到胃，急投大承气汤。傍晚大下，至夜半热退，次早鼻黑苔刺如失。此一日之间而有三变，数日之法一日行之。因其毒甚，传变亦速，用药不得不紧。设此证不服药，或投缓剂，羁迟二三日，必死。设不死，服药亦无及矣。尝见温疫二三日即毙者，乃其类也。

表里分传

温疫舌上白苔者，邪在膜原也。舌根渐黄至中央，乃邪渐入胃。设有三阳现证，用达原饮三阳加法。因有里证，复加大黄，名三消饮。三消者，消内消外消不内外也。此治疫之全剂，以毒邪表里分传，膜原尚有余结者宜之。

三消饮

槟榔　草果　厚朴　白芍　甘草　知母　黄芩　大黄　葛根　羌活　柴胡

姜、枣煎服。

热邪散漫

温疫脉长洪而数，大渴复大汗，通身发热，宜白虎汤。

白虎汤

石膏一两　知母五钱　甘草五钱　炒米一撮

加姜煎服。

按：白虎汤辛凉发散之剂，清肃肌表气分药也。盖毒邪已溃，中结渐开，邪气分离膜原，尚未出表，然内外之气已通，故多汗，脉长洪而数。白虎辛凉解散，服之或战汗，或自汗而解。若温疫初起，脉虽数未至洪大，其时邪气盘踞于膜原，宜达原饮。误用白虎，既无破结之能，但求清热，是犹扬汤止沸也。若邪已入胃，非承气不愈，误用白虎，既无逐邪之能，徒以刚悍而伐胃气，反抑邪毒，致脉不行，因而细小。又认阳证得阴脉，妄言不治。医见脉微欲绝，益不敢议下。日惟杂进寒凉，以为稳当，愈投愈危，至死无悔。此当急投承气缓缓下之，六脉自复。

内壅不汗

邪发于半表半里，一定之法也。至于传变，或出表，或入里，或表里分传，医见有表复有里，乃引经论，先解其表，乃攻其里，此大谬也。尝见以大剂麻黄连进，一毫无汗，转见烦躁者何耶？盖发汗之理，自内由中以达表。今里气结滞，阳气不能敷布于外，即四肢未免厥逆，又安能气液蒸蒸以达表？譬如缚足之鸟，乃欲飞升，其可得乎？盖鸟之将飞，其身必伏，先足纵而后扬翅，方得升举，此与战汗之义同。又如水注，闭其后窍，则前窍不能涓滴，与发汗之义同。凡见表里分传之证，务宜承气先通其里，里气一通，不待发散，多有自能汗解。

下后脉浮

里证下后，脉浮而微数，身微热，神思或不爽，此邪热浮于肌表，里无壅滞也。虽无汗，宜白虎汤，邪从汗解。若大下后或数下后，脉空浮而数，按之豁然如无，宜白虎汤加人参，覆杯则汗解。下后脉浮而数，原当汗解，迁延五六日脉证不改，仍不得汗者，以其人或自利经久，或素有他病先亏，或本病日久不痊，或反复数下，以致周身血液枯涸，故不得汗，白虎辛凉除肌表散漫之热邪，加人参以助周身之血液，于是经络润泽，元气鼓舞，腠理开发，故得汗解。

下后脉复沉

里证脉沉而数，下后脉浮者，当得汗解。今不得汗，后二三日，脉复沉者，膜原余邪复瘀到胃也，宜更下之。更下后，脉再浮者，仍当汗解，宜白虎汤。

邪气复聚

里证下后，脉不浮，烦渴减，身热退，越四五日复发热者，此非关饮食劳复，乃膜原尚有余邪隐匿，因而复发，此必然之理。不知者每每归咎于病患，误也。宜再下之即愈。但当少与，慎勿过剂，以邪气微也。

下后身反热

应下之证，下后当脉静身凉，今反发热者，此内结开，正气通，郁阳暴伸也。即如炉中伏火，拨开虽焰，不久自息，此与下后脉反数义同。若温疫将发，原当日渐加热，胃本无邪，误用承气，更加发热，实非承气使然，乃邪气方张，分内之热也。但嫌下早之误，徒伤胃气耳。日后传胃，再当下之。又有药烦者，与此悬绝，详载本条。

下后脉反数

应下失下，口燥舌干而渴，身反热减，四肢时厥，欲得近火壅被，此阳气伏也。

既下厥回，去炉减被，脉大而加数，舌上生津，不思水饮，此里邪去，郁阳暴伸也，宜柴胡清燥汤去花粉、知母，加葛根，随其性而升泄之。此证类近白虎，但热渴既除，又非白虎所宜也。

因证数攻

温疫下后二三日，或一二日，舌上复生苔刺，邪未尽也。再下之，苔刺虽未去，已无锋芒而软，然热渴未除，更下之，热渴减，苔刺脱，日后更复热，又生苔刺，更宜下之。余里周因之者，患疫月余，苔刺凡三换，计服大黄二十两，始得热不复作，其余脉证方退也。所以凡下不以数计，有是证则投是药。医家见理不透，经历未到，中道生疑，往往遇此证，反致耽搁。但其中有间日一下者，有应连下三四日者，有应连下二日间一日者。其中宽缓之间，有应用柴胡清燥汤者，有应用犀角地黄汤者。至投承气，某日应多与，某日应少与，其间不能得法，亦足以误事，此非可以言传，贵乎临时斟酌。

朱海畴者，年四十五岁，患疫得下证，四肢不举，身卧如塑，目闭口张，舌上苔刺。问其所苦不能答，因问其子，两三日所服何药？云进承气汤三剂，每剂投大黄两许不效，更无他策，惟待日而已，但不忍坐视，更祈一诊。余诊得脉尚有神，下证悉具，药浅病深也。先投大黄一两五钱，目有时而小动；再投，舌刺无芒，口渐开能言；三剂舌苔少去，神思稍爽。四日服柴胡清燥汤，五日复生芒刺，烦热又加，再下之。七日又投承气养荣汤，热少退。八日仍用大承气，肢体自能少动。计半月，共服大黄十二两而愈。又数日，始进糜粥，调理两月平复。凡治千人，所遇此等，不过三四人而已，姑存案以备参酌耳。

病愈结存

温疫下后，脉证俱平，腹中有块，按之则疼，自觉有所阻而膨闷，或时有升降之气，往来不利，常作蛙声，此邪气已尽，其宿结尚未除也。此不可攻，攻之徒损元气。气虚益不能传送，终无补于治结。须饮食渐进，胃气稍复，津液流通，自能润下也。尝遇病愈后食粥半月，结块方下，坚黑如石。

下 格

温疫愈后，脉证俱平，大便二三旬不行，时时作呕，饮食不进。虽少与汤水，呕吐愈加，此为下格。然下既不通，必返于上。设误认翻胃，乃与牛黄、狗宝，及误作寒气，而以藿香、丁香、二陈之类，误也。宜调胃承气热服，顿下宿结及溏粪、黏胶恶物，臭不可当者，呕吐立止。所谓欲求南风，须开北牖是也。呕止慎勿骤补，若少与参，则下焦复闭，呕吐仍作也。此与病愈结存仿佛，彼则妙在往来蛙声一证，故不呕而能食。可见毫厘之差，遂有千里之异。按二者大便俱闭，脉静身凉，一安一危者，在乎气通气塞之间而已矣。

注意逐邪勿拘结粪

温疫可下者，约三十余证，不必悉具，但见舌黄、心腹痞满，便于达原饮加大黄下之。设邪在膜原者，已有行动之机，欲离未离之际，得大黄促之而下，实为开门驱贼之法，即使未愈，邪亦不能久羁。二三日后，余邪入胃，仍用小承气彻其余毒。大凡客邪贵乎早治，乘人气血未乱，肌肉未消，津液未耗，病患不至危殆，投剂不至掣肘，愈后亦易平复。欲为万全之策者，不过知邪之所在，早拔去病根为要耳。但要谅人之虚实，度邪之轻重，察病之缓急，揣邪气离膜原之多寡，然后药不空投，投药无太过不及之弊。是以仲景自大柴胡以下，立三承气，多与少与，自有轻重之殊，勿拘于下不厌迟之说。应下之证，见下无结粪，以为下之早，或以为不应下之证，误投下药，殊不知承气本为逐邪而设，非专为结粪而设也。必俟其粪结，血液为热所搏，变证迭起，是犹养虎遗患，医之咎也。况多有溏粪失下，但蒸作极臭如败酱，或如藕泥，临死不结者，但得秽恶一去，邪毒从此而消，脉证从此而退，岂徒孜孜粪结而后行哉！假如经枯血燥之人，或老人血液衰少，多生燥结；或病后血气未复，亦多燥结。在经所谓不更衣十日无所苦，有何妨害？是知燥结不致损人，邪毒之为殒命也。要知因邪热致燥结，非燥结而致邪热也。但有病久失下，燥结为之壅闭，瘀邪郁热，益难得泄，结粪一行，气通而邪热乃泄，此又前后之不同。总之，邪为本，热为标，结粪又其标也。能早去其邪，安患燥结耶！

假令滞下，本无结粪，初起质实，频数窘急者，宜芍药汤加大黄下之。此岂亦因结粪而然耶？乃为逐邪而设也。或曰：得毋为积滞而设欤？余曰：非也，邪气客于下焦，气血壅滞，泣而为积。若去积以为治，已成之积方去，未成之积复生，须用大黄逐去其邪，是乃断其生积之源，营卫流通，其积不治而自愈矣。更有虚痢，又非此论。

或问：脉证相同，其粪有结有不结者何也？曰：原其人病至大便当即不行，续得蕴热，益难得出，蒸而为结也。一者其人平素大便不实，虽胃家热甚，但蒸作极臭，状如黏胶，至死不结。应下之证，设引经论初硬后必溏不可攻之句，诚为千古之弊。

大承气汤

大黄五钱 厚朴一钱 枳实一钱 芒硝三钱

水姜煎服。弱人减半，邪微者各复减半。

小承气汤

大黄五钱 厚朴一钱 枳实一钱

水姜煎服。

调胃承气汤

大黄五钱 芒硝二钱五分 甘草一钱

水姜煎服。

按：三承气汤，功用仿佛。热邪传里，但上焦痞满者，宜小承气汤；中有坚结者，加芒硝软坚，惟存宿结而有瘀热者，调胃承气宜之。三承气功效俱在大黄，余皆治标之品也。不奈汤药者，或呕或畏，当为细末，蜜丸汤下。

蓄　血

大小便蓄血、便血，不论伤寒时疫，盖因失下，邪热久羁，无由以泄，血为热搏，留于经络，败为紫血，溢于肠胃，腐为黑血，便色如漆。大便反易者，虽结粪得瘀而润下，结粪虽行，真元已败，多至危殆。其有喜忘如狂者，此胃热波及于血分，血乃心之属，血中留火延蔓心家，宜其有是证矣。仍从胃治。

发黄一证，胃实失下，表里壅闭，郁而为黄，热更不泄，搏血为瘀。凡热，经气不郁，不致发黄，热不干血分，不致蓄血，同受其邪，故发黄而兼蓄血，非蓄血而致发黄也。但蓄血一行，热随血泄，黄因随减。尝见发黄者，原无瘀血，有瘀血者，原不发黄。所以发黄，当咎在经瘀热，若专治瘀血误也。

胃移热于下焦气分，小便不利，热结膀胱也；移热于下焦血分，膀胱蓄血也。小腹硬满，疑其小便不利，今小便自利者，责之蓄血也。小便不利亦有蓄血者，非小便自利便为蓄血也。胃实失下，至夜发热者，热留血分，更加失下，必致瘀血。初则昼夜发热，日晡益甚，既投承气，昼日热减，至夜独热者，瘀血未行也，宜桃仁承气汤。服汤后热除为愈。或热时前后缩短，再服再短，蓄血尽而热亦尽。大势已去，亡血过多，余焰尚存者，宜犀角地黄汤调之。至夜发热，亦有瘅疟，有热入血室，皆非蓄血，并未可下，宜审。

桃仁承气汤

大黄　芒硝　桃仁　当归　芍药　丹皮

照常煎服。

犀角地黄汤

地黄一两　白芍三钱　丹皮二钱　犀角二钱，研碎

上先将地黄温水润透，铜刀切作片，石臼内捣烂，再加水如糊，绞汁听用，其滓入药同煎，药成去滓，入前汁合服。

按：伤寒太阳病不解，从经传腑，热结膀胱，其人如狂，血自下者愈。血结不行者，宜抵当汤。今温疫起无表证，而惟胃实，故肠胃蓄血多，膀胱蓄血少。然抵当汤行瘀逐蓄之最者，无分前后二便，并可取用。然蓄血结甚者，在桃仁力所不及，宜抵当汤。盖非大毒猛厉之剂，不足以抵当，故名之。然抵当证，所遇亦少，此以备万一之用。

抵当汤

大黄五钱　虻虫二十枚，炙干，研末　桃仁五钱，研加酒　水蛭炙干为末，五分

照常煎服。

发　黄

发黄疸是腑病，非经病也。疫邪传里，遗热下焦，小便不利，邪无输泄，经气郁

滞，其传为疸，身目如金者，宜茵陈汤。

茵陈汤

茵陈一钱　山栀二钱　大黄五钱

水姜煎服。

按：茵陈为治疸退黄之专药。今以病证较之，黄因小便不利，故用山栀除小肠屈曲之火，瘀热既除，小便自利。当以发黄为标，小便不利为本。及论小便不利，病原不在膀胱，乃系胃家移热，又当以小便不利为标，胃实为本。是以大黄为专功，山栀次之，茵陈又其次也。设去大黄而服山栀、茵陈，是忘本治标，鲜有效矣。或用茵陈五苓，不惟不能退黄，小便间亦难利。

邪在胸膈

温疫胸膈满闷，心烦喜呕，欲吐不吐，虽吐而不得大吐，腹不满，欲饮不能饮，欲食不能食，此疫邪留于胸膈。宜瓜蒂散吐之。

瓜蒂散

甜瓜蒂一钱　赤小豆二钱，研碎　生山栀仁二钱

上用水二盅，煎一盅，后入赤豆，煎至八分。先服四分，一时后不吐，再服尽。吐之未尽，烦满尚存者，再煎服。如无瓜蒂，以淡豆豉二钱代之。

辨明伤寒时疫

或曰：子言伤寒与时疫有霄壤之隔，今用三承气及桃仁承气、抵当、茵陈诸汤，皆伤寒方也。既用其方，必同其证，子何言之异也？

曰：夫伤寒必有感冒之因，或单衣风露，或强力入水，或临风脱衣，或当檐出浴，当觉肌肉粟起，既而四肢拘急，恶风恶寒，然后头疼身痛，发热恶寒，脉浮而数。脉紧无汗为伤寒，脉缓有汗为伤风。时疫初起，原无感冒之因，忽觉凛凛，以后但热而不恶寒。然亦有所触因而发者，或饥饱劳碌，或焦思气郁，皆能触动其邪，是促其发也。不因所触无故自发者居多，促而发者，十中之一二耳。且伤寒投剂，一汗而解；时疫发散，虽汗不解。伤寒不传染于人，时疫能传染于人。伤寒之邪，自毫窍而入；时疫之邪，自口鼻入。伤寒感而即发，时疫感久而后发。伤寒汗解在前，时疫汗解在后。伤寒投剂可使立汗；时疫汗解，俟其内溃，汗出自然，不可以期。伤寒解以发汗，时疫解以战汗。伤寒发斑则病笃，时疫发斑则病衰。伤寒感邪在经，以经传经；时疫感邪在内，内溢于经，经不自传。伤寒感发甚暴；时疫多有淹缠二三日，或渐加重，或淹缠五六日，忽然加重。伤寒初起，以发表为先；时疫初起，以疏利为主。种种不同。其所同者，伤寒时疫皆能传胃，至是同归于一，故用承气汤辈，导邪而出。要之，伤寒时疫，始异而终同也。

夫伤寒之邪，自肌表一径传里，如浮云之过太虚，原无根蒂。惟其传法，始终有进而无退，故下后皆能脱然而愈。时疫之邪，始则匿于膜原，根深蒂固。发时与营卫

交并，客邪经由之处，营卫未有不被其所伤者。因其伤，故名曰溃。然不溃则不能传，不传邪不能出，邪不出而疾不瘳。时疫下后，多有未能顿解者，何耶？盖疫邪每有表里分传者，因有一半向外传，则邪留于肌肉，一半向内传，则邪留于胃家。邪留于胃，故里气结滞，里气结，表气因而不通，于是肌肉之邪，不能即达于肌表。下后里气一通，表气亦顺，向者郁于肌肉之邪，方能尽发于肌表，或斑或汗，然后脱然而愈，伤寒下后无有此法。虽曰终同，及细较之，而终又有不同者矣。

或曰：伤寒感天地之正气，时疫感天地之戾气，气既不同，俱用承气，又何药之相同也？

曰：风寒疫邪，与吾身之真气，势不两立。一有所着，气壅火积，气也、火也、邪也，三者混一，与之俱化，失其本然之面目，至是均为之邪矣。但以驱逐为功，何论邪之同异也！假如初得伤寒为阴邪，主闭藏而无汗；伤风为阳邪，主开发而多汗，始有桂枝、麻黄之分，原其感而未化也。传至少阳，并用柴胡；传至胃家，并用承气，至是亦无复有风寒之分矣。推而广之，是知疫邪传胃，治法无异也。

发斑战汗合论

凡疫邪留于气分，解以战汗；留于血分，解以发斑。气属阳而轻清，血属阴而重浊。是以邪在气分则易疏透，邪在血分恒多胶滞，故阳主速而阴主迟。所以从战汗者，可使顿解；从发斑者，当图渐愈。

战　汗

疫邪先传表后传里，忽得战汗，经气输泄，当即脉静身凉，烦渴顿除。三五日后，阳气渐积，不待饮食劳碌，或有反复者，盖表邪已解，里邪未去，才觉发热，下之即解。疫邪表里分传，里气壅闭，非汗下不可。汗下之未尽，日后复热，当复下复汗。温疫下后，烦渴减，腹满去，或思食而知味，里气和也。身热未除，脉近浮，此邪气拂郁于经，表未解也，当得汗解。如未得汗，以柴胡清燥汤和之，复不得汗者，从渐解也，不可苛求其汗。

应下失下，气消血耗，既下欲作战汗，但战而不汗者危。以中气亏微，但能降陷，不能升发也。次日当期复战，厥回汗出者生，厥不回，汗不出者死。以正气脱，不胜其邪也。战而厥回无汗者，真阳尚在，表气枯涸也，可使渐愈。凡战而不复，忽痉者必死。痉者身如尸，牙关紧，目上视。

凡战不可扰动，但可温覆，扰动则战而中止，次日当期复战。战汗后复下，后越二三日反腹痛不止者，欲作滞下也，无论已见积未见积，宜芍药汤。

芍药汤

白芍一钱　当归一钱　槟榔二钱　厚朴一钱　甘草七分

水姜煎服。里急后重，加大黄三钱；红积，倍芍药；白积，倍槟榔。

自　汗

自汗者，不因发散，自然汗出也。伏邪中溃，气通得汗，邪欲去也。若脉长洪而数，身热大渴，宜白虎汤，得战汗方解。里证下后，续得自汗，虽二三日不止，甚则四五日不止，身微热，热甚则汗甚，热微汗亦微，此属实，乃表有留邪也，邪尽汗止。汗不止者，宜柴胡以佐之，表解则汗止。设有三阳经证，当用三阳随经加减法，与协热下利投承气同义。表里虽殊，其理则一。若误认为表虚自汗，辄用黄芪实表及止汗之剂则误矣。有里证，时当盛暑，多作自汗，宜下之。白虎证自汗详见前。若面无神色，唇口刮白，表里无阳证，喜热饮，稍冷则畏，脉微欲绝，忽得自汗，淡而无味者为虚脱。夜发则昼死，昼发则夜亡。急当峻补，补不及者死。大病愈后数日，每饮食及惊动即汗，此表里虚怯，宜人参养荣汤倍黄芪。

盗　汗

里证下后，续得盗汗者，表有微邪也；若邪甚竟作自汗；伏邪中溃则作战汗矣。凡人目张，则卫气行于阳；目瞑，则卫气行于阴。行阳谓升发于表，行阴谓敛降于内。今内有伏热，而又遇卫气，两阳相搏，热蒸于外则腠理开而盗汗出矣。若内伏之邪一尽，则盗汗自止。设不止者，宜柴胡汤以佐之。

时疫愈后，脉静身凉，数日后反得盗汗及自汗者，此属表虚，宜黄芪汤。

柴胡汤

柴胡三钱　黄芩一钱　陈皮一钱　甘草一钱　生姜一钱　大枣二枚

古方用人参、半夏。今表里实，故不用人参；无呕吐，不加半夏。

黄芪汤

黄芪三钱　五味子三钱　当归一钱　白术一钱　甘草五分

照常煎服。如汗未止，加麻黄净根一钱五分，无有不止者。然属实常多，属虚常少，邪气盛为实，正气夺为虚。虚实之分，在乎有热无热，有热为实，无热为虚。若颠倒误用，未免实实虚虚之误，临证当慎。

狂　汗

狂汗者，伏邪中溃，欲作汗解，因其人禀赋充盛，阳气冲击，不能顿开。故忽然坐卧不安，且狂且躁，少顷大汗淋漓，狂躁顿止，脉静身凉，霍然而愈。

发　斑

邪留血分，里气壅闭，则伏邪不得外透而为斑。若下之，内壅一通，则卫气亦从而疏畅，或出表为斑，则毒邪亦从而外解矣。若下后斑渐出，不可更大下。设有下证，少与承气缓缓下之。若复大下，中气不振，斑毒内陷则危，宜托里举斑汤。

托里举斑汤

白芍 当归各一钱 升麻五分 白芷 柴胡各七分 穿山甲二钱，炙黄

水姜煎服。下后斑渐出，复大下，斑毒复隐，反加循衣摸床，撮空理线，脉渐微者危，本方加人参一钱，补不及者死。若未下而先发斑者，设有下证，少与承气，须从缓下。

数下亡阴

下证以邪未尽，不得已而数下之，间有两目加涩、舌反枯干、津不到咽、唇口燥裂，缘其人所禀阳脏，素多火而阴亏。今重亡津液，宜清燥养荣汤。设热渴未除，里证仍在，宜承气养荣汤。

解后宜养阴忌投参术

夫疫乃热病也，邪气内郁，阳气不得宣布，积阳为火，阴血每为热搏，暴解之后，余焰尚在，阴血未复，大忌参、芪、白术，得之反助其壅郁，余邪留伏，不惟目下淹缠，日后必变生异证。或周身痛痹，或四肢挛急，或流火结痰，或遍身疮疡，或两腿攒痛，或劳嗽涌痰，或气毒流注，或痰核穿漏，皆骤补之为害也。凡有阴枯血燥者，宜清燥养荣汤。若素多痰，及少年平时肥盛者，投之恐有腻膈之弊，亦宜斟酌。大抵时疫愈后，调理之剂，投之不当，莫如静养节饮食为第一。

清燥养荣汤

知母 天花粉 当归身 白芍 地黄汁 陈皮 甘草

加灯心煎服。

表有余热，宜柴胡养荣汤。

柴胡养荣汤

柴胡 黄芩 陈皮 甘草 当归 白芍 生地 知母 天花粉

姜枣煎服。

里证未尽，宜承气养荣汤。

承气养荣汤

知母 当归 芍药 生地 大黄 枳实 厚朴

水姜煎服。

痰涎涌甚，胸膈不清者，宜蒌贝养荣汤。

蒌贝养荣汤

知母 花粉 贝母 瓜蒌实 橘红 白芍 当归 紫苏子

水姜煎服。

用参宜忌有前利后害之不同

凡人参所忌者里证耳。邪在表及半表半里者，投之不妨。表有客邪者，古方如参

苏饮、小柴胡汤、败毒散是也。半表半里者，如久疟挟虚，用补中益气，不但无碍，而且得效。即使暴疟，邪气正盛，投之不当，亦不至胀，为无里证也。夫里证者，不特伤寒温疫传胃，至如杂证，气郁、血郁、火郁、湿郁、痰郁、食郁之类，皆为里证，投之即胀者，盖以实填实也。今温疫下后，适有临时之通，即投人参，因而不胀，医者、病者以为用参之后虽不见佳处，然不为祸，便为是福，乃恣意投之。不知参乃行血里之补药，下后虽通，余邪尚在，再四服之，则助邪填实，前证复起，祸害随至矣。间有失下以致气血虚耗者，有因邪盛数下，及大下而挟虚者，遂投人参，当觉精神爽慧。医者、病者皆以为得意，明后日再三投之，即加变证。盖下后始则胃家乍虚，沾其补益而快，殊弗思余邪未尽，恣意投之，则渐加壅闭，邪火复炽，愈投而变证愈增矣。所以下后邪缓虚急，是以补性之效速而助邪之害缓，故前后利害之不同者有如此。

下后间服缓剂

下后或数下，膜原尚有余邪未尽传胃，邪热与卫气相并，故热不能顿除，当宽缓两日，俟余邪聚胃，再下之，宜柴胡清燥汤缓剂调理。

柴胡清燥汤

柴胡 黄芩 陈皮 甘草 花粉 知母

姜枣煎服。

下后反痞

疫邪留于心胸，令人痞满。下之痞应去，今反痞者，虚也。以其人或因他病先亏，或因新产后气血两虚，或禀赋娇怯，因下益虚，失其健运，邪气留止，故令痞满。今愈下而痞愈甚，若更用行气破气之剂，转成坏证，宜参附养营汤。

参附养营汤

当归一钱 白芍一钱 生地三钱 人参一钱 附子炮，七分 干姜炒，一钱

照常煎服。果如前证，一服痞如失。倘有下证，下后脉实，痞未除者，再下之。此有虚实之分，一者有下证，下后痞即减者为实；一者表虽微热，脉不甚数，口不渴，下后痞反甚者为虚。若潮热口渴，脉数而痞者，投之祸不旋踵。

下后反呕

疫邪留于心胸，胃口热甚，皆令呕不止。下之呕当去，今反呕者，此属胃气虚寒，少进粥饮，便欲吞酸者，宜半夏藿香汤，一服呕立止，谷食渐加。

半夏藿香汤

半夏一钱五分 真藿香一钱 干姜炒，一钱 白茯苓一钱 广陈皮一钱 白术炒，一钱 甘草五分

水姜煎服。有前后一证首尾两变者，有患时疫，心下胀满，口渴发热而呕，此应下之证也。下之诸证减去六七，呕亦减半。再下之胀除热退渴止，向则数日不眠，今

则少寐，呕独转甚，此疫毒去而诸证除，胃续寒而呕甚，与半夏藿香汤一剂，而呕即止。

夺液无汗

温疫下后，脉沉，下证未除，再下之。下后脉浮者，法当汗解，三五日不得汗者，其人预亡津液也。时疫得下证，日久失下，日逐下利纯臭水，昼夜十数行，乃致口燥唇干，舌裂如断。医者误按仲景协热下利法，因与葛根黄连黄芩汤，服之转剧。邀予诊视，乃热结旁流，急与大承气一服，去宿粪甚多，色如败酱，状如黏胶，臭恶异常，是晚利顿止。次日服清燥汤一剂，脉尚沉，再下之，脉始浮，下证减去，肌表仅存微热，此应汗解，虽不得汗，然里邪先尽，中气和平，所以饮食渐进。半月后忽作战汗，表邪方解。盖缘下利日久，表里枯燥之极，饮食半月，津液渐回，方可得汗，所谓积流而渠自通也。可见脉浮身热，非汗不解，血燥津枯，非液不汗。昔人以夺血无汗，今以夺液无汗，血液虽殊，枯燥则一也。

补泻兼施

证本应下，耽搁失治，或为缓药羁迟，火邪壅闭，耗气搏血，精神殆尽，邪火独存，以致循衣摸床，撮空理线，筋惕肉瞤，肢体振战，目中不了了，皆缘应下失下之咎。邪热一毫未除，元神将脱，补之则邪毒愈甚，攻之则几微之气不胜其攻。攻不可，补不可，补泻不及，两无生理。不得已勉用陶氏黄龙汤。此证下亦死，不下亦死，与其坐以待毙，莫如含药而亡，或有回生于万一。

黄龙汤

大黄　厚朴　枳实　芒硝　人参　地黄　当归

照常煎服。

按：前证实为庸医耽搁，及今投剂，补泻不及。然大虚不补，虚何由以回；大实不泻，邪何由以去？勉用参、地以回虚，承气以逐实，此补泻兼施之法也。或遇此证，纯用承气，下证稍减，神思稍苏，续得肢体振战，怔忡惊悸，心内如人将捕之状，四肢反厥，眩晕郁冒，项背强直，并前循衣摸床撮空等症，此皆大虚之候，将危之证也，急用人参养营汤。虚候少退，速可摒去。盖伤寒温疫俱系客邪，为火热燥证，人参固为益元气之神品，偏于益阳，有助火固邪之弊，当此又非良品也，不得已而用之。

人参养营汤

人参八分　麦冬七分　辽五味一钱　地黄五分　归身八分　白芍药一钱五分　知母七分　陈皮六分　甘草五分

照常煎服。

如人方肉食而病适来，以致停积在胃，用大小承气连下，惟是臭水稀粪而已。于承气汤中但加人参一味服之，虽三四十日所停之完谷及完肉于是方下。盖承气藉人参之力鼓舞胃气，宿物始动也。

药 烦

应下失下，真气亏微。及投承气，下咽少顷，额上汗出，发根燥痒，邪火上炎，手足厥冷，甚则振战心烦，坐卧不安，如狂之状。此中气素亏，不能胜药，名为药烦。凡遇此证，急投姜汤即已，药中多加生姜煎服，则无此状矣。更宜均两三次服，以防呕吐不纳。

停 药

服承气腹中不行，或次日方行，或半日仍吐原药。此因病久失下，中气大亏，不能运药，名为停药，乃天元几绝，大凶之兆也。宜生姜以和药性，或加人参以助胃气，更有邪实病重剂轻，亦令不行。

虚烦似狂

时疫坐卧不安，手足不定，卧未稳则起坐，才着坐即乱走，才抽身又欲卧，无有宁刻。或循衣摸床，撮空捻指。师至才诊脉，将手缩去。六脉不甚显，尺脉不至。此平时斫丧，根源亏损，因不胜其邪，元气不能主持，故烦躁不宁，固非狂证，其危有甚于狂也，法当大补。然有急下者，或下后厥回，尺脉至，烦躁少定，此因邪气少退，正气暂复，微阳少伸也。不二时，邪气复聚，前症复起。勿以前下得效，今再下之，下之速死。急宜峻补，补不及者死。此证表里无大热，下证不备者，庶几可生。譬如城郭空虚，虽残寇而能直入，战不可，守不可，其危可知。

神虚谵语

应下稽迟，血竭气耗，内热烦渴谵语，诸下证具，而数下之，渴热并减，下证悉去，五六日后，谵语不止者，不可以为实，此邪气去，元神未复，宜清燥养荣汤，加辰砂一钱。郑声谵语，态度无二，但有虚实之分，不应两立名色。

夺气不语

时疫下后，气血俱虚，神思不清，惟向里床睡，似寐非寐，似寤非寤，呼之不应。此正气夺，与其服药不当，莫如静守虚回，而神思自清，语言渐朗。若攻之，脉必反数，四肢渐厥，此虚虚之祸，危在旦夕。凡见此症，表里无大热者，宜人参养荣汤补之。能食者，自然虚回，而前症自除；设不食者，正气愈夺，虚证转加，法当峻补。

老少异治

三春旱草，得雨滋荣；残腊枯枝，虽灌弗泽。凡年高之人，最忌剥削，设投承气，以一当十；设用参术，十不抵一。盖老年荣卫枯涩，几微之元气易耗而难复也。不比少年气血生机甚捷，其势浡然，但得邪气一除，正气随复。所以老年慎泻，少年慎补，何况误用耶！万有年高禀厚，年少赋薄者，又当从权，勿以常论。

妄投破气药论

温疫心下胀满，邪在里也。若纯用青皮、枳实、槟榔诸香燥破气之品，冀其宽胀，此大谬也。不知内壅气闭，原有主客之分。假令根于七情郁怒，肝气上升，饮食过度，胃气填实，本无外来邪毒、客气相干，止不过自身之气壅滞，投木香、砂仁、豆蔻、枳壳之类，上升者即降，气闭者即通，无不见效。今疫毒之气，传于胸胃，以致升降之气不利，因而胀满，实为客邪累及本气。但得客气一除，本气自然升降，胀满立消。若专用破气之剂，但能破正气，毒邪何自而泄？胀满何由而消？治法非用小承气弗愈。既而肠胃燥结，下既不通，中气郁滞，上焦之气不能下降，因而充积，即膜原或有未尽之邪，亦无前进之路，于是表里上中下三焦皆阻，故为痞满燥实之证。得大承气一行，所谓一窍通，诸窍皆通，大关通而百关尽通也。向所郁于肠胃之邪，由此而下。肠胃既舒，在膜原设有所传不尽之余邪，方能到胃，乘势而下也。譬若河道阻塞，前舟既行，余舟连尾而下矣。至是邪结并去，胀满顿除，皆藉大黄之力。大黄本非破气药，以其润而最降，故能逐邪拔毒，破结导滞，加以枳、朴者，不无佐使云尔。若纯用破气之品，津液愈耗，热结愈固，滞气无门而出，疫毒无路而泄，乃望其宽胸利膈，惑之甚矣。

妄投补剂论

有邪不除，淹缠日久，必至尫羸。庸医望之，辄用补剂，殊不知无邪不病，邪去，而正气得通，何患乎虚之不复也？今投补剂，邪气益固，正气日郁，转郁转热，转热转瘦，转瘦转补，转补转郁，循环不已，乃至骨立而毙，犹言服参几许，补之不及，天数也。病家止误一人，医者终身不悟，不知杀人无算。

妄投寒凉药论

疫邪结于膜原，与卫气并固，而昼夜发热，五更稍减，日晡益甚，此与瘅疟相类。瘅疟热短，过时如失，明日至期复热。今温疫热长，十二时中首尾相接，寅卯之间，乃其热之首尾也。即二时余焰不清，似乎日夜发热。且其始也，邪结膜原，气并为热，胃本无病，误用寒凉，妄伐生气，此其误者一；及邪传胃，烦渴口燥，舌干苔刺，气喷如火，心腹痞满，午后潮热，此应下之证。若用大剂芩连栀柏，专务清热，竟不知热不能自成其热，皆由邪在胃家，阻碍正气，郁而不通，火亦留止，积火成热。但知火与热，不知因邪而为火热。智者必投承气，逐去其邪，气行火泄，而热自已。若概用寒凉，何异扬汤止沸。每见今医好用黄连解毒汤、黄连泻心汤，盖本《素问》热淫所胜，治以寒凉。以为圣人之言必不我欺，况热病用寒药，最是捷径，又何疑乎？每遇热甚，反指大黄能泻，而损元气；黄连清热，且不伤元气，更无下泄之患。且得病家无有疑虑，守此以为良法。由是凡遇热证，大剂与之，二三钱不已，增至四五钱，热又不已，昼夜连进，其病转剧。至此技穷力竭，反谓事理当然。又见有等日久，腹皮贴背，乃调胃承气证也，况无痞满，益不敢议承气，惟类聚寒凉，专务清热。又思寒凉之最者莫如黄连，因而再倍之，日近危笃，有邪不除，耽误至死，犹言服黄连至几两，热不能清，非药之不到，或言不治之证，或言病者之数也。他日凡遇此证，每每如是，虽父母妻子，不过以此法毒之。盖不知黄连苦而性滞，寒而气燥，与大黄均为寒药，大黄走而不守，黄连守而不走，一燥一润，一通一塞，相去甚远。且疫邪首尾以通行为治，若用黄连，反招闭塞之害，邪毒何由以泻？病根何由以拔？既不知病原，焉能以愈疾耶？

问曰：间有进黄连而得效者，何也？

曰：其人正气素胜，又因所受之邪本微，此不药自愈之证。医者误投温补，转补转郁，转郁转热，此以三分客热，转加七分本热也。客热者，因客邪所郁，正分之热也，此非黄连可愈；本热者，因误投温补，正气转郁，反致热极，故续加烦渴、不眠、谵语等症，此非正分之热，乃庸医添造分外之热也。因投黄连，于是烦渴、不眠、谵语等症顿去。要之黄连，但可清去七分无邪本热，又因热减而正气即回，所存三分有邪客热，气行即已也。医者不解，遂以为黄连得效，他日借此，概治客热，则无效矣。必以昔效而今不效，疑其病原本重，非药之不到也，执迷不悟，所害更不可胜计矣。

问曰：间有未经温补之误，进黄连而疾愈者何也？

曰：凡元气胜病为易治，病胜元气为难治。元气胜病者，虽误治，未必皆死；病胜元气者，稍误未有不死者。此因其人元气素胜，所感之邪本微。是正气有余，足以胜病也，虽少与黄连，不能抑郁正气，此为小逆，以正气犹胜而疾幸愈也。医者不解，窃自邀功，他日设遇邪气胜者，非导邪不能瘳其疾，误投黄连，反招闭塞之害，未有不危者。

大　便

热结旁流，协热下利，大便闭结，大肠胶闭，总之邪在里，其证不同者，在乎通塞之间耳。

协热下利者，其人大便素不调，邪气忽乘于胃，便作烦渴，一如平时泄泻稀粪而色不败，其色但焦黄而已。此伏邪传里，不能稽留于胃，至午后潮热，便作泄泻，子后热退，泄泻亦减，次日不作潮热，利亦止，为病愈。潮热未除，利不止者，宜小承气汤，以彻其余邪，而利自止。

利止二三日后，午后忽加烦渴，潮热下泄，仍如前证，此伏邪未尽，复传到胃也，治法同前。

大便闭结者，疫邪传里，内热壅郁，宿粪不行，蒸而为结，渐至更硬。下之，结粪一行，瘀热自除，诸症悉去。

热结旁流者，以胃家实，内热壅闭，先大便闭结，续得下利纯臭水，全然无粪，日三四度，或十数度，宜大承气汤。得结粪而利立止。服汤不得结粪，仍下利并臭水及所进汤药，因大肠邪胜，失其传送之职，知邪犹在也，病必不减，宜更下之。

大肠胶闭者，其人平素大便不实，设遇疫邪传里，但蒸作极臭，然如黏胶，至死不结。但愈蒸愈闭，以致胃气不能下行，疫毒无路而出。不下即死，但得黏胶一去，下证自除，霍然而愈。

温疫愈后三五日，或数日，反腹痛里急者，非前病原也，此下焦别有伏邪所发，欲作滞下也。发于气分则为白积；发于血分则为红积；气血俱病，红白相兼。邪尽利止，未止者，宜芍药汤。方见前战汗条。

愈后大便数日不行，别无他症，此足三阴不足，以致大肠虚燥，此不可攻，饮食渐加，津液流通，自能润下也。觉谷道夯闷，宜作蜜煎导，甚则宜六成汤。

病愈后，脉迟细而弱，每至黎明，或夜半后，便作泄泻。此命门真阳不足，宜七成汤。或亦有杂证属实者，宜大黄丸，下之立愈。

六成汤

当归一钱五分　白芍药一钱　地黄五钱　天门冬一钱　肉苁蓉三钱　麦门冬一钱

照常煎服。日后更燥者，宜六味丸，少减泽泻。

七成汤

破故纸炒，锤碎，三钱　熟附子一钱　辽五味八分　白茯苓一钱　人参一钱　甘草炙，五分

照常煎服。愈后更发者，宜八味丸，倍加附子。

小　便

热到膀胱，小便赤色；邪到膀胱，干于气分，小便胶浊；干于血分，溺血蓄血；留邪欲出，小便数急；膀胱不约，小便自遗；膀胱热结，小便闭塞。

热到膀胱者，其邪在胃，胃热灼于下焦，在膀胱但有热而无邪，惟令小便赤色而已，其治在胃。

邪到膀胱者，乃疫邪分布下焦，膀胱实有之邪，不一于热也。从胃家来，治在胃，兼治膀胱。若纯治膀胱，胃气乘势拥入膀胱，非其治也。若肠胃无邪，独小便急数，或白膏如马遗，其治在膀胱，宜猪苓汤。

猪苓汤

邪干气分者宜之。

猪苓二钱　泽泻一钱　滑石五分　甘草八分　木通一钱　车前二钱

灯心煎服。

桃仁汤

邪干血分者宜之。

桃仁三钱，研如泥　丹皮一钱　当归一钱　赤芍一钱　阿胶二钱　滑石二钱

照常煎服。小腹痛，按之硬痛，小便自调，有蓄血也，加大黄三钱，甚则抵当汤。药分三等，随其病之轻重而施治。

前后虚实

病有先虚后实者，宜先补而后泻；先实而后虚者，宜先泻而后补。假令先虚后实者，或因他病先亏，或因年高血弱，或因先有劳倦之极，或因新产下血过多，或旧有吐血及崩漏之证。时疫将发，即触动旧疫，或吐血，或崩漏，以致亡血过多，然后疫气渐渐加重，以上并宜先补而后泻。泻者谓疏导之剂，并承气下药，概而言之也。凡遇先虚后实者，此万不得已而投补剂一二帖后，虚证少退，便宜治疫。若补剂连进，必助疫邪，祸害随至。

假令先实而后虚者，疫邪应下失下，血液为热搏尽，原邪尚在，宜急下之。邪退六七，急宜补之，虚回五六，慎勿再补。多服则前邪复起。下后必竟加添虚证者方补，若以意揣度其虚，不加虚证，误用补剂，贻害不浅。

脉 厥

温疫得里证，神色不败，言动自如，别无怪症。忽然六脉如丝，沉细而软，甚至于无，或两手俱无，或一手先伏，察其人不应有此脉，今有此脉者，皆缘应下失下，内结壅闭，营气逆于内，不能达于四末，此脉厥也。亦多有过用黄连石膏诸寒之剂，强遏其热，致邪愈结，脉愈不行。医见脉微欲绝，以为阳证得阴脉为不治，委而弃之，以此误人甚众。若更用人参、生脉散辈，祸不旋踵，宜承气缓缓下之，六脉自复。

脉证不应

表证脉不浮者，可汗而解，以邪气微，不能牵引正气，故脉不应。里证脉不沉者，可下而解，以邪气微，不能抑郁正气，故脉不应。阳证见阴脉，有可生者，神色不败，言动自如，乃禀赋脉也。再问前日无此脉，乃脉厥也。下后脉实，亦有病愈者，但得证减，复有实脉，乃天年脉也。夫脉不可一途而取，须以神气形色病证相参，以决安危为善。

张昆源室，年六旬，得滞下。后重窘急，日三四十度，脉常歇止，诸医以为雀啄脉，必死之候，咸不用药。延予诊视，其脉参伍不调，或二动一止，或三动一止，而复来，此涩脉也。年高血弱，下利脓血，六脉短涩，固非所能任，询其饮食不减，形色不变，声音烈烈，言语如常，非危证也。遂用芍药汤加大黄三钱，大下纯脓成块者两碗许，自觉舒快，脉气渐续，而利亦止。数年后又得伤风，咳嗽，痰涎涌甚，诊之又得前脉，与杏桔汤二剂，嗽止脉调。乃见其妇，凡病善作此脉。大抵治病，务以形色脉证参考，庶不失其大体，方可定其吉凶也。

体 厥

阳证阴脉，身冷如冰，为体厥。

施幼声，卖卜颇行，年四旬，禀赋肥甚。六月患时疫，口燥舌干，苔刺如锋，不时太息，咽喉肿痛，心腹胀满，按之痛甚，渴思冰水，日晡益甚，小便赤涩，得涓滴则痛甚。此下证悉备，但通身肌表如冰，指甲青黑，六脉如丝，寻之则有，稍按则无。医者不究里证热极，但引《陶氏全生集》，以为阴证。但手足厥逆，若冷过乎肘膝，便是阴证，今已通身冰冷，比之冷过肘膝更甚，宜其为阴证一也。且陶氏以脉分阴阳二证，全在有力无力中分，今已脉微欲绝，按之如无，比之无力更甚，宜其为阴证二也。阴证而得阴脉之至，有何说焉？以内诸阳证竟置不问，遂投附子理中汤。未服，延予至，以脉相参，表里正较，此阳证之最者，下证悉具，但嫌下之晚耳。盖因内热之极，气道壅闭，乃至脉微欲绝，此脉厥也。阳郁则四肢厥逆，若素禀肥盛，尤易壅闭，今亢阳已极，以至通身冰冷，此体厥也。六脉如无者，群龙无首之象，证亦危矣。急投大承气汤，嘱其缓缓下之，脉至厥回，便得生矣。其妻闻一曰阴证，一曰阳证，天地悬隔，疑而不服。更请一医，指言阴毒，须灸丹田，其兄叠延三医续至，皆言阴证，妻乃惶惑。病者自言：何不卜之神明。遂卜得从阴则吉，从阳则凶，更惑于医之议阴证者居多，乃进附子汤，下之如火，烦躁顿加。乃叹曰：吾已矣，药之所误也。言未已，更加踯躅，不超时乃卒。嗟乎！向以卜谋生，终以卜致死，欺人还自误，可为医巫之戒。

乘　除

病有纯虚纯实，非补即泻，何有乘除？设遇既虚，且实者，补泻间用，当详孰先孰后，从少从多，可缓可急，随其证而调之。

医案

吴江沈青来室，少寡，素多郁怒，而有吐血证，岁三四发，吐后即已，无有他症，盖不以为事也。三月间，别无他故，忽有小发热，头疼身痛，不恶寒而微渴。恶寒不渴者，感冒风寒。今不恶寒微渴者，疫也。至第二日，旧证大发，吐血胜常，更加眩晕，手振烦躁，种种虚躁，饮食不进，且热渐加重。医者、病者，但见吐血，以为旧证复发，不知其为疫也，故以发热认为阴虚，头疼身痛，认为血虚，不察未吐血前一日，已有前证，非吐血后所加之证也。诸医议补，问予可否？余曰：失血补虚，权宜则可。盖吐血者内有结血，正血不归经，所以吐也。结血牢固，岂能吐乎？能去其结，于中无阻，血自归经，方冀不发。若吐后专补，内则血满，既满不归，血从上溢也。设用寒凉尤误。投补剂者，只顾目前之虚，用参暂效，不能拔去病根，日后又发也。况又兼疫，今非昔比，今因疫而发，血脱为虚，邪在为实，是虚中有实。若投补剂，始则以实填虚，沾其补益，既而以实填实，灾害并至。于是暂用人参二钱，以茯苓、归、芍佐之。两剂后，虚证咸退，热减六七。医者病者皆谓用参得效，均欲速进，余禁之不止，乃恣意续进，便觉心胸烦闷，腹中不和，若有积气，求哕不得。此气不时上升，便欲作呕，心下难过，遍体不舒，终夜不寐，喜按摩捶击，此皆外加有余之变证也。所以然者，止有三分之疫，只应三分之热。适有七分之虚，经络枯涩，阳气内陷，故有十分之热。分而言之，其间是三分实热，七分虚热也。向则本气空虚，不与邪搏，故无有余之证。但虚不任邪，惟懊、郁冒、眩晕而已。今投补剂，是以虚证减去，热减六七，所余三分之热者，实热也，乃是病邪所致，断非人参可除者。今再服之，反助疫邪，邪正相搏，故加有余之变证，因少与承气微利之而愈。按此病设不用利药，宜静养数日亦愈。以其人大便一二日一解，则知胃气通行，邪气在内，日从胃气下趋，故自愈。间有大便自调而不愈者，内有湾粪，隐曲不得下。下得宿粪极臭者病始愈。设邪未去，恣意投参，病乃益固，日久不除。医见形体渐瘦，便指为怯证，愈补愈危，死者多矣。要之，真怯证世间从来罕有，今患怯证者，皆是人参造成。近代参价若金，服者不便，是以此证不死于贫家，多死于富室也。

杂气论

日月星辰，天之有象可睹；水火土石，地之有形可求；昆虫草木，动植之物可见；寒热温凉，四时之气往来可觉。至于山岚瘴气，岭南毒雾，咸得地之浊气，犹或可察。而惟天地之杂气，种种不一，亦犹天之有日月星辰，地之有水火土石，气交之中有昆虫、草木之不一也。草木有野葛、巴豆，星辰有罗、计、荧惑，昆虫有毒蛇猛兽，土石有雄、硫、砒、信，万物各有善恶不等，是知杂气之毒有优劣也。

然气无所可求，无象可见，况无声复无臭，何能得睹得闻？人恶得而知气？又恶得而知其气之不一也？是气也，其来无时，其着无方，众人有触之者，各随其气而为诸病焉。其为病也，或时众人发颐；或时众人头面浮肿，俗名为大头瘟是也；或时众人咽痛；或时音哑，俗名为是虾蟆瘟是也；或时众人疟痢，或为痹气，或为痘疮，或为斑疹，或为疮疥疔肿，或时众人目赤肿痛；或时众人呕血暴下，俗名为瓜瓤瘟，探头瘟是也；或时众人瘿疬，俗名为疙瘩瘟是也。为病种种，难以枚举。大约病偏于一方，延门阖户，众人相同，皆时行之气，即杂气为病也。为病种种，是知气之不一也。盖当时适有某气专入某脏腑、某经络，专发为某病，故众人之病相同，是知气之不一，非关脏腑经络或为之证也。夫病不可以年岁四时为拘，盖非五运六气所即定者，是知气之所至无时也。或发于城市，或发于村落，他处安然无有，是知气之所着无方也。疫气者亦杂气中之一，但有甚于他气，故为病颇重，因名之疠气。虽有多寡不同，然无岁不有。至于瓜瓤瘟、疙瘩瘟，缓者朝发夕死，急者顷刻而亡，此在诸疫之最重者。幸而几百年来罕有之证，不可以常疫并论也。至于发颐、咽痛、目赤、斑疹之类，其时村落中偶有一二人所患者，虽不与众人等，然考其证，甚合某年某处众人所患之病，纤悉相同，治法无异。此即当年之杂气，但目今所钟不厚，所患者稀少耳。此又不可以众人无有，断为非杂气也。

况杂气为病最多，然举世皆误认为六气。假如误认为风者，如大麻风、鹤膝风、痛风、历节风、老人中风、肠风、疠风、痫风之类，概用风药，未尝一效，实非风也，皆杂气为病耳。至又误认为火者，如疔疮发背、痈疽肿毒、气毒流注、流火丹毒，与夫发斑、痘疹之类，以为痛痒疮疡皆属心火，投芩、连、栀、柏未尝一效，实非火也，亦杂气之所为耳。至于误认为暑者，如霍乱、吐、泻、疟、痢、暴注、腹痛、绞肠痧之类，皆误认为暑，因作暑证治之，未尝一效，与暑何与焉！至于一切杂证，无因而生者，并皆杂气所成。从古未闻者何耶？盖因诸气来而不知，感而不觉，惟向风寒暑湿所见之气求之。是舍无声无臭、不睹不闻之气推察。既错认病原，未免误投他药。《大易》所谓：或系之牛，行人之得，邑人之灾也。刘河间作《原病式》，盖祖五运六气，百病皆原于风、寒、暑、湿、燥、火，是无出此六气为病。实不知杂气为病，更多于六气为病者百倍，不知六气有限，现下可测，杂气无穷，茫然不可测也。专务六气，不言杂气，焉能包括天下之病欤！

论气盛衰

其年疫气盛行，所患皆重，最能传染，即童辈皆知言其为疫。至于微疫，反觉无有，盖毒气所钟有厚薄也。

其年疫气衰少，闾里所患者不过几人，且不能传染，时师皆以伤寒为名，不知者固不言疫，知者亦不便言疫。然则何以知其为疫？盖脉证与盛行之年所患之证纤悉相同，至于用药取效，毫无差别。是以知温疫四时皆有，常年不断，但有多寡轻重耳。

疫气不行之年，微疫转有，众人皆以感冒为名，实不知为疫也。设用发散之剂，虽不合病，然亦无大害。疫自愈，实非药也，即不药亦自愈。至有稍重者，误投发散，其害尚浅，若误用补剂及寒凉，反成痼疾，不可不辨。

论气所伤不同

所谓杂气者，虽曰天地之气，实由方土之气也。盖其气从地而起，有是气则有是病，譬如所言天地生万物，然亦由方土之产也。但植物借雨露而滋生，动物借饮食而颐养。盖先有是气，然后有是物。推而广之，有无限之气，因有无限之物。但二五之精，未免生克制化，是以万物各有宜忌，宜者益而忌者损，损者制也。故万物各有所制，如猫制鼠，如鼠制象之类。既知以物制物，即知以气制物矣。以气制物者，蟹得雾则死，枣得雾则枯之类，此有形之气，动植之物皆为所制也。至于无形之气，偏中于动物者，如牛瘟、羊瘟、鸡瘟、鸭瘟，岂但人疫而已哉？然牛病而羊不病，鸡病而鸭不病，人病而禽兽不病，究其所伤不同，因其气各异也。知其气各异，故谓之杂气。夫物者气之化也，气者物之变也，气即是物，物即是气，知气可以知物，则知物之可以制气矣。夫物之可以制气者药物也，如蜒蚰解蜈蚣之毒，猫肉治鼠瘘之溃，此受物气之为病，是以物之气制物之气，犹或可测。至于受无形杂气为病，莫知何物之能制矣。惟其不知何物之能制，故勉用汗、吐、下三法以决之。嗟乎！即三法且不能尽善，况乃知物乎？能知以物制气，一病只有一药之到病已，不烦君臣佐使品味加减之劳矣。

蛔 厥

疫邪传里，胃热如沸，蛔动不安，下既不通，必反于上，蛔因呕出，此常事也。

但治其胃，蛔厥自愈。每见医家，妄引经论，以为脏寒，蛔上入膈，其人当吐蛔，又云：胃中冷必吐蛔之句。便用乌梅丸，或理中安蛔汤，方中乃细辛、附子、干姜、桂枝、川椒皆辛热之品，投之如火上添油，殊不知疫证表里上下皆热，始终从无寒证者。不思现前事理，徒记纸上文辞，以为依经傍注，坦然用之无疑，因此误人甚众。

呃 逆

胃气逆则为呃逆，吴中称为冷呃，以冷为名，遂指为胃寒，不知寒热皆令呃逆，且不以本证相参，专执俗语为寒，遂投丁、萸、姜、桂，误人不少，此与执辞害义者，尤为不典。

治法各从其本证而消息之，如见白虎证则投白虎，见承气证则投承气，膈间痰闭，则宜导痰。如果胃寒，丁香柿蒂散宜之，然不若四逆汤功效殊捷。要之，但治本证，呃自止，其他可以类推矣。

似表非表，似里非里

时疫初起，邪气盘踞于中，表里阻隔，里气滞而为闷，表气滞而为头疼身痛。因见头疼身痛，往往误认为伤寒表证，因用麻黄、桂枝、香苏、葛根、败毒、九味羌活之类，此皆发散之剂，强求其汗，妄耗津液，经气先虚，邪气不损，依然发热。更有邪气传里，表气不能通于内，必壅于外，每至午后潮热，热甚则头胀痛，热退即已，此岂表实者耶？以上似表，误为表证，妄投升散之剂，经气愈实，火气上升，头疼转甚。须下之，里气一通，经气降而头疼立止。若果感冒头疼，无时不痛，为可辨也。且有别证相参，不可一途而取。若汗若下后，脉静身凉，浑身肢节反加痛甚，一如被杖，一如坠伤，少动则痛若号呼，此经气虚营卫行涩也。三四日内，经气渐回，其痛渐止，虽不药必自愈，设妄引经论，以为风湿相搏，一身尽痛，不可转侧，遂投疏风胜湿之剂，身痛反剧，似此误人甚众。

伤寒传胃，即便潮热谵语，下之无辞。今时疫初起，便作潮热，热甚亦能谵语，误认为里证，妄用承气，是为诛伐无辜。不知伏邪附近于胃，邪未入腑，亦能潮热；午后热甚，亦能谵语，不待胃实而后能也。假令常疟，热甚亦作谵语。瘅疟不恶寒，但作潮热，此岂胃实者耶？以上似里，误投承气，里气先虚，及邪陷胃，转见胸腹胀满，烦渴益甚，病家见势危笃，以致更医，医见下药病甚，乃指大黄为砒毒，或投泻心，或投柴胡枳桔，留邪在胃，变证日增，神脱气尽而死。向则不应下而反下之，今则应下而反失下，盖因表里不明，用药前后失序之误。

论 食

时疫有首尾能食者，此邪不传胃。切不可绝其饮食，但不宜过食耳。有愈后数日，微渴、微热不思食者，此微邪在胃，正气衰弱，强与之，即为食复。有下后一日，便思食，食之有味，当与之。先与米饮一小杯，加至茶瓯，渐进稀粥，不可尽意，饥则再与。如忽加吞酸，反觉无味，乃胃气伤也。当停谷一日，胃气复，复思食也，仍如渐进法。有愈后十数日，脉静身凉，表里俱和，但不思食者，此中气不苏。当与粥饮迎之，得谷后即思食觉饥。久而不思食者，一法以人参一钱，煎汤与之，少唤胃气，忽觉思食，余勿服。

论 饮

烦渴思饮，酌量与之。若引饮过多，自觉水停心下，名停饮，宜四苓散最妙。如大渴思饮冰水及冷饮，无论四时皆可量与。盖内热之极，得冷饮相救甚宜。能饮一升，止与半升，宁使少顷再饮。至于梨汁、藕汁、蔗浆、西瓜皆可备不时之需。如不欲饮冷，当易百滚汤与之，乃至不思饮，则知胃和矣。

四苓汤

茯苓二钱　泽泻一钱五分　猪苓一钱五分　陈皮一钱

取长流水煎服。古方有五苓散，用桂枝者，以太阳中风，表证未罢，并入膀胱，用四苓以利小便，加桂枝以解表邪，为双解散。即如少阳并于胃，以大柴胡通表里而治之。今人但见小便不利，便用桂枝，何异聋者之听宫商。胃本无病，故用白术以健中。今不用白术者，疫邪传胃而渴，白术性壅，恐以实填实也。加陈皮者，和中利气也。

损 复

邪之伤人也，始而伤气，继而伤血，继而伤肉，继而伤筋，继而伤骨。邪毒既退，始而复气，继而复血，继而复肉，继而复筋，继而复骨。以柔脆者易损，亦易复也。天倾西北，地陷东南，故男先伤右，女先伤左。及其复也，男先复左，女先复右。以素亏者易损，以素实者易复也。

严正甫，年三十，时疫后，脉证俱平，饮食渐进。忽然肢体浮肿，别无所苦，此即气复也。盖大病后，血未盛，气暴复，血乃气之依归，气无所依，故为浮肿。嗣后饮食渐加，浮肿渐消。若误投行气利水药则谬矣。

张德甫，年二十，患噤口痢，昼夜无度，肢体仅有皮骨，痢虽减，毫不进谷。以人参一钱煎汤，入口不一时，身忽浮肿，如吹气球。自后饮食渐进，浮肿渐消，肿间已有肌肉矣。

若大病后，三焦受伤，不能通调水道，下输膀胱，肢体浮肿。此水气也，与气复悬绝，宜《金匮》肾气丸及肾气煎，若误用行气利水药必剧。凡水气，足冷、肢体常重；气复，足不冷、肢体常轻为异。

俞桂玉室，年四十，时疫后四肢脱力，竟若瘫痪，数日后右手始能动，又三日左手方动。又俞桂岗子室所患皆然。

标 本

诸窍乃人身之户牖也。邪自窍而入，未有不由窍而出。《经》曰：未入于腑者，可汗而已；已入于腑者，可下而已。麻徵君复增汗、吐、下三法，总是导引其邪打从门户而出，可为治法之大纲，舍此皆治标云尔。今时疫首尾一于为热，独不言清热者，是知因邪而发热，但能治其邪，不治其热，而热自已。夫邪之与热，犹形影相依，形亡而影未有独存者。若以黄连解毒汤、黄连泻心汤，纯乎类聚寒凉，专务清热，既无汗、吐、下之能，焉能使邪从窍而出！是忘其本徒治其标，何异于小儿捕影？

行邪伏邪之别

凡邪所客，有行邪有伏邪，故治法有难有易，取效有迟有速。假令行邪者，如正伤寒始自太阳，或传阳明，或传少阳，或自三阳入胃，如行人经由某地，本无根蒂。因其漂浮之势，病形虽重，若果在经，一汗而解，若果传胃，一下而愈，药到便能获效。先伏而后行者，所谓温疫之邪，伏于膜原，如鸟栖巢，如兽藏穴，营卫所不关，药石所不及。至其发也，邪毒渐张，内侵于腑，外淫于经，营卫受伤，诸症渐显，然后可得而治之。方其浸淫之际，邪毒尚在膜原，此时但可疏利，使伏邪易出。邪毒既离膜原，乃观其变，或出表，或入里，然后可导邪而去，邪尽方愈。初发之时，毒势渐张，莫之能御，其时不惟不能瘳其疾，而病证日惟加重。病家见证反增，即欲更医，医家不解，亦自惊疑。竟不知先时感受邪甚则病甚，邪微则病微。病之轻重非关于医，人之生死全赖药石。故谚有云：伤寒莫治头，劳怯莫治尾。若果止伤寒初受于肌表，不过在经之浮邪，一汗即解，何难治之有？不知盖指温疫而言也。所以疫邪方张之际，势不可遏，但使邪毒速离膜原便是，治法全在后段工夫，识得表里虚实，更详轻重缓急，投剂不致差谬，如是可以万举万全。即使感受之最重者，按法治之，必无殒命之理。若夫久病枯极，酒色耗竭，耆耄风烛，此等已是天真几绝，更加温疫，自是难支，又不可同日而语。

应下诸证

舌白苔渐变黄苔

邪在膜原，舌上白苔；邪在胃家，舌上黄苔。苔老变为沉香色也。白苔未可下，黄苔宜下。

舌黑苔

邪毒在胃，熏腾于上，而生黑苔。有黄苔老而变焦色者，有津液润泽作软黑苔者，有舌上干燥作硬黑苔者，下后二三日，黑皮自脱。又有一种舌俱黑而无苔，此经气，非下证也。妊娠多见此，阴证亦有此，并非下证。下后里证去，舌尚黑者，苔皮未脱也，不可再下，务在有下证方可下。舌上无苔，况无下证，误下舌反见离离黑色者危，急当补之。

舌芒刺

热伤津液，此疫毒之最重者，急当下。老人微疫无下证，舌上干燥易生苔刺，用生脉散，生津润燥，芒刺自去。

舌裂

日久失下，血液枯极，多有此证。又热结旁流，日久不治，在下则津液消亡，在上则邪火毒炽，亦有此证，急下之，裂自满。

舌短、舌硬、舌卷

皆邪气胜，真气亏。急下之，邪毒去，真气回，舌自舒。

白砂苔

舌上白苔，干硬如砂皮，一名水晶苔，乃自白苔之时，津液干燥，邪虽入胃，不能变黄，宜急下之。白苔润泽者，邪在膜原也，邪微苔亦微，邪气盛，苔如积粉，满布其舌，未可下，久而苔色不变，别有下证，服三消饮，次早舌即变黄。

唇燥裂、唇焦色、唇口皮起、口臭、鼻孔如烟煤

胃家热，多有此证，固当下。唇口皮起，仍用别证互较。鼻孔煤黑，疫毒在胃，下之无辞。

口燥渴

更有下证者，宜下之，下后邪去胃和渴自减。若服花粉、门冬、知母，冀其生津止渴殊谬。若大汗，脉长洪而渴，未可下，宜白虎汤，汗更出，身凉渴止。

目赤、咽干、气喷如火、小便赤黑涓滴作痛、大便极臭、扬手踯足、脉沉而数皆为内热之极，下之无辞。

潮热

邪在胃有此证，宜下。然又有不可下者，详载似里非里条下，热入血室条下，神虚谵语条下。

善太息

胃家实，呼吸不利，胸膈痞闷，每欲引气下行故然。

心下满、心下高起如块、心下痛、腹胀满、腹痛按之愈痛、心下胀痛。

以上皆胃家邪实，内结气闭，宜下之，气通则已。

头胀痛

胃家实，气不下降，下之头痛立止。若初起头痛，别无下证，未可下。

小便闭

大便不通，气结不舒，大便行，小便立解。误服行气利水药无益。

大便闭，转屎气极臭

更有下证，下之无辞。有血液枯竭者，无表里证，为虚燥，宜蜜煎导及胆导。

大肠胶闭

其人平日大便不实，设遇疫邪传里，但蒸作极臭，状如黏胶，至死不结，但愈蒸愈黏，愈黏愈闭，以致胃气不能下行，疫毒无路而出，不下即死。但得黏胶一去，下

证自除而愈。

协热下利、热结旁流

并宜下。详见大便条下。

四逆、脉厥、体厥

并属气闭，阳气郁内，不能四布于外，胃家实也，宜下之。下后反见此证者，为虚脱，宜补。

发狂

胃家实，阳气盛也，宜下之。有虚烦似狂，有因欲汗作狂，并详见本条，忌下。

应补诸证

向谓伤寒无补法者，盖伤寒时疫，均是客邪，然伤于寒者，不过风寒，乃天地之正气，尚嫌其填实而不可补。今感疫气者，乃天地之毒气，补之则壅裹其毒，邪火愈炽。是以误补之，为害尤甚于伤寒，此言其常也。及言其变，然又有应补者：或日久失下，形神几脱，或久病先亏，或先受大劳，或老人枯竭，皆当补泻兼施。设独行而增虚证者，宜急峻补虚证散在诸篇，此不再赘，补之虚证稍退，切忌再补详见前虚后实。补后虚证不退，反加变证者危。下后虚证不见，乃臆度其虚，辄用补剂，法所大忌。凡用补剂，本日不见佳处，即非应补。盖人参为益元气之极品，开胃气之神丹，下咽之后，其效立见。若用参之后，元气不回，胃气不转者，勿谓人参之功不捷，盖因投之不当耳。急宜另作主张，若恣意投之，必加变证，如加而更投之者死。

论阴证世间罕有

伤寒阴阳二证，方书皆以对待言之。凡论阳证，即继之阴证，读者以为阴阳二证世间均有之病。所以临诊之际，先将阴阳二证在于胸次，往来踌躇，最易牵入误揣。甚有不辨脉证，但窥其人多蓄少艾，或适在妓家，或房事后得病，或病适至行房。医问及此，便疑为阴证。殊不知病之将至，虽僧尼寡妇，室女童男，旷夫阉宦，病势不可遏，与房欲何与焉？即便多蓄少艾，频宿娼妓，房事后适病，病适至行房，此际偶值病邪发行膜原，气壅火郁，未免发热，到底终是阳证，与阴证何与焉？况又不知阴证实乃世间非常有之证，而阳证似阴者何日无之？究其所以然者，盖不论伤寒、温疫传入胃家，阳气内郁，不能外布，即便四逆，所谓阳厥是也。又曰，厥微热亦微，厥深热亦深。其厥深者，甚至冷过肘膝，脉沉而微，剧则通身冰冷，脉微欲绝。虽有轻重之分，总之为阳厥。因其触目皆是，苟不得其要领，于是误认者良多。况且温疫每类伤寒，又不得要领，最易混淆。夫温疫热病也，从无感寒，阴自何来，一也；治温疫数百人，才遇二三正伤寒，二也；及治正伤寒数百人，才遇二三真阴证，三也。前后统论，苟非历治多人，焉能一见？阴证岂世间常有之病耶？观今伤寒科盛行之医，历数年间，或者得遇一真阴证者有之。又何必才见伤寒，便疑阴证，况多温疫，又非伤寒者乎？

论阳证似阴

凡阳厥，手足厥冷，或冷过肘膝，甚至手足指甲皆青黑，剧则遍身冰冷如石，血凝青紫成片，或六脉无力，或脉微欲绝。以上脉证，悉见纯阴，犹以为阳证何也？及审内证，气喷如火、龈烂口臭、烦渴谵语、口燥舌干、舌苔黄黑或生芒刺、心腹痞满、小腹疼痛、小便赤色、涓滴作痛，非大便燥结，即大肠胶闭；非协热下利，即热结旁流。以上内三焦悉见阳证，所以为阳厥也。粗工不察，内多下证，但见表证，脉体纯阴，误投温剂，祸不旋踵。

凡阳证似阴者，温疫与正伤寒通有之；其有阴证似阳者，此系正伤寒家事，在温疫无有此证，故不附载。<small>详见《伤寒实录》。</small>

温疫阳证似阴者，始必由膜原，以渐传里，先几日发热，以后四逆。伤寒阳证似阴者，始必由阳经发热，脉浮而数，邪气自外渐次传里，里气壅闭，脉体方沉，乃至四肢厥逆，盖非一日矣。其真阴者，始则恶寒而不发热，其脉沉细，当即四逆，急投附子回阳，二三日失治即死。

捷要辨法，凡阳证似阴，外寒而内必热，故小便血赤；凡阴证似阳者，格阳之证也，上热下寒，故小便清白。但以小便赤白为据，以此推之，万不失一。

舍病治药

尝遇微疫，医者误进白虎汤数剂，续得四肢厥逆，脉势转剧，更医谬指为阴证，投附子汤病愈。此非治病，实治药也。虽误认病原，药则偶中。医者之庸，病者之福也。盖病本不药自愈之证，因连进白虎寒凉悍，抑遏胃气，以致四肢厥逆，疫邪强伏，故病增剧。今投温剂，胃气通行，微邪流散故愈。若果直中，无阳明证，误投白虎一剂立毙，岂容数剂耶？

舍病治弊

一人感疫，发热烦渴，思饮冰水，医者以为凡病须忌生冷，禁止甚严。病者苦索勿与，遂致两目火迸，咽喉焦燥，不时烟焰上腾，昼夜不寐，目中见鬼无数，病剧苦甚，自谓但得冷饮一滴下咽，虽死无恨。于是乘隙匍匐窃取井水一盆，置之枕旁。饮一杯，目顿清亮；二杯，鬼物潜消；三杯，咽喉声出；四杯，筋骨舒畅。饮至六杯，不知盏落枕旁，竟尔熟睡，俄而大汗如雨，衣被湿透，脱然而愈。盖因其人瘦而多火，素禀阳脏，始则加之以热，经络枯燥，既而邪气传表，不能作正汗而解，误投升散，则病转剧。今得冷饮，表里和润，所谓除弊便是兴利，自然汗解宜矣。更有因食、因痰、因寒剂而致虚陷疾不愈者，皆当舍病求弊，以此类推，可以应变于无穷矣。

论轻疫误治每成痼疾

凡客邪皆有轻重之分，惟疫邪感受轻者，人所不识，往往误治而成痼疾。假令患痢，昼夜无度，水谷不进，人皆知其危痢也。其有感之轻者，昼夜虽行四五度，饮食如常，起居如故，人亦知其轻痢，未尝误以他病治之者，凭有积滞耳。至如温疫感之重者，身热如火、头疼身痛、胸腹胀满、苔刺、谵语、斑黄、狂躁，人皆知其危疫也。其有感之浅者，微有头疼身痛，午后稍有潮热，饮食不甚减，但食后或觉胀满，或觉恶心，脉微数。如是之疫，最易误认。即医家素以伤寒、温疫为大病，今因证候不显，多有不觉其为疫也。且人感疫之际，来而不觉，既感不知，最无凭据。又因所感之气薄，今发时故现证不甚，虽有头疼身痛，况饮食不绝，力可徒步，又焉得而知其疫也？病患无处追求，每每妄诉病原，医家不善审察，未免随情错认。

有如病前适遇小劳，病患不过以此道其根由。医家不辨是非，便引东垣劳倦伤脾，元气下陷，乃执甘温除大热之句，随用补中益气汤，壅补其邪，转壅转热，转热转瘦，转瘦转补，多至危殆。或有妇人患此，适逢产后，医家便认为阴虚发热，血虚发痛，遂投四物汤及地黄丸，泥滞其邪。迁延日久，病邪益固，邀遍女科，无出滋阴养血，屡投不效。复更凉血通瘀，不知原邪仍在，积热自是不除，日渐尪羸，终成废痿。

凡人未免七情劳郁，医者不知为疫，乃引丹溪五火相煽之说，或指为心火上炎，或指为肝火冲击，乃惟类聚寒凉，冀其直折而反凝泣其邪，徒伤胃气。疫邪不去，瘀热何清？延至骨立而毙。

或尚有宿病淹缠，适逢微疫，未免身痛发热，医家、病家同认为原病加重，仍用前药加减，有妨于疫，病益加重，至死不觉者。如是种种，难以尽述，聊举一二，推而广之，可以应变于无穷矣。

肢体浮肿

时疫潮热而渴，舌黄身痛，心下满闷，腹时痛，脉数，此应下之症也。外有通身及面目浮肿，喘急不已，小便不利。此疫兼水肿，因三焦壅闭，水道不行也。但治在疫，水肿自已，宜小承气汤。向有单腹胀而后疫者，治在疫。若先年曾患水肿，因疫而发者，治在疫，水肿自愈。病患通身浮肿，下体益甚，脐凸，阴囊及阴茎肿大色白，小便不利，此水肿也，继又身大热，午后益甚，烦渴，心下满闷，喘急，大便不调，此又加疫也。因下之，下后胀不除，反加腹满，宜承气加甘遂二分，弱人量减。盖先肿胀，续得时疫，此水肿兼疫，大水在表，微疫在里也，故并治之。时疫愈后数日，先自足浮肿，小便不利，肿渐至心腹而喘，此水气也，宜治在水。时疫愈后数日，先自足浮肿，小便如常，虽至通身浮肿而不喘，别无所苦，此气复也。盖血乃气之依归，夫气先血而生，无所归依，故暂浮肿。但静养节饮食，不药自愈。时疫身体羸弱，言不足以听，气不足以息，得下证少与承气，下证稍减，更与之。眩晕欲死，盖不胜其攻也。绝谷期月，稍补则心腹满闷，攻不可，补不可，守之则元气不鼓，余邪沉匿膜原，日惟水饮而已，以后心腹忽加肿满烦冤者，向来沉匿之邪，方悉分传于表里也，宜承气养荣汤，一服病已。设表肿未除，宜微汗之自愈。时疫得里证失下，以致面目浮肿及肢体微肿，小便自利。此表里气滞，非兼水肿也，宜承气下之。里气一疏，表

气亦顺，浮肿顿除。或见绝谷期月，指为脾虚发肿，误补必剧，妊娠更多此证，治法同前，则子母俱安，但当少与，慎无过剂。共七法

服寒剂反热

阳气通行，温养百骸。阳气壅闭，郁而为热。且夫人身之火，无处不有，无时不在，但喜通达耳。不论脏腑经络，表里上下，血分气分，一有所阻，即便发热。是知百病发热，皆由于壅郁。然火郁而又根于气，气常灵而火不灵，火不能自运，赖气为之运。所以气升火亦升，气降火亦降，气行火亦行。气若阻滞，而火屈曲，惟是屈曲热斯发矣，是气为火之舟楫也。今疫邪透出于膜原，气为之阻，时欲到胃，是求伸而未能遽达也。今投寒剂，抑遏胃气，气益不伸，火更屈曲，所以反热也。往往服芩、连、知、柏之类，病患自觉反热。其间偶有灵变者，但言我非黄连证，亦不知其何故也。窃谓医家终以寒凉清热，热不能清，尚信弗疑；服之反热，全然不悟，虽至白首，终不究心，悲夫！

知　一

邪之着人，如饮酒然。凡人醉酒，脉必洪而数，气高身热，面目俱赤，乃其常也。及言其变，各有不同：有醉后妄言妄动，醒后全然不知者；有虽沉醉而神思终不乱者；醉后应面赤而反刮白者；应痿弱而反刚强者；应壮热而反恶寒战栗者；有易醉而易醒者；有难醉而难醒者；有发呵欠及嚏喷者；有头眩眼花及头痛者。因其气血虚实之不同，脏腑禀赋之各异，更兼过饮少饮之别，考其情状，各自不同。至论醉酒一也，及醒一时诸态如失。

凡人受邪，始则昼夜发热，日晡益甚，头疼身痛，舌上白苔，渐加烦渴，乃众人之常也。及言其变，各自不同者，或呕，或吐，或咽喉干燥，或痰涎涌甚；或纯纯发热；或发热而兼凛凛；或先凛凛而后发热；或先恶寒而后发热；或先一日恶寒而后发热，以后即纯纯发热；或先恶寒而后发热，以后渐渐寒少而热多，以至纯热者；或昼夜发热者；或但潮热，余时热稍缓者。有从外解者：或战汗，或狂汗、自汗、盗汗，或发斑；有潜消者。有从内传者：或胸膈痞闷，或心腹胀满，或心痛腹痛，或胸胁痛，或大便不通，或前后癃闭，或协热下利，或热结旁流。有黄苔黑苔者，有口燥舌裂者，有舌生芒刺、舌色紫赤者。有鼻孔如烟煤之黑者。有发黄及蓄血、吐血、衄血、大小便血、汗血、嗽血、齿衄血。有发颐疙瘩疮者。有首尾能食者；有绝谷一两月者；有无故最善反复者；有愈后渐加饮食如旧者；有愈后饮食胜常二三倍者；有愈后退爪脱发者。至论恶证，口噤不能张，昏迷不识人，足屈不能伸，唇口不住牵动，手足不住振战，直视，上视，圆睁，目瞑，口张，声哑，舌强，遗尿，遗粪，项强发痉，手足俱痉，筋惕，循衣摸床，撮空理线等症。种种不同，因其气血虚实之不同，脏腑禀赋之有异，更兼感重感轻之别。考其证候，各自不同，至论受邪则一也，及邪尽一任诸症如失。所谓知其一，万事毕；知其要者，一言而终；不知其要者，流散无穷。此之

谓也。

以上止举一气，因人而变。至有岁气稍有不同者，有其年众人皆从自汗而解者，更有其年众人皆从战汗而解者。此又因气而变，余证大同小异，皆疫气也。至又杂气为病，一气自成一病，每病各又因人而变。统而言之，其变不可胜言矣，医者能通其变，方为尽善。

四损不可正治

凡人大劳、大欲，及大病、久病后，气血两虚，阴阳并竭，名为四损。当此之际，忽又加疫，邪气虽轻，并为难治，以正气先亏，邪气自陷。故谚有云：伤寒偏死下虚人，正谓此也。

盖正气不胜者，气不足以息，言不足以听，或欲言而不能。感邪虽重，反无胀满痞塞之症。误用承气，不剧即死。以正气愈损，邪气愈伏也。

若真血不足者，面色萎黄，唇口刮白，或因吐血崩漏，或因产后亡血过多，或因肠风脏毒所致。感邪虽重，面目反无阳色。误用承气速死，以营血愈消，邪气益加沉匿也。

若真阳不足者，或四肢厥逆，或下利清谷，肌体恶寒，恒多泄泻，至夜益甚，或口鼻冷气。感邪虽重，反无发热燥渴苔刺等症。误用承气，阳气愈消，阴凝不化，邪气留而不行，轻则渐加委顿，重则下咽立毙。

若真阴不足者，自然五液干枯，肌肤甲错。感邪虽重，应汗无汗，应厥不厥。误用承气，病益加重，以津液枯涸，邪气涩滞，无能输泄也。

凡遇此等，不可以常法正治，当从其损而调之。调之不愈者，稍以常法治之。治之不及者，损之至也。是故一损二损，轻者或可挽回，重者治之无益。乃至三损四损，虽卢、扁亦无所施矣。更以老少参之，少年遇损，或可调治；老年遇损，多见治之不及者。以枯魄独存，化源已绝，不复滋生也。

劳复、食复、自复

疫邪已退，脉证俱平，但元气未复，或因梳洗沐浴，或因多言妄动，遂致发热，前证复起，惟脉不沉实为辨，此为劳复。盖气为火之舟楫，今则真气方长，劳而复折，真气既亏，火亦不前，如人欲济，舟楫已坏，其可渡乎？是火也，某经气陷，则火随陷于某经，陷于经络则为表热，陷于脏腑则为里热，虚甚热甚，虚微热微。治法：轻则静养可复，重则大补气血。候真气一回，血脉融和，表里通畅，所陷之火，随气输泄，自然热退，而前证自除矣。若误用承气及寒凉剥削之剂，变证蜂起，卒至殒命，宜服安神养血汤。

若因饮食所伤者，或吞酸作嗳，或心腹满闷而加热者，此名食复，轻则损谷自愈，重则消导方愈。

若无故自复者，以伏邪未尽，此名自复，当问前得某证，所发亦某证，稍与前药，以彻其余邪，自然获愈。

安神养血汤

茯神 枣仁 当归 远志 桔梗 芍药 地黄 陈皮 甘草

加龙眼肉，水煎服。

感冒兼疫

疫邪伏而未发，因感冒风寒，触动疫邪，相继而发也，既有感冒之因由，复有风寒之脉证，先投发散，一汗而解。一二日续得头疼身痛，潮热烦渴，不恶寒，此风寒去，疫邪发也，以疫法治之。

疟疫兼证

疟疾二三发，或七八发后，忽然昼夜发热，烦渴不恶寒，舌生苔刺，心腹痞满，饮食不进，下证渐具。此温疫著，疟疾隐也，以疫法治之。

温疫昼夜纯热，心腹痞满，饮食不进，下后脉静身凉，或间日，或每日，时恶寒而后发热如期者，此温疫解，疟邪未尽也，以疟法治之。

温　疟

凡疟者寒热如期而发，余时脉静身凉，此常疟也，以疟法治之。设传胃者，必现里证，名为温疟，以疫法治者生，以疟法治者死。里证者，下证也。下后里证除，寒热独存者，是温疫减，疟证在也。疟邪未去者，宜疏；邪去而疟势在者，宜截；势在而挟虚者，宜补。疏以清脾饮，截以不二饮，补以四君子。方见疟门，仍恐杂乱，此不附载。

疫痢兼证

下利脓血，更加发热而渴，心腹痞满，呕而不食，此疫痢兼证，最为危急。夫疫者，胃家事也，盖疫邪传胃十常八九。既传入胃，必从下解。疫邪不能自出，必借大肠之气传送而下而疫方愈。夫痢者，大肠内事也，大肠既病，失其传送之职，故正粪不行，纯乎下利脓血而已。所以向来谷食停积在胃，直须大肠邪气将退，胃气通行，正粪自此而下。今大肠失职，正粪尚自不行，又何能与胃载毒而出？毒既不前，羁留在胃，最能败坏真气。在胃一日，有一日之害，一时有一时之害，耗气搏血，神脱气尽而死。凡遇疫痢兼证者，在痢尤为吃紧，疫痢俱急者，宜槟芍顺气汤，诚为一举两得。

槟芍顺气汤

专治下利频数，里急后重。

槟榔 芍药 枳实 厚朴 大黄

生姜煎服。

妇人时疫

妇人伤寒时疫，与男子无二，惟经水适断适来，及崩漏产后，与男子稍有不同。夫经水之来，乃诸经血满，归注于血室，下泄为月水。血室者，一名血海，即冲任脉也，为诸经之总任。经水适来，疫邪不入于胃，乘势入于血室，故夜发热谵语。盖卫气昼行于阳，不与阴争，故昼则明了，夜行于阴，与邪相搏，故夜则发热谵语。至夜止发热而不谵语者，亦为热入血室，因有轻重之分，不必拘于谵语也。《经》曰：无犯胃气及上二焦，必自愈。胸膈并胃无邪，勿以谵语为胃实而妄攻之，但热随血下，故自愈。若有如结胸状者，血因邪结也，当刺期门以通其结，治之以柴胡汤。治之不若刺者功捷。

经水适断，血室空虚，其邪乘虚传入，邪胜正亏，经气不振，不能鼓散其邪，为难治。且不从血泄，邪气何由即解？与适来之义，有血虚、血实之分，宜柴胡养荣汤。新产后亡血过多，冲任空虚，与夫素善崩漏，经气久虚，皆能受邪，与经水适断同法。

妊娠时疫

孕妇时疫，设应用三承气汤，须随证施治，切不可过虑，慎毋惑于参、术安胎之说。病家见用承气，先自惊疑，或更左右嘈杂，必致医家掣肘，为子母大不祥。若应下之证反用补剂，邪火壅郁，热毒愈炽，胎愈不安，转气传血，胞胎何赖？是以古人有悬钟之喻，梁腐而钟未有不落者。惟用承气，逐去其邪，火毒消散，炎熇顿为清凉，气回而胎自固。当此证候，反见大黄为安胎之圣药，历治历当，子母俱安。若腹痛如锥，腰痛如折，此时未堕欲堕之候，服药亦无及矣，虽投承气但可愈疾而全母。昧者以为胎堕，必反咎于医也。

或诘余曰：孕妇而投承气，设邪未逐，先损其胎，当如之何？余曰：结粪瘀热，肠胃间事也；胎附于脊，肠胃之外，子宫内事也。药先到胃，瘀热才通，胎气便得舒养，是以兴利除害于顷刻之间，何虑之有？但毒药治病，衰去七八，余邪自愈，慎勿过剂耳。

凡孕娠时疫，万一有四损者，不可正治，当从其损而调之，产后同法。非其损而误补，必死。四损详见前应补诸证条后。

小儿时疫

凡小儿感冒风寒疟痢等证，人所易知。一染时疫，人所难窥，所以耽误者良多。何也？盖由幼科专于痘、疹、吐、泻、惊、疳并诸杂证，在伤寒时疫甚略之，一也；古人称幼科为哑科，盖不能尽馨所苦以告师，师又安能悉乎问切之义？所以但知其身热，不知其头疼身痛也，但知不思乳食、心胸膨胀，疑其内伤乳食，安知其疫邪传胃也？但见呕吐恶心口渴下利，以小儿吐泻为常事，又安知其协热下痢也？凡此，何暇致思为时疫，二也。小儿神气娇怯，筋骨柔脆，一染时疫，延捱失治，即便二目上吊，不时惊搐，肢体发痉，十指钩曲，甚则角弓反张，必延幼科，正合渠平日学习见闻之证，是多误认为慢惊风，遂投抱龙丸，安神丸，竭尽惊风之剂，转治转剧。因见不啼不语，又将神门眉心乱灸，艾火虽微，内攻甚急，两阳相拂，如火加油，红炉添炭，死者不可胜记，深为痛悯。今凡遇疫毒流行，大人可染，小儿岂独不可染耶？但所受之邪则一，因其气血筋骨柔脆，故所现之症为异耳，务宜求邪以治，故用药与大人仿佛。凡五六岁以上者，药当减半；二三岁往来者，四分之一可也。又肠胃柔脆，少有差误，为祸更速，临证尤宜加慎。

小儿太极丸

天竺黄五钱 胆星五钱 大黄三钱 麝香三分 冰片三分 僵蚕三钱

上为细末，端午日午时修合，糯米饭杵为丸，如芡实大，朱砂为衣。凡遇疫证，姜汤化下一丸，神效。

主客交

凡人向有他病尪羸，或久疟，或内伤瘀血，或吐血、便血、咳血，男子遗精、白浊，精气枯涸，女人崩漏、带下、血枯经闭之类，以致肌肉消烁，邪火独存，故脉近于数也。此际稍感疫气，医家、病家，见其谷食暴绝，更加胸膈痞闷，身疼发热，彻夜不寐，指为原病加重，误以绝谷为脾虚，以身痛为血虚，以不寐为神虚，遂投参、术、归、地、茯神、枣仁之类，愈进愈危。知者稍以疫法治之，发热减半，不时得睡，谷食稍进，但数脉不去，肢体时疼，胸胁锥痛，过期不愈。医以杂药频试，补之则邪火愈炽，泻之则损脾坏胃，滋之则胶邪愈固，散之则经络益虚，疏之则精气愈耗，守之则日消近死。盖但知其伏邪已溃，表里分传，里证虽除，不知正气衰微，不能托出，表邪留而不去，因与血脉合而为一，结为痼疾也。肢体时疼者，邪与荣气搏也；脉数身热不去者，邪火并郁也；胁下锥痛者，火邪结于膜膈也；过期不愈者，凡疫邪交卸，近在一七，远在二七，甚至三七，过此不愈者，因非其治，不为坏证即为痼疾也。夫痼疾者，所谓客邪胶固于血脉，主客交浑，最难得解，且愈久益固，治法当乘其大肉未消，真元未败，急用三甲散，多有得生者。更附加减法，随其平素而调之。

三甲散

鳖甲 龟甲并用酥炙黄，为末，各一钱。如无酥，各以醋炙代之 穿山甲土炒黄，为末，五分 蝉蜕洗净，炙干，五分 僵蚕白硬者，切断，生用，五分 牡蛎煅为末，五分。咽燥者斟酌用 䗪虫三个。干者擘碎；鲜者捣烂和酒少许，取汁入汤药同服，其渣入诸药同煎 白芍药酒炒，七分 当归五分 甘草三分

水二盅，煎八分，沥渣温服。若素有老疟或瘅疟者，加牛膝一钱，何首乌一钱。胃弱欲作泻者，宜九蒸九晒。若素有郁痰者，加贝母一钱。有老痰者，加瓜蒌霜五分。善呕者，勿用。若咽干作痒者，加花粉、知母各五分。若素燥咳者，加杏仁捣烂，一钱五分。若素有内伤瘀血者，倍䗪虫，如无䗪虫，以干漆炒，烟尽为度，研末。五分，及桃仁捣烂，一钱代之。服后病减半勿服，当尽调理法。

调理法

凡人胃气强盛，可饥可饱。若久病之后，胃气薄弱，最难调理。盖胃体如灶，胃气如火，谷食如薪，合水谷之精微，升散为血脉者如焰，其糟粕下转为粪者如烬。是以灶大则薪多火盛，薪断而余焰犹存，虽薪从续而火亦燃。若些小铫锅，正宜薪数茎，稍多则壅灭，稍断则火绝。死灰而求复燃，不亦难乎？若夫大病之后，盖客邪新去，胃口方开，几微之气，所以多与、早与、迟与皆不可也。宜先与粥饮，次糊饮，次糜粥，次软饭，尤当循序渐进，毋先后其时。当设炉火，昼夜勿令断绝，以备不时之用，思谷即与，稍缓则胃饥如剡，再缓则胃气伤，反不思食矣。既不思食，若照前与之，虽食而弗化，弗化则伤之又伤。不为食复者，当如初进法。若更多与，及黏硬之物，胃气壅甚，必胀满难支。若气绝谷存，乃致反复颠倒，形神俱脱而死矣。

统论疫有九传治法

夫疫之传有九，然亦不出乎表里之间而已矣。所谓九传者，病患各得其一，非谓一病而有九传也。盖温疫之来，邪自口鼻而入，感于膜原，伏而未发者，不知不觉。已发之后，渐加发热，脉洪而数，此众人相同，宜达原饮疏之。继而邪气一离膜原，察其传变，众人不同者，以其表里各异耳。有但表而不里者，有但里而不表者，有表而再表者，有里而再里者，有表里分传者，有表里分传而再分传者，有表胜于里者，有里胜于表者，有先表而后里者，有先里而后表者。凡此九传，其去病一也。医者不知九传之法，不知邪之所在，如盲者之不任杖，聋者之听宫商，无音可求，无路可适，未免当汗不汗，当下不下，或颠倒误用，或寻枝摘叶，但治其证，不治其邪，同归于误一也。

所言但表而不里者，其症头疼身痛，发热，而复凛凛，内无胸满腹胀等症，谷食不绝，不烦不渴。此邪气外传，由肌表而出，或自斑消，或从汗解。斑者有斑疹、桃花斑、紫云斑；汗者有自汗、盗汗、狂汗、战汗之异。此病气之使然，不必较论，但求得斑得汗为愈疾耳。凡自外传者为顺，勿药亦能自愈。间有汗出不彻，而热不退者，宜白虎汤；斑出不透，而热不退者，宜举斑汤；有斑汗并行而愈者。若斑出不透，汗出不彻而热不除者，宜白虎合举斑汤。

间有表而再表者，所发未尽，膜原尚有隐伏之邪，或二三日后，四五日后，依前发热，脉洪而数。及其解也，斑者仍斑，汗者仍汗而愈。未愈者，仍如前法治之，然亦希有。至于三表者，更希有也。

若但里而不表者，外无头疼身痛，而后亦无三斑四汗。惟胸膈痞闷，欲吐不吐，虽得少吐而不快，此邪传里之上者。宜瓜蒂散吐之，邪从吐减，邪尽病已。邪传里之中下者，心腹胀满，不呕不吐，或燥结便闭，或热结旁流，或协热下利，或大肠胶闭，并宜承气辈导去其邪，邪减病减，邪尽病已。上中下皆病者，不可吐，吐之为逆，但宜承气导之，则在上之邪，顺流而下，呕吐立止，胀满渐除。

有里而再里者，愈后二三日或四五日，依前之证复发，在上者仍吐之，在下者仍下之。再里者常事，甚有三里者，希有也。虽有上中下之分，皆为里证。

若表里分传者，始则邪气伏于膜原。膜原者，即半表半里也。此传法以邪气平分，半入于里，则现里证，半出于表，则现表证，此疫家之常事。然表里俱病，内外壅闭，既不得汗，而复不得下。此不可汗，强求其汗必不可得，宜承气先通其里。里邪先去，邪去则里气通，中气方能达表。向者郁于肌肉之邪，乘势尽发于肌表矣，或斑或吐，盖随其性而升泄之也。诸症悉去，既无表里证而热不退者，膜原尚有已发之邪未尽也，宜三消饮调之。

若表里分传而再分传者，照前表里俱病，宜三消饮，复下复汗如前而愈，此亦常事。至有三发者，亦希有也。

若表胜于里者，膜原伏邪发时，传表之邪多，传里之邪少，何以治之？表证多而里证少，当治其表，里证兼之；若里证多而表证少者，但治其里，表证自愈。

若先表而后里者，始则但有表证而无里证，宜达原饮。有经证者，当用三阳加法。经证不显，但发热者不用加法。继而脉洪大而数，自汗而渴，邪离膜原未能出表耳，宜白虎汤辛凉解散，邪从汗解，脉静身凉而愈。愈后二三日，或四五日后，依前发热，宜达原饮。至后反加胸满腹胀、不思谷食、烦渴、舌上苔刺等症，加大黄微利之。久而不去，在上者宜瓜蒂散吐之；如在下者，宜承气汤导之。

若先里而后表者，始则发热，渐加里证。下之里证除，二三日内复发热，反加头疼身痛脉浮者，宜白虎汤。若下后热减不甚，三四日后，精神不慧，脉浮者宜白虎汤汗之。服汤后不得汗者，因精液枯竭也，加人参覆卧则汗解。此近表里分传之证，不在此例。

若大下后，大汗后，表里之证悉去，继而一身尽痛，身如被杖，甚则不可反侧，周身骨寒而痛，非表证也，此不必治，二三日内阳气自回，身痛自愈。

凡疫邪再表再里，或再表里分传者，医家不解，反责病家不善调理，以致反复。病家不解，每责医家用药有误，致病复起。彼此归咎，胥失之矣！殊不知病势之所当然，盖气性如此，一者不可为二，二者不可为一，绝非医家、病家之过也，但得病者向赖精神完固，虽再三反复，随复随治，随治随愈。

间有延挨失治，或治之不得其法，日久不除，精神耗竭，嗣后更医，投药固当，现下之邪拔去，因而得效。殊不知膜原尚有伏邪，在一二日内，前证复起，反加循衣摸床，神思昏愦，目中不了了等症，且脉起渐萎，大凶之兆也。譬如行人，日间趱行，未晚投宿，何等从容？今则日间绕道，日暮途长，急难及矣。病家不咎于前医耽误时日，反咎于后医既生之而又杀之，良可叹也！当此之际，攻之则元气几微，是求速死；补之则邪火益炽，精气枯燥；守之则正不胜邪，必无生理矣。

正 名

《伤寒论》曰：发热而渴，不恶寒者为温病，后人省"氵"加"疒"为瘟，即

219

温也。

如病證之"證"，后人省文作"证"，嗣后省"言"加"疒"为症。又如滞下，古人为下利脓血，盖以泻为下利，后人加"疒"为"痢"。要之，古无瘟、痢、症三字，皆后人之自为变易耳。不可因易其文，以温、瘟为两病，各指受病之原，乃指冬之伏寒，至春至夏发为温热，又以非节之暖为温疫。果尔，又当异证异脉，不然临治之际，何以知受病之原不同也。设使脉病不同，病原各异，又当另立方论治法，然则脉证治法，又何立哉？所谓枝节愈繁，而意愈乱，学人未免有多岐之惑矣。夫温者热之始，热者温之终，温热首尾一体，故又为热病即温病也。又名疫者，以其延门阖户，如徭役之役，众人均等之谓也。今省文作"殳"加"疒"为疫。又为时疫时气者，因其感时行戾气所发也，因其恶厉，又为之疫疠，终有得汗而解，故燕冀名为汗病。此外，又有风温、湿温，即温病挟外感之兼证，名各不同，究其病则一。然近世称疫者众，书以温疫者，弗遗其言也。后以伤寒例及诸家所议，凡有关于温疫，其中多有误者，恐致惑于来学，悉采以正焉。

《伤寒例》正误

《阴阳大论》云：春气温和，夏气暑热，秋气清凉，冬气冷冽，此则四时正气之序也。冬时严寒，万类深藏，君子固密，则不伤于寒。触冒之者，乃名伤寒耳。其伤于四时之气，皆能为病，以伤寒为毒者，以其最成杀厉之气也。中而即病者，名曰伤寒，不即病者，寒毒藏于肌肤，至春变为温病，至夏变为暑病，暑病者，热极重于温也。

成注：《内经》曰：先夏至为温病，后夏至为暑病，温暑之病，本于伤寒而得之。

按：十二经络，与夫奇经八脉，无非营卫气血，周布一身而营养百骸。是以天真元气，无往不在，不在则麻木不仁。造化之机，无刻不运，不运则颠倒仆绝。然风、寒、暑、湿之邪，与吾身之营卫，势不两立，一有所干，疾苦作矣，苟或不除，不危即毙。上文所言冬时严寒所伤，中而即病者为伤寒，不即病者，至春变为温病，至夏变为暑病。然风寒所伤，轻则感冒，重则伤寒，即感冒一证，风寒所伤之最轻者，尚尔头疼身痛、四肢拘急、鼻塞声重、痰嗽喘急、恶寒发热，当即为病，不能容隐。今冬时严寒所伤，非细事也，反能藏伏过时而发耶？更问何等中而即病？何等中而不即病？何等中而即病者头痛如破，身痛如杖，恶寒项强，发热如炙，或喘或呕，甚则发痉，六脉疾数，烦躁不宁，至后传变，不可胜言，仓卒失治，乃致伤生？何等中而不即病者，感则一毫不觉，既而延至春夏，当其已中之后，未发之前，饮食起居如常，神色声气，纤毫不异，其已发之证，势不减于伤寒？况风寒所伤，未有不由肌表而入，所伤皆营卫。所感均系风寒，一者何其懵懵，中而不觉，藏而不知；一者何其灵异，感而即发。发而根属同源而异流，天壤之隔，岂无说耶？既无其说，则知温热之原，非风寒所中矣。且言寒毒藏于肌肤之间。肌为肌表，肤为皮之浅者，其间一毫一窍，无非营卫经行所摄之地。即感冒些小风寒，尚不能稽留，当即为病，何况受严寒杀厉之气，且感于皮肤最浅之处，反能容隐者耶？以此推之，必无是事矣。凡治客邪大法，要在表里分明，所谓未入于腑者，邪在经也，可汗而已；既入于腑者，邪在里也，可下而已。果系寒毒藏于肌肤，虽过时而发，邪气犹然在表，治法不无发散，邪从汗解。后世治温热病者，若执肌肤在表之邪，一投发散，是非徒无益，而又害之矣！

凡病先有病因，方有病证，因证相参，然后始有病名，稽之以脉，而后可以言治。假令伤寒、中暑，各以病邪而立名。今热病以病证而立名，上文所言暑病，反不若言热病者，尚可模糊。若以暑病为名，暑为病邪，非感盛夏之暑，不可以言暑病。若言暑病，乃是香薷饮之证，彼此岂可相混？凡客病感邪之重，则病甚，其热亦甚；感邪之轻，则病轻，其热亦微。热之微甚，存乎感邪之轻重也。二三月及八九月，其时亦有病重，大热不止，失治而死者。五、六月亦有病轻热微不药而愈者。凡温病四时皆有，但仲夏感者多，春秋次之，冬时又次之，但可以时令分病之多寡，不可以时令分热之轻重也。

是以辛苦之人，春夏多温热病者，皆由冬时触寒所致，非时行之气也。凡时行者，春应暖而反大寒，夏应大热而反大凉，秋时应凉而反大热，冬时应寒而反大温，此非其时有其气，是以一岁之中，长幼之病多相似者，此则时行之气也。

然气候亦有应至而不至，或有至而太过者，或未应至而至者，此成病气也。

按：春温、夏热、秋凉、冬寒乃四时之常，因风雨阴晴稍为损益。假令春应暖而反多寒，其时必多雨；秋应凉而热不去者，此际必多晴；夫阴晴旱潦之不测，寒暑损益安可以为拘？此天地四时之常事，未必为疫。夫疫者，感天地之戾气也。戾气者，非寒、非暑、非暖、非凉，亦非四时交错之气，乃天地别有一种戾气，多见于兵荒之岁，间岁亦有之，但不甚耳。上文所言，长幼之病多相似者，此则为时行之气，虽不言疫，疫之意寓是矣。殊不知四时之气，虽损益于其间，及其所感之病，终不离其本源。假令正、二月应暖，偶因风雨交集，天气不能温暖，而多春寒。所感之病，轻则为感冒，重则为伤寒，原从感冒、伤寒法治之。但春寒之气，终不若冬时严寒杀厉之气为重，投剂不无有轻重之分，此即应至而不至，至而不去二事也。又如八九月，适多风雨，偶有暴寒之气先至，所感之病，大约与春寒仿佛。深秋之寒，终不若冬时杀厉之气为重，此即未应至而至。即冬时严寒倍常，是为至而太过，所感亦不过即病之伤寒耳。假令夏时多风雨，炎威少息，为至而不及。时多亢旱，烁石流金，为至而太过。太过则病甚，不及则病微，至于伤暑一也，其病与四时正气之序何异耶？治法无出于香薷饮而已。

其冬时有非节之暖，名曰冬温。

按：此即未应至而至也。按冬伤于寒，至春变为温病，今又以冬时非节之暖为冬温。一感于冬寒，一感于冬温，一病两名，寒温悬绝，然则脉证治法又何似耶？夫四气乃二气之离合也，二气即一气之升降也。升极则降，降极则升；升降之极，为阴阳离，离则亢，亢气致病。亢气者，冬之大寒，夏之大暑也。将升不升，将降不降，为阴阳合，合则气和，气和则不致病。和气者，即春之温暖，秋之清凉也。是以阴极而阳气来和，为温暖；阳极而阴气来和，为清凉，斯有既济之道焉。《易》曰：一阴一阳为之道。偏阴偏阳为之疾。得其道，未有反致其疾者。若夫春寒秋热，为冬夏之偏气，倘有触冒之者，固可以为疾；亦无出于感寒伤暑，未可以言疫。若夏凉冬暖，转得春秋之和气，岂有因其和而反致疾者？所以但见伤寒、中暑，未尝见伤温和而中清凉也。温暖清凉，未必为病，又乌可以言疫？

从春分以后至秋分节，天有暴寒者，此皆时行寒疫也。三月、四月，或有暴寒，其时阳气尚弱，为寒所折，病热犹轻。五月、六月，阳气已盛，为寒所折，病热为重。七月、八月，阳气已衰，为寒所折，病热亦微，其病与温暑相似，但有殊耳。

按：四时皆有暴寒，但冬时感严寒杀厉之气，名伤寒，为病最重，其余三时寒微，为病亦微。又以三时较之，盛夏偶有些小风寒，所感之病更微矣。此则以感寒之重，病亦重而热亦重；感寒之轻，病亦轻而热亦轻。是重于冬而略于三时，至夏而又略之，此必然之理也。上文所言，三月、四月，阳气尚弱，为寒所折，病热犹轻；五月、六月，以其时阳气已盛，为寒所折，病热为重；七月、八月其时阳气已衰，为寒所折，病热亦微。由是言之，在冬时阳气潜藏，为寒所折，病热更微。此则反见夏时感寒为重，冬时感寒为轻，前后矛盾，于理大违。交春夏秋三时，偶有暴寒所着，与冬时感冒相同，治法无二，但可名感冒，不当另立寒疫之名。若又以疫为名，殊类画蛇添足。

诸家温疫正误

云岐子：伤寒汗下不愈，过经其证尚在而不除者，亦为温疫病也。如太阳证，汗下过经不愈，诊得尺寸俱浮者，太阳温病也。如身热目痛不眠，汗下过经不愈，诊得尺寸俱长者，阳明温病也；如胸胁胀满，汗下过经不愈，诊得尺寸俱弦者，少阳温病也；如腹满咽干，诊得尺寸俱沉细，过经不愈者，太阴温病也；如口燥舌干而渴，诊得尺寸俱沉细，过经不愈者，少阴温病也；如烦满囊缩，诊得尺寸俱微缓，过经不愈者，厥阴温病也。是故随其经而取之，随其证而治之。如发斑，乃温毒也。

按：《伤寒》叙一日太阳、二日阳明、三日少阳、四日太阴、五日少阴、六日厥阴，为传经尽，七日后传太阳，为过经。云岐子所言伤寒过经不愈者，便指为温病，竟不知伤寒、温病，自是两途。

汪云：愚谓温与热，有轻重之分。故仲景云：若遇温气，则为温病此叔和之言，非仲景论。更遇温热气，即为温毒，热比温尤重故也。但冬伤于寒，至春而发，不感异气，名曰温病，此病之稍轻者也。温病未已，更遇温气，变为温病，此病之稍重者也。《伤寒例》以再遇温气名曰温疫，又有不因冬伤于寒，至春而病温者，此特感春温之气，可名春温。如冬之伤寒，秋之伤湿，夏之中暑相同也。

按：《阴阳大论》四时正气之序：春温、夏暑、秋凉、冬寒。今特感春温之气，可名春温。若感秋凉之气，可名秋凉病矣。春温可以为温病，秋凉独不可为凉病乎？以凉病似觉难言，勉以湿证搪塞。既知秋凉病有碍，反而思之，则知春温病殊为谬妄矣。以此观之，是春之温病，有三种不同。有冬伤于寒，至春变为温病者；有温病未已，再遇温气，而为温病者；有重感温气，相杂而为温病者；有不因冬伤于寒，不因更遇温气，只于春时，感春温之气而病者。若此三者，皆可名为温病，不必各立名色，只要知其病原之不同也。

凡病各有病因。如伤寒自觉触冒风寒，如伤食自觉饮食过度，各有所责。至于温病，乃伏邪所发，多有安居静养，别无他故，倏焉而病。询其所以然之故，无处寻思，况求感受之际，且自不觉。故立论者或言冬时非节之暖，或言春之温气，或言伤寒过经不解，或言冬时伏寒，至春夏乃发。

按：冬伤于寒春必病温，出自《素问》，此汉人所撰，晋王叔和又以述《伤寒例》，盖顺文之误也。或指冬不藏精，春必病温此亦汉人所撰，但言斫丧致病，不言因邪致病，即使寓意邪气乘虚，实不言何气使然。夫邪气乘虚，最是切当，然又有童男室女，以无漏之体，富贵享逸，以幽闲之志，在疫亦未能免，事有不可执滞。又见冬时之温病，与春夏之温疫，脉证相同，治法无异。据云：冬时即病为伤寒。今发于冬时，应作正伤寒，且又实是温病，既是温病，当发于春夏而何又发于冬时？思之至此，不能无疑，乃觉前人所论难凭，务求其所以然之故。既不可言伤寒，又不可言伏寒，即得以冬时非节之暖，牵合而为病原。不思严寒酷暑，因其锋利，人所易犯，故为病最重。至于温暖，乃天地中和之气，万物得之而发育，气血得之而融和，当其肃杀之令，权施仁政，未有因其仁政而反蒙其害者。窃尝较之，冬时未尝温暖，亦有温病，或遇隆冬，临时温暖，虽有温病感温之由，亦无确据，此不过猜疑之说，乌足以为定论。或言感三春当令之温气为温病，夫春时自应温暖，责之尤其无谓；或言温病复感温气，而为温病，正如头上安头；或言伤寒汗下过经不愈者为温病，则又指鹿为马。《活人》又以夏应暑而寒气折之，责邪在心，为夏温；秋应凉而大热折之，责邪在肺，为秋温，转属支离。陶氏又以秋感温气而为秋温。明是杂证，叙温者络绎，议论者各别，言愈繁杂，而本源愈失，使学人反增亡羊之感，与医道何补。

《活人书》云：夏月发热恶寒头疼，身体肢节痛重，其脉洪盛者，热也。冬伤于寒，因暑气而发为热病。治热病与伤寒同，有汗宜桂枝汤，无汗宜麻黄汤，如烦躁宜大青龙汤，然夏月药性须带凉，不可太温，桂枝、麻黄、大青龙须用加减，夏至前桂枝加黄芩，夏至后桂枝、麻黄、大青龙加知母、石膏或加升麻，盖桂枝、麻黄性热。地暖处，非西北之比，夏月服之，必有发黄斑出之失。热病三日外，与前汤不瘥，脉势仍数，邪气犹在经络，未入脏腑者，桂枝石膏汤主之。此方夏至后，代桂枝证用，若加麻黄，可代麻黄、青龙汤证也。若三月至夏，为晚发伤寒，栀子升麻汤，亦暂用之。王宇泰述万历癸卯，李氏一婿，应举南下，时方盛暑，伤寒。一太学生，新读仲景书，自谓知医，投以桂枝汤，入腹即毙。大抵麻黄、桂枝二汤，隆冬正伤寒之药，施之于温病不可，况于热病乎？

按：《活人》以温热病，用桂枝、麻黄，虽加凉药，终未免发散之误。不危幸也，岂止三日前汤不瘥、脉势仍数而已哉？至此尚然不悟为半里之证，且言邪气犹在经络，仍用桂枝石膏汤，至死无悔。王宇泰及王履非之甚当，是以不用麻黄、桂枝，贤于《活人书》远矣。究竟不识温热之源，是以不知用药耳。

春温：《活人书》曰：春应温而清气折之，责邪在肝。或身热头疼，目眩呕吐，长幼率相似，升麻葛根汤、解肌汤、四时通用败毒散。

陶氏曰：交春后至夏至前，不恶寒而渴者为温病，用辛凉之药微解，不可大发汗。急证现者，用寒凉之药急攻之，不可误汗误下，当须识此，表证不与正伤寒同法，里证同。

夏温：《活人书》曰：夏应暑而寒气折之，责邪在心，或身热头疼、腹满自利，长幼率相似，理中汤、射干汤、半夏桂枝汤。

陶氏曰：交夏至，有头疼发热，不恶寒而渴，此名温病，愈加热者为热病，止用辛凉之药解肌，不宜大汗。里证见者，急攻下，表证不与正伤寒同法，里证治法同。

秋温：《活人书》曰：秋应凉而大热折之，责邪在肺，湿热相搏，民病咳嗽，金沸草散、白虎加苍术汤；病疸发黄，茵陈五苓散。

陶氏曰：交秋至霜降前，有头疼发热、不恶寒、身体痛小便短者，名湿病，亦用辛凉之药，加疏利以解肌，亦不宜汗。里证见者，宜攻下，表证不与正伤寒同法。

冬温：《活人书》曰：冬应寒而反大温折之，责邪在肾，宜葳蕤汤。

丹溪曰：冬温为病，非其时有其气者，冬时严寒，君子当闭藏而反发泄于外，专用补药带表药。

按：西北高厚之地，风高气燥，湿证希有。南方卑湿之地，更遇久雨淋漓，时有感湿者，在天或时久雨，或时亢旱，盖非时令所拘。故伤湿之证，随时有之，不待交秋而后能也。推节庵之意，以至春为温病，至夏为热病，至秋似不可复言温热。然至秋冬，又未免温病，只得勉以湿证抵搪。且湿热杂证，更不得借此混淆。惟其不知温病四时皆有，故说到冬时，遂付之不言。宇泰因见陶氏不言，乃引丹溪述非其时有其气，以补冬温之缺。然则冬时交错之气，又不可以为冬温也。《活人书》但言四时之温，盖不知温之源，故春责清气，夏责寒气，秋责热气，冬责温气，殊不知清、温、寒、热，总非温病之源。复以四时专令之脏而受伤，不但胶柱鼓瑟，且又罪及无辜矣。

《湿热条辨》

（清·薛雪）

[原文]湿热证，始恶寒，后但热不寒，汗出胸痞，舌白，口渴不引饮。(1)

自注：此条乃湿热证之提纲也。湿热病属阳明太阴经者居多，中气实则病在阳明，中气虚则病在太阴。病在二经之表者，多兼少阳三焦，病在二经之里者，每兼厥阴风木。以少阳厥阴同司相火，阳明太阴湿热内郁，郁甚则少火皆成壮火，而表里上下充斥肆逆，故是证最易耳聋、干呕、发痉、发厥。而提纲中不言及者，因以上诸证，皆湿热证兼见之变局，而非湿热病必见之正局也。始恶寒者，阳为湿遏而恶寒，终非若寒伤于表之恶寒，后但热不寒，则郁而成热，反恶热矣。热盛阳明则汗出，湿蔽清阳则胸痞，湿邪内盛则舌白，湿热交蒸则舌黄，热则液不升而口渴，湿则饮内留而不引饮。然所云表者，乃太阴阳明之表，而非太阳之表。太阴之表四肢也，阳明也；阳明之表肌肉也，胸中也。故胸痞为湿热必有之证，四肢倦怠，肌肉烦疼，亦必并见。其所以不干太阳者，以太阳为寒水之腑，主一身之表，风寒必自表入，故属太阳。湿热之邪，从表伤者，十之一二，由口鼻入者，十之八九。阳明为水谷之海，太阴为湿土之脏，故多阳明太阴受病。膜原者，外通肌肉，内近胃腑，即三焦之门户，实一身之半表半里也。邪由上受，直趋中道，故病多归膜原。要之湿热之病，不独与伤寒不同，且与温病大异。温病乃少阴太阳同病，湿热乃阳明太阴同病也。而提纲中言不及脉者，以湿热之证，脉无定体，或洪或缓，或伏或细，各随证见，不拘一格，故难以一定之脉，拘定后人之眼目也。

湿热之证，阳明必兼太阴者，徒知脏腑相连。湿土同气，而不知当与温病之必兼少阴比例。少阴不藏，木火内燔，风邪外袭，表里相应，故为温病。太阴内伤，湿饮停聚，客邪再至，内外相引，故病湿热。此皆先有内伤，再感客邪，非由腑及脏之谓。若湿热之证，不挟内伤，中气实者，其病必微，或有先因于湿，再因饥劳而病者，亦属内伤挟湿，标本同病。然劳倦伤脾为不足，湿饮停聚为有余，所以内伤外感孰多孰少，孰实孰虚，又在临证时权衡矣。

［原文］湿热证，恶寒无汗，身重头痛，湿在表分。宜藿香、香薷、羌活、苍术皮、薄荷、牛蒡子等味。头不痛者，去羌活。（2）

自注：身重恶寒，湿遏卫阳之表证，头痛必挟风邪，故加羌活，不独胜湿，且以祛风。此条乃阴湿伤表之候。

［原文］湿热证，恶寒发热，身重，关节疼痛，湿在肌肉，不为汗解。宜滑石、大豆黄卷、茯苓皮、苍术皮、藿香叶、鲜荷叶、白通草、桔梗等味，不恶寒者，去苍术皮。（3）

自注：此条外候与上条同，唯汗出独异，更加关节疼痛，乃湿邪初犯阳明之表。而即清胃脘之热者，不欲湿邪之郁热上蒸，而欲湿邪之淡渗下走耳。此乃阳湿伤表之候。

［原文］湿热证，三四日即口噤，四肢牵引拘急，甚则角弓反张，此湿热侵入经络脉隧中。宜鲜地龙、秦艽、威灵仙、滑石、苍耳子、丝瓜藤、海风藤、酒炒黄连等味。（4）

自注：此条乃湿邪挟风者。风为木之气，风动则木张，乘入阳明之络则口噤，走窜太阴之经则拘挛，故药不独胜湿，重用息风，一则风药能胜湿，一则风药能疏肝也。选用地龙、诸藤者，欲其宣通脉络耳。

或问仲景治痉原有桂枝加栝楼根及葛根汤两方，岂宜于古而不宜于今耶？今之痉者与厥相连，仲景不言及厥，岂《金匮》有遗文耶？余曰：非也。药因病用，病源既异，治法自殊。伤寒之痉自外来，证属太阳，治以散外邪为主；湿热之痉自内出，波及太阳，治以息内风为主。盖三焦与肝胆同司相火，中焦湿热不解，则热盛于里而少火悉成壮火，火动则风生而筋挛脉急，风煽则火炽而识乱神迷。身中之气随风火上炎而有升无降，常度尽失，由是而形若尸厥。正《内经》所谓"血之与气，并走于上，则为暴厥"者是也。外窜经脉则成痉，内侵膻中则为厥。痉厥并见，正气犹存一线，则气复返而生，胃津不克支持，则厥不回而死矣。所以痉之与厥往往相连，伤寒之痉自外来者，安有是哉？

暑月痉证与霍乱同出一源，风自火生，火随风转，乘入阳明则呕，贼及太阴则泻，是名霍乱；窜入筋中则挛急，流入脉络则反张，是名痉。但痉证多厥，霍乱少厥。盖痉证风火闭郁，郁则邪势愈甚，不免乱神明，故多厥；霍乱风火外泄，泄则邪势外解，不至循经而走，故少厥。此痉与霍乱之分别也。然痉证邪滞三焦，三焦乃火化，风得火而愈煽，则逼入膻中而暴厥；霍乱邪走脾胃，脾胃乃湿化，邪由湿而停留，则淫及诸经而拘挛。火郁则厥，火窜则挛。又痉与厥之遗祸也，痉之挛结乃湿热生风，霍乱之转筋乃风来胜湿。痉则由经及脏而厥，霍乱则由脏及经而挛，总由湿热与风淆乱清浊，升降失常之故。夫湿多热少，则风入土中而霍乱，热多湿少，则风乘三焦而痉厥。厥而不返者死，胃液干枯，火邪盘踞也；转筋入腹者死，胃液内涸，风邪独劲也。然则胃中之津液所关顾不巨哉？厥证用辛，开泄胸中无形之邪也；干霍乱用探吐，泄胃中有形之滞也。然泄邪而胃液不上升者，热邪愈炽；探吐而胃液不四布者，风邪更张，终成死候，不可不知。

［原文］湿热证，壮热口渴，舌黄或焦红，发痉，神昏谵语或笑，邪灼心包，营血已耗。宜犀角、羚羊角、连翘、生地、玄参、钩藤、银花露、鲜菖蒲、至宝丹等味。(5)

自注：上条言痉，此条言厥。温暑之邪本伤阳气，及至热极逼入营阴，则津液耗而阴亦病，心包受灼，神识昏乱。用药以清热救阴，泄邪平肝为务。

［原文］湿热证，发痉，神昏笑妄，脉洪数有力，开泄不效者，湿热蕴结胸膈，宜仿凉膈散；若大便数日不通者，热邪闭结肠胃，宜仿承气微下之例。(6)

自注：此条乃阳明实热，或上结，或下结。清热泄邪止能散络中流走之热，而不能除肠中蕴结之邪，故阳明之邪仍假阳明为出路也。

［原文］湿热证，壮热烦渴，舌焦红或缩，斑疹，胸痞，自利，神昏痉厥，热邪充斥表里三焦。宜大剂犀角、羚羊角、生地、玄参、银花露、紫草、方诸水[1]、金汁、鲜菖蒲等味。(7)

自注：此条乃痉厥中之最重者，上为胸闷，下挟热利，斑疹痉厥，阴阳告困。独清阳明之热，救阳明之液为急务者，恐胃液不存，其人自焚而死也。

［1］方诸水：又名明水，方诸为古代在月下承取露水的器具名称。一说方诸水用大蛤，磨之令热，向月取之则水生，即当明月当空时取蚌体分泌之汁液，性甘寒无毒，功能止渴除烦，明目定心。

［原文］湿热证，寒热如疟，湿热阻遏膜原。宜柴胡、厚朴、槟榔、草果、藿香、苍术、半夏、干菖蒲、六一散等味。(8)

自注：疟由暑热内伏，秋凉外束而成。若夏月腠理大开，毛窍疏通，安得成疟。而寒热有定期，如疟证发作者，以膜原为阳明之半表半里，热湿阻遏，则营卫气争，证虽如疟，不得与疟同治，故仿又可达原饮之例，盖一由外凉束，一由内湿阻也。

[原文]湿热证，数日后脘中微闷，知饥不食，湿邪蒙绕三焦。宜藿香叶、薄荷叶、鲜荷叶、枇杷叶、佩兰叶、芦尖、冬瓜仁等味。(9)

自注：此湿热已解，余邪蒙蔽清阳，胃气不舒。宜用极轻清之品，以宣上焦阳气。若投味重之剂，是与病情不相涉矣。

[原文]湿热证，初起发热，汗出胸痞，口渴舌白，湿伏中焦。宜藿梗、蔻仁、杏仁、枳壳、桔梗、郁金、苍术、厚朴、草果、半夏、干菖蒲、佩兰叶、六一散等味。(10)

自注：浊邪上干则胸闷，胃液不升则口渴。病在中焦气分，故多开中焦气分之药。此条多有挟食者，其舌根见黄色，宜加瓜蒌、楂肉、莱菔子。

[原文]湿热证，数日后自利，溺赤，口渴，湿流下焦。宜滑石、猪苓、茯苓、泽泻、萆薢、通草等味。(11)

自注：下焦属阴，太阴所司。阴道虚故自利，化源滞则溺赤，脾不转津则口渴。总由太阴湿胜故也。湿滞下焦，故独以分利为治，然兼证口渴胸痞，须佐入桔梗、杏仁、大豆黄卷开泄中上，源清则流自洁，不可不知。以上三条，俱湿重于热之候。

湿热之邪不自表而入，故无表里可分，而未尝无三焦可辨，犹之河间治消渴亦分三焦者是也。夫热为天之气，湿为地之气，热得湿而愈炽，湿得热而愈横。湿热两分，其病轻而缓，湿热两合，其病重而速。湿多热少则蒙上流下，当三焦分治，湿热俱多则下闭上壅而三焦俱困矣。犹之伤寒门二阳合病、三阳合病也。盖太阴湿化，三焦火化，有湿无热止能蒙蔽清阳，或阻于上，或阻于中，或阻于下，若湿热一合，则身中少火悉化为壮火，而三焦相火有不起而为虐者哉？所以上下充斥，内外煎熬，最为酷烈。兼之木火同气，表里分司，再引肝风，痉厥立至。胃中津液几何，其能供此交征乎？至其所以必属阳明者，以阳明为水谷之海，鼻食气，口食味，悉归阳明。邪从口鼻而入，则阳明为必由之路。其始也，邪入阳明，早已先伤其胃液，其继邪盛三焦，更欲资取于胃液，司命者可不为阳明顾虑哉？

或问木火同气，热盛生风，以致痉厥，理固然矣。然有湿热之证，表里极热，不痉不厥者，何也？余曰：风木为火热引动者，原因木气素旺，肝阴先亏，内外相引，两阳相煽，因而动张。若肝肾素优，并无里热者，火热安能招引肝风也！试观产妇及小儿，一经壮热便成瘛疭者，以失血之后，与纯阳之体，阴气未充，故肝风易动也。

或问曰：亦有阴气素亏之人，病患湿热，甚至斑疹外见，入暮谵语，昏迷而不痉不厥者，何也？答曰：病邪自盛于阳明之营分，故由上脘而熏胸中，则入暮谵妄。邪不在三焦气分，则金不受囚，木有所畏，未敢起而用事，至于斑属阳明，疹属太阴，亦二经营分热极，不与三焦相干，即不与风木相引也。此而痉厥，必胃中津液尽涸，耗及心营，则肝风亦起，而其人已早无生理矣。

［原文］湿热证，舌遍体白，口渴，湿滞阳明。宜用辛开，如厚朴、草果、半夏、干菖蒲等味。（12）

自注：此湿邪极盛之候。口渴乃液不上升，非有热也。辛泄太过即可变而为热，而此时湿邪尚未蕴热，故重用辛开，使上焦得通，津液得下也。

［原文］湿热证，舌根白，舌尖红，湿渐化热，余湿犹滞。宜辛泄佐清热，如蔻仁、半夏、干菖蒲、大豆黄卷、连翘、绿豆衣、六一散等味。（13）

自注：此湿热参半之证。而燥湿之中，即佐清热者，亦所以存阳明之液也。上二条凭验舌以投剂，为临证时要诀，盖舌为心之外候，浊邪上熏心肺，舌苔因而转移。

［原文］湿热证，初起即胸闷不知人，瞀乱[1]大叫痛，湿热阻闭中上二焦。宜草果、槟榔、鲜菖蒲、芫荽、六一散各重用，或加皂角、地浆水[2]煎。（14）

自注：此条乃湿热俱盛之候。而去湿药多清热药少者，以病邪初起即闭，不得不以辛通开闭为急务，不欲以寒凉凝滞气机也。

［1］瞀（mào冒）乱：视物不明，心中闷乱，甚至神识昏蒙。瞀，视物不明，甚至昏蒙。

［2］地浆水：把新汲水倒入约1米深的黄土坑，俟其沉淀后，取清液用。有清暑解毒作用。

［原文］湿热证，四五日，口大渴，胸闷欲绝，干呕不止，脉细数，舌光如镜。胃液受劫，胆火上冲，宜西瓜汁、金汁、鲜生地汁、甘蔗汁磨服郁金、木香、香附、乌药等味。（15）

自注：此营阴素亏，木火素旺者。木乘阳明，耗其津液，幸无饮邪，故一清阳明之热，一散少阳之邪。不用煎者，取其气全耳。

［原文］湿热证，呕吐清水或痰多，湿热内留，木火上逆。宜温胆汤加瓜蒌、碧玉散等味。（16）

自注：此素有痰饮而阳明少阳同病，故一以涤饮，一以降逆。与上条呕同而治异，正当合参。

［原文］湿热证，呕恶不止，昼夜不瘥，欲死者，肺胃不和，胃热移肺，肺不受邪也。宜用川连三四分，苏叶二三分，两味煎汤，呷下即止。（17）

自注：肺胃不和，最易致呕，盖胃热移肺，肺不受邪，还归于胃。必用川连以清湿热，苏叶以通肺胃。投之立愈者，以肺胃之气，非苏叶不能通也，分数轻者，以轻剂恰治上焦之病耳。

［原文］湿热证，咳嗽昼夜不安，甚至喘不得眠者，暑邪入于肺络。宜葶苈、枇杷叶、六一散等味。（18）

自注：人但知暑伤肺气则肺虚，而不知暑滞肺络则肺实。葶苈引滑石直泻肺邪则病自除。

［原文］湿热证，十余日，大势已退，唯口渴，汗出，骨节痛，余邪留滞经络。宜元米汤泡于术，隔一宿，去术煎饮。（19）

自注：病后湿邪未尽，阴液先伤，故口渴身痛。此时救液则助湿，治湿则劫阴。宗仲景麻沸汤之法，取气不取味，走阳不走阴，佐以元米汤养阴逐湿，两擅其长。

［原文］湿热证，数日后，汗出热不除，或痉，忽头痛不止者，营液大亏，厥阴风火上升，宜羚羊角、蔓荆子、钩藤、元参、生地、女贞子等味。（20）

自注：湿热伤营，肝风上逆，血不荣筋而痉，上升颠顶则头痛，热气已退，木气独张，故痉而不厥。投剂以息风为标，养阴为本。

［原文］湿热证，胸痞发热，肌肉微疼，始终无汗者，腠理暑邪内闭。宜六一散一两，薄荷叶三四分，泡汤调下即汗解。（21）

自注：湿病发汗，昔贤有禁。此不微汗之，病必不除。盖既有不可汗之大戒，复有得汗始解之治法，临证者当知所变通矣。

［原文］湿热证，按法治之，数日后，或吐下一时并至者，中气亏损，升降悖逆。宜生谷芽、莲心、扁豆、米仁、半夏、甘草、茯苓等味，甚者用理中法。（22）

自注：升降悖逆，法当和中，犹之霍乱之用六和汤也。若太阴惫甚，中气不支，非理中不可。

［原文］湿热证，十余日后，左关弦数，腹时痛，时圊血[1]，肛门热痛。血液内燥，热邪传入厥阴之证，宜仿白头翁法。（23）

自注：热入厥阴而下利，即不圊血，亦当宗仲景治热利法，若竟逼入营阴，安得不用白头翁汤凉血而散邪乎？设热入阳明而下利，即不圊血，又宜师仲景治下利谵语，用小承气汤之法矣。

［1］圊血：大便有血，此处指便下脓血。圊，指厕所。

［原文］湿热证，十余日后，尺脉数，下利或咽痛，口渴心烦。下泉不足[1]，热邪直犯少阴之证，宜仿猪肤汤凉润法。（24）

自注：同一下利，有厥少之分，则药有寒凉之异。然少阴有便脓之候，不可不细审也。

［1］下泉不足：即肾阴不足。下泉指肾阴。

［原文］湿热证，身冷脉细，汗泄胸痞，口渴舌白，湿中少阴之阳。宜人参、白术、附子、茯苓、益智等味。（25）

自注：此条湿邪伤阳，理合扶阳逐湿。口渴为少阴证，乌得妄用寒凉耶。

［原文］暑月病初起，但恶寒，面黄，口不渴，神倦四肢懒，脉沉弱，腹痛下利，湿困太阴之阳。宜仿缩脾饮，甚则大顺散、来复丹等法。（26）

自注：暑月为阳气外泄，阴气内耗之时。故热邪伤阴，阳明消烁，宜清宜凉；太阴告困，湿浊弥漫，宜温宜散。古法最详，医者鉴诸。

［原文］湿热证，按法治之，诸证皆退，唯目瞑则惊悸梦惕，余邪内留，胆气未舒。宜酒浸郁李仁、姜汁炒枣仁、猪胆皮等味。（27）

自注：滑可去着，郁李仁性最滑脱，古人治惊后肝系滞而不下，始终目不瞑者，用之以下肝系而去滞。此证借用，良由湿热之邪留于胆中，胆为清虚之府，藏而不泻，是以病去而内留之邪不去，寐则阳气行于阴，胆热内扰，肝魂不安，用郁李仁以泄邪而以酒行之，酒气独归胆也。枣仁之酸，入肝安神，而以姜汁制，安神而又兼散邪也。

［原文］湿热证，曾开泄下夺，恶候皆平，独神思不清，倦语不思食，溺数，唇齿干。胃气不输，肺气不布，元神大亏。宜人参、麦冬、石斛、木瓜、生甘草、生谷芽、鲜莲子等味。（28）

自注：开泄下夺，恶候皆平，正亦大伤，故见证多气虚之象。理合清补元气，若用腻滞阴药，去生便远。

［原文］湿热证，四五日，忽大汗出，手足冷，脉细如丝或绝，口渴，茎痛，而起坐自如，神清语亮。乃汗出过多，卫外之阳暂亡，湿热之邪仍结，一时表里不通，脉故伏，非真阳外脱也。宜五苓散去术加滑石、酒炒川连、生地、茋皮等味。（29）

自注：此条脉证，全似亡阳之候，独于举动神气得其真情。噫！此医之所以贵识见也。

［原文］湿热证，发痉神昏，独足冷阴缩。下体外受客寒，仍宜从湿热治，只用辛温之品煎汤熏洗。（30）

自注：阴缩为厥阴之外候，合之足冷，全似虚寒，乃谛观本证，无一属虚，始知寒客下体，一时营气不达，不但证非虚寒，并非上热下寒之可拟也，仍从湿热治之，又何疑耶？

［原文］湿热证，初起壮热口渴，脘闷懊侬，眼欲闭，时谵语。浊邪蒙闭上焦，宜涌泄，用枳壳、桔梗、淡豆豉、生山栀，无汗者加葛根。（31）

自注：此与第九条宜参看，彼属余邪，法当轻散；此则浊邪蒙闭上焦，故懊侬脘闷。眼欲闭者，肺气不舒也。时谵语者，邪郁心包也。若投轻剂，病必不除。《经》曰："高者越之。"用栀豉汤涌泄之剂，引胃脘之阳而开心胸之表，邪从吐散。

［原文］湿热证，经水适来，壮热口渴，谵语神昏，胸腹痛，或舌无苔，脉滑数，邪陷营分。宜大剂犀角、紫草、茜根、贯众、连翘、鲜菖蒲、银花露等味。（32）

自注：热入血室，不独妇女，男子亦有之，不第凉血，并须解毒，然必重剂乃可奏功。

［原文］湿热证，上下失血或汗血，毒邪深入营分，走窜欲泄。宜大剂犀角、生地、赤芍、丹皮、连翘、紫草、茜根、银花等味。（33）

自注：热逼而上下失血、汗血，势极危而犹不即坏者，以毒从血出，生机在是，大进凉血解毒之剂，以救阴而泄邪，邪解而血自止矣。血止后，须进参、茋善后乃得。汗血即张氏所谓肌衄也。《内经》谓："热淫于内，治以咸寒。"方中当增入咸寒之味。

［原文］湿热证，七八日，口不渴，声不出，与饮食亦不却，默默不语，神识昏迷，进辛香凉泄，芳香逐秽，俱不效。此邪入厥阴，主客浑受[1]，宜仿吴又可三甲散，醉地鳖虫、醋炒鳖甲、土炒穿山甲、生僵蚕、柴胡、桃仁泥等味。（34）

自注：暑热先伤阳分，然病久不解，必及于阴。阴阳两困，气钝血滞而暑湿不得外泄，遂深入厥阴，络脉凝瘀，使一阳不能萌动，生气有降无升，心主阻遏，灵气不通，所以神不清而昏迷默默也。破滞通瘀，斯络脉通而邪得解矣。

[1] 主客浑受：暑湿病邪久留，乘精血正气亏耗衰微而深入阴分和血脉之中，并与瘀滞之气血互结，胶固难解，形成络脉凝瘀之顽疾。"主"指阴阳、气血、脏腑、血脉等，也包括了患者体质虚弱或患慢性病证，导致精气亏耗，或气滞，或血瘀，或津伤等内在的病理基础。所谓"客"是指暑湿病邪。

[原文] 湿热证，口渴，苔黄起刺，脉弦缓，囊缩舌硬，谵语昏不知人，两手搐搦，津枯邪滞。宜鲜生地、芦根、生首乌、鲜稻根等味。若脉有力，大便不通，大黄亦可加入。(35)

自注：胃津劫夺，热邪内据，非润下以泄邪，则不能达，故仿承气之例，以甘凉易苦寒，正恐胃气受伤，胃津不复也。

[原文] 湿热证，发痉撮空，神昏笑妄，舌苔干黄起刺或转黑色，大便不通者，热邪闭结胃腑，宜用承气汤下之。(36)

自注：撮空一证，昔贤谓非大实即大虚，虚则神明涣散，将有脱绝之虞；实则神明被逼，故多撩乱之象。今舌苔黄刺干涩，大便闭而不通，其为热邪内结阳明，腑热显然矣。徒事清热泄邪，止能散络中流走之热，不能除胃中蕴结之邪，故假承气以通地道，然舌不干黄起刺者，不可投也。

承气用硝、黄，所以逐阳明之燥火实热，原非湿热内滞者所宜用，然胃中津液为热所耗，甚至撮空撩乱，舌苔干黄起刺，此时胃热极盛，胃津告竭，湿火转成燥火，故用承气以攻下。承气者，所以承接未亡之阴气于一线也。湿温病至此，亦危矣哉。

[原文] 湿热证，壮热口渴，自汗，身重，胸痞，脉洪大而长者，此太阴之湿与阳明之热相合，宜白虎加苍术汤。(37)

自注：热渴自汗，阳明之热也；胸痞身重，太阴之湿兼见矣；脉洪大而长，知湿热滞于阳明之经，故用苍术白虎汤以清热散湿，然乃热多湿少之候。白虎汤仲景用以清阳明无形之燥热也，胃汁枯涸者，加人参以生津，名曰白虎加人参汤；身中素有痹气者，加桂枝以通络，名曰桂枝白虎汤，而其实意在清胃热也。是以后人治暑热伤气身热而渴者，亦用白虎加人参汤；热渴汗泄，肢节烦疼者，亦用白虎加桂枝汤；胸痞身重兼见，则于白虎汤中加入苍术以理太阴之湿；寒热往来兼集，则于白虎汤中加入柴胡，以散半表半里之邪。凡此皆热盛阳明，他证兼见，故用白虎清热，而复各随证以加减。苟非热渴汗泄，脉洪大者，白虎便不可投。辨证察脉，最宜详审也。

[原文] 湿热证，湿热伤气，四肢困倦，精神减少，身热气高，心烦溺黄，口渴自汗，脉虚者，用东垣清暑益气汤主治。(38)

自注：同一热渴自汗而脉虚神倦，便是中气受伤而非阳明郁热。清暑益气汤乃东垣所制，方中药味颇多，学者当于临证时斟酌去取可也。

[原文] 暑月热伤元气，气短倦怠，口渴多汗，肺虚而咳者，宜人参、麦冬、五味子等味。(39)

自注：此即《千金》生脉散也，与第十八条同一肺病，而气粗与气短有分，则肺实与肺虚各异，实则泻而虚则补，一定之理也。然方名生脉，则热伤气之脉虚欲绝可知矣。

［原文］暑月乘凉饮冷，阳气为阴寒所遏，皮肤蒸热，凛凛畏寒，头痛头重，自汗烦渴，或腹痛吐泻者，宜香薷、厚朴、扁豆等味。（40）

自注：此由避暑而感受寒湿之邪，虽病于暑月而实非暑病，昔人不曰暑月伤寒湿而曰阴暑，以致后人淆惑，贻误匪轻，今特正之。其用香薷之辛温，以散阴邪而发越阳气，厚朴之苦温，除湿邪而通行滞气，扁豆甘淡，行水和中。倘无恶寒头痛之表证，即无取香薷之辛香走窜矣。无腹痛吐利之里证，亦无取厚朴、扁豆之疏滞和中矣。故热渴甚者，加黄连以清暑，名四味香薷饮；减去扁豆名黄连香薷饮；湿盛于里，腹膨泄泻者，去黄连加茯苓、甘草名五物香薷饮；若中虚气怯汗出多者，加人参、芪、白术、橘皮、木瓜名十味香薷饮。然香薷之用，总为寒湿外袭而设，不可用以治不挟寒湿之暑热也。

［原文］湿热内滞太阴，郁久而为滞下，其证胸痞腹痛，下坠窘迫，脓血稠黏，里结后重，脉软数者，宜厚朴、黄芩、神曲、广皮、木香、槟榔、柴胡、煨葛根、银花炭、荆芥炭等味。（41）

自注：古之所谓滞下，即今所谓痢疾也。由湿热之邪内伏太阴，阻遏气机，以致太阴失健运，少阳失疏达。热郁湿蒸，传导失其常度，蒸为败浊脓血，下注肛门，故后重。气壅不化，乃数至圊而不能便。伤气则下白，伤血则下赤，气血并伤，赤白兼下，湿热盛极，痢成五色。故用厚朴除湿而行滞气，槟榔下逆而破结气，黄芩清庚金之热，木香、神曲疏中气之滞，葛根升下陷之胃气，柴胡升土中之木气，热侵血分而便血，以银花、荆芥入营清热，若热盛于里，当用黄连以清热，大实而痛，宜增大黄以逐邪。昔张洁古制芍药汤以治血痢，方用归、芍、芩、连、大黄、木香、槟榔、甘草、桂心等味，而以芍药名汤者，盖谓下血，必调藏血之脏，故用之为君，不特欲其土中泻木，抑亦赖以敛肝和阴也。然芍药味酸性敛，终非湿热内蕴者所宜服。倘遇痢久中虚，而宜用芍药、甘草之化土者，恐难任芩、连、大黄之苦寒，木香、槟榔之破气。若其下利初作，湿热正盛者，白芍酸敛滞邪，断不可投。此虽昔人已试之成方，不敢引为后学之楷式也。

［原文］痢久伤阳，脉虚滑脱者，真人养脏汤加甘草、当归、白芍。（42）

自注：脾阳虚者，当补而兼温。然方中用木香，必其腹痛未止，故兼疏滞气。用归、芍，必其阴分亏残，故兼和营阴。但痢虽脾疾，久必传肾，以肾为胃关，司下焦而开窍于二阴也。况火为土母，欲温土中之阳，必补命门之火，若虚寒甚而滑脱者，当加附子以补阳，不得杂入阴药矣。

［原文］痢久伤阴，虚坐努责者，宜用熟地炭、炒当归、炒白芍、炙甘草、广皮之属。（43）

自注：里结欲便，坐久而仍不得便者，谓之虚坐努责。凡里结属火居多，火性传送至速，郁于大肠，窘迫欲便，而便仍不舒。故痢疾门中，每用黄芩清火，甚者用大黄逐热。若痢久血虚，血不足则生热，亦急迫欲便，但久坐而不得便耳，此热由血虚所生，故治以补血为主。里结与后重不同，里结者急迫欲便，后重者肛门重坠。里结有虚实之分：实为火邪有余，虚为营阴不足；后重有虚实之异：实为邪实下壅，虚由气虚下陷。是以治里结者，有清热养阴之异；治后重者，有行气升补之殊。虚实之辨，不可不明。

[原文] 暑湿内袭，腹痛吐利，胸痞，脉缓者，湿浊内阻太阴，宜缩脾饮。（44）

自注：此暑湿浊邪伤太阴之气，以致土用不宣，太阴告困，故以芳香涤秽，辛燥化湿为制也。

[原文] 暑月饮冷过多，寒湿内留，水谷不分，上吐下泻，肢冷脉伏者，宜大顺散。（45）

自注：暑月过于贪凉，寒湿外袭者，有香薷饮；寒湿内侵者，有大顺散。夫吐泻肢冷脉伏，是脾胃之阳为寒湿所蒙，不得升越，故宜温热之剂调脾胃，利气散寒，然广皮、茯苓似不可少，此即仲景治阴邪内侵之霍乱而用理中汤之旨乎。

[原文] 肠痛下利，胸痞，烦躁，口渴，脉数大，按之豁然空者，宜冷香饮子[1]。（46）

自注：此不特湿邪伤脾，抑且寒邪伤肾。烦躁热渴，极似阳邪为病，唯数大之脉按之豁然而空，知其躁渴等症为虚阳外越，而非热邪内扰。故以此方冷服，俾下咽之后，冷气既消，热性乃发，庶药气与病气无扞格[2]之虞也。

[1] 冷香饮子：出自《杨氏家藏方》，由草果仁、甘草、陈橘皮、附子组成，主治伏暑中暑，内伤夹暑，霍乱呕吐，腹痛泻痢，厥逆烦躁，引饮无度。

[2] 扞格：抵触不合之意。扞，同捍。

《疫疹一得》

（清·余霖）

自　序

幼读鲁论，至隐居以求其志，行义以达其道，即心焉志之，曰：丈夫不当如是耶？愿窃比焉。力学二十余年，屡踬名场，翻然自顾樗栎之资，原非国器，奈何犹穷经皓首，终为童子试哉?! 于是究心《灵》《素》，志在岐黄，医虽小道，亦足以行吾艺耳。遍览一十三科，以及诸子百家，各穷无妙，独伤寒一门，张氏仲景以为急病，辨症稍差，夭折生命，论载三百九十七法，一百一十三方，以济天下后世，其用心可谓仁矣。至于疫疹，多于伤寒百倍，安忍置而勿论哉？夷考其时，或未有疫欤？抑或仲景之书，原有一十六卷，今世只传十卷，而疫疹一门，亦在遗亡之数欤？以致后人纷纷立说，祖述宪章，俱以伤寒立论，其于热疫一症，往往略而不讲，是以业斯道者，所诵所传，连篇累牍，无非伤寒，及其临症，只就伤寒一例治之，不知其为疫也。流弊于人，沦肌浃髓，举世同揆，万人一法。究之，死者不知何病以死，生者不知何药以生，抚今思昔，可胜慨哉！乾隆甲申，予客中州，先君偶染时疫，为群医所误，及奔丧回里，查看诸方，总不外此三法，抱恨终天，曷其有极？思于此症，必有以活人者，公之于世，亦以稍释予怀。因读本草言石膏性寒，大清胃热，味淡而薄，能表肌热，体沉而降，能泄实热。恍然大悟，非石膏不足以治热疫，遇有其症，辄投之，无不得心应手。三十年来，颇堪自信，活人所不治者，笔难罄述。窃思一人之治人有限，因人以及人无穷，因不揣鄙陋，参合司天、大运、主气、小运，着为《疫疹一得》，欲以刍荛之见，公之于人，使天下有病斯疫者，起死回生，咸登寿域，予心庶稍安焉，敢以着书立说，自矜能事耶？

乾隆五十九年岁次甲寅季春月

桐溪师愚氏余霖自叙

卷　上

参合六十年客气旁通图

司天、在泉、四间气纪步，各主六十日八十七刻半。客行天令。居于主气之上，故有温凉、寒暑、朦瞑、明晦、风雨、霜雪、电雹、雷霆不同之化。其春温、夏暑、秋凉、冬寒，岂能全为运与气所夺？则当其时，自有微甚之变矣。布此六十年客气旁通，列于主位之下者，使知其气之所在也。

	少阴	太阴	少阳	阳明	太阳	厥阴
	子午	丑未	寅申	卯酉	辰戌	巳亥

厥阴 初之气	太阳客 寒气切烈 霜雪冰雨	厥阴客 大风发荣 雨生毛虫	少阴客 热气伤人 时气流行	太阴客 风雨凝阴 不散	少阳客 瘟疫至	阳明客 清风 雾霜蒙昧
少阴 二之气	厥阴客 为风温雨 雨生毛虫	少阴客 天下疵疫 以正得位	太阴客 时雨 疫疠乃行	少阳僭客逆 大热早行	阳明客 凉风不时	太阳客 寒雨间热
少阳 三之气	少阴客 大暑炎光	太阴客 雷雨电雹	少阳客 大暑炎光 草萎河干	阳明客 凉风间发	太阳客 寒气间至 热争冰雹	厥阴客 热雨大作 雨生羽虫
太阴 四之气	太阴客 大雨沾注 雾雨雷电	少阳客 炎热沸腾	阳明客 清风雾露	太阳客 寒雨害物	厥阴客 风雨催拉 雨生倮虫	少阴客 山泽浮云 豪雨溽湿
阳明 五之气	少阳客 温风乃至 万物乃荣	阳明客 大凉燥疾	太阳客 早寒	厥阴客 凉风大作 雨生介虫	少阴客 秋气温热 热病时行	太阴客 时雨沉阴
太阳 终之气	阳明客 燥寒劲切 雨生鳞虫	太阳客 大寒凝冽	厥阴客 寒风飘扬 蛰虫出见	少阴客 蛰虫出见 流水不冰	太阴客 凝阴寒雪 地气湿	少阳客 冬温蛰虫 流水不冰

运气便览

运气者，所以参天地阴阳之理，明五行衰旺之机，考气候之寒温，察民病之虚实，推加临补泻之法，施寒热温凉之剂。故人云：治时病不知运气，如涉海问津。诚哉言也！今遵前贤图诀，撮其要领，使人一览而知其悉也。

按运气之说，《内经》言之详也。夫人在气交之中，与天地相为流通，苟不立其年以明其气，临病施治之际，乌乎以用补泻之药哉？但运气不可不知也，常有验、有不验者何则？阴阳之消长，寒暑之更易，或失其常，在知者通其活变，岂可胶柱鼓瑟、按图索骥也耶？而时气流行，有病者，有不病者。盖邪之所凑，其气必虚，故虚者感之，而实者其邪难入也。又有一家传染者，盖家有病患，有忧患而饮食必少，饮食少而气馁矣，时与病患相近，感其病气，而从鼻口入也。予揣气候之理，而学人难明也。今将五运配十干之年，六气为司天之步，南政北政，药之主宰，六十甲子之年逐一注明，令学人一览而贯通矣。

五运

甲、己土运，乙、庚金运，丁、壬木运，丙、辛水运，戊、癸火运。

六气

子、午少阴君火，丑、未太阴湿土，寅、申少阳相火，卯、酉阳明燥金，辰、戌太阳寒水，巳、亥厥阴风木。

甲己土运为南政，土居中央，君尊南面而行；余四运以臣事之，北面而受令也，所以有别焉。

寸尺不应

南政之岁：三阴司天寸不应，三阴在泉尺不应。

北政之岁：三阴司天尺不应，三阴在泉寸不应。

药之主宰

甲、己岁甘草为君，乙、庚岁黄芩为君，丁、壬岁栀子为君，丙、辛岁黄柏为君。戊、癸岁黄连为君。一年为君，余四味为臣。

子午岁

甲子土运，南政，寸不应，甘草为君。

庚午金运，北政，尺不应，黄芩为君。

丙子水运，北政，尺不应，黄柏为君。

壬午木运，北政，尺不应，栀子为君。

戊子火运，北政，尺不应，黄连为君。

甲午土运，南政，寸不应，甘草为君。

庚子金运，北政，尺不应，黄芩为君。

丙午水运，北政，尺不应，黄柏为君。

壬子木运，北政，尺不应，栀子为君。

戊午火运，北政，尺不应，黄连为君。

南政，两寸不应；北政，两尺不应。

凡尺泽绝。死不治。尺泽在肘内廉，支文之中动脉，应乎肺之气也。火燥于金，承天之命，金气内绝，故必危亡。

少阴君火司天，阳明燥金在泉。

司天者，天之气候也；在泉者，地之气候也。君火者，手少阴君火也。心者，君主之官，神明出焉。

君火乃主宰阳气之本，余象生土，乃发生万物之源。

初之气：太角厥阴风木用事，子上父下，益辛泻苦，补肺泻心也。

自年前十二月大寒节气，至二月惊蛰方止。

天时，寒风切烈，霜雪水冰，蛰虫伏藏。

民病，关节禁固，腰脚疼，中外疮疡。

二之气：太征少阴君火用事，火盛金衰，补肺泻火。

自二月春分起，至四月立夏终止。

天时，风雨时寒，雨生羽虫。

民病，淋气郁于上而热，令人目赤。

三之气：少征少阳相火用事，君相二火，泻苦益辛。

自四月小满节起，至六月小暑终止。

天时，大火行，热气生，羽虫不鸣，燕百舌杜宇之类。

民病，厥热心疼，寒咳喘，目赤。

四之气：太宫太阴湿土用事，子母相顺，泻肺补肾。

自六月大暑起，至八月白露终止。

天时，大雨时行，寒热互作。

民病，黄胆，衄血，咽干，呕吐，痰饮。

五之气：太商阳明燥金用事，心盛肺衰，火怕水覆。

自八月秋分起，十月立冬终止。

天时，温气乃至，初冬天气犹暖，万物尚英。

民病，寒热伏邪，于春为疟。

六之气：太羽太阳寒水用事，火衰心病，泻咸益苦。

自十月小雪起，至十二月小寒终止。

天时，暴寒劲切，火邪恣毒，寒气暴止。

民病，生肿咳喘，甚则血溢，下连小腹而作寒中。

丑未岁

乙丑金运，北政，尺不应，黄芩为君。

辛未水运，北政，尺不应，黄柏为君。

丁丑木运，北政，尺不应，栀子为君。

癸未火运，北政，尺不应，黄连为君。

己丑土运，南政，寸不应，甘草为君。

乙未金运，北政，尺不应，黄芩为君。

辛丑水运，北政，尺不应，黄柏为君。

丁未木运，北政，尺不应，栀子为君。

癸丑火运，北政，尺不应，黄连为君。

己未土运，南政，寸不应，甘草为君。

南政左寸不应，北政右尺不应。

太阴湿土司天，太阳寒水在泉。

太溪绝，死不治。太溪脉在足内踝后跟骨上动脉，应乎肾之气也。土邪胜水，肾气内绝也。岁气温化之候。太阴湿土者，足太阴脾经也。脾属中央戊己土，每季寄旺一十八日，分为七十二日，以应一岁六六三百六十日之成数也。

初之气：厥阴风木用事，主旺客衰，泻酸补脾。

自年前十二月大寒节起，至二月惊蛰终止。

天时，大风发荣，雨生毛虫。

民病，血溢，经络拘强，关节不利，身重筋痛。

二之气：少阴君火用事，以下生上，泻甘补咸。

自二月春分节气起，至四月立夏终止。

天时，大火至，疫疠，湿蒸相搏，豪雨时降。

民病，瘟疫盛行，远近咸若。

三之气：少阳相火用事，土旺克水，补肾泻脾。

自四月小满节起，至六月小暑终止。

天时，雷雨电雹，地气腾，湿气降。

民病，身重跗肿，胸腹满，感冒湿气。

四之气：太阴湿土用事，甘旺咸衰，补肾益膀胱。

自六月大暑节起，至八月白露终止。

天时，炎然沸腾，地气升，湿化不流。

民病，腠理热，血暴溢，寒疟，心腹胀，浮肿。

五之气：阳明燥金用事，土能生金，益肝泻肺。

自八月秋分节起，至十月立冬终止。

天时，大凉雾露降。

民病，皮肤寒热甚行。

六之气：太阳寒水用事，以上克下，泻肝补肾。

自十月小雪节起，至十一月小寒终止。

天时，大寒凝冽。

民病，关节禁固，腰脚拘疼。

寅申岁

丙寅水运，北政，右寸不应，黄柏为君。

壬申木运，北政，右寸不应，栀子为君。

戊寅火运，北政，右寸不应，黄连为君。

甲申土运，南政，右尺不应，甘草为君。

庚寅金运，北政，右寸不应，黄芩为君。

丙申水运，北政，右寸不应，黄柏为君。

壬寅木运，北政，右寸不应，栀子为君。

戊申火运，北政，右寸不应，黄连为君。

甲寅土运，南政，右尺不应，甘草为君。

庚申金运，北政，右寸不应，黄芩为君。

少阳相火司天，厥阴风木在泉。

天府绝，不治。天府在肘后，披侧上披下同身寸之三寸动脉，肺之气也，火胜金故绝。岁气火代之候。少阳相火者，三焦浮流之火，火邪炎上，上克肺金，金受克，肾水失母，则上盛下虚，虚阳上攻，便生诸疾，至伤元阳。

初之气：

自年前十二月大寒节起，至二月惊蛰终止。

天时，热风伤人，时气流行。

民病，寒热交作，咳逆头痛，血气不调，心腹不快。

二之气：少阴君火用事，肺衰心盛，制苦益辛。

自二月春分节起，至四月立夏终止。

天时，暴风疾雨，温湿相蒸。

民病，上热咳逆，胸膈不利，头痛寒热。

三之气：少阳相火用事，夏旺火炽，补肺益大肠。

自四月小满节起，至六月小暑终止。

天时，炎暑亢旱，草萎河输。

民病，烦热，目赤，喉闭，失血，热渴，风邪，人多暴死。

四之气：太阴湿土用事，火旺生土，泻甘补咸。

自六月大暑节起，至八月白露终止。

天时，风雨时降，炎暑未去。

民病，疟痢交作，寒热头痛。

五之气：阳明燥金用事，肺金受邪，泻苦补辛。

自八月秋分节起，至十月立冬终止。

天时，寒热风雨，草木黄落。

民病，寒邪风热，君子固密。

六之气：太阳寒水用事，心火受克，泻咸补苦。

自十月小雪节起，至十二月小寒终止。

天时，寒温无时，地气正寒，霜露乃降。

民病，感冒寒邪，关节不利，心腹痛。

卯酉岁

丁卯木运，北政，两寸不应，栀子为君。

癸酉火运，北政，两寸不应，黄连为君。

己卯土运，南政，两尺不应，甘草为君。

乙酉金运，北政，两寸不应，黄芩为君。

辛卯水运，北政，两寸不应，黄柏为君。

丁酉木运，北政，两寸不应，栀子为君。

癸卯火运，北政，两寸不应，黄连为君。

己酉土运，南政，两尺不应，甘草为君。

乙卯金运，北政，两寸不应，黄芩为君。

辛酉水运，北政，两寸不应，黄柏为君。

阳明燥金司天，少阴君火在泉。

太冲绝，死不治。太冲脉在足大趾本节后二寸动脉，乃肝之气也。金胜木，故肝绝也。岁气燥化之候，阳明燥金用事，肺与大肠之气象，庚辛金也。

初之气：厥阴风木用事，金木相克，补酸泻辛。

自年前大寒节起，至次年二月惊蛰终止。

天时，阴始凝，风始肃，水乃冰，寒雨多，花开迟。

民病，寒热，浮肿，失血，呕吐，小便赤淋。

二之气：少阴君火用事，火盛金衰，泻苦益辛。

自二月春分节起，至四月立夏终止。

天时，臣居君位，大热早行。

民病，疫疠流行，人多卒暴。

三之气：少阳相火用事，主盛客衰，泻心补肺。

自四月小满节起，至六月小暑终止。

天时，燥热交合，风雨暴至。

民病，寒热头痛，心烦作渴。

四之气：太阴湿土用事，以下生上，泻辛益酸。

自六月大暑节起，至八月白露终止。

天时，早秋寒雨，有伤禾稼。

民病，卒暴寒热，风邪伤人，心痛，浮肿，疮疡失血。

五之气：阳明燥金用事，金盛木衰，泻肺补肝。

自八月秋分节起，至十月立冬终止。

天时，冬行春令，草木青，风雨生虫。

民病，寒热作痢，气血不和。

六之气：太阳寒水用事，客来助主，益苦泻咸。

自十月小雪节起，至十二月小寒终止。

天时，气候反温，蛰虫出现，反行春令。

民病，疫疠温毒，寒热伏邪。

辰戌岁

戊辰火运对化北政，左寸不应，黄连为君。

甲戌土运，南政，左尺不应，甘草为君。

庚辰金运，北政，左寸不应，黄芩为君。

丙戌水运，北政，左寸不应，黄柏为君。

壬辰木运，北政，左寸不应，栀子为君。

戊戌火运，北政，左寸不应，黄连为君。

甲辰土运，南政，左尺不应，甘草为君。

庚戌金运，北政，左寸不应，黄芩为君。

丙辰水运，北政，左寸不应，黄柏为君。

壬戌木运，北政，左寸不应，栀子为君。

太阳寒水司天，太阴湿土在泉。

神门绝，死不治，神门在手之掌后，锐骨之端动脉，心脉也。水胜火，故绝也。

岁气寒化之候。太阳寒水者，足膀胱经也，与足太阴肾经合为表里，属北方壬癸水。

初之气：厥阴风木用事，脾胃受邪，泻咸助辛。

自年前十二月大寒节起，至次年二月惊蛰终止。

天时，气早暖，草果荣，温风至。

民病，瘟疫，寒热，头痛，呕吐，疮疡，老幼病疹，口疮，牙疳。吉七凶三黄连解毒汤。

二之气：

自二月春分节起，至四月立夏终止。

天时，春寒多雨，温无时。

民病，气郁中满，浮肿，寒热。

三之气：少阴相火用事，以上克下，泻咸助苦。

自四月小满节起，至六月小暑终止。

天时，暑热乍凉，疾风豪雨。

民病，寒热吐痢，心烦闷乱，痈疽疮疡。

四之气：太阴湿土用事，木旺土衰，泻肝补脾。

自六月大暑节起，至八月白露终止。

天时，风湿交争，雨生羽虫，暴风疾雨。

民病，大热短气，赤白痢泻。

五之气：阳明燥金用事，金生水旺，制咸益苦。

自八月秋分节起，至十月立冬终止。

天时，湿热而行，客行主令。

民病，气虚客热，血热妄行，肺气壅盛。

六之气：太阳寒水用事，水盛火衰，泻咸助苦。

自十月小雪节起，至十二月小寒终止。

天时，凝寒雨雪，地气正湿。

民病，病患凄惨，孕妇多灾，脾受湿，肺旺肝衰。

己亥岁

己巳土运，南政，左寸不应，甘草为君。

乙亥金运，北政，左尺不应，黄芩为君。

辛巳水运，北政，左尺不应，黄柏为君。

丁亥木运，北政，左尺不应，栀子为君。

癸巳火运，北政，左尺不应，黄连为君。

己亥土运，南政，左寸不应，甘草为君。

乙巳金运，北政，左尺不应，黄芩为君。

辛亥水运，北政，左尺不应，黄柏为君。

丁巳木运，北政，左尺不应，栀子为君。

癸亥火运，北政，左尺不应，黄连为君。

厥阴风木司天，少阳相火在泉。

冲阳死，绝不治。冲阳者在足跗上动脉，胃之气也，药食不入胃，故绝也。岁气风化之候。厥阴风木者，足厥阴肝也。肝属木，东方甲乙木，春旺七十二日也。

初之气：厥阴风木用事，脾胃受邪，泻脾补肝。

自年前十二月大寒节起，至次年二月惊蛰终止。

天时，寒始肃，客行主令，杀气方至。

民病，寒居右胁，气滞，脾胃虚壅。

二之气：少阴君火用事，火旺金衰，泻心补肺。

自二月春分节起，至四月立夏终止。

天时，寒不去，霜雪，水谷气施，草焦，寒雨至。

民病，热中，气血不升降。

三之气：少阳相火用事，肺金受邪，泻苦益辛。

自四月小满节起，至六月小暑终止。

天时，风热大作，雨生羽虫。

民病，泪出，耳鸣，掉眩。

四之气：太阴湿土用事，土木相形，泻酸益甘。

自六月大暑节起，至八月白露终止。

天时，热气返用，山泽云，豪雨溽湿。

民病，心梦邪，黄胆，面为浮肿。

五之气：阳明燥金用事，以金形肝，泻肺益肝。

自八月秋分节起，至十月立冬终止。

天时，燥湿更胜，沉阴乃布，风雨乃行。

民病，寒气及体，肺受风，脾受湿，发为疟。

六之气：太阳寒水用事，主助客盛，泻酸补肝。

自十月小雪节起，至十二月小寒终止。

天时，畏火司食，阳乃火化，蛰虫出现，流水不冰，地气大发，草乃生。

民病，瘟疫，心肾相制。

运气便览终。

图诀附后：

南政司天北在泉，厥阴右寸不虚言，

太阴左寸攸来应，少阴两寸尽沉潜。

北政司天南在泉，厥阴左尺劫空间，

太阴右尺不相应，少阴两天尽皆藏。

五天五运图诀

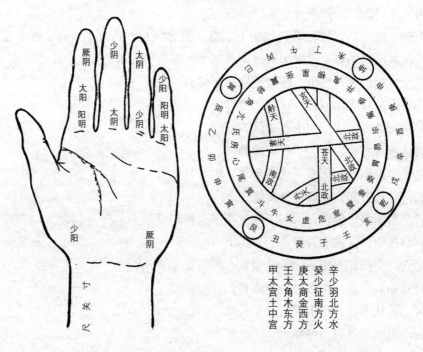

辛少羽北方水
癸少征南方火
庚太商金西方
壬太角木东方
甲太宫土中宫

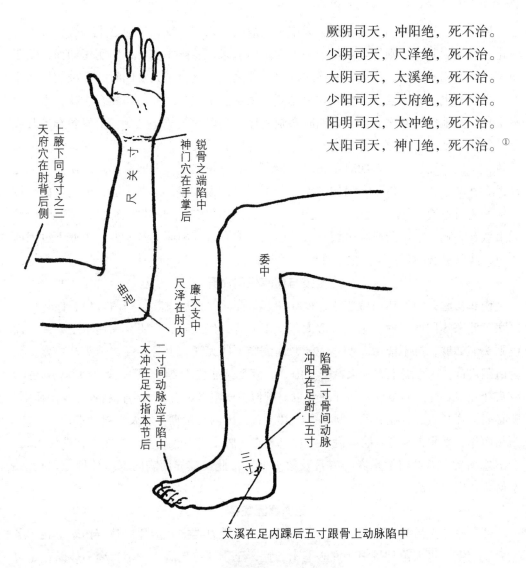

厥阴司天，冲阳绝，死不治。

少阴司天，尺泽绝，死不治。

太阴司天，太溪绝，死不治。

少阳司天，天府绝，死不治。

阳明司天，太冲绝，死不治。

太阳司天，神门绝，死不治。[①]

上腋下同身寸之三
天府穴在肘背后侧

锐骨之端陷中
神门穴在手掌后

曲池

廉大支中
尺泽在肘内

二寸间动脉应手陷中
太冲在足足大指本节后

委中

陷骨二寸骨间动脉
冲阳在足跗上五寸

三寸

太溪在足内踝后五寸跟骨上动脉陷中

运气之变成疾

夫五运六气，乃天地阴阳营运升降之常也。五运流行，有太过不及之异；六气升降，则有逆从胜复之差。凡不合于德化政令者，则为变眚，皆能病患，故谓之时气。一岁之中病症相同者，五运六气所为之病也。《纲目》

论四时运气

《内经》曰：不知年之所加，气之盛衰，虚实之所起，不可以为工矣。王冰以为四时运气尚未该通，人病之由，安能精达？夫运有五而气有六，六气化者，寒、暑、燥、湿、风、火也，然又有君火、相火之分焉。木之化曰风，主于春；君火之化曰热，主于春末夏初；相火之化曰暑，主于夏；金之化曰燥，主于秋；水之化曰寒，主于冬；土之化曰湿，主于长夏即六月也。天之气，始于少阴，终于厥阴，此少阴标，厥阴终

---

① 治：此下应有"太阳司天，神门绝，死不治"，原缺本。

243

也。地之气，始于厥阴木，而终于太阳水。故天之六气，反合于地之十二支，以五行正化、对化为其绪，则知少阴司子午，太阴司丑未，少阳司寅申，阳明司卯酉，太阳司辰戌，厥阴司巳亥，此天气始终之因也。地之气，反合于天之四时，则厥阴风木主春，少阴君火主春末夏初，少阳相火主夏，太阴湿土主长夏，阳明燥金主秋，太阳寒水主冬，此地气始终之因也。夫四时寒暄之序，加以六气司化之令，岁岁各异。凡春温、夏热、秋凉、冬寒，皆天地之正气；如春应温而反寒，夏应热而反凉，秋应凉而反热，冬应寒而反温，皆四时不正之气也。天有不正之气，人即有不正之疾。疫症之来，有其渐也，流行传染，病如一辙，苟不参通司天大运，主气小运，受病之由，按经络源流而施治，焉能应手取效？予每遇此症，静心穷理，格其所感之气，随症施治，无不效若影响。然用药必须过峻，数倍前人，或有议其偏而讥其妄者，予亦不过因所阅历，聊以尽吾心耳！至于世之褒贬，悉听悠悠之口而已。

论疫与伤寒似同而异

伤寒初起，先发热而后恶寒；疫症初起，先恶寒而后发热，一两日后，但热而不恶寒。此寒热同而先后异也。有似太阳、阳明者，然太阳、阳明，头痛不至如破，而疫则头痛如劈，沉不能举。伤寒无汗，而疫则下体无汗，上身有汗，惟头汗更盛。头为诸阳之首，火性炎上，毒火盘踞于内，五液受其煎熬，热气上腾，如笼上熏蒸之露，故头汗独多。此又痛虽同，而汗独异也。有似少阳呕者，有似太阴自利者。少阳而呕，胁必痛，耳必聋；疫症之呕，胁不痛，耳不聋，因内有伏毒，邪火干胃，毒瓦斯上冲，频频而作。太阴自利者，腹必满；疫症自利者，腹不满。大肠为传送之官，热注大肠，有下恶垢者，有旁流清水者，有日及数十度者。此又症异而病同也。种种分别是疫，奈何犹执伤寒治哉？

论伤寒无斑疹

仲景论冬至后为正伤寒，可见非冬至后，不过以类推其治耳！其言伤寒重在"冬至后"三字。世人论仲景书，究心七十二症，至于"冬至后"三字，全不体贴，是以无论春、夏、秋、冬，俱以伤寒治之。要之四时之气，寒特一耳。以冬月因寒受病，故曰伤寒。至春而夏，由温而热，亦曰伤寒，不知寒从何伤？予每论热疫不是伤寒，伤寒不发斑疹。有人问曰：子言热疫不是伤寒，固已！至云伤寒不发斑疹，古人何以谓伤寒热未入胃，下之太早，热乘虚入胃，故发斑；热已入胃，不即下之，热不得泄，亦发斑。斯何谓也？曰：此古人立言之误也。即"热"之一字以证其非，热与寒相反而不相并者。既云伤寒，何以有热入胃？又曰热已入胃，何以谓之伤寒？即用白虎、三黄、化斑、解毒等汤，俱从热治，未作寒医，何今人不悟古人之误，而因以自误而误人也？至论大者为斑，小者为疹，赤者胃热极，五死一生，紫黑者胃烂，九死一生，予断生死，则又不在斑之大、小、紫、黑，总以其形之松浮、紧束为凭耳。如斑一出，松活浮于皮面，红如朱点纸，黑如墨涂肤，此毒之松活外现者，虽紫黑成片可生；一出虽小如粟，紧束有根，如履底透针，如矢贯的，此毒之有根锢结者，纵不紫黑亦死，苟能细心审量，神明于松浮紧束之间，决生死于临症之顷，始信予言之不谬也。

疫疹穷源

上古无疫疹，亦无痘，有之自汉始何也？盖因天地开辟于子丑，人生于寅，斯时人禀清轻无为之性，茹毛饮血之品，内少七情六欲之戕，外无饮食厚味之嗜，浑然一小天地，是以无疫亦无疹，及汉始有者，亦由天地大运主之。自汉迄今，天地大运，正行少阳，即如仲夏，一日十二时论之，自子而丑、而寅、而卯、而辰，虽在暑天，人犹清爽，待交巳午，炎炎之势，如火炽热。由此推之，疫疹之有于汉后者，可悟运气之使然也。但未经岐黄断论，后人纷纷，但仿伤寒类推其治。即仲景所谓至春变温、夏变热、秋变湿，亦略而不察，且立言附和。有云瘟疫伤寒、瘟疹伤寒、斑疹伤寒，甚至热病伤寒，抑知既曰伤寒，何以有瘟、有斑、有疹、有热？认症既讹，故立言也谬，是以肆行发表攻里，多至不救。至河间清热解毒之论出，有高人之见，异人之识，其旨既微，其意甚远。后人未广其说，而反以为偏。《冯氏锦囊》亦云：斑疹不可妄为发表，此所谓大中至正之论，惜未畅明其旨，后人何所适从？吴又可注《温疫论》，辨伤寒、瘟疫甚晰，如头痛、发热、恶寒，不可认为伤寒表证，强发其汗，徒伤表气，热不退，又不可下，徒伤胃气。斯语已得其奥妙。奈何以瘟毒从鼻口而入，不传于胃而传于膜原，此论似有语病。至用达原、三消、诸承气，犹有附会表里之意。惟熊恁昭热疫之验，首用败毒散去其爪牙，继用桔梗汤，同为舟楫之剂，治胸膈、手六经邪热。以手、足少阳俱下膈络胸中，三焦之气为火，同相火游行一身之表，膈与六经，乃至高之分，此药浮载，亦至高之剂，施于无形之中，随高下而退胸膈及六经之热，确系妙法。予今采用其法，减去硝、黄，以疫乃无形之毒，难以当其猛烈，重用石膏，直入戊己，先捣其窝巢之害，而十二经之患自易平矣，无不屡试屡验，故于平日所用方法治验，详述于下，以俟高明者正之。

疫疹案

疹出于胃，古人言热毒未入于胃而下之，热乘虚入胃，故发斑；热毒已入于胃，不即下之，热不得泄，亦发斑。此指误下、失下而言。夫时行疫疹，未经表下，有热不一日而即发者，有迟至四、五日而仍不透者。其发愈迟，其毒愈重。一病即发，以其胃本不虚，偶染邪气，不能入胃，犹之墙垣高硕，门户紧密，虽有小人，无从而入，此又可所谓达于募原者也。至于迟至四、五日而仍不透者，非胃虚受毒已深，即发表攻里过当。胃为十二经之海，上下十二经都朝宗于胃，胃能敷布十二经，荣养百骸，毫发之间，靡所不贯。毒既入胃，势必亦敷布于十二经，残害百骸。使不有以杀其炎炎之势，则百骸受其煎熬，不危何待？瘟既曰毒，其为火也明矣。且五行各一其性，惟火有二：曰君，曰相。内阴外阳，主乎动者也。火之为病，其害甚大，土遇之而赤，金遇之而熔，木遇之而燃，水不胜火则涸，故《易》曰：燥万物者，莫熯乎火。古人所谓元气之贼也。以是知火者疹之根，疹者火之苗也。如欲其苗之外透，非滋润其根，何能畅茂？一经表散，燔灼火焰，如火得风，其焰不愈炽乎？焰愈炽，苗愈遏矣，疹之因表而死者，比比然也。其有表而不死者，乃麻疹、风疹、暑疹之类。有谓疹可治而斑难医，人或即以疫疹为斑耳。夫疹亦何不可治之有？但人不敢用此法耳！

论疫疹之脉不宜表下

疫疹之脉，未有不数者。有浮大而数者，有沉细而数者，有不浮不沉而数者，有按之若隐若现者，此《灵枢》所谓阳毒伏匿之象也。诊其脉，即知其病之吉凶。浮大而数者，其毒发扬，一经表热，病自霍然；沉细而数者，其毒已深，大剂清解，犹易扑灭；至于若隐若现，或全伏者，其毒重矣，其症险矣。此脉得于初起者间有。得于七、八日者颇多，何也？医者初认为寒，重用发表，先亏其阳；表则不散，继之以下，又亏其阴。殊不知伤寒五六日不解，法在当下，尤必审其脉之有力者宜之。疫症者，四时不正之疠气。夫疠气，乃无形之毒，胃虚者感而受之，病形颇似大实，而脉象细数无力。若以无形之疠气，而当硝、黄之猛烈，邪毒焉有不乘虚而入耶？弱怯之人，不为阳脱，即为阴脱；气血稍能驾御者，必至脉转沉伏，变症蜂起，或四肢逆冷，或神昏谵语，或郁冒直视，或遗尿、旁流，甚至舌卷囊缩，循衣摸床，种种恶症，颇类伤寒。医者不悟引邪入内，阳极似阴，而曰变成阴症，妄投参、桂，死如服毒，遍身青紫，鼻口流血。如未服热药者，即用大剂败毒饮，重加石膏，或可挽回。予因历救多人，故表而出之。

论疫疹因乎气运

乾隆戊子年，吾邑疫疹流行，一人得病，传染一家，轻者十生八九，重者十存一二，合境之内，大率如斯。初起之时，先恶寒而后发热，头痛如劈，腰如被杖，腹如搅肠，呕泄兼作，大小同病，万人一辙。有作三阳治者，有作两感治者，有作霍乱治者。迨至两日，恶候蜂起，种种危症，难以枚举。如此而死者，不可胜计。此天时之疠气，人竟无可避者也。原夫至此之由，总不外乎气运。人身一小天地，天地有如是之疠气，人即有如是之疠疾，缘戊子岁少阴君火司天，大运主之，五、六月间，又少阴君火，加以少阳相火，小运主之，二之气与三之气合行其令，人身中只有一岁，焉能胜烈火之亢哉？医者不按运气，固执古方，百无一效。或有疑而商之者，彼即朗诵陈言，援以自证。要之执伤寒之法以治疫，焉有不死者乎？是人之死，不死于病而死于药，不死于药而竟死于执古方者之药也。予因运气，而悟疫症乃胃受外来之淫热，非石膏不足以取效耳！且医者意也，石膏者寒水也，以寒胜热，以水克火，每每投之百发百中。五月间余亦染疫，凡邀治者，不能亲身诊视，叩其症状，录受其方，互相传送，活人甚众。癸丑京师多疫，即汪副宪、冯鸿胪亦以予方传送，服他药不效者，俱皆霍然。故笔之于书，名曰清瘟败毒饮，随症加减，详列于后，并付治验。

疫疹之症

头痛倾侧

头额目痛，颇似伤寒，然太阳、阳明头痛，不至于倾侧难举，而此则头痛如劈，两目昏晕，势若难支。总因毒火达于两经，毒参阳位。用釜底抽薪之法，彻火下降，其痛立止，其疹自透。误用辛香表散，燔灼火焰，必转闷证。

骨节烦痛腰如被杖

骨与腰，皆肾经所属。其痛若此，是淫热之气已流于肾经。误用表寒，死不终朝矣。

遍体炎炎

热宜和不宜燥，至于遍体炎炎，较之昏沉肢冷者，而此则发扬，以其气血尚可胜毒，一经清解，而疹自透，妄肆发表，必至内伏。

静躁不常

有似乎静而忽躁，有似乎躁而忽静，谓之不常，较之癫狂，彼乃发扬，而此则遏郁，总为毒火内扰，以至坐卧不安。

火扰不寐

寤从阳，主于上；寐从阴，主于下。胃为六腑之海，毒火壅遏，阻格上下，故不寐。

周身如冰

初病周身如冰，色如蒙垢，满口如霜，头痛如劈，饮热恶冷，六脉沉细。此阳极似阴，毒之隐伏者也。重清内热，使毒热外透。身忽大热，脉转洪数，烦躁谵妄，大渴思冰，症虽枭恶，尤易为力。若遇庸手，妄投桂、附，药不终剂，死如服毒。

四肢逆冷

四肢属脾，至于逆冷，杂症见之，是脾经虚寒、元阳将脱之象。惟疫则不然，通身大热，而四肢独冷。此烈毒壅遏脾经，邪火莫透。重清脾热，手足自温。

筋抽脉惕

筋属肝，赖血以养。热毒流于肝经，疹毒不能寻窍而出，筋脉受其冲激，故抽惕若惊也。

大渴不已

杂症有精液枯涸，水不上升，咽干思饮，不及半杯，而此则思冰饮水，百杯不足，缘毒火熬煎于内，非冰水不足以救其燥，非石膏不足以制其焰。庸工忌戒生冷，病家奉为神术，即温水亦不敢与，以致唇焦而舌黑矣。

胃热不食

四时百病，胃气为本，至于不食，似难为也。而非所论于胃热者，乃邪火犯胃，热毒上冲，频频干呕者有之，旋食旋吐者有之。胃气一清，不必强之食，自无不食矣。

胸膈郁遏

胸乃上焦心肺之地，而邪不易犯。惟火上炎，易及于心，以火济火；移热于肺，金被火灼，其躁愈盛，气必长吁，胸必填满而郁遏矣。

昏闷无声

心之气出于肺而为声。窍因气闭，气因毒滞，心迷而神自不清，窍闭而声不出矣。

腹痛不已

胃属湿土，列处中焦，为水谷之海，五脏六腑十二经脉，皆受气于此。邪不能干，弱者着而为病，偏寒偏热，水停食积，皆与真气相搏而痛，此言寻常受病之源也。至于疫疹腹痛，或左或右，或痛引小肠，乃毒火冲突，发泄无门，若按寻常腹痛分经络而治之必死。如初起，只用败毒散或凉膈散加黄连，其痛立止。

筋肉瞤动

在伤寒过汗，则为亡阳，而此则不然。盖汗者心之液，血之所化也。血生于心，藏于肝，统于脾。血被煎熬，筋失其养，故筋肉为之动。

冷气上升

病患自言胃出冷气，非真冷气也，乃上升之气，自肝而出，中挟相火，自下而上，其热尤盛。此火极水化，热极之征，阳亢阴微，故有冷气。

口秽喷人

口中臭气，令人难近。使非毒火侵炙于内，何以臭气喷人乃尔也。

满口如霜

舌苔分乎表里，至于如霜，乃寒极之象。在伤寒故当表寒，而疫症如霜，舌必厚大，此火极水化，误用温表，旋即变黑。《灵枢》曰：热症舌黑，肾色也。心开窍于舌，水火相刑必死。予已经过多人，竟无死者，可见古人亦有未到处，但无此法耳！

咽喉肿痛

喉以纳气通于天，咽以纳食通于地，咽喉者，水谷之道路，气之所以上下者。至于肿痛，是上下闭塞，畏用清凉，为害不浅。

嘴唇焮肿

唇者脾之华，以饮食出入之门，呼吸相关之地，肿不能自如，脾热可知。

脸上燎泡

燎泡宛如火烫，大小不一，有红有白，有紫黑相间，痛不可忍，破流清水，亦有流血水者。治同大头。经验

大头

头为诸阳之首，其大异常。此毒火寻阳上攻，故大头。

痄腮

腮者肝肾所属，有先从左肿者，先从右肿者，有右及左、左及右者，不即清解，必成大头。

颈肿

颈属足太阳膀胱经，少阴肾经与膀胱为表里。热毒入于太阳，故颈肿。

耳后硬肿

耳后肾经所属。毒发于此，其病愈恶，即宜清散。耳中出血者不治。

嗒舌弄舌

舌者心之苗。心宁则舌静，心乱则舌动。心在卦为离，属火，下交于肾，得坎水相济，成其为火，故为君火。寂无所感，自然宁静，毒火冲突，燔炙少阴，以火遇火，二火相并，心不能宁，嗒舌其能免乎？

红丝绕目

目者肝、脾、肺、肾所属。红丝缠绕，此脾火传肺，肺传肾，肾传肝。治宜重清

脾热，兼治三经，而红目退。误以眼科治之，为害不浅。

头汗如涌

头为一身之元首，最轻清而邪不易干。通身焦燥独头汗涌出，此烈毒鼎沸于内，热气上腾，故汗出如涌。

咬牙

齿者骨之余。有以切牙为血虚，谓杂证则然耳。疫疹切牙，是肝经热极。肝为血海，被火煎熬，牙失其养，故频频而作。

鼻衄涌泉

杂症鼻衄，迫于肺经浮游之火，而疫乃阳明郁热上冲于脑。鼻通于脑，热血上溢，故从鼻出如泉。

舌上珍珠

舌上白点如珠，乃水化之象，较之紫赤黄黑，古人谓之芒刺者更重。

舌如铁甲 此三十六舌未有者

疫症初起，苔如腻粉，此火极水化。医者误认为寒，妄投温表，其病反剧，其苔愈厚，加以重剂，以致精液愈耗，水不上升，二火煎熬，变白为黑，其坚如铁，其浓如甲，敲之戛戛有声，言语不清，非舌卷也。治之得法，其甲整脱。经验

舌疔 亦三十六舌未有

发于舌上，或红或紫，大如马乳，小如樱桃，三五不等，流脓出血。重清心火，舌上成坑，愈后自平。经验

舌长

热病愈后，舌出寸余，累日不收，名曰阳强。因犯房劳而得。长数寸者不救。

舌衄

肝热太盛，血无所藏，上溢心苗而出。

齿衄

牙床属胃，齿统十二经。此阳明热传少阴，二经相并，故血出牙缝。

谵语

心主神，心静则神爽，心为烈火所燔，神自不清，谵语所由来矣。

呃逆

人之阴气，赖胃以养。胃火上冲，肝胆之火亦相随助之，肺金之气不能下降，由清道而上冲喉咙，故呃而有声。

呕吐

属性邪入于胃则吐，毒犹因吐而得发越，至于干呕则重矣。总因内有伏毒，清胃自不容缓。

似痢非痢

瘟毒移于大肠，里急后重，赤白相兼，或下恶垢，或下紫血。其人必恶寒发热，小水短缩。此热滞大肠，只宜清热利水，其痢自止。误用通利止涩之剂不救。

热注大肠

毒火注于大肠，有下恶垢者，有利清水者，有倾肠直注者，有完谷不化者。此邪热不杀谷，非脾虚也，较之似痢者稍轻。考其症，身必大热，气必雄壮，小水必短，唇必焦紫，大渴喜冷，四肢时而厥逆，腹痛不已。此热注大肠，因其势而清利之，泄自止矣。

大便不通

大肠为传送之官，欲通则易，欲实则难。杂症见此，有补有下，而疫症闭结，因毒火煎熬，大肠枯燥不能润下，误用通利，速其死也。

大便下血

邪犯五脏，则三阴脉络不和，血自停滞，渗入大肠，故血从便出。

小便短缩如油

小便涩赤，亦属膀胱热极，况短而且缩，其色如油乎！盖因热毒下注，结于膀胱。

小便溺血

小便出血，小腹必胀而痛。至于血出不痛，乃心移热于小肠，故血从精窍中来也。

发狂

猖狂刚暴，骂詈不避亲疏，甚至登高而歌，弃衣而走，逾垣上屋，非寻常力所能及，语生平未有之事、未见之人，如有邪附者。此阳明邪热扰乱神明，病患亦不自知。多有看香、送祟、服符以驱邪者，可发一笑。

痰中带血

火极生痰，肺热之征。至于带血，热极之象也。

遗尿

疫症小便自遗，非肾虚不约，乃热毒流于膀胱。其人必昏沉谵语，遗不自知。

喘嗽

诸病喘满，皆属于热。五脏生成篇曰：上气喘嗽，厥在胸中，遏在手阳明、太阴。胸中者，太阴肺之分也，手阳明大肠为肺之表，二经之邪热逆于胸中，则为喘嗽也。

发黄

黄者中央戊己之色，属太阴脾经。脾经挟热，不能下输膀胱，小水不利，经气郁滞，其传为疸。周身如金矣。

循衣摸床撮空同

在伤寒列于不治，疫疹有此，肝经淫热也。肝属木，四肢属土，肝有邪热，淫于脾经，此木来克土，木动风摇，土自不安。

狐惑

狐惑之状，其人默默欲眠，起卧不安，目牵不闭。虫蚀其肛为狐，蚀于喉为惑。大抵病患内热食少，肠胃空虚，三虫求食不得，蚀人五脏。当验其上、下唇，上唇有疮，虫蚀其喉，下唇有疮，虫蚀其肛。

战汗

先寒后战，寒极而战，杂症则谓元阳将脱之象，而疫则热毒盘踞于内，外则遍体炎炎。热极之症，是必投以寒凉，火被水克，其焰必伏。火伏于内，必生外寒，阴阳相搏则战，一战而经气输泄，大汗而解矣。

以上五十二症，疫症恶候，变态无常。以下二十症，有因失治于前者，有因不谨于后者。

卷　下

瘥后二十症

四肢浮肿

瘥后四肢浮肿，因大病脾土受伤，脾虚不能制水，饮食骤进，气血滋荣，流于四肢，夜则如常，日则浮肿。脾健自愈，误用温补，反添蛇足。

大便燥结

瘥后饮食渐增，而大便或十日、半月不下，亦不觉其苦。此因热病肠胃干燥，血不能润，气不能送。误用通利，死不终朝矣。

皮肤痛痒

毒火最重之症，气血被其煎熬。瘥后饮食渐进，气血滋生，串皮肤而灌百骸，或痛或痒，宛如虫行，最是佳境，不过两三日，气血流通而自愈矣。

半身不遂

疫症失治于前，热流下部，滞于经络，以致腰膝疼痛，甚者起不能立，卧不能动。误作痿治，必成废人。_{经验}

食少不化

瘥后不欲饮食，纵食亦不化，此乃脾胃虚弱，宜健脾养胃。

惊悸

瘥后血虚，肝失其养，胆无所恃，怯而惊悸。

怔忡

病后水衰火旺，心肾不交，故躁动不宁。

失音

瘥后有声不能言，此水亏不能上接于阳也。

郑声

郑声者，声战无力，语不接续，乃气虚也。

喜唾

瘥后喜唾不能自止者，胃中有寒也，宜温之。热病愈后吐津不止，虽属胃虚，犹有余热，不宜温之，只用梅枣丸噙之立愈。

多言

言者心之声也。病中谵妄，乃胃热乘心；瘥后多言者，犹有余热也。譬如灭火，其火已熄，尚有余烟。

遗精

精之主宰在心，精之藏制在肾。瘥后心肾气虚，不能管摄，故遗。

恐惧

瘥后触事易惊，梦寐不宁，乃有余热；热极生痰，痰与气搏，故恐惧。

昏睡

终日昏昏不醒，或错语呻吟，此因邪热未尽，伏于心胞络所致。

自汗盗汗

心之所藏，在内为血，在外为汗。汗者心之液也，而肾主五液，故汗症未有不从心、肾而得者。阳虚不能卫外而为固，则外伤而自汗；阴虚不能内营而退藏，则内伤而盗汗。

心神不安

瘥后心血亏损，心失其养，以致心神不安。

虚烦不寐

瘥后气血两虚，神不守舍，故烦而不寐。

劳复

大病瘥后，早犯女色而病者，为女劳复。女犯者为男劳复。其症头重不能举，目中生花，腰背疼痛。四肢无力，憎寒发热，阴火上冲，头面烘热，心胸烦闷。《活人书》以猳鼠屎汤主之，有热者竹皮汤、烧裈散主之。《千金》以赤衣散，虚弱者以人参三白汤调赤衣散最妙。脉沉细，逆冷，小腹急痛者，以当归四逆散加附子、吴萸，调赤衣散救之。更以吴萸一升酒拌炒熨小腹最妙。凡男卵缩入腹，女乳缩，脉离经者，死不可救。余治劳复，用麦冬汤每每取效。

食复

瘥后余热未尽，肠胃虚弱，不能食而强食之，热有所藏，因其谷气留搏，两阳相合而病者，名曰食复。

阴阳易

男子病后，元气未复，而妇人与之交接得病者，名曰阳易；女人病后，元气未复，而男子与之交接得病者，名曰阴易。其状男子则阴肿入腹，绞痛难忍；妇人则乳抽里急，腰胯痛引，腹内热攻胸膈，头重难抬，仰卧不安，动摇不得，最危之症。

瘟毒发疮

瘟毒发斑，毒之散者也；瘟毒发疮，毒之聚者也。初起之时，恶寒发热，红肿硬痛，此毒之发扬者；但寒不热，平扁不起，此毒之内伏者。或发于要地，发于无名，发于头面，发于四肢，种种形状，总是疮症，何以知其是疫？然诊其脉、验其症而即知也。疮症之脉洪大而数，疫则沉细而数；疮症先热后寒，疫则先寒后热；疮症头或不痛，疫则头痛如劈，沉不能举；是其验也。稽其症，有目红、面赤而青惨者，有忽汗忽燥者，有昏愦如迷者，有身热肢冷者，有腹痛不已者，有大吐干呕者，有大泄如注者，有谵语不止者，有妄闻妄见者，有大渴思水者，有燥躁如狂者，有忽喊忽叫者，有若惊若惕者，神情多端，大都类是，误以疮症治之，断不能救。

娠妇疫疹

娠妇有病，安胎为先，所谓有病以末治之也。独至于疫，则又不然，何也？母之于胎，一气相连，母病即胎病，母安则胎安。夫胎赖血以养，母病热疫之症，热即毒火也，毒火蕴于血中，是母之血亦为毒血矣。毒血尚可养胎乎？不急有以治其血中之毒，而拘拘以安胎为事，母先危矣，胎能安乎？人亦知胎热则动，胎凉则安。母病毒火最重之症，胎自热矣。极力清解凉血，使母病一解，而不必安自无不安矣。至于瘥后以及病中适逢经来，当以类推。若以产后、经期，药禁寒凉，则误人性命，只数日间耳！急则治其标者，此之谓也。

疫疹之形

松浮

松而且浮，洒于皮面，或红，或紫，或赤，或黑，此毒之外现者，即照本方治之，虽有恶症，百无一失。

紧束有根

疹出紧束有根，如从肉里钻出，其色青紫，宛如浮萍之背，多见于胸背。此胃热将烂之色，即宜大清胃热，兼凉其血，务使松活色退，方可挽回。稍存疑惧，即不能救。

红活

血之体本红，血得其畅，则红而活，荣而润，敷布洋溢，是疹之佳境也。

疫疹之色

淡红

淡红有美有疵。色淡而润，此色之上者也；若淡而不荣，或有娇而艳、干而滞，血之最热者。

深红

深红者，较淡红而稍重，亦血热之象。一凉血即转淡红。

艳红

色艳如胭脂，此血热极之象，较深红而愈恶。必大用凉血始转深红，再凉之而淡红矣。

紫赤

紫赤类鸡冠花而更艳，较艳红而火更盛。不即凉之，必至变黑。

红白砂

细碎宛如粟米，红者谓之红砂，白者谓之白砂。疹后多有此症，乃余毒尽透，最美之境，愈后脱皮。若初病未认是疫，后十日、半月而出者，烦躁作渴，大热不退，毒发于额者，死不可救。

疫疹不治之症

疫疹初起，六脉细数沉伏，面颜青惨，昏愦如迷，四肢逆冷，头汗如雨，其痛如劈，腹内扰肠，欲吐不吐，欲泄不泄，男则仰卧，女则覆卧，摇头鼓颔，百般不足。此为闷疫，毙不终朝矣。如欲挽回于万一，非大剂清瘟不可，医家即或敢用，病家决不敢服，与其束手待毙，不如含药而亡。虽然，难矣哉！

疫疹诸方

败毒散 《活人》治时行疫疠头痛，憎寒壮热，项强睛暗，鼻塞声重，咳嗽痰喘，眼赤口疮，热毒流注，脚肿腮肿，诸疮斑疹，喉痹吐泻。

羌活 独活 柴胡 前胡 川芎 枳壳 桔梗 茯苓 薄荷 甘草

疫症初起，服此先去其爪牙，使邪不盘踞经络，有斑即透，较升、葛、荆、防发表多多矣。如口干舌燥加黄芩，喉痛加豆根，倍加桔梗、甘草。古方引用生姜，姜乃暖胃之品，疫乃胃热之症，似不宜用，以葱易之。

此足太阳、少阳、阳明药也。羌活入太阳而理游风；独活入太阴而理伏邪，兼能除痛；柴胡散热升清，协川芎和血平肝，以治头痛目昏；前胡、枳壳降气行痰，协桔梗、茯苓以泄肺热而除湿消肿；甘草和里；而发表更以薄荷为君，取其辛凉，气味俱薄，疏导经络，表散能除高巅邪热。古人名曰败毒，良有以也。

凉膈散 《局方》治心火上盛，中焦燥实，烦躁口渴，目赤头眩，口疮唇裂；吐血衄血，诸风瘛疭，胃热发斑，发狂，惊急抽风。

连翘 生栀子 黄芩 薄荷 桔梗 甘草 生石膏 竹叶

此上、中二焦泻火药也。热淫于内，治以咸寒，佐以苦甘，故以连翘、黄芩、竹叶、薄荷升散于上，

古方用大黄、芒硝推荡其中，使上升下行而膈自清矣。予忆疫疹乃无形之毒，投以硝、黄之猛烈，必致内溃。予以石膏易去硝、黄，使热降清升而疹自透，亦上升下行之意也。

清瘟败毒饮 《一得》治一切火热，表里俱盛，狂躁烦心。口干咽痛，大热干呕，错语不眠，吐血衄血，热盛发斑。不论始终，以此为主。后附加减。

生石膏大剂六两至八两，中剂二两至四两，小剂八钱至一两二钱 小生地大剂六钱至一两，中剂三钱至五钱，小剂二钱至四钱 乌犀角大剂六钱至八钱，中剂三钱至四钱，小剂二钱至四钱 真川连大剂六钱至四钱，中剂二钱至四钱，小剂一钱至一钱半 生栀子 桔梗 黄芩 知母 赤芍 玄参 连翘 竹叶 甘草 丹皮

疫证初起，恶寒发热，头痛如劈，烦躁谵妄，身热肢冷，舌刺唇焦，上呕下泄，六脉沉细而数，即用大剂；沉而数者，用中剂；浮大而数者，用小剂。如斑一出，即用大青叶，量加升麻四、五分引毒外透。此内化外解、浊降清升之法，治一得一，治十得十。以视升提发表而愈剧者，何不俯取刍荛之一得也。

此十二经泻火之药也。斑疹虽出于胃，亦诸经之火有以助之。重用石膏直入胃经，使其敷布于十二经，退其淫热；佐以黄连、犀角、黄芩泄心、肺火于上焦，丹皮、栀

子、赤芍泻肝经之火，连翘、玄参解散浮游之火，生地、知母抑阳扶阴，泻其亢甚之火，而救欲绝之水，桔梗、竹叶载药上行；使以甘草和胃也。此皆大寒解毒之剂，故重用石膏，先平甚者，而诸经之火自无不安矣。

疫疹之症：

头痛倾侧，本方加石膏、玄参、甘菊花。

骨节烦痛，腰如被杖，本方加石膏、玄参、黄柏。

遍体炎炎，本方加石膏、生地、川连、黄芩、丹皮。

静躁不常，本方加石膏、川连、犀角、丹皮、黄芩。

火扰不寐，本方加石膏、犀角、琥珀、川连。

周身如冰，本方加石膏、川连、犀角、黄柏、丹皮。

四肢逆冷，本方加石膏。

筋抽脉惕，本方加石膏、丹皮、胆草。

大渴不已，本方加石膏、花粉。

胃热不食，本方加石膏、枳壳。

胸膈遏郁，本方加川连、枳壳、桔梗、瓜蒌霜。

昏闷无声，本方加石膏、川连、犀角、黄芩、羚羊角、桑皮。

筋肉瞤动，本方加生地、石膏、黄柏、玄参。

冷气上升，本方加石膏、生地、丹皮、川连、犀角、胆草。

口秽喷人，本方加石膏、川连、犀角。

满口如霜，本方加石膏、川连、连翘、犀角、黄柏、生地。

咽喉肿痛，本方加石膏、桔梗、玄参、牛子、射干、山豆根。

嘴唇焮肿，本方加石膏、川连、连翘、天花粉。

脸上燎疱，本方加石膏、生地、银花、板蓝根、紫花地丁、马勃、归尾、丹皮、玄参。

大头天行，本方加石膏、归尾、板蓝根、马勃、紫花地丁、银花、玄参、僵蚕、生大黄脉实者量加。

痄腮，本方加石膏、归尾、银花、玄参、紫花地丁、丹皮、马勃、连翘、板蓝根。

颈颔肿痛，本方加石膏、桔梗、牛蒡子、夏枯草、紫花地丁、玄参、连翘、银花、山豆根。

耳后痛硬，本方加石膏、连翘、生地、天花粉、紫花地丁、丹皮、银花、板蓝根、玄参。

耳聋口苦，本方加生地、玄参、柴胡、黄柏。

嗒舌弄舌，本方加石膏、川连、犀角、黄柏、玄参。

红丝绕目，本方加菊花、红花、蝉衣、谷精草、归尾。

头汗如涌，本方加石膏、玄参。

切牙，本方加石膏、生地、丹皮、龙胆草、栀子。

鼻血泉涌，本方加石膏、生地、黄连、羚羊角、桑皮生用、玄参、棕灰、黄芩。

舌上珍珠，本方加石膏、川连、犀角、连翘、净银花、玄参、花粉。

舌如铁甲，本方加石膏、犀角、川连、知母、天花粉、连翘、玄参、黄柏。

舌疔，本方加石膏、川连、犀角、连翘、银花。

舌长以片脑为末涂舌上，应手而缩，甚者必须五钱而愈。

舌衄，本方加石膏、丹皮、生地、川连、犀角、栀子、败棕灰。

齿衄，本方加石膏、黄柏、生地、丹皮、栀子、犀角、川连、玄参、黄芩。

谵语，本方加石膏、川连、犀角、丹皮、栀子、黄柏、龙胆草。

呃逆，本方加石膏、柿蒂、银杏、竹茹、羚羊角、枇杷叶。不止，用四磨饮一钱，调服本方即止。四磨饮：沉香、槟榔、乌药、枳壳。

呕吐，本方加石膏、川连、滑石、甘草、伏龙肝。

似痢非痢，本方加石膏、川连、滑石、猪苓、泽泻、木通。

热注大肠加同上。

大便不通蜜煎导法，本方加生军。

大便下血，本方加生地、槐花、棕炭、侧柏叶。

小便短缩如油，本方加滑石、泽泻、猪苓、木通、通草、萹蓄。

小便溺血，本方加生地、桃仁、滑石、茅根、川牛膝、琥珀、棕炭。

发狂，本方加石膏、犀角、川连、栀子、丹皮、川黄柏。

痰中带血，本方加石膏、黄芩、棕炭、生桑皮、羚羊角、生地、瓜蒌霜。

遗尿，本方加石膏、川连、犀角、滑石。

喘嗽，本方加桑皮、黄芩、石膏、羚羊角。

发黄，本方加石膏、滑石、栀子、茵陈、猪苓、泽泻、木通。

循衣摸床，本方加石膏、川连、犀角、丹皮、栀子、胆草。

狐惑，本方加石膏、犀角、苦参、乌梅、槐子。

战汗战后汗出、脉静、身凉，不用药；有余热即服本方小剂，一药而安。

瘟毒发疮，本方加石膏、生地、川连、紫花地丁、金银花、上加升麻、下加川牛膝、胸加枳壳、蒲公英、背加威灵仙、出头皂刺。

以上五十二症按症加减。以下瘥后二十症，另载各症诸方于本症。

四肢浮肿 加味六君子汤

人参一钱 于术一钱 云苓二钱 木香三分 砂仁五分 甘草八分 薏仁五钱 泽泻一钱半 生姜一片 黑胶枣二枚

大便燥结 当归润燥汤气虚者加人参、黄芪

大熟地五钱 当归三钱 麻仁二钱 郁李仁三钱 肉苁蓉一钱半 杏仁一钱半 白蜜一匙

皮肤痛痒 八珍汤

人参一钱 白术一钱 茯苓一钱半 甘草八分 生地三钱 当归二钱 川芎一钱 白芍一钱半 生姜一片 黑枣二枚

半身不遂　**小剂败毒饮**加

木瓜　牛膝　续断　萆薢　黄柏　知母　威灵仙。

食少不化　**加味异功散**

人参一钱　白术一钱　茯苓一钱　陈皮一钱　山楂二钱　谷芽三钱　甘草五分　砂仁八分　生姜一片　黑枣三枚

惊悸　**茯神镇惊汤**

人参一钱　黄芪钱半，炙　当归二钱　茯神三钱　远志钱半　龙齿二钱　白芍一钱　麦冬二钱　琥珀一钱，研冲服　炙甘草八分　龙眼三枚　灯芯三十寸

怔忡　**琥珀养心汤**

人参一钱　当归二钱　茯神三钱　枣仁钱半，炒　远志钱半，炙　石菖蒲一钱　琥珀一钱　研冲服　炙草八分　麦冬二钱　龙眼三枚

失音　**六味地黄汤**

熟地五钱　山萸一钱　茯苓钱半　丹皮钱半　山药二钱　泽泻钱半

郑声　**补中益气汤**

人参一钱　黄芪钱半，炙　当归二钱　白术钱半　陈皮一钱　升麻八分　柴胡一钱　甘草八分

喜唾　**梅枣嚼化丸**

乌梅十枚　黑枣五个，去核，共捣如泥，加炼蜜为丸，弹子大，每用一丸，放口嚼化。

多言　**加味参麦饮**

人参五分　麦冬三钱　五味子八分　通草八分　石菖蒲一钱　川连五分　甘草三分　白芍一钱　灯芯三尺

遗精　**茯神汤**

茯神五钱半　远志钱半，炒　枣仁二钱，炒　石菖蒲一钱　白茯苓一钱　川连五分　人参一钱　生地三钱　当归钱半　甘草五分　牡蛎二钱　莲子七枚

恐惧　**补胆防风汤**

人参七分　防风一钱　细辛五分　川芎八分　甘草五分　茯神钱半　独活八分　前胡八分　黑枣三枚

昏睡　**参麦黄连汤**

人参五分　麦冬三钱　川连四分　生枣仁五钱　石菖蒲一钱　甘草五分

自汗盗汗　**加味归脾汤**

人参一钱　黄芪钱半，炒　白术一钱，炒　茯神三钱　枣仁二钱，炒　远志钱半，炒　甘草五分　当归钱半　麻黄根二钱　牡蛎三钱　红枣三枚　浮麦三钱

心神不安　**宁志丸**

石菖蒲一两　远志一两　当归三钱　茯神五钱　人参二钱　麦冬三钱，共为细末，炼蜜为丸桐子大，朱砂为衣。

每早用米汤饮服三钱。

虚烦不寐　**酸枣仁汤**

枣仁五钱，炒 人参八分 甘草八分 茯神三钱 川芎八分 知母一钱 远志一钱，炒 龙眼三枚 灯草三十寸

劳复 加味当归四逆汤

柴胡八分 当归钱半 白芍一钱 枳实一钱 甘草五分 赤衣散：室女经布近阴处一片，烧灰，调服。

食复 香砂平胃散

苍术一钱半，炒 厚朴一钱，炒 陈皮一钱 木香五分 砂仁八分 甘草五分 生姜一片，有食积加山楂、麦芽、神曲、茯苓

阴阳易 当归白术汤

白术一钱 当归一钱 桂枝一钱 附子一钱 甘草八分 白芍一钱 黄芪一钱，炙 人参钱半 生姜三钱

烧裈散

裈裆八分，近阴处，男用女裆，女用男裆，烧灰，温水和服

青竹茹汤

竹茹半斤 栝楼根一两，水二升，煎一升服

鼠屎汤

韭白根一把 鼠屎十四粒

水煎服。

韭根散

韭根 栝楼根 青竹茹 炮姜各五钱 共为粗末，分八分。用水盏半，煎五分，入鼠屎一钱和服。治阴阳易危急之症。

千金方 治劳复或食复发热者。

栀子仁一钱 生石膏三钱 鼠屎十四粒 淡豉半合 水煎服。

麦冬汤 治劳复气欲绝者，用之大效，能起死回生。

麦冬一两，去心 甘草二两，蜜炙 粳米半合 苏竹叶十五片 黑枣二枚，去核

上为细末，水二盏，煎米令熟，去米，约汤盏半，入药五钱，煎至一盏。温服，不能服者，绵浸滴口中。此方不用石膏，以三焦无火也。加人参更妙。

疫疹之形：

松浮，本方加大青叶、玄参。

紧束有根，本方加石膏、生地、犀角、玄参、桃仁、紫草、川连、红花、连翘、归尾。

疫疹之色：

红活，本方加大青叶、玄参。

淡红，本方加大青叶、玄参。

深红，本方加大青叶、玄参、生地。

艳红，本方加大青叶、生地、石膏、丹皮、玄参。

紫赤，本方加石膏、生地、玄参、川连、犀角、丹皮、桃仁。

红白砂，本方小剂加生地、当归、蝉衣。

附验案

附一紫黑相间治验

正阳门外，蒋家胡同口内，祥泰布铺，祁某，晋人也。长郎病疫，原诊谢以不治，又延一医，亦不治。及至邀余，已七日矣。诊其脉，六部全伏；察其形，目红面赤，满口如霜，头汗如雨，四肢如冰；稽其症，时昏时躁，谵妄无伦，呕泄兼作，小水癃闭，周身斑疹，紫黑相间，幸而松活，浮于皮面，毒虽盛而犹隐跃，此生机也。查看前方，亦用犀、连，大剂不过钱许，乃杯水之救耳！予曰：令郎之症最险，不畏予药过峻，死中求活，不然，变在十四日。祁恳甚切，予用大剂，石膏八两，犀角六钱，黄连五钱，余佐以本方之味，加伏龙肝一两，滑石五钱，木通三钱，猪苓、泽泻各二钱，更加生地一两，紫草三钱，归尾三钱，大青叶二钱。以色紫黑也，连投二服。至九日脉起细数，手足回温，呕虽止而泄如旧，仍用本方去伏龙肝，又二服。至十一日，脉转洪数，头汗遂止，黑斑变紫，小水亦利，大便亦实，但妄谵如前，身忽大热，烦躁更甚，大渴不已，以火外透也，仍用本方去滑石、木通、猪苓、泽泻，加花粉、山豆根。以喉微痛也，更以冰水与服，以济其渴。又二帖，色转深红，热势稍杀，谵妄间有，犹渴思冰，投本方减生地五钱去归尾、紫草、豆根、花粉。又二服，诸症已退十分之三，药减四分之一，但饮水而不思食。祁疑而叩曰：病虽减，而十数日不食，尚能生乎？予曰：生矣，按法治之，二十一日方可全愈。又二服，斑化多半，胃气渐开，热亦大减，照本方药减四分之二，去大青叶。又二服，斑点全消，饮食旋食旋饿，方能起坐，诊其脉，尚有六至，犹有余热，不即清之，其势复张，更难为力，犹用石膏二两四钱，犀角三钱，黄连二钱，余亦类减。十九日用石膏一两二钱，犀角二钱，黄连一钱，加乌梅三个，酸以收之也。予曰：前言二十一日，方能成功，今已十九日矣，令郎如此，可见前言之不谬也。祁某喜曰：若非立定主意，几为众口所误，初立此方，体全堂不肯卖药，叩其所以，言误开分两，以八钱为八两、六分为六钱耳。予历指同乡服此得痊者颇多，虽卖。犹嘱以再三斟酌。二十日犹用石膏八钱，犀角钱半，黄连八分，加洋参二钱，麦冬三钱，归身二钱，川芎一钱，以调气血。二十一日用八珍汤加麦冬、五味，立方需大纸一张。昨言初方药店不肯发药，今令郎已愈，录一治法于方前，计服石膏、黄连。犀角若干，使彼知予用药之奇，即药铺亦未之见也。

录曰：瘟毒发斑，疫症之最重者，然有必活之方。无如医家不敢用，病家不敢服，甚至铺家不敢卖，有此"三不敢"，疫疹之死于误者，不知凡几，可胜叹哉！令郎之症，蒙相信之深，邀予延医。予用大剂连投十五帖，今已全安，计用石膏六斤有另，犀角七两有另，黄连六两有另。此前人所未有，后人所未见，故笔之于书，以征奇效。

附一紫黑呃逆治验

丙午夏四月，塞道掌侄孙兆某者，病疫已十一日，原诊辞以备后事。塞公另延一医，用理中汤，兆某妻舅工部员外伊芳公，素精医术，不肯与服。曰：若治此症，非余某不可。其家因有人进谗言予用药过峻，惧不敢请，伊芳公力争，恳予甚切。予因知遇之感，慨然同往。诊其脉，沉细而数；验其症，周身斑点，紫黑相间，加以郁冒直视，谵语无伦，四肢如冰，呃逆不止，舌卷囊缩，手足动摇，似若循衣。此实危症，幸而两目红赤，嘴唇焦紫，验其是热。查看前方，不过重表轻凉，此杯水投火，愈增其焰，以致变症蜂起。予用大剂，更加玄参三钱，大青叶二钱，使其内化外解，调服四磨饮。本家惧不敢服，伊芳公身任其咎，亲身煎药，半日一夜，连投二服，呃逆顿止，手足遂温，次日脉转洪数，身忽大热，以毒外透也。予向伊芳公曰：按法治之，二十一日得痊。但此剂不过聊治其焰，未拔其根，药力稍懈，火热复起。一方服至五日，病势大减，药亦减半。服至八日，药减三分之二，去大青叶。服至十日，药减四分之三，以后诸症全退，饮食渐进。计服石膏五斤十四两，犀角四两六钱，黄连三两四钱，举家狂喜，始悔进谗言之误也。

附一昏愦呃逆治验

右营守府费公名存孝者，年近七旬，癸丑四月，病疫已八日矣。诊其脉，细数无至；观其形色，如蒙垢，头汗如蒸，昏愦如痴，谵语无伦，身不大热，四肢振摇且冷，斑疹隐于皮内，紫而且赤，幸不紧束。此疫毒内伏，症亦危矣。如斑不透，毒无所泄，终成闷症，毙在十四日。查看前方，不外荆、防、升、葛。不知毒火壅遏之症不清，内热不降，斑终不出，徒肆发表，愈增其势，燔灼火焰，斑愈遏矣。予用大剂，石膏八两，犀角六钱，黄连五钱，加大青叶三钱，升麻五分。使毒火下降，领斑外透，此内化外解，浊降清升之法。次日，周身斑现，紫赤如锦，精神若明若昧，身亦大热，手足遂温，间有逆气上冲，仍照本方加生地一两，紫草三钱，调服四磨饮。其侄惧逆气上冲，予曰：无妨，服此即止。进门时，见又贴有堂号，因问曰：又延医乎？其侄曰：相好请来，但诊其脉，不服药耳。予曰：予治此症，前人未有，昨日敢服此方令叔活矣。然见者必以为怪，君其志之。后医者至，果见予方，大吒其非，曰：一身斑疹，不按古法，用如许寒凉水注，斑疹如何能透？急宜提表，似或可救，即用荆、防、升、葛，更加麻黄，连服二煎，及至半夜，呃逆连声，四肢逆冷，足凉过膝。举家惊惶，追悔莫及。守城而进，叩门求见，问其所以，曰：变矣。问服何方？曰：他方。予曰：既服他方，仍请他治之。其侄见予不往，权将四磨饮原方，连灌二煎，呃逆顿止，手足遂温。转恳予素契者，登门叩恳，予怜其以官为家，又系异乡人，仍按本方大剂调治，二十一日全愈。计用石膏五斤四两，犀角五两二钱，黄连四两八钱。此癸丑四月间事也。

附一痰中带血治验

安徽富藩台堂夫人病疫，初起但寒不热，头晕眼花，腰体疼痛。医者误认虚寒，用六味加杜仲、续断、牛膝、木瓜，两服后，昏沉如迷，呼吸将绝，并不知其为病所苦。令叔五公，现任兵部郎中，邀予往看。诊其脉，沉细而数；稽其症，面颜红赤，头汗如淋，身热肢冷，舌燥唇焦。予曰：非虚也，乃疫耳。五曰：种种形状是虚，何以言疫？予曰：若是虚症，面颜不至红赤，舌不焦，唇不燥，通身大汗，乃元阳将脱之象，岂独头汗如淋、身热肢冷哉？大剂决不敢服，暂用凉膈散，清其内热，明日斑疹微露，症自明矣。次日斑点隐隐，含于皮内。五见骇然曰：几误矣。即投败毒中剂，加大青叶钱半，升麻五分。次日周身斑见，紫赤松浮，身忽大热，肢亦不冷，烦躁大渴，即换大剂，石膏八两，犀角六钱，黄连五钱，加生地一两，紫草三钱，大青叶三钱，连投二服，斑转艳红，惟咳嗽不止，痰中带血粉红。此金被火灼，即按本方加羚羊角三钱，桑皮三钱，棕炭三钱，丹皮二钱，又二服，嗽宁血止，色转深红，热亦大减。照本方去紫草、羚羊、桑皮、棕炭；减生地五钱，石膏二两，犀角二钱；加木通钱半，滑石五钱，以小水不利也。又二服，诸症已减十分之六，犹用石膏二两四钱，犀角二钱，黄连钱半，生地四钱，去木通、滑石。又二服后，用犀角钱半，黄连八分，石膏八钱，加人参一钱，当归一钱，麦冬三钱，五味子五分。连服二帖，饮食倍增，精神渐旺矣。

附一目闭无声治验

世袭骑都尉常公，系户部郎中观公名岱者，中表弟也。癸丑五月病疫。观公素精医术，调治半月，斑疹暗回，而诸症反剧，已备后事。乃弟因一息尚在，复邀予治。诊其脉，若有若无；观其色，目闭无声，四肢逆冷，大便旁流清水。予谢以不治。阖家拜恳，但求开方，死而无怨。予见嘴唇微肿，紫而且黑，知内有伏毒，非不可救。热乘于心肺，故昏闷无声；乘于肝，故目闭；乘于脾，故四肢逆冷；乘于大肠，故旁流清水。查看前方，亦是清热化斑等剂。观公素性谨慎，药虽不错，只治其焰，未拔其根，当此危急之秋，再一探视，死在三七。予按本方，用犀角八钱，黄连六钱，加滑石一两，木通三钱，猪苓、泽泻各二钱，桑皮三钱，瓜蒌霜三钱，另用石膏一斤，竹叶一两，熬水煎药。连进三煎，次日脉起细数，手足遂温，旁流亦减，小水亦通，目开而声出矣。仍用本方去滑石、木通、猪苓、泽泻、桑皮、瓜蒌。又一服，以后逐日减用，七日而痊。观公登门道谢曰：舍表弟之症，一百死一百，一千死一千，君能生之，敢不心悦而诚服！

附一谵妄若有所见治验

工部员外彩公名柱者，令亲内务府高某，病疫九日，邀予。其脉浮大而数，身热如炉，目红面赤，赤斑成片，忽然大叫，若有所见，卒然惊惕，若有所惧，语生平未有之事、未见之人。举家惊恐，疑有邪附。本地风俗，最喜看香送祟，以至异端之术，不绝于门。予进屋内，香烟一室，满壁符签咒语。予曰：此邪予能去之，将此一概收去，只用大冰四块，安置四角。彩问何为？予曰：当此暑热，病此大热之症，加以香烛辉煌，内外夹攻，不狂何待？此邪热乘于肝胆，故发狂，外用多冰，收其熏蒸暑气，内服清凉解散之药，病除而狂自止，焉有邪附者乎？遂用大剂，七日而愈。

附一昏闷无声治验

理藩院侍郎奎公四令弟病疫，昏闷无声，身不大热，四肢如冰，六脉沉细而数。延一不谙者，已用回阳救急汤，中表兄富公，力争其不可。及予至，诊其脉，沉细而数；察其形，唇焦而裂，因向富公曰：此阳极似阴，非阴也。若是真阴，脉必沉迟，唇必淡而白，焉有脉数、唇焦认为阴症哉？此热毒伏于脾经，故四肢厥逆，乘于心肺，故昏闷无声，况一身斑疹紫赤，非大剂不能挽回。遂用石膏八两，犀角六钱，黄连五钱、余佐以大青叶、羚羊角。连服二帖，至夜半身大热，手足温，次日脉转洪大。又一服热减而神清矣。以后因症逐日减用，八日而愈，举家狂喜，以为异传。

附一鼻血泉涌治验

癸丑冬月，国子监司业五公名格者，二令媳病疫，恶寒发热，头痛呕吐。请一医者，用表散药，加藿香、半夏、苍术，其症反极。又延一人，用清凉之剂稍安，次日加石膏三钱，犀角八分，黄连五分，脉转沉伏，四肢逆冷，昏迷若昧，医者认为转阴。谢以不治。五公满服愁怀，徘徊庭院。夫人曰：数年前活我者谁乎？五公恍然大悟曰：非此人断乎不可，邀余述其所以。予诊其脉，验其症色，曰：此易事耳。五曰：明系热症，投凉药反剧，更有何术？予曰：治病犹用兵也，小固不可以敌大，弱固不可以敌强，病大药小，反增其势，予按法治之，管教十四日而愈。未几二令郎亦病，诊其脉，观其色，曰：令郎之症，受毒已深，较令媳更重。即按法治之七八日，种种变症难以枚举，好在二十一日。两服后，周身斑点紫赤相间，有紧有束，有松有浮。五公骇然曰：君言较前更重，何其验也。即用大剂，石膏八两，犀角六钱，黄连五钱，更加生地一两，紫草三钱，归尾二钱，大青叶三钱。一服三煎，更以四煎熬水，次日煎药。一方服至六帖，紧者松，束者浮，但鼻血泉涌，谵妄无伦。五惧去血过多。予曰：此热血妄行，毒犹因此而得发越，止之甚易。即照本方加棕炭三钱，桑皮三钱，羚羊角三钱，两服血止，去桑皮、棕炭、羚羊。又二服，胃气渐开，色转淡红，渐有退者，用石膏四两，犀角四钱，黄连三钱，去紫草、归尾，减生地五钱，大青叶钱半。又二服，斑全消，用生地三钱，犀角三钱，黄连二钱，石膏二两八钱。又二服，饮食大进，自颈至胸。复泛红砂，此余毒尽透也，用生地三钱，犀角二钱，黄连钱半，石膏一两六钱。又二帖，精神渐长，仍用生地三钱，犀角钱半，黄连八分，洋参一钱，麦冬三钱，归身钱半，石膏八钱，酸梅二个。又三服而安。五公喜而言曰：小儿之生，先生再造矣。予曰，前治令媳，乃救令郎耳！此症若初服生姜、半夏、苍术、藿香，断不能救。斑乃胃热之症，诸药大能燥胃，火上添油，尚望生乎？嗣后一家连治七人，俱是大险，在我治之无难，五亦服之若素。

附一嘴唇肿治验

四川闻藩台二令嫒。癸丑冬月一病即斑，其色深红而松浮，症原不重，但脉细数有力，此内有伏热。即用中剂，加大青叶，连投五服，斑退而神安，再二服，可以无事。因年轻畏药，不肯多服，又不忌饮食，越七日，身忽大热，大渴，嘴唇焮肿，牙缝流血，口秽喷人。予用大剂，加生地一两，次日热渴稍杀，而颈亦红肿，即于本方加牛子、夏枯草、银花各三钱，连投三服，颈虽消，右腮又肿，又于本方去牛子、夏枯草，加板蓝根、马勃。又三服而腮肿全消，唇亦稍散，周身泛砂，红白相间，又于本方去板蓝根、马勃，加大青叶。又三服，嘴唇全消，通身脱皮成片。彼按本方调理十余日方痊。此症计用石膏八斤有另，犀角八两，黄连七两。闻公任部曹时，与予契交，夫人信任无疑，是以得痊。

附一舌甲治验

正红旗护军活隆武者，乃太仆寺员外郎华公胞侄也，系予世好。丙午夏，出疹本轻，尊人畏予用药过峻，惧不敢邀，及至舌卷囊缩，方邀予治。诊其脉，细数有力；观其色，气壮神昂，非死候也；及验其舌，其黑如煤，其坚如铁，敲之戛戛有声。因问曰：前医何以不药？尊人曰：彼云满舌皆黑，前人列于不治。予曰：水来克火，焉有苔厚如甲哉？按此起病之初，舌苔必白而厚，此火极水化之象，误以为挟寒，妄肆温表，燔灼火焰，以致热毒阻于中焦，离不能下降，坎不能上升，热气熏蒸。由白而黄，由黄而黑矣。治宜重清胃热，兼凉心肾，非大苦大寒，不能挽回。即用大剂，重用犀、连，更加生地、知、柏、抑阳扶阴，连投四服，其苔整脱亦如舌大，后用三小剂而痊。

附一半身不遂治验

癸丑四月，国子监冯公名海粟者，适至舍间，叙及陈令亲疫后又痢。予曰：若以痢治之，防变别症。及至七月，冯公复至，言陈舍亲病痿两月，百药无效，相邀起之。及至，诊其脉，沉紧弦数；观其色，若无病然，但偃仰在床，不能反侧，自腰以下，痛如火燎。查看前方，总不外滋阴补气，杜仲、续断、牛膝、虎胫等类。予曰：以此症而施此药，谁曰不然？但以脉合症，以症合形，乃热毒流于下注，非痿也。遂用小剂败毒饮加知、柏、木瓜、萆薢、川膝、威灵仙、木通。两服痛减，而足能运动，六服扶起能立，未至十服，能挪步矣。后用汤药，每送扶桑丸，一月而痊。

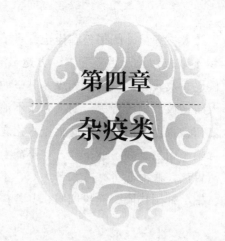

第四章

杂疫类

《随息居重订霍乱论》

（清·王士雄）

自 序

随息居士，当升平盛世，生长杭垣，不幸幼失怙。自知无应世才，而以潜名其斋。或谓甘自废弃，而以痴目之，因自号半痴山人。尝刊《潜斋医学丛书》十种问世。年末五十，忽挈两弟，携一砚以归籍，然贫无锥地，赁屋而居。或问故，曰：余继先人志耳！乃颜其草堂曰"归砚"，辑《归砚录》以见志。借砚游吴越间，哺其家口。洎自庚申之变，或招游甬越，辞不往。辛酉秋势日蹙不克守先人邱垄，始别其两弟，携妻孥，栖于濮院。人视之如野鹤闲云，而自伤孤露。四十年值此乱离靡定，题所居曰"随息"，且更字梦隐，草《随息居饮食谱》以寓感慨。迨季冬，杭垣再陷，悠悠长夜，益觉难堪。今春，急将三四两女草草遣嫁，夏间避地申江，妻孥踵至，僦屋黄歇浦西，仍曰随息居。略识颠末，俾展卷而知随处以息者，即半痴山人，身不能潜，砚无所归之华胥小隐也。

重订《霍乱论》者，以道光间，尝草《霍乱论》于天台道上，为海丰张柳吟先生阅定，同郡王君仲安梓以行世，盖二十余年矣，板存杭会，谅化劫灰，咸丰初元，定州杨素园先生，又与《王氏医案》十卷，合刻于江西，不知其板尚存否，今避难来上海，适霍乱大行，司命者罔知所措，死者实多。元和金君簏斋，仁心为质，恻然伤之，遍搜坊间《霍乱论》，欲以弭乱，而不能多得，闻余踪迹，即来订交，始知其读余书有年，神交已久，属余重订，以为登高之呼。余自揣无拨乱才，方悔少年妄作之非，愧无以应也。逾两月，簏斋亦以此症遽逝，尤怆余怀。哲嗣念慈，检得《转筋证治》遗书一册，示余曰："此先人丁己年，刊于姑苏者，今板已毁，书亦无余。"余读之，简明切当，多采刍荛，洵可传之作。因叹簦斋韬晦之深，竟不余告也。吴县华君丽云，知余砚田芜秽，持家藏下岩青花石一片，见赠曰："子将无意慰金君耶？有意慰金君，则重订之举，曷可以已乎？"余不能辞，遂受其片石，纂此以慰簦斋于地下，非敢自忘不武，谓可以戡定斯乱也。书成题曰《重订霍乱论》。首病情，次治法，次医案，次药方，凡四篇。

同治建元壬戌闰月丙午

华胥小隐自记

病情篇第一

总 义

《素问·六元正纪大论》曰：太阴所至，为中满，霍乱吐下。

太阴湿土之气，内应于脾。中满霍乱吐下，多中焦湿邪为病。故太阴所至，不必泥定司天在泉而论也。五运分步，春分后交二运火旺，天乃渐热。芒种交三运土旺，地乃渐湿。湿土之气上腾，烈日之暑下烁，人在气交之中，受其蒸淫。邪由口鼻皮毛而入，留而不去，则成温热、暑疫诸病，霍乱特其一证也。若其人中阳素馁，土不胜湿，或饮冷贪凉太过，则湿遂从寒化，而成霍乱者亦有之。然热化者，天运之自然；寒化者，体气之或尔。知常知变，庶可治无不当也。

《灵枢·经脉篇》曰：足太阴……厥气上逆，则霍乱。

足太阴脾，土脏也，其应在湿，其性喜燥，镇中枢而主升清降浊之司。惟湿盛而滞其升降之机，则浊反厥逆于上，清反抑陷于下，而为霍乱。虽有热化、寒化之分，治宜宣其浊，则逆自平，而乱乃定，清自升也。

《伤寒论》曰：病有霍乱者何？答曰：呕吐而利，名曰霍乱。

此设为问答，以明霍乱之病。谓邪在上者，多吐；邪在下者，多利；邪在中焦，上逆而为呕吐，复下注而利者，则为霍乱。霍乱者，挥霍闷乱，成于顷刻变动不安之谓也。若上不能纳，下不能禁之久病，但名吐利。不得谓之霍乱也。

又曰：病发热头痛，身痛恶寒，吐利者，此属何病？答曰：此名霍乱。自吐下，又利止，复更发热也。

徐洄溪曰：此霍乱是伤寒变证。郭白云曰：此论霍乱，似伤寒之证。盖伤寒而霍乱者，阴阳二气乱于胸中也。初无病而霍乱者，往往饮食失节，而致胸中逆乱也。《经》云：清气在阴，浊气在阳，营气顺脉，卫气逆行，清浊相干，乱于胸中，是为大悗……乱于肠胃，则为霍乱。惟乱于胸，所以吐。乱于肠，所以利。经言五乱，霍乱其一也。张路玉曰：伤寒吐利，由邪气所伤，霍乱吐利由饮食所伤。其有兼伤寒之邪，内外不和，加之头痛发热而吐利者，是伤寒霍乱也。

雄按：霍乱，有因饮食所伤者，有因湿邪内蕴者，有因气郁不舒者。但既有发热头痛、身痛恶寒之表证，则治法必当兼理其表，此仲圣五苓散之义也。然表证之可兼者，不独寒也。如吸受温热风暑之邪者，皆能兼见表证。举隅三反，活法在人。其温暑直侵脾胃，与内邪相协为虐，迨里气和而吐利止，则邪复还之表而为发热者，驾轻汤主之。寒霍乱后，表不解者，有仲圣之桂枝法在。

《医彻》曰：霍乱之候，其来暴疾，腹中疞痛，扰乱不安。有吐泻交作，有吐而不泻、泻而不吐，有不得吐而又不得泻。则邪有上下浅深之分，而总以得吐为愈。邪有入，必有出，盐汤探吐，上妙法门，然后调其胃气可也。盖霍乱每伤于胃，虽风寒暑湿四气相乘，而中必先虚，故邪入焉。至饮食失和，秽浊触感者尤多。胃气一伤，清浊相干，邪不去则正不安，所以攻邪尤要于扶正也。即至肢冷脉伏，转筋声哑，亦必驱逆至尽。盖邪去则正安，非比他证，养正而邪自除也。所以当其发时，不可用米饮。先哲谆谆戒之，岂无谓哉！观于干霍乱，上不得吐，下不得泻，亦因邪不能出，所以为剧。治者，益可思其故矣。

此治霍乱之大法也。总以得吐为邪有出路者，承上不得吐泻之干霍乱言也。邪不去则正不安，尤为治诸病之名言。但霍乱虽无养正则邪自除之理，而虚多邪少之证，亦间有之，治宜攘外安中并用，又未尝无其法也。

《病源》曰：霍乱，脉大可治，微细不可治。霍乱吐下，脉微迟，气息劣，口不欲言者，不可治。

《治法汇》曰：吐泻，脉代，乃是顺候。气口脉弦滑，乃膈间有宿食，虽吐，犹当以盐汤鹅翎探之。吐尽，用和中药。凡吐泻，脉见结、促、代，或隐伏，或洪大，皆不可断以为死。果脉来微细欲绝，少气不语，舌卷囊缩，方为不治。

《医通》曰：脉伏，或微涩者，霍乱。脉长，为阳明本病。霍乱脉洪大吉，虚微迟细兼喘者凶。霍乱之后，阳气已脱，或遗溺不知，或气怯不语，或膏汗如珠，或躁欲入水，或四肢不收，舌卷囊缩，皆为死候。

金篦斋《转筋证治》云：此证重者，立时脉伏，乃邪闭而气道不宣。勿轻信庸工，为脉绝不救也。按：营虚气夺，脉微欲绝者，复脉汤主之。气散阳飞，脉微欲绝者，四逆汤主之。若客邪深入，气机痹塞，脉道不能流通，而按之不见者为伏脉。此为实证，与绝脉判若天渊。苟遇伏脉，而不亟从宣通开泄之治，则脉亦伏，而渐绝矣。但此乃邪闭之绝，彼为元脱之绝，脱者误开，阳亡而死；闭者误补，邪锢而死。又按：叶天士云：《经》曰：暴病暴死，皆属于火，火郁于内，不能外达，故似寒证。关窍闭塞，经络不通，脉道不行，多见沉滞无火之脉。愚谓各证皆然，举一可例其余，然非阅历深者，不能知此。

热 证

《素问·六元正纪大论》曰：土郁之发……为呕吐霍乱。

诸郁之发，必从热化。土郁者，中焦湿盛，而升降之机乃窒。其发也，每因吸受暑秽，或饮食停滞，遂至清浊相干，乱成顷刻，而为上吐下泻。治法如燃照汤，宣土郁而分阴阳。连朴饮祛暑秽而行食滞。若骤伤饮食而脘胀，脉滑或脉来涩数模糊，胸口按之则痛者，虽吐犹当以盐汤探吐，吐尽其食，然后以驾轻、致和等汤调之。

又云：不远热则热至……热至则身热、吐下霍乱。

此明指霍乱有因热而成者，奈《病源》《三因》等书，咸谓霍乱本于风冷，遂致后人印定眼目。凡患热霍乱者，率为药误，且"不远热"三字，亦非但以药食为言。如劳役于长途田野之间，则暑邪自外而入。所谓热地如炉，伤人最速，宜白虎汤、六一散之类，甘寒以清之。或安享乎醇酒膏粱之奉，则湿热自内而生，所谓厚味腊毒，不节则嗟，宜栀豉汤、连朴饮之类苦辛以泄之。其有暑入伤元，白虎汤可以加参。气虚招感，用参、术必佐清邪。昔贤成法，自可比例而施。奈昧者妄谓劳伤之病宜补，膏粱之体必虚。知其一不知其二，信手温补，动辄残生，可哀也已！

《至真要大论》曰：诸热瞀瘛……诸逆冲上……诸躁狂越，皆属于火。

瞀，昏闷也，瘛，抽掣也。热伤神则瞀，火迫血则瘛。火性炎上，故逆而冲上。躁，烦躁不安也。狂，狂乱也。越，失常度也。热盛于外，则肢体躁扰。热盛于内，则神志烦乱。盖火主动，凡病之动者，皆属于火。霍乱而见此等证候者，皆为热邪内盛之的据也。

又曰：诸转反戾，水液浑浊……诸呕吐酸，暴注下迫，皆属于热。

诸转反戾，转筋拘挛也。热气燥烁于筋，则挛瘛为痛，火主燔灼，躁动故也。水液，小便也。小便浑浊者，天气热水浑浊也。呕吐者，火气炎上之象也。胃为阳土，性主下行，胃中热盛，则反逆而上冲也。土爱稼穑，而味变酸者，肝热内燔，故从而化也。暴注，卒暴注泄也。肠胃热盛而传化失常，火性疾速，故如是也。下迫，后重里急迫痛也。火性急速，而能燥物故也。此段经文，形容霍乱转筋证象如绘。业医者，必人人读之，何以临证茫然，徒惑于吊脚痧、脚麻痧等俗名，而贸贸然妄投燥热之药，以促人天年，抑何不思之甚耶！

《千金要方》曰：中热霍乱暴利，心烦脉数，欲得冷水者，以新汲井水，顿服一升。

郭白云曰：治霍乱之法，惟《千金要方》，最为详备。

《治暑全书》曰：暑气入腹，恶心腹痛，上吐下泻，泻如水注。

春分以后，秋分以前，少阳相火，少阴君火，太阴湿土，三气合行其政。故天之热气下，地之湿气上。人在气交之中，受其蒸淫之气，由口鼻入而扰其中，遂致升降失司，清浊不分。所泻者皆五脏之津液，急宜止之，然止非通因塞用之谓也。湿甚者，胃苓汤分利阴阳，暑亦自去；热甚者，桂苓甘露饮清其暑火，湿亦潜消。若火盛之体，内本无湿，而但吸暑邪者，白虎汤之类宜之。且脏性有阴阳之别。阴虚者火旺，虽病发之时，适犯生冷，而橘、朴等只宜暂用；阳虚者湿胜，虽寒润之品，非其所宜，如胃苓汤已为合法。纵使体极虚羸，亦不过补气清邪并用。若因其素禀之亏，而忘其现病之暑，进以丁、附、姜、桂之剂，真杀人不转睫矣。凡伤暑霍乱，有身热烦渴，气粗喘闷，而兼厥逆躁扰者，慎勿认为阴证。但察其小便必黄赤，舌苔必黏腻，或白厚，宜燃照汤，澄冷服一剂，即现热象。彼时若投姜附药，转见浑身青紫而死矣。甚或手足厥冷少气，唇面爪甲皆青，腹痛自汗，六脉皆伏，而察其吐出酸秽，泻下臭恶，小溲黄赤热短，或吐下皆系清水，而泻出如火，小便点滴，或全无者，皆是热伏厥阴也。热极似阴，急作地浆，煎竹叶石膏汤服之。又有吐泻后，身冷如冰，脉沉欲绝，汤药不下，或发哕，亦是热伏于内，医不能察，投药稍温，愈服愈吐，验其口渴，以凉水与之即止，后以驾轻汤之类投之，脉渐出者生。然暑之为病，伤之骤，则发之暴；伤之渐，则发之缓。故九月时候，犹多伏暑霍乱之证，医者不可不知。

《金匮》曰：转筋之为病，其人臂脚直，脉上下行，微弦，转筋入腹者，鸡矢白散主之。

刘守真曰：转，反戾也，热烁于筋，则挛瘛而痛。或以为寒客于筋者误也。盖寒主收引，然止为厥逆禁固，屈伸不利，安得为转也。所谓转者，动也。阳动阴静，热证明矣。夫转筋者，多由热甚，霍乱吐利所致。以脾胃土衰，则肝木自盛，而热烁于筋，故转筋也。夫发渴则为热，凡霍乱转筋而不渴者，未之有也。

尤拙吾曰：肝主筋，上应风木，肝病生风，则为转筋。其人臂脚直，脉上下行，微弦。经云：诸暴强直，皆属于风。转筋入腹者，脾土虚而肝木乘之也。鸡为木畜，其矢微寒，而能祛风湿以利脾气，故取以治是病焉。

张石顽曰：呕吐泄泻者，湿土之变也，转筋者，风木之变也。湿土为风木所克，则为霍乱转筋，平胃散加木瓜主之。有一毫口渴，即是伏热。凡术、附、姜、桂，种种燥热之药，误服即死，虽五苓散之桂，亦宜慎用。雄按：张氏此言，可谓先获我心矣。盖仲圣虽立"热多欲饮水者，五苓散主之"之法，然上文有头痛恶寒之表证，仍是伤寒之霍乱，故用两解之法，其虽兼表证而非风寒之邪，或本无表证而热甚口渴者，岂可拘泥成法，不知变通，而徒借圣人为口实哉。透彻古人用法之意，是真读书人语。定州，杨照藜识。

薛一瓢曰：风自火生，火随风转，乘入阳明则呕，贼及太阴则泻，是名霍乱。窜入筋中则挛急，流入脉络则反张，是名痉。故余曰：痉与霍乱，同出一源，但痉证多厥，霍乱少厥。盖痉证风火闭郁，郁则邪势愈横，不免逼乱神明，故多厥。霍乱风火外泄，泄则邪势外宣，不至循经而走，故少厥。此痉与厥之分别也。然痉证邪滞三焦，三焦乃火化，风得火而愈煽，则逼入膻中而暴厥。霍乱邪走脾胃，脾胃乃湿化，邪由湿而停留，则淫及诸经而拘挛，火郁则厥，火窜则挛，又痉与厥之遗祸也。痉之挛急，乃湿热生风，霍乱之转筋，乃风来胜湿。木克土也。痉则由经及脏而厥，霍乱则由脏及经而挛，总由湿热与风淆乱清浊，升降失常之故。夫湿多热少，则风入土中而霍乱。热多湿少，则风乘三焦而痉厥，厥而不返者死。胃液干涸，火邪盘踞也。转筋入腹者死。胃液内涸，风邪独劲也。然则胃中津液所关，顾不巨哉！厥证用辛开，泄胸中无形之邪也。干霍乱用探吐，泄胃中有形之滞也。然泄邪而胃液不上升者，热邪益炽。探吐而胃液不四布者，风邪更张。终成死候，不可不知。

雄按：霍乱湿多热少，道其常也，至于转筋，已风自火出，而有胜湿夺津之势矣。余自髫年，即见此证流行，死亡接踵。嗣后留心察勘，凡霍乱盛行，多在夏热亢旱酷暑之年，则其证必剧。自夏末秋初而起，直至立冬后始息。夫彤彤徂暑，湿自何来？

只缘今人蕴湿者，暑邪易于深伏，迨一朝卒发，渐至阖户沿村，风行如疫，医者不知原委，理中、四逆，随手乱投，殊可叹也！余每治愈此证，必询其人，曰：岂未病之先，毫无所苦耶？或曰：病前数日，手足心如烙。或曰：未病之前，睹物皆红如火。噫！岂非暑热内伏，欲发而先露其机哉！智者苟能早为曲突徙薪之计，何至燎原莫救乎？以胃液之存亡，决病情之生死，尤为精识；昧者肆行燥烈，助虐燥津，徒读父书，可为痛哭。

道光元年，直省此证大作，一觉转筋即死。京师至棺木卖尽，以席裹身而葬，卒未有识为何证者，俗传食西瓜者即死，故西瓜贱甚。余时年十一，辄与同学者日日饱啖之，卒无恙。今读此论，则医学之陋，不独今日为然也。素园杨照藜识。

杨氏之论极是。余于是年，亦日食西瓜，而合家无染病者，即其验也。然是年霍乱，间有误食西瓜而死者，为友人董铸范所亲见。盖宜服香薷之证，误信乩坛之语，以致寒凉遏抑而毙也，是亦不可不知。故处方论治，非辨证不可。本论第二篇治法、西瓜汁证治，有"汗频"二字最的。乌程汪曰桢谢城。

王清任曰：道光元年，病吐泻转筋者数省，都中尤甚，伤人过多。贫不能埋葬者，国家发帑施棺，月余间，费数十万金。彼时医工，或云阴寒，或云火毒。余谓不分男、妇、老、少，众人同病，即疫也。卓识名言。或曰：既是疫，何以芩、连、姜、附亦有或效者？余曰：芩连效在邪胜之时，姜附效在正虚之体，亦有服药终不效，必针刺而得愈者，试看所流之血，尽是紫黑。岂不是疫火之毒，深入于营分哉？以疫邪自口鼻，由气管达于血管，将气血凝结，壅塞津门。《医林改错》云：幽门之左寸许，另有一门，名曰津门，津门上有一管，名曰津管，是由胃出精汁水液之道路。水不得出，故上吐下泻。初得病时，宜即用针刺尺泽穴，出紫黑血，则毒气外泄矣。盖人身气管，周身贯通，血管周身亦贯通，尺泽左右四五根血管，刺之皆出血，皆可愈。尺泽上下刺之，亦可愈。一面针刺，一面以解毒活血之药治之。雄按：王氏亲见脏腑而善针法，所论皆凿凿可信，非悬揣虚拟可比，虽用药非其所长，而以"解毒活血"四字为纲，亦具有卓见。

《补亡论》曰：《灵枢》五乱之证，惟乱于肠胃一证，名霍乱，故作吐利。其余四证，皆不作吐利，只谓之乱气。昔柳州之疾，盖乱气干心之证，非霍乱也。谓为干霍乱者虽谬，然尚不失为五乱之一，今则无复知乱气之名矣。

《治法汇》曰：干霍乱，俗名搅肠痧。其状欲吐不吐，欲泻不泻，撩乱挥霍是也。急宜探吐，得吐方可，不吐则死。《法》曰：既有其入，必有其出，今有其入而不得其出者，痞塞也，多死。得吐方可理气和中，随证调治。

《医通》曰：干霍乱，是土郁不能发泄，火热内炽，阴阳不交之故。或问：方书皆言宿食与寒气相搏，何以独指为火耶？曰：昏乱躁闷，非诸躁狂越之属火者乎？每致急死，非暴病暴死之属火者乎？但攻之太过，则脾愈虚；温之太过，则火愈炽；寒之太过，则反扞格，须反佐以治，然后火可散耳。古法有盐煎童便，非但用之降火，且兼取其行血也。

此证，病因非一。骤伤饮食者，宜探吐。宿食为患者，宜消导。气郁感邪者，宜宣豁。暑火直侵者，宜清解。诸法并列于后，用者审之。

虑其格拒，反佐以治，真精语也。桂苓甘露饮，治热证而用桂；通脉四逆汤，治寒证而用猪胆汁，皆即此义。梦隐中治陈姬一案，石膏、芩、连，加细辛少许，燃照汤之用蔻仁，亦此义也。若寒证而用芩、连，热证而用姜、附，则正与病反，非反佐之义矣。谢城。

又曰：脾胃喜香燥而恶臭湿。若素多湿滞而犯臭气，则正气郁遏，腹痛乃作。或上连头额俱痛，或下连腰腿俱痛。有痛死不知人，少间复苏者；有腹痛不时上攻，水浆不入，数日不已者。甚至欲吐不吐，欲泻不泻，或四肢厥逆，面青脉伏，或遍体壮热，面紫脉坚，俱与生黄豆嚼之，觉香甜者，是臭毒也。急以烧盐探吐，或以童便制香附四五钱为末，停汤顿服最效。举世有用水搭肩背及臂者，有以苎麻水湿刮之者，有以瓷碗油润刮之者，有以瓷锋针刺委中出血者，总欲使腠理开通之意耳。其脉多伏，或细小紧涩，或坚劲搏指，中带促结，皆是阴逆阳伏之象。不可误认阴寒而投热药，虽砂仁之辛温香窜，亦不可轻用。若见面青唇黑，脉劲搏指，厥逆喘促，多不可救也。

又曰：触犯臭秽，而腹痛呕逆，刮其脊背，随发红斑者，俗谓之痧。甚则欲吐不吐，欲泻不泻，干呕疼痛者，曰绞肠痧。更有感恶毒异气，而骤发黑痧，俗名番痧。卒然昏倒，腹痛，面色黑胀，不呼不叫，如不急治，两三时即毙。有微发寒热，腹痛麻瞀，呕恶神昏者。或漐漐汗出，或隐隐发斑，此毒邪欲发于表也。亦有发即泻利厥逆，腹胀无脉者，此毒邪内伏，不能外发也。所患最暴，多有不及见斑而死者。经谓：大气入于脏腑，虽不病而卒死是也。初觉，先将纸捻点焠头额，即以荞麦焙燥，去壳取末三钱，凉开水调服；重者少顷再服即安。盖荞麦能炼肠胃滓秽，降气宽胸，而治浊滞，为痧毒之专药。其毒甚面黑者，急于两膝后委中穴，砭出黑血，以泄毒邪。凡骤发之病，勿虑其虚，非此急夺，束手待毙。原夫此病与臭毒相类，与霍乱相似，乃疫疠之最剧者。初起昏愦不省，脉多沉匿不显，或浑浑不清。勿以腹痛足冷而与温药，如荞麦一时莫得，或服之不应，即宜理气为先，如香苏散加薄荷、荆芥，辛凉透表；次则辟邪为要，栀子豉汤加牛蒡、生甘草，解毒和中。表热势甚，清热为急，黄芩汤加连翘、木通，分利阴阳。若见烦扰腹胀，脉来数疾，急投凉膈散，以竹叶易生姜，则毒从下夺。热剧神昏，虽合三黄，多不可救。烦渴引饮，遗溺，速清阳明，白虎加葱豉，使毒从表化。斑毒深赤，毒在血分者，浓煎益母草，少投生蜜，放温恣服，取效最捷。以其专下恶血也，或加生莱菔汁半杯，总取散血之功。以上诸法，在未经误药，庶可挽回一二。曾见一商，初到吴会，畅饮醑醄，席间霎时不安，索生姜汤一啜而逝。又有朔客，到枫觅混澡浴，忽然眩晕呕逆，到舟即毙。凡感受暑热秽疫诸邪者，大忌热汤澡身也。更有误认伤寒，而与发散，周身焮紫如云而死者。亦有误认麻疹，而与柽柳、樱桃核汤，咽痛失音而死者。亦有误认寒证而与热剂，口鼻流血而死者。变生反掌，不似时行，犹可迁延数日也。

上海，特海陬一邑耳。二十年来，屡遭兵燹，乃沧海渐变桑田，外国之经营日广，苏省又以为会垣，而江浙之幸免于难者，率迁于此。各省商舶麇集，帆樯林立，踵接肩摩，居然一大都会矣。然人烟繁萃，地气愈热，室庐稠密，秽气愈盛，附郭之河，藏垢纳污，水皆恶浊不堪。今夏，余避地来游，适霍乱、臭毒、番痧诸证盛行，而"臭毒"二字，切中此地病因。奈医者茫然，竟有令人先服姜汁一盏者；有以大剂温补主治者。皆刊印遍贴通衢，病家信之，死者日以千计，道殍相望。钱塘吴菊，潭茂才告余曰：目击一人七窍流血而死，闻之恻然，岂亦劫运使然欤！

《玉衡》曰：先吐泻而心腹疼痛者，从秽气而发者多；先心腹疼痛而吐泻者，从暑气而发者多。然吐泻之霍乱，乃暑秽伤人气分。宜用油盐刮其皮肤，则痧不内攻。若心胸胀闷，腹中疼痛，或如板硬，或如绳缚，或如筋吊，或如锥刺刀割，虽痛极而不吐泻者，名干霍乱。乃邪已入营，宜以针刺出血，则毒有所泄。然后，再审其因而药之。若痧胀已极，难于刮刺者，又必先以药救醒，乃可以回生，明此三法，庶可十全。

王晋三曰：痧者，寒热之湿气，皆可以为患，或四时寒湿，凝滞于脉络；或夏月湿热，郁遏于经隧；或鼻闻臭气，而阻逆经气；或内因停积，而壅塞腑气，则胃气逆，皆能胀满作痛，甚至昏愦欲死。西北人，以杨柳枝蘸热水鞭其腹，谓之打寒痧。东南人以油碗或油线刮其胸背手足内胕，谓之刮痧。以碗锋及扁针刺舌下、指尖及曲池、委中出血，谓之镵痧。更服玉枢丹等以治其内，是皆内外达窍以泄其气，则气血得以循度而行，其胀即已，实即霍乱耳。非另有痧邪也。

雄按：方书从无痧证之名，惟干霍乱，有俗呼绞肠痧者，是世俗之有痧，不知起于何时也。至《医说》始载：叶氏用蚕蜕纸治痧之法，以蚕性豁痰，祛风利窍，其纸已经盐腌，而顺下最速也。乃江民莹误为解㑊证，虽为杭堇浦所讥，然亦可见从前痧证不多，故古人皆略而不详也。迨国初时，其病渐盛，自北而南，所以又有满洲病与番痧之名。郭氏因龚云林青筋之说，而著《痧胀玉衡》一书，推原极变，其说甚辨，而痧之证治乃备。石顽复分臭毒、番痧为二者，谓恶毒、疠气尤甚于秽邪也。晋三又辨痧即外邪骤入，阻塞其正气流行之道之谓，而痧之病义益明。至情志多郁之人，稍犯凉热，即能成痧，且不时举发，亦由气血失其宣畅也。右陶虽有截痧方，而用药殊乖，江氏以香附、芩、栀、川芎为剂，较为合法。其诸痧名状，《玉衡》书具在，不多赘。长洲龙青霏《脉学联珠》云：痧胀之证，多属奇经。盖奇经为十二经之支流也，五脏之清气不升，六腑之浊气不降。譬犹五湖四渎，漫溢泛滥，尽人江河，而清浊已混，更水甚土崩，泥沙浑扰，流荡不清，井输壅塞，故其病有痧胀之名。痧胀者，犹沙证也，总由十二经清浊不分，流溢入奇经，而奇经脉现，则为痧胀也。邪气滞于经络，与脏腑无涉，不当徒以药味攻脏腑，宜先用提刮之法，及刺法，使经络既通，然后用药，始堪应手也。雄按：此说似创而实确，然经络既通，虽不药可愈，特虑邪已渐及腑脏，则刮刺不足了事。譬如险要为贼所据，不可徒讲防堵也。

《疫疹一得》曰：凡初起六脉细数沉伏，面色青惨，昏愦如迷，四肢逆冷，头汗如雨，其痛如劈，腹内搅痛，欲吐不吐，欲泻不泻……此为闷疫，毙不终朝。

闷者，热毒深伏于内而不能发越于外也。渐伏渐深，入脏而死，不俟终日也，固已。治法宜刺曲池、委中，以泄营分之毒；再灌以紫雪，清透伏邪，使其外达，或可

挽回也。<small>治法精良，素园。</small>

寒　证

《素问·气交变大论》曰：岁土不及……民病飧泄霍乱。

岁土不及，则脾胃素虚之人，因天运而更见其虚，中阳既虚，寒湿自盛，以致朝食暮泻而为飧泄，甚加呕吐而为霍乱。观其与飧泄并称，则知利者，必是清谷而非臭秽，吐者亦必澄澈而非酸浊。小便之利，口之不渴，又从而可必矣。如此才是寒湿霍乱，可以理中、五苓之类治之。故读书须以意逆其理，自然触处洞然，无往而不贯矣。且寒霍乱多见于安逸之人，以其深居静处，阳气不伸，坐卧风凉，起居任意。冰瓜水果，恣食为常，虽在盛夏之时，所患多非暑病，王安道论之详矣。轻则藿香正气散，或平胃加木香、藿香、生姜、半夏之类。湿盛而四肢重着，骨节烦痛者，胃苓汤加木香、藿香、大腹皮之类。七情郁结，寒食停滞者，厚朴汤、治中汤。头痛恶寒无汗者，香薷饮先解其表，随以大顺散调其里。如果脉弱阳虚，腹痛喜得温按，泻出不臭者来复丹。若吐泻不止，元气耗散，或水粒不入，或口渴喜冷而不多饮，或恶寒战栗，手足逆冷，或烦热发躁，揭去衣被，但察其泻出不臭者，乃内虚阴盛格阳，宜理中汤，甚则四逆汤加食盐少许。更有暴泻如水，冷汗四逆，脉弱不能言者，急进浆水散救之，并宜冷服。然此辈实由避暑，而反为寒伤致病，若拘泥时令，误投清暑之剂而更助其阴，则顷刻亡阳莫挽矣。前人有治此证而愈者，尚未确知其为寒病也。遂谓夏月暑病，通宜热药。妄立阴暑名目，贻误后人，此因偶中而错认面目也。余于《温热经纬》，辨之详矣。

《至真要大论》曰：诸病水液，澄澈清冷，皆属于寒。

或曰：医者，精脉理，谙药性，胸罗经史，口熟方书，斯可以济世矣。余曰：不可，必也。能辨证乎？苟不辨证，而但凭脉以用方药，虽引古证今，有典有则，恐不免为二竖所笑也。惟圣人早料及此，以辨证之法，大书特书，垂示后世，可谓既详且尽，岂但为霍乱分寒热哉！

《伤寒论》曰：霍乱，头痛发热，身疼痛，热多欲饮水者，五苓散主之；寒多不用水者，理中丸主之。

此霍乱之因伤寒而致者，故兼有头痛、发热、身痛诸表证也。虽欲饮水，而表证未罢，故以五苓散为两解之法。二方皆为风寒而设，热多谓表热未衰，寒多谓里寒较盛。于一病中，察其内外之轻重，而辨邪气之聚散，以施治法。圣人辨证，详尽如是。而后人颟顸，或至误会。凡夏秋热霍乱之口渴者，辄用五苓，多致偾事。须知桂术为渴家所忌，惟风寒之邪，郁阻气机，至水液不行而渴者，始可用以行气化水也。<small>分析甚明，发前人所未发。盖热多并非表里大热，欲饮水亦与大渴引饮不同也。谢城识。</small>又曰：吐利止而身痛不休者，当消息和解其外，宜桂枝汤小和之。

吐利止，里已和也。身痛不休者，表未解也。故须桂枝和解其外，所谓表病里和，汗之则愈也。但此为寒霍乱后之兼有风寒表邪者而言，若温热暑疫霍乱后之表未解者，不得率尔引用。余拟驾轻汤一方，最为合法，然其意亦不敢出圣人之范围也。详其一日消息，再曰小和之者，盖以吐利之余，里气已伤，故必消息其可汗而汗之，亦不可大汗而小和之也。况热霍乱后，津液尤虚者，其可妄施汗法乎。故余但以轻清为制也。

又曰：吐利发汗，脉平小烦者，以新虚不胜谷气故也。

吐利可发汗者，伤寒霍乱也。脉平为邪已解，而小烦者，以吐下后胃气新虚，不能消谷，故霍乱病。晬时内不可便与饮食，必待胃渐下行为顺，而仓廪始开也。暑热霍乱，尤夺胃津，溉以甘凉，自能思谷。

先曾祖秉衡公曰：伤寒，外感之总名；《伤寒论》，统论外感之书也。先大父永嘉公曰：《难经》云：伤寒有五，则五种外感，古人皆谓之伤寒矣。《伤寒论》有治风、治温、治暍、治湿诸法，则非专论一伤寒矣。杨素园大尹曰：注《伤寒》者，无虑数十家，皆以为专论伤寒之书，故恒觉支离附会，不适于用。

雄尝谓伤寒有五，疟亦有五，不过轻重之别耳。伤寒，惟感寒即病者，为正伤寒，乃寒邪由表而受，治宜温散其邪，在半表半里，或所感邪气较轻，不为伤寒而为正疟者，脉象必弦，并宜和解。设冬伤于寒而不即病，则为春温夏热之病。其较轻者，则为温疟、瘅疟。若感受风温、湿温、暑热之气者，重则为时感，轻则为时疟。今世温热多而伤寒少，故疟亦时疟多而正疟少。惟叶天士先生，精于温热、暑湿诸感，故其治疟也，一以贯之。余师其意，凡治时疟，必辨其为风温、为湿温、为暑热、为伏邪者，仍以时感法清其源。故四十年来，治疟无难愈之证。推而广之，似不止疟疾尔也。如风寒暑湿，皆可以为霍乱，则冬寒内伏，至春夏不为温热病，亦可以为霍乱也，特不多见，故从来无人道及。今年春、夏之交，余在濮院，即有是证，未交芒种，薄游海上，则沿门阖户，已成大疫，盖去冬积雪久冻，伤于寒者较深，而流离失所，斗米千余，精神之不藏者既多，中气之不馁者亦罕。且今春过冷，入夏甚凉，殆肃杀之气未消，发生之机不畅，故伏邪不能因升发之令外泄以为温，久伏深藏，如奸匪潜匿，毫无觉定，或其人起居饮食之失调，或外感稍侵而引动，遂得乘机卒发，直犯中枢而为霍乱，故多无腹痛之兼证。而愈后辄有余波，与向来夏秋所行因于暑湿为患者，证候则一，病情迥殊也，治法亦稍有不同。然伏邪化热，自里达外，与伏暑内发，理无二致，故其人必口渴，而刺血则紫黑。不知者以为暑令未行，有何热证，放胆姜附，涂炭生民，岂亦劫运使然耶，可哀也已。镇海周君采山，极为折服，遂以此说刊印，传播远近。元和金君簹斋、同邑周君二郊、秀水吕君慎庵、乌程汪谢城孝廉、桐乡陆定圃进士，皆见而韪之，爰赘于伤寒霍乱后，以谂来者。

又曰：吐利汗出，发热恶寒，四肢拘急，手足厥逆者，四逆汤主之。

此阳虚之体，寒邪得以直入而为霍乱也。发热恶寒者，身虽热而恶寒，身热为格阳之假象，恶寒为虚冷之真谛也。四肢拘急，手足厥逆者，阳气衰少，不柔于筋，不温于四末也。首重汗出者，为阳有外亡之象，故径用四逆汤，祛其既入之寒，而挽其将去之阳。若止见厥逆恶寒，四肢拘急，脉沉细弦紧，面如尘土，泻出不臭，虽属阴寒，而无汗出之候者，但宜冷香饮子治之。寒主收引，故四肢拘急，乃筋强不能屈伸之谓，与热证之转筋迥殊。临证极宜分别，苟或颠倒误施，祸不旋踵。

又曰：既吐且利，小便复利，而大汗出，下利清谷，内寒外热，脉微欲绝者，四逆汤主之。

此亦虚冷霍乱之候。四肢拘急，手足厥逆，虚冷之着于外也。下利清谷，脉微欲绝，虚冷之着于内也。虚冷甚于内，则反逼其阳于外矣，故其外候，每多假热之象，或烦躁去衣而欲坐地，或面赤喜冷而不欲咽，或脉大虚弦而不任按，是皆元气耗散，虚阳失守，甚加喘哕，最为危险。惟四逆汤可以驱内胜之阴，而复外散之阳。但既吐且利之下，紧接曰小便复利，重申曰下利清谷，何其丁宁而郑重耶？故读者最宜着眼。洄溪所谓一证不具，即当细审也。倘热霍乱因暑邪深入而滞其经隧，显脉细肢寒之假象者，必有溺赤便臭，口渴苔黄之真谛，临诊慎毋忽焉。

又曰：吐下已断，汗出而厥，四肢拘急，脉微欲绝者，通脉四逆加猪胆汤主之。

尤拙吾曰：吐下已止，阳气当复，阴邪当解。乃汗出而厥，四肢拘急，而又脉微欲绝，则阴无退散之期，阳有散亡之象，于法为较危矣。故于四逆加干姜一倍，以救欲绝之阳。而又虑温热之过，反为阴气格拒而不入，故加猪胆汁之苦寒，以为向导之用，即《内经》盛者从之之意也。

又曰：少阴病，吐利，手足厥冷，烦躁欲死者，吴茱萸汤主之。

又曰：少阴病，吐利，烦躁四逆者，死。

寒中少阴，吐利交作，阴邪盛极，而阳气不胜也。然先厥冷而后烦躁者，犹有阳欲复而来争之兆，故以吴茱萸温里散寒，人参、大枣益虚安中为治也。若先烦躁而后四逆者，阳不胜而将绝也，故死。此二条本少阴中寒，非霍乱也，然有类乎霍乱。既明霍乱之治，复列其类证以广其例，俾临证不致眩惑也。

又曰：少阴病，自利清水，色纯青，心下必痛，口干燥者，急下之，宜大承气汤。

寒邪化热，传入少阴，逼迫津水，注为自利。质清而无滓秽相杂，色青而无黄赤相间。可见阳邪暴虐之极，反与阴邪无异。但阳邪传自上焦，其人心下必痛，口必干燥。设系阴邪，则心下满而不痛，口中和而不渴，必无此枯槁之象，故宜急下以救其阴也。夫既列少阴中寒二条于前，以明霍乱类证之治，更附少阴极下一条于此者，以病系伤寒，迨既化热，虽见脉微细但欲寐之少阴证，而口干燥，心下痛，自利清水，尚宜急下。其病非伤寒，脉不微细，神情瞀乱而口渴，心下拒按之霍乱证，顾可以燥热药治之哉？《内经》以水液澄澈清冷为寒。此证虽自利清水，必热而不冷，或小溲赤短，审问之，自有分别。而仲圣于下利证，专以口渴与否，判清温之治，尤为简当。临证当奉为南针也。

此证最宜细辨，余尝见一霍乱轻证，医投凉膈散，次日下血而殂。谢城。

《千金要方》曰：霍乱四逆，吐少呕多者，附子粳米汤主之。又治中汤治霍乱吐下，胀满，食不消化，心腹痛。

《病源》曰：霍乱者由人温凉不调，阴阳清浊二气，有相干乱之时。其乱于肠胃之间者，因饮食而变发，则心腹疠痛。其有先心痛者先吐，先腹痛者先利。心腹并痛者则吐利俱发。挟风而实者，身发热、头痛、体疼，而复吐利。虚者，但吐利，心腹刺痛而已。亦有饮酒食肉，腥脍生冷过度，因居处不节，或露卧湿地，或当风取凉，而风冷之气归于三焦，传于脾胃，脾胃得冷则不磨，不磨则水谷不消化，亦会清浊二气相干。脾胃虚弱，便作吐利，水谷不消，则心腹胀满，皆成霍乱。

热霍乱，流行似疫，世之所同也；寒霍乱，偶有所伤，人之所独也。巢氏所论虽详，乃寻常寒霍乱耳。执此以治时行霍乱，犹腐儒将兵，其不覆败者鲜矣。

又曰：霍乱而转筋者，由冷入于筋故也……冷入于足之三阴三阳，则脚转筋。入于手之三阴三阳，则手转筋。随冷所入之筋，筋即转，转者皆由邪冷之气，击动其筋而移转也。

转筋有因热因寒之异，须合兼证脉候而辨析之。

无病之人，亦有时患转筋者，不过足受微凉，不足为病。乃时医专以转筋为邪入三阴，讵知三阳亦能转筋，巢氏之论甚明乎。谢城。

又曰：干霍乱者，是冷气搏于肠胃，致饮食不消，但腹满烦乱，疠痛短气，其肠胃先挟实，故不吐利，名为干霍乱也。

干霍乱，属寒湿者固有之，挟食者亦或有之，亦有因寒湿而挟秽臭恶毒之气者。故治法审非暑火为患，不可误用清凉。但宜芳香辛散以宣通之。其姜、附、椒、巴等剂，勿轻信而妄试也。

医道通治道，治国者必察民情，听讼者必察狱情。用药如用兵，为将者必察敌情，为医者必察病情。民情得而政教行，狱情得而曲直分，敌情得则胜权独操，可以寡克众，可以逸待劳。病情得则生机在握，可以御疹疠，可以挽造化。呜呼！不辨虚实寒热而治霍乱者，犹之弃其土地人民，而讲战守也，故列病情第一。

治法篇第二

伐　毛

霍乱及痧胀、疫疠诸恶证初起，即解散其发细看。如有赤色者，急拔去之。再脱其衣，细看胸背，如有长毛数茎，必尽拔之。

热毒深入营分，发为血之余，毒焰上炎，故见赤色。甚至硬如骏鬣，余尝目击之。宗侄承烈绍武。

取　嚏

霍乱诸痧，皆由正气为邪气所阻。故浊气不能呼出，清气不能吸入，而气乱于中，遂成闭塞之证。浊气最热，泰西人谓之炭气，炭气不出，人即昏闷而死。然呼出肺主之，肺开窍于鼻，用皂角末或通关散。或痧药吹入鼻中，取嚏以通气道，则邪气外泄，浊气可出，病自松也。

刮　法

取嚏，不论有无，随继以刮。有嚏者，肺气虽开，恐营卫气机尚痹。当刮以宣之。无嚏者，肺既不开，尤必刮松卫气，使已入营分之邪，时以外泄，而病可松也。故肩颈、脊背、胸前、胁肋、两肘臂、两膝弯等处，皆宜用绵纱线，或苎麻绳，或青钱，或瓷碗口，蘸菜油自上向下刮之，以红紫色绽方止。项下及大小腹软肉处，以食盐研细，用手擦之。或以指蘸清水撮之。景岳云：凡毒深病急者，非刮背不可。以五脏之系，咸附于背也。或以盐擦背亦可。

焠　法

营卫之气，为邪气所阻而不流通，则手足厥冷而腹痛，身有红点而隐跃，此名斑痧，亦曰番痧。俗以其厥冷，谓之阴痧者谬也。宜以灯心微蘸油，点火焠之。以灯火近肉即提起，煏煿有声，病即松。

刺　法

《玉衡》曰：东南卑湿，利用砭，以针刺放毒血，即用砭之道也。凡霍乱痧胀，邪已入营，必刺出毒血。俾邪得外泄，然后据证用药，可以望生。

第一宜刺少商穴。刺时，扶病人坐直，男左女右，用力将其手臂从上捋下，捋其恶血聚于指头，以油头绳扎住寸口，用尖锐银针，在大指甲向里如韭叶许刺之，挤出毒血即松。重者两手并刺。若神昏不醒，刮刺不松者，为邪入心包络，须撑开病人之口，看舌底有黑筋三股，男左女右，用竹箸嵌瓷锋，刺出恶血一点。两臂弯，名曲池穴。两膝弯，名委中穴。以手蘸温水拍之，露出青筋红筋。若肌肤白嫩者，则露紫筋，皆痧筋也，并用银针刺出紫黑毒血。其腿上大筋不可刺，刺亦无毒血，反令人心烦。腿两边硬筋上筋不可刺，刺之恐令人筋吊。按谈往云：崇祯十六年，有疙瘩瘟、羊毛瘟等疫，呼病即亡，不留片刻，八九两月，死者数百万。十月间，有闽人晓解病由，看膝弯有筋突起，紫者无救，红则速刺出血可活。至霜雪渐繁，势始渐杀。余谓此疫虽奇，杀人即速且多，然无非暑热毒气，深入于络耳。故轻者刺之可活，而霜雪繁病自衰也。考嘉兴王肱枕《蚓庵琐语》，及桐乡陈松涛《灾荒记事》，皆云：崇祯十四年大旱，十五、十六经年亢旱，通国奇荒，疫疠大作。合三书而观之，其为暑燥热毒之邪，深入营分无疑矣。故委中之筋已突起，不待拍之而始露。详载之，以为留心民命者告。

《玉衡》又云：一应刺法，不过针锋微微入肉，不必深入。又以诸穴非亲见不明白，故不具载。而故人管荣棠谓余曰：曩遇桐乡八十老人张德祥者，善治痧，数十年来，生死决其针下，百不失一。凡针入而肌肉凝闭者，必不得生，然其所刺部位，不仅郭氏所言之十处，惜世罕知也。据云：

痧证头晕者，刺素髎穴，在鼻柱上端，针入一分极多二分。

头痛者，刺风府。穴在项后入发际一寸，大筋内宛宛中，针入五分。

偏痛者，刺风池。穴在耳后颞颥后，脑空下，发际陷中，针入五分，可斜透风府一寸三分。

腹痛而吐者，刺上脘。穴在脐上五寸，针入二寸五分。

腹痛而泻者，刺下脘。穴在脐上二寸，针入二寸五分。

腹痛而欲吐不吐，欲泻不泻者，刺中脘。穴在脐上四寸，针入三寸即愈。

以上三穴，须用手极力提起其皮而刺。<small>切记，以上六穴，并不出血。</small>

手瘛者，刺商阳。穴在手次指内侧，去爪甲如韭叶，出血立已。

足吊者，刺厉兑。穴在足次趾之端，去爪甲如韭叶，出血立已。刺承筋。穴在胫后足跟上七寸，出血立已。刺承山，穴在腿肚下分肉间，出血立已。但此穴非精明者不易取，宜慎刺。牙关紧闭者，刺人迎，穴在结喉旁一寸五分，大动脉应手处，刺之立开。

按张叟刺法，必有所授。荣棠得其传，故针瘔极神。且荣棠之为人也，好善而率直，非牟利妄语者流，故余甚信之。尝刊入丛书，今备录此篇，以便穷乡僻壤，皆可按证而施治也。又《转筋证治》云：凡心口、腰脊、肾俞等处，切勿听愚人妄施针刺，亲见一人因心口一针，立时殒命，不可不知。

漐 洗

生大蒜，杵烂，贴两足心。吴茱萸一两，研末，盐卤和，涂两足心亦可。车轮中脂亦可涂。

男子以手挽其阴，女子以手扯其两乳。

辣蓼草<small>八两，杵烂</small>，木瓜<small>四两</small>，老酒<small>二斤</small>，加水煎，乘热揩熨患处及手足遍身。辣蓼草乃水红花之别一种，叶狭小而光，两面皆绿，梗微赤有节，其味甚辛。合六神曲及造酒曲皆用之。鸡生虱，但以此草置鸡栖内即愈。

盐卤顿热淋洗，并以手蘸摩擦其患处。<small>如无盐卤，作极咸盐汤可代也。</small>按，盐散风火化湿热，平人常用盐卤濯足，永无足疾。若路途患此倒地者，但以病人两脚浸溺桶中，亦妙。

棉絮浸酒中，煎滚。取出，乘热裹患处。或以烧酒摩擦其患处，以软散为度，烧酒内入斑蝥末，力更胜也。脚不冷者，但以盐研细末擦之。

水煎青布漐脚膝，冷即易之。柏叶，杵烂裹之，并煎汤淋洗。

熨灸<small>主霍乱转筋，干霍乱之属寒者</small>

炒盐一包，熨其心腹，令气透，又以一包熨其背，待手足暖再服神香散一钱。寒重者，再服<small>方见四篇</small>，或以吴茱萸、食盐各数两，炒热包熨脐下亦妙。或以芥子研末和涂脐上。

胡椒<small>七粒</small>，以布包之，嚼碎，纳脐中，用膏药封之，再以热手按之。盖被卧少顷，腹中热有汗，则寒邪散矣。甚者用回阳膏贴脐间<small>方见四篇</small>，或以盐填脐中，上盖蒜片，艾灸二七壮。危甚者，再灸脐两旁，各开二寸之天枢二穴，脐上四寸中脘一穴，脐下寸半气海一穴。

《外台》法：以手挽所患脚大拇指，当脚心急筋上，灸七壮。

喻氏法：凡卒中阴寒厥逆吐泻，色清气冷，凛冽无汗者。用葱一大握，以带束紧，切去两头，留白寸许。以一面熨热安脐上；用熨斗盛炭火，熨葱上面，俾热气从脐入腹。甚者，连熨二三饼。又甚者，再用艾炷灸关元、气海各二三十壮。若腠理素疏，阴盛迫阳而多汗者，用附子、干姜回阳之不暇，尚可熨灼以助其散越乎？尝读仲圣《伤寒论》知病属阴虚血少者，概不可灸，必阳虚气弱者，始可灸。今喻氏复辨阳虚者，固宜用灸。若阳虚至于外越者，岂容再灸，是亦发人所未发，可补长沙之未及。世之不别阴阳，而妄施灼灸以伤人者，岂特霍乱为然乎？吁可叹已！又按：凡腹虽痛极，而喜得温按，唇口刮白者，乃内虚阴寒之病。宜用火灸，切忌针刺。若四肢虽冷而苦渴苔腻，腹痛虽甚而睛赤唇红，或烦躁喜凉者，乃热郁气闭之证。急宜刺血，切忌火攻。设不辨明而误用之，祸皆反掌。

侦　探

生黄豆，细嚼，不腥者痧也。既可试病，亦解痧毒，生芋亦可。大赤雄鸡一只，放病人腹上，以鸡口朝其面，鸡即伏而不动。痛止，鸡自跳下。亦治尸厥中恶。

神清而嚼姜，不辣者，真寒证也。

策　应

新汲井水，百沸天泉，各半和服，名阴阳水。濒湖曰：上焦主纳，中焦腐化，下焦主出。三焦通利，阴阳调和，升降周流，则脏腑畅达。一失其道，二气淆乱，浊阴不降，清阳不升，故发为霍乱吐利之病。饮此即定者，分其阴阳，使得其平也。按：汲井泉以上升，天雨水而下降，故汲者宜新，而降者宜熟也。以之煎疟疾药。盖取分解寒热之邪，而和其阴阳也。

东壁土，煮汁饮。《圣济》。

锅底墨煤、灶突上墨煤各五分，百沸汤急搅数千下，以碗覆之，通口服一二口。《经验》。

屋下倒挂尘，沸汤泡澄清服。《易简》。

生扁豆研末入醋少许，新汲水和服。《普济》。

丝瓜叶一片，白霜梅肉一钱，并核中仁，共研烂，新汲水调服。《广笔记》。

梨树枝，煮汁服。《圣惠》。

海桐皮，煮汁饮。《圣济》。

路旁破草鞋，去两头，洗三四次，水煎服。《事海文山》。

生藕，捣汁饮。《圣惠》。

陈仓米，煮清汤，稍稍饮之，治霍乱大渴。《永类钤方》。

冬瓜，水煎清汤，俟凉饮之半瘥。按：陈仓米，虽云清热止渴，惟霍乱已止者，服之为宜。若邪势方张，吐下未平之际，尚嫌其守。冬瓜，甘淡微凉，极清暑湿。无论病前、病后，用以代饮，妙不可言。即温、湿、暑、疫、泻痢诸病，皆可用也。

芦根、麦冬，水煎服。《千金》。按：单用芦根煎饮，亦止烦渴，或与竹叶同煎，更佳。

梨肉，煮汤服，渴甚，打汁饮。梦隐。

莱菔，煮汤服，或生嚼饮汁，吐去渣。梦隐。

生绿豆，急火煎清汤，凉服。梦隐。

枇杷叶刷去毛，浓煎，徐饮。此方不但解霍乱之渴也。若深冬采之，刷毛、洗净、

切碎，净锅内炒干，瓷瓶密收，常以代茗，可杜暑湿时疫，及噎呃诸病。_{梦隐}

雄鸡矢白，腊月收之，为末，水和温服。《金匮》。

以下治霍乱转筋。

地浆，掘黄土地作坎，深三尺，以新汲井水沃入搅之，少顷取清者饮三五杯。《千金》。按：罗谦甫云：霍乱乃暑热内伤，七神迷乱所致。阴气静则神藏，躁则消亡，非至阴之气不愈。坤为地，属阴，土曰静顺，地浆作于阴地坎中，为阴中之阴，能泻阳中之阳也。愚谓得罗氏此言，治霍乱，已思过半矣。蒋式玉称其勤求古训，洵不诬也。

新汲井水，徐徐饮之，外以一盆水浸两脚，忌食热物。《救急良方》。按：果系暑热炽盛，用腊雪水尤胜。

扁豆叶一握，捣，绞汁一碗，饮。《广笔记》。

桑叶一握，煎汁服。《圣惠》。

木瓜一两，水煎服。余汤浸青布，裹其腓。本方加桑叶七片尤良。《圣惠》。

龙脑薄荷，煎汤饮。《圣惠》。按：有汗者，此方勿服。

青钱四十九枚，木瓜一两，乌梅炒，五个，水二盏煎，分温服。《圣济》。按：此方专治风木行脾之证。时行重感，非所宜也。

盐梅，煎汤，细细饮。《如宜方》。按：方义与上同。

垂死者，用败蒲席一握，切，浆水一盏，煎服。《圣惠》。

百方不效困笃者，用室女月经衣和血烧灰，酒服方寸匕。《千金》。按：邪已入深，故百方不效，以此药专走血室，能引浊邪下行也。

原蚕沙一两，用阴阳水煎，澄清、温服。_{梦隐}。按：蚕沙乃桑叶所化。夫桑叶主息风化湿，故《圣惠方》以之治霍乱转筋也。既经蚕食，蚕亦主胜风去湿。且蚕僵而不腐，得清气于造物者独纯。故其矢不臭、不变色，殆桑从蚕化，虽走浊道而清气独全。《金匮》以鸡矢治霍乱转筋者，鸡为木畜属巽，虽不溺而矢独干，亦取其胜风湿，以领浊气下趋也。蚕沙，既引浊气下趋，又能化浊使之归清，性较鸡矢更优。故余用以为霍乱转筋之主药，颇奏肤功。嗣见治痧飞龙夺命丹，用人中白一味，领诸药迅扫浊邪，下趋阴窍，较他方之借硝以达下者，更觉贴切。故奏效尤捷。制方之义，可谓精矣。至来复丹之用五灵脂，亦从鸡矢白脱胎也。

霍乱转筋大渴，苔黄汗濒，无溺者，西瓜绞汁饮。_{梦隐}。

凡阳气遏抑在内，虽热证亦无汗，西瓜汁当慎用。此特称"汗频"二字，最确当。_{谢城}。

渴而气机不舒者，金银花、蒲公英、丝瓜叶、丝瓜，并可捣汁服，或用干者煎汤亦得。_{梦隐}。

渴而肤有赤色者，益母草或紫花地丁，捣汁饮。或以干者煎汤服亦可。_{梦隐}。按：紫花地丁，亦名如意草，主清血热。生嚼之，味甘，不作草气，故可同诸草木叶咀食充饥。悉无草气，洵救荒之仙草也。附及之以为世告。

荞麦，焙燥，去壳，取末三钱。凉开水调服。《简便方》。

以下治干霍乱。

栀子二七枚，烧研，酒调下。《肘后》。

盐一撮，放刀上，用火炙透，热童便和服，或以新汲水和服。少顷，即得吐下而气通矣。柳州。

益母草一两，煎汤，少投生蜜，放温服。《医通》。

马兰根，细嚼咽汁。《寿域》。

刘寄奴，煎汤温服。《圣济》。

桃叶，煎汤温服。《外台》。

石菖蒲一两，杵汁和水服。《圣惠》。

烟管中油俗呼烟油，取豆大一丸，放病人口内，掬水灌之，下咽即活。有堂。

芜菁子，煮汁饮。《集简》。

黑大豆，生研，水服方寸匕。《普济》。按：今人以黄豆试痧本此。

垂危者，用生芋一片，放入病人口内，咽汁即苏。苏后，再吃几片，取其宽肠去垢浊，破血清痧毒也。世传饮油、吞矾二方，取其引吐澄浊也。然油滋腻，矾兜涩，皆有流弊，吾不取也。

普洱茶浓煎温服。梦隐。

淡海蜇四两，凫茈即荸荠，一名地栗二两，切。水煮，至海蜇烊。取汁，温服。梦隐。

莱菔，捣汁饮。梦隐。

雄鼠矢，阴阳水下二七枚。梦隐。按：《经验方》有马矢绞汁，治干霍乱一方。虽取义燥湿降浊，然臭味恶劣，径以秽汁灌人，亦觉难堪。易以鼠矢，较近人情，其功似亦稍胜也。按：马矢烧灰存性，名独胜散。治绞肠痧证，服下即瘥。彼所谓臭味恶劣，乃未经烧灰故耳。

莱菔叶，冬月挂树上，或摊屋上，直至春前干燥极透时，收入净坛密贮。每一两洗净，水煎温服。梦隐。按：此味并治时行喉证，诸般外感、疟痢、泄泻、痞膨、黄疸、水肿、脚气，诸病如神，物易功多，价廉无损，家家可备，以济世也。

稻秆，浓煎温服。梦隐。

六一散方见四篇，新汲水调下三钱。河间。

紫雪方见四篇，下同。

以下皆治邪深入络，以及干脏之干霍乱，霍乱转筋。

碧雪

绛雪一名红灵丹

行军散

玉枢丹

紫金丹

飞龙夺命丹与外科飞龙夺命丹名同药异，外科之方，用蜈蚣为君，蜈蚣一名天龙，能飞而制蛇，因以名方。治痧之方，用诸多宝贵香灵之品，借人中白驾轻就熟为使，力能迅扫秽恶之邪，下趋浊道，有马到功成之捷效，以骏马有飞龙之号，故以名方。

按：以上诸方，皆有起死回生之力。惟有力者，卒不易得；无力者，贵不易购，苟能量力合送，或集资广济，洵造福无涯矣。

陈艾叶，煎汤服。《外台》。

以下治寒湿干霍乱。

紫苏，捣汁服，干者煎饮。《肘后》。按：此方治因食鱼蟹诸水族而腹痛吐利者皆效。

橘红、藿香各五钱，煎服。《百一选方》。

薤白，煮汤服。《独行方》。

姜炙厚朴，研，温汤服三钱。挟暑者，新汲水下。《圣惠》。

丁香十四枚，研末，沸汤和服。《千金》。按：此治食蟹及水果太多而痛泻者并效。

真神曲三钱，水煎温服。梦隐。

吴茱萸二七枚，砂仁一钱，研，泡汤吞下。梦隐。

伽南香，凉开水磨取三分，沸汤点服。梦隐。

三圣丹方见四篇。下同。

以下皆治阴寒霍乱。

速效丹

蟾酥丸

姚氏蟾酥丸

霹雳散

回阳膏

以上数方，亦须预备应用。如合送济人，须将病情叙明，庶免贻误。

霍乱转筋，吐下已多，脉无气短，大汗欲脱者。置好醋二三斤于病人面前，将铁器烧红，频淬醋内，使闻其气，即可转危为安。足冷者，并捣生附子二两，贴于涌泉穴。再按证用药，以挽回元气。不论寒热二证，凡元气欲脱者，皆当亟用。余屡试多验。并治产后昏晕，及诸病之神魂不安者，皆效。

纪　律

一忌米汤。得谷者昌，百病之生死，利于胃气之存亡，犹之兵家饷道，最为要事。惟时邪、霍乱、痧胀独不然者。以暑湿秽恶之邪，由口鼻吸入肺胃，而阻其气道之流行，乃痞塞不通之病。故浊不能降而腹痛呕吐，清不能升而泄泻无噎，或欲吐不吐，欲泻不泻，而窃踞中枢。苟不亟为展化宣通，邪必由经入络，由腑入脏，而滋蔓难图矣。凡周时内，一口米汤下咽，即胀逆不可救者，正以谷气入胃，长气于阳。况煮成汤液，尤能闭滞隧络，何异资寇兵而赍盗粮哉。惟吐泻已多，邪衰正夺者，犹之寇去民穷，正宜抚恤。须以清米汤温饮之，以为接续，不可禁之太过，反致胃气难复。知所先后，则近道矣。

物性中和，莫如谷矣。为人生之至宝，乃霍乱痧胀邪势方张之际，不可一试，米汤如是，况补药乎？其霍乱间有得温补而愈者，是中虚之霍乱，非时行之霍乱也。须知中不必皆虚，虚不必同时而病，病不必皆成霍乱。既同时而病霍乱，岂非外邪为患。而流行渐广，遂成疫疠，何司命者，尚不识其病情耶？凡一病有一病之宜忌，先议病，后议药，中病即是良药。故投之而当，硝黄即是补药；投而不当，参术皆为毒药。譬如酒色财气，庸人以之杀生。而英雄或以之展抱负，礼乐文章，圣人以之经世。而竖儒反以之误苍生。药之于医也亦然。补偏救弊，随时而中，病无定情，药无定性，顾可舍病而徒以药之纯驳为良毒哉！

或云：扶阳抑阴，治世之道，古圣以之主教，景岳以之喻医。今人身不治，病乱于中，竟辟温补扶阳。惟事清解助阴，毋乃偏任寒凉，将起后人之议乎？余曰：扶阳抑阴，大易以喻君子小人。故章虚谷谓：但可以论治世，不可以论治病。惜章氏尚一间未达也。夫人身元气，犹阳也。外来邪气，犹阴也。扶正抑邪，岂必专借热药哉？如热伤胃液，仲景谓之无阳矣。然欲扶其阳，必充其液。欲抑其阴，须撤其热。虽急下曰存阴，而急下者，下邪也。下邪即是抑阴。存阴者，存正也。存正即是扶阳，苟知此义，则易理医理，原一贯也。设但泥温补为扶阳之药，而不知阴阳乃邪正之喻。虽满腹经纶，无非是苍生之罗纲，治人治世无二致也。

或又曰：丹溪谓人身阴不足，景岳谓人身阳不足。君以为孰是？余谓人身一小天地，试以天地之理论之，阴阳本两平而无偏也。故寒与暑为对待，昼与夜为对待，然雨露之滋，霜雪之降，皆所以佐阴之不足，而制阳之有余。明乎此，则朱张之是非判矣。或又曰：子言扶正即是扶阳，则补阴补阳，皆扶阳也。抑阴即是抑邪，则逐寒逐热，皆抑阴也。顾专事逐邪，不崇补正，得毋未合扶阳抑阴之旨乎？余因述先慈之训以答，曰：无论外感，不可妄投温补。即内伤证，必求其所伤何病，而先治其伤，则病去而元自复。古人不曰内虚，而曰内伤，顾名思义，则纯虚之证殊少也。徐洄溪亦云：大凡人非老死即病死，其无病而虚死者，千不得一。况病去则虚者亦生，病留则实者亦死。故去病正以扶阳也。余尝谓人气以成形耳，法天行健，原无一息之停。惟五气外侵，或七情内扰，气机愆度，疾病乃生。故虽在极虚之人，既病即为虚中有实，如酷暑严寒，人所共受，而有病有不病者，不尽关乎老少强弱也。以身中之气，有愆有不愆也。愆则邪留着而为病，不愆则气默运以潜消，调其愆而使之不愆，治外感内伤诸病无余蕴矣，霍乱云乎哉！

不惜倾筐倒箧而出之，嘉惠后学之心至矣。读此而犹不悟，请勿从事于此道也。随园云：人之气血，有壅滞之处，则其壮者，为痈疽。而其弱者，为劳瘵。余尝佩服以为名言。今读此论，与二语正相合。定州杨照藜素园。

或又曰：《经》言邪之所凑，其气必虚，亦不然乎？曰：人身气血，原有强弱，强者未必皆寿，弱者未必皆夭。正以气血虽强，设为邪凑，而流行愆度，似乎虚矣。不去其邪则病愈实，而正愈虚，驯致于死，虽强而夭折矣。气血虽弱，不为邪凑，则流行不愆，不觉其虚即为邪凑，但去其邪，则病不留，而正自安，虽弱亦得尽其天年矣。试看勇如贲育之人，身躯不觉其重大者，以正气健行不息也。卒受痧邪，亦遂肢冷脉伏告毙者，以气为邪闭，而血肉即死也。所谓邪之所凑，其气必虚者，当作如是解。凡治此证者，将急开其闭，以宣通乎？抑从而下石更投补塞乎？不但痧证尔也。凡病未去而补之，则病处愈实。未病处必愈虚，以未病处之气血，皆挹而注于病处也。盖所谓补药者，非能无中生有，以增益人身气血也。不过衰多益寡，挹彼注此之能耳，平人服之尚滋流弊，况病人乎？故《经》言不能治其虚，焉问其余。夫既虚矣，尚曰治而不曰补，可不深维其义乎？不但治人尔也，治家者，若以积财为务，有入而无出，甚则坎土穴墙，以藏埋之。是故一人小积，则受其贫者百家。一人大积，则受其贫者万家。虽然吝者之积财，以为久聚而不散矣。祸灾之来，兵寇之攻，取百年之财，一日而尽之，安见其果不出也。治国者，若以积财为务，必至四海困穷，天禄永终。是天下之财源，如人身之气血，俾得流通灌注，病自何来？故因论霍乱而并及之。

吾叔于道光间，辑《裕后须知》书，以励末俗。因采魏昭伯奢吝说一条，颇招訾议。讵十余年来，其言辄应，可慨也已。至于治虚，尤独擅一时。忆丁巳春烈年二十七，在上海患吐血，诸医用清火补阴等药，久治不瘥，势濒于殆。返杭求诊，投大剂参芪，数服而痊。迄今无恙，且苗实胜于曩时，虽流离播越，尚能胜任也。今读此论，谨书以感佩之忱。<small>绍武。</small>

今夏先生来申，适谟患身热便泻口干。幸能纳食，仍强起任事。先生察脉弦大。曰：此忧劳过甚，元气大亏之证也。投大剂参、术、苓、草、防、芍、橘、斛、木瓜，旬日而痊。即旋里省亲，逾月抵沪，患寒热。先生视为暑湿类疟，授清化药，四帖霍然。但觉疲惫，仍以参、芪、甘、柏等峻补而瘳。治虚独擅一时，岂不信哉？<small>归安陈廷谟半樵。</small>

二忌姜糖。徐氏云：如有暑邪，姜断不可用。虽与芩、连并行，亦不可也，况独姜汤乎？惟初起挟寒者，或可量证略用些须。糖助湿热而腻滞满中，误用之，反为秽浊之邪竖帜矣。不但增其呕吐已也，推而至于枣子、龙眼、甘草一切甜腻守滞之药可知矣。

三忌热汤、酒醴、澡浴，此三者皆驱寒之事也。寒伤形则客邪在表，饮以热汤酒醴，或暖房澡浴，皆可使寒邪从汗而解也。故表散寒邪之药，每佐甘草、姜、枣之类，俾助中气以托邪外出，亦杜外邪而不使内入。若暑湿热疫秽恶诸邪，皆由口鼻吸入，直伤气分，而渐入营分。亟宜清凉疏瀹，俾气展浊行，邪得下走，始有生机。不但辛温甘腻一概忌投，即热汤、酒醴、澡浴，皆能助热，不可不严申厉禁也。

四慎痧丸。痧药方最多，而所主之证不一。有宜于暑热病者，有宜于寒湿病者，岂可随便轻尝耶？更有不经之方，群集猛厉之品，杂合为剂。妄夸无病不治，而好仁不好学者，广制遍送，间有服之亦效者。大抵皆强壮之人，风餐露宿为病也。概施于人，多致轻者重，而重者死矣。故服药难，施药不易。必也择方须良，择药须精。刊列证治，须分寒热，实心实力行之，斯有功而无弊焉。如酷暑烈日之中，路途卒倒者，虽不可以霍乱痧胀名之，而其病较霍乱痧胀为尤剧。设以泛泛痧药治之，每致不救。或口鼻出血而死，此为暑邪直入心包络，必以紫雪灌之始效，然此药贵重难得，有力者能备以济世，必有善报也。凡阴虚内热之人，或新产血去阴伤之后，酷热之时，虽不出户庭，亦有患此者，余见屡矣。详三篇《梦影》中。

五慎延医。医之用药，犹将之用兵。食禄之将，尚鲜其良。谋食之医，宜乎其陋。然十室之邑，必有忠信如某者矣。语云：为人子者，不可不知医，要在平时留意，知其有活人之术，而非道听途说者流，则有病时，方可以性命托之。知其有用兵之才，而非惜死爱钱之辈，则有寇时，方可以土地人民托之。噫！难矣。

六慎服药。选医难如选将，选得矣。或徒有虚名而无实学，或饱学而非通才，或通才而无卓识，或见到而无胆略，或有胆而少周详，皆不足以平大乱愈大证也。故服药如出师，圣人以战疾并慎也。然则如何而可服其药耶？但观其临证时，审问精详。心思周到，辨证剀切，方案明通，言词慷爽近情，举止落落大方者，虽向未谋面之人，亦一见而知为良医矣。其药可服也。

七宜凉爽。霍乱痧胀，流行成疫，皆热气、病气酝酿使然。故房中人勿太多，门窗勿闭，得气有所泄也。盖覆勿厚，总以病人不觉冷为度。昧者不知，强加衣被，而致烦躁昏瞀者甚多也。如楼居者，必移榻清凉之所。势剧者，宜铺席于阴凉干燥泥地上卧之，热气得土而自消也。凡见路途卒倒之人，纵无药赠，但能移之阴处，即是一服清凉散也。吐泻秽浊，随时扫除净尽，毋须熏触病人与旁人，医来时尤宜加意。否则臭难向迩如何息心静气以辨证耶？

八宜镇静。凡患急证，病患无不自危，旁人稍露张皇。病者逆谓必死，以致轻者重，而重者遂吓杀矣。盖人虽寿至百龄，未有不贪生畏死者，此人之情也。故近情之医，虽临危证，非病人耳聋者，必不当面言凶。亲友切勿交头接耳，以增病人之惧。妇女更勿颦眉掩泪，以致弄假成真。

九宜汎爱。凡患急证，生死判乎呼吸，苟不速为救治，病必转入转深。救治而少周详，或致得而复失，骨肉则痛痒相关毋庸勉告。最苦者，贫老无依，经商旅贾，舟行寄庑，举目无亲。惟望邻友多情，居停尚义，解囊出力，起此沉疴，阴德无涯，定获善报。

十保胎孕。凡怀妊于夏月而陡患腹痛者，虽在临盆之际，先须握其手而指尖不冷，抚其额而身不发热者，方是将娩之疼，否则即是痧患。而痧药类多妨孕，概勿轻试。余每以晚蚕沙及雪羹治之，无不立效。挟寒者，紫苏、砂仁、香附、橘红之类可用。设患霍乱重证，先取井底泥，敷心下及丹田，再用卷而未舒之嫩荷叶，焙干五钱，蚌粉减半共研，新汲水入蜜调服三钱。并涂腹上，名罩胎散。若系寒霍乱，用伏龙肝研末，水和涂脐方寸，干即再涂。服药尤须加慎，一切伤胎之品，均不可用。回阳膏亦不可贴。

附妊娠药禁

《便产须知》云：蚖青斑斑螫水蛭与虻虫，乌头附子及天雄，野葛水银暨巴豆，牛膝薏苡并蜈蚣，三棱莪蓬赭石芫花麝香，大戟蛇蜕黄雌雄，砒石火牙芒硝大黄牡丹桂，槐花子同牵牛皂角同，半夏制透者不忌南星胆制陈久者不忌兼通草，瞿麦干姜桃仁木通，钢砂干漆蟹爪甲，地胆茅根与䗪虫。

《本草纲目》云：乌喙侧子羊踯躅，藜芦茜草厚朴及薇衔，檵根蕳茹葵花子，赤箭茵草刺猬皮，鬼箭红花苏方木，麦蘖常山蒺藜蝉，锡粉硇砂红娘子，硫黄石蚕共蜘蛛，蝼蛄衣鱼兼蜥蜴，桑蠹飞生及樗鸡，牛黄犬兔驴马肉，鳅鳝虾蟆鳖与龟。

《潜斋丛书》云：甘遂没药破故纸，延胡商陆五灵脂，姜黄葶苈穿山甲，归尾灵仙樟脑续随，王不留行龟鳖甲，麻黄川椒神曲伏龙肝，珍珠犀角车前子，赤芍丹参益母射干，泽泻泽兰紫草郁金，土瓜根滑石自犀角至此，虽非伤胎之药，然系行血通窍之品，皆能滑胎，非坚实之体，不可轻用及紫葳即凌霄花。

猛厉之药，皆能伤胎，人犹知之。如薏苡、茅根、通草、厚朴、益母之类，性味平和。又为霍乱方中常用之品，最易忽略，不可不加意也。

十一产后，丹溪一代宗工，乃谓产后宜大补气血为主。虽有别证，从末治之。景岳已辨其非矣。而俗传有产后宜温之说，不知创自何人，最为悖谬。夫产后阴血尽脱，孤阳独立，脏腑如焚，经脉如沸，故仲圣专以养血消瘀为主，而石膏竹茹亦不禁用。若夏令热产，虑感暑疹，无病者，万勿轻尝药饵。不但生化汤不可沾唇，虽沙糖、酒亦须禁绝。设有腹痛，未审是否发疹。惟六一散最为双关妙药。若明系疹证，或患霍乱者，按常法治之。如果热炽毒深，不妨仍用凉化。如无虚象，勿以产后而妄投补药。如无寒证，勿以产后而妄施热剂。魏柳洲云：近时专科及庸手，遇产后一以燥热温补为事，杀人如麻。故治产后之疹邪霍乱者，尤当兢兢也。

十二善后，凡霍乱吐泻皆止，腿筋已舒，始为平定。若暴感客邪而发者，即可向愈。口渴，以陈米汤饮之。知饥以熟莱菔、熟凫茈，或煮绿豆，或笋汤煮北方挂面啖之。必小溲清，舌苔净，始可吃粥饭。鲫鱼台鲞之类，油腻酒醴甜食，新鲜补滞诸物，必解过坚矢，始可徐徐而进。切勿欲速，以致转病。若因伏邪而发者，未必速愈，证势虽平，尚多枝节，否则肢未全和，或热不遽退。胸犹痞闷，苔色不化，溺涩不行，此皆余热逗留。或治未尽善，亟宜清涤余邪，宣通气道。勿以其不饥不食，而认为吐泻伤元，妄投补滞。勿以其神倦肢凉，而疑作寒凉过度，妄进辛温。良由深伏之邪久匿，而不能尽去也。仍宜以轻凉清肃之品，频频煎服。俾其疏瀹，自然水到渠成，待得知饥，然后以饮食如前法，消息之自愈。其果因过服寒凉，而便溏不已者，必溺清不渴，可以资生丸调治之。方见四篇。

此段皆名言也，因善后不得法，误事者甚多，须熟复。初思食时，余尝用盐调藕粉，似亦颇妥，陈米汤亦不若绿豆汤为稳。谢城。

干霍乱痛止为平，苔净口和，便坚溺澈为痊，饮食消息之法同上。

寒霍乱轻者，得平即愈。但节饮食，慎口腹可也。重者，多兼正虚，一俟阳回，热药不可再投。但宜平补元气，如液伤口燥者，即须凉润充津。盖病或始于阳虚，而大下最能夺液，不知转计，必堕前功，饮食调理，亦凭苔色便溺而消息之可也。阳回之后，热剂不可再投，知之者甚鲜。因过剂而误事者亦时有之，此段语亦甚精当，谢城。

守 险

霍乱时行，须守险以杜侵扰。霍乱得愈，尤宜守险，以防再来。昧者不知，徒事符箓，以为拥兵自卫之谋，良可慨已。纵恣如常，效彼开门揖盗之愚，尤可笑也。苟欲御乱，略陈守险之法如下。

——人烟稠密之区，疫疠时行，以地气既热，秽气亦盛也。必湖池广而水清，井泉多而甘洌，可借以消弥几分，否则必成燎原之势，故为民上及有心有力之人，平日即宜留意，或疏浚河道，毋须积污。或广凿井泉，毋须饮浊，直可登民寿域，不仅默消疫疠也。此越险守疆之事，为御乱首策，非吾侪仰屋而谈者，可以指挥而行也。

——当此流离播越之时，卜居最宜审慎。住房不论大小，必要开爽通气，扫除洁净，设不得已而居市廛湫隘之区，亦可以人工斡旋几分，稍留余地，以为活路，毋使略无退步。甘于霉时受湿，暑令受热，平日受秽，此人人可守之险也。无如贪夫徇财，愚夫忘害，淫嬉泄沓，漫无警省。迨挥霍撩乱，突如其来，手足无措矣。

——昔范文正公每就寝，则思一日之食，与所行之事，能相准否？虽朝齑暮盐，贫不能自给，而每慨然忧天下之忧。以其志行磊落，足以纪纲人道，而岂腆然为饮食之人哉？呜呼！此六十四字，为故人宜春袁莲峀布衣，跋余《饮食谱》之绝笔也。跋未竟未便刊于谱，故列为霍乱守险之一策。因近人腹负者多，厚味腊毒，脏腑先已不清。故秽浊之邪，易得而乘之，同气相求，势所必然之事。若能效法先贤，不徒为饮食之人，以其余资量力而行，疏河凿井，施药救人，敛埋暴露，扫除秽恶诸事，不但保身而杜病，吾闻积德可回天。不仅可御霍乱也已。

——祖父家训，不许供设神像，遵圣人敬而远之也。余性尤不佞佛，生长钱塘，天竺山未尝一到。虽食贫居贱，而最恶持斋之说。先慈闻而责之曰：儿自命通脱，何亦效迂儒口吻乎？夫澹泊自甘者，有几人哉？虽以圣贤言行教之，其知从而勿改何？盖愚人必动之以祸福，惕之以报应。而始畏慕勉行也，故具不得已之苦心者。假神道以设教，创持斋之日期，诱而掖之，斡旋不少。试看疫疠流行之际，僧尼独鲜死焉？此其明效也。余敬听而识之，屡试不爽，益叹母训之非诬。故夏月款客，惟用海味干肉鱼虾之类，间或为宾托言茹素，亦借以节主人之费，虽伎席觞簋时亦赴，但择轻清者而食之。追忆生平未患痧证，敢以此法公诸同世。

——造酒曲者，必取诸草汁，以和米蘖而成。凡草初出之两叶尖者属阳，性烈而味辛，可以造曲，初出之两叶圆者属阴，性凉而味酸或苦，皆不中用也。故酒性纯阳，大冷不冰。造酒之屋，木尚渐腐，生物酒浸，皆能渐熟，不但能腐人肠也。然严寒之令，略饮可御风寒；卒犯飞尸，温服可祛阴气。若纵饮无节，未有不致病者。又惟夏月为尤甚，宋刘元城先生云：余初到南方，有一高僧教余，南方地热，而酒性亦热。况岭南烟瘴之地，更加以酒，必大发疾。故余过岭，即阖家断饮，虽遍历水土恶劣，他人必死之地，余阖家十口皆无恙。今北归十年矣。无一患瘴者，此其效也。苏文忠公云：器之酒量无敌，今不饮矣。观此则妄人所谓酒可以辟瘴疫者，岂非梦呓。夫瘴疫皆是热浊秽毒之气所酿，同气相求，感受甚易，且酒之湿热，久蓄于内，一旦因邪入之，而并为一家，其势必剧，其治较难，其愈不易，纵性耽曲蘖，甘醉死而不辞者，夏令必须戒饮，或不屈死于挥霍撩乱之中也。

——颐生之道，《易经》始发之。曰：节饮食。孔子曰：食无求饱。应休琏云：量腹节所受。陆放翁云：多寿只缘餐饭少。《随园诗话》云：不饱真为却病方。盖饥饱劳逸，皆能致疾，而饱暖尤为酿病之媒，故神农氏播谷之余，即收药味。有熊氏垂裳之际，聿著方书。而世俗罕知，因强食致病者，不胜缕述。缘人身之气，贵乎周流无滞，则浊降清升。虽感客邪，亦潜消默化，而不能留着为病。惟过饱则胃气壅塞，脾运艰迟，偶吸外邪，遂无出路。因而为痧胀，成霍乱者最多。故夏令不但膏粱宜屏，虽饭食且然。况无故喜服参药，妄食腻滞之物，如龙眼、莲子以图补益，而窒塞其气机哉。设犯痧秽之邪，多致不救。今夏有诸暨余小坡进士，奔难来申，与余亲家褚子耘茂才，比屋而居，亦知医。为人视病归，啖莲子一盏毕，即觉不舒，寻即吐泻转筋，欲请余诊而不及。以邪气得补，无从宣泄，逼其深入。故告危如此之速，犹之贼来而自弃其险，闭城以待毙也。嘻！可悲已。

过饱不可，过饥亦不可，不饱非饥之谓宜知之。<small>谢城。</small>

——鳗鳝，性热助阳。鳖，性寒滋阴。然或有毒者，夏令更有蛇变者，尤勿轻尝。即无毒者，其质味浓厚腻滞难消。如吸外邪而误食之，皆难救治。市脯尤觉秽浊，咸宜杜绝。

因食鳗鳝而霍乱者，余见甚多。<small>谢城。</small>

——瓜果冰凉等物，虽能涤热，过食骤食，既恐遏伏热邪，不能泄越。又虑过度，而反为所伤，并宜撙节为妙。若口不渴，汗不出，溺不赤者，诸冷食皆在所忌也。

——冬夏衣被过暖，皆能致病，而夏月为尤甚。既因暖而致病矣，或又因病而反畏寒，以热郁于内，而气不宣达也。再加盖覆，则轻者重，而重者即死矣。竟有死已许久，而旁人未知者，年来闻见甚多。此如开门揖寇，城已陷。或有尚在梦中而不觉者，可叹也已。亦勿过于贪凉，迎风沐浴，夜深露坐，雨至开窗，皆自弃其险，而招霍乱之来也。不可不戒。

——食井中，每交夏令，宜入白矾、雄黄之整块者，解水毒而辟蛇虺也。水缸内宜浸石菖蒲根、降香。

——天时潮蒸，室中宜焚大黄、茵陈之类。亦可以解秽气，或以艾搓为绳，点之亦佳。

——用川椒研末，时涂鼻孔，则秽气不入矣。如觉稍吸秽恶，即服玉枢丹数分，且宜稍忍饥，俾其即时解散，切勿遽食，尤忌补物。恐其助桀为虐，譬如奸细来，而得内应也。

——无论老少强弱之人，虚实寒热之体，常以枇杷叶汤代茗，可杜一切外感时邪，此叶天士先生法也。见《医案存真》。然必慎起居，节饮食，勿谓有叶先生法在，诸可废弛也。

——无论贫富，夏月宜供馔者，冬腌干菜、萝菔、芹笋、凫茈、丝瓜、冬瓜、葫芦、豇豆、紫菜、海带、海蜇、大头菜、白菜、寨菜及绿豆、黄豆所造诸物。人人可食，且无流弊。肉食者鄙，焉知此味。呜呼！苟能常嚼菜根，则百事可做。岂但性灵不为汩没，足以御挥霍撩乱之灾乎？

挥霍撩乱，突如其来，集饷征师，动需时日，莫若乘其初发，何难一击而平。爰备载伐毛、取嚏、刮焠、刺溺、急救诸事宜于前，复详侦探、策应、纪律、守险诸机要于后。虽归竖一览，咸知剿御之方，既可各保身家，而厉气莫能张其焰，或可不蹈兵马过篱笆破之谚也。故列治法第二。

医案篇第三

南　针

张戴人曰：泰和间，余见广济院僧病霍乱，一方士用附子、干姜同煎，放冷服之。服讫，呕血而死。如此而死，必是暑证。洄溪云：暑证忌姜，虽与连、芩同用，亦有大害。况与附子同行，祸更烈矣。顷合流镇李彦直，中夜忽作吐泻，自取理中丸服之。洄溪云：此是寒霍乱之方，百不得一。误用者，害不旋踵。医至，谓有食积，以巴豆药三五丸下之，亦不动，至明而死。纵有食积，何必下以巴豆。遂平李仲安，携一仆一佃客至偃城，夜宿邵辅之家，是夜仆逃，仲安觉其逸也，骑马与佃客往临颍追之。时七月天大热，炎风如箭，埃尘漫天，至辰时而还。曾不及三时，往返百二十里，既不获其人，复宿于邵氏斋。忽夜闻呻吟之声，但言救我，不知其谁也。执火寻，乃仲安之佃客也。上吐下泻，目上视而不下，胸胁痛不可动摇，口欠而脱臼，四肢厥冷，此正风、湿、暍三者俱合之证也。夜行风大，兼感凉气，乘马疾驰，更挟劳瘁。其婿曾闻余言，乃取六一散，以新汲水，锉生姜调之，顿服半升。其人复吐，乃再调半升，令徐徐服之，良久方息。吐证服药，往往不受，必徐徐服，始合法也。至明又饮数服，遂能起。生姜不煎，但锉入新汲水中，而调六一散，取其微辛佐甘凉之剂，以解风暑而清湿热，略无助火之弊，可为用药之法。调养三日平复。先清外感，而后调其劳瘁之伤，可为治病之法。

罗谦甫治一蒙古，因食酒肉潼乳而患霍乱，从朝至午，精神昏愦，脉皆浮数暑邪未去，按之无力，所伤之物已出矣。正气已虚。即以新汲水调桂苓白术散，徐徐服之妙，随作地浆水，澄取清者一杯，再调服之尤妙，吐泻遂止。次日微烦渴，与钱氏白术散，时服而愈。脉证如是，而所伤之物已出，则知中气伤残，暑邪未解，故用补正清邪之治。凡虚人受暑而病此者，即以是案为法可也。其理中、四逆等方，皆治阴寒致病，非治暑也。此等界限不清，亦何足以言医耶？

又治提举公，年近八十。六月间患霍乱吐利，昏冒终日，不省人事暑邪内扰，脉洪大有力，一息七八至火势冲激，头热如火邪热上僭，不是戴阳，足冷如冰肺气不降，非下虚也，半身不遂胃气大乱，不能束骨利机关，牙关紧急热入阳明之络，不是中风，遂以甘露散，泻热补气安神明，加茯苓以分阴阳，冰水调灌，渐渐省事，而诸证悉去。后慎言语虚证最要，节饮食诸病宜尔，无病患亦宜尔，三日，以参术调中药理正气，十日后方平复。

汪石山治一人，年三十余，形瘦弱，忽病上吐下泻，水浆不入口七日，自分死矣。

未服燥热药，犹可不死。诊脉八至而数，曰：当夏而得此脉，暑邪深入也。提举以八十之年，而脉八至。此人七日不进水浆，脉亦八至，若非明眼，必以为虚。吐泻不纳水谷，邪气自盛也，遂以人参白虎汤进半杯，良久复进一杯徐进可法，觉稍安，三服后，减去石膏、知母，而人参渐次加至四五钱操纵有法，黄柏、橘皮、麦冬等，随所兼病而佐使制剂有法，一月后平复。暑盛元伤之治，此案可法。

一仆夫，燕京人，纵酒，饮食无节，病霍乱吐泻转筋，烦渴几殆。时六七月，淋雨昼夜，饮檐溜水数升而安。贫而无人服侍，得饮此而愈，余亦曾见一人，如是后生六子，起家致富，孙曾绕膝，寿至九秩而终。若富贵人患此，则每为温补药所误也。《千金方》云：轻者水瘥。良然良然，古人岂欺我哉！此偶合古方，余目击其事，后路途中，及六合县，见一人服新汲井水良愈。凡暑热病，渴喜冷饮者，但以新汲水或冬雪水，徐徐饮之，皆能向愈，不但霍乱为然也，今人虽明知其患热，而犹禁冷饮何耶？

一人病霍乱，欲吐不吐，欲泻不泻，心腹疼痛，脉之沉伏如无痛脉每如是，此干霍乱也。急令盐汤，探吐宿食痰涎碗许，遂泻。上窍得开，下窍自通。但得吐泻，即可治矣。与六和汤愈。

孙文垣治程氏子，先醉酒，后御色其平素纵恣贪凉可知矣，次早，四肢冷，胃脘痛极，脉仅四至。或以郁火治，投以寒凉，痛更甚。三日前所食西瓜，吐出未化。伤冷已甚。乃翁以为阴证伤寒今人凡闻病犯房事者，虽不伤冷食，亦谓之阴证伤寒，辄以丁、附、桂、姜杀之，可惨也已，欲用附子理中汤，不决此翁颇虚心，故乃郎有命，逆孙视之，面色青惨，叫痛而声不扬，坐卧烦乱，是霍乱兼蛔厥证也。先当止痛安蛔，后理霍乱，可免死也，迟则误事矣。急用醋炒五灵脂三钱，苍术一钱五分，乌梅三个，川椒、炮姜、桂心各五分，水煎饮下，痛减大半。恣啖生冷，复伤于酒，更误于寒凉之药，故以温胃安蛔得效。下午以大腹皮、藿香、半夏、橘皮、山楂、茯苓、五灵脂，两帖全安。仍以和中化滞，理其脾胃而愈。御色一端，略不置议，洵可法也。

江篁南治从叔，于七月间得霍乱证，吐泻转筋，足冷多汗，囊缩。一医以伤寒治之增剧庸工常技，江诊之左右寸皆伏不应上下痞塞，故脉伏而微，尺部极微，口渴欲饮冰水足冷囊缩，似属厥阴，口渴，亦似少阴引水自救，何以辨之？曰直中阴湿，无转筋多汗证，若少阴头有汗则死矣，乃以五苓散与之。此治伤寒霍乱有表证之方，江氏不察，泥于"热多欲饮水"句而误也。此时如用桂苓甘露饮则得矣。觉稍定，向午犹渴。囊缩乃暑热入于厥阴，故口渴欲饮冷，非伤寒也，而与伤寒药，渴何能已？以五苓加麦冬、五味、滑石投之。始知为暑热矣，仅加麦冬、滑石，不足蔽辜，而五味酸温，尤不宜用。更以黄连香薷饮冷进一服前方拘泥俗说，妄用五味，不知服后何如，急进此剂，殊属可笑，次早，脉稍出，按之无根，且人脱形连投温燥，又以香薷升散，宜乎如是，呃忒，手足逆冷，饮食入口即吐桂、术、五味、香薷等药见效矣，大便稍不禁，为灸丹田八九壮，囊缩稍舒，手足稍温。伏热得火灸，已有流行之势。继以理中汤二三服茫无头绪，若江氏者可谓蔽于古，而不知今者也，气液两伤岂可再服此汤，渴尤甚咽疼，热不解时或昏沉理中汤又见效矣，可见囊缩不是虚寒也，乃以竹叶石膏汤焦头烂额之客，投之而愈。此案江氏初治，原知为热，止因泥古，遂致一误再误，迨哕吐形脱之时，又不知清补兼施，而艾灸、理中，几至溃败。幸而不用附子，故未着尚能挽救，然亦危矣，读者鉴诸。

江少微治一妇人，六月中旬，病霍乱吐泻转筋，一医投藿香正气散此治袭凉饮冷兼寒湿而成霍乱之方，加烦躁面赤，揭衣卧地。藿香正气散，温散之剂也。尚不可误施于暑热霍乱，故误投附桂者，每见下咽即昏沉厥冷，浑身青紫而死，医者犹谓阴盛已极，此等大热之药，尚不克救。再遇此证，仍以此法投之，至老不悟，而死者之冤，亦无从诉。此余之所以述霍乱转筋诸治法为世告也。江诊之，脉虚无力，身热引饮，此得之伤暑，宜辛甘大寒之剂，泻其火热，以五苓散加滑石、石膏。吐泻定，再与桂苓甘露饮而痊。暑热为病，脉多虚、微、涩、弱、弦、细、芤、迟，以热伤气也。甚至隐伏不应指，或两尺绝无，皆邪滞经络，上下格拒使然，不可误认为虚寒也。亦有脉因火燔而反洪大滑数异常者。此霍乱所以无一定之诊，临病极宜善审也。

陈三农治一妇，暑月方饭后，即饮水而睡，睡中心腹痛极，肢冷上过肘膝，欲吐利而不得吐利，疠痛垂死，六脉俱伏。令以藿香正气散煎汤探吐，一吐减半，再吐而安。此停食饮冷睡卧当风，而成干霍乱也，以对证之剂引吐，又合机宜，不必拘泥盐汤一法也。

缪仲淳治高存之家仆妇患霍乱，以砂仁一两，炒研，盐一撮，沸汤调，冷服一剂愈。此治夏月贪凉、脾胃不和之轻证也。冬月感寒，患此亦可用。但宜温服，余尝自验。伤冷物者，加吴茱萸。

张石顽云：一少年新婚，陡然腹痛麻瞀。《医通》谓之番痧，即干霍乱之因热者。或令饮火酒半杯此必疑其阴证也，而不知少年新婚，最多火证，何耶？以不论贫富，冬夏衣被皆新，而合欢成礼，劳则生火也，腹痛转剧，旋增颅胀，身发红点。热毒得酒愈炽，若不急从清解，必七窍流血而死。与芦根汁解酒毒而清热，得吐痛解，复有鼻衄，口燥，胸腹略见红斑血分热极，啜童子小便稍安清营妙品，又浓煎葱豉汤宣解恶气秽毒之圣药，仍入童便续与之，得大吐汗出而痊。

叶天士治一人，霍乱后，中气大虚，肝风内动，心中空洞，身痛肢浮，用异功散加木瓜、姜、枣。按：此以培中制木之剂，而为霍乱善后之治，最可法也。若见身痛肢浮，而误用表散之品，则内风愈动，脾土重伤，因而致殆者多矣。夫霍乱固是中焦土病，而土病多由木侮，故虽治寒霍乱，必首察厥阴之动静。倘其人肝阴素亏，内风暗动者，姜、附等极宜慎用。即当用者，亦须妥为驾驭，毋使过剂。设或无节，虽不似热霍乱之立时殒命，亦必增剧而生枝节。试观仲圣治厥阴下利之用白头翁汤，其义自明。盖厥阴虽当两阴交尽，而具合晦朔之理。阴之初尽，即阳之初生，其本阴，其标热，其体木，其用火，是以独称刚脏。而爵以将军，顾名思义，可以悟其温矣。世有治肝气，惟崇刚燥者，骤则变痉厥，缓则成关格。人但知病之日深，而不知药之所酿，并及之，以为医家、病家两鉴焉。

怀抱奇治一男子，恣饮梅水，吐泻无度，手足厥逆，面色惨晦，声音不出，而脉沉伏，小水点滴不通，服药入口即吐，医告技穷。余思梅味酸主收，故小便癃闭。而果得麝则败，麝又香窜走窍，乃取麝半入脐中，半入鼻孔。病者即以手拂其鼻，曰：此何物也？少顷，小水大下二三行，忽如醉而醒梦而觉，越日索粥渐安。此无外因者，故但以败果通窍即能奏效，其巧正不可及也。

童杜卢治陈氏妇，盛夏病霍乱吐泻，腹中疔痛，四肢厥冷，冷汗溱溱，转筋戴眼，烦躁大渴，喜冷饮，饮已即吐，六脉皆伏。虽曰霍乱，实脏厥也。经云：大气入脏，腹痛下注，可以致死，不可以致生，速宜救阳为急，迟则肾阳绝矣。以四逆汤姜、附各三钱，炙甘草、吴茱萸各一钱，木瓜四钱，煎成冷服，日夜连进三剂。四肢始和，危象皆退。口渴，反喜沸汤，寒象始露，即于方中佐以生津存液之品，两服而安。按：此案论证用药，皆有卓识，其真谛全在喜冷饮，而饮已即吐，及服热药后，反喜沸汤也。设能受冷饮者，即为内真热而外假寒。然热证亦有胸下格拒不通，虽喜冷饮，饮已仍吐，必细细呷之，始能受也。亦有痰湿内盛，虽渴而喜热饮者，皆不可误认为寒也。故必辨舌苔之色泽，验之小水之有无，始无遁情。案中未及，尚欠周详。且大气入脏，非人人共患之疫，而疫气流行之际，亦间有此一证。故医者必议病而用药，毋执方以杀人，是乃仁术。

倪姓患霍乱吐泻，审知始不作渴，四肢不逆，脉不沉细。易治之证。一医用大顺散两帖，渐至于此。因见四逆复加附子，脉证更剧。我见实多。童曰：此病一误再误，命将殆矣。若果属寒，投热病已。今反四逆，脉转沉细欲伏，乃酿成热深厥深，与热邪传入厥阴者，何异？辨证中肯。即以竹叶石膏汤，人参易西洋参是，加黄连、滑石，两剂而安。同时有陆姓患此，医用回阳之剂，日夜兼进岂真欲其速死哉！纸上谈兵，读书无眼者，往往如是，不仅粗工尔也，我见亦多，厥逆烦躁日增，病人欲得冷水，禁绝不与可恨可叹，甚至病者自起拾地上痰涎以解渴可惨可怜，迁延旬日而死。能延旬日，则欲得冷水时，若能转计，犹可活也。噫！即使真属阴寒，阳回躁渴，如是热药之性，郁而无主，以凉药和之，病亦立起，不学无术，曷胜浩叹！

凉药和之妙理，未经人道。谢城。

张氏女，夏月患霍乱，医用姜、附、藿、朴、茱、连等药，呕吐虽止，腹痛不已，而痢五色。至第八日，童诊脉细数，沉部有力，两目罩翳，舌绛唇红，胸膈烦闷，口渴引饮，是暑秽之毒，扰乱中宫，而病霍乱，苦热虽能开郁止呕，毕竟反助邪势，致变五色毒痢此暑毒尚不甚重，而兼湿邪，故仅变五色毒痢，若无湿而暑毒重者，早不救矣，与子和桂苓甘露饮加黄连、银花、黑豆，两服翳退，而诸恙遂减，胃亦稍苏。因畏药不肯再服，余谓余邪未净，留而不去，戕害脏腑，必转他病。乃与三豆汤加甘草频饮而愈。

汤芷卿曰：常州伍某素壮健，方啖饭，忽呼腹痛倒地，云胸膈如刀割，群医莫治，阅三日，恹恹待毙矣。一老人过问病情，令磨陈墨汁与啜，痛立止，病如失。因问是何证也？曰：记少时邻人患病类此，一老医以此法治愈，云误食天丝毒也，想墨汁无害，故令试之，不料其果合耳。此证虽罕，设有之，人必以为干霍乱耳，故采之以广闻见。

固始有人于元旦食汤圆讫，方出门贺岁，忽腹如火烧，痛不可忍，晕绝仆地，移时稍苏，而号痛声彻四邻。诸医皆云：脉细如丝不治。痛极脉多细伏。越日，门外来一丐僧，家人辞以有病。僧云：何不问我？家人苦无策，姑令入。僧一望即曰：是误食蛇精也。神乎伎矣，世有饱读医书而不识一证，自命为儒医者，人因信其学问，而并信其医，彼此贸贸虽日杀人而不悔悟，宜乎畸人逸士之晦迹以遁也，可以叹也夫！于破囊中取药一丸，以水研灌，移时病者起，呕如雀卵者数枚。僧曰：未也。复呕秽狼藉，出一物如鸡子大。僧曰：是矣。剖视，乃血裹中盘一小蛇，见人遽动，作势上下，病已若失，举家惊服我亦拜服，叩其所以。曰：多年陈谷，蛇交其上，余沥黏着，误入腹中，乃成此物。少停，即洞胸腹出矣。僧径裹蛇而去。按：挥霍撩乱，已不易平，必辨阴阳，始能奏绩。此证虽非霍乱，而病来迅疾，俨似食滞之干霍乱，且证势之撩乱，较霍乱为尤乱也。苟无破敌之才，徒有虚名之学，焉能平此大乱哉。用药如用兵，亏僧有之矣，采此以为拨乱反正者告，勿以资格用人也。凡腹中卒然大痛，在饮食后，而无别证可凭者，多系误食毒物。重用紫金丹，或玉枢丹研灌，似亦有效。

杨素园治其仲郎，壬子夏患干霍乱，身热不渴，口燥无苔，六脉俱伏，痛在胃脘，连及胸胁，势甚汹涌，先与地浆一碗，势稍定，少顷复作，因径投大承气汤一帖，其痛即下行至脐间，又一帖，痛又下行，伏于少腹右角，按之则痛，不按则与平人无异。起病至此，已历周时，思食甚急，乃以绿豆煮粥与之。食后一切如常，惟少腹右角，按之仍有小块，隐隐作痛，遂重用当归、枸杞、蒌仁，佐以桃仁、红花，少加牛膝以导之。服一时许，腹中汩汩有声，下紫黑血一块，若五寸许，而少腹之痛块若失。此病治法原出一时臆见，然竟以获痊，特录出，质之半痴，不知以为何如？按：霍乱证，因于暑热者多，故感受稍重，极易入营。古人刺以泄血，及内服益母汤、藕汁、童溺，皆所以治营分之邪也。杨公子舌燥无苔而不渴，痛又及胁，必平日偶有络伤未觉，乃邪遂乘瑕而入也。承气之硝、黄，并是血药，气行则瘀降，故痛得渐下。迨块在而按之始痛，且知饥能食，益见气分之病已蠲，而血分之邪尚匿。毋庸承气之直攻，改从濡化而曲导，操纵有法，余服其手眼之超。

景岳谓饮食下行之道，必由少腹下右角，而后出于广肠，自夸阅历而知，古人并未言及。盖渠尝治一人食面角，杂投巴豆、大黄而不效也。魏柳洲曰：就此观之，景岳平生临证，遗憾多矣。夫面角由胃入肠，既至少腹之角，岂能作痛如是。而又如拳如卵，必其素有疝病，偶因食面而发，或兼当日之房劳，遂乃决张如是，故推荡之药不应，得木香、火酒一派辛热香窜而痛始止也。至谓食由少腹下右角而后出广肠，更堪捧腹。经谓：大小肠皆盘屈十六曲，则左旋右折可知，岂如筒如袋，而直下乎？嘻！按杨公子少腹右角之痛，设非乃翁卓识，医必误认食滞。特附录魏语以广其义，为崇尚景岳者告。

山阴田雪帆明经晋元，著《时行霍乱指迷》，辨正世俗所称吊脚痧一证，以为此真寒直中厥阴肝经，即霍乱转筋是也。初起先腹痛，或不痛，泻利清水，顷利数十次，少者十余次，未几即手足抽掣，呕逆口渴，厥逆声嘶，脉微欲绝，舌短，目眶陷，眼上视，手足青紫色，或遍身青筋硬凸如索，汗出脉绝。急者，旦发夕死。缓者，二三日或五六日而死。世医或认为暑湿，妄投凉剂，或认为痧气，妄投痧药，鲜有不毙。宜用当归四逆加吴茱萸生姜汤，水煎冷服。轻者，二三剂即愈；重者，多服几剂，立可回生，真神方也。如呕者，加制半夏三钱，淡干姜一钱。口渴恣饮，舌黄，加姜汁炒川连五分，为反佐，经所谓热因寒用也。腹中疠痛，名转筋入腹，加酒炒木瓜三钱。

手足冷过肘膝，色见青紫，加制附子三钱。此证种种，皆肝经见证耳。缘坎中真阳，为邪寒所逼，因之外越，所谓内真寒而外假热也。但以脉辨之，自无游移矣。

寒犯厥阴而为霍乱转筋者，容或有之，岂可以概论时行之证耶？果系寒犯厥阴，而吐利汗出，则当吴茱萸汤加减，或乌梅丸法，不当用当归四逆加吴茱萸生姜汤。以当归四逆，本桂枝汤加当归、甘草、细辛，通血脉以疏肌表，非汗出脉绝之证所可轻尝。至脉不可凭，必以口渴、舌黄、喜冷饮，为辨真热假寒之确据。竟敢颠倒其说，曲为妄解，何欺人之太甚哉？书生纸上谈兵，好发想当然之议论，惑世诬民，大率类是，不可不辨也。故附录于此。

梦　影

道光元年冬，金履思丈，念祖父之劳勋，命余佐理鹾务于婺州孝顺街。公余之暇，辄披览医书，焚膏继晷，乐此不疲。三年夏间，主政周光远先生，年二十七，体极腴皙，登厕后，忽体冷自汗，唇白音低，金以为痧，欲进开窍等药。时余年十七，窃握其臂以诊之，脉已微软欲绝，因力排众议曰：此阳气之欲脱，非痧邪之内闭，再投香散，殆速其危也。人皆以童子何知而笑之。幸先生闻而首肯者再，仓卒不及购药，余适有琴仙妹所赐三年女佩姜一块，约重四五钱，急煎汤灌之，即安。后用培补，率以参、芪、术、草为主。盖阳气偏虚之体也。先生甚德之，视余若弟，且逢人说项，遂以浪得虚名。癸卯为余刊治案，余愧无以报也。先生年五十无疾而逝，犹是阳虚暴脱耳。无子，一女适蔡氏。其夫人年逾六旬，杭垣再陷后，未知下落，无从探访，追录是案，抱憾滋深。

又癸卯冬至前一日，管椒轩大中丞，忽于溺后汗淋气短，色夺言微。余适在灵隐寺送葬。三遣弁丁速余至署，已痧药进之屡矣，莫可挽回。凡阳气极虚之人，便溺后忽然欲脱，是急宜参、附回阳之证，误认为痧，多致决裂，治霍乱者，须明辨之。

孝顺一仓夫，丙戌春，忽患急证，扒床拉席，口不能言。问其所苦，惟指心抓舌而已。人皆以为干霍乱。余谓干霍乱，何至遽不能言，且欲抓舌，似中毒耳。或云：同膳数人，何彼中毒然？刮之焠之皆不验。余以黉无从购药，令取绿豆二升，急火煎清汤，澄冷灌之，果愈。越日询之，始言久患痹痛，因饵草头药一服，下咽后即心闷不可耐，舌麻不能言，而旁人不知也。

一伎自幼喜食蚕蛹，及笄游上江者数年，久不食此。二十二岁旋杭，得与家人畅啖，正欢笑间，腹痛陡作，随地乱滚。或以为绞肠痧，亟拉余勘之，脉色皆和，非痧非食也。若以为中毒，则共食老少皆无恙。谛思之，虽以椒蒜炙熟，与人同啖。恐其中有一二枚或异者，亦未可知。蚕，动物也，与马同气，其性热，更益以椒蒜之辛。姑仿中马肉毒例治之，命吸人乳，果饮下即安。

己丑五月，天气骤热，先慈陡患霍乱，肢冷自汗，脉微苔白，腹大痛，欲重按，是中虚有素，因热而受寒侵也。进大剂理中汤加桂枝、白芍，覆杯而愈，此所谓舍时从证也。

丁酉八九月间，杭州盛行霍乱转筋之证，有沈氏妇者，夜深患此，继即音哑厥逆。

比晓其夫惶惶求治，余诊其脉，弦细以涩，两尺如无，口极渴而沾饮即吐不已，足腓坚硬如石，转时痛楚欲绝。乃暑湿内伏，阻塞气机，宣降无权，乱而上逆也。为仿《金匮》鸡矢白散例，而处蚕矢汤一方，令以阴阳水煎成，候凉徐服。此药入口竟不吐，外以烧酒，令人用力摩擦其转戾坚硬之处，擦及时许，郁热散而筋结始软。再以盐卤浸之，遂不转戾，吐泻渐止。晡时复与前药半剂，夜得安寐。次日但觉困极耳，与致和汤数服而瘥。后治相类者多人，悉以是法出入获效，惟服附子者，最难救疗。

此证火酒摩之时许，郁热散而筋渐舒，则转筋虽因火炽，必兼外寒郁遏而始反戾也。大抵霍乱寒热相搏者多，虽知其为寒为热，亦须反佐以治，盖即此理。谢城。

郑凤梧，年六十余，秋间患霍乱，凛寒厥逆，烦闷躁扰，口不甚渴。或以为寒。余察脉细欲伏，苔白而厚，乃暑湿内蕴未化也。须具燃犀之照，始不为病所蒙，因制燃照汤与之，一饮而厥逆凛寒皆退，脉起而吐泻渐止，随以清涤法而愈。

一贵妇，年少体瘦，初秋患霍乱转筋，舌绛目赤，大渴饮冷，脉左弦强而右滑大，此肝胃之火素盛，而热复侵营也。以白虎汤去米、草，加生地、蒲公英、益母草、黄柏、木瓜、丝瓜络、薏苡，一剂知，二剂已。丹溪云：转筋由于血热，此证是矣。

一丁姓者，患霍乱，苔色白薄而不渴，但觉口中黏腻。彼自知医，欲从寒湿治。余曰：中焦原有寒湿，所以不渴。然而黏腻，岂非暑入而酿其湿为热乎？以胃苓汤去甘术，加苡仁、川连、半夏、枇杷叶，二剂而瘳。

钱某患霍乱，自汗肢冷脉无，平日贪凉饮冷，人皆谓寒证，欲用大剂热药。余曰：苔虽白，然厚而边绛，且渴甚，头大痛，不可因寒凉致病，而竟不察其有暑之伏也。遂以五苓去术，加黄连、厚朴、黄芩、竹茹、木瓜、扁豆，服后脉稍出，汗渐收，吐利亦缓。即去肉桂，加桂枝、滑石、甘草，头痛吐利皆止，苔色转黄，随用清暑和中而愈。

一少年体肥畏热，因酷暑，午餐酒肉后，以席铺砖地而卧。觉即饱啖西瓜，至晚觉头重恶寒，夜分吐泻大作，四肢拘急，汗冷息微，时时发躁。黎明速余勘之，脉沉弱。予浆水散加吴茱萸、厚朴，投匕即瘥，改授厚朴生姜半夏甘草人参汤，数服而愈。

陆叟年七十余，仲秋患霍乱，自服单方二三日，呕吐虽已，利犹不止，且频频作哕，声不甚扬，面赤目闭，小便不通。医云：高年戴阳，原不治，且延已数日。纵投大剂回阳，亦恐不及。余视之，脉虽虚软，并无脱象，况舌赤而干，利下臭恶，气分伏暑，业扰及营，虑其络闭神昏，胡可再投热剂？闻所煎之药，桂气扑鼻，试之必死。迫令将药倾泼，遂以紫雪三分，用竹茹、枇杷叶、通草、丹参、连翘、石菖蒲、桔梗、黄芩、芦根煎汤，候凉调而徐服。次日复诊，目开哕止，小溲稍行。于前方裁紫雪，加石斛、苡仁，服二剂利减，能啜米饮矣。随用致和汤，十余剂而瘳。

戊戌夏，倪怀周室，新产数日，患呕吐泄泻，时时自汗，人皆危之。余曰：此非真霍乱也。然较真霍乱尤险，以其犯产后三禁，而脉微欲绝，亟宜峻补，迟恐无济也。予东洋参、龙、牡、芪、术、木瓜、扁豆、茯神、石英、酒炒白芍、橘皮为剂，四服而瘳。

新产后用参、芪大补，而又当盛夏之时，非有真知灼见者，不能也。诚以天下之病，千变万化，原无一定之治，奈耳食之徒，惟知执死方以治活病，岂非造孽无穷，亦何苦人人皆欲为医，而自取罪戾耶！钱塘周熔光远。

此证正惟产后，放胆参、芪，犹人所能及，须看其余药，一一合拍，盖得效不仅在参、芪也。至此方可云峻补，然惯服补剂者，必嫌其轻。加鹿角、五味等，必贻害矣。古来多少佳方，为妄人加减，贻害者何限。谢城。

王某，久患吐血，体极羸弱。沈琴痴拉余治之，甫得渐愈，乃庚子夏酷热之时，陡患霍乱转筋，大汗如雨，一息如丝，人皆谓无生理矣。余不忍轻弃，勉用西洋参、枇杷叶、龙、牡、蚕沙、木瓜、扁豆、苡仁、滑石、桑叶、石斛、豆卷、地浆，煎服之良愈。调理旬日，仍服滋补以治宿恙。

倡女蔼金，年二十七，患时疫颇危，余为治痊矣。忽又求诊，云患急痧。及察其脉甚细，而按之紧数，神极委顿，吁吁而喘，泛泛欲呕，眉锁春山，泪含秋水，腮红，腹痛，舌润口和，肢楚欲捶，指尖不冷，似房劳太过，寒袭奇经之男劳复也。然大病方瘳，或不因是，知其性情通脱，因微询曰：夜来勿过劳乎？渠谓：以君善治隐曲，故尔乞怜。既得其情，但求援手。余闻而矜之，遂以胡桃肉、破故纸、龙、牡、鹿角霜、菟丝、覆盆、枸杞、茯苓、小茴、当归、韭子为方。一剂知，二剂已。若贸贸然竟作干霍乱治，当何如耶？干霍乱而误投此法，又当何如耶？

临证如神，叙证如绘，佛心仙手，其言蔼然。而一片灵光，传之纸上，效颦不易，洵是大才。仁和胡耀曾荣甫。

戚媪者，年六十余矣。自幼佣食于杭州黄莲泉家，忠勤敏干，老而弥甚，主仆之谊，胜于亲戚也。壬寅秋，患霍乱转筋。余视之，暑也。投蚕矢汤，两服而瘥。三日后，忽倦卧不能反侧，气少不能语言，不食不饮，莲泉惶惧。就近邀一老医诊之，以为霍乱皆属于寒，且昏沉欲脱，定附子理中汤一方。莲泉知药猛烈，不敢遽投，商之王君安伯。安伯云：且勿服也。若谓寒证，则前日之药，下咽即毙，吐泻安能渐止乎？莲泉大悟，仍着人飞刺招余往勘。余曰：此高年之体，元气随吐泻而虚，治宜用补。但余暑未清，热药在所禁耳。若在孟浪之家，必以前之凉药为末当，今日温补为极是。纵下咽不及救，亦惟归罪于前手寒凉之误也。设初起即误，死于温补，而举世亦但知霍乱转筋，是危险之病，从无一人知此证有阴阳之异，治法有寒热之殊，而一正其得失者。况一老年仆媪，非贤主人，亦焉肯如是之悉心访治乎？此病之所以不易治，而医之所以不可为也。今莲泉见姜附而生疑，安伯察病机之已转，主人恺恻而心虚，客亦多才而有识。二美相济，遂使病者跳出鬼门关，医者卸脱无妄罪。幸矣！幸矣！乃以高丽参、麦冬、知母、葳蕤、木瓜、扁豆、石斛、白芍、苡仁、甘草、茯苓等，服六剂，始能言动，渐进饮食，调理月余而健。簠斋谓余云：此余热未清，正气大虚者之治法。更有不因虚而余焰复燃者，须用炼雄丹治之。

是证以半痴之学问，莲泉之厚德，安伯之见识，三美相济，始能起九死于一生。世之执死方治活病，视仆婢如草芥，不分皂白，信口雌黄者，读此能无愧死耶？光远。

周光远先生，归杭定省，七月十八夜，患霍乱转筋甚剧，仓卒间，误服青麟丸钱许，势益甚。侵晓召余诊：脉微弱如无，耳聋目陷，汗出肢冷，音哑肉脱，危象毕呈，药恐迟滞，请其太夫人先浓煎参汤，亟为接续，随以参、术、苓、芍、附、桂、干姜、扁豆、木瓜、苡仁、莲实为方。终剂即各证皆减。盖气分偏虚之体，不禁吐泻之泄夺。误饵苦寒，微阳欲绝，故以真武、理中合法以复脾肾之阳。诘朝再视，脉起肢和，即裁附、桂、干姜，加黄芪、石斛，服旬日痊愈。凡吐泻甚而津液伤，筋失其养，则为之转。故治转筋者，最要顾其津液。若阳既回，而再投刚烈，则津液不能复，而内风动矣。此寒霍乱之用附、桂，亦贵有权衡，而不可漫无节制，致坠前功也。

余此番之病，危同朝露，若非半痴，恐不能救，尝闻张柳吟先生云：但使病者听半痴论病之无微不入，用药之无处不到，源源本本，信笔成章，已觉疾瘳过半。古云：橄愈头风，良有以也。光远。

案中议论极精微，凡用药皆宜具此权衡，方无过当之弊。否则药虽中病，而服之不止，反受其害，不但热药耳。定州杨照藜素园。

霍乱之霍，即霍疾之义，谓乱之最速者也。尝见体素丰腴之人，一病半日，仅存皮骨，其伤人之速可知。盖霍乱瘰土先伤，脾主肌肉也。谢城。

陈艺圃亦知医，其室人于仲秋患霍乱转筋，自诊以为寒也。投热药，势益甚，招朱椒亭视之，亦同乎主人之见也。病尤剧，乃延余勘，曰：此寒为外束之新邪，热是内伏之真病，口苦而渴，姜附不可投矣。与河间法，人皆不信，再与他医商之，仍用热剂，卒至口鼻出血而死。

霍乱一证，近来时有，而医皆不甚识得清楚，死于误治者极多。半痴特著专论，辨析简当，实今日医家首要之书。以其切于时用，不可不亟为熟读而研究也。光远。

甲辰五月下旬，天即酷热异常，道路卒死者甚多，有腹痛者，有不痛者。人率以香燥痧丸投之，辄无效。盖香燥反以益热，而此证并非阴寒湿毒之邪，即古所谓中暍也。不出户庭之人，亦有病此者，必其人阴分素亏，内热较甚，或居处饮食之失宜也。往往延医不及，医多不识其病，虽死身不遽冷，亦有口鼻流血者，是暑从吸入，直犯心脏也。时余居钱塘之髦儿桥，尝禀先慈令全家人慎起居，薄滋味，乃六月初二日午膳后。季杰弟妇，腹忽微痛，平日贪凉，自谓受寒也。私嘱女仆沽烧酒饮之，即狂瞀不安。先慈知之，命仆从四路速余回，日晡昳也。病者已口鼻出血死矣。其时新产妇人死者尤多，以阴血大去，暑热易侵，而昧者不知因时制宜，尚扃其窗户，幕以帘帏，环侍多人，饮以糖酒故也。粗工亦不察天时人禀之不齐，动辄生化汤，虽热象已显，犹误信产后宜温之俗说，而不知制方之活法，以致覆杯而毙者比比。或问当此热地如炉，恶露不行，而腹痛者，生化汤既不可服，宜用何方？余谓：六一散最佳。既行瘀血，又能清热也。设暑热重感，虽石膏、犀角对证，皆为良药，古人何尝禁用？余案中治愈诸条，皆可参阅，然难与浅人言也。

盔头巷姚氏妇，妊已临月，腹中陡痛。家人谓其欲娩，急煎参汤以助其力，服后痛益甚。忙唤稳婆至，妇已浑身赤斑，喘逆昏狂，始知受暑，顷刻云亡。宝祐坊曹氏妇，亦怀妊临月腹痛，家人以为将产而煎参汤，迨汤成痛已止，察其情景，知不即娩，然炎威甚烈，参汤久存欲坏。其姑云：妇既未娩，岂可服参以滞胎气，我体素弱，常服补剂，参汤定亦相宜。遂饮之。甫下咽，即觉气闷躁扰，霎时危殆，逾刻而终。后丙午、壬子、丙辰，皆酷热伤人，不胜缕述。古人以燥热为暑，故曰：流金烁石，况人非金石之质乎？惜世人多不察耳。不但酷暑时，胎前产后之腹痛，当细审其有无别故也。

潘红茶方伯之孙翼廷，馆于外氏，酷热异常，因啜冷石花一碗，遂腹痛痞闷，四肢渐冷，上过肘膝，脉伏自汗，神困懒言，方某诊谓：阳虚阴暑，脱陷在即。用大剂姜、附、丁、桂以回阳。病者闻之，益形馁怯。其岳叔许杏书茂才骇难主药。适族人许芷卿茂才过彼，遂与商之。芷卿云：此药岂容轻试，而病象甚危，必延半痴决之。时已乙夜，余往视，面色垢滞，苔腻唇红，是既受暑热，骤为冷饮冰伏，大气不能转旋，故肢冷脉伏，二便不行。所谓闭证也，何脱之云？亟取六一散一两，以淡盐汤搅之，澄去滓，调下紫雪一钱。翼日再诊脉见，痛蠲溺行肢热，口干舌绛，暑象毕呈，化而为疟，与多剂白虎法而痊。丙午举于乡，杏书多才尚义，与余称莫逆，庚申春，闻其骂贼而死，呜呼！荣矣。

认证既确，治法用辛香以通冰伏之气，用意又极精妙，真可谓万世法程。素园。

室人徐氏素无病，胃亦强，且善作劳。丙午八月朔夜，犹灯下针黹，伴余勘书，夜分忽泻二次，晨起为余疏发未毕，又泻一次。因诊之，脉七至而细促不耐按，略无病苦，此脉病人不病，殆不始于今日，不可救药也。未便明言，即令安歇，密禀先慈。函致乃兄友珊，请医商治，既而泻颇缓。且食山东挂面一小碗，先慈谓余太矜持矣，余方踌躇，面即吐出，灌以参药亦不受，泻较紧，午刻医来，亦云无法。尚能以乳哺女，而既吸之后，乳即瘪而不起矣，形亦渐削，汗亦渐多，脉亦渐脱，音亦渐嘶，戌刻遽逝。斯人也，性极贤淑，且隔屏一听，即知客之贤否，一旦抱此绝证，知者无不悼惜，乃中气卒然溃散，绝无仅有之候也。

戊申秋仲，张春桥令弟陡患腹痛。适饱啖羊肉面条之后，初作痧治，继作食治，痛愈甚而大渴，然啜饮辄吐，二便不行。又作寒结治，其痛益加，呻吟欲绝，已交四日。余诊脉弦数，苔干微黄，按腹不坚，非痧非食，特肝火郁而不宣耳。以海蜇一片，凫茈八两，煎至蜇烊，频灌，果不吐，将余汁煎栀、连、茹、楝、知、芩、延胡、旋覆、柿蒂、枇杷叶为剂，吞当归龙荟丸。投已，即溲行痛减，次日更衣，不劳余药而瘳。

朱留耕忽于饱食后，大吐而厥，冷汗息微，厥甫回而腹痛异常，乃翁湘槎以为急痧霍乱之候也。速余往勘，脉至弦缓，口极苦渴，二便不行，乃痰滞而热伏厥阴，肝气无从疏泄也，予雪羹、黄、连、栀、楝、旋、茹、橘核、元胡、苁蓉为剂，加芦菔汁和服，一剂痛减，再服便行而愈。

痧证霍乱挟食者，必先去食，伤寒亦然，秦氏论之详矣。然竟有病始饱食之余，初非因食为患者，半痴尝云：既无枵腹待病之理，岂可专以攻消为治，故临证必审问慎思而明辨之，庶免颠顶贻误之弊。前二案，病皆起于食后，朱证已得大吐，不从食治，人或能之。张证不吐不泻，腹痛日甚，虽明眼临之，不免眩惑，乃半痴独以非痧非食断，竟投匕果瘳，已非人所能及矣。余门人沈南台，癸丑冬患病，亦啖羊肉面条而起，势濒于危，得半痴治愈，至四十余日，始更衣，则尤奇也，用药如用兵，岂徒读父书者之可为哉！仁和赵梦龄菊斋。

陈妪年已七旬，辛亥秋患霍乱转筋甚危。亟延余诊，已目陷形消，肢冷，音飒，脉伏无溺，口渴汗多，腹痛苔黄，自欲投井。因先取西瓜汁命与恣饮，方用石膏、知母、麦冬、黄柏、芩、连、竹茹、木瓜、威灵仙，略佐细辛分许，煎成徐服，覆杯而瘳。

医者能知少加细辛之何故，则可以言医矣。素园。

此方得效，可见辨证之的。若无汗而渴者，又当别论。谢城。

姊丈李华甫继室，陡患霍乱，而兼溺血如注，头疼如劈，自汗息微，势极危殆。速余诊视。脉甚弦驶，此肝火内炽，暑热外侵。以犀角、木通、滑石、栀子、竹茹、薏苡、银花、茅根、菊叶为大剂，和入藕汁，送当归龙荟丸，而吐泻即已，溺血亦减。惟小便时，头犹大痛，必使人紧抱其头，重揿其巅，始可略耐。尚是风阳僭极，肺胃不清也。以苇茎汤去桃仁，加白百合、白薇、元参、小蓟、蒲公英、竹叶、西瓜衣、莲子心为方，和入童便，仍令吞龙荟丸，服旬日痊愈。

陈楚珍仲媳，陡患霍乱。云昨晚曾食冷鱼，夜分病作，想因寒致病也。然脐间贴以回阳膏而不效，故敢求诊。余按脉滑数，右甚，口渴苔黄，令揣胸下，果坚硬而痛，曰：吐泻虽多，食尚恋膈，非寒证也，回阳膏亟宜揭去，以菖、枳、苏、连、芩、桔、茹、半、海蜇、萝菔为剂，一服而瘳。

妇兄吴绿园，癸丑仲夏，陡患发热呕吐，茎缩腹痛。亟招余诊，脉弦软而数，苔色黄腻，宜清厥阴蕴热，非痧也。予楝、茹、连、斛、栀、柏、银花、通草、丝瓜络为方，一剂知，数剂愈。

沈峻扬令妹，年逾五旬，体极瘦弱，始则数夜不能眠，忽一日目张不能阖，泪则常流，口开不能闭，舌不能伸，语难出声，饮不下咽，足冷便秘，筋瘛而疼，身硬不柔，胸膈板闷，或谓暑痧重感，虑即虚脱。余视之，苔黄不渴，脉来弦细软涩，重按如无。然神气不昏，身不发热，非暑痧也。二便艰涩，咽膈阻闷，非脱证也。殆由情志郁结，怒木直升，痰亦随之堵塞华盖，故治节不行，脉道不利也。但宜宣肺，气行自愈。以紫菀、白前、兜铃、射干、菖蒲、枇杷叶、丝瓜络、白豆蔻为方，一剂知，四剂愈。

证者，证也，如断案之有证据也。然证有真有伪，有似是而非，以致恒为所眩，如此案辨暑脱，则得其证矣。素园。

证极危而方甚轻，其效乃如神，全由辨证之的。谢城。

蒋敬堂令堂，年七十四，陡患呕泻，身热腹痛，神思不清。或以为霍乱，或虑其虚脱。迎余诊之，脉微弱而数，曰：暑脉自虚，不可以高年而畏脱，辛散痧药，则不免耗伤其津液，爰定芩、连、滑、斛、茹、柏、银花、竹叶、橘皮、枇杷叶之方，冬瓜汤煎，一剂而热退神清，再剂霍然，敬堂慷慨多情，知医施药，余契友也。庚申春，闻其争先拒贼，竟以被戕。惜哉！

徐德生家，一婢年十七矣。陡患腹痛，稍一言动，则痛不可支，以为急痧中恶，遍治不应。飞请余往，尚以丹雄鸡强伏其心下。然神识如常，并不吐泻，脉来牢涩，苔色腻黄，乃多食酸甘而汎阻也。询之果然，以桃仁、红花、生蒲黄、灵脂、香附、延胡、芍药、海蜇、萝菔为方，送龙荟丸，遂愈。

陈喆堂令郎子堂，甲寅春，连日劳瘁奔驰之后，忽然大便自遗，并非溏泻，继言腹痛，俄即倦卧不醒，及唤醒，仍言腹痛，随又沉沉睡去，或以为痧，或以为虚，邀余决之。身不发热，二便不行，舌无苔而渴，脉弦涩不调，非痧非虚，乃事多谋虑而肝郁，饥饱、劳瘁而脾困，困而食滞于中也。予槟、枳、橘、半、楂、曲、菔、楝、元胡、海蜇，服二剂，痛移脐下，稍觉知饥，是食滞下行矣。去楂、曲，加栀、芍，服一剂，更衣而愈。

此证不难于认食滞，而难于认肝郁，且当劳倦后见嗜卧证，不以为痧，必以为虚，而兼用参术以顾脾胃，如此则肝愈不舒，而变证作矣。半痴用药至轻，而奏效至捷，良由手眼双绝。素园。

余尝问半痴曰：既肝郁于土，而食不下行矣，何以干矢自遗而不觉乎？半痴谓：胃与大肠，原一气相贯，惟其食滞于胃而不化，似与大肠气不相贯。故广肠宿粪出而不觉，经云：中气不足，溲便为之变，是亦变也。所谓不足者，非言中气虚也。以中气为病所阻，则不足于降浊升清之职，故溲便为之改常也。余闻而折服其善读古书，宜乎临证之神明变化，令人莫测也。因思霍乱之吐泻无度，干霍乱之便秘不行皆变也，皆中气为病所阻，而不足于降浊升清之职也。设泥不足为虚，则诸霍乱皆当补中气为治。于是益叹半痴发经为不诬。菊斋。

此说与前释邪之所凑，其气必虚之说，可以互证。谢城。

姜秋农疟泻初痊，遽劳奔走，陡患霍乱转筋，面臂色紫，目陷音嘶，胸闷苔黄，汗多口腻，神疲溲秘，脉细而弦。余以沙参、蚕矢、苡仁、竹茹、半夏、丝瓜络、木瓜、车前子、扁豆叶，阴阳水煎，送左金丸一钱，外以吴萸一两研末，调涂涌泉穴。服后吐泻渐止。噫气不舒，呃忒胁疼，汗减口燥，脘下拒按，脉软而弦，以素多肝郁也。去沙参、蚕矢、木瓜、车前、左金，加紫菀、郁金、楝实、通草、枇杷叶，二帖。溲行呃止，苔退足温，腰胀腿疼，手紫渐淡，去郁、菀、通、楝，加沙参、石斛、兰叶、藕、鲜稻露，亦二帖。脉和胀减，啜粥口咸，素体阴亏也。去半夏、扁豆叶，加归身、花粉、橘皮，又二帖。正解行而安谷，腰酸少寐，为易西洋参，加麦冬、羊藿以调之。数帖后，又加枸杞、杜仲而愈。

此本虚标实之证，须看其先后用药之法。琴仙。

此证颇急，浅木必至张皇失措，半痴游刃有余，治标而不犯其本，用药与病机宛转相赴，于此服其识之老。素园。

仲韶弟主于叶氏，乙卯新秋，陡患洞泄如注，即浑身汗出如洗，恹恹一息。黄夜速余往勘，脉来沉细，身不发热，俨似虚寒之证，惟苔色黄腻，小溲全无，乃湿热病也。予桂苓甘露饮加厚朴，投匕而瘳。

丙辰仲夏，游武林，仁和胡次瑶孝廉，北上未归。令正孙孺人，陡患肢麻昏晕，以为急痧，速余视之。面微红，音低神恚，睛微赤，苔色微黄，足微冷，身微汗，胸微闷，脉微弦。乃本元素弱，谋虑萦思，心火上炎，内风随以上僭，岂可误作痧闭，妄投香散之药哉！以人参、龙、蛎、菖、连、石英、麦冬、小麦、竹叶、莲子心为方，两啜而瘥。寻予平补善其后。次瑶醇谨博学，与余交最深，久欲卜居结邻而未果。庚申之变，率妻妾登舟，将来海昌，城闭不能出，与贼遇，并一幼女殉节于河，可哀也已！

季杰之妾，秋夜陡患霍乱，腹痛异常，诊其脉细数而弦，肢冷畏寒，盖覆甚厚，询其口不渴，而泻亦不热，然小便全无，吐者极苦，舌色甚赤。新凉外束，伏暑内发也。绛雪丹、玉枢丹灌之皆不受。泻至四五次，始觉渐热，而口大渴，仍不受饮，语言微謇。余令捣生藕汁徐灌之，渐能受。随以芩、连、苡、楝、栀、斛、桑、茹、蒲公英，煎服，痛即减，吐泻亦止。改用轻清法而愈。

丁巳秋，三侄寿和甫六岁，陡患凛寒身热，筋瘛面红，谵妄汗频，四肢厥冷，苔色黄腻，口渴唇红，时邪夹食也。以枳实栀豉汤加菖蒲，及冬干萝菔叶。煎成，调入玉枢丹五分灌之。次日谵瘛皆减，而腹痛吐泻，邪欲转霍乱以外泄也。余尝谓：不但伤寒可转霍乱，而温热、暑湿皆可转霍乱也，治当迎刃而导之。于前方加苏叶一分，川连二分，同炒煎服。连吐三五次，泻六七次，痛即减。第三日神始爽慧，然去疾莫如尽，再服原方一剂，遂愈。凡小儿之病，因于食滞者多，胃不和则卧不安，阳明实则谵瘛。若吐泻乃病之出路，而世人动辄以惊风药治之，每致偾事。昧者更惑于巫瞽，而祭非其鬼，尤可嗤也。余居淳溇七载，家人虽屡患大证，未尝一用巫瞽，亦未伤人，乡人目以为异。庚申秋，季杰之病甚危，寿萱侄求签于观音，大凶，其妾欲事祈祷，余力止之，卒以治愈。附识之以戒我后人。

辛酉秋，余息濮院，盛行霍乱转筋之证。一男子胸次拒按，余以萝菔子、枳实、槟榔等导之。一妇袒胸不容盖覆，犹云五内如焚，目陷音嘶，苔黄大渴，而啜饮即吐，肢厥脉伏。市医令服姜汤一杯，幸不受。适余至，亟取冷雪水，命将小匙徐灌之，遂不吐。更以石膏、黄连、知母，泻其逆冲之火。

钱某患霍乱，兼吐蛔十余条，而口干脉细，是暑伏厥阴以犯中也。以连、梅、茹、斛、苡仁、苏、芩清之。

陈某所下皆血，苔黄大渴，而舌色紫黯，乃暑毒深伏。起病时，又饮烧酒也。用犀角、益母、地丁、茅根、菖蒲、绿豆、银花、芩、连、黄柏、藕汁大剂灌之，皆投匕而瘥。

一妇积虚患此，汗出如浴，形脱声嘶，脉微欲绝，为亡阳之候。予附子理中汤，加白芍、茯苓、木瓜、苡仁、蚕沙。而汗收脉起，随去姜、附，加黄芪，证渐平。去蚕沙，加橘、半，调补而安。

刘氏妇，患病已两月不纳谷矣。忽吐泻转筋，舌光声哑，气液两亡也。亟以人参、炙草、石脂、余粮、龙、牡、斛、芍、木瓜、乌梅、冬虫夏草为方，服两剂，音开脉续，诸证皆平。伊亲沈则甫，按法调补而瘳。吴氏子患此，脉微弱，舌色淡红，口微渴，此本虚邪不盛也。宜清解药中，加参以扶正气，则甫亦如法施治而愈。时余体惫畏热惮燥，仅记大略如此。

今年三月间，吕君慎庵言：一童子在邻家嬉戏，陡然吐泻转筋，归家即毙。余以为偶然有此一病耳，既而闻患此证者渐多。四月初，有余杭纸客，在舟次病此，抵濮院，乞余诊。已舌卷囊缩，形脱神离，不可救药矣。口开苔黑，询中途并未服药。窃谓此病之盛行，多在夏秋暑湿之时，何以今春即尔？谛思其故，暑湿既可伏至深秋而发为霍乱，则冬伤于寒者，至春不为温病，亦可变为霍乱也。虽为温病之变证，而温即热也，故与伏暑为病，不甚悬殊。或曰：此揣度当然耳。仲圣但有五苓、理中治伤寒转筋霍乱法，未有治温病转霍乱之法，何耶？余谓：古书传兵火之余，难免遗亡之憾，一隅三反，在读者之善悟焉。且细绎仲圣书，亦未尝不微露其意也。曰：如太阳与少阳合病，自下利者，与黄芩汤；若呕者，黄芩加半夏生姜汤主之。张石顽注云：温病始发，即当用黄芩汤，去热为主。若伤寒必传至少阳，热邪渐入里，方可用黄芩佐柴胡解之。盖黄芩汤乃温病之主方，即桂枝汤以黄芩易桂枝而去生姜，以桂枝主在表风寒，黄芩主在里风热，乃不易之定法，其生姜辛散，非温热所宜，故去之。此表里寒热之不可不知也。周禹载云：明言太少二阳，何不用二经药？非伤寒也。伤寒由表入里，此则自内发外，无表何以知太少二阳？或胁满，或头痛，或口苦引饮，或不恶寒而即热，故不得谓之表也。如伤寒合病，皆表病也，今不但无表，且有下利里证，伤寒协热利，必自传经而入，不若此之即利也。温何以即利？其人中气本虚，内伏已深，不能尽泄于外，势必下走利矣。雄按：此论温邪外发未久，即可下走为利。本文更有"若呕者"句，岂非温病可转霍乱，早逗端倪于此乎。曩纂《温热经纬》，于此条下附注云：少阳胆木，挟火披猖，呕是上冲，利由下迫，何必中虚始利，饮聚而呕。半夏、生姜，专开饮结，如其热炽，宜易连茹。杨素园先生评云：此注精当，非前人所及。今治温病转为霍乱者，似当奉此以为法也。慎庵闻之，极为折服，再质宗匠，还望有以教我。

愚意此证栀子似亦可用，轻者亦可不必黄连，未知是否，惟大枣太守，必宜去之。谢城。

五月初三日，余抵上洋，霍乱转筋，已流行成疫。主镇海周君采山家，不谒一客，借以藏拙，且杜酬应之劳也。初八日，绍武近族稼书家，有南浔二客，同患此证。一韩姓，须臾而死，一纪运翔，年十七，势亦垂危。采山强拉余往视曰：岂可见死而不救哉！然已手面皆黑，目陷睛窜，厥逆音嘶，脉伏无溺，舌紫苔腻，大渴汗淋，神情瞀乱，危象毕呈。时未交芒种，暑湿之令未行，仍是冬寒内伏，春冬过冷，入夏犹凉，气机郁遏不宣，故欲变温病者，皆转为此证。与伏暑为患者，殊途同归。但不腹痛耳，以寒邪化热，究与暑湿较异也。亟令刺曲池、委中，出血如墨。方以黄芩为君，臣以栀、豉、连、茹、苡、半，佐以蚕矢、芦根、丝瓜络，少加吴萸为使。阴阳水煎，候温徐徐服之，遂不吐。次日，脉稍起。又两剂，黑色稍淡，肘膝稍和，反加睛赤烦躁，是伏邪将从外泄也。去吴萸、蚕矢，加连翘、益母草、滑石。而斑发遍身，苔始渐化，肢温得寐，小溲亦行，随与清搜化毒之药，多剂而痊。采山因嘱余详述病因治法，刊印传布，名其方曰黄芩定乱汤。嗣治多人，悉以此法增损获效。如利泰一洞庭史客，素吸洋烟，而患此证。与此方数帖后，反便秘目赤，渴汗昏狂，亦是久伏之邪，渐欲外越也。予竹叶石膏汤加减而瘳。其湿盛者，加茵陈、滑石；气实者，加枳、桔；饮阻食滞者，加厚朴、萝菔；肝郁气结者，加紫苏、楝实；口渴用茅根汤或藕汁频灌。活法在人，不能缕述。绍武在屠甸市，得余此方，劝人合药施送，几及千料方。

此方加减有法，较前尤妥善也。谢城。

夏至后仍无大热，而霍乱转筋不息，虽与芒种以前者同，为伏邪所发，然证因略有不同，其病似较深一层。何也？按先曾祖《重庆堂随笔》云：温病、热病、湿温病，治不得法，皆易致死，流行不已，即成疫疠，犹之治盗不得其法，则贼党日众，变为流寇也。因热气、病气、尸气，互相纠葛，即成毒疠之气而为疫，岂真天地之间，另有一种异气哉。故疫之流行，必在人烟繁萃之区……盖人气最热，纪文达公杂诗云：万家烟火暖云蒸，销尽天山太古冰。自注：迪化自设郡县以来，婴儿出痘，与内地同，盖彼处气候极寒，今则渐同内地人气盛也。纪氏此言，可谓独窥其微矣。上古无痘，至汉始有，今时罕有不出痘者。以生齿日繁，地气日热，所以古人最重伤寒，今世偏多温热也。

雄按：此段名言，括尽近世病情，治时证已无余蕴矣。而于此日上海病因，尤为切贴。地气既日热，秽气亦日盛，加以疫气、尸气与内伏之邪，欲化热病而不得者，卒然相触，遂致浊不能降，清不能升，挥霍闷乱，而为吐泻转筋之危证。是伏邪欲发，客邪外入，两邪交讧，肠胃乃乱。故气道立时闭塞，血脉因而瘀滞，四肢厥冷，手面皆黑。阳明多气多血之经，见证若是之骤者，非气血忽然枯槁也。夫人气以成形耳，气不流行，血肉即死。故初起亟宜开闭，俾气通血活，邪得外泄，则正自复。昧者，不知邪闭血凝，热深厥深之理，见其肢冷脉伏，即以为寒，又疑为脱，既不敢刺，更投热药，使邪无宣泄，愈闭愈冷，尚谓服此热药，一身尽冷，可见黍谷春回之不易。再遇此证，仍用此法，死者之冤，无可呼吁。虽有七窍流血，而死者亦不悔悟。亦有邪闭，则正气无以自容，而外脱者，阳从上脱，则汗多而气夺；阴从下脱，则泻多而液亡。所谓内闭外脱也。欲其不外脱，必开其内闭，如紫雪、绛雪、行军散，皆开闭透伏之良方也。而飞龙夺命丹，即合行军、绛雪二方而加峻者，且有人中白引浊下行，尤具斩关夺命之能。上虞陈君香谷闻之，慨为制送，嘱余详叙方治刊布，因而救全不少，厥功伟哉。

自纪运翔之证治愈后，凡患此者，纷纷踵门求诊，情不能已，侥幸成功者颇多。然夏至以后，病由内外合邪，其势更剧，故必先以夺命丹开其闭伏，愈后变证不一，然随机而应，甚费经营，非比往年之霍乱，虽系危证，但得转机即可霍然也。其故良由流离困苦，失志劳神，先有内伤，遂多曲折，故愈后调理，极宜详慎。而上海多懋迁窜难之人，病得转机，往往大意。所谓病加于小愈，因而致堕前功者不少。如余杭褚子耘茂才，余亲家也。其使女患此已身硬矣，适余往访知之，遂以香谷所赠夺命丹二分，嘱其灌入，顷刻活动，随予解毒活血汤，数服得生。嗣余往返崇明，闻其仍淹经不健而亡。一壬大生烟铺伙友，余治愈后，已溺行能食，余热外泄，满面赤瘰，忽然神气瞀乱而死。一澧记钱铺石某，余为治愈，二便已如常矣。越数日，云：饮食不得下，戴眼呃忒而逝。一绿荫书坊陶姓，业已向愈，忽然神情恍惚，药不及救，此丽云为余述者。又四明陈解香之弟，患此垂危，延余治愈，遂不服药月余，复来请勘，已咽痛碍进水谷，颐肿舌糜，牙关甚紧，痰嗽胁疼，溺赤管痛，便溏色酱，此余毒蕴隆，失于清解，遂致燎原若此。是限于贫困，养痫成患。而脉已弦紧数疾，莫可措手，久之果毙。并录为案以为贾旅告。或云：此地药肆甚忙，每致误付，病者误服骤变，彼此不知，医家、病家皆须留意。嗣阅《冷庐医话》云：吾邑陈庄李氏子患霍乱，医定方有制半夏二钱，药肆中误以制附子与之，服后腹大痛，发狂，口中流血而卒。李归咎于医，医谓用药不误，必有他故。索视药渣，则附子在焉，遂控于官，罚药肆以金和息之。观此则或人之言尤信，然此案若病家良懦，隐忍而不言；医者惶窘，走避而不辨；或药渣弃无可证。则此狱虽咎陶莫断矣。服药可不慎哉。

朱鸣岐，患下利转筋，医见肢冷即投温补，而服药即吐，既而呃忒不已。温补加峻，病日以危，延至九朝，已万无生理，备后事矣。子耘主其家，嘱请余援，脉至左弦滑，右弱不应指，苔黄厚而腻浊，小水不行，脐上拒按，因谓曰：病原不重，误药致剧，命不应死，幸而得吐，否则早为泉下人也。予枳、桔、芩、连、茹、夏、苏、翘、芦根、枇杷叶、滑石，开痰行食，舒结通阳，两剂呃果止，而遍体赤斑。又两剂燥矢下，而苔化溺行，右脉渐振，随与清肃调养法而瘳。

勘朱证时，适子耘令弟子方茂才在座，曰：如此重证，君胡以为病原不重也？余谓：世间重证，大半因误治而成，此证若初治得法，一二剂可愈也。奈举世以泻证、吐证、霍乱证、霍乱转筋证、皆为寒证，往往不察病情，辄投热药。今见肢冷而右脉软弱，彼方以为虚寒的据。况服药即吐，呃忒随来，以霍乱转筋而见呃忒，何暇更问其余。惶惶然以为虚脱之象，故温补日以加峻。纵使一蹶不起，病家无怨，医者不悔也。每见此地市医临证，虽极轻之病，必立重案，预为避罪邀功之地，授受相承，伎俩如是，良可慨已。此外如胸腹疼痛、疟疾、哮喘、经阻、产后等证，世俗亦多指为寒病，虽以热药杀之，而彼此不知者，而呃忒则尤多枉死焉。余尝治一角妓，患呃累日，破身太早，固是虚证。然血去阴伤，岂可反以温燥助热。遂致下焦不摄，素性畏药。余用一味鸡子黄，连进数服而安。

吴竹溪时感将瘥，患呃三日，声闻于邻，人皆危之。予通腑行气法，便行痰吐而痊。

南浔朱君浦香，年五十六，自幼患童劳，继以吐血，三十外即绝欲，得延至此。

而平素便如羊矢；其血分之亏如是。今秋陡患呃忒，连服滋镇温纳之药，势濒于危。陆定圃进士，嘱延余诊，脉至弦滑搏数，苔黄厚而腻，口苦溺赤。遂力排众议，主大剂凉润，如雪羹、萎仁、竹沥、枇杷叶、芦根、元参、紫菀、射干、兜铃、菖蒲等多剂，连下赤矢始瘳。如此衰年虚体，尚因痰热致呃，故虚寒之呃，殊不多见，而医者不知辨证察脉，率以丁香、姜、桂为不桃之药，何哉？

谢氏妇，怀孕五月，便泻四日，医投姜、附、桂、朴药一帖。遂四肢麻冷，气塞神昏，溺闭汗淋，大渴呕吐。急延余援，脉未全伏，先予酱油汤，吐渐止。随予参、连、芩、柏、茹、斛、银花、扁豆叶、蒲桃、干芦根、绿豆，以冬瓜汤煎，徐徐温服。外用炭醋熏之，各恙皆瘥。次日，脉弦滑，泻未止。以白头翁汤加参、草、银花、扁豆、蒲公英、蒲桃干、砂仁，两剂而痊。

婺源詹耀堂子，年二十，患霍乱，服姜、桂数剂，泻不止。素吸鸦片，疑为虚漏补之，泻益甚。始延余视，大渴而脉弦数。幸而起病不因暑热，然阴素亏，虽饮冷贪凉，热药岂可过剂，设无便泻以分其药力，则津液早枯矣。予白头翁汤合封髓丹，加银花、绿豆、石斛，一剂知，二剂已。

余赴申时，适石门吴君仁山在濮院，承其关切曰：毗陵张仲远观察，秀水杨啸溪孝廉，皆已自楚至申，旬当公事，君可往访也。余感其意，唯唯而谢，缘久闻张氏家学渊源，虽闺阁皆通翰墨，然向见其宛邻书屋医书数种，似偏尚温补者。曾与故人太仓王子能参军言之，子能亦善医。叹曰：人之才识学力，各有能至不能至，不可强也。王半山不入相，即是伊川一流，秋壑铃山，能甘淡泊，不失为风雅之人。阳明先生勤业灿然，后人惜其多了讲学一事。若张氏者，何必言医，世人信其学问，而并信其医，因而贻误者实多。余弟季旭，仲远之妹婿也。即为其所误。噫！言犹在耳，子能已下世十余年矣。乃啸溪为仲远来索余书，余推故不与。嗣闻仲远之子患霍乱，径投六君子汤一剂而亡，是泥于扶正却邪之说，犹之寇来不战，但知守城，卒以自毙耳。秋间仲远亦亡，后蒋寅昉大理信来，深以余求书不与为是。昔某侍郎督学吾浙，亦以上工自命，尝挽邵位西枢部求书，余亦不与。所谓道不入，谈免俗讥，备录为案，愿世人毋轻言医事，必量而后入也。

钱塘姚欧亭协转，复宰崇明。闻余在沪，新秋嘱余弟玫庵比部持函聘余往游，以初夏偶患大泻，后苦脾约，两旬始一更衣，既而匝月一行，甚至月余一行，极其艰滞，而先硬后溏，汗出神惫。年逾六秩，步履蹇滞，虽广服人乳及润导诸药，率不效。间或纳食如梗，呕吐酸辣，六脉迟软，苔色白润不渴，小溲清长，腹无胀痛，此真中气不足，溲便为之变也。岂肠燥便秘，可以润药濡之哉？既不宜润，更不可下，以中虚开阖无权，恐一开而不复阖，将何如耶？亦不可升提。盖吐酸食梗，已形下秘上冲之势。又素吸洋烟，设一阖而竟不开，又将何如耶？爰以参、术、橘、半、旋、芍、鸡金、木瓜、枇杷叶为方，服六剂，更衣两次，解四弹丸。又三剂，解十五六丸。又三剂，下九丸而始畅，并不坚燥，亦无溏矣。毫不怯力，是药证已符，为留调理法而别。设或吐酸食梗，则暂用参、连、橘、半、旋、茹、苏叶、枇杷叶、紫石英以清肃镇息之。八月初，秋阳正烈，欧亭因公来申，久住舟中，从者皆病，况久虚初愈之体乎！初七日，忽然身热呕泻，哲嗣小欧别驾，急速余勘。白苔满布，神惫不支，腹痛汗频，音低溺涩。先予参、连、夏、朴、茹、滑、苡、苏、蚕沙、扁豆叶，二剂，热退神清。而左脉仍弦，关上高，呕酸无寐，手足振惕，客邪虽解，土受木乘也。去滑、朴、蚕沙、扁豆叶，加茯苓、蛤壳、紫菜、绿豆、白蔻仁。三剂，苔化能眠，知饥泻减，去蔻、蛤，加菖蒲、白术，五剂而痊。霍乱之开阖失常，中枢为邪所乱也。此证之开阖无权，中虚不能主持也。一实一虚，正可互勘，至愈后之呕泻振惕，又为风暑乘虚扰中之霍乱证，故详列拙治，统质通方。

汪谢城孝兼，招勘婺源石雨田司马令慈，年近五旬，陡患霍乱转筋，苔黄大渴，神情烦躁，证属伏暑，脉颇不恶，而浑身冷汗，摇扇不停，已为阳越之象，不敢与方。寻即告殒，此凭证不凭脉也。次日，簏斋荐视朱君巽泉之尊人，年已六旬，患霍乱转筋，证不甚剧，问答音清，而脉微欲绝，亦决其不治，已而果然。此凭脉不凭证也。汪、金皆善医，皆以余言为不谬。逾半月，簏斋于丙夜患此证，刺出黑血，侵晓速余往视，形脉两脱，大汗如淋，目陷音嘶，溺无苔腻。平素嗜饮少谷，好善忘劳，暑湿蕴中，正气溃散，勉投参药竟不救，惜哉！因挽以一联云：飘泊正无聊，感廿载神交。萍聚申江，将检残编求品鉴，考终原是福，径一朝仙去，风凄秋夜，那堪衰鬓丧知音。

次女定宜，年二十，体实耐劳，适同邑戴氏。初旬接女夫信云：女于八月二十三日，忽患痛泻，肢冷脉伏。崔某进附子理中汤加减，泻不止，而苔黑唇燥，颇露热象。改投犀、斛、生脉散等药，形渐脱。又用附桂八味汤，遂于二十九日舌焦如炭而逝。弥留时语婿曰：吾父在此，病不至是也。噫！据此病情，是伏暑也。戴氏为积德世医家，余曩刻丛书十种，渠处皆有，竟使误药而亡，良可惨已。邮挽一联云：垂老别儿行，只因膳养无人。吾岂好游，说不尽忧勤惕厉底苦衷。指望异日归来，或借汝曹娱暮景，濒危思父疗，虽曰死生有命，尔如铸错，试遍了燥热寒凉诸谬药，回忆昔年鞠育，徒倾我泪洒秋风。呜呼！良朋爱女，同病同日而亡，斯重订之役，尤不可已矣。并附挽言，一以志交情，一以志药误也。

霜降前，水北族侄棋偕，邀勘所亲蒋君循庵之媳，患霍乱转筋，交三日矣。厥逆目窜，膈闷无溺，苔黄苦渴，脉极弦细，屡进桂、附、姜、术，气逆欲死。予昌阳泻心汤加减，煎成徐服。外以吴萸研末卤调，贴涌泉穴。服二剂，吐止足温。去苏、朴，加楝、斛、蒲公英，多剂始痊。盖伏暑挟素盛之肝阳为病，误服温补，以致遽难廓清也。禾中方氏女，二十六岁，播迁三载，秋仲抵申。患吐泻，其戚钱伯声孝廉邀余视之，一药而瘥。既而患肿，因在旅寄，竟不调治。交霜降，肿忽消，不数日又患霍乱，即神气瞀乱，屋中盘走，口呼姊姊，乃姊强纳之卧，两目旋转不停，泪涔涔而滴，牙关即紧，欲延余诊，竟不及也。伯声询故，余曰：此流离困苦，忧郁深沉，木土相乘，吐泻而肿，节交霜降，气肃肿消，郁无所宣，直凌脾胃，吐泻陡作，木火勃升，狂走目张，阳从上越，此情志内伤霍乱也。故告危如是之速。

南浔沈春泉，年五十七，立冬前五日，食蟹面后，陡患霍乱转筋，所吐泻者皆水。

初进桂附药，筋转益甚，周身微汗，神倦懒言，指渐冷，脉渐伏，时欲太息。更方，用牡蛎一两，龟板八钱，阿胶四钱，服后势较剧。延余视之，苔黄大渴，小溲全无，泻出极热，心下拒按，伏暑挟食之证，不知何所见，而予燥补涩腻之药，乃病家谓其书画甚优，故深信而不疑，竟以不起，可怜又可笑也。嗣闻其次郎，于立冬后亦患此证，医知伏暑，用黄连等药，吐泻已止。因脉未遽起，不知为伏热不清，改投附桂等三帖而亡，尤可哀已。

上虞罗吉人，立冬前患霍乱转筋，子耘知其阴分素亏，病由伏暑也。服药已得转机，数日后，渐有呃忒。延余视之，脉弦数，左甚，苔焦而渴，龈䘌脘闷，便溏色酱，小便短赤，皆伏暑未清、气机阻塞之象。既失清肃，乃当脐尚帖回阳膏，屡嘱揭去而不从，后闻不起，此非败证，余深惜之。

南浔张二梅，年逾六旬，秋间患霍乱转筋，医见高年而厥逆多汗，拟进温补，张不敢服。但用平淡单方及外治法而瘥。然从此大便不坚，时时自汗，遍身疮疥，畏热异常。延至立冬后，邀余诊之，脉甚滑数，口渴苔黄，便溺皆热，犹着夹衣。是赋质偏阳，湿热内盛。幸而畏进温补，得以引年，与大剂清化法渐愈。又今年患疥者，举目皆是，所谓遍地疮痏，洵非虚语。外治之方甚多，而平善者罕效。更有治不得法，疮骤愈而变证，遽殒其生者。毒陷内讧也。子耘传一方颇佳，以麻黄一两，川椒五钱，蛇床子五钱，斑蝥七枚，雄猪油或柏油熬透去渣，另用明矾、黄柏各一两，蓖麻子、大风子各四十粒，共研末，调入油内，绢包擦患处，能拔蕴毒伏邪未出，旬日可愈，无后患。此与火酒摩转筋之义正同，勿以药猛而訾之，故附录于此。

无征不信，有法可师，爰采群书，南针是仰，然病情之幻伏，犹敌情之谲觚，似是而非，云非恰是，千态万状，莫可端倪。谬以身经，附为梦影。盖时移事易，境似炊粱，而比烛拟槃，痴同扪籥。或竹头木屑，亦大匠所需。敢质通方，毋嗤琐陋，故列医案第三。

药方篇第四

药　性

原蚕沙　诸霍乱之主药也。

黄芩　温病转霍乱之主药。凡吐下而热邪痞结上焦，胸次不舒者，并可与黄连、半夏同用。

石膏　暑热霍乱之主药。凡吐利而苔黄大渴者，并宜用之。外挟风寒者，佐以紫苏、桂枝、香薷、生姜之类。内挟痰滞者，佐以厚朴、半夏、菖蒲、橘红之类。下兼寒湿者，佐以防己、细辛、海桐皮、威灵仙之类。

滑石　湿热霍乱之主药。热甚者，佐石膏；湿甚者，佐茵陈。

薏苡仁　霍乱转筋、溺秘者之主药也。

木瓜　霍乱转筋、溺不秘者之主药也。

香薷　夏令浴水迎风而霍乱之主药也。

扁豆　中虚而暑湿霍乱之主药也。

西洋人参　虚人霍乱之主药也。

枳、桔、萝菔子　停食霍乱之主药也。

栀、豉、石菖蒲　秽浊霍乱之主药也。

楝实、黄柏、桑叶、丝瓜　霍乱而肝火盛者之主药也。

茅根、地丁、益母、蒲公英　霍乱而血分热炽之主药也。

竹茹、石斛、芦根、栀子、枇杷叶　霍乱呕哕之主药也。

厚朴、芦菔、大腹皮　霍乱胀满之主药也。

茵陈、连翘、绿豆皮、丝瓜络　霍乱身黄之主药也。

通草、车前、海金沙　霍乱无溺之主药也。

绿豆、银花、竹叶、黄连　霍乱误服热药之主药也。

旋覆、紫菀、麦蘖、萝菔子　霍乱误补之主药也。

人参、龙骨、牡蛎、甘草、石脂、余粮　霍乱大虚欲脱之主药也。

桂枝　伤寒转霍乱之主药也。

紫苏、藿香、生姜、厚朴、白豆蔻　霍乱因外寒之主药也。

吴茱萸、乌药、砂仁、高良姜　霍乱因内寒之主药也。

人参、白术、炙甘草、莲子　中虚而寒湿霍乱之主药也。

丁香、木香、川椒、神曲　瓜果鱼蟹生冷伤中霍乱之主药也。

干姜、附子、肉桂、硫黄　阳虚中寒而霍乱，及寒霍乱误服寒药之主药也。

方　剂

卧龙丹　治诸痧中恶，霍乱五绝，诸般卒倒急暴之证。

西牛黄　飞金箔各四分　梅花冰片　荆芥　羊踯躅各二钱　麝香当门子五分　朱砂六分　猪牙皂角一钱五分　灯心炭二钱五分

九味共研细，瓷瓶密收，毋使泄气。以少许搐鼻取嚏。垂危重证，亦可以凉开水调灌分许。并治痈疽发背，蛇蝎蜈蚣咬伤，用酒涂患处。

按：羊踯躅，俗名闹羊花，辛温大毒，不入汤剂，入酒饮能杀人，近目即昏翳。今肆中卧龙丹，以此为君药，又去牛黄而加蟾酥，减轻灯心炭，而冰麝不过略用些须耳。故药力大逊，甚不可恃。好善者必须自配制也。

又　西黄六分　梅片　当门子　北细辛各一钱　牙皂　羊踯躅各二钱　灯心炭一两

七味制如上法，主治亦同。

立效丹　治同上。

砂仁三两　明雄黄　硼砂各一两八钱　梅冰　当门子各九钱　火硝六钱　荜茇　牛黄各三钱

八味共研细，瓷瓶紧收，勿令泄气，每用分许，芦管吹入鼻内，若卒倒气闭重证，则七窍及脐中均可放置，立苏。凡暑月入城市，抹少许于鼻孔，可杜秽恶诸气。

开关散　治番痧臭毒痛如绞，气闭神昏欲绝之证。

灯心炭一两　羊踯躅三钱　北细辛　杜蟾酥　牙皂各二钱　牛黄　梅片　当门子各一钱

八味共研细，瓷瓶紧装，毋令泄气，每少许吹鼻，得嚏即生。

速效丹　治诸痧手足麻木，牙关紧急，目闭不语，胸背有红点，或咽肿心痛及风餐露宿，寒暑杂感，危急之证。

北细辛　牙皂各三钱五分　朱砂二钱五分　广木香　陈皮　桔梗　贯众　薄荷叶　防风　制半夏　甘草各二钱　枯矾一钱五分　白芷一钱

十三味，共研细末，瓷瓶紧装，每用三分，吹入鼻孔，寒湿内盛而病重者，开水调服一钱，加入苏合香二钱尤妙。按：痧药方，药品珍贵者多。惟此价廉，用以搐鼻，颇亦有效。故人徐君亚枝尝合大料，交余在淳溪施送累年，乡人无不感颂。

甘露消毒丹天士　治暑湿霍乱，时感痧邪，及触冒秽恶不正之气，身热倦怠，胀闷肢酸，颐肿咽疼，身黄口渴，疟痢淋浊，泄泻疮疡，水土不服诸病。但看病人舌苔淡白，或厚腻，或干黄者，疫邪尚在气分，悉以此丹主之。凡医临证，亦当准此化裁，自可十全为上。

飞滑石十五两　绵茵陈十一两　淡黄芩十两　石菖蒲六两　川贝　木通各五两　藿香　连翘　射干　薄荷叶　白豆蔻各四两

十一味，不可加减，生晒研细末，瓷瓶密收，每服三钱，开水温服，日二。或以神曲糊丸如弹子大，调化服亦可。此丹治湿温时疫，着效亦神。累年同人合送，价廉功敏，无出此方之右者，一名普济解疫丹。

太乙玉枢丹一名解毒万病丹　治诸痧霍乱，疫疠瘴气，喉风五绝，尸疰鬼胎，惊忤癫狂，百般恶证，及诸中毒，诸痈疽，水土不服，黄疸鼓胀，蛇犬虫伤，内服外敷，功难殚述，洵神方也。

山慈菇去皮，洗净，焙　川文蛤即五倍子，捶破洗，刮内桴　千金子即续随子，去油，取净霜，各二两　红大戟洗，焙，一两　当门子三钱

五味，先将慈、蛤、戟三味研极细末，再入霜香研匀。糯米汤调和，干湿得宜，于辰日净室中，木臼内杵千余下，每料分四十锭，故亦名紫金锭。再入飞净朱砂，飞净明雄黄各五钱尤良，或以加味者杵成薄片，切而用之，名紫金片。每服一钱，凉开水调下。孕妇忌之，又不可与甘草药同进也。

太乙紫金丹　治霍乱痧胀，岚瘴中恶，水土不服，喉风中毒，蛇犬虫伤，五绝暴厥，癫狂痈疽，鬼胎魇魅，及暑湿温疫之邪，弥漫熏蒸，神明昏乱，危急诸证。

山慈姑　川文蛤各二两　红芽大戟　白檀香　安息香　苏合油各一两五钱　千金霜一两　明雄黄飞净　琥珀各五钱　梅片　当门子各三钱

十一味，各研极细，再合研匀，浓糯米饮，杵丸绿豆大，外以飞金为衣，每钱许，凉开水下。按：一瓢云：此方比苏合香丸而无热，较至宝丹而不凉，兼玉枢丹之解毒，备二方之开闭，洵为济生之仙品，立入百功之上药也。又，按昔人所云：太乙丹能治多病者，即上二方也。今俗传太乙丹，不知创自何人，药品庞杂，群集燥热，惟风餐露宿藜藿人，寒湿为病者，服之颇宜，若一概施之，误人匪浅。

行军散　治霍乱痧胀，山岚瘴疠，及暑热秽恶，诸邪直干包络，头目昏晕，不省

人事，危急等证，并治口疮喉痛，点目去风热障翳。搐鼻，辟时疫之气。

西牛黄　当门子　真珠　梅冰　硼砂各一钱　明雄黄飞净，八钱　火硝三分　飞金二十页

八味，各研极细如粉，再合研匀，瓷瓶密收，以蜡封之。每三五分，凉开水调下。

千金丹一名人马平安散　治同上。

明雄黄　硼砂　硝石各一两　朱砂五钱　梅冰　当门子各二钱　飞金一百页

七味，共为细末，合研匀，瓷瓶紧装，每二三分，凉开水下。或嗅少许于鼻内，或加牛黄。洄溪云：此秘方也。

紫雪　治痧胀秽毒，心腹疼痛，霍乱火炽，躁瞀烦狂及暑火温热，瘴疫毒疠诸邪，直犯膻中猝死。温疟发斑，狂易叫走，五尸五疰，鬼魅惊痫，急黄蛊毒，麻痘火闭，口舌生疮。一切毒火邪火，穿经入脏，蕴伏深沉，无医可治之证。

黄金百两，石顽云：须赁金铺中炼过，叶子煮之方有性味，而止用十两。薛公望云：不用亦可。洄溪云：如用飞金万页研入，尤妙　寒水石石顽云：如无真者，以元精石代之　磁石醋煅　石膏　白滑石各三斤，石顽止用各五两

四石共捣碎，用水一斛石顽一斗，连金煮至四斗石顽五升，去滓，入下药：

犀角屑　羚羊角屑　青木香切　沉香研，各五斤，石顽止用五钱，按：斤字恐是两字之讹　丁香一两，石顽止用一钱。洄溪云：可用二两　元参切　升麻各一斤，石顽用一两六钱　甘草八两，石顽用生者八钱，洄溪用炙

八味，入前药汁中，煮取一斗五升石顽一升五合，去滓，入下药：

朴硝十斤，石顽用芒硝一两　焰硝四斤，石顽用三两，洄溪云：余制此二硝，止用十之一

二味，入前药汁中，微火上煎。柳木篦搅不住手，候有七升石顽七合半，投在木盆中半日，欲凝，入下药：

朱砂研细，水飞净，三两，石顽五钱　当门子研，一两二钱五分，石顽一钱二分

二味，入前药中搅匀，勿见火，寒之二日，候凝结成霜紫色，铅罐密收，每服三四分至一钱，量用，新汲水调灌。

按：《鸡峰方》无磁石、滑石、硝石。二角止用各十两，丁、沉、木香各五两，升麻六两，朴硝二斤，麝香却用三两。余六味分两同。《医通》云：此方即千金元霜加甘草、丁香、朱砂三味，遂易紫雪之名。余以其香味易散，故减小其制，窃谓宜从张氏配合为是。

碧血　治热极火闭，痧胀昏狂，及霍乱误服热药，烦躁瞀乱，及时疫愦乱，便闭发斑，一切积热，咽喉肿痛，口糜龈烂，舌疮喉闭，水浆不下等证。

寒水石　石膏　硝石　朴硝　芒硝　牙硝　青黛　甘草

八味等份，先将甘草煎汤去滓，纳诸药再煎。以柳木篦不住手搅，令消熔得所，却入青黛和匀，倾入砂盆内，候凝结成霜，研细密收。每钱许，凉开水下。上焦病以少许含化咽津。不能咽物者，芦筒吹喉中，齿舌病抹患处。

绛雪一名八宝红灵丹　治霍乱痧胀，肢厥脉伏，转筋昏晕，瘴疠时疫，暑毒下利等证。并治喉痹牙舌诸病，汤火金刃诸伤，均擦患处。

朱砂 牙硝各一两 明雄黄飞 硼砂各六钱 礞石煅，四钱 梅片 当门子各三钱 飞真金五十页

八味，择吉日净室中各研极细，再研匀，瓷瓶紧收。熔蜡封口，毋使泄气，每一分，凉开水送下，小儿减半，以药佩带身上，可避疫气，牛马羊瘟，以此点其眼即愈。

飞龙夺命丹 治痧胀疼痛，霍乱转筋，厥冷脉伏，神昏危急之证及受温暑瘴疫，秽恶阴晦诸邪，而眩晕痞胀。瞀乱昏狂，或卒倒身强，遗溺不语，身热瘛疭，宛如中风。或时证逆传，神迷狂谵，小儿惊痫，角弓反张，牙关紧闭诸证。

朱砂飞，二两 明雄黄飞 灯心炭各一两 人中白漂煅，八钱 明矾 青黛飞，各五钱 梅片 麻黄去节，各四钱 真珠 牙皂 当门子 硼砂各三钱 西牛黄二钱 杜蟾酥 火硝各一钱五分 飞真金三百页

十六味，各研极细，合研匀，瓷瓶紧收，毋令泄气，以少许吹鼻取嚏。重者，再用凉开水调服一分，小儿减半。

按：此丹芳香辟秽，化毒祛邪，宣气通营，全体大用，真有斩关夺隘之功，而具起死回生之力也。

炼雄丹 治暑秽痧邪，直犯包络，神明闭塞，昏愦如尸，及霍乱初定，余热未清，骤尔神昏，如醉如寐，身不厥冷，脉至模糊者，皆燥热无形之气，蒙蔽膻中，如人在烟尘瘴雾中行，治失其宜，渐渐燥闷而死，此非牛黄清心、犀角地黄等方可疗，此丹主之。

极明雄黄一分，研极细 提净牙硝六分

研细，同入铜勺内，微火熔化拨匀，俟如水时，急滤清者于碗内，粗渣不用，俟其凝定收藏，此丹灶家秘制也。

按：此法，见《游宦纪闻》，陈平伯载此方，黄多而硝少。素园纠其误，谓黄多硝少，何能熔化？今依杨定为雄一硝六为率。

木通一钱 通草三钱

陈雨水按冬雪水似更良，一碗煎出味，去滓，再以陈雨水九碗，与药汁和匀，每次用药水一碗，磨入犀角三分，挑入炼雄三厘调匀，徐徐冷灌。能于三日内服尽十碗药水，必有清痰吐出数碗而愈。籥斋尝亲验矣。

三圣丹 治寒湿为病，诸痧腹痛，霍乱吐泻。

木香一两，不见火 明雄黄二两 明矾三两

共研细末，以鲜荷叶、橘叶、藿香叶各二两捣汁，丸绿豆大，每服九分。重者，再服。

蟾酥丸 治暑月贪凉饮冷，食物不慎，兼吸秽恶，成痧胀腹痛，或霍乱吐泻。

杜蟾酥火酒化 朱砂飞，各五钱 明雄黄飞 茅山苍术土炒焦，各一两 丁香 牙皂各三钱 当门子一钱

七味，各研极细，蟾酥打丸，凤仙子大，辰砂为衣，放舌底化下。重者二三丸。

洄溪云：此秘方也。

又 治同上。

杜蟾酥烧酒化开 明雄黄水飞，各三钱 丁香 木香 沉香各二钱 茅山苍术土炒，四钱 朱砂飞，一钱五分 当门子一钱 西牛黄三分

九味，各研极细。择上吉日，净室中合研匀。同蟾酥，加糯米粽尖五个，捣千余下，丸如椒子大，晒干，盛于瓷碗内，再朱砂一钱五分，烧酒调涂碗内，盖好，用力摇一二千下，则光亮矣。密收瓷瓶内，每三粒。轻者一粒，重者，五粒。泉水下。

姚氏蟾酥丸 治同上。

杜蟾酥火酒浸烊，如无杜酥，可以东酥加倍 明雄黄研 朱砂飞，各二两 木香晒 丁香晒 茅术炒 滑石飞，各四钱 当门子一两

八味，各研极细，和入蟾酥杵匀，丸黍米大，每药丸就四两，以火酒喷湿，盖在碗内，加入飞净朱砂六钱，极力摇播，以光亮为度。

本方去香、滑石、当门子，名截疹丸，治疹甚效，方亦较稳。

又一名通灵万应丹 治同上，而力较峻。

杜蟾酥九钱，烧酒化 锦纹大黄晒干，六两 朱砂飞 明雄黄飞 明天麻焙干 麻黄去节，焙，各三两六钱 甘草去皮微炒，二两四钱 丁香六钱 当门子三钱 茅术米泔浸，切，焙，三两

十味，各为细末，以糯米粥浆和杵，丸萝菔子大，朱砂为衣。每七丸纳舌下，少顷阴阳水下。若研细吹鼻，亦可取嚏。

霹雳散 治阳虚中寒腹痛，吐泻转筋，肢冷汗淋，苔白不渴，脉微欲绝者。

附子浓甘草汤煎去毒 吴茱萸泡，去第一次汁，盐水微炒，各三两 丝瓜络烧酒洗，五两 陈伏龙肝二两，烧酒一小杯，收干 木瓜络石藤七钱，煎汁炒干，一两五钱 丁香蒸晒，一两

六味，共为极细末，分作十九服，外以醋半酒杯，盐一钱五分，藕肉一两五钱，煎滚，瓦上炙，存性，研。每服加三厘，止须用半服，参汤下。

按：确系寒证，此散固佳，若未辨阴阳而用热药，以为外治尚无大害，内服之药，极宜审慎，勿轻试也。

回阳膏 治同上。

生香附或用吴茱萸亦可，一两八钱 母丁香一两二钱 上桂心八钱 倭硫黄五钱 当门子四钱

五味，共研极细，瓷瓶密收。每二三分安脐中，以膏药封之，一时即愈。孕妇忌贴。

按：霍乱转筋，既有寒暑之分，亦有寒暑杂感而成者。更有暑伏于内，而寒束于外者，故服药最宜审慎。况利亡阴，津液大夺，虽可投热药者，亦恐刚烈劫阴，终于不救。此方药虽猛峻，而仅取其气由脐入腹，自能温通脏腑，以逐寒邪，不致伤阴，诚为善策。惟口渴苔黄，下利极热者，显为阳证。虽见肢冷脉伏，亦勿妄贴此膏，更强其焰也。

以上诸方，虽分别热证、寒证之治，而和平猛厉，用得其宜，并皆佳妙。然非仓卒可辨者，故列诸前茅。冀仁人君子，量力制备，刊明药味证治，广为传播。俾医家病家，一览了然，不但将死者可以得生，而不死者亦不致误药以丧其生。利济之功，

不其伟哉!方下兼及别证治例者，既不敢没良方之大用，且以推广施药之仁怀也。

黄芩汤《伤寒论》　治温病变霍乱之主方，用者因证加减。

黄芩三两　炙甘草　芍药各二两　大枣十二枚

水一斗，煮取三升，去渣，温服一升，日再，夜一服。

黄芩加半夏生姜汤《伤寒论》

原方加半夏半升，生姜三两。

按：冬伤于寒，至春发为温病，有或利或呕之兼证，皆少阳犯阳明也。故仲圣以黄芩清解温邪，协芍药泄迫血之热，而以甘、枣、夏、姜奠安中土，法至当矣。其温病转为霍乱，果由中虚饮聚，而伏邪乘之者，仍宜以此法治之。如火势披猖，上冲下迫，或脉数口渴，或热深厥深，则无借乎奠中涤饮，当从事于泻火清中，举一反三，在人善悟也。

栀子豉汤《伤寒论》　治温热暑疫，转为霍乱之主剂。

栀子十四枚　香豉四合，绵裹

水四升，先煮栀子，得二升半，纳豉，煮取升半，去滓，分二服。

按：此伤寒吐剂也，然古方栀子生用，故能涌吐。今皆炒黑用之，虽不作吐，洄溪谓其涤热除烦之性故在也。而余之治热霍乱，独推以为主剂。盖栀子苦寒，善泄郁热，故《肘后方》以之治干霍乱矣。豉经蒸腐，性极和中。凡霍乱多由湿郁化热，挟秽浊恶气，而扰攘中宫，惟此二物，最为对证良药。奈昔人皆不知察也。且二物之奇，匪可言罄，如偶以银花、竹叶清暑风，配白蔻、菖蒲宣秽恶，湿甚者，臣以滑、朴；热胜者，佐以芩、连。同木瓜、扁豆则和中。合甘草、鼠黏而化毒。其有误投热药而致烦乱躁闷者，亦可借以为解救，厥功懋矣。而古今之治霍乱者，从不引用，岂非一大阙典耶？

白虎汤《伤寒论》　治暑热炽盛而为霍乱者。

石膏一斤　知母六两　甘草炙，二两　粳米六合

水一斗，煮米熟汤成，去滓，温服一升，日三服。

按：治霍乱，粳米，须用陈仓者。或用生苡仁亦妙。

白虎人参汤《伤寒论》　治证如前，而元气已虚者。

原方加人参三两

按：白虎汤神于解热，妙用无穷。加人参，则补气以生津；加桂枝，则和营而化疟；加苍术，则清湿以治痿。变而为竹叶石膏汤，则为热病后之补剂。余因推广其义，凡暑热霍乱之兼表者，加香薷、苏叶之类。转筋之热极似寒，非反佐莫能深入者，少加细辛、威灵仙之类。痰湿阻滞者，加厚朴、半夏之类。血虚内热者，加生地、地丁之类。中虚气弱者，加白术、苡仁之类。病衰而气短精乏者，加大枣、枸杞之类。无不奏效如神也。

竹叶石膏汤《伤寒论》　治中虚暑热霍乱，及霍乱已定，而余热未清，虚羸少气者。

竹叶二握 生石膏一斤 半夏半升，洗 人参三两 麦冬一升 粳米半斤 甘草炙，二两

水一斗，先煮六味，取六升，去滓，纳粳米，煮米熟汤成，去米，温服一升，日三。

按：《集验》云：此方加生姜，治呕最良。余谓治霍乱，宜用地浆煎更妙。

桂苓甘露饮河间 治暑热挟湿之霍乱。

桂去皮 白术 猪苓各五钱 茯苓去皮 泽泻各一两 寒水石 石膏 甘草炙，各二两，一方甘草一两五钱 滑石四两

九味为末。每三钱，温水或新汲水，或生姜汤，量证调下。小儿每服一钱。

按：此方一名桂苓白术散。一方不用猪苓，或云去猪苓加人参，名桂苓白术散。

六一散即益元散，一名天水散。河间

桂府腻白滑石六两 甘草炙，一两

二味为末。每三钱，温水或新汲水调下，日三。挟表邪者，以葱白五寸，豆豉五十粒，煎汤调下。本方加黄丹，名红玉散。加青黛，名碧玉散。加薄荷，名鸡苏散。加朱砂，名辰砂益元散。

葱豉汤《肘后》 霍乱发斑。

葱白一握 香豉三合

水煎，入童子小便一合，日三服。

按：石顽云：本方味虽轻，功效最著，凡虚人风热，伏气发温，及产后感冒，靡不随手获效。余谓胎前外感，何尝不是妙剂。芦根、竹叶、苏叶、黄芩，可以随证佐入。

四苓散《温疫论》 治湿盛霍乱，胸闷溺涩而渴者。

茯苓 猪苓 泽泻 橘皮

水煎服。

按：吴氏五苓散去桂，而治胃中湿热，最为有见，且以橘皮易术，则无实中之弊，而有利气之功，当变而变，斯为善用古法。欲平霍乱，宜知所趋向矣。

平胃散《局方》 治湿盛于中，霍乱吐泻。

茅术去粗皮，米泔浸，五两 紫厚朴去皮，姜汁炒 陈皮去白，各三两二钱 甘草炙，二两

四味为末。每服二钱，水一盏，姜一片，煎七分服。转筋者加木瓜。本方加藿香、半夏，名不换金正气散。

藿香正气散 治湿蕴于中，寒袭其外，而为霍乱吐泻者。

厚朴 陈皮 桔梗 白术 半夏各二两 大腹皮一本作苍术，或用槟榔亦可 白芷 茯苓 苏叶 藿香各一两 甘草炙，一两

十一味为粗末。每三钱，姜三片，枣一枚，煎服。《兰台轨范》此方无白术，似更妥。谢城。

按：上二方，皆治风寒外感，食滞内停。或兼湿邪，或吸秽气，或伤生冷，或不服水土等证的是良方。若温暑热证，不兼寒湿者，在所切禁。今人谓其统治四时感冒

证，不审病情，一概滥用，殊可笑也。用治霍乱，姜枣宜裁。

半夏厚朴汤一名四七汤。《金匮》　治情志不舒，痰湿阻气，而成霍乱者。

半夏一升　厚朴三两　茯苓四两　干苏叶二两　生姜五两

水七升，煮取四升，分温四服。

按：此方既主七情不适之郁痰证，亦治寒湿不化，风邪外侵，食滞不消。误投滋补，因而病剧者，无不所向辄捷。

六和汤　治夏月虚人外感风寒，内伤生冷之霍乱吐泻，而身发热者。

香薷二钱　人参　茯苓　甘草炙　扁豆　厚朴制　木瓜　杏仁去皮尖　半夏各一钱　藿香　砂仁炒研，各六分　生姜三片　大枣一枚

水煎服。

香薷饮《局方》　治暑月乘凉饮冷，阳气为阴邪所遏，头痛发热，恶寒烦躁，口渴腹满之霍乱。

香薷一斤　厚朴姜汁炒　白扁豆各半斤

三味为粗末。每五钱至一两，水煎，冷服。

黄连香薷饮《活人》　治同上。

原方加姜汁炒黄连四两。

左金丸　治霍乱转筋，肝火内炽，或吐青绿苦水者。

川连六两　吴茱取陈而开口者，一两

二味同煮干为细末，米饮糊丸，绿豆大。每三钱，陈木瓜五钱，煎汤下。吐酸味者，竹茹、生苡仁各三钱，煎汤下。

按：张雨农司马见余采此方，极为首肯。云：尝在都城，见杜石樵少宰，亦用此药，治愈多人。

黄芩定乱汤梦隐　治温病转为霍乱，腹不痛而肢冷脉伏，或肢不冷而口渴苔黄，小水不行，神情烦躁。

黄芩酒炒　焦栀子　香豉炒，各一钱五分　原蚕沙三钱　制半夏　橘红盐水炒，各一钱　蒲公英四钱　鲜竹茹二钱　川连姜汁炒，六分　陈吴萸泡淡，一分

阴阳水二盏，煎一盏，候温徐服。转筋者，加生苡仁八钱，丝瓜络三钱。溺行者，用木瓜三钱。湿盛者，加连翘、茵陈各三钱。

燃照汤《霍乱论》　治暑秽挟湿，霍乱吐下，脘痞烦渴，苔色白腻，外显恶寒肢冷者。

飞滑石四钱　香豉炒，三钱　焦栀二钱　黄芩酒炒　省头草各一钱五分　制厚朴　制半夏各一钱

水煎，去滓，研入白蔻仁八分，温服。苔腻而厚者，去白蔻，加草果仁一钱，煎服。

连朴饮《霍乱论》　治湿热蕴伏而成霍乱，兼能行食涤痰。

制厚朴二钱　川连姜汁炒　石菖蒲　制半夏各一钱　香豉炒　焦山栀各三钱　芦根二两

水煎温服。

蚕矢汤《霍乱论》 治霍乱转筋，肢冷腹痛，口渴烦躁，目陷脉伏，时行急证。

晚蚕沙五钱 生薏仁 大豆黄卷各四钱 陈木瓜三钱 川连姜汁炒，二钱 制半夏 黄芩酒炒 通草各一钱 焦栀一钱五分 陈吴茱泡淡，三分

地浆水或阴阳水煎，稍凉，徐服。

解毒活血汤梦隐 治温暑痧邪，深入营分，转筋吐下，肢厥汗多，脉伏溺无，口渴腹痛，面黑目陷，势极可危之证。

连翘 丝瓜络 淡紫菜各三钱 石菖蒲一钱 川连吴茱水炒，二钱 原蚕沙 地丁 益母草各五钱 生苡仁八钱 银花四钱

地浆水或阴阳水，煮生绿豆四两，取清汤煎药，和入生藕汁，或白茅根汁，或童便一杯，稍凉徐徐服。

驾轻汤《霍乱论》 治霍乱后，余邪未清，身热口渴，及余热内蕴，身冷脉沉、汤药不下而发呃者。

鲜竹叶 生扁豆各四钱 香豉炒 石斛各三钱 枇杷叶刷，二钱 橘红盐水炒 陈木瓜各一钱 焦栀一钱五分

水煎温服。

昌阳泻心汤梦隐 治霍乱后，胸前痞塞，汤水碍下，或渴或呃。

石菖蒲 黄芩酒炒 制半夏各一钱 川连姜汁炒，五六分 苏叶三四分 制川朴八分 鲜竹茹 枇杷叶刷，各二钱 芦根一两

天雨水急火煎，徐徐温服。小溲秘涩者，加紫菀。此方甚巧，谢城。

按：此泻心汤证也，何必另立方治？以暑热秽浊之邪，与伤寒不同，故五泻心皆有圆柄方凿之格，漫为引用。岂徒无益已哉？兹以菖蒲为君，辛香不燥，一名昌阳者，谓能扫涤浊邪，而昌发清阴之气也。合诸药以为剂，其奏蠲痰泄热、展气通津之绩，已历试不爽矣。

麦门冬汤《金匮》 治霍乱后，余热未清，神倦不饥，无苔而渴，或火升气逆干咳无痰。

麦冬一两 制半夏一钱五分 人参一钱 甘草炙，六分 粳米半合 大枣四枚，擘

水煎，温分四服。

按：海藏以竹叶易半夏，治温热后房劳复之气欲绝者，大效。余谓即不因房劳复，而气液两亏，不能受重剂峻补，皆可以此汤接续其一线之生机，余屡用辄效。

致和汤《霍乱论》 治霍乱后，津液不复，喉干舌燥，溺短便溏。

北沙参 生扁豆 石斛 陈仓米各四钱 枇杷叶刷 鲜竹叶 麦冬各三钱 陈木瓜六分 生甘草一钱

水煎服。

五苓散《伤寒论》 治伤寒转霍乱，身热头痛，渴欲饮水。

白术石顽云：宜用生白术 茯苓 猪苓各十八铢，按二十四铢为一两，每铢重四分二厘弱，六铢为

锱，即二钱五分，十八铢即七钱五分 泽泻一两六铢 桂五钱

五味为末。以白饮和服方寸匕，日三，多饮暖水，汗出愈。

按：仲圣于霍乱，分列热多寒多之治，皆为伤寒转为霍乱而设。故二"多"字最宜玩味，所谓热多者，谓表热多于里寒也；寒多者，里寒多于表热也。岂可以"热多"二字，遂谓此方可治热霍乱哉。沈果之云：其用桂者，宣阳气，通津液于周身，非用之以通水道下出也。用泻、术、二苓，以通三焦之闭塞，非开膀胱之溺窍也。如果热入而渴，复用桂、术以温液耗津。又加苓、泽以渗之，是热之又热，耗之又耗，速之毙矣。余谓观此则多饮暖水，汗出愈之义益明。故霍乱无阳气郁遏身热之表证，无三焦闭塞气化不宣之里证，而欲饮水者切勿误解热多为热证，而妄援圣训，浪投此药也。石顽、又可皆语焉未详，河间则加三石以驾驭之，兹复详述方义，庶用者知所舍焉。而今治湿热病，不察其有无外挟风寒，内伤生冷之兼证，辄以胃苓汤为通用之方，因而偾事者亦多，且古方用散，不过三钱，权量又小，今世改为汤剂，动辄一二两，权量又大。宜乎中病者恒少，而误人者恒多也。岂独霍乱然哉！可慨也夫。

又按：此方与苓桂术甘汤，同为温中涤饮之剂，而力较峻。凡霍乱之寒湿内盛，水饮阻闭三焦者，虽外无风寒之表邪，未尝不可用也。故亦治水蓄之疝，湿聚之肿。气滞者加厚朴，气虚者加人参名春泽汤，用药如用兵，苟能量敌而选将，斯战无不克矣。

理中丸《伤寒论》 治伤寒霍乱，口不渴者。

人参 甘草 白术 干姜各三两

四味捣筛为末，蜜和丸，鸡子黄大。以沸汤数合，和一丸碎研，温服之，日三夜二，腹中未热，益至三四丸，然不及汤，汤法以味依两数切，用水八升，煮取三升，去滓，温服一升，日三。

加减法：若脐上筑者，肾气动也，去术加桂四两。尤氏云：脐上筑者，脐上筑筑然跳动，肾气上而之脾也。脾方受气，术之甘能壅脾气，故云去之。桂之辛能下肾气，故加之。

按：此阳虚之肾气动，欲作奔豚也。故去术加桂，以杜其上凌之萌。若阴虚而脐上筑筑者，大忌刚燥之剂，非峻滋肝肾之阴不可。盖一为水动，一为火动也。

吐多者，去术，加生姜三两。尤氏云：吐多者，气方上壅，甘能壅气，故去术。辛能散气，故加生姜。

按：邹润安云：既吐且利，有属太阴者，有属少阴者。在少阴，则无用术之理。在太阴，亦在可用不可用之列。以术能治脾胃虚，不能治脾胃实。故吐多者，去之。下多者，还用之。盖术能举脾之陷，不能定胃之逆也。又泂溪云：寒霍乱可用理中者，百不得一。余谓是寒霍乱矣，可用理中矣，尚有如此细密加减之法，何今人既不议病，又不议药轻于一试，何异以不教之民，而使之战耶。吁，可哀已。下多者，还用术。悸者，加茯苓二两。尤氏云：下多者，脾气不守，故须术以固之。悸者，水上逆，故加茯苓以导之。

按：今人治霍乱，既不辨其证之虚实寒热，亦不察其吐多下多。温补率投，漫无忌惮者，吾不知其何心也。

渴欲饮水者加术，足前成四两半。尤氏云：渴欲得水者，津液不足，白术之甘，足以生之。

按：此渴因脾虚不能为胃行其津液，故加术以补脾而致其津液也。所谓白术能生津液者，其义如此，岂热烁津液而渴者，所堪一试哉。

腹中痛者，加人参，足前成四两半。尤氏云：腹中痛者，里虚不足。人参之甘，足以补之。

按：里虚腹痛，必喜温按。

寒者，加干姜，足前成四两半。尤氏云：寒者，腹中气寒也。干姜之辛，足以温之。

按：五苓，主热多，谓表有热也。理中，主寒多，谓里有寒也。故方下既有腹中未热，益至三四丸之法。此复云：寒者加干姜，是腹中尚未热。故独于此味，又加重也。盖腹中寒，为寒之真谛。故仲圣不嫌烦复，而琐琐教人，以此为辨证之法。顾昧者一见吐下肢寒，略不察其腹中光景何如，擅以姜、附、丁、桂欲其转热，遂至从此而一身皆冷。呜呼！岂未闻热深厥深之圣训乎？

腹满者，去术，加附子一枚。服汤后如食顷，饮热粥一升许，微自温，勿发揭衣被。尤氏云：腹满者，气滞不行也。气得甘则壅，得辛则行，故去术加附子。

按：饮热粥一升许，固是助药力，亦是辨证法。设时行热霍乱，不但热粥在所大忌，即使不忌，亦万不能强饮升许。果能饮热粥升许者，岂非虚寒为病乎？故可以理中治之。若蔽于古而不知今，是房琯之以车战也。

按：原方加附子，名附子理中汤。加青皮、陈皮，名治中汤。加枳实、茯苓，名枳实理中汤。加黄连，名连理汤。合五苓，名理苓汤。

厚朴生姜半夏甘草人参汤《伤寒论》 治虚人寒湿霍乱。

厚朴去皮，炙 生姜切，各半斤 半夏洗，半升 甘草炙，二两 人参一两

水一斗，煮取三升，去滓，温服一升，日三。

四逆汤《伤寒论》 治阴寒霍乱，汗出而四肢拘急，小便复利，脉微欲绝，而无头痛口渴者。

生附子一枚 干姜一两半 甘草炙，二两

水三升，煮取一升二合，去滓，分温再服。强人可用大附子一枚，干姜三两。

按：附子干姜，非攻荡之品，何以强人乃可加倍用？盖无论补泻寒热诸药，皆赖身中元气载之以行。故气强者，堪任重剂。若气弱者，投剂稍重，则气行愈馁，焉能驾驭药力以为补泻寒热之用耶？凡事皆然，用药特其一端耳。顾知之者鲜，所以覆败多而成功少也。

通脉四逆加猪胆汁汤《伤寒论》 治阴寒霍乱愈后，四肢拘急，脉微欲绝者。

前方加入猪胆汁半合和服。如无猪胆，以羊胆代之。

附子粳米汤《金匮》 治中寒霍乱，肢冷腹痛，吐少、呕多者。

附子姜汁炮，切 半夏姜汁炒 甘草炙，各三钱 大枣十枚，擘 粳米半斤

水五升，煮米熟汤成，去滓，温服一升。

吴茱萸汤《伤寒论》 治少阴吐利，厥逆烦躁，及厥阴寒犯阳明，食谷欲呕。

吴茱萸一斤，洗 人参三两 生姜六两，切 大枣十二枚，擘

水七升，煮取二升，去滓，分三服。

浆水散洁古 治阴寒霍乱，暴泻如水，汗多身冷，气少腹痛，脉沉或脱者。

甘草 干姜 附子 桂各五钱 良姜 半夏俱醋炒，各二钱

浆水煎，去滓，冷服。

按：石顽云：浆水乃秫米和曲酿成，如醋而淡。今人点牛乳作饼用之，或用澄绿豆粉之浆水尤佳。余谓地浆亦可用。

冷香饮子 治阴寒霍乱，腹痛，脉沉细，或弦紧，无汗恶寒，面如尘土，四肢厥逆，阳气大虚之证。

甘草 附子 草果仁 橘红各一钱 生姜五片

水煎，冷服。

大顺散《局方》 治袭凉饮冷，阴寒抑遏阳气而成霍乱，水谷不分，脉沉而紧者。

甘草四两八钱 干姜 杏仁去皮尖 桂心各六钱四分

先将甘草同白砂炒至八分黄熟王晋三云：白砂即河砂，次入干姜同炒，令姜裂，次入杏仁同炒，候不作声为度。筛去砂，与桂心同捣为散，每二钱，水煎服，或沸汤调服。如烦躁，井华水调下。

按：洄溪云：此治暑月内伤饮冷证，非治暑也。又甘草多于诸药八倍，亦非法。此等病，百不得一，而世人竟以之治燥火之暑病，杀人无算，可胜悼哉！余谓以上三方，皆治夏令因畏热而浴冷卧风，冰瓜过啖，反为阴湿所伤致病，实夏月之伤寒也。故用药如是，如《名医类案》所载：罗谦甫治商参岐与完颜小将军二案，俱用热药，俱不名曰暑病。又吴球治暑月远行人案，直曰中寒。盖深恐后世误以热药治暑，故特举病因以称之。可谓名正言顺矣。乃昧者犹误谓此等方为治暑之药，诚有一盲引众盲，相将入火坑之叹！夫盛夏之有寒病，犹隆冬之有热病，虽不多见，而临证者，不可不谛辨而施治也。

神香散景岳 治霍乱因于寒湿凝滞气道者。

丁香 白豆蔻各七粒

二味研末，清汤下。小腹痛者，加砂仁七粒。

按：晋三云：此方治寒湿痧胀有神功。与益元散，治湿热痧胀，可谓针锋相对。

来复丹《局方》 治上盛下虚，里寒外热，伏暑夹阴，霍乱危证。

太阴元精石 舶上硫黄 硝石各一两，用硫黄为末，微火炒，结成砂子大 橘红 青皮去白 五灵脂澄去砂，炒令烟尽，各二钱

六味为末，醋糊丸豌豆大。每服三十丸，白汤下。

桂枝汤《伤寒论》 治寒霍乱后，身痛不休。

桂枝去皮 芍药 生姜切，各三两 甘草炙，二两 大枣十二枚，擘

水七升，微火煮取三升，去滓，适寒温服一升，须臾，啜稀热粥一升余，以助药力。

异功散 治霍乱后，中虚主剂。

人参一钱至三钱 白术炒黄，一钱至二钱 茯苓一钱至钱半 甘草炙，六分至一钱 橘红一钱

水煎服。肝风动而身痛肢浮者，加木瓜、姜、枣。

梅花丸 治体虚多郁，血热气怠，木土相乘，呕泻腹痛，易感痧秽霍乱者。久服可杜外患，兼除宿恙。亦主肝胃久痛，消癥，调经带，催生种子。孕妇忌之。

绿萼白梅花蕊三两 飞滑石七两，以粉丹皮八两煎汁制透，去丹皮晒干 四制香附三两 甘松 蓬莪术各五钱 山药 茯苓各三钱五分 人参潞参、洋参、高丽参皆可因人酌用 嫩黄芪 益智仁 砂仁勿见火，各三钱 远志肉甘草水制，二钱五分 木香不见火，一钱五分 桔梗一钱 甘草七分

十五味，各研细末，合研匀，炼白蜜捣丸，每丸重一钱，白蜡匮之。每一丸，去匮开水调服。

按：此方调和气血，舒郁培元，男女皆堪久任。以杜诸诸疴。不仅可已肝胃之疼，而御肠胃之乱也。孕妇体坚，或胎气多滞者，正宜用以宣展充畅，惟虚而不固者忌之。

资生丸 调和脾胃，运化饮食，滋养营卫，消除百疾，可杜霍乱等患。

人参酌用，同上 白术各三两 橘红 楂肉 神曲各二两 茯苓一两五钱 甘草炙，五钱 川连姜汁炒 白蔻仁各三钱五分

九味研细末，炼白蜜捣丸，弹子大。每食后细嚼一丸，开水下，严寒时，或用淡姜汤下。

按：石顽云：此古方也。与后人加味者，虽繁简不同，而功效不异。

缪氏资生丸 治同上。

人参人乳浸，饭上蒸，烘干 白术米泔水浸，山黄土拌蒸九次，去土切片，焙干，各三两 楂肉蒸 橘红略蒸，各二两 白茯苓细末水澄，蒸，晒干，入人乳再蒸，晒干 怀山药切片，炒 白扁豆炒 湘莲肉炒 芡实粉炒黄 薏苡仁炒，各一两五钱 麦芽炒，研磨、取净面一两 藿香叶不见火 甘草去皮，炙 桔梗米泔浸，去芦蒸，各五钱 泽泻切片，炒 白蔻仁勿见水，各三钱五分 川连如法炒七次，三钱

十七味，如法修制，细末，炼白蜜捣丸，每丸二钱。饮后白汤或橘皮汤、砂仁汤嚼化下。

按：《治法汇》《医通》《兰台轨范》载此方皆有神曲二两，其余分两亦稍有参差。《名医方论》有神曲，无泽泻。《广笔记》云：妊娠三月，阳明脉养胎，阳明脉衰，胎无所养，故易堕也。宜服此丸。泂溪云：此方治怀孕气阻，用兼消补之法，以止呕吐而固胎气，意颇可取。余谓保胎止吐，皆健脾胃之功，故曰资生。夫脾胃位镇中枢，而司出纳，为人生后天之本。一失健运，百病丛生。凡衰老稚弱，及饥饱不时，劳役过度，思虑久伤之辈，脾胃尤为易受病。若能常服此丸，俾升降不怠，周流无滞，挥

霍撩乱，于是弭焉。

俱收并蓄，待用无遗，为将为医，理无二致，对证发药，谚语堪师，十剂七方，阵图有法，故必药性明而兵法谙，始可制方临敌也。先药性，后方剂，特其大略耳。神明变化，存乎其人，方先外治而后内服，昭慎重也。始卧龙而中结以致和，末殿以资生，其有如卧龙之才者，出而拨乱反正，以致中和，则天地位，万物育，化生舒长，更何疫疠之有哉。谨拭以待之，以慰余重订此书之意焉。故列方药第四。

跋

霍乱，急证也，而古无专书，间或及之，亦语焉未详。故临证者，苦无成法可遵。海昌王梦隐先生，曩游玉环，尝著专论以寿世。定州杨素园大尹，重刻于西江，谓其理明辞达，指陈病机。若黑白之不可混淆，顾海内多故，板之存否，杳不可知。壬戌夏，此间霍乱盛行，求先生书不易得，适先生避乱来游，恻然伤之，慨将原稿重为校订。语加畅法加详，类证咸备，寓意特深。读此书者，苟能隅反，不但为霍乱之专书也。因请先生亟付剞劂，以质痌瘝在抱之君子。

同治二年夏五月镇海陈亨谨跋于上海崇本堂

《鼠疫汇编》
（清·罗汝兰）

辨误弁言

治病之道，不知其误，即不得其真。凡治病皆然，而治鼠疫为尤甚。盖鼠疫一症，前无所依，后无所仿也。是编因比类而得其方，且屡经而详其法，时历八载，板已五刊，虽云有误，谅亦寡矣。乃作者无误，而用者多误，推求其故，缘人多囿于常见，狂于常习，每以轻药试重病，缓服治急疾，无怪其多误也。此其说于邻乡人得其详焉。本年邻乡多疫，皆来求书，赠即嘱曰："必依法方效。"数日后多来问曰："贵乡用之极效，某等用之不效，何也？"予细询之，曰："轻病乡人多不服药，迨至重危，然后服药。应加石膏者，亦用五六钱；应加大黄者，亦用三四钱；其余各症，亦照法加入。每日追二剂，热稍退者，每日仍一剂，迨至于甚，乃不服药。"予曰："噫！子误矣，子误矣！"晓之曰："此重症，亦急症也。初起不服药，已失之迟，一误也；重危之症，每日二服，已失之少，二误也；石膏、大黄改轻，复失之轻，三误也；热退尚有微热，至少二服，多则三服，日止一服，以至病翻，四误也；尚可服药，即不服药，坐视其死，五误也；若疫症初起之时，凡喉微见燥，头微见晕，体微见困，即中毒之渐，急宜服药，或服白茅根数味，或服本方二三服，此治于未明，更人所易忽，六误也。有此六误，尚云依方照法乎？"嗟乎！近者尚误如此，远者可知！补弁数言，以免辗转相误也。

戊戌芝园氏补识

第五刻序

是书已四刻，前序言之详矣，兹何为而复刻也？以近更有所得，不敢秘也。二十一年夏，四刻初成，秋渡琼候委，得悉是春海口以疫毙者数千，族人和隆号，电催此方过海，曾著效验，而琼医未之信也。予虑其复，而及他处，遂出四刻分赠同乡各位，皆以较前更详。公捐洋银三十大员，嘱代办分赠。予遂付信高郡联经堂印六百本，并撮其要付省经韵楼，刻印一千本。旋以听鼓多暇，复购书数种，以考其详，更加添注。冬至后，琼州府城疫作，先将所存分派。琼医或从而笑之，甚从而訾之。予知其误于李时珍"红花过服"之说，并误于景嵩崖"桃仁、红花不可过用三钱"之说也。二十二年春疫大作，群医各出手眼，百无一效，以至死人无数。及二月底，始有信避之法者，迁居海口，延予调治。并参新法，连救重危症数人，求医者踵相接也。每视病开方，即赠书一本，并嘱照医，而十愈八九，一时并救数十人，群疑始息，遂信是方。幸海口为症无多，不致大害。因补前刻所未及，而求其详，爰为之序。

光绪二十三年五月署理儋州学正石邑罗汝兰芝园氏识

再续治鼠疫方序

疫由阴阳愆伏而作也。或中血，或中气，感其毒者，皆足以害人。顾其时同，其地同，其症同，其药亦宜无不同观方书所载，每次止立一方可知。必拘拘切脉施方，无当也。[批]治病切脉，古法必兼。惟瘟疫一症，邪闭清窍，脉伏而涩，亦有闭甚无脉者，且当壮热，血脉绞偾，切亦不准。况此明系血壅不行，更不必切，所以昔贤治瘟疫，多舍脉而从症也。鼠疫者，鼠死而疫作，故以为名。其症为方书所不载，其毒为斯世所骇闻，乡复一乡，年复一年，为祸烈矣！为患久矣！予初闻此，遍阅方书，无对症者。光绪十五六年，延及邑之安铺。十七年春，延及县城。偶见《医林改错》一书，论道光元年京师时疫，曰："死人无数，实由热毒中于血管，血壅不行。夫已壅不行，必然起肿。"予始恍然焉。盖鼠疫一症，初起红肿，结核如瘰疬，或忽起于不自知，或突起于所共见，其溃者流瘀血，非热毒成瘀之明验乎？其甚者，热懵而毙，非热毒瘀血攻心所致乎？及观其方，专以治血为主，略兼解表，信能治此症矣！试之八人，皆验，因录示人，人疑谤也。十七年冬，遇吴川友人吴子存甫于郡，出所辑《治鼠疫法》一编，予读而善之，遂与茂名许子经畬，论列此方，随症加药，嘱书其后，而附于诸君子之末，爰捐资付刻，以广其传。十九年春，城乡疫复作，同时屡用此方以起危症，一时哄传，求者踵相接。乃即人疑谤者，再加辨解，且取侄启沃所经验涂瘰一方以补之。侄启观复刻印发，远近流传，用之多效。二十年，予族陀村，感此症者数百，用之全效。故旧岁宏丰号有辨惑说之刻，本年友人文子凤笙有同育堂之刻，安铺医局有敦善堂之刻，化州局亦有刻，

321

人愈信，传愈广焉。予思此方虽妙，惟一误于医者之蛊惑，再误于病家之迟疑，以致死亡相继，实堪痛恨。予留心此症久矣，数年所历，更有闻见。前缘平粜之暇，补原起释疑二则，并将陀村治疫之善法，与所传之奇效，及改方之贻误，就吴刻而增损之。二十一年，陀村疫复作，按治未效，加药方效，故于施药之时，续而增之。复将十年前疫毒中气之经验方，附诸卷末。俾知疫毒中于血气者皆有所救，则阴阳虽有愆伏，而血气实可调和。庶几消灾疹于无形，跻民生于仁寿，则区区之心稍慰也。如有不逮，还期高明指示，爰述其本末而为之序。

光绪二十一年蒲月石城罗汝兰芝园续识于村堡别业之前轩

辨脉论

《伤寒论·平脉篇》曰："寸口脉阴阳俱紧者，法当清邪_{天气也}，中于上焦肺与心也；浊邪_{地气也}，中于下焦肝与肾也。清邪中上，名曰洁也；浊邪中下，名曰浑也。阴中于邪_{中焦脾与胃也}，必内慄也_{慄悚缩也}。"经文止此，首句论脉，下数句言邪中三焦，阴阳为邪搏激，寸口之脉必紧。仲景论热证，止此数句，而不见方，想当时必有其书，但久经兵燹，故散亡耳。此后人所凭以诊温证之脉，即凭以诊瘟疫之脉也。

吴又可论瘟疫初起，其脉不浮不沉而数，昼夜发热，日晡益甚，头痛身痛，其邪在伏脊之前，肠胃之后。热邪传表，则脉浮而数；传里，则脉沉而数。

吴鞠通论瘟疫初中上焦，脉不缓不紧而动数，或两寸独大，尺肤热_{注：不缓则非太阳中风，不紧则非太阳伤寒，动数者风火之象。《经》谓之躁，两寸独大，火克金也；尺肤热，尺部肌肤热甚，火反克水也}。传至中焦，在表则脉浮洪躁甚，在里则脉沉数有力，甚则脉体反小而实，更甚则脉沉伏，或并脉亦厥；传至下焦，或见沉实，或见躁盛，或见沉数，或见虚大，或见结代，或见细促，甚有两至与无者。

杨玉甫论瘟疫初起，脉不浮不沉，中按洪长滑数，右手反盛左手，总由怫热郁滞，脉结于中故也。凡浮诊中诊，浮大长而有力，伤寒得此脉，自当发汗，麻黄桂枝证也。温病初发，虽有此脉，切不可发汗，乃白虎泻心证也，死生关头，全分于此。若热之少阴，则脉沉伏欲绝，非阴脉也，阳邪闭脉也。凡伤寒，始本太阳，发热头痛，而脉反沉，太阳证而见少阴脉，故用四逆汤温之。若温病始发，未尝不发热头痛，而脉见沉涩而小急，此伏热之毒滞于少阴，不能发出阳分，所以身大热而四肢不热，此名厥。正杂气怫郁，火邪闭脉而伏也。急以咸寒大苦之味，大清大泻之。固不可误为伤寒见少阴，而用四逆汤以温之，温之则坏事矣。亦不可误为伤寒见阳厥，而用四逆散以和之，和之则病甚矣。盖热郁亢闭，阳气不能达四肢，故脉沉而涩，甚至六脉俱绝，此脉厥也。手足逆冷，甚至通身冰凉，此体厥也。即仲景所谓阳厥，厥浅热亦浅，厥深热亦深是也。下之断不可迟，非见真守定，通权达变者，不足以语此。手足微厥者，不可下。凡温病，中诊洪长者轻，重则脉沉，甚则闭绝，此辨温病与伤寒异治之要诀也。

按温病始于太阴肺，肺为右寸。仲景先师曰：寸脉紧。紧者，即后人所谓数。见汪讱庵《素难经注》。吴又可云：不浮不沉而数。吴鞠通云：不缓不紧而动数。杨玉甫云：不浮不沉，中按洪长滑数，右手脉盛于左手。则初症之脉数，诸说所同，惟右盛于左，玉甫所独。则诊鼠疫初症之脉，如见不浮、不沉、不缓、不紧而数，右盛于左，兼初起四肢酸痹，可知无核之鼠疫矣。至传变诸脉，三家大略相同，故不赘。

症治论

温疫者，天地之戾气、浊气，酿为热毒，中于人亦症见热毒，故曰瘟。家家如是，若役使然，故曰疫。其病皆热无寒，有表证，无表邪，宜解肌，禁发表。其轻者如赤眼发颐俗名猪头腮之类，其重者如头肿俗名大头瘟、颈胀俗名虾蟆瘟之类，然只见于一处一年，未有见于处处年年如鼠疫之甚者。噫！可云异矣，亦云惨矣！其初起也，有先恶寒者，有不恶寒者，既热之后，即不恶寒。有先核而后热者，有先热而后核者，有热核同见者，有见核不见热者，有见热不见核者。有汗有不汗者，有渴有不渴者，皆无不头痛身痛，四肢酸痹。其兼见者，疔疮、斑疹、衄、嗽、咯、吐。甚而烦躁懊恼、昏愦谵语、瞀乱颠狂、痞满腹痛、便结旁流、舌焦起刺、鼻黑如煤、目暝耳聋、骨痿足肿、舌烈唇烈、脉厥体厥，种种恶症，几难悉数。无非热毒迫血成瘀所致，故古方如达原饮、清毒饮、解毒汤、败毒散、霹雳丹，近方如银翘散、桑菊饮、升降散、清化汤等方，皆能清热解毒，然用之间有效而多不效，何哉？以有清热解毒之药，而无活血祛瘀之药也。可知用清解者尚误，更可知用温补者益误矣。或曰有用凉剂愈者。此必热毒初起，血未成瘀之时。或曰有用补剂愈者。此必热毒已解，瘀血已下之后。然可偶效，断不可常效。惟王勋臣先生《医林改错》活血解毒汤，虽制以治吐泻抽筋之时疫，然移治此症，实为得宜。观其论症，曰："热毒自气管达于血管，将气血凝结，壅塞不行。"恰与此症合。观其制方，则解血毒、清血热、活血瘀，亦恰与此症合。十七年，阅得此方，于无可救药之时，偶一试之，不意其竟著奇效也。夫治病以本病为重，标病为轻。此症热毒本也，瘀血标也。而标实与本同重。故标本未甚者，原方可愈；标本已甚者，又非原方可愈。故于重危之症，传表，宜加白虎；传里，宜加承气；传心包，宜加羚犀，是不欲以轻剂治重病也。自后详求博访，十九年，访知西藏红花去瘀捷效，又得涂核验方，并试出重危之症，必要连追三服，遂增前法，是又不欲以缓服治急病也。廿年，访知生竹茹止吐，与漫用艾火，初用黄朴，见下瘀遽用参术，并各药之弊。又见重危之症，三服人多置手，遂将吴刻增损，除其统用下法二方，分别重危症服法，补原起释疑二则，治案九则。廿一年，试知误艾火、误参术、误时日，皆有可救。强壮之重危症，三服仍热，与热退复热，及初起症见至危，又非前法所能效。并访知复病猝死之故，又增前法，并治案三则，是又合重剂急服以治重急病也。以上所立之法，大纲已具，可十愈八九矣。秋初渡琼，赋闲无事，购书数种，悉心研究，更有所悟，而著效益奇。前谓不可减少减轻者，为初症言耳。如连追后汗出热清，可减除柴葛；毒下瘀少，可减轻桃红；并可加减以滋阴退热，亦可加减以补虚消核。更得清心热法、清营热法、表里双解法、三焦合治法、增液助汗法、增液助下法、复脉救危法、厥症急下法，并善后二法，稍为增入，以补前法之未备。虽未及详细，只取简明，庶治鼠疫者不混于他疫，于世不无小补焉耳。详细载下各症治法条内。

此症初起，热渴痛痹，一时并见，重症也。重症而用轻药，必无望矣。且死人甚速，亦急症也。急症而事缓服，亦无望矣，故法用急追多服，所以因其势也。况重急之症，古亦有日二夜一、日三夜一服法，急追多服，并非自创。尤要初起即急服药，盖此时元气未弱，病根亦浅，药力易行，病势易除。一二日间能追至七八服，则热毒或从汗解，或瘀从嗽出，或从下行或下瘀血，或下黑粪。如仍未效，第三日仍追数服，无不见效者。盖病在上焦，故易治也，且病愈而人不弱。倘迟服误时，至四日传入中焦，纵能治愈，病久人弱，财费忧深，生者病者，已受无穷苦累矣。倘再误至七日传入下焦，则病人愈弱，病势愈危，纵遇明医，恐难得半，所以治病亦贵乘势因时也。三焦传变，大概如是。虽然亦有无定者，死人不必定在下焦，三焦皆有死症。病重药误，纵不即死，亦有一二日即传中焦，二三日即传下焦者。吴又可云："病机之变幻无常，病情之反复无定，有由表而入里，由里而出表者，总视其脉症如何，以定其疾病所在，斯医治乃为不误耳。"谨按列三焦症于下。

上焦

《金鉴》以寸、关、尺三部分上、中、下三焦，何部大，属何焦。脉不缓不紧，不浮不沉而动数，尺肤热尺部肌肤热也，头痛身痛，微恶风寒，热渴自汗，日午后热甚，间有不恶风寒，不汗不渴者，舌苔白。

中焦

面目俱赤，语声重浊，呼吸俱粗，大便闭，小便涩，舌苔老黄，甚则黑有芒刺，但恶热，不恶寒，日晡益甚。

下焦

热邪久羁，或下或未下，或夜热早凉，或热退无汗，或身热面赤，口舌燥，甚则舌蹇囊缩、痉角弓反张厥身冻神昏、循衣摸床、舌缩耳聋与二三日耳聋者异、齿黑唇烈、脉见结代、或二至、或无。

重危之症，初起重剂急追，约十剂左右效。迟半日必加半，迟一日必加倍，应重用轻，应急用缓者，亦如是。

原起论

昔之论瘟疫者，皆曰风寒暑湿燥火之六气。自明末时吴又可起，从而辟之曰："六气者，天地之淫气，常有者也；疫气者，两间之戾气浊气，不常有者也。"斯言也，徵之老子而可见。老子云："大兵之后，必有凶年；凶年之后，必有瘟疫。"是知以兵燹而致旱涝，以旱涝而酿疵疬，此瘟疫所由起也。自后论疫气者，皆主其说。陈修园先生更添病人之毒气，又兼言夫继起，不第言夫初起也。友人吴子全甫，据鼠死疫作，直断为地气，言之凿凿，亦不为无见。然律以动静互根之义，无天气之鼓荡，焉能使地气之发舒。则言地气者，必兼言天气，其说乃全。但天气远而清，人所难见；地气近而浊，人所易见耳。统而言之，曰："天地之气足矣。"言疫气所从入，吴又可、吴鞠通、杨玉甫皆谓独从口鼻入。玉甫又据天气为清邪，独从鼻入；地气为浊邪，独从口入。修园谓天地之气，暗中摩荡从毛孔入；病人之气，当面喷薄，从口鼻入，似不必拘。盖自其分而言，则曰天地人之气，自其合而言，则曰混杂之气，何能隔别使何气从口入，何气从鼻入，何气从毛孔入乎？主口鼻入者，对风寒由毛孔入而言，别样疫症，可说得去，惟鼠疫实说不去。其先起核而后身热者，必由毛孔入，由外而入内；其先身热而后起核者，必由口鼻入，由内而出外，此症之犁然各别者也。所论虽属探原，究无关治病之轻重，管见偶及，用以质诸高明。

鼠疫原起

光绪十六年冬，鼠疫盛行。鼠疫者，疫将作则鼠先死，人感疫气，辄起瘰疬。缓者三五日死，急者顷刻，医师束手。间有打斑割血，用大苦寒剂得生者，十仅一二而已。先是同治间，此症始于安南，延及广西，遂至雷廉沿海城市，至是吴川附城作焉。明年正月，梅绿黄坡及信宜东镇皆有之。三月后，高州郡城亦大作，毙者每以二三千计。离城市稍远者，染得病归，村乡亦有之。四月后，则瘰疬者鲜死，死者又变为焦热、衄血、疔疮、黑斑诸症。初有知广西雷廉之事者，劝诸人亟逃，人皆迂之。久之祸益剧，乃稍信前说，见鼠死则尽室以行，且多服解毒泻热之品，由是获免者甚众，越端午乃稍稍息。事后细询中疫之家，乃叹曰："信哉！此地气，非天气也。"何者？同一邑也，城市者死，山林者免焉；同一宅也，泥地黑湿者死，铺砖筑灰者免焉；暗室蔽风者死，居厅居楼者免焉。况一宅中，婢女、小儿多死，坐卧贴地，且赤足踏地也；妇人次之，常在室也；男子静坐又次之，寡出不舒散也。且疫作时，其宅每热气从地升，猛者如筒烟上喷，缓者如炉烟缭绕，触之则头晕目赤而心燥，急取凉风吹解，病乃可救。当其时，宅中人为气所感，懵然不觉也。旁观者见热气自足而胫而股而腰，若不出见风，热气逼至胸膛喉舌间，则病作矣。有平时在墟市得病者，舁归家，其轿门逆风者愈，闭轿门者竟死。且有棺殓将葬，盗尽窃其衣服，夜得风露凉解遂生者，其故亦了然矣。所可恨者，富贵之人，珍重太过，不敢见风，不肯服寒峻之品，遂至韫热不救。至婢女得病，又虑其传染，病未甚即弃置不顾，此真俗见之误也！夫鼠穴于土中，受地气独早也。顾其死者目必突而赤，顷刻有蛆，气极臭秽。移置他处，转面向风，勿触其气。[批] 埋鼠须择荒避之，地冢要三尺余深，使其气不能出而感人，此是第一要紧。尝有鼠朽腐箱内，妇女开箱，触其臭即晕跌死；有见死鼠甚巨，舞摩玩弄而后瘗之，归坐即死；有鼠将死而猫噬之，猫死，人食其猫，人死。高州城外瘗鼠处，牛龁其草，牛死，犬亦如是。彼鼠之生者，则渡水远逃，常衔青草，但不知此草何名，可以作治疫之药否？所逃之处，则皆清凉近水之区也。既而匪徒遍传放药，借端滋事，人心惶惑。或谓是疫皆毒药所致，识者非也。所虑者广西雷廉，二十年来，皆十一月疫起，五月疫止；城市者重，村落者轻；恐高州亦难免后祸。吾不知医，无从剖析方剂，姑

第四章 杂疫类

325

就所闻于朋友者，述其避法、治法于后。

光绪十七年冬初，吴川吴宣崇识

避法第一

[批]凡看疫症，切勿对面。盖男子疫毒自口出，妇女疫毒自阴出也。说见陈修园医录。避之之法，当无事时，庭堂房屋，洒扫光明；厨房沟渠，整理洁净；房间窗户，通风透气；凡黑湿处，切勿居住；闻近邻有鼠死，即要时时照察；埋鼠时掩鼻转面，勿触其气。如误触其气，急取逆风吹散之，此《内经》所谓避其毒气，天牝鼻也从来，复得其往之法也。并宜时常用如意油拭鼻，以避邪气。家中人不可坐卧贴地，奴婢小儿俱要穿鞋，农人亦宜穿草鞋，以隔地气分界各村赤脚者多死，后俱穿鞋遂平安。疫势稍急，即宜遽避，得大树下阴凉当风处为妙树下避疫，外夷法也。验之本地，屋在树下俱平安。或泛舟水上尤妙，否则居近水当风处亦佳。雷廉十余年，凡船户及蜑家棚从无犯此症者，可知也。水以大江大塘为胜，若止水小塘，当疫发时，无不翻底黄浊者，然仍胜于无水处。若不得近水，则岭顶四面当风处亦好各乡避居岭坳者有祸，居岭顶者平安，得风故也。居城者，能上城堞避之亦可高州居城堞者俱平安。[批]此法尤妙。倘无处可避，则每日全家男女，俱出屋外有树木处，高坐吹凉，夜间回家，仍要开窗透风，且用极幼细之沙，厚铺床底，将房间屋瓦拆开见天，自然平安此神授方，用之有验。设避居他宅，必须清凉疏爽，不可众人拥杂一处，反易致病。倘或感病，即时移出大树下当风处。必要高床高櫈，切勿近地。若近地则感受毒气，更速之死。观避出而睡平地者，死反多于在家，其故可知也。平时不可食煎炒大热物，不可饮冷冻汤水，男子或因房事感起者难救，尤宜戒慎。

医法第二

医治之法，《金鉴外科·面部名》曰："时毒他处呼为瘄子疮即此症，首用荆防败毒散，继以连翘消毒饮、透脓散。"然不甚效。陈修园医书，用白莲须、白鸽屎、螺靥菜诸方，然亦不甚效。总之此症热毒在血分，必以凉血解毒泻热为主自原起至此皆吴原本。

补原起论症及禁忌

疫由天地之气固矣，然天气下降，地气上升，此常理也。何如变而为疫？吾尝验于城市村乡间，而知其故矣。盖城市污秽必多，郁而成沴，其毒先见。乡村污秽较少，郁而成沴，其毒次及。故热毒熏蒸，鼠先受之，人随感之，由毛孔气管入，达于血管，所以血壅不行也。[批]热毒中血、血壅不行，实为病原，对此用药方免于误。血已不行，渐红渐肿，微痛微热，结核如瘰疬，多见于颈、胁、腌、膀、大腿间，亦见于手足、头面、腹背，尔时体虽不安，犹可支持，病尚浅也。由浅而深，愈肿愈大，邪气与正气相搏，而热作矣。热作而见为头痛身痹，热甚而见为大汗作渴，则病已重矣。若热毒愈深，瘀血愈甚，泛见于外，则有疔疮等症；逆而妄行，则有衄咯等症；上攻心包，则有谵语等症；下扰肠腹，则有胀痛等症，皆乃危症也。[批]此时急治，百不失一，过此非重即危断保全。然按症加药急追多服，十可救八九。危症以下，若误时、误药，非双剂急追，断难挽救，久误多误，更难措手。若疫气由口鼻气管入，热毒直达脏腑，初病暴作热、渴、痛、痹、昏、懵等症。或疫症盛时，猝不省人事，手足抽搐，面目周身红赤，皆未见有核此初起至危症。与病四五日，即见目瞑、耳聋、唇焦、舌黑等症此因误之至危症。其病为更深，其症为更危，甚而服药即吐，牙关紧闭，亦可救，救法见下各症治法条。至脉厥体厥，面青面蓝，与喷血不止者，更可知矣。至危之症，有热后见核者，其初实与伤寒伤风同，然绝不同也。盖此由热感，嗽咳无鼻涕，头痛无项强，渴甚喜饮冷，热后不怕风，并见神气昏迷，手足酸痹，且脉右盛于左，相类而实不类。其猝不省人事，手足抽搐，亦与风症脱症异。盖风症脱症，面目周身不红赤也，细辨自知。见核作热在出麻痘之时，亦宜服此方，以此症至危至速。此方亦兼治麻痘，即有热无核而虑其出麻痘，验之两耳尾、两栋指尖不冷，知非麻痘也。服药后口嗽瘀血，小便如血，大便下血，妇女非月信血至，系瘀血外行，为顺症，不必虑。初愈后手足微冷，气血未达也，与本症之热厥异，与虚寒之寒厥亦异，对时自暖。愈后七八日不大便，精液未充也，与前之热毒秘结异。愈后身与足浮肿，气复而血未复，气无所依附也，与气滞而郁之气肿异，与水泛而溢之水肿亦异。二三日血复自消，重危之症，初不急追多服，日夜惟二服。至六七日汗出瘀下，病愈人困，几无人色，昏昏熟睡，脉亦和缓，无汗，困也，非脱也。以上四症，皆足骇人，切勿温补、寒下、破气、利水，以致虚而又虚，热退复热，予见多矣。无庸慌张，惟食取清润，药用滋阴，安静调养，十余日愈矣。症已属热，药忌温散，如麻黄、桂枝、细辛、羌活、独活、防风、荆芥、陈皮、半夏、香薷、香附，及姜、附、桂、参、术、芪。凡一切焦燥温补之药，初不宜用，即热未尽除，核未尽消，仍不宜用。芩连苦寒，清热必用，然苦寒化燥，固不可多次用，亦各有专经，尤不可紊乱用。见于吴又可、吴鞠通之书。黄硝善下，攻邪必用，然亦未可骤用。盖初病发热，邪尚在表，遽下必陷入里，必见胀痛结流，及脉厥体厥，六症有一，方可速下，宜速下者不宜迟，宜重下者不宜轻。若老弱宜酌下，切勿迟疑自误，即退热之药，亦有未可误用，如地骨皮能治骨蒸虚热，何首乌能退入里阴邪，此症误用，必引邪深入，热难退而足肿矣。热清核未尽消，仍宜戒口，鸡、鸽、牛、羊、虾、蟹、葱、蒜、糯米、面、酒，凡生冷热滞有毒等物，切不可食。初起微热，固忌艾火房事。及热初退，尤忌冷粥、热粥此最易犯、荞麦俗名三角麦，悲伤、恼怒、吵闹犯必即死，亦忌饱食、炙火、厚味犯必复病。夫鼠疫阴也，血亦阴也，以阴感阴最为易入。妇女属阴，中毒尤多，故其症每起于阴盛之时，而消于阳盛之候。今将验方症治列后。

验方　初起切勿减少药味，减轻等份。

连翘三钱　柴胡二钱　葛根二钱　生地五钱　当归钱半　赤芍三钱　桃仁八钱，去皮尖，打碎　红花五钱　川朴一钱　甘草二钱〔批〕此方关键全在归朴二味，盖归为血中气药，朴为气中血药，血气流通而病安有不愈乎？文凤山识。

此方《医林改错》名曰解毒活血汤，原方用枳，兹改为朴，均行气药，以朴色赤，取其入血分耳。至轻重之数，翘改重而柴改轻，亦以热毒重邪气轻之故，非敢谬为更改也。方内生地，有热用小的，无热用晒干大的，甘草有热用生的，无热用炙的，一取其清热，一取其滋阴也。治法条所谓加者，加于原方之内也；并加者，加外又加也；照加者，照上加也；所谓轻加白虎者，石膏五钱、知母三钱也；重加者，石膏一两两余、知母五钱也，余俱详治法条。桃仁、红花必重用，石膏、大黄有时必重用，详释疑说条。至重危之症，必照方照法，加重急追方效，尤以不误药、不误时为要。煎药尤宜得法，一二三日病在上焦，药味取其轻清，煎宜六七沸；四五六日病在中焦，药味取其稍重，煎宜十沸；七日以后，病在下焦，药味取其浓重，煎十余沸。此方药已大剂，水用二碗半，先用大煲煎合沸数，倾入小煲，复入水大煲，再煎再倾，煎回大半碗服。大黄、朴硝不宜久煎，煎药将好，方入同煎二三沸可矣。羚羊角、犀角、石膏，宜另煎久煎，方能出味。西藏红花另用开水泡局以全气味，均去渣和药服。各症加法、病退减法及善后法，俱详治法条，复病治法，详复病条各症列。

核小色白不发热为轻症，宜戒口戒色，切不可忽，亦宜急治。

核小而红，头微痛，身微热，体微酸痹，为稍重症。若面目红赤，旋必大热、渴、痛、痹，照重症治。

单核红肿，大热大渴，头痛身痛，四肢酸痹，为重症。

多核焮红，随时增长，热渴痛痹，疔疮起泡，或白，或黑，破流黄水，或突起如奶头及斑黑片如云、疹红粒如麻、衄鼻牙舌出血、咯咯痰带血、谵语说懵话、癫狂、腹痛、腹胀稍痛胀不必甚、大便结、热结旁流有粪汁无粪渣勿误为泻，皆危症。若服药后嗽咳嗽出瘀块、下大便下瘀，妇女非月信来血，系毒外出，佳兆也，不在此例。

或陡见热、渴、痛、痹四症，或初恶寒，旋见四症，未见结核，及舌黑起刺，循衣摸床，手足摆舞，脉厥无脉可按、体厥身冷也，与疫症盛时，忽手足抽搐，不省人事，面身红赤，不见结核，感毒最盛，坏人至速，皆至危症。

治法列

内宜服药，外宜涂敷方附后，忌贴膏药。

轻症照原方日一服，稍重症日夜二服，加银花、竹叶各二钱。如微渴微汗，加石膏五钱、知母三钱，少则二三剂愈，多则六七剂愈，未愈不妨再服，以愈为度。重症危症至危症，初起恶寒，照原方服，柴胡、葛根各加一钱。若见大热，初加银花、竹叶各三钱，西藏红花一钱，危症钱半，如无西藏红花，本方红花可用八钱，或加紫草茸三钱，或加苏木三钱亦可。若热渴至懵有汗，并加白虎汤，强壮者石膏少七钱，多一两。〔批〕石膏、大黄谁肯重用连用，然屡试必多用方效，故特改重，知母少三钱，多五钱，粳米五钱，本方甘草改三钱是也；疔疮加紫花地丁三钱，疔黑者用针围刺，括出毒血，外用药粉频涂，以拔疔毒；小便不利，加车前草三钱；痰多加贝母三钱。危症本方翘芍地草各加一钱，至危症四味各加二钱，并加重白虎，竹叶、银花各三钱，羚羊角、犀角、西藏红花各钱半〔批〕西藏红花去瘀最捷，瘀未外出，皆宜酌加，皆宜日夜连三服。服后热渴仍不退，照原方双剂合服，日夜各一服，惟柴、葛、归可照加倍各酌减一钱，朴酌减五分，余俱加倍，仍加重石膏、知母、竹叶、银花、羚羊角、犀角、西藏红花也。〔批〕羚去恶血，犀解百毒，皆能清热驱邪，不独衄咯谵语等症为尤宜，即热渴烦躁之时，皆宜三味，皆有财者，所宜酌加也。双剂服后，热渴仍不减，不妨双剂照加，再服数剂，以热渴退为度。热渴退而未清，切不可止药，用单剂日夜二服止药多复病，仍按症加药稍为酌减。热初退时，切忌食冻粥、热粥忌食各物见上补原起条。若外热减而内热不减，热在胸两乳对中处，热毒入包络，必神昏谵语，加清宫汤，日夜三服，元参心、麦冬不去心各三钱，丹竹叶心如无，用笋竹叶心亦可、羚羊角、犀角各二钱，莲子心五分如无不用是也，并加西藏红花钱半，日夜连三服，以退为度。〔批〕此谵语热毒在上焦，故以治上焦为主。热退未清，间有谵语，仍日夜二服，加药酌减，贫难备药，可加竹叶心、生灯草、紫草茸各三钱，或加苏木三钱亦可，服法照上。若见癫狂，双剂合服，加重白虎并竹叶心、羚羊角、犀角、西藏红花各三钱，照上服法。〔批〕癫狂危极矣，非大剂急服断不能挽。贫难备药，可除羚羊三味，加黄芩、麦冬各五钱，下有治案可查。癫者捉住灌药，牙关紧者撬开灌药，皆要扶起牵仰其首，用锡壶入药，灌之自易。病稍退后，要接服药。若服药即吐，热毒攻胃，取生丹竹茹三钱如无即用笋竹，湿盐轻搓，洗煎先服，服药不吐，或用姜汁点眼角，并擦天柱骨亦可。热在膈胸下凹处，热毒入营，舌绛而干反不渴，加清营汤，犀角、元参、麦冬、银花各三钱，丹参二钱，合本方连翘、生地是也。〔批〕无汗宜加紫背浮萍三钱。并加西藏红花钱半，日夜连三服，未愈再照服。血从上逆，见衄咯等症，加犀角地黄汤，犀角、丹皮各三钱，本方生地改一两，赤芍如旧是也，并加西藏红花钱半，日夜连三服，未愈照再服。见斑加化斑汤，即白虎汤见上加元参三钱、犀角二钱是也。见疹，加银翘散，银花、牛蒡子各三钱，竹叶、大青叶、丹皮各二钱，合本方连翘、甘草是也。二症多见于大热后，当大热时见，宜日夜三服；微热时见，日夜二服；若舌苔微黄，外微热，而内烦恼懊憹烦闷坐卧不安也，加元参、沙参、栀子、黄芩各三钱，或并加淡豆豉二钱，日夜三服，皆以愈为度。以上皆二三日内上焦症也。若敢按症加药，按时服药，服药已多，热毒必解，其瘀或从经络散，或从咳嗽出，或从二便下，其病必轻，纵核未消，将原方加减接服加减法在本条之下，便可收功。过此传入中焦，有体壮毒盛而传者，有误服忌药、助毒致盛而传者，有改轻改缓、积毒致盛而传者，此时犹不按症加重，急追多服，必无望矣。其症核愈肿大，面目红赤，舌苔老黄，午后热甚，若兼见渴，强壮者加重白虎汤见上。

脉浮而促，加减味竹叶石膏汤，竹叶五钱，石膏八钱，麦冬六钱，本方甘草改三钱是也。二症能加羚羊角、犀角、西藏红花各钱半更好，或加栀子、黄芩各三钱亦好，皆宜日夜连三服，未愈再照服，以热退为度。热退未清，忽恶寒，旋大热，是谓战汗，汗透热解。若人虚，汗出未透，致热未清，宜加增液汤以助其液，汗出自透。元参一两，麦冬与本方生地各八钱是也。日夜二服，余热未退，小便闭而谵语，加车前、木通各二钱，羚羊角、犀角各钱半，贫者加车前、木通、淡竹叶、丹竹叶心各二钱，日夜二服，以小便利、热退清为度。〔批〕此谵语由小便闭，故以通小便为主，兼治心肺。热退清，间有谵语，亦无妨矣，加淡竹叶、竹叶心各钱半，每日一服，数服可愈也。甚而大热大渴，舌黑起刺，腹胀腹痛胀痛不必大甚，微有胀痛即是，大便结而谵语〔批〕此谵语由大便结，故以治大便为主兼治心肺，热结旁流纯流稀汁，绝无粪渣，体厥手足身冷，脉厥脉伏而无，六症见一，皆宜下。此时危在旦夕，宜急不宜缓，亦宜重不宜轻。[批]重下之症，有陀村治案三则可查。故人属强壮，脉沉数有力，或沉小而实，宜用双剂加大承气汤，大黄少七钱多一两、朴硝少三钱，多五钱、枳实合本方川朴各二钱是也，能并加羚羊角、西藏红花各二钱更好。一服不下，不妨双剂照加再服，以下为度，此系屡试，必重用方效，故特改重。重用未见有直泻者，不过大便稍利耳，亦并未见有连来二次者，如虑多泻，可备老咸王瓜皮粥以待，再泻食之可止。下后，热仍不退，痛胀结流，四症见一，余毒未清，仍宜用下。药用单剂，加大黄五钱、朴硝二钱、川朴钱半接服，若下，热必退矣。下后，仍有微热，间有谵语，加羚羊、犀角、西藏红花各一钱，日夜二服，以热清为度，贫者可加淡竹叶、竹叶心各二钱。无热仍有谵语，本方柴葛减半，加元参、麦冬各二钱，淡竹叶、竹叶心各一钱，日夜二服可矣。

若大热大渴，兼见痛胀结流四症之一，人壮脉实，不妨重加白虎承气同服，药用双剂，以下为度，此表里双解法。富贵之家，惧石膏、大黄之多，可加羚羊、犀角、西藏红花各三钱，熊胆一分半，竹叶心二钱，药用双剂，连二服。如仍热不退，便不下，可并加石膏、大黄各五钱，以下为度，以上皆六日以前，中焦症也。若至七日，则传下焦其症见上症治条，治法兼滋阴，本方加元参六钱。若前失治，仍热渴不退，人属强壮，可重加白虎汤见上，日夜三服，以热退为度。若见痛胀结流等症，人属强壮，可重加大承气汤见上，一二服，以下为度。仍有微热，独见燥结，可加增液汤以润之方见上，日夜二服。仍不下，可加小承气汤，大黄五钱，川朴、枳实各一钱是也，一服不下，不妨再服，以下为度。若口燥舌干，齿黑唇烈，不甚热渴，脉见虚大，本方除柴葛，加一甲复脉汤，本方生地改用大干生地六钱，甘草改用炙草六钱，赤芍改用白芍六钱，余药照旧，并加麦冬不去心五钱，阿胶、芝麻仁各三钱是也。日夜二服，液仍不复，可并加调胃承气汤以和之，大黄三钱，朴硝五钱，合本方甘草二钱是也。日夜二服，以液生为度。若无别症，惟核未消，余时不热，独见子午潮热，本方除柴葛，改用大干生地，各药照旧，加元参五钱，日夜二服，约三四服，热可清矣。潮热谵语，并加竹叶心十枝为别，以上皆下焦症也。若夫直中直中者，初起即直中三焦之症，初起大热大渴上焦症，二三日即见痛胀结流中焦症，舌色金黄，痰涎壅甚下焦症等症，此三焦俱急也。人壮脉实，药用双剂，重加白虎承气二方见上、小陷胸汤，半夏、栝楼根各三钱，黄连二钱是也，半夏宜减半，日夜连二服，以病退为度，能加犀角、羚羊角、西藏红花各三钱更好，凡白虎、承气同用，即取石膏、知母、大黄、朴硝可也，原方不必用全。

若疫盛行时，忽手足抽搐，不省人事，面目周身皆赤，此鼠疫之急症，非风非脱，切忌艾火与参，急用大针刺两手足拗处，约半分深，捻出毒血，其人必醒。或用生姜十余两捣烂，手巾包裹，蘸热酒，周身重擦，自上而下亦醒；或拈痧，或刮痧，亦可醒，醒后即照原方连服二三剂，若见结核发热，照上法治，老弱幼小，急追只用单剂，日夜惟二服，加石膏、大黄减半，所加各药，小儿皆宜减半。五六岁者，一剂同煎，分二次服，重危之症，一剂作一服。幼小不能服药，用针刺结核三四刺，以如意油开药末方见下，日夜频涂十余次，亦可愈，但药末要各药等份方效。妇女同治，惟孕妇加王芩、桑寄生各三钱以安胎，初起即宜急服，热甚尤宜急追，热久必坠胎也。若疑桃仁、红花坠胎，可改用紫草茸、紫背天葵各三钱，惟宜下者除朴硝，诸症皆除。惟核未消，仍宜服药，瘀去未尽，必成疮也。原方除柴葛，改用大干生地六钱，甘草改用炙草，与当归俱加倍，其余减半，加元参五钱，气虚可加生芪二三钱，每日一服，三四服，核必渐消。如消未尽，当归四钱，大干生地、元参各六钱，翘、芍、桃红减三分之二，生芪四钱，川朴五分，炙草三钱，再数服，或消散，或破流黄水，愈矣。初愈改用原方，实滋阴去瘀，善后之良方也。人虽虚弱，切忌温补，盖热证伤阴。初愈，古法惟滋阴，戒温补，况结核未散，即热毒未清，温补助热，其毒必发，此时体虚，再病必无救矣。惟质素虚寒，偶感热毒，调治既清，复回本质，症见虚寒，然后用补，亦宜阴阳两补，勿遽温补峻补，贻害也。病时热结旁流，初愈昏昏迷睡，手足微冷，核消后微有浮肿。愈后六七日不大便详见补原起论症条，皆宜小心体认，切勿仓皇误事。

愈后六七日不大便**六成汤**。

当归钱半　生地五钱　白芍一钱　天冬一钱　麦冬一钱　元参五钱

二服大便自易。

愈后手足微有浮肿用**补血汤**。

生芪八钱　当归四钱

原方芪一两，归二钱，改用似较相配。

是症除十分老弱难救外，余皆可救。惟误药误时，与不小心调养者，较难措手。要先移病者置通风处为要，盖此症不怕风，正宜借风吹散其热毒耳。

是方，桃仁、红花多用，已骇人耳目；石膏、大黄又复多用，更骇人耳目。试思此症，本无多时，迟疑轻用，药不胜病，必致贻误。况此系屡试屡验，传之已广，慎勿听旁人浮言，致受自己实祸。

以上诸法，俱从屡次试验得来，症以强壮者为多。故于人属强壮，病盛热毒，家复有余者，每于重危之症，必加羚羊角、犀角、西藏红花，取其见效较捷耳。无如人情多俭，富者闻而退缩，贫者更可知矣。兹为推广，分别热盛、毒盛两途，随症加药，亦足以治病。如初起系热盛之症，加石膏、知母、淡竹叶或雷公根、地胆头、白茅根之类，便可以清热；如兼有毒盛之症，加金银花、牛蒡子、人中黄之类，便可以解毒；若热毒入心包也，羚犀花虽属紧要，然加生竹叶心、生灯心、黄芩、栀子、麦冬、莲子心、元参心之类，便可除心包之热毒；若热毒入里也，加大黄、朴硝、枳壳以泻之，便可去肠腹之热毒。如此则贫者亦费无几矣，老弱幼亦可类推酌减，惟要照方按法，急服多追，方可见效。若改轻改缓，固属自误，即每日一服，一二服即以为不效，何异以杯水救车薪之火，即谓水不胜火也？方受冤而病者更受冤，不诚可痛哉！

复病治法

此症最易反复，有微热未清而复，有微热方清而复，以伏邪未尽也。谓之自复，查所复何症，照方按症加药，以清余邪，自然获愈。有瘥后或因饱食而复，或因厚味而复，以食物阻滞，谓之食复。轻则捐谷自愈，重则消导方痊，加神曲、山楂、麦芽以去滞，自然获愈。有因梳洗、沐浴、多言、妄动而复，谓之劳复。脉和症轻，静养可愈；脉虚症重，调补血气方愈。勿用寒削。因服参桂而复，急服绿豆、山楂汤以解之，用清补滋润药以调之。以上各症，有核无热，照方酌减服。若因怒气房劳而复，最为费手。愈后六七日见胀痛、吐泻等症，已非原病，宜按脉症调治。愈后宜调补，尤宜静养，节饮食，慎言语，谨起居，戒恼怒，寡嗜欲也。

此方以桃红为君，而辅以归，去瘀而通壅；翘芍为臣，而兼以地，清热而解毒；朴甘为佐使，疏气而和药，气行则血通；柴葛以解肌，退热而拒邪，邪除则病愈。惟其对症用药，故能投无不效。他乡用之，十愈八九，惟我陀村，著效极多。以用法有善不善之分，尤在服药有急与缓、多与少之别也。统计见效之处，石城以陀村石岭一方为最，城内安铺及各乡次之；化州以新安一方为最，州城及各乡次之；廉府以城厢内外为最，山口北海及各乡次之；琼府以海口为最，海田及府城次之；雷府以平石为最，城月及各乡又次之，救人不知几岁矣。省垣西关众善士，将第二次存高郡联经堂刻本刊发；钦州李直刺，将第三次存省垣圣经堂增本刊发；海口众善士，将第四次存高郡联经堂增本刊发。印送已多，流传亦远，方到之处，苟无蛊惑迟疑，即敢急追多服，勿以小愈而中止，必以痊愈为收功，庶几有济耳。夫鼠疫，死症也；此方，生方也。以必死之症而不敢一用可生之方，吾固惑矣；以必死之症而不敢尽用可生之方，吾愈惑矣有一二服未效而弃置者，有数服稍效亦弃置者。众曰气数，吾亦曰气数而已矣，夫复何言！

经验涂核涂疔疮方凡小儿平时生病白泡黄水疮，涂之均效

口米朱砂五钱 木鳖仁八钱 雄黄五钱 大黄五钱 四六片二钱 蟾酥二钱 紫花地丁五钱 山慈菇八钱

切忌麝香，涂必暴肿。共为细末，开搽油频涂，清茶亦可。

琼州鲍游府用此方，各味等份，开如意油频涂甚效，须先四面轻针结核。［批］小孩不能服药，用鲍游府涂法甚妙。

又方 木鳖仁研末开醋频涂。

经验敷药方

羊不挨瓢三敛者佳，土人种作园蓠，微笋幻白汁，去皮取瓢。 酒糟如无，用隔宿粥 盐

三味同榶频敷。

又方 天仙子研末调醋，厚敷频涂药汁，日易五六次

又方 木芙蓉花无花用叶 指甲花无花用叶 红花家种的 马齿苋 同榶频敷。

以上各方均效，多列以便随取，涂敷皆以多次为妙。核，涂敷均可；疔疮，独宜涂。

附陀村治鼠疫毒轻法初起少而缓，少大热大渴痛痹等症，照此条治

一专信方免误药 二急服药免误时 三广施药免传染

此症坏人甚速，误药固死，误时亦死，无钱服药亦死。我村惟不忽人所忽，绝无怀疑，专信此方。于疫初起时，早晚必慎视小儿，详询婢仆。见有微核、身未热者，急用涂药，一二日愈矣；有核而头微痛、身微热者，急服涂兼施，亦一二日愈矣；故

于初起时，已十愈八九。间有重症，按症加药，照日夜连追法，亦二三日愈矣；即有一二危症，照即时连追法，亦四五日愈矣；贫贱复得所救，亦无传染。故患病虽以百数，而贻误曾无一人，惟兼此三法之善，所以能收全功也。是年见症几二百，施药共钱七十余千，卒能保全无一坏者，实为各处所无。

增治鼠疫毒盛法<small>初起多而急，多大热大渴痛痹等症，照此法治</small>

二十一年陀村疫复作，毒盛症重。见核未热，服涂兼施，照方三四剂愈；见核微热，日夜二服，五六剂愈。重症危症，照方加药。老弱用单剂连追法，石膏、大黄用三五钱；强壮用双剂连追法，石膏、大黄用七钱一两两余，外用布包药渣，温熨周身，或刮痧、拮痧。或瘀肿大，放血更好。有三四服热渐退者，有五六七服热渐退者，初稍误时，有十余服热渐退者，热退未清即缓服药，反复迁延，甚有三四十服然后痊愈者。强壮毒盛，合计石膏有服至七八两者，大黄有服至三四两者，羚羊、犀角有服至四五两者，西藏红花有服至二三两者，桃仁、红花有服至斤余二斤者。强壮病重，乘其元气尚盛，三四日即服至十一二剂，虽至危至重，约十余二十剂必愈。热清而核亦消，元气少损，愈后而人不弱。若迟缓服药，多至误事，即不误事，日久病深，服药必加。热清而核不消，元气渐损，愈后而人亦弱，初愈时必昏昏思睡数日。若初起误灸误参，必壮热昏愦，随见谵语，其死必速。是年亦试有救法，急用双剂，加朴硝三四钱、大黄七钱一两，能加羚羊、犀角、西藏红花各二三钱更好，难取亦不必用，泻出瘀血涎沫，十可救七八。若不急下，百无一生<small>是年本乡疫初起时，一日见十余症，医者不知，误灸五人，误参四人，次日皆死。后邻乡有误教以重下，多得生者，最可怜者，重危之症少服未效，即行置手，以至于死，实可痛恨。有气服药，尚可救生，切勿置手。石岭一刘姓中疫甚危，手足腹背，六处起核，气喘如牛，热甚渴甚。一人告以双剂连服法，每双剂加石膏一两，知母五钱，羚羊、犀角、西藏红花各二钱，大煲共煎，随渴随饮，连尽二服。已奄奄一息矣，三更后大下毒瘀而苏，再用单剂，热清核溃而愈。</small>是年见症几三百，施药二百七十余千，共死四十余人，除误医与不服药二十余人外，尚救九成有余。合观二年，上年鼠死少，毒轻，少服药，亦收全效。本年鼠死多，毒重，倍服药，止救九成<small>二则皆亲经验</small>。

简便服药方

此方前刻分为二，以二人所传，兹合为一，加入行血去瘀解肌药，则合所传，而功乃全矣。

绿豆<small>一大杯</small> 丹竹茹<small>三钱</small> 柴胡<small>二钱</small> 葛根<small>二钱</small> 生地<small>五钱</small> 红花<small>五六朵</small> 坡雪麻<small>一名地棉，一名坡银麻，叶梗均可用</small> 红蛤屎屏叶<small>一名红毛粪箕，一名红丝线，别名见下</small>

俱一撮，红花红蛤屎屏叶，有一已可，如无，加桃仁八钱打碎，红花五钱，要连服多服，以愈为度。热甚渴甚，加下生药三味，核多，加红花俱各一撮。

生药方

螺厣茶<small>一名钱凿菜，一名雷公根</small> 地胆头<small>即龙胆草</small> 白茅根<small>即丝茅根</small>

上三味为君，此外，随其地之所有，如金银花、土茯苓、山鸡谷<small>即淡竹叶</small>、坡菊、白莲叶、马齿苋之类，用大瓦锅熬水。未病者先服，清其源；既病者急服，解其毒。

虽平日虚寒之人，得病亦须服此，然后可救。

黄坡经验方

红蛤屎屏叶一裹一名蛤启，一名散血丹，叶底微红，有毛底青者，非生药、摊有卖，无叶用根 蜻蚨一名偷油婆，一名臊甲 七双去头足肠翼

二味共杵烂，用赤小豆煎滚水冲入，去渣，澄清饮之。轻者，三四时泻青绿屎即愈；重者，对时乃泻亦愈。此方救人甚多。

水东经验方

蚌螺花或呼北京蚌，或呼抱心莲，人家花盆栽之

无花用叶，煎水饮之。不论其病为瘰核，为黑斑，为红瘀，为疔疮，为衄血，服之皆极效，亦有用生紫背天葵、生铁树叶煎水服，俱有效。

治疗疮方

生白菊花连根，捶取自然汁一杯，滚酒兑服，渣敷患处，留疮头不敷。盖被出汗，其毒自散。无生者，即用干白菊花四两、甘草四钱，酒煎温服，此方见《验方新编》。

治出斑方

紫背天葵 紫花地丁 金银花 生栀子 蒲公英 牛子各三钱

净水煎服，忌食粥饭米羹。痊愈身凉，方可食米气。

以上诸方，生药宜于贫家，熟药宜于富家，均可备用，故列之以备采择。此症发时，势甚猛速，必须急用猛剂，不必听医师评量斟酌，揣脈论方，延迟片刻，遂致难救。所谓宋人议得定，金兵已渡江也。依此法治之，庶几百无一失，切勿迟疑自误也。自生药方起至此，亦原本。[批] 此论甚是，遇危症而稍涉迟疑，必无望矣。

释疑说

此方针对病源用药，故能投无不效。或者不察，疑桃仁、红花过多败血，实误会李时珍《本草纲目》之赘说，且误于景嵩涯之臆说耳。[批] 读景嵩厓《尊生集》者更怕二味。臆！《神农本草经》与各名医本草注俱在，请详阅之，自知《尊生集》之误人不浅也。《纲目》云：桃仁补少而攻多，红花合当归能生血，多服能行血。夫曰补，曰生，曰行，明谓去瘀生新矣。又云：过服能使血下行不止，此赘说也。夫病除药止，凡药皆然，况二味非常食之品，何必虑其过服，而开后世之疑乎？亦读者之不善悟矣！景嵩厓谓：桃仁、红花止可用一二钱。亦未细读《本草经》之故。经云：主癥瘕。徐灵胎于桃仁断曰：去旧而不伤新，古方多用于伤后产后，可知二味为去瘀，非败血也。又疑当归助血毒，抑知去瘀必须活血，尤宜生血，然用于凉血解毒剂中，犹不多用，制方者未始无斟酌也。又疑生地引邪入阴。更不可解，考之《本草经》，谓作汤可除烦热积聚，除痹。《本草纲目》谓能凉血滋阴。时医见有"阴"字，遂疑其引邪入阴。夫阴血也，热毒中血管，邪已在阴，故内外烦热，四肢痹痛，用此正对症良药，而反疑其引邪入阴，是认滋阴"阴"字，作表里"里"字解矣。更为可笑，又疑羚羊角、犀角为至寒。抑知犀解百毒，羚去恶血，皆能清热辟邪，热憒衄唓、谵语、癫狂等症，用之尤宜。况为血肉之品，清而不削也。石膏、知母，微寒无毒，主燥热，除干渴，仲景白虎汤用以

止渴生津。大黄、朴硝，苦寒无毒，除寒热，去积聚，仲景承气汤用以救阴存液。盖热渴热结等症，阴枯则死，非此无以除热而救阴，故不得不权其重轻而用之，求一生于百死也。然热退瘀下则止，亦不可过用。高明者自能辨别，惟无知浅识，肆口狂言，误己误人，实堪痛恨，特为辨之，以释其疑。

治案

十七年春，县城疫作，初阅得此方，赞与症合。［批］初得此方，试皆效捷。意者，尔时症轻，故易见效欤？抑或天心仁爱，欲传救人，故初试为独神欤？予不得而知其故矣。尔时黄木生为予剃发，即求抄用，予嘱初起即用，定易见功。及后询之，知伊家救此症者五人，皆一剂愈。时林子干兄在座，伊村初疫，抄治三人，亦一剂愈。一工人持药回家，延医诊视，医者愦愦，教服半剂，竟毙。

十九年春，城乡皆疫。予回横山泰兴，当早饭，李子碧林至，云有二婢，大热谵语，腿核如卵，是早长者已死，次者现危，求录此方。照方加羚羊角、犀角各三钱，初服小便如血，热减核小，然腹满便结，热毒传里，复加枳实一钱，朴硝二钱，大黄五钱，同渣煎服，是晚间下二次，次早痊愈。

何氏妇，横山人，与婢同病。其子闻婢已愈，亦来求方。以其贫，教以连服三剂之法，次日热退，惟核未消，即行止药，后成疮溃烂。

石城宏丰，苏杭店主人梅仿生，龙山人也。店内陆刘二司事患此症，服时医药濒于危，壮热谵语二日矣。予由横山回城，仿生告以故，予因言此方之效，众伴皆疑而置之。次早延医不至，不得已用之，仿生见红花枯索，加西藏红花二钱，一服病退。再服热除核消，三服痊愈，此加西藏红花之始也。二司事愈后，恨时医之误，信此方之神，故刻陈情辨惑说传之。陀村用合剂法传至县，李碧林亦寄信至县，此方之效，一时哄传，信者遂众焉。

族弟让阶之子，在外染病回，热惛，大渴，痛痹，自顶自踵，起核卅余颗，危症也。族人共酌曰：如此危症，非轻剂可挽。遂合二剂为一剂，加石膏一两，羚羊、犀角各三钱，一服热退渴止。仍合剂服，热除核消，单剂再服，四五剂痊愈。可知危症，责效一二剂，必无望也。

安铺廪生李荫棠之侄，年十四岁，患此症甚危，热惛癫狂，牙关紧闭，皆谓不救。荫棠闻此方之效，即催其父母照方，加羚羊、犀角、西藏红花各二钱，取四剂回；撬而灌之，吞下即吐，频频灌之始不吐，连尽四剂病减，再服数剂而愈。惟误听时医之言，减去当归，其核不消而溃。

许旺，宜兴栈侍年也，年十五，骨气正壮，初患此症，壮热头痛，无核，危症也。教以连服之法，二剂热退，次早煲粥热服，遂微热谵语，四肢痹痛，急加羚羊、犀角各二钱，西藏红花一钱，一服病如故，兼见胸腹满痛，急用下法，一服仍如故，并闻药欲吐。一老医曰：此热毒攻胃也。教先服丹竹茹汤，然后服药，果不吐。再照方加下药，一服病稍退，仍加羚羊、犀角各二钱，连二服，并服生灯心草、雷公根、龙胆草、白茅根、白莲叶等药，兼服绿豆汤数次始愈。

黎涵智，白藤山人也，在石岭贸易，每好谈医，得此方，常录以治人，嘱曰：切不可减少桃仁、红花。及己与妻患此症，反疑曰：我夫妻年六十余矣，恐不能受此重药。遂改轻桃仁、红花，二剂即毙，妻亦垂危。人阅所开之方，始知改轻，即照原方开服，其妻得不死。

补二十一年陀村治案

次儿启基，年及壮，三月初二晚，饮酒后壮热头痛，口渴身痹，左腿腌连二核，照方一服，次三四日照方，加西藏红花钱半，二服未效。初四下午，予由城回，热懵之甚，急用双剂连追，加石膏一两，知母五钱，羚羊、西藏红花各二钱，柱犀三钱，三服仍未效。鸡鸣后，谵语，频流屎汁，毒入脏矣。初五早，照前加朴硝二钱，大黄三钱，连二服，已无屎汁，头痛亦顺，惟壮热未退，心胸烦躁，大便转闭。初六仍照前，膏知减三分之一，归减半，另加嚛犀一钱，生竹叶心、生灯心各一撮，生栀子、淡豆豉各三钱，大黄加至五钱，连二服，热稍减，便仍未通。及晚照前，大黄加至七钱，一服便通，热始退，谵语仍未尽除。初七八九用单剂，加羚犀各二钱，西藏红花一钱，竹叶心、灯心为引，每日二服，微热谵语始清，独核不消，坚硬径寸而痛，以后照方日一服。六七日坚硬已软小成疮，以痛未止，仍日一服。又三四日，始穿流黄水，用托里透脓汤二服，疮已成脓，而颈起微核，复照原方二服，核消，仍涂敷数日始愈。此症初热邪在表，失在不重如白虎；迨已入脏，又失在轻用承气；以至于甚，其核不散，又失在减轻当归。诚以大热不退时，惑于常说，虑当归助血热，大黄损元气故耳。所幸误用轻，而不误用药，不致大误。自后遇症，宜用石膏、大黄，人又强壮者，初用必七钱，次用一两，多于二三服见效。

一后生，年十七，初热渴痛痹，见核数处，依方二日三服，已热懵矣。次用双剂，加知母五钱，石膏一两，羚羊、摩犀、西藏红花各三钱，一服稍效。主人虑白虎大寒，羚犀大贵，用双剂加西藏红花二钱，二服。随用单剂二服，甚至谵语，奄奄一息，移置厅事，备棺将殓矣。家人迁避，留人看视，原方日一服。二日后，有老妇来告，曰：此子稍苏，呼救，能食米汤。予细询之，知尚微热谵语，并手摆舞，大便闭结，已形销骨立矣。姑予二剂，加羚犀各二钱，西藏红花一钱，朴硝三钱，大黄七钱，连二服未通，已能食稀粥一碗，再用双剂，加羚羊、摩犀、西藏红花各二钱，朴硝四钱，大黄一两，一服即通，诸症皆减，惟核溃烂，调治廿余日愈。此症虽误时，幸无误药，卒能保全，然以迟疑致苦累，已不少矣。

一少妇，脏素寒，时服温。初起壮热头痛，大渴，身痹，颈核焮红，随时加肿，急用双剂连追，加知母五钱，石膏两半至二两，羚羊、摩犀、西藏红花各三钱，日夕四服，肿已定，痛渴稍顺，惟热未退，以大便未通故也。次早仍用双剂，加知母四钱，石膏一两，朴硝五钱，大黄一两，羚羊、摩犀、西藏红花如故，一服未通。日中照前，大黄加至两二，便通瘀下，热稍减，晚仍照服。以后用单剂，加羚羊、摩犀、西藏红花各二钱，日夜二服，五六服痊愈。此症加药至重，追药至急，其愈亦至速。

二十二年琼府治案

黄圣征兄,年将五十,海口会隆行股东也。家琼城,以疫死者已四人,伊始病,避居海口。延往诊视,其症稍热渴,腿夹各一核,足面一疔疮,毒甚而热不甚也。轻加石膏、知母,并紫花地丁,嘱日夜三服,并外涂,伊答云敢二服,亦听之。次日畏石膏之寒,不得已加羚羊角、犀角、西藏红花各一钱,并紫花地丁,嘱二服。是晚稍见谵语,加羚羊角三味各钱半,并地丁、竹叶心,嘱二服。次早谵语已无,除竹叶心,照上加法,连服数日,皆嘱二服。至六七日,瘀下热清,而人弱矣。初愈照初改原方法,嘱每日二服,五六服,疔溃腐脱,核亦渐小。再照次改原方法俱见上治法条,加生芪三钱,每日一服,四五服始稍精神,核穿出黄水,疔疮愈而足微肿。再照次改法,加芪,间服补血汤,又数服始愈。愈后始知以家人阻止,初二日止服剂半,以后每日止一服。噫!以缓服而至久延,倘非年将弱而热未甚,必误事矣。

海口潮行公成号,杨子敬兄长孙十岁,身热无核,右脉盛左,疫症也。原方减三分之二,加竹叶、银花,嘱日二服。伊日一服,三服后两腿见核,加西藏红花二服,症见热结旁流,核愈大,原方全剂加黄、朴,减半一服。下后腹微痛,又加黄、朴酌减,服后腹仍痛,再加酌减一服,病愈。而核未消,照改方三服,核消无痕。伊次子,年二十余岁,热渴痛痹,有汗无核,危症也。宜重加白虎,主人惧寒,减半,日夜三服,病如故。次日,迫改加羚、犀、花各钱半,三服仍如故。第三日,三味加至二钱,二服,是晚主人持别医之方来商,予谓其方重用清解之药无碍,但无桃红,恐不中肯耳。二服如故,稍见谵语。第五日,复求治,加三味至二钱半,是晚下毒瘀如烟膏,但微热而已。第六日,照第二日方,日夜二服,复下瘀一次,诸病皆除。惟昏昏迷睡,手足微冷,主人着急,诊其脉,已见和缓,知其为困也。着备稀粥以待,将晚醒,稍精神,复照一服。第七日,两手臂始见微核数粒,以后照初改方,日一服,五六日不大便,服六成汤一服即顺,以后照次改方,间日一服,数服愈。

一婢微热痛痹无核,初轻加白虎二服,再少加西藏红花,二服愈。

一工人微热有核,原方四五剂愈。

海口贞记号,有工人邱姓,文昌人,年廿余,鸡鸣起病,黎明大热渴痛痹,有汗无核,已不省人事矣。为至危症,重加白虎,日夜三服。次日,热稍退,伊戚虑寒,予笑谓仍宜重用,迫顺其意,用五钱,又三服。第三早,热稍增,始信前言不诬,用七钱,加犀角、西藏红花一钱。又三服,即咳出瘀血数块而愈,此以重用急追见效之速也。

府城西门外下田村,有黄姓夫妇,齐来求治其子,细询其状,曰:"儿名亚就,年十岁,形瘠弱,现已热渴谵语,周身数十核。"予讶其多,曰:"初腿夹二核,身微热,第四日医以为虚,用花旗参二钱,遂至如此,此加羚、犀、花症也。"伊谓贫,难办此,赠以众备西藏红花三钱,初用全剂,即小儿双服法,加元参心、麦冬连心、竹叶心各二钱,西藏红花八分,日夜二服。病已减半,继用原方三之二,加药减四之一,二服病已十去八九,惟鸡鸣时微有热渴谵语,此潮热阴虚也。用初改原方法,加重大干地，并元参五钱，二服病愈，后知其足面一疔疮，用次改原方法，加紫花地丁三钱，数服并外涂始痊，其余海口治效甚多，难备录。

廉雷治案

二十一年，四刻初成，即过琼候委，有孔姓来琼，交五十本并带回廉州分送。二十二年二月，孔姓复来琼，询之，知汉军薛蓉裳孝廉叹赏此方，廉城内外现有此症，皆用此方，敢照法者无不效。及四月，接孝廉三月十五寄琼索书之信，云：廉城自正月至三月，染症二百余人，惟十余人不敢服致误，刻下各乡亦有此症，来城取书，已无以应，特求多寄，以便广传。据此，则廉之治效亦多也，雷州遂溪平石村，初得此方亦效，雷廉亦皆有征也。

此方救人无数，实难尽录，姑录其缘起，与奇效及贻误十余则，以备法戒耳。

疫毒中气分验方列后

吕祖师时疫肚痛吐泻经验方初起即宜急服 方见佛山吕祖庙碑。

茅山苍术二钱 藿香二钱 柴胡二钱 神曲二钱 泽泻二钱 羌活二钱 木通二钱 旧清远茶三钱 老葱头连根二个同煎

其症初起微热，肚痛，上吐下泻，家家传染，乃为疫症，坏人甚速，或半日，或对时。[批]先见热渴，然后吐泻，宜用此方；热渴甚者，宜加白虎汤。方见上。盖缘感受湿热与不正之气而成，治法，于初起时即急含服菩提丸二个，随服此方。症轻者照方服，稍重者加半剂服，至重者双剂合服，俱一二服效。初起及愈时，皆宜戒食米气、厚味。即食亦不宜遽饱。所谓至重，就初起言，若误时病甚，宜服后回阳汤。

治案

光绪七年，方勇往钦堵御，军中疫作，到处传染，路过石城、石岭、青平，皆感是症，次日，石城死五人，公局与县署登即捐钱施药，用菩提丸二个，与此方二剂，投无不效。飞送至石岭、青平，用之皆效，救二百余人，此方各处著效甚多。凡感不正之气，吐泻皆宜，惟虚寒与病后吐泻不可用。

又《医林改错》救疫毒吐泻转筋二方，转筋即抽筋。

解毒活血汤

此方原用以治疫毒吐泻转筋症，予见其论与鼠疫结核症合，移用极效。但疫毒吐泻，未曾经用，如用吕祖师方不合，即用此方，想制方者未尝无所见也，故依原方录之。[批]先见斑疹，然后吐泻，宜用此方。

连翘二钱 葛根二钱 柴胡二钱 当归三钱 生地五钱 赤芍三钱 桃仁八钱 红花五钱 枳壳一钱 甘草二钱

此方用于初吐泻时，若见汗多肢冷，眼塌筋抽，虽有舌干口燥、大渴饮冷等症，非热毒也，盖吐泻已久，热毒必清，斯时元阳已衰，真阴将竭。阳衰故有冷塌、抽筋等症，阴竭故有干燥、渴等症，实与大热大渴之为热异也。此时非急救阳以维阴，则阴阳俱绝矣，宜急用回阳汤，方列后照原本录。

党参八钱 附子八钱 干姜四钱 白术四钱 甘草三钱 桃仁二钱 红花二钱

有力者宜改党参，用丽参三钱。

服后手足暖回，诸症皆止，不可多服，宜按脉治。

语云：瘟疫不入忠孝之门、积善之家，诚以正气可以驱邪，和气亦可以辟邪也。忠孝励于己，积善及于人，其道多端，尤莫善于时症之施药，盖一施药而三善备焉；施药则善行积，善积而吉祥集，可免灾患矣；施药则所救多，救多则疫气减，可免传染矣；且施药并可资历练，历练则胆识生，遇症可免旁人之蛊惑，自己之迟疑矣；为人实以为己，积善亦以全吾忠孝之道而已矣。

治鼠疫法，皆予数年来详考博访，细体而得，故其中利弊，言之独详，亲用救人不止千矣，传用救人不止万矣。无如方初到处，人多疑之，夫已疑此方，必误用别方，所愿诸君，于一误之后，不可再误，即宜及早回头，急依方照法治之。所列稍轻稍重之症，可救十全；至重至危之症，可救七八。若医者任意更改，以逞神奇；病家率意煎调，以至煎灼；或中道改该图，或半途即止，仍系自误，毋谓言之不早也！

新采验方　南海宗人罗蒲溪所传。

生紫背浮萍去根，取叶茎三四两绞汁，冲开水服，煲服亦可。

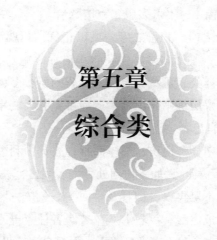

第五章

综合类

《伤寒瘟疫条辨》

（清·杨栗山）

自 序

汉长沙太守张仲景《伤寒论》为医家鼻祖，其论治伤寒曰：未有温覆而当不消散者，至于治温病则曰：可刺五十九穴。可知温病伤寒划然两途矣。况世之凶恶大病，死生人在反掌间者，尽属温病，而发于冬月之正伤寒百不一二。仲景著书，独详于彼而略于此，何与？盖自西汉至晋，中历两朝，数经兵燹，人物几空，相传《卒病论》六卷，不可复睹矣。《伤寒论》十卷，温病副之，想已遗亡过半。王叔和搜罗遗稿，编为序例，或得之传写，或得之口授，或得之断简残编，使三百九十七法，一百一十三方，流播人间，传之奕祀不为无功。惜其杂以己意，以温病为伏寒暴寒，妄立四变换入《伤寒论》中，以致无人不以温病为伤寒，无人不以伤寒方治温病，混淆不清，贻害无穷，将经论亦不足传信于世，此其罪有不容逭矣。自晋以来，千百余年，以伤寒名家发明其论者，不可以数纪。其尤者，如庞安常、许叔微、韩祇和、王海藏、赵嗣真、张璧、王实、吴绶、汪机，与林氏校正、成氏诠注、朱氏《活人书》、陶氏《六书》、《景岳全书》、王氏《准绳》，其于冬月正伤寒，各能援古准今，自成一家，无可拟议。道及温病，无一人不崇信叔和，先传后经，一字不能辨别，附会支离，相沿到今，故《尚论篇》曰：自晋以后之谈温病者，皆伪学也。惟刘河间《直格》、王安道《溯洄》，以温病与伤寒为时不一，温清不同治方，差强人意。然于温病所以然之故，卒未能阐发到底，使人见真守定，暨于临证，终属惝恍，何以拯危殆而济安全。一日读《温疫论》，至伤寒得天地之常气，温病得天地之杂气，而心目为之一开；又读《缵论》，至伤寒自气分而传入血分，温病由血分而发出气分，不禁抚卷流连，豁然大悟。因绎经论《平脉篇》，有曰：清邪中于上焦，浊邪中于下焦；又曰：清邪中上曰洁，浊邪中下曰浑，清邪、浊邪便是杂气，中上中下便是血分。热淫于内，故经用刺穴之法，断非伤寒常气，外感气分所有事。乃论杂气伏郁血分，为温病所从出之源，变证之总。所为赤文绿字，开天辟地之宝符，岂叔和序例之造言，与百家剿说雷同之所可比哉。呜乎！千古疑案，两言决矣。于是集群言之粹，择千失之得，零星采辑，参以管见，著《寒温条辨》九十二则，务辨出温病与伤寒另为一门，其根源、脉证、治法、方论，灿然昌明于世，不复搀入《伤寒论》中，以误后学，是则余之志也。知我罪我，何暇计乎。编次已定，撮其大要，弁于简端，夫犹祖述仲景伤寒温覆，温病刺穴之本意云尔。

乾隆四十九年岁次甲辰正月既望栗山老人杨璿

书于溧水县署之槐阴轩时年七十有九

治病须知大运辨 订正

　　天以阴阳而运六气，须知有大运，有小运，小则逐岁而更，大则六十年而易。大小有不合，大运于阳岁位居阴，是阳中之阴，犹夏日之亥子时也；大运于阴岁位居阳，是阴中之阳，犹冬日之巳午刻也。民病之应乎运气，在大不在小，不可拘小运，遗其本而专事其末也。譬之子平，以运为主，流年利钝，安能移其大局乎！病而与大小俱合无论矣。有于大运则合，岁气相违者，自从其大而略变其间也，此常理也。有于小则合，于大相违，更有于大运岁气俱违者，偶尔之变，亦当因其变而变应之。如冬温夏凉，怪病百出，俱不可以常理论也。总以大运为主，不以岁气纷更，强合乎证。又不设成见于中，惟证为的，与司天不合而自合，庶乎其近道矣。若概谓必先岁气，毋伐天和，似非世则之言。尝稽东垣李氏，一以补中为主；丹溪朱氏，一以滋阴为重；戴人张氏，一以荡涤为先，皆能表表于世。总得挈领提纲，故合一本万殊之妙。否则当年岂无岁气，而必各取其一耶。再以痘疹言之，有抱要于保元，有独取于辛温，有得意于清泻，是亦治痘之名手，何不见有逐年之分别耶？要知大运之使然，非三氏之偏僻也，如曰偏僻，则当年各操其一以应世，何以得各擅其胜乎？后学不明其故，各效其一而不通变；亦有畏其偏僻，而第据证按时，侈谈岁气，以示高卓，皆不知循环之大运者也。余留心此道，年近四旬，乡闱已经七困，肇于乾隆九年甲子，犹及谢事。寒水大运，证多阴寒，治多温补，纵有毒火之证，亦属强弩之末。自兹已后，而阳火之证渐渐多矣，向温补宜重者变而从轻，清泻宜轻者变而从重。迨及甲戌乙亥，所宜重泻者，虽极清极解而亦弗验矣，势必荡涤而元枭之势始杀。至甲申乙酉，荡涤之法向施于初病者，多有首尾而难免者矣。历年以来，居然成一定局。间有温补者，什一千百而已，是大运转于相火矣。凡时行之气，如正伤寒与冬温、风温、暑温、湿温、秋温、飧泄、痃疟、燥咳、吐痢、霍乱，并男妇小儿一切诸证及痘疹，民病火病十八九，何况温病从无阴证，得天地疵疠旱潦之气，其流毒更甚于六淫，又岂寒水司大运

第五章　综合类

者之所可同年语哉。自古运气靡常，纯驳无定，病故变态靡常，补泻无定，今之非昔，可知后之非今，先圣后圣其揆一也，易地则皆然矣。任胸臆者，断断不能仿佛。余于当事，时怀冰兢，惟恐偏僻致误，庶几屡经屡验，差可自信，亦有莫挽者，明知其逆不必治，不过热肠所迫耳。

脉义辨

脉义辨引

伤寒温病不识脉，如无目冥行，动辄颠陨。夫脉者，气血之神也，邪正之鉴也。呼吸微茫间，死生关头，若能验证分明，指下了然，岂有差错耶。伤寒脉法，与杂证自是不同，而温病脉法，与伤寒更是大异。今将长沙《内经》脉法揭于前，继以陶氏浮中沉三诊脉法，又继以温病与伤寒不同诊脉法，诚能洞晰于此，其于治也庶几乎。

长沙伤寒脉义

问曰：脉有阴阳，何谓也？答曰：凡脉浮、大、动、滑、数，此名阳也；沉、涩、弱、弦、微，此名阴也。阴证见阳脉者生。按：证之阴者，阴极也，脉之阳者，阳生也。阴证阳脉真阴证也，阳生则阴长，故曰生。如厥阴下利，手足厥逆，脉数，微热汗出，令自愈是也。若脉不数而紧，则死矣。阳证见阴脉者死。河间注云：脉近于绝故也。《类经》注云：证之阳者，假实也；脉之阴者，真虚也。阳证阴脉即阴证也。按：注既曰假实，知非真阳。既曰真虚，知为真阴。此假阳证真阴脉，直是阴证似阳也，故注曰即阴证也。若火闭而伏，以致脉沉细脱，此真阳证假阴脉，乃是阳证似阴也，非阴证也。辨之不明，死生反掌。[批：畏斋曰：仲景阳证见阴脉一语，不知糊涂了多少公，得此训诂，发人猛醒。]

寸口脉微，名曰阳不足。阴气上入于阳中，则洒淅恶寒也。尺脉弱，名曰阴不足。阳气下陷入阴中，则发热也。阳脉浮濡阴脉弱者，则血虚。血虚则筋急也。其脉沉弱者，荣气之微也。其脉浮濡而汗出如流珠者，卫气之衰也。按："阳脉浮""其脉浮"之二"浮"字，应是二"濡"字，若是"浮"字，则与卫衰汗出如流珠之义不属。"其脉沉"之"沉"字，应是"弱"字，若是"沉"字，则与血虚荣微之义不属。悉宜改之。

寸口脉浮为在表，沉为在里，数为在腑，迟为在脏。若脉浮大者，气实血虚也。

寸口脉浮而紧，浮则为风，紧则为寒。风则伤卫，寒则伤荣。卫荣俱伤，骨节烦痛，当发其汗也。

夏月盛热，欲着复衣；冬月盛寒，欲裸其身。所以然者，阳微则恶寒，阴虚则发热也。

寸口脉浮大，而医反下之，此为大逆。浮则无血，大则为寒，寒气相搏，则为肠鸣，医乃不知，而反饮冷水，令汗大出，水得寒气，冷必相搏，其人必。按："令汗大出"四字，与上下文义不相连贯，当是衍文，宜删之。

诸脉浮数，当发热，而反洒淅恶寒，若有痛处，饮食如常者，当发其痈。脉数不时，则生恶疮也。

伤寒表证，欲发其汗，脉浮有力者，乃可汗之。若浮而无力，或尺脉弱涩迟细者，此真气内虚，不可汗也，汗之则死。伤寒里证已具，而欲下之，切其脉，沉有力或沉滑有力，乃可下之。若沉细无力，或浮而虚者，此真气内虚，不可下也，下之则死。仲景治少阴病，始得之，反发热，脉沉者，麻黄附子细辛汤主之。此太阳少阴之两感也。有太阳之表热，故用麻黄，有少阴之脉沉，故用附子、细辛，发表温里并行。此证治之奇，脉法之奥，故《内经》曰：微妙在脉，不可不察也。

《内经》脉义

《内经》曰：脉至而从，按之不鼓，诸阳皆然。王太仆注曰：言病热而脉数，按之不鼓动于指下者，此阴盛格阳而致之，非热也。又曰：脉至而从，按之鼓甚而盛也。王太仆注曰：言病证似寒，按之而脉气鼓动指下而盛者，此阳盛格阴而致之，非寒也。东垣治一伤寒，目赤面赤，烦渴引饮，脉息七八至，按之不鼓，此阴盛格阳于外，非热也。用干姜附子汤加人参，数服得汗而愈，亦治法之奇妙也。大抵诊脉之要，全在沉脉中分虚实。如轻手按之脉来得大，重按则无者，乃无根蒂之脉，为散脉，此虚极而元气将脱也。切不可发表攻里，如误治之则死，须人参大剂煎饮之。以上所言，乃脉证治例之妙，水火征兆之微，阴阳倚伏之理，要当穷究其指趣，不可轻易而切之也。

陶氏伤寒三诊脉义

浮诊法：以手轻按于皮肤之上，切其浮脉之来，以察表里之虚实。尺寸俱浮者，太阳也。浮而紧者为寒在表，浮而数者为热在表。以脉中有力为有神，可汗之；浮而缓者为风在表，可解之，不可汗；浮而无力为虚为无神，不可汗。凡尺脉浮，寸脉浮，俱有力，可汗。若尺脉迟弱者，此真气不足，不可汗也。浮大有力为实为热，可汗之；浮大无力为虚为散，不可汗也。浮而长，太阳合阳明；浮而弦，太阳合少阳。凡脉浮主表，不可攻里也。

中诊法：以手不轻不重，按至肌肉之分而切之，以察阳明、少阳二经之脉也。尺寸俱长者，阳明也。浮长有力则兼太阳，表未解也，无汗者宜发汗。长而大有力，为热，当解肌；长而数有力，为热甚，当平热也；长洪长滑有力，此胃中实热，可攻之也。尺寸俱弦者，少阳也，宜和之。浮弦有力兼太阳，表未解也，可发汗。弦洪、弦长、弦数、弦滑有力，为热甚，宜清解之；弦迟、弦小、弦微皆内虚有寒，宜温之也。凡弦脉只可和，不可汗、下，不可利小便也。

沉诊法：重手按至筋骨之分而切之，以察里证之虚实也。尺寸俱沉细者太阴也，俱沉者少阴也，俱沉弦者厥阴也。沉疾、沉滑、沉实为有力有神，为阳盛阴微，急宜滋阴以退阳也；沉迟、沉细、沉微为无力无神，为阴盛阳微，急宜生脉以回阳也。大抵沉诊之脉，最为紧关之要，以决阴阳寒热，用药死生在毫发之间。脉中有力为有神，为可治；脉中无力为无神，为难治。用药宜守而不宜攻，宜补而不宜泻也。

温病与伤寒不同诊脉义_{诸书未载}

凡温病脉不浮不沉，中按洪、长、滑、数，右手反盛于左手，总由怫热郁滞，脉结于中故也。若左手脉盛，或浮而紧，自是感冒风寒之病，非温病也。

凡温病脉，怫热在中，多见于肌肉之分而不甚浮，若热郁少阴，则脉沉伏欲绝，非阴脉也，阳邪闭脉也。

凡伤寒自外之内，从气分入，始病发热恶寒，一二日不作烦渴，脉多浮紧，不传三阴，脉不见沉；温病由内达外，从血分出，始病不恶寒而发热，一热即口燥咽干而渴，脉多洪滑，甚则沉伏。此发表清里之所以异也。

凡浮诊中诊，浮大有力，浮长有力，伤寒得此脉，自当发汗，此麻黄、桂枝证也。温病始发，虽有此脉，切不可发汗，乃白虎、泻心证也。死生关头，全于此分。

凡温病内外有热，其脉沉伏，不洪不数，但指下沉涩而小急，断不可误为虚寒。若以辛温之药治之，是益其热也。所以伤寒多从脉，温病多从证。盖伤寒风寒外入，循经传也；温病怫热内炽，溢于经也。

凡伤寒始本太阳，发热头痛而脉反沉者，虽曰太阳，实见少阴之脉，故用四逆汤温之。若温病始发，未尝不发热头痛，而见脉沉涩而小急，此伏热之毒滞于少阴，不能发出阳分，所以身大热而四肢不热者，此名厥。正杂气怫郁，火邪闭脉而伏也，急以咸寒大苦之味，大清大泻之。断不可误为伤寒太阳始病，反见少阴脉沉，而用四逆汤温之，温之则坏事矣。[批：于脉中即见得异，此发前人所未到之旨也。]又不可误为伤寒阳厥，慎不可下，而用四逆散和之，和之则病甚矣。盖热郁亢闭，阳气不能交接于四肢，故脉沉而涩，甚至六脉俱绝，此脉厥也。手足逆冷，甚至通身冰凉，此体厥也，即仲景所谓阳厥。厥浅热亦浅，厥深热亦深是也。下之断不可迟，非见真守定，通权达变者，不足以语此。[批：此段议论，乃千古特识，患温者，从此不冤矣。俗医何曾梦见。]

凡温病脉，中诊洪长滑数者轻，重则脉沉，甚则闭绝。此辨温病与伤寒，脉浮脉沉异治之要诀也。

凡温病脉，洪长滑数，兼缓者易治，兼弦者难治。

凡温病脉，沉涩小急，四肢厥逆，通身如冰者危。

凡温病脉，两手闭绝，或一手闭绝者危。

凡温病脉，沉涩而微，状若屋漏者死。

凡温病脉，浮大而散，状若釜沸者死。

按：伤寒温病，必须诊脉施治。有脉与证相应者，则易于识别，若脉与证不相应，却宜审察缓急，或该从脉，或该从证，务要脉证两得。即如表证脉不浮者，可汗而解；里证脉不沉者，可下而解。以邪气微，不能牵引，抑郁正气，故脉不应。下利脉实有病愈者，但得证减，复有实脉，乃天年脉也。又脉法之辨，以洪滑者为阳为实，以微弱者为阴为虚，不待问也。然仲景曰：若脉浮大者，气实血虚也。《内经》曰：脉大四倍以上为关格，皆为真虚。陶氏曰：不论浮沉大小，但指下无力，重按全无，便是阴脉。此洪滑之未必尽为阳也、实也。景岳曰：其脉如有如无，附骨乃见，沉微细脱，乃阴阳潜伏闭塞之候。陶氏曰：凡内外有热，其脉沉伏，不洪不数，指下沉涩而小急，是为伏热，此微弱之未必尽为阴也、虚也。夫脉原不可一途而取，须以神气、形色、声音、证候，彼此相参，以决死生安危，方为尽善。所以古人望闻问切四者缺一不可。[批：脉证两得，此治病之大关键也，业医者深宜留心。]

伤寒脉证辨

太阳经病，头顶痛，腰脊强，身痛，发热恶寒，恶风，脉浮紧，以太阳经脉由脊背连风府，至颠顶，故为此证。此三阳之表也。仲景曰：大汗后，身热愈甚者，阴阳交而魂魄离也。

阳明经病，身热，目痛，鼻干，不眠，脉洪而长，以阳明主肌肉，其脉挟鼻，络于目，故为此证。此三阳之里也。正阳明腑病，由表传里，由经入腑也。邪气既深，故为潮热自汗，谵语发渴，不恶寒反恶热，揭去衣被，扬手掷足，或发斑黄狂乱，五六日不大便，脉滑而实，此实热已传于内，乃可下之。若脉弱无神，又当详辨。

少阳经病，往来寒热，胸胁满痛，默默不欲食，心烦喜呕，口苦目眩耳聋，脉弦而数，以少阳经脉循胁筋络于耳，故为此证。此三阳三阴之间也。由此渐入三阴，故为半表半里之证。伤寒邪在三阳，但有一毫表证，总以发汗解肌为主。

太阴经病，腹满而吐，食不下，嗌干，手足自温，或自利腹痛，不渴，脉沉而细，以太阴经脉布胃中络于嗌，故为此证。

少阴经病，欲吐不吐脉注胸，邪上逆。心烦，络心故烦，但欲寐，阴主静。口燥舌干，自利而渴络心故干渴，或咽痛吐利，引衣蜷卧寒主收引，故蜷卧，其脉沉，以少阴经脉贯肾络于肺，系舌本，故为此证。

厥阴经病，烦满囊缩脉循阴器，消渴子盛则母虚，故肾水消而生渴，气上撞心，心中痛热母盛则子实，故气撞心而痛热，饥不欲食，食即吐蛔木邪则土受伤，下之利不止，脉沉而弦，以厥阴经脉循阴器络于肝，故为此证。

按：伤寒自外之内，脉证一定，而传变无常，但不可拘于日数，泥于次序。《内经》次第言之者，以发明其理耳。大抵太阳表证居多，然岂无初病径犯阳明者？岂无发于太阳即少阴受之者？岂无太阳热郁以次而传三阴者？岂无太阳止传阳明、少阳，而不传三阴者？所以仲景有云：日数虽多，有表证即宜汗；日数虽少，有里证即宜下。[批：仍从《伤寒论》中看出，温病得于杂气，与伤寒外感风寒不同，是读书得间处。]此二句语活而义广，治伤寒之良法也。

温病脉证辨

《伤寒论·平脉篇》曰：寸口脉阴阳俱紧者，法当清邪中于上焦，浊邪中于下焦，清邪中上名曰洁也，浊邪中下名曰浑也。阴中于邪，必内栗也。栗，竦缩也。按：《经》曰清邪曰浊邪，明非风寒暑湿燥火六气之邪也，另为一种，乃天地之杂气也。种种恶秽，上溷空明清净之气，下败水土污浊之气。人受之，故上曰洁，下曰浑，中必内栗也。栗山曰：此段乃温病脉证根源也，虽未明言温病，其词意与伤寒绝不相干。《温疫论》以温病得于杂气,《缵论》以温病由血分出,观此益信。

玩篇中此四十六字,全非伤寒脉证所有事,乃论温病所从入之门,变证之总,所谓赤文绿字,开天辟地之宝符,人未之识耳。大意谓人之鼻气通于天,如毒雾烟瘴谓之清邪,是杂气之浮而上者,从鼻息而上入于阳,而阳分受伤《经》云:清邪中上焦是也,久则发热,头肿,项强颈挛,与俗称大头温、虾蟆温之说符也。人之口气通于地,如水土物产化为浊邪,是杂气之沉而下者,从口舌而下入于阴,而阴分受伤《经》云:浊邪中下焦是也,久则脐筑湫痛,呕泻腹鸣,足膝厥逆,便清下重,与俗称绞肠温、软脚温之说符也。然从鼻从口所入之邪,必先注中焦,分布上下,故中焦受邪《经》云:阴中于邪是也,则清浊相干,气滞血凝不流,其酿变即现中焦,与俗称瓜瓤温、疙瘩温、阳毒、阴毒之说符也。此三焦定位之邪也。[批:奇想天开,妙有至理,温病之来历,从此复明于世矣。]气口脉盛属内伤,洪长滑数,阴阳搏激曰紧。若三焦邪溷为一,则怫郁熏蒸,口烂蚀龈,卫气通者,游行经络脏腑,则为痈脓,荣气通者,嚏出声嗢咽塞,热壅不行,则下血如豚肝,如屋漏,然以荣卫渐通,犹非危候。若上焦之阳,下焦之阴,两不相交,则脾气于中难运,斯五液注下,而生气几绝矣。《缵论》所谓伤寒自气分传入血分,温病由血分发出气分,铁案不移。伤寒得天地之常气,先行身之背,次行身之前,次行身之侧,自皮肤传经络,受病于气分,故感而即动。认真脉证治法,急以发表为第一义,入里则不消矣。未有温覆而当不消散者,何至传入血分,变证百出哉?河间以伤寒为杂病,温病为大病,信然。盖温病得天地之杂气,由口鼻入,直行中道,流布三焦,散漫收,去而复合,受病于血分,故郁久而发。亦有因外感,或饥饱劳碌,或焦思气恼触动而发者。一发则邪气充斥奔迫,上行极而下,下行极而上,即脉闭体厥,从无阴证,皆毒火也。与伤寒外感,与治伤寒温散,何相干涉?[批:伤寒以脉为主,温病以证为主。]奈何千年愦愦,混为一病,试折衷于经论,宁不涣然冰释哉。治法急以逐秽为第一义。上焦如雾,升而逐之,兼以解毒;中焦如沤,疏而逐之,兼以解毒;下焦如渎,决而逐之,兼以解毒。恶秽既通,乘热追拔,勿使潜滋。所以温病非泻则清,非清则泻,原无多方,时其轻重缓急而救之,或该从证,或该从脉,切勿造次。此段明言温病治法与伤寒不同。

《伤寒论》曰:凡治温病可刺五十九穴。

成注:以泻诸经之温热,谓泻诸阳之热逆,泻胸中之热,泻胃中之热,泻四肢之热,泻五脏之热也。

按:温病脉,《经》曰:寸口脉阴阳俱紧,与伤寒脉浮紧、浮缓不同。温病证,《经》曰中上焦,中下焦,阴中邪,升降散、增损双解散主方也。与伤寒证,行身背,行身前,行身侧不同。温病治法,《经》曰刺五十九穴,与伤寒治法,温覆发散不同。非以温病,虽有表证,实无表邪,明示不可汗耶。独是河间以伤寒为杂病,三百九十七法,一百一十三方,至详且悉。温病为大病,岂反无方论治法乎?噫!兵燹散亡,传写多讹,错简亦复不少,承讹袭谬,积习相沿,迄今千余年矣。名手林立,方书充栋,未有不令发汗之说。余一人以管窥之见,而欲革故洗新,使之从风,亦知其难。

然而孰得孰失，何去何从，必有能辨之者。

温病与伤寒根源辨

西汉张仲景著《卒病伤寒论》十六卷，当世兆民赖以生全。至晋代不过两朝相隔，其《卒病论》六卷已不可复睹，即《伤寒论》十卷，想亦劫火之余，仅得之读者之口授，其中不无残缺失次，赖有三百九十七法，一百一十三方之名目，可为校正。而温病失传，王叔和搜讨成书附以己意，指为伏寒，插入异气，似近理而弥乱真。其序例有曰：冬时严寒杀厉之气，中而即病者为伤寒；中而不即病，寒毒藏于肌肤，至春变为温病，至夏变为暑病。成无己注云：先夏至为温病，后夏至为暑病，温暑之病本于伤寒而得之。由斯以谈，温病与伤寒同一根源也，又何怪乎！后人治温病，皆以伤寒方论治之也。殊不知温病另为一种，非寒毒藏至春夏变也。自叔和即病不即病之论定，而后世名家方附会之不暇，谁敢辨之乎！余为拨片云之翳，以着白昼之光。夫严寒中人顷刻即变，轻则感冒，重则伤寒，非若春夏秋风暑湿燥所伤之可缓也。即感冒一证之最轻者，尚尔头痛身痛，发热恶寒，四肢拘急，鼻塞痰喘，当即为病，不能容隐。今为严寒杀厉所中，反能藏伏过时而变，谁其信之？更问何等中而即病？何等中而不即病？何等中而即病者，头痛如破，身痛如杖，恶寒项强，发热如炙，或喘或呕，烦躁不宁，甚则发痉，六脉如弦，浮紧洪数，传变不可胜言，失治乃至伤生？何等中而不即病者，感则一毫不觉，既而挨至春夏，当其已中之后，未发之前，神气声色不变，饮食起居如常，其已发之证，热更烈于伤寒？况风寒侵人，未有不由肌表而入，所伤皆同荣卫，所中均系严寒。一者何其灵敏，感而遂通，一者何其痴呆，寂然不动，一本而枝殊，同源而流异，此必无之事，历来名家无不奉之为祖，所谓千古疑城，莫此难破。然而孰得孰失，何去何从，芸夫牧竖亦能辨之。[批：人皆知仲景之法自叔和而明，不知亦自叔和而晦，温病之坏始此矣。后贤先传，后经附会阐发，为叔和功臣，非仲景功臣也。兹欲溯仲景之渊微，必先破叔和藩篱。譬诸五谷虽为食宝，设各为区别，一概混种混收，鲜不贻耕者食者之困矣。]再问何等寒毒藏于肌肤？夫肌为肌表，肤为皮之浅者，其间一毫一窍，无非荣卫经行所摄之地，即偶尔脱衣换帽所冒些小风寒，当时而嚏，尚不能稽留，何况严寒杀厉之气，且藏于皮肤最浅之处，反能容忍至春，更历春至夏发耶？此固不待辩而自屈矣。粟山曰：予颇明读书之利害，王安石遵信《周礼》，何如前人蹈弊。医虽小道，是乃仁术也，所以辨之亲切恳至乃尔。乃又曰：须知毒烈之气，留在何经而发何病，前后不答，非故自相矛盾，其意实欲为异气四变，作开山祖师也。后人孰知其为一场懵懂乎？予岂好辩哉，予不得已也。[批：此曰毒烈之气留在何经而发何病，却是正论，却是翻自己的案。可知中而不即病，寒毒藏于肌肤之说，于理大谬矣，质之叔和何辞以对。]凡治伤寒大法，要在表里分明，未入于腑者，邪在表也，可汗而已；已入于腑者，邪在里也，可下而已。若夫温病，果系寒毒藏于肌肤，延至春夏犹发于表，用药不离辛温，邪气还从汗解，令后世治温病者，仍执肌肤在表之寒毒，一投发散，非徒无益而又害之。且夫世之凶厉大病，死生人在反掌间者，尽属温病，发于冬月正伤寒者，千百一二，而方书混同立论，毫无分别。总由王叔和序《伤寒论》于散亡之余，将温病一门失于编入，指为伏寒异气，妄立温疟、风温、温毒、温疫四变，插入《伤寒论》中混而为一，其证治非徒大坏而将泯焉，后之学者，殆自是而无所寻逐也已。[批：南山可移，此案必不可动。]伤寒得天地之常气，风寒外感，自气分而传入血分；温病得天地之杂气，邪毒内入，由血分而发出气分。常气、杂气之说，出自《温疫论》，气分、血分之说，出自《缵论》，皆是千古特识。本此以辨温病与伤寒异，辨治温病与治伤寒异，非杜撰也。一彼一此，乃风马牛不相及也。何以言之？常气者，风寒暑湿燥火，天地四时错行之六气也；杂气者，非风非寒非暑非湿非燥非火，天地间另为一种，偶荒旱潦疵疠烟瘴之毒气也。故常气受病，在表浅而易；杂气受病，在里深而难。[批：《温疫论》杂气一语，开温病无穷法门，《缵论》血分一语，开温病无穷方论。乡外人家见有发热头痛谵语者，大家惊恐呼为杂疾，此却适中病根，习而不察者吾辈也。]就令如序例所云，寒毒藏于肌肤，至春夏变为温病、暑病，亦寒毒之自变为温，自变为暑耳。还是冬来常气，亦犹冬伤于寒，春必病温之说，于杂气何与？千古流弊，只缘人不知疵疠旱潦之杂气而为温病，遂与伤寒视而为一病，不分两治。余故不辞谫陋，条分缕晰，将温病与伤寒辨明，各有病原，各有脉息，各有证候，各有治法，各有方论。令医家早为曲突徙薪之计，庶不至焦头烂额耳。

或问《内经》曰：冬伤于寒，春必病温。[批：引经一语道破。]余曰：冬伤于寒，谓人当冬时受寒气也。春必病温，谓人到来春必病热也。亦犹经曰，人之伤于寒也，则为病热云尔。

东垣云：其所以不病于冬，而病于春者，以寒水居卯之分，方得其权，大寒之令复行于春，开发腠理，少阴不藏，辛苦之人，阳气外泄，谁为鼓舞，阴精内枯，谁为滋养，生化之源已绝，身之所存者热也。故《内经》又云：冬不藏精，春必病温。此水衰火旺，来春其病未有不发热者，于温病何与？温病者，疵疠之杂气，非冬来之常气也。肾虚人易为杂气所侵则有之，非谓伤于寒则为温病也。经何以不曰温病，而必曰病温？盖温者热之始，热者温之终也，岂诸家所谓温病者乎？特辩以正前人注释之谬。[批：辨的精细。]

温病与伤寒治法辨

读仲景书，一字一句都有精义，后人之千方万论，再不能出其范围，余又何辩乎？盖仍本之仲景矣。《伤寒论》曰：凡伤寒之为病，多从风寒得之。风属阳，寒属阴，然风送寒来，寒随风入，本为同气，故寒之浅者即为伤风，风之深者即为伤寒，故曰伤寒从风寒得之。始因表中风寒，入里则不消矣，未有温覆而当不消散者。成氏注：风寒初客于皮肤，便投汤药，温覆发散而当，则无不消散之邪，此论伤寒治法也。其用药自是麻黄、桂枝、大小青龙一派。[批：仍从《伤寒论》中看出，温病治法与伤寒不同，是读书得间处。]《伤寒论》曰：凡治温病，可刺五十九穴。成氏注：以泻诸经之温热，谓泻诸阳之热逆，泻胸中之热，泻胃中之热，泻四肢之热，泻五脏之热也。此论温病治法也。若用药，当是白虎、泻心、[批：泻心者，大黄黄连泻心汤也。]大柴胡、三承气一派。末又曰：此以前是伤寒温病证候也。详仲景两条治法，于伤寒则用温覆消散，于温病则用刺穴泻热，温病与伤寒异治判若冰炭如此，信乎仲景治温病必别有方论。[批：看仲景治法，温病与伤寒原是两门，惜经兵火之余，散亡不传耳，此段结上生下。]呜呼！历年久远，兵燹散亡。王叔和指为伏寒，插入异气，后之名公，尊信附会，沿习耳闻，遂将温病为伤寒，混同论治。或以白虎、承气治伤寒，或以麻黄、桂枝治温病，或以为麻黄、桂枝今时难用，或以为温病春用麻黄、桂枝须加黄芩，夏用麻黄、桂枝须加石膏，或于温病知用白虎、泻心、承气，而不敢用麻黄、桂枝、青龙者，但昧于所以然之故，温病与伤寒异治处总未洞晰。惟王氏《溯洄》著有伤寒立法考、温病热病说，其治法较若列眉，千年长夜，忽遇灯炬，何幸如之。惜其不知温病中于杂气，而于严寒中而不即病，至春夏变为温暑之谬说一样糊涂，以为证治与伤寒异，病原与伤寒同，而未免小视轻忽之也。刘氏《直格》以伤寒为杂病，以温病为大病，特制双解散、凉膈散、三黄石膏汤，为治温病主方，其见高出千古，[批：所以然之故，乃得于杂气也，自血分发出气分也。]深得长沙不传之秘。惜其不知温病中于杂气，而于伤寒末传阴证，温病从无阴证之治法，无所发明。庸工不能解其理，不善用其方，而猥以寒凉摈斥之也。诸家混淆不清，而二公亦千虑之失也。[批：王、刘二公，分辨温病与伤寒异治，是千古特识，但不知温病为杂气也。因此为辨明以补王、刘所未及，见得真，守得定，老吏断狱，铁案不移，二公当亦心折。二公惟不知温病为杂气，虽治分二门，其实不敢尽变叔和《序例》伏寒、暴寒之说，所以三黄石膏汤、双解散内仍用麻黄，披枝见根，溯流穷源，公于此乃点出金刚眼睛矣。本平脉篇中两次申明，不厌重复，正是婆心恳至处。]余于此道中，抱膝长吟，细玩《伤寒论·平脉篇》曰：清邪中上焦，浊邪中下焦，阴中于邪等语，始幡然顿悟曰：此非伤寒外感常气所有事，乃杂气由口鼻入三焦，怫郁内炽，温病之所由来也。因此以辨温病与伤寒异，辨治温病与治伤寒异，为大关键。故多采王、刘二公之论，并《缵论》《绪论》《温疫论》《尚论篇》，及诸前辈方论。但有一条一段不悖于是者，无不零星凑合，以发挥仲景伤寒温覆消散，温病刺穴泻热之意，或去其所太过，或补其所不及，或衍其所未畅，实多苦心云。

行邪伏邪辨

凡邪所客，有行邪，有伏邪，故治法有难有易，取效有迟有速。行邪如冬月正伤寒，风寒为病自外之内，有循经而传者，有越经而传者，有传一二经而止者，有传尽六经不罢者，有始终只在一经而不传者，有从阳经传阴经为热证者，亦有变为寒证者，有直中阴经为寒证者。正如行人经由某地，本无根蒂，因其漂浮之势，病形虽乱，若果在经，一汗而解；若果在胃，一下而愈；若果属寒，一于温补；若果传变无常，随经治之，有证可凭，药到便能获效。所谓得天地之常气，风寒外感，自气分传入血分者是也。先伏而后行者，温病也。无形无声者，难言矣。毒雾之来也无端，烟瘴之出也无时，湿热熏蒸之恶秽，无穷无数，兼以饿殍在野，胔骼之掩埋不厚，甚有死尸连床，魄汗之淋漓自充，遂使一切不正之气，升降流行于上下之间，人在气交中无可逃避。虽童男室女，以无漏之体，富贵丰亨，以幽闲之志，且不能不共相残染，而辛苦之人可知矣，而贫乏困顿之人又岂顾问哉！［批：杂气侵入，无论贫富强弱。说得淋漓洞快，令人目开心朗。］语云大兵之后，必有大荒，大荒之后，必有大疫，此天地之气数也，谁能外之。疵疠旱潦之灾，禽兽往往不免，而况人乎。所谓得天地之杂气，邪热内郁，由血分发出气分者是也。当其初病之时，不惟不能即疗其病，而病势日日加重，病家见病反增，即欲更医，医家不解其故，亦自惊疑，竟不知先时蕴蓄，邪微则病微，邪甚则病甚。病之轻重，非关于医，人之死生全赖药石。故谚有之曰：伤寒莫治头，劳病莫治尾。若果是伤寒，初受肌表，不过浮邪在经，一汗可解，何难之有，不知盖指温病而言也。要其所以难者，总因古今医家，积习相沿，俱以温病为伤寒，俱以伤寒方治温病，致令温魂疫魄含冤地下。诚能分晰明白，看成两样脉证，两样治法，识得常气杂气，表里寒热，再详气分血分，内外轻重，自迎刃而解，何至杀人耶。虽曰温病怪证奇出，如飙举蜂涌，势不可遏，其实不过专主上中下焦，毒火深重，非若伤寒外感，传变无常，用药且无多方，见效捷如影响，按法治之，自无殒命之理。至于死而复苏，病后调理，实实虚虚之间，用药却宜斟酌，妙算不能预定，几此但可为知者道也。若夫久病枯稿，酒色耗竭，耆老风烛，已入四损不可正治之条，又不可同年而语。

证候辨

或曰：子辨温病与伤寒，有云壤之别，今用白虎、泻心、承气、抵当，皆伤寒方也，既同其方，必同其证，子何言之异也？余曰：伤寒初起，必有感冒之因，冬月烈风严寒，虽属天地之常气，但人或单衣风露，或强力入水，或临风脱衣，或当檐沐浴，或道路冲寒，自觉肌肉栗起，即而四肢拘急，头痛发热，恶寒恶风，脉缓有汗为中风，脉紧无汗为伤寒，或失治，或误治，以致变证蜂起。温病初起，原无感冒之因，天地之杂气，无形无声，气交流行，由口鼻入三焦，人自不觉耳。不比风寒感人，一着即病，及其郁久而发也，忽觉凛凛，以后但热而不恶寒，或因饥饱劳碌，焦思气郁，触动其邪，是促其发也。不因所触，内之郁热自发者居多。伤寒之邪，自外传内；温病之邪，由内达外。伤寒多表证，初病发热头痛，末即口燥咽干；温病皆里证，一发即口燥咽干，未尝不发热头痛。伤寒外邪，一汗而解；温病伏邪，虽汗不解，病且加重。伤寒解以发汗，温病解以战汗。伤寒汗解在前，温病汗解在后。鲜薄荷连根捣，取自然汁服，能散一切风毒。伤寒投剂，可使立汗，温病下后，里清表透，不汗自愈，终有得汗而解者。伤寒感邪在经，以经传经；温病伏邪在内，内溢于经。伤寒感发甚暴，温病多有淹缠，三五七日忽然加重，亦有发之甚暴者。伤寒不传染于人，温病多传染于人。伤寒多感太阳，温病多起阳明。伤寒以发表为先，温病以清里为主。各有证候，种种不同。其所同者，伤寒温病皆致胃实，故用白虎、承气等方清热导滞，后一节治法亦无大异，不得谓里证同而表证亦同耳。

寒热为治病大纲领辨

客有过而问之者曰：闻子著《寒温条辨》，将发明伤寒乎，抑发明温病也？特念无论伤寒温病，未有不发于寒热者，先贤之治法，有以为热者，有以为寒者，有以为寒热之错出者，此为治病大纲领，盍为我条分而辩论焉。余曰：愿受教。客曰：《内经》云：热病者，伤寒之类也。人之伤于寒也，则为病热。未入于腑者，可汗而已；已入于腑者，可下而已。三阳三阴，五脏六腑皆受病，荣卫不行，脏腑不通，则死矣。又曰：其未满三日者，可汗而已；其满三日者，可下而已。[批：道常尽变，说尽古今病势人情。]《内经》直言伤寒为热，而不言其有寒，仲景《伤寒论》垂一百一十三方，用桂、附、人参者，八十有奇，仲景治法与《内经》不同，其故何也？余曰：上古之世，恬淡浑穆，精神内守，即有伤寒，一清热而痊可，此《内经》道其常也。世不古若，人非昔比，以病有浅深，则治有轻重，气禀日趋于浅薄，故有郁热而兼有虚寒，此仲景尽其变也。客又曰：伤寒以发表为第一义，然麻黄、桂枝、大青龙每苦于热而难用，轻用则有狂躁、斑黄、衄血、亡阳之失，致成热毒坏病，故河间自制双解散、凉膈散、三黄石膏汤。[批：双解、凉膈、三黄石膏、六一顺气、大柴胡五方，有治伤寒温病之不同处，观药方辨自知。解毒承气汤，即大承气汤合黄连解毒汤；加白僵蚕、蝉蜕，去栀、柏，即泻心承气汤；加瓜蒌、半夏，即陷胸承气汤。]若麻黄、桂枝、大青龙果不宜用，仲景何以列于一百一十三方之首乎？致使学者视仲景书，欲伏焉而不敢决，欲弃焉而莫之外。夫仲景为医家立法不桃之祖，而其方难用，其故何也？余曰：伤寒以病则寒，以时则寒，其用之固宜。若用于温病，诚不免狂躁、斑黄、衄血、亡阳之失矣。辛温发散之药，仲景盖为冬月触冒风寒之常气而发之伤寒设，不为感受天地疵疠旱潦之杂气而发之温病设，仲景治温病必别有方论，今不见者，其亡之也。叔和搜采仲景旧论之散落者以成书，功莫大矣。但惜其以自己之说，杂于仲景所言之中，使玉石不分耳。温病与伤寒异治处，惟刘河间、王安道，始倡其说，兼余屡验得凶厉大病，死生在数日间者，惟温病为然。而发于冬月之正伤寒者，百不一出，此河间所制双解、凉膈、三黄石膏，清泻内热之所以可用，而仲景麻黄、桂枝、大青龙，正发汗者之所以不可用也。盖冬月触冒风寒之常气而病。谓之伤寒；四时触受疵疠之杂气而病，谓之温病。由其根源之不一，故脉证不能相同，治法不可相混耳。[批：此段辨温病与伤寒之异，辨治温病与治伤寒之异，坦白明亮，毫不蒙混，而笔力足以达之。]客又曰：人有伤寒初病，直中三阴，其为寒证无疑矣。又有初病三阳，本是热证，传至三阴，里实可下，止该用承气、抵当，乃间有寒证可温可补，又用理中、四逆，其故何也？余曰：以初本是热证，或久病枯竭，或暴感风寒，或饮食生冷，或过为寒凉之药所攻伐，遂变成阴证，所云害热未已，寒证复起，始为热中，末传寒中是也。且人之虚而未甚者，胃气尚能与邪搏，而为实热之证。若虚之甚者，亡阳于外，亡阴于内，上而津脱，下而液脱，不能胜其邪之伤，因之下陷，而里寒之证作矣。[批：伤寒直中三阴是寒证，若本是热证，传至三阴热证变为寒证者，王、刘亦为言及，此足补之。〕热极生寒，其证多危，以气血之虚脱也。客又曰：寒热互乘，虚实错出，即闻命矣。子之治疗，果何以得其宜，条辨之说，可闻否乎？余曰：证治多端，难以言喻。伤寒自表传里，里证皆表证侵入于内也；温病由里达表，表证即里证浮越于外也。〔批："侵入""浮越"四字，令人咀嚼不尽。〕大抵病在表证，有可用麻黄、桂枝、葛根辛温发汗者，伤寒是也；有可用神解、清化、升降、芳香、辛凉、清热者，温病是也。在半表半里证，有可用小柴胡加减和解者，伤寒是也；有可用增损大柴胡、增损三黄石膏汤内外攻伐者，温病是也。在里证，有可用凉膈、承气咸寒攻伐者，温病与伤寒大略同。有可用理阴、补阴、温中、补中调之养之者，温病与伤寒大略同。但温病无阴证，宜温补者，即所云四损不可正治也。若夫伤寒直中三阴之真寒证，不过理中、四逆、附子、白通，一于温补之而已。至于四时交错，六气不节，以致霍乱、疟痢、吐泻、咳嗽、风温、暑温、湿温、秋温、冬温等病，感时行之气而变者，或热或寒，或寒热错出，又当观其何时何气，参酌伤寒温病之法，以意消息而治之。〔批：补出寒证治法，又补出时气病治法，何等致密！〕此方治之宜，大略如此。而变证之异，则有言不能传者，能知意在言表，则知所未言者矣。客又曰：子之治疗，诚无可易矣。第前辈诸名家，皆以为温暑之病本于伤寒而得之，而子独辨温病与伤寒根源异，治法异，行邪伏邪异，证候异，六经脉证异，并与时气之病异，得勿嫌于违古乎？余曰：吾人立法立言，特患不合于理，无济于世耳。果能有合于理，有济于世，虽违之庸何伤。客唯唯而退。因窾括其说曰：寒热为治病大纲领辨，尚祈临病之工，务须辨明的确，或为伤寒，或为温病，再谛审其或属热，或属寒，或属寒热错出，必洞悉于胸中，然后诊脉定方，断不可偏执己见，亦不可偏信一家之谬说，庶不至于差错也。

发表为第一关节辨

伤寒，冬月感冒风寒之常气而发之病名也。温病，四时触受天地疵疠旱潦之杂气而发之病名也。根源歧出，枝分派别，病态之异，判若霄壤。窃验得凶厉大病，死生人在数日间者，尽属温病，而发于正伤寒者，未尝多见。〔批：温病与伤寒异处，不厌重复言之，正是婆心恳切处，从此得解，是作书根本处。〕萧万舆《轩岐救正》曰：其值严冬得正伤寒者，二十年来，于千人中仅见两人，故伤寒实非大病，而温病方为大病也。从来伤寒诸籍，能辨温病与伤寒之异治者，止见刘河间、王安道两公，而病源之所以异处，亦未道出汁浆。余宗其说而阐发之，著为《寒温条辨》。若论里证，或清或攻，或消或补，后一节治法，温病与伤寒虽曰不同，亦无大异。惟初病解表前一节治法，大有天渊之别。〔批：前一节治法大异，此论发前人未发之奇。〕盖伤寒感冒风寒之常气，自外而传于内，又在冬月，非辛温之药，何以开腠理而逐寒邪？此麻黄、桂枝、大青龙之所以可用也。若温病得于天地之杂气，怫热在里，由内而达外，〔批：伤寒得于常气，温病得于杂气，本又可《温疫论》，王、刘亦未言及，论温病无外感，而内之郁热自发，以补王、刘所未及。论温病证有先见表而后见里者，以补王、刘所未及。]故不恶寒而作渴，此内之郁热为重，外感为轻，兼有无外感，而内之郁热自发者，又多发在春夏，若用辛温解表，是为抱薪投火，轻者必重，重者必死。惟用辛凉苦寒，如升降、双解之剂，以开导其里热，里热除而表证自解矣。亦有先见表证而后见里证者，盖怫热自内达外，热郁腠理之时，若不用辛凉解散，则热邪不得外泄，遂还里而成可攻之证，非如伤寒从表而传里也。病之轻者，神解散、清化汤之类；病之重者，芳香饮、加味凉膈散之类，如升降散、增损双解散，尤为对证之药。故伤寒不见里证，一发汗而外邪即解；温病虽有表证，一发汗而内邪愈炽。此麻黄、桂枝、大青龙，后人用以治伤寒，未有不生者，用以治温病，未有不死者。此前一节治法，所谓大有天渊之别也。[批：伤寒发汗，温病不发汗，此着治法高于常格，异处即在此。]举世不醒，误人甚众，故特表而出之，以告天下之治温病而等于伤寒者。又温病要得主脑，譬如温气充心，心经透出邪火，横行嫁祸，乘其瑕隙亏损之处，现出无穷怪状，令人无处下手，要其用药，只在泻心经之邪火为君，而余邪自退。每见人有肾元素虚，或适逢淫欲，一值温病暴发，邪陷下焦，气道不施，以致便闭腹胀，至夜发热，以导赤、五苓全然不效，一投升降、双解而小便如注。又一隅之亏，邪乘宿损，如头风痛，腰腿痛，心痛，腹痛，痰火喘嗽，吐血便血，崩带淋沥之类，皆可作如是观。大抵邪行如水，惟注者受之，一着温病，旧病必发，治法当先主温病，温邪退，而旧日之病不治自愈矣。不得主脑，徒治旧病，不惟无益，而坏病更烈于伤寒也。[批：此论发前人所未发，医家病家多为旧病所误。]若四损之人，又非一隅之亏者可比。伤寒要辨疑似，有如狂而似发狂者，有蓄血发黄而似湿热发黄者，有短气而似发喘者，有痞满而似结胸者，有并病而似合病者，有少阴发热而似太阳发热者，有太阳病脉沉而似少阴者太阳少阴俱是发热脉沉细，但以头痛为太阳，头不痛为少阴辨之，头绪多端，务须辨明，如法治疗。若得汗、吐、下合度，温、清、攻适宜，可收十全之功，不至传变而成坏病矣。[批：此篇论温病伤寒治法，各见精妙，而其文亦有笔有法，古致错落，忽止忽起，正如断岭连峰出没隐现，一望无际，仿佛张中丞后传。]《伤寒论》中，共计坏病八十有六，故伤寒本无多病，俱是辨证不明，错误所致。如太阳始病，当以汗解，如当汗不汗，则郁热内迫而传经；如发汗太过，则经虚风袭而成痉；如不当汗而汗，则迫血妄行而成衄。大便不可轻动，动早为犯禁。当汗误下，则引邪入里，而为结胸痞气，协热下利。当下误汗，则为亡阳，下厥上竭谵语。小便不可轻利，轻利为犯禁。盖自汗而渴，为湿热内盛，故宜利。如不当利而利，必耗膀胱津液而成燥血发狂；如当利不利，必就阳明燥火，而成蓄血发黄。[批：治伤寒大法，不过所云云者，妙在要认的证，才下的药，不然则纸上谈兵矣。]若夫内伤类伤寒者，用药一差，死生立判。盖内伤头痛，时痛时止；外感头痛，日夜不休。内伤之虚火上炎，时时闹热，但时发时止，而夜甚于昼；外感之发热，非传里则昼夜无休息。凡若此等，俱要明辨于胸中，然后察色辨声，详证诊脉，再定方制剂，庶不至误伤人命耳。[批：补出内伤类伤寒来，治法与伤寒自是不同。]

温病非时行之气辨

春温，夏暑，秋凉，冬寒，此四时错行之序，即非其时有其气，亦属天地之常，而杂气非其类也。杂气者，非温非暑，非凉非寒，乃天地间另一种疵疠旱潦之毒气，多起于兵荒之岁，乐岁亦有之。在方隅有盛衰，在四季有多寡，此温病之所由来也。叔和《序例》有云：春应温而反大寒，夏应暑而反大凉，秋应凉而反大热，冬应寒而反大温，非其时有其气，一岁之中，长幼之病多相似者，此则时行之气也。栗山曰：余读《绪论》，冬月温气乘虚入里，遂至合病，而悟冬温与风温、暑温、湿温、秋温，并疟痢、咳呕、霍乱等证，皆时行之气病也。正如叔和所云，而杂气非其种耳，与温病何干。观于此言，嘴里说的是时气，心里却当作温病，由是而天下后世之言温病者，胥准诸此，而温病之实失焉矣，而时气病之实亦失焉矣。总缘人不知疵疠旱潦之杂气而为温病，抑不知时行之气，宜热而冷，宜冷而热，虽损益于其间，及其所感之病，岂能外乎四时之本气？［批：伤寒温病时气，方书皆混而一之，得此辨别明白，自可免入错误，此后人发前人未到之处者也。］假令春分后，天气应暖，偶因风雨交集，不能温暖而反大寒，所感之病，轻为感冒，重为伤寒。但春寒之气，终不若隆冬杀厉之气，投剂不无轻重之分，此为应至而不至。如秋分后，适多风雨，暴寒之气先至，所感之病，大约与春寒仿佛，深秋之寒，亦不若隆冬杀厉之气为重，此为未应至而至。即冬月严寒倍常，是为至而太过，所感乃真伤寒耳。［批：可知伤寒亦时气之一耳，与温病原非一种。］设温暖倍常，是为至而不及，所感伤寒多合病并病耳，即冬温也。假令夏月，时多风雨，炎威少息，为至而不及，时多亢旱，烁石流金，为至而太过。不及亦病，太过亦病，一时霍乱吐泻，疟痢咳嗽等项，不过因暑温而已。又若春秋俱行夏令，天地暴烈，人感受之，内外大热，舌苔口裂，腹胁胀满，头痛身痛，状类伤寒而实非伤寒，状类温病而实非温病，此即诸家所谓风温、暑温、湿温、秋温是也。按：此四证，乃时行之气所发，与温病根源不同，而怫热自内达外，与温病证治相同。余每以温病十五方，时其轻重而施之屡效。盖能涤天地疵疠之气，即能化四时不节之气，古人云：方贵明其所以然者，即此也。与冬温差近。按冬温，即伤寒合病、并病也。先解表而后攻里，以外来风寒故也，与四证不同，须明辨之。凡此四时不节之时气病，即风寒暑湿燥火之六气病，所感终不离其本源。正叔和序例所云云者是也，于杂气所中之温病终何与焉？误以温病为时气病者，又宁不涣然冰释哉。［批：将一切时气病说得明白坦亮，与温病毫无干涉，令人目开心明。］

按：《内经》云：冬伤于寒，春必病温。谓春必病热也，非温病也。霜降后雨水前，风送寒来，寒随风入，伤寒即冬之时气也。又云：春伤于风，夏生飧泄，即春之时气也。夏伤于暑，秋必痎疟，即夏之时气也。［批：何等平易，何等切当，岂无春夏秋冬受伤当时即发者乎？不可执泥。伤非藏于肌肤可知。］秋伤于湿，湿土也，土生金则燥。冬生咳嗽，即秋之时气也。知此便知温病非时气，是乃天地之杂气病也，后人多为叔和所误。

又按：喻氏谓仲景独伤寒一门立法，乃四序主病之大纲也。春夏秋三时虽不同，其外感则一，自可取伤寒之方错综用之。此亦臆断，非确论也。所伤风暑湿燥，飧泄、疟痢、咳嗽，亦能杀人，何必定以冬寒为大纲，于三时不立法乎。至于包含万有，百病千方不能出其范围，自是别具只眼。[批：说的定。]

又按：春伤风，夏伤暑，秋伤湿，冬伤寒，是人感节气之变，虚损家多为所伤也，随感随病者固多，过时而病或亦有之。若中严寒杀厉之气，即至壮之人亦必病，难言过时发矣。诸家注释四伤，皆推求太过，但只平易说去，则经旨自明，而无穿凿之患。

温病是杂气非六气辨

日月星辰，天之有象可观；水火土石，地之有形可求；昆虫草木，动植之物可见；寒暑风湿，四时之气往来可觉。至于山岚瘴气，岭南毒雾，兵凶旱潦熏蒸，咸得地之浊气，犹或可察，而惟天地之杂气，种种不一，亦犹天之有日月星辰，地之有水火土石，气交之有寒暑风湿，动植之有昆虫草木也。昆虫有龙蛇猛兽，草木有桂附巴豆，星辰有罗计荧惑，土石有雄硫硇信，万物各有善恶，杂气亦各有优劣也。第无声无形，不睹不闻，其来也无时，其着也无方，感则一时不觉，久则蓄而能通。众人有触之者，各随其气而为诸病焉。或时众人发颐，或时众人头面浮肿，俗名大头瘟是也；或时众人咽痛声哑，或时众人颈筋胀大，俗名虾蟆瘟是也；或时众人吐泻腹痛，或时众人斑疹疔瘅，或时众人呕血暴下，俗名搅肠瘟、瓜瓢瘟是也；或时众人瘿核红肿，俗名疙瘩瘟是也；或时众人痿痹足重，俗名软脚瘟是也。大抵病偏于一方，延门合户，当时适有某气专入某脏腑，某经络专发为某病，故众人之病相同，不关人之强弱，血气之盛衰。又不可以年岁四时为拘，[批：情理宛然。]是知气之所来无时也。或发于城市，或发于村落，他处安然无有，是知气之所着无方也。虽有多寡轻重不同，其实无处不有，[批：温病本杂气，在六气外，来无时，着无方，此论发千古未发之奇，启后人无穷之智，业医者大宜留心。]如瓜瓢温、疙瘩温，缓者三二日死，急者朝发夕死，在诸温中为最重者，幸而几百年来罕有之病，不可以常时并论也。至于肿头发颐，喉痹咽肿，项强反张，流火丹毒，目赤斑疹，腹痛呕泻，头痛身痛，骨痿筋搐，登高弃衣，谵语狂叫，不识人之类，其时村市中偶有一二人患此，考其证，甚合某年某处众人所患之病，纤悉皆同，治法无二，此即当年之杂气，但目今所钟不厚，所患者稀少耳，此又不可以众人无有，断为非杂气也。况杂气为病最多，然举世皆误认为六气。[批：杂气为病甚于六气，以补河间《原病式》所未及。]假如误认为风者，如大麻风、鹤膝风、历节风、老幼中风、痛风、厉风、痫风之类，概作风治，未尝一验，实非风也，亦杂气之一耳。误认为火者，如疔疮发背，痈疽毒气流注，目赤瘴翳，以及斑疹之类，概作火治，未尝一验，实非火也，亦杂气之一耳。误认为暑者，如疟痢吐泻，霍乱转筋，暴注腹痛，以及昏迷闷乱之类，概作暑治，未尝一验，实非暑也，亦杂气之一耳。至误认为湿燥寒病，可以类推。又有一切无名暴病，顷刻即亡，无因而生，无识乡愚认为鬼祟，并皆杂气所成，从古未闻者何也？盖因来而不知，着而不觉，人惟向风寒暑湿燥火所见之气求之，而不索之于无声无形，不睹不闻之中，推察既已错认病源，处方未免误投药饵。《大易》所谓，或系之牛，行人之得，邑人之灾也。刘河间作《原病式》，百病皆原于风寒暑湿燥火六气，殊不知杂气为病更有甚于六气者。盖六气有限，现在可测；杂气无穷，茫然不可测也。专务六气，不言杂气，乌能包括天下之病欤。此吴又可杂气论也，余订正之，更其名曰：温病是杂气非六气辨。

杂气所伤不同辨

夫所谓杂气，虽曰天地之气，实由方土之气也。盖其气从地而起，有是气即有是病，譬如天地生万物，亦由方土之产也。但植物借雨露而滋生，动物赖饮食而颐养，盖先有是气，然后有是物，推而广之，有无限之气，因有无限之物也。[批：杂气为害甚于六气，观物益知人矣。人特习而不察耳，至其沉潜理窟，如话家常，又非浅学所能道。]但二五之精未免生克制化，是以万物各有宜忌，宜者益而忌者损，损者制也。故万物各有所制，如猫制鼠，鼠制象之类。既知以物制物，即知以气制物矣。以气制物者，如蟹得雾则死，枣得雾则枯之类，此有形之气，动植之物皆为所制也。至于无形之气，偏中于动者，如猪瘟、羊瘟、牛马瘟，岂但人瘟而已哉。然猪病而羊不病，牛病而马不病，人病而禽兽不病，究其所伤不同，因其气各异也，知其气各异，故谓之杂气。夫物者气之化也，气者物之变也。物即是气，气即是物，知气可以制物，则知物之可以制气矣。夫物之可以制气者，药物也，如蜒蚰解蜈蚣之毒，山甲补蚁瘘之溃，此受物气之为病，是以物之气制物之气，犹或可测，至于受无形之杂气为病，莫知何物之能制矣。惟其不知何物之能制，故勉用汗、吐、下、和四法以决之耳。噫！果知以物制气，一病止用一药，又何烦用四法，君臣佐使，品味加减，分两轻重之劳，并用方投证不投证，见效不见效，生死反掌之苦哉。

杂气有盛衰辨

凶年温病盛行，所患者众，最能传染，人皆惊恐，呼为瘟疫。盖杂气所钟者盛也，以故鸡瘟死鸡，猪瘟死猪，牛马瘟死牛马，推之于人，何独不然。所以兵荒饥馑之岁，民多夭札，物皆疵疠。大抵春夏之交为甚，盖温暑湿热之气交结互蒸，人在其中，无隙可避，病者当之，魄汗淋漓，一人病气，足充一室，况于连床并榻，沿门合境，共酿之气，益以出户尸虫，载道腐塹，燔柴掩席，委壑投崖，种种恶秽，上溷空明清净之气，下败水土污浊之气，人受之者，亲上亲下，病从其类。[批：经云清邪中上焦，浊邪中下焦，即亲上亲下，病从其类，二语可征矣。所谓读书有得者是也，岂伤寒外感表证所可同哉。]如世所称大头瘟，头面腮颐，肿如瓜瓠者是也；加味凉膈散。所称虾蟆瘟，喉痹失音，颈筋胀大者是也；增损双解散。所称瓜瓤瘟，胸高胁起，呕汁如血者是也；加味凉膈散。所称疙瘩瘟，遍身红肿，发块如瘤者是也；增损双解散，玉枢丹外敷。所称绞肠瘟，腹鸣干呕，水泄不通者是也；增损双解散。所称软脚瘟，便清泻白，足重难移者是也。增损双解散、升降散皆可。[批：升降散，温病主方也，此六证可参用。] 其邪热伏郁三焦，由血分发出气分，虽有表证，实无表邪，与正伤寒外感之表证全无干涉，人自不察耳。必分温病与瘟疫为两病，真属不通。盖丰年闾里所患者不过几人，且不传染，并不知为温病，以致往往误事。盖杂气所钟者微也。余自辛未历验，今三十余年，伤寒仅四人，温病不胜屈指。乐岁之脉证，与凶荒盛行之年纤悉无异，至用药取效，毫无差别。轻则清之，重则泻之，各行所利，未有不中病者。若认为伤寒时气，误投发散，为祸不浅，误投温补，更成痼疾。[批：此两误，业医者更宜留心。] 所以陈良佐曰：凡发表温中之药，一概禁用。此尤不可不辨也。

温病瘟疫之讹辨

《伤寒论》曰：凡治温病，可刺五十九穴。只言温病，未有所谓瘟疫也。后人省"氵"加"疒"为"瘟"，即"温"字也。省"彳"加"疒"为"疫"，即"役"字也。又如"病证"之"证"，后人省"登"加"正"为"证"，后又省"言"加"疒"为"症"，即"证"字也。古文并无"瘟"字、"疫"字、"证"字、"症"字，皆后人之变易耳。不可因变易其文，遂以温病瘟疫为两病。序例以冬之伏寒，至春变为温病，至夏变为暑病。又以冬时有非节之暖，名为瘟疫，春分后，秋分前，天有暴寒者，名为寒疫病热云云。其后《活人书》以冬伤于寒，因暑而发为热病，若三月至夏为晚发伤寒。又以非其时有其气，责邪在四时专令之脏，名为春温、夏温、秋温、冬温。云岐子以伤寒汗下过经不愈，如见太阳证，头痛发热恶寒，名为太阳温病；见阳明证，目痛鼻干不眠，名为阳明温病；见少阳证，胸胁痛，寒热呕而口苦，名为少阳温病；见三阴证，名为三阴温病云云。[批：自叔和伏寒、暴寒之论定，而后世诸家循沿旧闻，喻氏谓一盲引众盲，相将入火坑，其是之谓欤。] 又以发斑，名为温毒。汪氏以春之温病有三种，有冬伤于寒，至春变为温病者；有温病未已，再遇温气而为瘟疫者；有重感温气，相杂而为温毒者；又以不因冬伤于寒，不因更遇温气，只于春时感春温之气而病，可名春温云云。诸如此类，叙温者络绎不绝，议温者纷纭各异，其凭空附会，重出叠见，不惟胶柱鼓瑟，且又罪及无辜。果尔，则当异证异脉，不然，何以知受病之原不一也。设使脉证大相悬殊，又当另立方论治法，然则脉证何异，方论治法又何立哉。所谓枝节愈繁而意愈乱，学者不免有多歧之惑矣。[批：见得真，说得透，放得倒。] 夫温者热之始，热者温之终，故夏曰热病，而春曰温病也。因其恶厉，故名为疫疠。终有得汗而解者，故又名为汗病。俗名为瘟疫者，盖疫者役也，如徭役之役，以其延门合户，众人均等之谓也，非两病也。此外，又有风温、暑温、湿温、秋温、冬温之名，明明皆四序不节，所谓非其时有其气，乃风火暑湿燥寒之邪，天地之常气为病也，于温病何相干涉。总缘人不知天地间，另为一种疵疠旱潦之杂气而为温病，俗名杂疾是也。[批：此句凡三见，非重出也，正是大声连呼，唤醒世人处。] 诸家愈说愈凿，无所不至矣。噫！毫厘千里之谬，一唱百和之失，千古同悲。余故不辞固陋，详为论辨，以就正于知物君子。《温疫论》曰：温病本于杂气，四时皆有，春夏较多，常年不断，不比凶年之盛且甚耳。《序例》《活人》、汪氏，悉属支离，正如头上安头，伏寒异气，原非温病根源。云岐子则又指鹿为马，并不知伤寒温病原是两途，未有始伤寒而终温病者？若是温病，自内达外，何有传经？若果传经，自是伤寒由外之内，而非温病也。又曰：温病初起，杂气热郁腠理，亦发热恶寒，状类伤寒，后但热而不恶寒也，其脉不浮不沉，中按洪长滑数，甚则沉伏，昼夜发热，日晡益甚，虽有发热恶寒，头痛身痛等证，而怫热在里，浮越于外，不可认为伤寒表证，辄用麻黄、葛根之类强发其汗，其邪原不在经，汗之反增狂躁，热亦不减，此温病之所以异于伤寒也。

按：又可《温疫论》以温病本于杂气，彻底澄清，看得与伤寒判若云泥，诸名公学不逮此，真足启后人无穷智慧。独惜泥于邪在膜原半表半里，而创为表证九传之说，前后不答，自相矛盾，未免白圭之玷，然不得因此而遂弃之也，余多择而从之。

四损不可正治辨

凡人大劳大欲，及大病久病，或老人枯槁，气血两虚，阴阳并竭，名曰四损。真气不足者，气不足以息，言不足以听，或欲言而不能，感邪虽重，反无胀满痞塞之证；真血不足者，通身萎黄，两唇刮白，素或吐血、衄血、便血，或崩漏产后失血过多，感邪虽重，面目反没赤色；真阳不足者，或厥逆，或下利，肢体畏寒，口鼻气冷，感邪虽重，反无燥渴谵妄之状；真阴不足者，肌肤甲错，五液干枯，感邪虽重，应汗不汗，应厥不厥，辨之不明，伤寒误汗，温病误下，以致津液愈为枯涸，邪气滞涩，不能转输也。凡遇此等，不可以常法正治，当从其损而调之。调之不愈者，稍以常法正治之，正治不愈者，损之至也。一损二损尚可救援，三损四损神工亦无施矣。

按：病有纯虚纯实，非清则补，有何乘除？设有既虚且实者，清补间用，当详孰先孰后，从少从多，可缓可急，才见医家本领。余丙子在亳，生员张琴斯正，年过六旬，素多郁结，有吐血证，岁三五犯，不以为事也。四月间，忽而发热头痛身痛，不恶寒而作渴，乃温病也。至第二日，吐血倍常，更觉眩晕，大热神昏，手足战掉，咽喉不利，饮食不进。病家医家但见吐血，便以发热眩晕神昏为阴虚，头痛身痛战掉为血虚，非大补不可救，不察未吐血前已有发热作渴，头痛身痛之证也。余曰：旧病因温病发，血脱为虚，邪热为实，是虚中有实证也，不可纯补。余用炙甘草汤去桂枝，加归、芍、熟地黄、五味、犀、丹、僵蚕、蝉蜕，二服血已不吐，诸证减去七分，举家归功于参，均欲速进，余禁之竟不能止，又进一服，遂觉烦热顿作，胸腹痞闷，遍体不舒，终夜不寐，时作谵语。余曰：诸证皆减，初补之功也。此乃本气空虚，以实填虚，不与邪博，所余三分之热，乃实邪也。再补则以实填实，邪气转炽，故变证蜂起，遂与升降散作丸服，微利之而愈。后因劳复，以参柴三白汤治之而愈。后又食复，以栀子厚朴汤加神曲六钱而愈。引而申之，触类而长之，可以应无穷之变矣。

六经证治辨

凡伤寒足太阳膀胱经，从头顶贯腰脊，故头痛项强，发热恶寒。然风寒常相因，寒则伤荣，头痛恶寒，脉浮紧无汗，麻黄汤主之。开发腠理以散寒，得汗而愈。风则伤卫，头痛恶风，脉浮缓有汗，桂枝汤主之。充塞腠理以散风，汗止而愈。若风寒并受，荣卫俱伤，大青龙汤主之。此三方者，冬月天寒腠密，非辛温不能发散，故宜用也。若夫春夏之温病，其杂气从口鼻而入，伏郁中焦，流布上下，一发则炎热炽盛，表里枯涸，其阴气不荣，断不能汗，亦不可汗，宜以辛凉苦寒清泻为妙。轻则清之，神解、清化、芳香之类；重则下之，增损双解、加味凉膈、升降之类，消息治之。伤寒汗后热不退，此阴阳交而魂魄离也，证亦危矣。其势稍缓者，宜更汗之。若反剧烦躁者，必有夹食夹痰，或兼有宿病，当寻其源而治之。若发热烦躁，小便不利，为热入膀胱之本，五苓散主之。温病清后，热不退，脉洪滑数，或沉伏，表里皆实，谵妄狂越，此热在三焦也，加味六一顺气汤、解毒承气汤大下之。伤寒传至阳明，则身热目痛，鼻干不得卧，葛根汤。表里俱盛，口渴引饮，脉洪大，白虎汤。此在经之热也。传至少阳，为半表半里之经，往来寒热，胁满口苦而呕，默默不欲食，小柴胡汤加减和之。过此不解，则入阳明之腑。表证悉罢，名为传里，潮热谵语，唇焦舌燥，大便秘，脉沉实长洪，如痞满燥实四证皆具，大承气汤主之。但见满燥实三症，邪在中焦，调胃承气汤，不用枳、朴，恐伤上焦之气。但见痞满二证，邪在上焦，不用芒硝，恐伤下焦之血也。小腹急，大便黑，小便自利，喜忘如狂，蓄血也，桃仁承气汤、代抵当汤丸。湿热发黄，但头汗出，茵陈蒿汤。伤寒下后热不退，胸中坚满不消，脉尚数实者，此为下未尽，或下后一二日复发热喘满者，并可用大柴胡汤，或六一顺气汤复下之。若下后仍不解，宜详虚实论治。如脉虚人弱，发热口干舌燥，不可更下，小柴胡汤、参胡三白汤和之。温病下后厥不回，热仍盛而不退者，危证也。如脉虚人弱，不可更下，黄连解毒汤、玉女煎清之。不能不下，黄龙汤主之。若停积已尽，邪热愈盛，脉微气微，法无可生，至此下之死，不下亦死，用大复苏饮，清补兼施，宜散蓄热，脉气渐复，或有得生者。《医贯》以六味地黄丸料，大剂煎饮，以滋真阴，此亦有理。若伤寒腹满而嗌干，则知病在太阴也。口燥咽干而渴，则知病在少阴也。烦满囊缩而厥，则知病在厥阴也。邪到三阴，脉多见沉，倘沉而有力，此从三阳传于三阴，热证也。外虽有厥逆，自利欲寝，舌卷囊缩等证，正所云阳极发厥，止该清之下之，自是桂枝加大黄，承气，六一一派。[批：六一者，六一顺气汤也。加僵蚕、蝉蜕、黄连，即加味六一顺气汤也。]若本是阳证，因汗下太过，阳气已脱，遂转为阴证。夫邪在三阳，其虚未甚，胃气尚能与邪搏而为实热之证。邪到三阴，久而生变，其虚之甚也，气血津液俱亡，不能胜其邪之伤，因之下陷，而里寒之证作矣。此热变为寒之至理。脉必沉而无力，证见四肢厥逆，心悸惕眴，腹痛吐利，畏寒战栗，引衣蜷卧，急宜温之补之。阳虚者附子、四逆，阴虚者理阴、补阴。伤寒多有此证治，温病无阴证，热变为寒，百不一出，此辨温病与伤寒六经证治异治之要诀也。[批：伤寒温病治法各别，层叠不乱，足见精密，然运用之妙存乎一心耳。]盖伤寒之邪，风寒外感，始中太阳者十八九。温病之邪，直行中道，初起阳明者十八九。信乎治疗之宜早，而发表清里之宜谛当也。倘审之不谛，而误治之，即成坏病矣。

坏病辨

坏病者，非本来坏病，医坏之也。谓伤寒不当汗而汗，不当下而下，或汗下太早，或汗下太迟，或汗下无力不及于病，或汗下过度虚其正气。如误汗则有亡阳衄血，斑黄谵语，惊惕眩冒；误下则有烦躁呕泻，结胸痞气，下厥上竭等证是也。《伤寒论》曰：太阳病，已发汗，若吐，若下，若温针，仍不解者，此为坏病，桂枝不中与也。观其脉证，知犯何逆，随证治之。又曰：若已发汗，吐下，温针，谵语，柴胡证罢，此为坏病。观其脉证，知犯何逆，以法治之。前一段桂枝不中与，谓表证已罢，邪已传变。后一段柴胡证罢，谓半表半里之证已罢，邪入更深。仲景"随证治之"一语，语活而义广。以视王、韩诸公专主温补者，为尽善也。若温病一坏，势虽烈于伤寒，果随证治之，亦有得生者，但不可卤莽灭裂耳。又温病怫热内郁，断无传经之理。伤寒则以七日为一候，其有二候三候不解者，病邪多在三阳经留恋。仲景《伤寒论》原本《内经·热论》一篇，并无过经再经明文，惟有七日太阳病衰，头痛少愈；八日阳明病衰，身热少歇；九日少阳病衰，耳聋微闻；十日太阴病衰，腹减如故；十一日少阴病衰，渴止舌润而嚏；十二日厥阴病衰，囊纵少腹微下，大气皆去，病人之精神顿爽矣。玩本文六衰字，语意最妙。盖谓初感之邪，至七日及十余日尚未尽衰，则可或汗吐下，错误以致邪气愈炽，则可自当依坏病例治之。岂有厥阴交尽于里，再出而传太阳之事哉？试质之高明。

两感辨

表里俱病，阴阳并传，谓之两感，乃邪热亢极之证。冬月正伤寒，病两感者亦少。一部《伤寒论》仅见麻黄附子细辛汤一证，有太阳之发热，故用麻黄，有少阴之脉沉，故用附子、细辛，发表温里并用，此长沙正伤寒，太阳少阴之两感治法也。《内经》曰：一日头痛发热恶寒，口干而渴，太阳与少阴俱病。即此而推，阳明与太阴两感，自当以阳明太阴二经之药合而治之。《内经》曰：二日身热目痛，鼻干不眠，腹满不食，阳明与太阴俱病。少阳与厥阴两感，自当以少阳厥阴二经之药合而治之。《内经》曰：三日耳聋胁痛，寒热而呕，烦满囊缩而厥，水浆不入，少阳与厥阴俱病。病有外内，药有标本，斟酌合法，未必如《内经》所云必死也。惟温病两感最多。盖伤寒两感，外感之两感也；温病两感，内伤之两感也。栗山曰：余读景岳书得钱氏论，而悟伤寒温病两感，一感于外，一伤于内，确切不易也。[批：伤寒两感属外感，温病两感属内伤，此论精切的当，发从来所未有。]伤寒得于常气，受病在经络，如前注《内经》所云云者是也。温病得于杂气，受病在脏腑，钱氏曰：邪气先溃于脏，继伤于腑，纵情肆欲，即少阴与太阳两感；劳倦竭力，饮食不调，即太阴与阳明两感；七情不慎，疲筋败血，即厥阴与少阳两感。按：钱氏虽未说出温病，实温病确论也。从此分辨温病与伤寒异处，自了然矣。[批：注解谛当。]此所以内之郁热为重，外感为轻，甚有无外感而内之郁热自发者，不知凡几。河间特制双解散、三黄石膏汤，为两解温病表里热毒之神方，即以补长沙"凡治温病，可刺五十九穴"

之泻法也。《缵论》谓河间以伤寒为杂病，温病为大病，其见高出千古，深得长沙不传之秘，知言哉。余观张、刘二公用方，正以辨温病与伤寒两感异治之要诀也。祖长沙，继河间，以著书立说者，何啻汗牛充栋，未见有方论及此者，间或有之，亦挂一漏百，有头无尾。余纠合前贤，广采众论，于散遗零星中凑集而畅发之，而分晰之，务使温病脉证不致混入伤寒病中，温病治法不致混入伤寒方中。后有识者，或不以余言为谬云。[批：扫除一切，省悟一切。]乾隆乙亥、丙子、丁丑、戊寅，吾邑连岁饥馑，杂气遍野，温病盛行，余推广河间用双解、三黄之意，因定升降散、神解散、清化汤、芳香饮、大小复苏饮、大小清凉散、加味凉膈散、加味六一顺气汤、增损大柴胡汤、增损普济消毒饮、解毒承气汤，并双解、三黄亦为增损，共合十五方。地龙汤亦要药也。出入损益，随手辄应，四年中全活甚众，有合河间心法，读《缵论》不禁击节称赏不置也。地龙汤，即蚯蚓捣烂，入新汲水，搅净浮油，饮清汁，治温病大热诸证。

伤寒合病并病辨

凡伤寒合病，两经三经齐病，病之不传者也。并病者，先见一经病，一二日又加一经病，前证不罢两经俱病也。若先见一经病，更变他证者，又为传经矣。夫三阳合病，必互相下利。[批：《伤寒论》合病止三证。]如太阳与少阳合病，脉浮而弦，自下利者，黄芩汤。太阳与阳明合病，脉浮而长，自下利者，葛根汤；喘而胸满者，不可下，麻黄汤；若心下满，腹痛，宜下之，调胃承气汤。阳明与少阳合病，脉弦而长，必下利，其脉不负者，顺也，小柴胡汤加葛根、白芍。若脉不长而独弦，利不止，不食者，名曰负，负者失也，土败木贼则死也。若脉兼滑而数者，有宿食也，宜大承气汤，急从下夺，乃为解围之善着。若脉不滑数而迟弱，方虑土败垂亡。尚敢下之乎？宜小柴胡汤合痛泻要方，或可救之。太阳与阳明并病，太阳未罢，面色缘缘正赤，或烦躁者，桂枝麻黄各半汤。若太阳已罢，潮热大便实，手足濈濈汗出，此内实也，调胃承气汤。若脉弦而长，口苦胸满，壮热者，小柴胡汤加葛根、白芍。若脉弦洪大，热盛舌燥，口渴饮水者，小柴胡汤合白虎。若太阳与少阳并病，头项强痛，眩冒，如结胸状，心下痞硬，当刺大椎第一间、肺俞、肝俞。刺大椎，泻手足三阳经也。刺肺俞，使肺气下行，而膀胱之气化出也。刺肝俞，所以泻胆邪也。不善刺者，宜小柴胡汤加瓜蒌、黄连、枳实、桔梗，或柴苓汤，慎不可下。若下之，便成结胸痞气，下利不止等证。[批：《伤寒论》并病止二证。]凡三阳合病，身重腹满，难以转侧，口不仁，面垢，谵语，遗尿，自汗者，白虎汤。若一发汗，则津液内伤，谵语益甚。若一下之，则阳邪内陷，手足厥冷，热不得越，故额上汗出也。惟有白虎汤主解热而不碍表里，在所宜用耳。大抵治法，某经同病，必以某经之药合而治之，如人参败毒散、冲和汤，乃三阳经药。麻黄汤、桂枝汤、大青龙汤，乃太阳经药；葛根汤、白虎汤，乃阳明经药；小柴胡汤，乃少阳经药。凡太阳经未罢，当先解表。若表已解，而内不瘥，大满大实，方可用承气等汤攻之也。按：今伤寒多合病、并病，未见单经挨次相传者，亦未见表证悉罢止存里证者，况多温病，乌能依经如式而方治相符乎？

《绪论》曰：伤寒合病，多由冬月过温，少阴不藏，温病乘虚入里，然后更感寒邪，闭郁于外，寒热错杂，遂至合病。其邪内攻，必自下利，不下利即上呕，邪气之充斥奔迫，从可识矣。必先解表，后清里。其伤寒合病，仲景自有桂枝加葛根汤、葛根加半夏汤、葛根汤、麻黄汤等治法，观仲景治例可见矣。余谓冬月温气乘虚入里，虽曰非其时有其气，到底是天地常气，所以伤寒合病名曰冬温，即此而推，所谓风温、暑温、湿温、秋温亦皆时气也，与温病杂气所得根源不同。

按：伤寒感冒风寒常气，自表传里，故多循序而传，而合病并病为极少。温病因杂气怫热，自里达表，或饥饱劳碌，或忧思气郁，触动其邪，故暴发竞起，而合病并病为极多，甚有全无所触，止是内郁之热，久则自然蒸动。《绪论》之邪气充斥奔迫六字，可为伤寒合病并病传神，并可为温病传神。故温病但见太阳少阳证，即可用增损大柴胡汤。但见三阳证，即可用加味凉膈散。伤寒见太阳少阳合病，必俟邪热渐次入里，方可用黄芩汤。见三阳合病，必有身重腹满，谵语自汗，方可用白虎汤，又何论大柴胡、凉膈散乎。太阳阳明并病，在伤寒自是麻黄、葛根之类，盖伤寒但有表证，非汗不解也，在温病自是神解、升降、增损双解之类，不可发汗，里气清而表气自透，汗自解矣。太阳少阳并病，在伤寒小柴胡汤加减治之；在温病增损大柴胡汤。此辨温病与伤寒，合病并病异治之要诀也。[批：此段议论开扩万古心胸，推倒一世豪杰，令长沙见之当亦无异说矣。]

温病大头六证辨

大头者，天行疵疠之杂气，人感受之，壅遏上焦，直犯清道，发之为大头瘟也。世皆谓风寒闭塞而成，是不知病之来历者也。若头颠脑后项下，及耳后赤肿者，此邪毒内蕴，发越于太阳也；鼻两目，并额上面部，燉赤而肿者，此邪毒内蕴，发越于阳明也；耳上下前后，并头角赤肿者，此邪毒内蕴，发越于少阳也。其与喉痹项肿，颈筋胀大，俗名虾蟆瘟，正《经》论所云"清邪中上焦"是也。如绞肠瘟吐泻湫痛，软脚瘟骨痿足重，正《经》论所云"浊邪中下焦"是也。如瓜瓤瘟胸高呕血，疙瘩瘟红肿发块，正《经》论所云"阴中于邪"是也。古方用白僵蚕二两，酒炒，全蝉蜕一两，广姜黄去皮，三钱，川大黄生，四两，为末，以冷黄酒一盅，蜜五钱，调服三钱，六证并主之。能吐能下，或下后汗出，有升清降浊之义，因名升降散，较普济消毒饮为尤胜。外用马齿苋，入麦曲并醋少许，捣，敷肿硬处甚妙。夫此六证，乃温病中之最重且凶者，正伤寒无此证候，故特揭出言之，其余大概相若。七十余条，俱从伤寒内辨而治之，正以明温病之所以异于伤寒也，正以明伤寒方不可以治温病也。知此则不至误伤人命耳。

喻氏曰：叔和每序伤寒，必插入异气，欲鸣己得也。及序异气，则借意《难经》，自作聪明，漫拟四温，疑鬼疑神，驳成妖妄。世医每奉叔和《序例》如箴铭，一字不敢辨别，故有晋以后之谈温者，皆伪学也。栗山独取经论《平脉篇》一段，定为温病所从出之原，条分缕析，别显明微，辨得与伤寒各为一家，毫无蒙混，不为叔和惑煽，直可追宗长沙矣。畏斋先生识。

阳　证

凡治伤寒温病，最要辨明阴阳。若阴阳莫辨，则寒热紊乱，而曰不误于人者，未之有也。如发热恶寒，头痛身痛，目痛鼻干，不眠，胁痛，寒热而呕，潮热谵语，詈骂不认亲疏，面红光彩，唇燥舌黄，胸腹满痛，能饮冷水，身轻易动，常欲开目见人，喜言语声响亮，口鼻之气往来自如，小便或黄或赤，或溷浊或短数，大便或燥秘或胶闭，或挟热下利，或热结旁流，手足自温暖，爪甲自红活，此阳证之大略也。伤寒阳证，有表有里，随证治之，方论详后，用宜分清；温病阳证，有表证无表邪，一于清热导滞而已。尤要辨明是伤寒是温病，断不可溷而一之。伤寒得天地之常气，由气分传入血分；温病得天地之杂气，由血分发出气分。[批：伤寒温病是紧要关隘，先要分清路分。]但其中证候相参，从来混淆，倘分别一有不清，则用药死生立判矣。今人不辨寒温，好用热药，而不知凉药之妙且难也。

阴　证

凡伤寒末传寒中而为阴证，与阴寒直中三阴而为阴证，或恶寒战栗，面时青黑，或虚阳泛上，面虽赤而不红活光彩，身重难以转侧，或喜向壁卧，或蜷卧欲寐，或闭目不欲见人，懒言语，或气微难以布息，或口鼻之气自冷，声不响亮，或时躁扰，烦渴不能饮冷，或唇青，或苔黑而滑，手足厥逆，爪甲青紫，血不红活，小便清白或淡黄，大便下利或寒结，或热在肌肉之分，以手按之，殊无大热，阴胜则冰透手也。虽是发热，与阳证不同，不可以面赤烦渴误作阳证，须要辨别明白。其用药自是理中、四逆、白通一派。温病无阴证，然或四损之人，亦有虚弱之人，但其根源原是温病，即温补药中亦宜兼用滋阴之味，若峻用辛热，恐真阴立涸矣。仲景伤寒少阴病，于附子汤、真武汤中用白芍即此义也。景岳理阴煎、大温中饮，自谓云腾致雨之妙，自我创始，其实亦本仲景此义而为之者也。后人之千方万论，未有见出乎范围之外者。

阳证似阴

阳证似阴，乃火极似水，真阳证也。盖伤寒温病，热极失于汗下，阳气亢闭郁于内，反见胜己之化于外。故凡阳厥，轻则手足逆冷，凉过肘膝，剧则通身冰冷如石，血凝青紫成片，脉沉伏涩，甚则闭绝。以上脉证悉见纯阴，犹以为阳证何也？及察内证，气喷如火，谵语烦渴，咽干唇裂，舌苔黄黑或生芒刺，心腹痞满胀痛，舌卷囊缩，小便短赤涓滴作痛，大便燥结或胶闭，或挟热下利，或热结旁流，或下血如豚肝，再审有屁极臭者是也。粗工不察，但见表证，脉体纯阴，便投温补，祸不旋踵。大抵阳证似阴，乃假阴也，实则内热而外寒。在伤寒以大承气汤下之，有潮热者，六一顺气汤，热甚合黄连解毒汤；在温病双解、凉膈、加味六一、解毒承气之类，斟酌轻重消息治之，以助其阴而清其火，使内热既除，则外寒自伏。《易》所谓水流湿者，即此义也。此与阳盛格阴例同。王太仆所谓病人身寒厥冷，其脉滑数，按之鼓击指下者，非寒也。余谓温病火闭而伏，多见脉沉欲绝，不尽滑数鼓击也，要在详证辨之。

阴证似阳

阴证似阳，乃水极似火，真阴证也。[批：似阴似阳二证分析不清，生死立判。温病无阴证。]盖伤寒传变三阴而为阴证，或阴寒直中三阴而为阴证。阴胜于内，逼其浮游之火发于外，其脉沉微而迟，或沉细而疾，一息七八至，或尺衰寸盛，其证面赤烦躁，身有潮热，渴欲饮水，或咽痛，或短气，或呕逆，大便阴结，小便淡黄，惊惶不定，时常郑声，状类阳证，实阴证也。粗工不察，但见面赤烦渴，咽痛便秘，妄投寒凉，下咽立毙。大抵阴证似阳，乃假阳也，实则内寒而外热，急以白通、附子、通脉四逆汤之类加人参，填补真阳，以引火归原，但使元气渐复，则热必退藏。《易》所谓火就燥者即此义也。此与阴盛格阳例同。王太仆所谓身热脉数，按之不鼓击者，非热也。但阳证似阴与阳证，伤寒温病家通有之。而阴证似阳与阴证，此值正伤寒家事，温病无阴证。古人未曾言及，后人多不知此，吴又可其先觉乎？

按：寒热有真假者，阳证似阴，阴证似阳是也。盖热极反能寒厥，乃内热而外寒，即真阳假阴也；寒极反能燥热，乃内寒而外热，即真阴假阳也。假阴者最忌温补，假阳者最忌寒凉，察此之法，当以脉之虚实强弱为主。然洪长滑数，强实有力，真阳脉固多，而沉伏细涩，六脉如绝，假阴脉亦不少。[批：假阴脉最足误人，宜细心辨之。]可知不惟证之阴阳有真有假。即脉之阴阳亦有真有假。死生关头，全在此分。噫！医道岂易易哉！

吴又可曰：阴阳二证，古方书皆对待言之，以明其理。世医以阴阳二证，世间均等，临诊之际，泥于胸次，往来踌躇，最易牵入误揣。甚有不辨脉证，但窥其人多蓄少艾，或适在娼家，或房事后得病，或病适至行房，问及于此，便疑为阴证。殊不知病之将至，虽童男室女，旷夫寡妻，僧尼阉宦，势不可遏，与房欲何涉焉？即使素多少艾，频宿娼家，房事后适病，病适至行房，此际偶值病邪，气壅火郁，未免发热，到底终是阳证，与阴证何涉焉？况又不知阴证，实乃世间非常有之证，而阳证似阴者，何日无之？究其所以然者，不论伤寒温病，邪在胃家，阳气内郁，不能外布，即便四逆，所谓阳厥是也。仲景云：厥微热亦微，厥深热亦深。其厥深者，轻则冷过肘膝，脉沉而微，重则通身冰冷，脉微欲绝。虽有轻重之分，总之为阳厥。因其触目皆是，苟不得其要领，于是误认者良多。况且温病每类伤寒，再不得其要领，最易混淆。夫温病杂气直行中焦，分布上下，内外大热，阴证自何而来？予治温病数百人，仅遇一二正伤寒，即令正伤寒数百人，亦不过一二真阴证，又何必才见伤寒，便疑为阴证，况多温病，又非伤寒者乎！人亦可以憬然思，幡然悟矣。按：吴氏温病无阴证一语，开万古之屯蒙，救无穷之夭枉。

按：仲景曰：阳证见阴脉者死。《类经》注云：证之阳者，假实也；脉之阴者，真虚也。阳证阴脉即阴证也。夫证之阳而曰假实，自是假阳证矣，假阳证自是真阴证可知矣。脉之阴而曰真虚，自是真阴脉矣，真阴脉自是真阴证更可知矣。此真阴假阳，所谓阴证似阳是也。即王太仆所谓"阴盛格阳"是也，宜用温补之药无疑矣。今人一遇壮热烦渴，谵语狂乱，登高弃衣，而声音嘹亮，神色不败，别无败坏阳德之状，但厥逆脉伏，沉涩如绝，便以为阳证见阴脉而用温补之药，祸不旋踵。殊不知证现内热外寒之象，脉见沉伏微细之形，火郁亢极，阳气不能交接于四肢，故体厥脉厥状类阴寒，此真阳假阴，所谓阳证似阴是也。即王太仆所谓阳盛格阴是也。乾隆甲戌、乙亥，吾邑连间数年温毒盛行，眼见亲友病多阳证似阴，用附子理中汤而死者若而人。用八味丸料及六味丸，合生脉散而死者又若而人。医家病家，皆以为死证难以挽回，卒未有知其所以误者，余深悯焉。因古人格阴似阴体厥脉厥之说，精心研究，颇悟此理。温病无阴证，伤寒阴证百中一二，庸工好用热药，且多误补其虚，故患阴证似阳者少，坏事亦不若阳证似阴者之多也。每参酌古训，又兼屡经阅历，实验得阳证似阴乃火极似水，阳邪闭脉，非仲景所谓阳证阴脉也。辄用升降、凉膈、加味六一、解毒承气之属，随证治之，无不获效，不必疑也，特书之以为误认阳证阴脉之戒。可知仲景云阳证见阴脉者，所谓"戴阳"是也，所谓"孤阳飞越"是也，所谓"内真阴而外现假阳之象"是也，非真阳证也。夫天之所以生物，人之所以有生者，阳气耳。脉证俱无真阳之气，故曰死。岂若阴证见阳脉者之尚有生机乎？如阳证阳脉，即不药亦无害生理，惟阳证似阴乃火郁于内，反见胜己之化于外，脉自亢闭，实非阴脉，此群龙无首之象，证亦危矣。[批：引证确切，千古疑案可释然矣。]然犹在可死可不死之间，若早为清泻之，脉自复而愈。至若贫贱人饥饱劳伤，富贵家酒色耗竭，此则四损不可正治之辈，又当别论。甚至脏腑久虚，痰火久郁，一着温病，正不胜邪，水不胜火，暴发竞起，一二日即死者，其脉或浮洪而散，状若釜沸，或沉微而涩，状若屋漏，每遇此等脉证，徒为悼叹而已。

阳毒阴毒

《伤寒论》曰：阳毒之为病，面赤斑斑如锦纹，咽喉痛，吐脓血。五日可治，七日不可治，升麻鳖甲汤主之。

《伤寒论》曰：阴毒之为病，面目青，身痛如被杖，咽喉痛。五日可治，七日不可治，升麻鳖甲汤主之。

按：阴阳和正气也，阴阳偏异气也。正气者，四时错行之气也；异气者，四时不节之气也。而杂气非其种也。杂气者，兵凶旱潦，疵疠烟瘴，一切恶秽不正之气也。此气适中人之阳分，则为阳毒；适中人之阴分，则为阴毒。观其所主之药，二证一方，并不用大寒大热之剂，可知长沙所谓阳毒、阴毒乃天地之杂气，非风寒暑湿燥火之六气也，岂若后人之所谓阳毒、阴毒乎？要之后人所谓阳热极盛，固是阳毒；阴寒极盛，固是阴毒，终非长沙所以立名之本义。此二证者，即所称温病是也。即大头瘟、虾蟆瘟、瓜瓤瘟，以及痧胀之类是也。吴又可温病无阴证之论，实本长沙阳毒、阴毒中于杂气之说，受毒有浅深，为病有重轻，一而二，二而一者也。王太仆曰：此阳盛格阴而致之，非寒也。凡中此杂气之人，不止咽喉痛身痛，甚至心腹绞痛，大满大胀，通身脉络青紫，手足指甲色如靛叶，口噤牙紧，心中忙乱，一二日即死者，此类是也。但刺尺泽、委中、十指出血，即令服玉枢丹最妙，拨正散尤为奇方，男左女右吹入鼻中，虽危必苏，以增损双解散主之。

表 证

发热恶寒恶风，头痛身痛，项背强痛，目痛鼻干，不眠，胸胁痛，耳聋目眩，往来寒热，呕而口苦，脉浮而洪，或紧而缓，或长而弦，皆表证也。在伤寒，风寒外入，但有一毫表证，自当发汗解肌消散而愈，其用药不过麻黄、桂枝、葛根、柴胡之类；在温病，邪热内攻，凡见表证，皆里证郁结浮越于外也，虽有表证实无表邪，断无正发汗之理。故伤寒以发表为先，温病以清里为主，此一着最为紧要关隘。[批：所谓前一节治法，大有天渊之别者此也。俗医何曾梦见，此论前人未到。引证谛当。] 今人一遇温病，便以为伤寒，遂引经论，先解其表，乃攻其里之说，此大谬也。总因古今医家，俱将温病与伤寒看成一证，不分两治。如王宇泰、张景岳，旷代名手也，其论伤寒证治妙矣至矣，蔑以加矣，至说到温病，犹是老生常谈，他何足道。人每以大剂麻黄、葛根等汤，强发其汗，此邪原不在经，汗之徒损经气，热亦不减，转见狂躁。盖发汗之理，自内由中以达外，今里热结滞，阳气不能敷布于外，即四肢未免厥逆，又安能气液蒸蒸以透表，如缚足之鸟焉能飞升？又如水注之器，闭其后窍，前窍焉能涓滴？惟用升降、双解，里热一清，表气自透，不待发散，多有自能汗解者。此中玄妙，王刘二公其先觉乎？

表里兼证

表里俱见之证，疑似之间，最宜详晰。盖在表者宜汗，在里者宜下。今既两证相兼，如欲汗之，则里证已急；欲下之，则表证尚在。在伤寒，自表传里，通宜大柴胡汤两解之。在温病，自里达表，轻则增损大柴胡汤，重则加味六一顺气汤主之。

里　证

不恶寒反恶热，掌心并腋下漐漐汗出，腹中硬满胀痛，大便燥结或胶闭，或热结旁流，或协热下利，谵语发狂，口渴咽干，舌黄或黑，舌卷或裂，烦满囊缩而厥，脉洪而滑，或沉实，或伏数，此里证之大略也。温病与伤寒表证实不同，里证无大异，亦须辨明治之。

按：伤寒有表证，自当汗之。然脉有忌汗者七条，证有忌汗者十一条。有里证，自当下之。然脉有忌下者十四条，证有忌下者二十二条，此尤不可不知也。《伤寒论》三百九十七法，一百一十三方，详且尽矣。兼以诸家阐发无余，观之自明，何须余赘。是集特辨温病根源、脉证、治方与伤寒大异，令业医者分别清楚，不以伤寒混治温病，是则余之志也已。

又按：讱庵云：汗、吐、下、和，古人治病之四法。景岳云：若无邪气在上，不可轻吐，亦无多法，栀子豉汤吐无形之虚烦，瓜蒂散吐有形之实邪。一法以莱菔子为末，温水调服一钱，良久即吐。和解，小柴胡汤加减足矣。二法之外，最切于病，无过汗下。正伤寒之当汗当下者，已逐条分析矣。温病无正发汗之理，惟下证最多，特为指明，莫厌其烦。

面黄　身黄以下共计温病下证五十二条

黄者，土色也。脾胃于五行属土，阳明之脉荣于面，黄则湿热郁于脾胃之中，熏灼上蒸于面，甚则身黄如橘子色，此大热之象。并宜茵陈蒿汤合升降散，再酌病情合三承气汤下之。下后热退，汗自出，黄自消矣。或以温酒洗之。

《内经》曰：能合脉色，可以万全。《难经》曰：望而知之谓之神。故看病者，先要察色，然后审证切脉，参合以决吉凶也。如肝热则左颊先赤，肺热则右颊先赤，心热则额先赤，肾热则颐先赤，脾胃热则满面通赤也。又面色黄为温为热，白为气不调，青为风寒，黑为阴寒也。自准头、年寿、命宫、法令、人中，皆有气色可验。又若伤寒阴寒内盛，逼其浮阳之火行于面，亦发赤色，非热证也，此为戴阳，四逆汤加葱白。夫阳已戴于头面，不知者更用表药，则孤阳飞越，危殆立见，可不慎哉！温病无阴证。

目暗不明　目赤　目黄　目瞑　目直视　目反折

目者至阴也，五脏六腑精华之所系，水足则明察秋毫，如常而了了者，里无邪也。至于目暗不明，乃邪热居内焚灼，肾水枯涸，不能朗照。若赤，若黄，若瞑，若直视，若反折，邪俱在里也。若不急下，则邪热愈炽矣。并宜加味凉膈散加龙胆草。

薛氏曰：凡开目而欲见人者，阳证也；闭目而不欲见人者，阴证也。目中不了了，目睛不和，色赤，热甚于内也。目瞑者，必将衄也。目睛黄者，将发身黄也。或瞪目直视，或戴眼反折，或目胞陷下内多虚证，或睛暗而不知人者，亦有虚证。皆难治也。

舌白苔　黄苔　黑苔

凡伤寒邪在表者，舌无苔。邪在半表半里，白苔而滑，肺主气而色白。故凡白苔犹带表证，止宜和解，禁用攻下。有尖白根黄，尖黄根白，或尖白根黑，及半边黄白而苔滑者，虽证不同，皆属半表半里。若传里则干燥，热深则黄，甚则黑矣。然黑舌止有二种，有火极似水者，为热极；有水极似火者，为寒极。细辨之，黑色亦自不同。热极者，色黑而苔燥，或如芒刺，再验必小便赤涩，大承气汤下之；寒极者，色青灰而苔滑，再验必小便清白或淡黄，理中汤加附子温之。又温病与伤寒，舌色不同，伤寒自表传里，舌苔必由白滑而变黄变黑，不似温病热毒由里达表，一发即是白黄黑诸苔也。故伤寒白苔不可下，黄则下之；温病稍见黄白苔，无论燥润，即以升降散、加味凉膈散下之，黑则以解毒承气汤急下之。下后间有三二日里证去，舌尚黑者，苔皮未落也，不可再下，务在有下证方可下。有一种舌俱黑而无苔，此经气，非下证也。妊娠多有此，阴证亦有此。又有一种舌，屡经汗下消导，二便已通，而舌上青灰色未退，或湿润，或虽不湿润，亦不干燥，不可因其湿润妄投姜、附，亦不可因其不湿润而误与硝、黄。此因汗下过伤津液，其脉必虚微无力，急宜救阴为主，炙甘草汤、左归丸料，或六味地黄丸料合生脉散滋其化源。又有一种舌，真阴亏损，火胜津枯，干燥涸极，唇裂鼻煤舌黑，宜以凉水梨浆治其标，左归、六味滋其本，庶或可生。若执用承气、凉膈则殆矣。[批：实热火盛而焦，虚热水亏而枯。分辨不清，彼此无一生矣，仔细勘验脉证，毕竟不同。]杜清碧三十六舌法，三十五舌属热，惟一舌属寒，大抵热多寒少。三十六法已觉其烦，后广至一百有余，真属蛇足。大鹅梨削薄片，于新汲水中，去渣饮汁，即梨浆是也。

舌白砂苔　舌紫赤色

舌上白苔干硬如砂皮，一名水晶舌。乃自白苔之时，津液干燥，邪虽在胃，不能变黄，急下之。紫赤亦胃热也，亦宜下之。

舌芒刺

热伤津液，此热毒之最重者，急下之。

舌裂

日久失下，血液枯涸，多有此证。又热结旁流，日久不治，在下则津液消亡，在上则邪火毒炽，故有此证，急下之，裂自满。

舌短　舌卷　舌硬

此皆邪气胜，真气亏，急下之，舌自舒。

唇燥裂　唇焦色　口臭　鼻孔如烟煤

此胃家实，多有此证，急下之。鼻孔煤黑，温毒在胃更甚，急下之。

口燥咽干　气喷如火　扬手掷足　小便极臭　小便赤黑　小便涓滴作痛

此皆内热之极，急下之。

潮热

邪热在胃，宜下之。

善太息

此胃家实。呼吸不利，胸膈痞闷，每欲引气下行故然，宜下之。

心下满　心下痛　心下满痛　心下高起如块　腹胀满痛　腹痛按之愈痛　小腹满痛

此皆胃家邪实，内结气闭，急下之，气通则已。

头胀　头胀痛　头汗　头痛如破

此皆胃家邪实，气不下降，急下之，胀痛立止。头汗亦宜下之，则热越而遍身汗出矣。

谵语　发狂　蓄血如狂

此胃家实，阳邪胜也，急下之。有气血两虚，躁烦如狂者，不可下，须辨之。

温疹

治法不外清散，增损双解散加紫萍。

小便闭

此大便秘，气结不舒，因而小便不通也。急下之，大便行，小便立解。

大便燥结　转屎气极臭

此下之无辞。但有血液枯竭者，无表里证，虚燥不可下，宜六味地黄丸料加麦冬、五味，煎成，入人乳，减半饮之。一方用白菜自然汁、大麻仁汁、生芝麻汁等份，入蜜和服自通。或用蜜煎导法。

大便胶闭

其人平日大便不实，一遇温邪便蒸作极臭，状如黏胶，愈蒸愈黏，愈黏愈闭，以致胃气不能下行，温毒无自而出，不下即死。若得黏胶一去，无不愈者。

协热下利

其人大便素或不调，邪热乘胃，便作烦渴。一如素日泄泻稀粪而色不败，其败色但焦黄而已。午后潮热，便作泻泄，子后热退，泻泄亦减，次日不作潮热，利亦止，为病愈。若潮热复作，利不止者，以增损大柴胡汤彻其余邪，而利自止。

热结旁流

此胃家实，邪热壅闭，续得下利纯臭水，全然无粪，日三五度，或十数度，急以加味六一顺气汤下之，得结粪而利自止。服药后不得结粪，仍稀水旁流，及所进汤药，因大肠邪胜，失其传送之职，知邪犹在也，病必不减，仍以前汤更下之。或用解毒承气汤。如虚并加人参，无参，以熟地一两、归身七钱、山药五钱煎汤，入前药煎服，累效。盖血不亡，气亦不散耳。

脉厥 体厥

脉厥，沉伏欲绝。体厥，四肢逆冷，凉过肘膝，半死半生，通身如冰，九死一生。此邪火壅闭，阳气不能四布于外，胃家实也，急以解毒承气汤大清大下之。下后而郁热已解，脉和体温，此为病愈。若下后而郁热已尽，反见厥者，为虚脱，宜补。若下后郁热未尽，仍见厥者，更下之，厥不回者死。

按：温病厥逆皆下证，伤寒厥逆多兼下利，则阳热变为阴寒者十之五。盖木盛则胃土受克，水谷奔迫，胃阳发露，能食则为除中。木盛则肾水暗亏，汲取无休，肾阳发露，面赤则为戴阳。戴阳尚多可救，除中十不救一。所以温之灸之，以回其阳，仍不出少阴之成法也。但厥而下利，阴阳之机甚微，不可不辨也。

下后脉反浮

里证下后，宜脉静身凉。今脉浮，身微热，口渴，神思或不爽，此邪热溢于肌表，里无大留滞也。虽无汗，宜白虎汤。若大下后，或数下后，脉空浮而虚，按之豁然如无，宜玉女煎加人参，覆杯则汗解。以其人或自利经久，或他病先亏，或本病日久不痊，或反复数下，以致周身血液枯涸。石膏、知母、麦冬辛凉，除肌表散漫之热邪，人参、熟地、牛膝滋阴，以助周身之血液，于是经络润泽，元气鼓舞，腠理开发，此邪从荣解，汗化于液之义也。

下后脉复沉

下证脉沉而数，下后脉浮，当得汗解，以热邪溢于气分也。今下后二三日，脉复沉者，余邪复瘀到胃也，宜更下之。更下后，脉再浮者，仍得汗解，宜白虎汤。以白虎发汗，亦里热除而表邪自解之义，非比麻黄、桂枝发散风寒也。

下后脉反数

应下失下，口燥咽干而渴，身反热减，四肢时厥，欲得近火拥被，此阳气伏也。下后厥回，身复热，脉大而反数，舌上生津，不甚饮水，此里邪渐去，郁阳暴伸也，柴胡清燥汤以和解之。此证类近白虎，但热渴既除，又非白虎所宜也。

下后身反热

应下之证，下后当脉静身凉，今反发热者，此内结开，正气通，郁阳暴伸也。即如炉中伏火拨开，虽焰不久自息，与下后脉反数义同。

下后反痞

邪气留于心胸，令人痞满。下之痞应去，今反痞者，以其人或因他病先亏，或因禀赋娇怯，气血两虚，下之益虚，失其健运，邪气留止，故致痞满。今愈下而痞愈甚，若用行气破气之剂，转成坏病矣。宜参归养荣汤，中病即止。

下后邪气复聚

里证下后，脉不浮洪，烦渴减，身热退，三五日后复发热者，亦无伤食劳役，乃余邪尚有隐伏，因而复发，此必然之理。不知者，每归咎于医家，误也。再酌前方下之，慎勿过剂，以邪热微也。

急证急攻 伤寒无此证治

杂气流毒，怫郁三焦，其病不可测识。一发舌上白苔如积粉，譬如早服凉膈、承气等方下之，至午舌变黄色，烦满更甚，再急下之，至晚舌变黑刺，或鼻如烟煤，仍用硝黄大下之。所谓邪微病微，邪甚病甚，非药之过也。此一日之间而有三变，几日之法一日行之，稍缓则不及救矣。若下后热渴除、苔不生，方愈。更有热除苔脱，日后热复发，苔复生者再酌前方下之，不必疑二也。尝见温病有一二日即死者，乃其类也。丁亥五月，监生李廉臣女，年十八，患温，体厥脉厥，内热外寒，痞满燥实，谵语狂乱，骂詈不避亲疏，烦躁渴饮，不食不寐，恶人与火，昼夜无宁刻。予自端阳日诊其病，至七月初三始识人，热退七八而思食，自始至终以解毒承气汤一方，雪水熬石膏汤煎服，约下三百余行，黑白稠黏等物，愈下愈多，不可测识，此真奇证怪证也。廉臣曰：若非世兄见真守定，通权达变，小女何以再生。戊子秋，举人李煦南长公，约年十五，患温，脉沉伏，妄见妄言，如醉如痴，渴饮无度，以加味凉膈散连下一月而苏。又予甥年二十一，患温，初病便烦满囊缩，登高弃衣，渴饮不食，日吐血数十口，用犀角地黄汤加柴、芩、连、栀、元参、荆芥穗灰十剂，间服泻心、承气汤七剂，诸证退而饮食进。越五日，小便不通，胀疼欲死。予细诊问，脉仍沉，脐间按之劲疼，予思此土实气闭不舒，因而小水不利也，以大承气汤下黑血块数枚，而病始痊。此皆证之罕见者也，可见凡下不以数计，有是证即投是药。但恐见理不明，认证不透，反致耽搁，而轻重缓急之际，有应连日，有应间日下者，如何应多，如何应少，其间不能如法，亦足误事，此非可以言传，临时酌断可也。此等证治亦少，姑存以备参考。

发热

凡治伤寒温病，当发热之初最为紧要关隘，即宜详辨脉证治疗，此时用药稍不确当，必变证百出而成坏病矣。如温病发热，杂气怫郁三焦，由血分发出气分，断无正发汗之理。而发热头痛，身痛而渴，为热之轻者，神解散、小清凉散之类。如发热气喷如火，目赤舌黄，谵语喘息，为热之重者，加味凉膈散、增损三黄石膏汤之类。如发热厥逆，舌见黑苔，则热之极矣，加味六一顺气汤、解毒承气汤大清大下之。若正伤寒，自当详发热之表里虚实以施治。如翕翕而热者，表热也，谓若合羽所覆，明其热在外也，桂枝麻黄各半汤、桂枝二越婢一汤、葛根汤选用。蒸蒸而热者，里热也，谓若熏蒸之蒸，明其热在内也，白虎汤、黄连解毒汤、泻心汤选用。太阳经以表为标，膀胱为本。凡发热，头项痛，腰脊强，脉浮紧无汗，此寒在标也，麻黄汤汗之。发热，脉浮缓自汗，此风在标也，桂枝汤和之。发热，脉紧而兼缓，此风寒并在标也，大青龙汤发之。若脉浮发热，烦渴小便不利，此热在本也，五苓散两解之。阳明经以肌肉为标，胃为本。凡发热目痛，鼻干不眠，无汗，葛根汤，热甚加黄芩、知母主之者，乃热在标也。若表里俱热，渴饮水浆，汗出，脉洪数，白虎汤主之者，乃热在标本也。若不恶寒反恶热，或蒸蒸而热，内实不大便，脉洪数有力，调胃承气汤下之者，乃热在本也。少阳经主半表半里，从乎中治。脉弦，发热头痛，口苦耳聋，胸满胁痛，往来寒热，心烦喜呕，默默不欲食者，小柴胡汤主之。若标病止宜小柴胡加减，若本病因邪深入，不能传散，多以柴胡加芒硝汤，或大柴胡汤。大抵热在太阳忌下，热在阳明忌利小便，热在少阳忌汗、忌下、忌利小便。至传入三阴，则不发热，惟少阴经能发热。然少阴发热有二证，初病即见少阴证，脉沉反发热，麻黄附子细辛汤。若下利清谷，里寒外热，手足厥逆，脉微欲绝，身反不恶寒，此阴盛格阳，内寒而外热也，理中汤加附子，或通脉四逆汤。盖阳邪传阴经而下利者，乃是热利，阳陷入阴，外所以无热，自是白头翁汤、黄连阿胶汤一派。如阴邪入阴经而下利者，乃是里寒自利，寒既在里为主，则阳气必客于外，外所以反热，非理中、四逆何以御之。[批：内阳而外无热，内阴而外反热，辨之不明，用药死生立判。]要知虽皆发热，毕竟不同，发于阳而发热者，头必痛，发于阴而发热者，头不痛，此为辨也。又太阳以恶寒发热为病进，恐邪气传里也。厥阴以厥少热多为病退，喜阴尽阳复也。然热气有余，则又为内痈便血之兆矣。发热多端，不可不详辨也。

按：《伤寒论》之论内痈，止于三句中，即以三证辨内痈为极确，文法精练不可不细玩之。第一句，诸脉浮数，当发热，而反洒淅恶寒，谓脉浮数，本当发热，而反多洒淅恶寒者，内痈也。第二句，若有痛处，谓浮数之脉，主邪在经，当一身尽痛，而痛偏着一处者，内痈也。第三句，饮食如常，谓病伤寒，当不欲饮食，而饮食如常者，内痈也。读仲景书，可不于一字一句深求其义哉！景岳治肺痈，有桔梗杏仁煎，治肠痈有肠痈秘方，通治有连翘金贝煎，外又有蜡矾丸。皆神方也，谨采以备用。外科之法门，亦仲景热盛内痈之说，有以开之。

恶寒

伤寒恶寒者，不见风亦恶寒，身虽发热，不欲去衣被也。恶寒属表证，而有虚实之分，以有汗者为虚，无汗者为实也。但有恶寒为表不解，若欲攻其热，当先解其表，麻黄、桂枝之属是也。必不恶寒反恶热，此为表解，乃可清里，白虎、承气之属是也。然又有少阴之恶寒者，则蜷卧足冷，脉沉细，四逆汤温之，不可发汗。必振寒，脉微细者，内外俱虚也，真武汤主之。又有止称背恶寒者，盖人背为阳，腹为阴，阳气不足，阴寒气盛，则背为之恶寒，阳微阴盛之机已露一斑。《伤寒论》云：少阴病一二日，口中和，背恶寒者，当灸之，处以附子汤者是也。又有阳气内陷入阴中，表阳新虚，有背微恶寒者。《伤寒论》云：伤寒无大热，口燥渴，心烦，背微恶寒者，白虎加人参汤主之者是也。盖微，不甚也。若少阴，则寒甚也。二者一为阴寒气盛，一为阳气内陷。盖阴寒为病，不能消耗津液，故于少阴病则曰口中和。及阳气内陷，则热灼津液为干，故于阳明病则曰口燥渴也。二者均为背恶寒，要辨阴阳寒热不同，亦于口中润燥可知，不可不仔细审之也。又有伤寒恶寒，全不发热，六脉紧细，乃素禀虚怯而不能发热，此太阳寒伤荣证。但极虚感寒，无正发汗之理，宜理阴煎、大温中饮以滋其阴，而云腾致雨之妙，则景岳有心得矣。若温病恶寒，口燥咽干，舌黄唇焦，乃阳盛格阴，内热则外寒，非恶寒也。盖恶寒表证也，得就暖处便解；外寒里证也，虽近火烈不除。轻则神解散，甚则升降散、增损双解散，岂可与正伤寒恶寒同日语哉！

恶风

恶风者，见风则恶，密室中则无所恶也。虽属表证，而发散又自不同。若无汗恶风，则为伤寒，当发其汗，麻黄汤。有汗恶风，则为中风，当解其肌，桂枝汤。里证虽具，而恶风未罢者，皆当先解其表也。又有汗多亡阳与风湿皆有恶风之证，盖汗出漏不止，则亡阳外不固，是以恶风也，以桂枝加附子汤，温其经而固其卫。风湿相搏，骨节烦痛，湿盛自汗而皮腠不密，是以恶风也，以甘草附子汤散其湿而实其卫。若温病，恶风等于恶寒，阳伏于内，阴格于外，不过初病一二日，后则恶湿不恶风寒矣。要之邪热内郁，轻则发越于外而手足温，重则内外格拒而通身凉，死生关头，惟在识与不识耳。神解、芳香、升降、凉膈等方斟酌得宜，万无一失。

头痛

太阴少阴，有身热而无头痛，盖二经皆不上头故也。厥阴，有头痛而无身热，盖厥阴与太阳会于颠也。若身热又头痛，皆属三阳经也。伤寒太阳头痛，发热恶寒无汗，麻黄汤。头痛发热，恶寒有汗，桂枝汤。阳明头痛，不恶寒反恶热，白虎汤。不大便，调胃承气汤。头痛甚者必衄，葛根汤去大枣加葱白。少阳头痛，头角痛，或耳中痛，或口苦发热，或往来寒热，脉弦数，并宜小柴胡汤。厥阴头痛，呕而吐沫，吴茱萸汤。又厥阴头痛，脉微浮为欲愈，如不愈小建中汤。若温病头痛，或头胀痛，乃邪热郁结于内，上攻头面三阳，断不可发表，［批：温病头痛，禁用风药，恐邪气上升也，清邪里热，表证自退。］轻则神解散、清化汤治之，重则增损双解散、升降散合内外而治之。里气一通，头痛自止，不可拘伤寒头痛当解表，不可攻里之例也。

身痛

凡伤寒太阳病，身体痛，骨节痛，若恶寒无汗，脉浮紧者，麻黄汤汗之。若脉浮缓，恶风自汗者，桂枝汤和之。若风寒并中，脉浮紧而缓者，大青龙汤发之。少阴病，身体痛，骨节痛，手足厥，脉沉者，附子汤主之。然此阴阳二证，一般身痛，用药则相去云壤，浮沉之脉，要在指下辨识。若误发少阴经汗，必动其血，或从口鼻出，或从目出少阴脉入肺络心，太阳脉起目内眦，则为下厥上竭而死，或可以当归四逆汤救之。凡一身尽痛，发热发黄，头上汗出，背强，小便不利者，湿也，茵陈蒿汤。凡发汗后，身疼痛，脉沉迟者，桂枝新加汤。凡身痛下利清谷者，表里俱寒也，原文先救里，四逆汤；次救表，桂枝汤。若温病，杂气热郁三焦，表里阻隔，阴阳不通，身体痛，骨节痛，以及头痛项强，发热恶寒恶风，目痛鼻干不眠，胁痛耳聋，寒热而呕，一切表证状类伤寒，实非风寒外感之邪，通宜清热解郁以疏利之，如神解散、芳香散、升降散、加味凉膈散、增损双解散之类，随其轻重酌量用之。里气一清，表气自透，而外证悉平矣。故温病凡见表证，皆里证郁滞浮越于外也。不知者，一见身痛头痛，发热恶寒等证，便以为伤寒，而用麻黄、青龙以发其汗，则坏病蜂起矣。此即所谓前一节治法，大有天渊之别也，王刘两公其先觉乎。[批：表证皆里证浮越于外，是不可正发汗。之所以然处，前辈名公知此者，除王、刘、吴、喻无多人焉，习俗之旧染，难以骤更耳，言之可胜呜咽。]

不眠

阳盛阴虚，则昼夜不得卧；阴盛阳虚，则嗜卧不欲起。盖夜以阴为主，阴气盛则目闭而卧安。若阴为阳扰，故烦躁而不眠也。温病热郁三焦，阴不敌阳，大渴引饮，烦躁不眠，轻则增损大柴胡汤，重则增损双解散，两解表里之热毒以治之。若太阳伤寒，脉浮数，身痛无汗，烦躁不眠，大青龙汤或桂枝麻黄各半汤。若发汗后不眠，脉浮数，微热烦渴，小便不利，五苓散；若大汗后，胃中干燥，不眠，烦渴欲饮水者，少少与之愈。脉数大者，白虎汤或竹叶石膏汤，不用五苓。又太阳伤寒，脉浮，以火劫汗，亡阳惊狂，起卧不安，桂枝去芍药加蜀漆牡蛎龙骨救逆汤。阳明经病，目痛鼻干不眠，葛根汤。内热多加黄芩、知母。若自汗，脉洪数，经腑俱热，烦渴舌燥不眠，白虎汤。若大热，错语呻吟，干呕不眠，黄连解毒汤。少阳病往来寒热，口苦，心烦不眠，脉弦数，小柴胡汤加黄连、栀子。若虚弱人，津液不足，加酸枣仁、五味子、麦冬。少阴病得之二三日以上，心烦不眠，黄连阿胶汤。凡汗、吐、下后，烦渴不眠，剧者懊恼不眠，此邪热乘虚客于胸中，烦热郁闷而不得散也，栀子豉汤。凡下后虚烦不眠，参胡温胆汤、加味温胆汤。

多眠

凡病者多不得眠，伤寒反多眠者，以卫气昼则行阳，夜则行阴，行阳则寤，行阴则寐。阳气虚阴气盛，则目瞑，故多眠，乃邪气传于阴而不在阳也。昏昏闭目者，阴司阖也。默默不言者，阴主静也。凡伤寒头痛发热，神昏多眠者，表证也，宜解表为先，疏表汤。若得汗后，脉浮细，身凉嗜卧者，此阳邪去而阴气复，可不药而愈。设胸满胁痛，风热内攻而喜眠者，邪传少阳也，小柴胡汤加桔梗、枳壳。少阴病得之二三日，表邪未悉并阴，但欲寐，脉微细，无里证者，麻黄附子甘草汤以微发其汗则愈。少阴病，欲吐不吐，心烦多眠，自利而渴，小便色白者，真武汤。凡脉微细欲绝，或蜷卧恶寒向壁，或身重逆冷，皆属少阴，附子汤。若温病多眠，三阳合病，目合则汗，小清凉散合白虎。谵语有热者，增损三黄石膏汤加大黄。盖凡胃中有热者，亦欲多眠，但神昏气粗而大热，绝不似少阴之蜷卧足冷也。

自汗

自汗者，不因发散而自然汗出也。然有表里之别，虚实之异焉。凡伤寒太阳病，汗出恶风，反微恶寒者，表未解也，宜桂枝汤，或小建中汤，或黄芪建中汤，随证用之。阳明病，发热汗多者，急下之，大承气汤。阳明病脉迟，虽汗出不恶寒，表证罢里证实者，急下之，大承气汤。夫脉迟，乃热郁阳明，火邪闭脉也。[批：伤寒热郁阳明尚且闭脉，何况温病。]里实乃身重，短气腹满而喘，濈濈汗出也，非若邪气在表而汗出之可缓也。漏风亡阳者，桂枝加附子汤。凡阴证四逆，额上及手背冷汗出者，与自利厥逆大汗出者，急以四逆汤温之。凡自汗出，小便难，脉沉者，桂枝附子汤加茯苓。若温病邪热内结，误服表药，大汗亡阳，烦渴不解，大复苏饮。不因误表而自汗者，增损三黄石膏汤，里实者加大黄。愈后每饮食及惊动，即自汗出，此表里虚怯也，人参固本汤加黄芪、牡蛎、麻黄根以固之。若发热而利，自汗不止者死。若大汗出，热反盛，狂言不止者死。若汗出发润，喘不休者死。若汗出如珠，不流者死。此又不可不知也。

盗汗

盗汗者，睡着而汗出也，是由邪在半表半里。何者？若邪气一切在表与卫，则自然汗出也，此则邪气侵行于里，外连于表，及睡则卫气行于里，乘表中阳气不致，津液得泄，故但睡而汗出，觉则气散于表而止矣。杂病盗汗者，或阳虚血热，补中益气汤加防风、麻黄根、生地黄、牡丹皮。或阴虚火动，当归六黄汤加浮麦、麻黄根。伤寒盗汗，责于半表半里，知其胆有热也。《伤寒论》曰：微盗汗出，反恶寒者，表未解也，小柴胡汤主之。《伤寒论》曰：阳明病，脉浮而紧，必潮热，发作有时，但浮者，必盗自汗出。按：盗汗是少阳证，自汗是阳明证，但"浮者必盗汗出"句之"盗"字，应是"自"字，当改之，可与白虎汤。病愈脉静身凉，数日后，忽得盗汗及自汗者，此属表虚，并宜黄芪汤加防风、麻黄根。若温病盗汗，邪热内郁，外侵于表，升降散或增损大柴胡汤加牡蛎、龙胆，或龙胆末二钱、猪胆汁同温酒调服。

头汗

凡热邪内蓄，蒸发腠理，遍身汗出者，谓之热越。若身无汗，则热不得越，上蒸于阳，故但头汗出也。热不得越，阳气上腾，头汗出谵语者，在伤寒大柴胡汤、凉膈散；在温病增损大柴胡汤、加味凉膈散。头汗出齐颈而还，渴饮水浆，小便不利，此为热郁在里，身必发黄，在伤寒茵陈蒿汤，在温病加味凉膈散加茵陈蒿。心下满，头汗出，水结胸也，并宜柴胡陷胸汤。阳明病，下血谵语，此为热入血室。此证兼男子言，不仅妇女也。但头汗出者，在伤寒小柴胡汤加归尾、桃仁、穿山甲、丹皮、栀子；在温病柴胡清燥汤加穿山甲、桃仁、黄连、大黄、芒硝。又伤寒五六日，已发汗而复下之，胸胁满微结，小便不利，渴而不呕，往来寒热，心烦，但头汗出者，柴胡桂枝干姜汤。又伤寒五六日，头汗出，微恶寒，手足冷，心下满，口不欲食，大便难，脉沉细者，此为阳微结，必有表复有里也。脉沉亦在里也。汗出为阳微，假令纯阴结，不得复有外证，悉入在里，此为半在里半在外也。脉虽沉紧细，不得为少阴病，所以然者，阴不得有汗，今头汗出，故知非少阴也，可与小柴胡汤。设不了了者，得屎而解，柴胡加芒硝汤。若中湿，误下之，头汗出，小便利者，死。又下后，额上汗出而喘，小便反秘者，亦死。二者乃头汗之逆，以阴阳上下俱脱也。关格不通，不得尿，头无汗生，有汗者死。若元气下脱，额上汗如贯珠者死。《脉经》曰：阳气上出，汗见于头，五内枯干，胸中空虚，医反下之，此为重虚也。盖头汗有生死之分，须详辨之。按：脉细者，应是脉沉细者，观下文"脉沉亦在里也"之"亦"字自知，当补之。"脉虽沉紧"之"紧"字，当是"细"字，若是"紧"字，与上下文义不属，当改之。

手足心腋下汗

凡潮热手足漐漐汗出，为阳明胃实也。腋下漐漐汗出，为兼少阳胆实也。在伤寒大柴胡汤，在温病增损大柴胡汤。若大便秘硬者，在伤寒大柴胡汤加芒硝，在温病加味六一顺气汤。若手足心漐漐汗出，大便难而谵语者，此有燥粪，为热聚于胃也。在伤寒调胃承气汤，在温病加味凉膈散。《伤寒论》曰：阳明病，中寒不能食，小便不利，手足心漐漐汗出，此欲作痼瘕。大便必初硬后溏，胃中虚，水谷不别故也。痼瘕者，寒气结而为积也，厚朴生姜甘草半夏人参汤，或理中汤加木香、槟榔，不可下也。若额上及手背冷汗出者，此属阴证伤寒，通脉四逆汤温之。此皆不可不辨也。

结胸痞气

《伤寒论》曰：病发于阳，而反下之，热入里作结胸。谓表证当汗也，而医反下之，则外邪乘虚内陷，结于心膈，乃为结胸也。《伤寒论》曰：太阳病，脉浮动数，[批：浮则为风，动则为痛，数则为热。]头痛发热，微盗汗出，反恶寒者，表未解也。而反下之，动数变迟，膈内拒痛，胃中空虚，客气动膈，短气烦躁，心中懊恼。阳气内陷，心下因硬，则为结胸，大陷胸汤主之。若不结胸，但头汗出，余无汗，齐颈而还，小便不利，身必发黄，栀子豉汤主之。又曰：太阳病，重发汗而复下之，不大便，舌上燥而渴，日晡潮热，从心下至小腹，硬满而痛不可近者，大陷胸汤主之。又曰：伤寒呕而发热，柴胡证具，而以他药下之，其柴胡证仍在者，复与小柴胡汤，必蒸蒸振汗而解。若心下满而硬痛者，此为结胸也，大陷胸汤主之。又曰：伤寒六七日，结胸实热，脉沉而紧，心下硬痛者，大陷胸汤主之。又曰：结胸无大热，此为水结在胸胁也，但头汗出者，大陷胸汤主之。《活人》云：宜逐其水，小半夏茯苓汤，小柴胡汤去枣加牡蛎亦可。又曰：小结胸病，正在心下，按之则痛，脉浮滑者，小陷胸汤主之。又曰：病应汗解，反以冷水噀之，或灌之，其热被却不出，弥更益烦，肉上粟起，意欲饮水，反不渴者，服文蛤散。若不瘥，与五苓散。寒实结胸，寒饮结于胸中。无热证者，与小陷胸汤，白散亦可服。崔行功曰：伤寒误下，结胸欲绝，心胸高起，手不可近，用大陷胸汤。恐不得瘥，此下后虚逆，气已不理，当以枳实理中丸，先理其气，次疗诸疾，古今用之如神。且误下之初，未成结胸者，急宜频服理中汤加枳壳、桔梗，自得解散，更不作结胸也。又有衄血不尽，血结胸中，手不可近，漱水不欲咽，身热喜忘如狂，腹胁胀满，大便黑，小便利，犀角地黄汤加大黄主之。妇人血结胸胁，揉而痛，不可抚近，海蛤散主之。凡结胸，脉沉紧、沉滑、沉实，或数大有力者，乃可攻之。若脉微沉细，手足冷者，为难治。若欲救之，宜四逆汤。凡结胸，有兼发黄或发斑，或厥逆者，皆为最重之证。又结胸证悉具，烦躁者死。又结胸脉浮大者，不可下，下之则死。须详辨之。张景岳曰：结胸治法，仲景俱以大陷胸汤主之。然以余之见，惟本病不因误下而实邪结胸，下连小腹，燥渴谵妄，脉来沉实者，正大陷胸汤所宜用也。至于太阳少阳，表邪未解，因下早结胸，而复用大陷胸汤，是既因误下而又下之，恐不得瘥，不若用枳实理中丸、柴胡陷胸汤，以缓治之为妙。

余按：崔、张皆谓不得瘥者，恐复下之过也。不知仲景大有所见，盖误下结胸危证也，缓则死矣。结胸而用陷胸者，有病则病受之。观大病瘥后，从腰以下有水气者，用牡蛎泽泻散峻攻，何反不顾其虚耶。盖病势危急，设用缓剂，阴水袭入阳界，驱之无及，可见活人之事迂阔者无济也。

《伤寒论》曰：病发于阴而反下之，因作痞，以下之太早故也。谓内挟痰食，外感风寒，里之阴虚已受邪热，中气先伤也。或热微下证未全，不任转泻也，而医反下之，则里之微热虽除，表之邪热又至，表邪乘虚内陷，结于心下，但硬满而不痛，虽不结胸，亦成痞气也。若不因下早而为痞气者，或痰、或食、或气、或血为之结也。各有寒热之不同，要在辨而治之。大约轻者，通用枳壳桔梗汤。若实热而为痞者，内实热盛不大便，手足温，其脉关上浮，大黄黄连泻心汤。如寒热偏胜者，上有湿热，下有陈寒也，心下痞，而复恶寒汗出者，附子泻心汤。如寒多热少，胸满脉濡者，半夏泻心汤。如胃不和，心下痞硬，干呕，胁下有水气者，生姜泻心汤。如下利腹鸣者，非热结也。但以胃中虚，客气上逆，故心下痞硬，甘草泻心汤。要之泻心非泻心火之热，乃泻心下之痞满也。如痞满胃寒咳逆，理中汤。如外证未除而数下之，为重虚其里，邪热乘入，遂挟热而利，心下痞硬，表里不解者，桂枝人参汤，即理中汤加桂枝而易其名，为治虚痞下利之的方也。如汗吐下后，胃虚停饮痞硬，噫气不除，旋覆花代赭石汤，此辅正匡邪、蠲饮下气之妙方也。如本以下之，故心下痞，与诸泻心汤不解，其人渴而烦躁，小便不利，五苓散。邪在上而治在下，使浊气出下窍，而清阳之在上焦者，自能宣化，乃脏实而泻其腑也。盖五苓有两解之功，润津滋燥，导饮荡热，亦消痞满之良方也。如发热汗出不解，心下痞硬，或吐，或下利，脉滑数，或关脉沉紧，大柴胡汤。盖外邪不解，转入于里，心下痞硬，呕吐下利，攻之则碍表，不攻则里证又迫，计惟有大柴胡汤，合表里而两解之。

余按：大凡结胸痞气，未经攻下而成者，此或痰、或食、或气、或血凝滞而然，先须柴胡陷胸汤、柴胡枳桔汤以开之，开之不愈，则攻下之。曾经下后，此为外邪陷入而为结胸痞气，时其轻重，当下则下，缓则误矣。若不分曾下未下，但见心下胀满，便以为结胸痞气，辄用攻下之剂，反成真结痞矣。又按：结言胸，痞言心下，结言按之石硬，痞言按之濡，结言寸脉浮关脉沉，痞不言寸而但言关上浮，可以知其病之分，治之异矣。然此皆为正伤寒言之也。若温病郁热内攻，火性上炎，一发即心胸结痞，脉洪滑数，或伏沉，自是热实结胸痞气，特患下之不早耳，非大小陷胸，或陷胸承气、加味凉膈等方下之不为功。凡结胸，不问寒热虚实迟早，便用熨法，生姜、葱白等份，生萝卜加倍。如无，以子代之，三味共捣一处，炒热，白布包作饼，熨胸前结痛处。此法须分二包，冷则轮换，无不即时开通，但不宜太热，恐炮烙难受也。更以温手顺下揉之，自无不愈。并治一切痞满胀痛，真妙法也。

张氏《发明》曰：成注云：无热而恶寒者，发于阴也。既无热而又恶寒，其为阴证明矣，安有下之之理？下之岂止作痞而已哉？夫仲景所谓阴阳者，指表里而言也，非此之谓也。病在表则当汗，而反下之，因作结胸。病虽在里，尚未入腑，而辄下之，因成痞。所以成结胸者，误下之故也；所以成痞气者，下之太早故也。《经》曰：脉浮而紧，浮则为风，紧则为寒。风则伤卫，寒则伤荣。又曰：脉浮而紧，复下之，紧反入里则作痞。由此言之，风邪入里则结胸，寒邪入里则为痞。然此亦皆太阳病之所致，非阴证之谓也。又曰：病在阳，应以汗解。阳指表证而言明矣。况痞证诸条，未有因无热恶寒下之而成者，此成注之误也。按此说深合经义，故录之。

腹满

腹满者，腹中胀满也。腹满不减者为实，时满时减者为虚。以手按之，坚硬而痛不可按者为实，可揉可按而软者为虚。《伤寒论》曰：凡伤寒太阴之为病，腹满而吐食不下，自利益甚，时腹自痛。若下之，必胸下结痛。自利益甚，宜理中汤加藿香、厚朴、陈皮、半夏，甚则四逆汤。腹满时减复如故，此虚寒从下而上也，理中汤加厚朴、木香。病人自言腹满，他人以手按之不满，此属阴证，切不可攻，宜四逆汤温之。凡汗解后腹满，厚朴生姜半夏甘草人参汤。本太阳证而反下之，因而腹满时痛者，桂枝加芍药汤。大实痛者，桂枝加大黄汤。少阴病六七日，腹胀不大便者，大承气汤。凡发汗后不解，腹胀满痛者，大承气汤。凡潮热腹满，短气而喘，内实者，大柴胡汤加厚朴、槟榔。胸中有热欲呕吐，胃中有寒作满痛者，黄连汤。温病无阴证，热郁失下，邪火久羁，腹胀满痛者，升降散、加味凉膈散加枳实、厚朴。大抵阳热为邪，则腹满而咽干，便秘谵语；阴寒为邪，则腹满而吐利，食不下。与夫曾经汗吐下后腹满，治各不同。故为医者，要知邪气所起所在。审其所起，知邪气之由来，观其所在，知邪气之虚实，汗下之不瘥，清补之适当，则十全之功可得也。按："自利益甚"四字，当在"必胸下结痛"句之后，不应在"吐食不下句"之后。若在此句后，则是已吐食不下，而自利益甚矣。仲景复曰"若下之"三字，无所谓也，当移之。

小腹满

小腹满者，脐下胀满也。胸膈满为邪气，小腹满为有物，物者何？尿与血耳。小腹满，小便不利者，尿涩也。在伤寒，自气分传入血分，宜五苓散、猪苓汤。在温病，自血分发出气分，宜神解散、升降散。小腹满，小便自利者，蓄血也。在伤寒，桃仁承气汤、代抵当汤丸。在温病，解毒承气汤加夜明砂、桃仁、丹皮、穿山甲。又伤寒小腹满，厥逆，真武汤。小腹满，不结胸，按之痛，厥逆，脉沉迟，冷结关元也，四逆汤加吴茱萸，外灸关元穴。温病无阴证。

腹痛

凡腹中痛，按而痛甚为实，按而痛减为虚。阳邪痛者，痛不常久；阴邪痛者，痛无休歇。伤寒腹痛，须明部分。中脘痛属太阴脾经分，脉沉迟而寒者，理中汤，甚加附子。阳脉涩，阴脉弦<small>脉三阳急为瘕，三阴急为疝，此伤寒瘕疝发于内，故腹中急痛，小建中汤散结安瘕，治在阳明太阴。</small>不瘥，小柴胡汤和中定疝，治在少阳厥阴。脐腹痛属少阴肾经分，脉沉者，真武汤。小腹痛属厥阴肝经分，阳郁厥逆者，当归四逆汤加吴茱萸、生姜。阴寒厥逆者，四逆汤加吴茱萸。若太阳病下之早，因而腹痛者，属太阴也，桂枝加芍药汤。若内实腹痛，绕脐刺痛，烦躁，发作有时，此有燥粪也，调胃承气汤。大实腹满而痛，脉实者，大承气汤。若脉弦，口苦发热，腹中痛者，小柴胡汤去人参，加炒白芍。寒热交作，腹中痛者，小柴胡汤加肉桂、白芍，寒多去黄芩。大抵伤寒腹痛，有虚有实，有寒有热，要在辨脉证而治之。温病腹痛，乃杂气潜入，邪火郁滞阳明也，以升降散、加味凉膈散消息治之。温病无阴证，实与热自不屑言，即有虚者，亦当先去其急，而后理其缓也。张子和曰：良工先治其实，后治其虚。今之庸工，不敢治其实，惟误补其虚，举世不知其非，奈何！

烦热

烦热者，因发热而烦躁不安也，惟温病为特甚。此盖杂气伏郁三焦，邪火亢闭，怫热燔灼，故心神无定耳。增损双解、增损三黄石膏之属，消息治之。若伤寒有表邪，不得汗出而烦躁者，其脉浮缓而紧数，大青龙汤。若烦而渴，脉弦数者，乃半表半里证也，小柴胡汤加知母、天花粉。若烦渴舌燥，大汗出，饮水，脉洪数有力者，阳明经腑证也，白虎汤，甚则调胃承气汤。若手足厥，下利而烦，脉沉细而软者，此则阴证之类烦也，急以人参、附子温之。若手足厥<small>阳气受于胸中，四肢为诸阳之本</small>，邪结胸<small>寒饮伏停，阳气隔塞</small>，心中满而烦，饮作烦闷。此非少阴之脏寒也，急以瓜蒂散吐之。若内伤劳役，阴虚火动而烦者，身倦自汗，尺脉浮虚者，补阴益气煎加白芍滋之。凡伤寒五七日，两手六部脉皆至<small>六脉同等</small>，大烦<small>邪欲外散，故作烦热</small>。而口噤不能言，其人躁扰者<small>邪正相争，欲作汗解也</small>。若脉和大烦<small>邪欲外向，大有作汗之机</small>，目肿睑内际黄者<small>太阳主目上纲，阳明主目下纲，目肿面内际黄者，土旺而邪欲散也</small>，此亦欲作活解也。所以言大烦者，以肌表大热，则是邪热欲泄达于外也，故为欲解。间有大战者，然必以脉为主，若脉不至而大烦，不能言<small>反解上条</small>，脉不和而睑黄大烦<small>反解次条</small>，其病为进，又不可执一而论也。

潮热

潮热者，如潮水之潮，其来不失其时。盖阳明属土，应时则旺于四季，应日则旺于未申，故必日晡发者为潮热。阳明内实也，宜下之。若一日三五发者，乃是发热，非潮热也。又须切脉之滑大沉实，再审其人，脐腹胀满，以手按之则硬而痛，手足心并腋下濈濈然有汗，此内实有燥粪也。在伤寒，大柴胡汤，或调胃承气汤。在温病，增损大柴胡汤，或加味凉膈散加龙胆草。务要酌度，适中病情，不可太过不及。若伤寒，发在寅卯辰巳时分，且未可下，宜小柴胡汤加减与之。若少阳邪并阳明，发潮热，大便溏，小便自可，胸胁痛不去者，主以小柴胡汤。又胁下硬满，不大便而呕，舌上白苔者，可与小柴胡汤，则上下通和，濈濈然汗出而解。至于温病，邪郁胃中，但有潮热，悉以增损大柴胡汤，甚则加味六一顺气汤。凡伤寒潮热者，先以小柴胡汤，如热不除，内实可下者，以大柴胡汤。此大略也。

往来寒热

伤寒往来寒热，邪正分争也。盖寒为阴，热为阳，里为阴，表为阳。邪客于表，与阳相争则发寒矣；邪客于里，与阴相争则发热矣。表邪多则寒多而热少，里邪多则热多而寒少。邪在半表半里之间，外与阳争而为寒，内与阴争而为热，表里之不拘，内外之无定，由是寒热往来而无常也，故以小柴胡汤，立诸加减法以和之。又往来寒热与寒热如疟，似是而实非也。寒热如疟者，作止有时，正气与邪争则作，分作止矣。往来寒热，则发作无时，往来无常，日三五发或十数发，此其与疟异也。虽治往来寒热属半表半里，当和解之，又有病至十余日，热结在里，复往来寒热，自宜大柴胡汤下之。凡少阳证，往来寒热，必先与小柴胡汤和之。服后不解，其脉反浮者，与柴胡桂枝汤，使邪从表而散。其脉如数者，与大柴胡汤，使邪从里而出也。温病伏邪内郁，往来寒热，多属热结在里，阴阳不和，增损大柴胡汤主之，如升降散，乃此证妙药也。盖升清可以解表，降浊可以清里，则阴阳和而内外俱彻矣。若施之伤寒，则又不可。

谵语

谵语者，语言讹谬而气盛也。《经》曰：实则谵语。盖邪热深入，蓄于胸中，则昏其神气，遂语言无次而妄说也。邪热轻者，惟睡中谵语，醒则无矣；邪热重者，即不睡亦谵语；如热极者，詈骂不避亲疏，不识人，此神明之乱也。谵语盖非一端。伤寒发汗多亡阳谵语，以胃为水谷之海，津液之主，汗多津液亡，胃中燥，必发谵语。此非实热，故不可下，以柴胡桂枝汤和其荣卫，以通津液后自愈。谵语不恶寒反恶热，白虎汤。腹满身重，难以转侧，口不仁_{不知味也}，面垢，谵语，遗尿自汗，脉滑实者，白虎汤。潮热，手足腋下漐漐汗出，其脉沉实，或滑数有力，大便难而谵语者，大承气汤。温病热郁三焦，神昏气乱，谵语不识人，时其轻重，以升降、凉膈、六一、解毒承气之类，消息治之。若误服表药，谵语闷乱者，增损三黄石膏汤加大黄。若蓄血谵语，大便黑，小便利，在伤寒，桃仁承气汤；在温病，解毒承气汤加夜明砂、桃仁、穿山甲、丹皮。下利谵语，脉滑而数，有宿食也。在伤寒，六一顺气汤加黄连；在温病，加味六一顺气汤。此非内寒而利，乃燥粪结实，胃中稀水旁流之物也，必须能辨滑数之脉，乃可下之。此证最难酌度。温病多有体厥脉厥者，更须下之。此《内经》"通因通用"之法也。若下后下证悉除，三五日复谵语不止者，此邪气已去，元气未复，宜柴胡养荣汤加辰砂一钱。大抵谵语，脉短则死，脉自和则愈。或气上逆而喘满，或气下夺而自利，皆为逆也。

郑声

郑声者，郑重频烦，谬语谆谆不已而气微也。《经》曰：虚则郑声。如老人遇事谇语不休，成氏以为声转其本音，二理并通，故两存之。盖郑声，乃因内虚正气将脱而言，皆不足之状。如手足厥，脉沉细，口鼻气息短少，所说语言轻微无力，气少难以应息者，皆阳气微也。若神昏气促，不知人事者死。如气不促，手足颇温，其脉沉细而微者，附子汤。或内热不可用附子者，人参三白汤、五福饮、七福饮之类，随证加减治之。所谓伤寒温病，四损不可正治者，此类是也。娄氏曰：谵语，气虚独言也。此出《素问》。予用参、芪、归、术治之，屡验。按此即所谓郑声也。大抵谵语、郑声，态度无二，但有虚实之分，须详辨之。

发狂

凡发狂，本属阳明实热之证。盖阳明为多气多血之经，或伤寒阳邪传入胃腑，或温病阳邪起自胃腑，热结不解，因而发狂。《内经·脉解篇》曰：胃者土也，故闻木音而惊者，土畏木也。其恶火者，热甚则畏火也。其恶人者，以阳明厥则喘而惋，惋则恶人也。其病甚则弃衣而走，登高而歌，或数日不食，或逾垣上屋者，以四肢为诸阳之本，阳盛则四肢实，实则能登高也。其弃衣而走者，以热盛于身也。其妄言骂詈不避亲疏而歌者，以阳盛为邪也。又曰：阴不胜其阳，则脉流薄疾，乃狂。又曰：邪入于阳则狂。是皆以阳明热邪上乘心肺，故令神志昏乱若此，此阳狂也。伤寒温病虽根源不同，至于发狂，皆邪热已极，使非峻逐火邪则不能已。故但察其大便硬结，或腹满而坚，或湿滞胶闭，或协热下利，或热结旁流有可攻之证，酌用大小承气、凉膈、六一、解毒承气之类下之。如无胀满结实等证，而惟胃火使然者，但以白虎、解毒、三黄石膏、大小清凉之属，清其火邪，其病自愈。外有伤寒如狂、发狂二证，以太阳邪热不解，随经入腑，重则发狂，轻则如狂，此热搏血分，蓄血下焦，故宜桃仁承气与代抵当下之。温病多蓄血阳明，以黄连解毒汤，送下代抵当汤丸去桂加牛膝、丹皮。近见别有一种如狂之证，或由失志而病，其病在心；或由悲忧而病，其病在肺；或由失精而病，其病在肾；或由郁怒思虑，饥饿劳碌而病，其病在肝脾。此其本病已伤于内，而邪气复侵于外，则本病必随邪而起矣。其证所谓"虚狂"是也。外无黄赤之色，刚暴之气，内无胸腹之结，滑实之脉，或不时躁扰而禁之则止，或口多妄诞而声息不壮，或眼见虚空，或惊惶不定，察其上，口无燥渴，察其下，便无硬结，是皆精气受伤，神魂不守，其证与阳极发狂者反若冰炭，而时医不察，但见错乱，便谓阳狂，妄行攻下，必致杀人。凡治此者，须辨气血阴阳四损何在。其有虚而挟邪者，邪在阳与气分，宜补中益气汤、大温中饮。邪在阴与血分，宜补阴益气煎、理阴煎。设有邪气闭结，势不能不下者，必以黄龙汤，或大柴胡汤加人参。其虚而无邪者，在阳与气分，宜八珍、十全、肾气丸料、右归丸料。在阴与血分，宜六味丸料、左归丸料。其虚而挟寒者，宜四逆汤加人参、右归丸料。其虚而挟火者，宜六味丸料、左归丸料。此方治之宜，大略如此。若夫润泽之，则在医者活法耳。

发斑疹

发斑者，轻如蚊迹，重如锦纹。其致此之由，总因热毒不解。或当汗不汗，则表邪不解。当下不下，则里邪不解。当清不清，则火盛不解。阳证误用温补，则阳亢不解。必须察脉之浮沉，人之虚实，热毒之轻重而治之，断不可执成氏不可汗，不可下之说。凡邪气自外而入，深入不解，则又自内而出，表里相乘，势所必至，原非表虚证也。但使内外通达，则邪由表里而解矣。即如犀角地黄汤，乃治斑之要药。人知此汤但能凉血解毒，而不知此汤尤善解表散邪，若用之得宜，里气一清，必通身大汗，热邪顿解，何为不可汗耶？发斑大热，狂躁引饮，又何为不可下耶？凡斑出赤红者为胃热，紫红者为热甚，黑色者为胃烂也。鳞红起发者吉，最忌稠密成片。如热甚脉洪数烦渴者，以白虎汤合犀角地黄汤加僵蚕、蝉蜕、青黛。如热毒内蕴，烦心不得眠，错语呻吟者，犀角大青汤加僵蚕、蝉蜕，或增损三黄石膏汤加青黛、犀角。热燥便结者，俱加酒大黄。如斑发已尽，外热稍退，内实便秘谵语者，以加味凉膈散微下之。［批：胃热干燥，荣气不舒，得凉药以滋其阴，则胃中和而大汗出矣。］温病与伤寒治法同。盖僵蚕、蝉蜕尤斑疹要药也。至于阴证，亦时有发斑者，状如蚊迹，多出胸背手足间，但稀少而淡红，身虽热而安静。以其人元气素弱，或因欲事伤肾，当补不补，则阴凝不解。或误服凉药太过，以致变成阴证。寒伏于下，逼其无根失守之火，聚于胸中，熏灼肺胃，传于皮肤而发斑点，补阴益气煎加干姜、附子。寒甚脉微，大建中汤、通脉四逆汤，则真阳回阴火降，而证乃痊，此治本不治标也。温病无阴证。若夫疹与斑等乃温病中之重证也，治同温病，伤寒百不出一。总缘杂气之毒郁于胃中，无所施泄，发于皮肤而为疹，增损双解散主之，加紫背浮萍五七钱，或重加石膏、大黄、芒硝，清散得宜，未有不出者。如身出而头面不出，此毒气内归，危候也。急以大蟾蜍一个，捣和新汲水，去渣痛饮之，自出，屡验。若温病有久而甚者，烦躁昏沉，只用蟾蜍心三两个，捣和水饮一二次，定心安神而病去矣，勿以为微而忽之。凡斑疹，脉洪长滑数易治，脉沉伏弦微难治。黑如果实瘄者死，不可不知。

发黄

凡伤寒温病皆发黄，多由阳明湿热，与合曲相似。如发热汗出者为热越，不得发黄也。但头汗出，身无汗，齐颈而还，或心中懊恼，或渴饮水浆，小便不利，或赤或黄，或溷浊，肚腹胀满，或痛或不痛，或燥结，脉来沉实有力，此皆瘀热在里。熏蒸于皮肤之上，身黄如橘子色者，在伤寒茵陈蒿汤，在温病加味凉膈散加茵陈蒿。古方治里证有三承气汤，便于三承气中合茵陈蒿汤，或加味茵陈蒿汤，随证施治，方为尽善。外用黑豆一升，黄蒿四两，煮滚汤一锅，倾铜盆内，搅稍冷，入鸡子清七八个，以手指搅起白沫，敷身黄处，黄散，温覆汗出而愈。又伤寒有身黄发热者，栀子柏皮汤。伤寒有瘀热在里表者，麻黄连轺赤小豆汤。此瘀热在表而发黄，故用表药。设泥"里"字，岂有邪在里而反治其表之理哉！夫伤寒温病，至于发黄为疾已甚，多有不治之证。形体如烟熏，直视头摇，是为心绝；环口黧黑，柔汗发黄，是为脾绝，当辨之。

蓄血

蓄血者，瘀血蓄结于内也。身黄如狂，屎黑善忘，皆蓄血之证。许学士云：血在上则喜忘，血在下则发狂。盖伤寒病在太阳，则当发汗。或不汗，或汗迟，或脉盛汗微，邪无从出，故随经入腑，结于膀胱，乃为蓄血。温病起无表证，而惟胃实，阳明热郁失下，邪火久羁，故肠胃蓄血多，膀胱蓄血少。亦有血为热搏，下注膀胱者，虽腐为黑血，溢于肠间，结粪得瘀而润下，然真元已惫矣。医者必察人胸脐旁、小腹，但有硬满处，以手按则痛者，便为蓄血。若蓄血阳明，不必问其小便。若小腹硬满而小便自利，则膀胱之气化行，而与尿涩气不化不同也，允为有形之蓄血矣。温病与伤寒治法亦无大异。《保命集》分三焦。上焦胸胁手不可近，在伤寒犀角地黄汤加大黄，在温病再合黄连解毒汤；中脘脐间手不可近，在伤寒，桃仁承气汤加丹皮、枳壳；在温病，去肉桂再合黄连解毒汤；脐下小腹手不可近，在伤寒代抵当汤丸，在温病以黄连解毒汤送下此丸，去肉桂，加丹皮、牛膝。夫伤寒温病至于蓄血，实病证之奇异，治法之精微，能审诸此，垂手取效，可为妙也，然而难矣。实者可救，虚者多危。

衄血

经络热盛迫血妄行，出于鼻者为衄。伤寒责其血热在表也；温病责其血热在里，浮越于表也。犀角地黄汤加芩、连、柴、栀、元参、僵蚕、蝉蜕，甚加大黄，入蜜、酒、小便，冷服。凡伤寒阳明病，口干鼻燥能食者，知邪不在里而在经，故必衄也，葛根汤去大枣，加葱白、黄芩。不止，黄芩汤去枣，加生茅根、生艾、生藕、生荷叶、生侧柏叶，小便煎。太阳病脉浮紧，发热无汗而衄者愈。太阳病衄血，及服桂枝汤后衄者，为欲解。亦可服犀角地黄汤加茅花。如无，以根代之。脉浮大，发热下利，衄血干呕者，黄芩汤去大枣，加生地汁、童便。衄血烦而渴欲饮水，水入即吐者，先服五苓散，后服竹叶石膏汤。不止，茅花汤。即茅花五钱，小便煎服是也。或于凉血药中，磨京墨三茶匙亦妙。汗后热退，衄血不止，用草纸折数层，浸于新汲水中，贴顶门上及项脊，温则易之，必止。少阴病，但厥无汗而强发之，必动其血，或从口鼻出，或从目出，是为下厥上竭，为难治，可与当归四逆汤。仲景曰：衄家不可发汗，汗出必额上陷，脉急紧，直视不能瞬，不能眠。又曰：亡血家，不可发表，汗出即寒栗而振。二说皆为久衄，亡血已多，故不可汗。若热毒蕴结成衄，脉浮紧者，麻黄汤；脉浮缓者，桂枝汤。若脉已微，二药必不可用。脉细者，黄芩汤去大枣，加生地、童便；脉滑数者，犀角地黄汤。大抵衄血、吐血、下血，脉微小者生，脉实大者死。或衄后、吐后、下后、脉微小易治。若热反盛，脉反洪数者死也。若衄而头汗出，或身上有汗不至足者，皆难治也。

吐血

伤寒诸阳受邪，其邪在表，当汗不汗，热毒深入，故吐血也。麻黄汤汗之。内有瘀血者，桃仁承气汤利之。服桂枝汤后吐血者，犀角地黄汤加茅花。凡久病虚弱，外有寒形，内有火邪，风寒闭塞，壅遏里热，以致吐血者，麻黄芍药人参汤主之。凡吐血鲜红色者，皆热也，犀角地黄汤以凉之；凡吐血紫黑成块，脉沉迟细，口不渴，小便清，为瘀血寒凝也，宜理中汤加丹皮、肉桂之辛温以散之。若脉洪数，仍属热，宜桃仁承气汤以行之。温病吐血与衄血，皆属热毒内郁，经络火盛，火载血液而妄行，大清凉散，或犀角地黄汤合泻心汤。有瘀血紫黑成块者，加桃仁、大黄以利之。按：麻黄芍药人参汤证出自《准绳》，《伤寒论》无此证。因东垣治一寒士感寒吐血，用麦冬饮子合仲景麻黄汤各半服之，甚善，故并载之以为后学津梁。乾隆乙巳季冬科试，先君六旬有六，冒雪归家，风寒郁热，以致头痛，发热恶寒，吐血，诸医不效，余甚惊惶，斟酌东垣此汤一服而愈。前因吾父中风，留心医道，三年内未敢处方，自是而悟，认真脉证，方未有不效者。噫！医道之难在此矣。

辨中有发经论所未发者，实千古不易正理，后学宗之，自不覆晋人辙矣。畏斋。

头目眩

眩者，头旋眼黑也。伤寒头眩，多因汗吐下，虚其上焦元气之所致也。伤寒邪在半表半里，表中阳虚，故时时头目眩，葛根汤。风家多头目眩，亦当解肌，葛根汤。《伤寒论》曰：少阳，口苦咽干目眩，小柴胡汤加天麻、川芎。《伤寒论》曰：阳明病，但头眩不恶寒，故能食而咳，其人必咽痛。能食为阳明中风，四逆散加天麻、桔梗。《伤寒论》曰：太阳伤寒，误吐误下后，心下逆满，气上冲胸<small>里虚气上逆也</small>，起则头眩<small>表虚阳不足也</small>，脉沉紧<small>邪在里，不可汗</small>，发汗则动经，身为振振摇者<small>汗则外动经络，伤损阳气，则不能主持诸脉也</small>，桂苓甘术汤以温经益阳。或真武汤以实卫止汗。

按：《真经》云：上虚则眩，下虚则厥。头目眩皆属虚，宜温经补阳之剂。吴氏治伤寒汗出过多，头眩，身摇发热，脉虚数，人参养荣汤倍人参，加天麻，少佐酒炒黄柏，二服而愈。易老云：头旋眼黑，非天麻不能定，少佐黄柏以滋肾水也。若血虚头眩，四物汤加人参、天麻。气虚头眩，四君子汤加天麻、川芎。伏痰头眩，二陈汤加南星、白术、天麻、川芎。内兼痰火上攻，再加酒炒黄芩、竹沥、姜汁。若元气虚脱者，人参养荣汤、大建中汤，俱加天麻、川芎。内伤劳役者，补中益气汤加天麻、川芎。惟温病头目眩及头胀、头痛、头汗，并目赤、目黄、目不明、目直视、目反折，与伤寒治法不同，俱系杂气伏郁中焦，邪热亢闭，上攻头目，乃胃家实也。通宜升降散、加味凉膈散清利之。<small>头眩疼量加大黄，目眩赤等证量加龙胆草，酒炒。</small>

咳嗽

咳谓有声无痰，嗽谓有痰无声，咳嗽则有声有痰也。肺主气，形寒饮冷则伤之，使气逆而不散，冲击咽膈，令喉中淫淫如痒，习习如梗而咳嗽也。有寒者，有热者，有停饮者，有在表者，有在里者，有在半表半里者，病各不同，治亦有异。如伤寒停饮与表寒相合而咳嗽者，小青龙汤，或金沸草散。停饮与里寒相合而咳嗽者，真武汤。邪热在半表半里而咳嗽者，小柴胡汤加贝母、知母、天花粉，肺热去人参加沙参。凡阴证手足厥逆而咳嗽者，四逆汤加五味子。若温病伏热内郁咳嗽，白虎汤合升降散、小清凉散加竹叶。若烦闷则加味凉膈散、增损三黄石膏汤，并加桔梗。夫咳为肺疾，必待发散而后已，然又有不可发散者。《伤寒论》曰：咳而小便利，不可发汗，发汗则四肢厥逆。又曰：咳而发汗，蜷而苦满，腹中复坚，此为逆也。不知发汗尤为温病所大忌者，岂止小便利一节乎？又咳而脉数者，为心火刑肺金则死。

口燥咽干

引饮曰渴，不引饮曰燥干。凡伤寒少阳，邪在中焦，口苦舌干，不甚渴，脉弦者，小柴胡汤。少阳脉弦，往来寒热而呕，口燥咽干者，小柴胡汤。口干少津液，脉浮紧微数者，白虎加人参汤。阳明无大热，背恶寒，口燥咽干者，白虎加人参汤。少阴病得之二三日，口燥咽干，急下之以存津液，大承气汤。此热在下焦，烁枯肾水，下不可缓也。若温病佛热内郁，未有不口燥咽干者，小清凉散、增损三黄石膏汤，再看兼证消息之。凡伤寒汗吐下后，津液少，口燥咽干，及虚人水衰火旺，口燥咽干，以补阴益气煎加麦冬、黄柏、知母、天花粉，以滋其水。若脉沉足冷者，多难治。温病下后须酌之，不可骤补。脉沉足冷，宜大下之，不可以伤寒例拘也。

咽痛

凡伤寒咽痛有多般，务宜详辨，不可一例以为热也。太阳病误下，脉若浮紧，必咽痛，此热邪仍在上膈也，小建中汤加桔梗。误汗亡阳漏风而咽痛，此阳虚而阴气上乘也，干姜附子汤。阳明病六七日不大便，热蒸头痛而咽痛者，调胃承气汤。热传少阴而咽痛者，以其经上循喉咙故也，脉必数而有力，证必燥渴引饮，小便秘涩短赤，急当下夺以泄其热也，大承气汤。少阴咽痛，四逆，泻利下重者，四逆散加薤白、桔梗。少阴病一二日，咽痛者，与甘草桔梗汤即瘥。此汤为阴阳通用之剂。少阴病下利清谷，里寒外热，脉微欲绝，面赤咽痛，此阴盛格阳也，通脉四逆汤加桔梗。有直中阴经而咽喉骤痛，不肿不渴，始病无发热头痛，脉来沉紧而细，或疾数无伦，或呕吐清水，或泻利清谷，或燥极闷乱，渴不能饮，此寒气客于少阴之经，虚阳上逆之候，附子汤、干姜附子汤加人参急温之，或可救疗。大抵阳邪上逆而咽痛，宜甘寒以解其热；阴寒邪塞而咽痛，宜辛温以解其结，此大较也。若夫肾气本虚，龙火势盛，必挟痰饮于上而肿痛闭塞也，当砭破出血，涌泄痰涎，后用六味地黄丸料加牛膝、麦冬、五味子频服。又有真阴亏损，肾水枯涸，阴寒直中而咽痛者，附子理阴煎大剂浓煎饮之。若温病怫郁中焦，流布上下，即见少阴经口燥舌干，咽喉肿痛不利之证，以其脉贯肾络于肺系舌本故也，增损双解散加元参、牛蒡子，或增损普济消毒饮倍桔梗加荆芥穗，升降散尤为对证之药。

渴

凡伤寒发渴，或因热耗津液，或因汗下太过，当分六经而治。太阳热在表不渴，若热入膀胱之本，脉浮数，小便不利，微热发渴者，五苓散，切不可与白虎汤。阳明病脉长，标热不恶寒，无汗而渴者，葛根汤加黄芩、知母，减麻黄二钱。若阳明热传胃中，本热恶热，濈濈汗出而渴，脉洪大而数者，白虎汤，切不可与五苓散。若阳明本热内实，或蒸蒸而热，潮热烦渴，口燥咽干，大便实者，调胃承气汤，或大柴胡汤。少阳脉弦数，口苦咽干，发热而渴，及心烦喜呕而渴，或往来寒热而渴，并宜小柴胡汤去半夏加陈皮、知母、麦冬、天花粉。太阴自利则不渴，惟少阴则口渴饮水也。小便色白者，此下虚有寒也，脉沉，附子汤。厥阴渴欲饮水者，少少与之愈。以其传经尽，欲饮水为欲愈之候也。若身寒厥逆，脉滑而口渴者，此里有热也，白虎加人参汤。凡阴证，烦躁口渴不能饮水，此虚阳上迫而为假热，脉沉足冷者，四逆汤加人尿、猪胆汁冷饮之。若温病一发即烦渴引饮，以郁热自内而达外也。故《直格》曰：身热为热在表，引饮为热在里。温病本末身冷不渴，小便不赤，脉不洪数者，未之有也。轻则白虎汤加白僵蚕、蝉蜕、天花粉，重则增损三黄石膏汤加大黄。凡病忽欲饮水者，为欲愈。盖肠胃燥，不能散邪，得水则和其胃气，汗出而解。若不与水，则干燥无由作汗，遂至闷乱也。[批：伤寒温病，大渴欲饮凉水，而世医禁用，不解何故。]但当察邪热之轻重，宁少与之。若热少与多，不能渗化，则停蓄为支结，喘呕下利，肿满等证。《要诀》曰：亦有下利清谷，纯是阴证，而反见渴者，此阴在下格阳于上，兼因泄泄，津液既去，枯燥而渴，虽引饮自少，而常喜温，不可设寒剂，宜理中汤加附子、四逆汤加人参以温之。景岳曰：水为天一之精，凉能解热，甘可助阴，非苦寒伤气者之比。[批：景岳此论发前人所未发，每见乡曲人害温病，饮凉水而汗出热退，此即助阴解热之义也，此即里热清而表邪自解之义也。]如阳虚无火者，其不宜水无待言也。

其有阴虚火旺者，元气既衰，精血又涸，则津液枯燥，多见鼻干唇烈，舌苔黑色，二便闭结，使非借天一之精，何以济燃眉之急，故先以冰水解其标，继以甘温壮水之剂培其本，水药并进，无不可也。其有内真寒而外假热，阴盛格阳之证，察其元气，非甘温大补则不足以挽回，察其喉舌，则些小辛热又不可以近口。有如是者，但将甘温大补之剂煎成汤液，用冷水浸冷饮之，此以假冷之味解上焦之假热，而以真热之性复下焦之真阳，是非用水而实亦用水之意。《内经》所云：伏其所主而先其所因是也。
［批：韩懋所谓真对真、假对假者此也。］

漱水不欲咽

伤寒阳明病，凡内有热者欲饮水。今欲漱水而不欲咽，是热在经，里无热也。阳明多血多气，经中热极，迫血妄行，故知必作衄也，犀角地黄汤加茅花。有太阳表证者汗之，麻黄汤。外证无寒热，欲漱水不欲咽，必发狂，此蓄血停留也，桃仁承气汤下血乃愈。少阴脉沉细，厥逆，时烦躁作渴，欲漱水不欲咽，四逆汤温之。又下利，厥逆无脉，干呕烦渴，欲漱水不欲咽，白通汤。不瘥，白通加人尿猪胆汁汤。大抵阴证发燥烦渴，不能饮冷水，或勉强饮下，良久仍吐出，或饮水而呕者，皆内寒也。盖无根失守之火，游于咽嗌之间，但欲漱水不能饮水也。若饮水不吐，复欲饮者，热也。若温病杂气怫郁三焦，邪热内炽，渴欲饮水者，多矣。间或有漱水不欲咽者，必其人胃中湿饮过甚，或伏火未散，或蓄血停留，俱未可知，但口舌干而不欲咽。轻则小清凉散、升降散清降之，重则解毒承气汤大泻之。不可拘伤寒阳明热在经，里无热之例也。

呕吐

呕者声物俱出，吐者无声出物。伤寒太阳阳明合病，下利而呕者，葛根加半夏汤。少阳阳明多呕证，脉弦发热，口苦而呕，或寒热往来而呕，并宜小柴胡汤倍半夏、生姜。先渴后呕者，为水停心下，小半夏加茯苓汤；先呕后渴者，为欲解，可与水饮。太阳少阳合病，自利而呕者，黄芩加半夏生姜汤。少阳邪甚，发热呕不止，心下急，郁郁微烦者，大柴胡汤。三阳发热而呕，俱用小柴胡汤。发热不解而烦伏饮与邪热相搏作烦闷，渴欲饮水胃干希水自救，水入即吐伏饮内作，水不得入，名曰水逆，五苓散。伤寒本自寒下格，医复吐下之，寒格更逆吐下。若食入口即吐，干姜黄连黄芩人参汤。太阳误吐下，心中温温嗢嗢欲吐，而胸中痛，大便溏，腹微满，郁郁微烦者，调胃承气汤。若未曾吐下者，大柴胡汤。太阴腹满，或吐食不下，脉沉者，理中汤加厚朴、陈皮、半夏、生姜，寒甚加附子。少阴脉沉迟，饮食入口即吐，心中温温嗢嗢欲吐，复不能吐，手足厥者，四逆汤。厥阴干呕吐涎沫者，吴茱萸汤。若呕而脉弱，小便复利，身有微热，见厥者难治，可与四逆汤救之。若下利无脉，干呕烦者，白通加人尿猪胆汁汤。若厥阴呕而不渴，干姜附子汤。至于温病呕吐者，胃中伏火郁而攻发也，增损三黄石膏汤、加味凉膈散加石膏清利之，自止。若有宿粪燥结，时时呕吐者，此为下格，亦宜加味凉膈散、升降散通之。如病愈后，脉证俱平，往往有下格之证，所云病愈结存是也，但常作哇声，上下通气，故不呕而能食，俟胃气渐复，津液流通，宿粪自然润下也，断不可攻。如下格常呕则气闭矣，通之则宿粪除而呕吐止。语云："欲求南风，须开北牖"，正谓此也。大抵呕吐清水，即为寒证。若胃中有热，必是涎液酸水。《病机》曰：诸呕吐酸，水液浑浊，皆属于热；诸病水液，澄澈清冷，皆属于寒，此可见矣。凡胃热甚，服药呕吐不纳者，愈吐愈服，三服后，火性渐消，然后徐徐用药，即不吐。凡过药不可用甜物，须嚼生姜为妙。按："伤寒本自寒下"句之"下"字，应是"格"字。"心中温温欲吐"句"温温"二字，应是"嗢嗢"，盖"嗢嗢"者，乃吐饮之状也，皆当改之。

喘

喘无善证。温病内热怫郁，三焦如焚，气上冲胸而喘者，加味凉膈散。腹胁满痛而喘者，解毒承气汤。若自脐下气海动气而喘者不治。正伤寒，则宜辨六经寒热治之。太阳表有寒发喘者，脉浮紧，恶寒无汗也，麻黄汤加厚朴。表有风发喘者，脉浮缓，恶风有汗也，桂枝加厚朴杏仁汤。内有寒，心下有水气，干呕汗出而喘者，小青龙汤。凡发汗后，汗出而喘无大热者表寒未解也，麻黄杏仁甘草石膏汤。太阳经病误下之，脉促者，表未解也，喘而汗出者，葛根黄连黄芩汤。阳明病内实不大便，腹满短气，发潮热而喘者，大柴胡汤加厚朴、杏仁。凡阴证厥逆，脉沉细而微，气促而喘，无汗者可治，四逆汤加细辛、五味子。少阴病反发热，脉沉而喘，麻黄附子细辛汤。凡虚人脉沉，手足厥逆而喘者，五味子汤。凡暴感风寒，脉浮无汗而喘者，苏陈九宝汤。凡热甚有痰，脉弦滑数而喘者，不可汗，不可下，小柴胡汤去人参加陈皮、贝母、天花粉和之。胸满者，加枳壳、桔梗。心下满者，加枳实、黄连。舌燥饮水者，加石膏、知母。凡伤寒止于邪气在表而喘者，心腹必濡而不坚，设或腹满而喘，则又为可下之证，须酌之。大抵诸喘为恶，谓肺中邪胜而兼虚也，所以阴证发喘，尤为恶候。下元虚损之人，肾气上乘而喘，急以肾气丸料引火归原，可救十之一二。若兼动息摇肩，戴眼直视，汗出厥逆者立毙。以邪气上盛，正气欲脱，必至喘满。《经》曰：直视谵语，喘满者死。又身汗如油，喘不休者为命绝也。

短气

短气者，气短不能相续，似喘而不摇肩，似呻吟而无痛处，其证多端，实为难辨，表里寒热虚实稍不明切，误治者多矣。一者太阳表证不解，汗出不彻，其人面色缘缘正赤，阳气怫郁，烦躁不安，其身不知痛所在而短气者，宜微汗则愈，桂枝麻黄各半汤。二者太阳病发于阳而反下之，阳气内陷，遂成结胸。心下硬满高起，气促而短，脉沉滑而实者，大陷胸汤。脉浮大而虚者，柴胡陷胸汤。三者阳明病，内实不大便，腹满潮热而短气者，大柴胡汤。四者干呕短气，痛引胁下，汗出不恶寒者，此表解里未和也，十枣汤。控涎丹亦可。五者短气烦躁，心中懊憹者，栀子豉汤。六者少阴病，脉沉细迟，四逆，面上恶寒有如刀刮，口鼻之气难以布息而短促者，通脉四逆汤加人参。七者因汗吐下后，元气虚弱，脉来微细，气不相续而短促者，大建中汤。八者风湿相搏，一身尽痛，小便不利，恶风不欲去衣被而短气者，甘草附子汤。九者食少饮多，水停心下，烦闷短气者，茯苓甘草汤，兼小便难，五苓散。大抵心腹胀满，按之硬痛而短气者，为里实，宜承气辈。若心腹濡软不胀满而短气者，为表邪，宜泻心辈。若少气不足以息，脉微弱而短促者，为气虚，宜理中辈。此伤寒短气之大略也。若温病郁热内迫，气多急促，须看兼证。舌上白苔如屑，清化汤、增损三黄石膏汤。若苔黄及黑色而短气，加味凉膈散，或解毒承气汤急下之。若病者属四损之辈，又当详辨。盖短气有类于喘，但短气则气急而短促，不似喘之摇肩而气粗也。大抵气急而不相续多属实，少气不足以息多属虚，以此辨之，百不一失。

呃逆

呃逆者，气上逆而呃忒也。《内经》作哕，即此字之声也，即此证也。勿误作咳逆。咳逆者，咳嗽之甚也，非呃逆也。呃逆者，才及咽喉则遽止，呃呃然连续数声，而短促不长也。如伤寒胃热失下，内实大便硬呃逆者，脉必应指有力，调胃承气汤。便软者，生姜泻心汤。胃虚有热呃逆者，橘皮竹茹汤。有痰饮者，脉必弦滑，小半夏生姜汤。脉细微呃逆者，胃寒也，橘皮干姜汤、丁香柿蒂汤。《金匮要略》曰：其气自脐下直上冲于胸嗌间而呃逆者，此阴证也。其病不在胃也，乃肝肾虚寒之极，而挟阴火上冲，以病本下虚，内已伏阴，或误服寒冷之药，遂令寒极于下，逼其相火上冲，率集于胃中而呃逆，亦欲尽也，急服肾气丸料。又病人呃逆烦躁，自觉甚热，他人以手按之，其肌肤则冷，此为无根失守之火，散乱为热，非实热也，乃水极似火，阴证似阳也。若不识此，误用凉药，下咽立毙。大建中汤，或附子汤加肉桂、干姜急温其下，真阳回阴火降，呃忒乃止也。如寒极呃忒不已者，兼用硫黄、乳香等份为末，酒煎嗅之，或以艾汤调服硫黄末二钱，或艾灸中脘、关元、气海更妙。凡呃逆而二便不通者，属实热。凡呃逆而厥逆自利者，属虚寒。凡呃逆不尿腹满者，不治。凡久病而见呃逆者，此真气已衰，不治。凡舌短灰黑及头汗，不得尿，与自利腹痛而呃逆者，不治。凡呃逆脉散者死。

按：以上论伤寒呃逆寒热死生之论，无遗蕴矣。若温病无阴证不在此例。佛热攻发，火性上炎，气逆而呃呃连声也。治法各从其本证而消息之，大概不外清化、升降、加味凉膈以清热导滞为主。如见白虎证则投白虎，见承气证则投承气，膈间痰闭则用涤痰汤。滚痰丸，但治本证呃自止，其余可以类推矣。

按：呃逆一证，古无是名，俗谓打搁忒是也。其在《内经》本谓之哕，因其呃呃连声，故今人以呃逆名之，于义亦妥。孙真人云：遍寻方论无此名，遂以咳逆为哕，致令后世讹传，乃以咳逆、呕吐、哕、干呕、噫气之类，互相淆乱，纷纷聚讼，自唐迄今。余用析而判之，曰哕者，呃逆也，非咳逆也。咳逆者，咳嗽之甚也，非呃逆也。干呕者，无物之吐即呕也，非哕也。噫者，饭食之息，即嗳气也，非咳逆也。呕者有声有物也，吐者无声出物也。后人但以此为鉴，则异说之疑可以尽释矣。

蛔厥

陶氏曰：吐蛔虽有大热，忌用冷药，犯之必死。胃中有寒，则蛔上膈，大凶之兆，急服理中安蛔散，待蛔定，却以小柴胡汤退热，此说谬甚。[批：陶说无理之甚，误人不浅。]又伤寒吐蛔责于寒，杂证吐蛔责于热，此说亦谬。纷纷聚讼，迄无定见。余按伤寒七八日，脉微而厥，肤冷，其人躁无暂安时者，此为脏厥，非蛔厥也，四逆汤主之。至于肝脏或寒或热，以致胃无谷气，蛔不安其位，至咽而吐，须看本证消息治之。如寒则静而复时烦，宜乌梅丸、理中安蛔散；如热则烦呕不止，宜黄连解毒汤、白虎汤，俱加川楝子、使君子、乌梅，此大略也。若治温病而用理中、乌梅，正如抱薪投火，轻病致重，重病致危。盖温病无阴证，若至吐蛔，则表里三焦热郁亢极，不思现在事理，徒记纸上文词，因之误人甚众。胃热如沸，蛔动不安，下气不通，必反于上，蛔因呕出，此常事也，酌用增损三黄石膏汤、加味凉膈散，俱加川楝子、使君子、乌梅，则热退而蛔自不出耳。大抵胃脘忽痛忽止，身上乍寒乍热，面上时赤时白，脉息倏乱倏静，皆吐蛔之候也，须早辨之。

厥逆

厥逆，阴阳之气不相顺接，手足寒凉便为厥也。凡有四逆者，便当早察寒热虚实而施治。大抵病至发厥，正气已极，但有阴厥阳厥之分，辨之一差，死生立判。凡伤寒阳厥者，必先因热甚不解，而后发厥也。仲景曰"厥深热亦深，厥微热亦微"是也。切其脉虽沉而有力，四肢虽凉有时而温，或手足心温，戴氏以为指甲却暖，大便燥实，谵语发渴，扬手掷足，畏热喜冷，与之冷水则咽，此乃阳厥之候。仲景曰：厥逆手足冷，脉滑者，里有热也，白虎汤主之。刘河间曰：肢体厥逆，惟心胸有热，以凉膈散养阴退阳，不宜速下。大便不秘者，以黄连解毒汤调之。故凡厥证，可速下者，内有燥粪也，必以手按人之脐腹上下左右，或硬或痛，或腹中转气下矢极臭者，有燥粪也，乃可下之，宜调胃承气汤。近有阳证，自腰以上常热，两脚常冷，盖三阴脉上不至头，故阴证头不痛，三阳脉下不至足，故阳证亦足冷也。孙兆曰：凡阴证胫冷，两臂亦冷，若胫冷臂不冷，则非下厥上行，所以知是阳微厥也。阳厥虽曰阳邪在里，甚不可下。盖伤寒以阳为主，厥逆有阴进之象，若复用苦寒下之，则阳益亏矣，是在所忌，宜四逆散轻剂以和之。又有邪传厥阴，误下厥逆，寸脉沉迟，尺脉不至，咽喉不利，吐脓血，泄利不止，麻黄升麻汤主之。凡伤寒阴厥者，初病无身热头痛，便就恶寒直至臂胫以上，过乎肘膝，引衣蜷卧不渴，或兼腹痛吐泻，小便清白或淡黄，切其脉沉迟微细无力，此为阴经直中真寒证，不从阳经传入，自是白通、四逆一派。又有初是阳证传阳经，或因复着外寒，或因误服凉药太过，或因误下而致虚极，则积阴盛于下，阳气衰于上，变成阴证，真武汤加人参。又有病者，手足厥冷，言我不结胸，小腹满，按之痛者，此寒气结在膀胱关元也，四逆汤加吴茱萸。大抵阳厥，邪热转入转深，狂乱谵妄，必然神志昏聩，人事迷惑；阴厥便利不渴，身蜷多卧，醒则人事了了，神志清明，此大端也。若温病厥逆，无阴厥。杂气伏郁，阳热内迫，格阴于外，气闭不能达于四肢，甚有通身冰凉，其脉多沉滑，或沉伏，或沉细欲绝，或六脉俱闭，所云"体厥、脉厥"是也。证多怪异不测之状，轻则升降散、增损双解散、加味凉膈散，重则加味六一顺气汤、解毒承气汤斟酌下之，岂可与伤寒阳厥并论哉！若数下后，厥不回，热不退者死。亦有下数十次，利下数十行，厥方回热方退而得生者。正所云急证急攻，下之或可活，不下必死无疑矣。此则温病厥逆治法也。外有坏病，多厥逆烦躁者，不独阳极阴极也，当辨阳伤阴伤治之。阳伤则宜滋养后天胃气，兼助下焦真阳，补阴益气煎，或大温中饮；阴伤则宜滋补先天真阴，兼清血中之热，左归丸料，或六味地黄丸料，俱加青蒿、地骨皮。是在临证活法，不得如初病厥逆例治也。

大便自利

自利者，不因攻下自然溏泻也。要在辨寒热而治之，庶几无差。大抵伤寒阳热之利与阴寒之利不同。阳利，渴欲引水，小便色赤或深黄，发热后重，粪色焦黄，或为肠垢，所去皆热臭，脐下必热，得凉药则愈；若阴利，则不渴，小便色白或淡黄，厥逆脉沉迟，洞下清谷或为鹜溏，粪色淡黄或白，脐下多寒，得温补药则愈。三阳下利身热，太阴下利手足温，少阴、厥阴下利身凉无热，此其大概耳。伤寒合病家皆作自利。太阳阳明合病下利，葛根汤；太阳少阳合病下利，黄芩汤；少阳阳明合病下利，小柴胡汤加葛根、白芍。合病发热自利，皆为表邪，不可例以为里证也。惟有阳明一证，脉浮而迟浮为风，迟为寒。表热里寒，内寒外热，下利清谷者胃中虚冷，不能化谷，四逆汤以温中止利，则里气和而表邪散矣。自利不渴属太阴，以其脏有寒也，当温之，宜四逆辈，则宜用理中汤可知矣。若寒甚厥逆脉沉者，附子必加之。若腹满小便不利者，宜五苓散合理中汤。若呕者，加半夏、生姜。自利而渴属少阴，虚故引水自救，下利脉微者，与白通汤以通其阳，而消其阴。利仍不止，厥逆无脉，干呕烦者，白通加人尿猪胆汁汤。借胆汁向导之力，以引汤药深入。服汤后脉暴出者死，气因泄脱也。脉续出者生，阳气渐复也。少阴病，腹痛，小便不利，四肢沉重疼痛，自下利者，此为有水气，或咳，或呕，或小便利者，真武汤去白芍加干姜，以运脾渗水为务。少阴病，下利清谷，里寒外热，手足厥冷，脉微欲绝，身反不恶寒，面时色赤，通脉四逆汤。少阴病，吐利，手足厥冷，烦躁欲死者，吴茱萸汤。少阴病，下利六七日，咳而呕渴，心烦不得眠者，猪苓汤。自利不止，里寒下脱，此利在下焦，赤石脂禹余粮汤。服汤后，利仍不止，当利其小便，与猪苓汤。少阴病，四逆，或咳，或悸，或小便不利，或腹中痛，或泄利下重者，四逆散加薤白。此亦阳邪传至少阴，陷入于里，而不得交通阳分，故不以苦寒攻之，而但以此散和之。少阴病，自利清水，色青，心下必痛，口干燥者，急下之以存津液，大承气汤。盖热邪传入少阴，逼迫津水注为自利，质清而无渣秽相杂，色青而无赤黄相间，此正阳邪暴横，反类阴邪，但阳邪传自上焦，其人心下必痛，口必干燥，设系阴邪，则心下满而不痛，口中和而不燥，必无此枯槁之象，故宜急下以救其阴也。厥阴下利清谷，里寒外热，汗出而厥者，通脉四逆汤。下利腹胀满，身体疼痛者，先温其里，四逆汤，乃攻其表，桂枝汤。此总以温里为急也。下利脉大者虚也，以强下之太早故也。设脉浮革，因而肠鸣者，当归四逆汤。大汗出热不去，内拘急四肢痛，又下利厥逆而恶寒者，四逆汤。恶寒脉微而复利，利止亡血也。盖亡血本不宜用姜附以损阴，阳虚又不当用归芍以助阴，此利后恶寒，阳气下脱已甚，故必用四逆汤以复阳为急也，再加人参则阳药愈为得力，阳生则阴长。设用阴药，必致腹满不食，或重加泄利呕逆，转成下脱而死矣。下利谵语者，有燥粪也。盖下利则热不结、胃不实，何缘得有谵语？此必热反于胃，内有燥粪，故虽下利而结者自若也，必用小承气汤以荡热润燥，微攻其胃则愈。热利下重与下利欲饮水者，以有热在肠胃故也，俱宜白头翁汤。下利后更烦，按之心下濡者，为虚烦也，宜栀子豉汤。若温病怫郁内盛，发热烦渴，小便色赤，大便自利，升降散主之。内热甚而利不止，燥闷狂乱者，增损三黄石膏汤加酒大黄，腹满痛更加之。挟热下利者，因其人大便素溏，邪忽乘胃便作烦渴，午后潮热便作泻泄，宜升降散、小承气汤彻其余邪而利自止。热结旁流者，以胃家实，邪热壅闭，大便先秘，续得下利纯臭水，全然无粪，以加味六一顺气汤下之，得结粪而利立止。若不得结粪，仍下臭水，及所进汤药，因大肠邪深，失其传送之职，知邪犹在也，再以前汤重下之，虚甚则宜黄龙汤。此《内经》"通因通用"之法也。大抵下利脱气至急，五夺之中惟此为甚，故不厌详审。伤寒下利日十余行，脉反实大者死。伤寒发热下利至甚，厥不止者死。夫厥证，但发热则不死，以发热则邪出于表，而里证自除，下利自止也。若反下利，厥逆有加，则其发热，又为真阳外散之候，阴阳两绝，故主死也。伤寒发热，下利厥逆，燥不得卧者死。夫燥不得卧，肾中阳气越绝之象也。下利手足厥逆，皆为危候，以四肢为诸阳之本也，加以发热燥不得卧，不但虚阳发露，而真阳亦烁尽无余矣，安得不死。《金匮要略》曰：六腑气绝于外者，手足寒。五脏气绝于内者，利不禁。气已脱矣，孰能治之？

大便脓血

长沙著便脓血，无死证。世医用温热之药，罔或得痊，殊不知此证属热者十之九。古人云：见血无寒。又云：血得热而妄行。温热之药岂可轻投。如伤寒太阳病，误发淋家汗因便脓血，宜猪苓汤。由小便淋沥所致，利其小便自愈。《经》曰：淋家不可发汗，发汗则便脓血是也。太阳病以火熏之，不得汗，其人必燥，到不解，必清圊也。血，黄连阿胶汤。阳明病无表里证，发热虽脉浮数可下，下之脉数不解，下利不止，协热便脓血者，地榆散。二证乃热势迫血下行，折其火邪自愈。其在少阴，下利便脓血，不腹痛与四五日腹痛，小便不利便脓血者，俱桃花汤主之。盖调正气涩滑脱，亦辛以散之之意也。又少阴七八日，一身手足尽热，以热在膀胱，必便血也。此脏腑合病，白头翁汤主之。厥阴先厥后热，下利必自止。若不利，必便脓血。又厥少热多，其病当愈，四五日至六七日热不除者，必清脓血。又下利脉数而渴者，令自愈。设不瘥，必清脓血。又下利寸脉反浮数，尺中自涩者，必清脓血。四证皆传经之热邪也，悉白头翁汤主之。若温病怫热结滞，火势下注，阳实阴虚，大便脓血，甚如豚肝，如烂瓜肉、屋漏水者，大清凉散、增损三黄石膏汤，或当归导滞汤加减消息治之。予用升降散治此大证，而得愈者若许人，真神方也。

小便不利不通

凡伤寒小便不利，当分六经施治，不可与杂证同论。而温病小便不利，又不可与伤寒同论也。太阳病汗下后，仍头项强痛，发热无汗，心满微痛，小便不利者，桂枝去桂芍加白术茯苓汤。太阳病，发热脉浮烦渴，小便不利者，五苓散。但有汗多者不可用也。阳明病，脉浮发热，渴欲饮水，小便不利者，猪苓汤。若汗多者，小便原少，不可用也。若脉洪大，舌燥饮水，小便不利者，白虎汤，或玉泉散合六一散亦可。若大便乍数乍易，小便不利而热者，此有燥粪也，调胃承气汤。若头汗出，壮热渴饮水浆，小便不利者，必发黄也，茵陈蒿汤加木通、滑石。少阳病，发热口渴，或呕，或心下悸，小便不利，脉弦数者，小柴胡汤加白茯苓。口干燥去半夏，加陈皮、麦冬、竹叶。太阴病，腹满自利，小便不利，无热脉沉者，理中汤合五苓散，加厚朴、木香，分利其水而大便自实也。少阴病，四五日小便不利，四肢重沉自下利者，真武汤。少阴病，四逆，或咳，或悸，或泻利下重，或小便不利者，四逆散加白茯苓。厥阴病，寒闭厥逆，脉沉囊缩，小便不利者，四逆汤加木通、白茯苓。或灸气海、关元，或以葱白捣炒熨法治之。大抵膀胱为津液之府，气化而能出。若有汗多者，津液外泄，小便自少，不可利之，恐亡津液也，待汗止小便自行矣。若温病小便不利，因阳明热郁气结不舒，故小水涩滞而短少也，以升降散通之，则清气一升，而浊气自下降矣。亦有心热小便不利者，宜小复苏饮。又小便不通，其因有二，有热郁者，有寒凝者。温病皆热郁，用玄明粉^{芒硝亦可}三钱，鸡子清^{一枚}，蜂蜜三匙，和一处，或新汲水，或灯心煎汤，或车前草汁调服。甚则以解毒承气汤下之，利水无益也。伤寒有热郁，亦有寒凝。寒则茯苓四逆汤。或以盐入脐中，蒜片盖之，堆艾叶于上，灸七壮自通。或以炒盐熨脐，并治腹痛，皆妙法也。热则以八正散通之。

《缵论》曰：伤寒小便不利，以脉浮者属气分，五苓散；脉沉者属血分，猪苓汤。而温病之小便不利，脉浮者属气分，猪苓汤；脉沉者属血分，承气汤。盖伤寒自气分而传入血分，温病由血分而发出气分，不可以此而碍彼也。[批：《缵论》气分血分二语，诠解伤寒温病，言简意赅，透骨彻髓，读医至此，如梦初觉，千古疑案，两言而定。]

小便自利

伤寒小便自利，正因不当利而反自利也。如太阳阳明自汗，不应小便利，而反自利者，寒为膀胱不禁，热为蓄血使然，是以伤寒之一证也。安得不辨治乎。太阳小便自利，以饮水多，必心下悸，桂枝甘草汤。身黄小便当不利，今反自利，其人如狂，下焦蓄血也，代抵当汤丸。二便俱自利，六脉沉迟，四逆汤。阳明自汗，应小便不利而反自利，津液内竭也。粪虽硬不可攻，宜蜜煎导法。一法以白菜自然汁、大麻仁汁、生芝麻汁等份，入蜂蜜三匙调服，一二次自下。凡大便闭，小便自利，知其热在内也，宜承气辈。大便通，小便清白自利，知其内虚寒也，宜四逆辈。若温病小便自利，无阴证，乃邪热干于血分，蓄血尿血，邪留欲出，小便数急，膀胱不约而自遗也，升降散，或桃仁承气汤去桂加丹皮、牛膝、枳壳，合黄连解毒汤去其邪热，自愈。

小便数

小便数者，频来而短少也。膀胱积热，热则小便涩，乃水行不快，淋沥而数起也。在伤寒自外传内，五苓散、猪苓汤；在温病由内达外，神解散、升降散。又太阳伤寒，脉浮大自汗，脚挛急，心烦，微恶寒，小便数者，此虚寒所致，桂枝加附桂汤主之，不可行桂枝汤。得之便厥，咽干吐逆，烦躁谵语，与甘草干姜汤以复其阳，厥愈足温，再与芍药甘草汤，其脚即伸。若阳明犹有余风生热，胃气不和谵语者，少与调胃承气汤和之。又小便数，肾与膀胱俱虚，客热乘之，为虚不能制水也，人参三白汤加熟地、黄柏、知母、麦冬。

心悸

悸者，心中筑筑然动，怔忡不安也。伤寒心悸之由，不过气虚停饮两端。气虚由阳气内弱，心下空虚，正气内动而为悸也，小建中汤，甚则大建中汤，或人参三白汤。脉沉心悸，头眩身振，真武汤。停饮，由水停心下，心属火而恶水，水既内停，心不自安而悸，茯苓甘草汤，或五苓散分利之。脉结代，心动悸，炙甘草汤。又发汗过多，其人必叉手冒心，心悸喜按，桂枝甘草汤，甚则炙甘草汤。又发汗过多，心液虚耗，脐下悸者，欲作奔豚肾乘心虚上凌而克之，故动悸于脐间，茯苓桂枝甘草大枣汤。寒热心悸，小便不利，心烦喜呕，小柴胡汤。心神不宁，怔忡不眠，朱砂安神丸。若温病心悸，郁热内盛，火性上冲，加味凉膈散、增损三黄石膏汤，看兼证消息之。

痉

痉者，如角弓反张也。以胃为总筋，筋急而缩之故。由于湿生热，热生痰，痰生风，风火弥甚，木胜克土，筋不能荣。轻则瞤惕瘛疭，手足战掉，重则鼻煽目直，头折臂反。在伤寒以六一顺气汤下之；在温病以加味六一顺气汤下之。盖泻土所以泻木也。若伤寒有不可下者，以四物汤合桂枝汤，加黄连吴茱萸炒、黄芩、防风、钩藤钩，则血和风火自灭也。

肉瞤筋惕

瞤者，肌肉蠕动；惕者，筋脉动跳也。此因发汗攻下太过，邪热未解，血虚气夺，筋肉失其所养，故惕惕而跳动也。凡伤寒惕瞤兼肢冷者，真武汤，轻者，桂苓甘术汤。汗下后虚极而惕瞤者，人参养荣汤、大建中汤；汗下后虚极，烦而不得眠惕瞤者，加味温胆汤。若不经汗下而肉瞤筋惕，潮热来尤甚，大便必结，小便赤满，以手按脐旁硬痛，此燥粪也，大柴胡汤加芒硝。如初病便见肉瞤筋惕，必先元气虚损，或失血，房室劳役，及新产崩漏，致有是证，人参养荣汤。若误用表药，必无生理。倘不详辨寒热虚实，而欲治之无差，难矣！若温病而见惕瞤之证，此阳明火毒陷入厥阴。阳明主润宗筋，燔灼津液，弗荣而动，加味六一顺气汤、解毒承气汤消息治之。设有虚而惕瞤者，必入四损不可正治之条。一实一虚，其脉证毕竟有辨，随证变治，全赖医者活法耳。

舌卷囊缩

扁鹊曰：舌卷囊缩者死。然在古人虽曰死证，亦不可不尽心以救之。但有因热极而卷缩者，有因寒极而卷缩者，要在详细辨之。凡热极者宜下，伤寒从三阳热证传至厥阴，而见此证者，乃肺气燔灼，水受火困而不得舒纵。切庵云：阳明之热陷入厥阴。阳明主润宗筋，宗筋为热所攻，弗荣而急，引舌与睪丸，为热极危殆之候，男子则囊缩，妇人则乳头缩。如脉实便秘，口渴烦满之极，六一顺气汤加黄连。若温病邪郁中焦，流布上下，以致肺肝受伤，水不胜火，阴不敌阳，筋脉弗荣，故有此证，加味六一顺气汤，或解毒承气汤。凡寒极者宜温。伤寒始病无热恶寒，便厥逆无脉而见此证，乃厥阴虚寒。内则经血失养而引急不舒，外则肢体蜷曲而下部不温，乃肝气垂绝之候，急用四逆汤加人参、肉桂、吴茱萸温之，并灸关元、气海，及葱熨法。温病无阴证。

循衣摸床

华佗曰：伤寒循衣摸床者死。《伤寒论》曰：伤寒若吐若下后不解，不大便五六日至十余日，日晡潮热，不恶寒，独语如见鬼状。若剧者，发则不识人，循衣摸床，惕而不安，微喘直视，脉弦滑者生，涩者死。微者，但发热谵语，大承气汤主之。若一服利，止后服。又曰：伤寒手足躁扰，捻衣摸床，小便利者，其人可治。[批：小便利则水出高源，肺气不逆可知也，膀胱化行，肾水不枯可知也，故曰可治。]可见此证，非大实即大虚，但参其证，审其音，察其脉，而分治之。实而便秘，大承气汤。虚极热极，不下必死者，黄龙汤。虚而便滑，独参汤，厥逆加附子。若亡血者，又当用生地黄连汤。大抵阴阳二气将绝者，则妄言撮空也。娄全善曰：尝治循衣抹床数人，皆用大补气血之剂。一人兼眴振脉代，遂于补剂中加肉桂五分，亦振止脉和而愈。汪切庵曰：妄言撮空，有因气虚阳脱而然者，皆宜用参附补剂。两说确有至理。若温病，阳明邪热亢闭，上乘心肺，致令神志昏聩，多有撮空之证，宜解毒承气汤下之。如火盛精枯，用熟地一两、归身七钱、山药五钱煮汤，入前药煎服，每收奇功。若久病神昏，气血阴阳四损者，自当从娄、汪之说而消息之。按："脉弦者生"之"弦"字，当是"滑"字。弦为阴负之脉，岂有必生之理，惟滑脉为阳，始有生理，况滑者通也，涩者塞也。凡物之理，未有不以通为生而涩为死者，宜改之。

烦躁

烦者，心不安而扰扰，心胸愠怒，如有所解，外不见形，为热尚轻。躁者，身不安而聩乱，手足动措，若无所措，内外不宁，为热最剧。凡伤寒表邪热盛，脉浮紧，不得汗出而烦躁者，大青龙汤。大热错语呻吟，干呕不眠，烦躁脉数者，黄连解毒汤，或竹叶石膏汤。内有燥粪绕脐腹痛，烦躁，调胃承气汤。误汗误下病仍不解，烦躁者，茯苓四逆汤，脉必沉细，乃可用之。少阴病身微热，脉沉细，手足厥而烦躁者，四逆汤。面赤者加葱白。若无脉干呕烦躁者，白通加人尿猪胆汁汤。少阴病吐利厥逆，烦躁欲死者，吴茱萸汤。少阴病，下之后误下伤阴。复发汗误汗伤阳，昼日烦躁阳虚主烦，阴虚生躁，夜而安静可征里寒，不呕不渴可征内无实热，无表证头不痛，不恶寒，脉沉微沉为在里，微为阳虚，身无大热者可征阳微，干姜附子汤。凡阴极发燥，欲坐井中，或投泥水中卧者，厥逆脉沉微，一息七八至，按之则无，但欲饮水，不得入口，此阴盛格阳，气欲脱而争，譬如灯将灭而暴明矣，干姜附子汤加人参，以接真阳之气，或可救疗。一方以艾汤调服硫黄末二钱，翌时汗出乃愈。若温病表里三焦大热，渴欲引饮，烦躁不安，多现奇怪不测之状，增损三黄石膏汤、增损双解散、升降散三方并为对证之剂，予每随证用之，救坏病而得生者若许人，真希世之珍也，其共宝之。大抵不经汗下而烦躁者为实，汗下后烦躁为虚。内热曰烦，谓心中郁烦也，乃为有根之火，故大烦不躁为可治。外热曰燥，谓气外热燥也，乃为无根之火，故但躁不烦为不可治。经论少阴病，有曰四逆恶寒，脉不至，不烦而燥者死。烦与燥可治不可治判然矣。凡结胸证悉具，烦躁者死。发热下利厥逆，燥不得眠者死。少阴吐利，烦躁四逆者死。烦躁为有常之病，复有不治之证，伤寒温病皆然，临病之工当详细辨之。

懊侬侬即恼字，古人通用

懊侬者，郁郁然不舒，聩聩然无奈，比之烦躁而更甚也。凡伤寒发汗吐下后，虚烦不得眠，剧者反复颠倒，心中懊侬，与阳明病下之，其外有热，手足温而不结胸，心中懊侬，饥不能食，但头汗出，二者为邪热郁于胸中，须栀子豉汤吐之，以涌其结热也。阳明病下之，心中懊侬而烦，胃中有燥粪，与阳明病无汗，小便不利，心中懊侬者，必发黄，二者为邪热结于胃中，须大承气汤、茵陈蒿汤下之，以涤其内热也。若温病懊侬，为热毒蕴于胸中，加味凉膈散；或热毒郁于胃中，解毒承气汤。识此等证候者，吐下之不差，汤剂之适当，则无不可愈之疾矣。或当吐反下，治热以温，则变证百出，斑生黄发者比比也，为医者请精究之。

怫郁

怫郁者，阳气怫郁，面色缘缘正赤也。伤寒汗出不彻，阳气怫郁在表，不知痛处，须发汗乃愈，桂枝麻黄各半汤。若腹痛潮热，脉大而数者，因大便不通，火气上炎而作面赤，大柴胡汤。时有微热，怫郁不得眠者，调胃承气汤。吐汗下后虚极，胃中虚冷，外气怫郁，乃假色现于面而内寒也，理中汤加葱白，冷甚加附子。少阴下利清谷，里寒外热，面色赤者，四逆汤加葱白。若温病无阴证，满面色赤，目红如朱，烦躁饮水者，此热毒怫郁也，增损三黄石膏汤。内实潮热不大便，增损大柴胡汤，或加味凉膈散。大抵伤寒阴证怫郁，并汗吐下虚者，自是面赤而不光彩也。若伤寒阳证表不解，温病内实热甚者，赤而光盛也。不可但见面赤，便以为热证也，须辨之。

郁冒

郁为郁结而气不舒，冒为昏冒而神不清，俗谓昏迷是也。皆因虚乘寒所致。《伤寒论》曰：诸虚乘寒者，则为厥，郁冒不仁。此正寒气乘虚中于人也，骆龙吉以附子汤加天麻、川芎、干姜之类治之。《伤寒论》曰：太阳病，先下之不解，因复发汗，以此表里俱虚，其人因冒，冒家汗出自愈，由表和也。若不得汗不解者，以人参三白汤加天麻、川芎。下虚脉微加附子，温经乃固本也。昏冒耳聋非大剂温补不能取效。滋苗者必固其本，伐下者必枯其上，此之谓也。阳明病小便不利，大便乍难乍易，时有微热，喘冒不能眠，有燥粪也，调胃承气汤。少阴病，下利止而头眩，时时自冒者死，以虚极而脱也。若温病蓄热内逼，脉道不利，反致脉沉细或闭而郁冒欲死者，加味凉膈散、加味六一顺气汤之类治之。《此事难知》曰：伤寒心下不痛，腹中不满，大小便如常，或传至十日以来，渐变神昏不语，或睡中独语一二句，目赤唇焦，舌干不饮水，稀粥与之则咽，不与则不思，形如醉人。此热传少阴心经也。因心火逼肺，所以神昏，盖肺为清肃之令，内有火邪故也，若脉在丙者脉浮是也，宜导赤散；脉在丁者脉沉是也，大黄黄连泻心汤；丙丁俱热者，导赤泻心各半汤。在温病火邪逼肺，神昏不惺，大复苏饮主之。盖心经透出邪火，与火邪之越经而传于心，及汗多亡阳者，皆心神不足故也，医者不识此证，便以为将死，因之误治者多矣。最要忌灸，灸则愈增其热；最要忌下，与食则咽，邪不在胃也，误下则亡其阴。伤寒温病极多此证，不可不辨也。《活人书》曰：伤寒瘥后又云：伤寒后不瘥，或十数日，或半月二十日，终不惺惺，常昏沉似失精神，言语错谬，或无寒热，或寒热如疟，或朝夕潮热，都是发汗不彻，余毒在心胞络所致也，宜知母麻黄汤，温覆令微汗。若心烦不眠，欲饮水，当稍稍与之，胃和即愈。未汗须再服，以汗为度。此说亦有理。愚谓须是伤寒不曾大发汗，及病以来身无汗者，尤为相宜。或于知母麻黄汤中加酒炒黄连尤妙。若治温病，清热导滞，自能汗解，并无正发汗之理，安得有汗出不彻之后证乎？此中玄妙，但可为知者道也。

动气

动气乃脏气不调，肌肤间筑筑跳动于脐旁，上下左右，及左乳之下曰虚里者，皆其所联络者也。故动之微者止于脐旁，若动之甚则连及虚里并心胁，真若春春然连续而浑身振动者，此天一无根，故气不蓄藏而鼓动于下，诚真阴守失，大虚之候也。即在病者不痛不痒，尚不知为何故，医家不以为意，弗能详辨，误治者多矣。《活人》曰：诸动气者不可发汗，亦不可下，以邪之所凑，其气必虚，即伤寒虚者不可汗下之例。即有汗下之证，但解肌微和胃气可也。古人治法，以误汗则伤阳，阳伤则邪并于气而气上冲，或咳嗽眩晕，或心烦恶寒，并宜五苓散加酸枣仁，以降敛之。误下则伤阴，阴伤则虚阳不禁而气下夺，或身热蜷卧，或下利汗出，并宜大建中汤、理中汤倍加桂、苓，急温其里，则虚热不治自息。此其意在脾胃虚寒困惫，概可知也。余治此证，则惟直救真阴以培根本，使气有所归，无不获效。右肾亏损，则以肾气丸、右归丸；左肾亏损，则以六味丸、左归丸，或作丸料煎饮。《伤寒论》曰：少阴脉不至，肾气微，少精血，奔气促迫，上入胸膈此奔豚之气结，动于脐间，而上逆凌心也，宗气反聚心胞之宗气反聚而不下行，血结心下血结于心下而脉不通，阳气退下退，陷也，热归阴股郁热归于气街，与阴相动与阴气之脉相动，令身不仁，此为尸厥麻木无知，其状若尸，当亦动气证也。天一无根，即此可征。所云伤寒温病，四损不可正治者，观此可例其余矣。

脏结

脏结如结胸状，饮食如故，时时下利，寸脉浮，关脉细小沉紧，名曰脏结。舌上白苔滑者，难治。注：寸脉浮，知邪结在阳也；关脉细小沉紧，知邪结在阴也。既结于脏，而舌上白苔滑，又为胸寒外证，上下俱病，故难治也。又脏结无阳证，不往来寒热，其人反静，舌上苔滑者，不可攻也。注：脏结于法当攻，无阳证为表无热。不往来寒热，为半表半里无热。其人反静，为里无热。舌上苔滑者，以丹田有热，胸中有寒，是表里皆寒，故不可攻。《蕴要》主灸气海、关元穴，宜人参三白汤加干姜。寒甚加附子治之。《绪论》曰：舌白苔滑者，以其仍邪热内结，所以生苔，若内无结邪，则苔不生矣。只因里气素虚，不能熏热，故无阳证发现。以其本虚邪结，故为难治，非不治也。谓不可攻者，以饮食如故，知邪不在胃也，时时自利，肠中亦无留结也，邪既不在肠胃，攻之无益，徒伐元气耳。至于素有积痞，又加误下而邪结，新旧两邪相搏不解，故死。然亦不可概为死证，而委之不救也。调其阴阳，使之相入，黄连汤主之。有腹痛引胁下不可按者，附子泻心汤。素有积癥，痛引阴筋者，四逆汤加吴茱萸。按：《蕴要》治法与《绪论》治法略有不同，而《绪论》较稳，贵在临病者详证活法耳。要之此皆论伤寒治法也。若温病而见脏结之证，一有舌苔，便知热邪内结，即酌用神解散、大复苏饮之类清解之，亦可与太极丸缓下之，庶几可生。

狐惑病

狐惑者，伤寒温病失于汗下不解所致。食少胃虚，虫啮五脏，故唇口生疮。虫食其脏，则上唇生疮为惑；虫食其肛，则下唇生疮为狐。谓之狐惑者，如狐之犹豫不定也。其候齿燥声哑恶食，面目乍赤乍白乍黑，舌上苔白，唇黑，四肢沉重，喜眠，胃虚虫食，杀人甚速，黄连犀角汤主之。外用雄黄锐丸，纳谷道中。

百合病

百脉一宗，举身皆病，无复经络传次，故曰百合。大抵病后虚劳，脏腑不调所致。其病似寒不寒，似热不热，欲食不食，欲卧不卧，默默不知苦所在，服药即吐，如见鬼状，俱因病在阴则攻阳，病在阳则攻阴，药剂乖违，故成百合病，通宜小柴胡汤加百合、知母、粳米。血热用百合地黄汤。《绪论》曰：百合病，即痿证之暴者。以肺热叶焦，气化不行，以致小便不利。又肺为百脉之总司，故通身经络废弛，百脉一宗，举身皆病，宜百合地黄汤。盖取百合之清肃肺气以利水道，则周身之阳火自化耳。按此亦伤寒温病之后证也。

主客交病

凡人向有他病尫羸，或久疟泻痢，或内伤瘀血，或吐血便血，男子遗精白浊，真阴枯涸，女子崩漏带下，血枯经闭之类，以致肌肉消烁，邪火独存，故脉近滑数也。此际一着温病，医家病家见其谷食暴绝，更加身痛发热，痞闷不眠，指为原病更重，误以绝谷为脾虚，以身痛为血虚，不眠为神虚，遂投参、术、归、地、茯神、酸枣仁之类，愈补愈危。知者稍以温病治之，发热稍减，不时得醒，但治法不得要领，病终不解。六脉滑数不去，肢体时痛，胸胁刺痛，医者以杂药频试，补之则邪火愈炽，泻之则脾胃愈损，滋之则邪气愈固，散之则经络愈虚，疏之则精气愈耗，日复一日，久之又久，伏邪与血脉合为一，致彼此胶固。脉数身热不去者，邪火与正气并郁也。肢体时痛者，邪火与荣血相搏也。胸胁刺痛者，邪火上结于膈膜也。主客交浑，最难得解。治法当乘其大肉未消，真元未败，急用三甲散多有得生者，更附加减，随其素而调之。

妇女伤寒温病

妇女六经治例，与男子无异，但多兼经候，调治为难。经行之际，用药必和中兼调血为主。如伤寒自气分传入血分，表证居多，用生地四物汤合麻黄汤、桂枝汤、葛根汤、小柴胡汤之类，随证消息之。如温病由血分发出气分，里证居多，用神解散、小清凉散、升降散、增损双解散之类，随证消息之。至于伤寒传里热证治法，与温病虽异而大略同，否则邪伤冲任而为热入血室矣。若胎前产后又当别论。此亦大概言之，神明则存乎人耳。

热入血室

冲为血海，即血室也。冲脉得热，血必妄行。在男子则下血谵语，在妇人则月水适来。惟阳明病下血谵语，兼男子言，不仅谓妇人也。但以妇人经气所虚，邪得乘虚而入，故病热入血室为多。然妇人热入血室，有须治而愈者，有不须治而愈者。如《伤寒论》曰：妇人中风，发热恶寒，经水适来，得之七八日，热除而脉迟身冷，邪气内陷，表证罢也。胸胁下满，如结胸状，谵语者，此为热入血室，当刺期门，随其实而泻之。又曰：妇人中风七八日，续得寒热，发作有时，经水适断者，此为热入血室。其血必结，故使如疟状，发作有时，小柴胡汤主之。二者是须治而愈者也。又曰：妇人伤寒发热，经水适来，昼则明了，夜则谵语，如见鬼状者，此为热入血室。无犯胃气及上二焦，必自愈。此不须治而愈者也。夫胸胁满如结胸，谵语，此言适来即断，是邪气留结于胸胁而不去，血结在里为实证，必刺期门，随其实而泻之。不善刺者，以小柴胡汤加栀子、丹皮、归尾、桃仁、红花、益母草、穿山甲以消之。如热盛神昏，但头汗者，加酒大黄微利之。以有瘀血，故头汗出也。寒热如疟，发作有时，此言经行未尽而适断，虽有结血未为全实，以小柴胡汤加丹皮、栀子、生地、归尾、益母草以清之胃不甚虚者，二证并去人参，二者既有留邪，必须治之可也。在温病，并宜增损大柴胡汤，加归尾、桃仁、穿山甲。若发热经水适来，昼则明了，夜则谵语，此则经水既来而不断，里无留滞之邪，故昼日明了，但暮夜则谵语。俟经尽热随血散自愈。不可刺期门犯胃气，及用柴胡犯上二焦也。在温病亦宜小柴胡汤去人参，加陈皮、丹皮、栀子、黄连、益母草以清其热。又妇人伤寒，表虚自汗身凉，四肢拘急，脉沉而迟，太阳标病，少阴本病，经水适断，桂枝加附子红花汤。又妇人伤寒，汗解表除，热入血室，扰其荣血，经水过多，不受补益，宜芍药甘草汤和之。

妊娠

妊娠，伤寒温病六经治例皆同，但要保胎为主。伤寒外感风寒，表证居多，宜汗、宜解、宜和，不过麻黄、桂枝、葛根、小柴胡等汤，合四物汤随证治之自愈。温病内蕴邪热，里证居多，不可发汗，急用护胎之法，井底泥涂脐至关元，干再易之，或以青黛、伏龙肝为末，水调涂之。若大热干呕，错语呻吟，增损三黄石膏汤、清化汤。若热甚燥急，胎动不安，必须下之，慎勿惑于参、术安胎之说。夺其里热，庶免胎坠。盖邪火壅郁，胎自不安，转气传血，胎胞何赖？酌用升降散、增损双解散、加味凉膈散，或去芒硝，以逐去其邪，则焰熻顿为清凉，气回而胎自固，反见硝、黄为安胎之圣药，历治历效，子母俱安。[批：至情至理，屡经屡验。]若治之不早，以致腹痛如锥，腰痛如折，服药已无及矣。古人所以有悬钟之喻，梁腐而钟未有不落者。在里证，温病与伤寒治法大略同。或曰孕妇而投硝黄，设邪热未逐，胎气先损，当如之何？余曰：不然结粪瘀邪，肠胃中事也。胎附于脊，肠胃之外，子宫内事也。大黄直入肠胃，郁结一通，胎得舒养，是兴利除害于顷刻之间，何虑之有？《内经》曰：有故无殒，亦无殒也。正此之谓。[批：此段议论，足开后人茅塞矣。]但毒药治病，衰去七八，余邪自散，幸勿过剂。凡妊娠万有四损者，不可以常法正治，当从其损而调之。产后同法，非其损而误补必危。芒硝有化胎之说，不可轻投。若至燥实，非此不可解救，有病当之，全无妨碍，不必去也。

产后

产后，伤寒不可轻汗，温病不可轻下。盖有产时伤力发热，去血过多发热，恶露不行发热，三日蒸乳发热，或起早动劳，饮食停滞，一皆发热，要在仔细辨之。大抵产后大血空虚，若误汗误下，则亡阳亡阴之祸，更难解救。凡有发热，且与四物汤。归芎为君最多，生地、白芍须用酒炒，合小柴胡汤，加金银花、泽兰叶、益母草，少佐干姜最妙。盖干姜之辛热，能引血药入血分，能引气药入气分，且能去瘀血生新血，有阳生阴长之道，以热治热，深合《内经》之旨。如有恶露未尽者，黑龙丹必兼用之，如有积热停滞者，麻仁丸、大柴胡汤必兼用之，不可执泥丹溪之说。[批：丹溪：产后以大补气血为主，虽有他证，以本治之。固是确论，执泥之则误人矣。]胃虚食少者，必加白术、茯苓；痰饮呕逆者，必加陈皮、半夏。但药中必主以四物、人参，乃养血务本，滋阴降火之要务也。即偶尔伤寒，或遭温病，亦须调理血气为主。伤寒内虚外感，以大温中饮、理阴煎。无汗用麻黄，有汗用桂枝等汤。头痛用羌活、川芎之类，加减治之。温病怫热内炽，用三合汤加减治之最妙。如万不能不下，升降散无妨，增损双解散去芒硝、黄连，加生地、川芎，尤为对证之药，其余脉证治法，与男子同。

小儿温病

凡小儿感冒、伤风、伤寒、咳、呕、疟、痢等证，人所易知。至染温病，人多不料，亦且难窥，所以耽误者良多。且幼科专于痘疹、疳积、吐泻、惊风并诸杂证，在温病则甚略之，一也。古人称幼科为哑科，盖不能尽馨所苦以告医，医又安得悉乎问切之义，所以但知不思乳食，心胸膨胀，疑其内伤乳食，不知其为温病热邪在胃也。但知呕吐恶心，口干下利，以小儿吐利为常事，不知其为温病协热下利也。但知发热，不知其头痛身痛也。凡此何暇致思为温病，二也。小儿神气娇怯，筋骨柔脆，一染温病，延挨失治，便多二目上吊，不时惊搐，肢体发痉，甚则角弓反张，必延幼科，正合渠平日学习见闻之证，多误认为急慢惊风，转治转剧，或将神门、眉心乱灸，艾火虽微，内攻甚急，两阳相搏，如火加油，死者不可胜计，三也。[批：观此三段议论，曲体人情尽致，真小儿之福也。]凡杂气流行，大人小儿所受之邪则一，且治法药饵亦相仿，加味太极丸主之，升降散亦妙。四五岁以下者，药当减半，三二岁以下者，三分之一可也，临病之工，宜酌量焉。

加味太极丸 小儿温病主方。凡治温病方，皆可随证酌用。

白僵蚕二钱，酒炒 全蝉蜕去土，一钱 广姜黄三分 川大黄四钱 天竺黄一钱 胆星一钱 冰片一分

上七味，称准为细末，糯米浓汤和丸如芡实大。冷黄酒和蜜泡化一丸，冷服。薄荷熬酒亦可。本方去天竺黄、胆星、冰片，即升降散。炼蜜丸即太极丸是也。用之便而且嘉，看证消息治之。

复病

凡瘥后无故复发热者，以伏邪未尽也，谓之自复。当问前得某证，所复某证，稍与前药以彻其余邪，自然获愈。有温病瘥后，或三五六日，反腹痛里急者，非前病原也。此别有伏邪所发，欲作滞下，邪尽痢止，不止者，宜当归导滞汤。又有温病瘥后，脉迟细而弱，或黎明或半夜后，便作泻泄，此命门真阳不足也，宜肾气丸，或右归丸作汤剂服亦可。《伤寒论》曰：伤寒瘥后，更发热者，小柴胡汤主之。脉浮者，以汗解之枳实栀子豉汤；脉沉者，以下解之枳实栀子豉汤加大黄。又曰：伤寒瘥后，虚羸少气，气逆欲吐者，竹叶石膏汤主之。又曰：大病瘥后，从腰以下有水气者，牡蛎泽泻散主之。按：如气复，虽通身浮肿似水气而不喘，别无所苦，与水气不同。丹溪云：气易有余。又云：血者难成而易败，大病愈后，气先血而复，血不足以配气，故暂浮肿，静养自愈，须辨之。又曰：大病瘥后，喜唾，久不了了者，胃上有寒饮也，理中丸主之。夫伤寒自外传内，邪在阳分居多，瘥后易于复原，复病尚少。温病邪热自内达外，血分大为亏损，无故最善反复。如到热退身凉，饮食能进时，服太平丸酒三次，十日之间，精血渐充，而病如洗，何至劳复。若因梳洗沐浴，多言妄动，遂至发热，前病复起，惟脉不沉实为辨，此为劳复。《伤寒论》曰：大病瘥后劳复者，枳实栀子豉汤主之。若有宿食者，加大黄少许。此破结除烦散热之妙剂也，加大黄则又推荡经滞矣。余谓气为火之舟楫，今则真气方长，劳而复折，真气既亏，火亦不前，如人欲济，舟楫已坏，其能济乎？是火也，某经气陷，火随陷于某经，陷于经络则表热，陷于脏腑则里热，虚甚热甚，虚微热微，轻则静养可愈，重则大补气血，俟真气一回，则血脉融和，表里通畅，所陷之火随气转输，自然热退而病痊矣。若直用寒凉剥削之剂，变证蜂起矣。伤寒多伤气，宜五福饮、大营煎之类；温病多伤血，宜补阴益气煎、六味地黄丸料之类，随证加减之。若因饮食所伤，或吞酸饱闷而发热者，此为食复。轻则栀子厚朴汤加神曲，或小柴胡汤合栀子厚朴汤；重则神昏谵语，腹满坚痛，欲吐不得，欲下不能，此危候也，以升降散、大柴胡汤、黄龙汤、凉膈散之类，酌量与服。有病则病当之，亦无妨也。大抵复病治法，温病与伤寒大同小异，贵在临证活法耳。《内经》帝曰：热病已愈，时有所遗者何也？岐伯曰：诸遗者，热甚而强食之故也。若此者皆已衰，而热有所藏，因其谷气相搏，两热相合，故有所遗也。帝曰：治遗奈何？岐伯曰：视其虚实，调其逆从，可使必已也。帝曰：病热当何禁之？岐伯曰：病热少愈，食肉则复，多食则遗，此其禁也。吴又可曰：里证下后稍差，而急欲食者，此非得已，以伏邪初散，阴火乘虚扰乱故也。慎勿便与粥食，只宜先进稀糊，次进浓者，须少与之，不可任意过食，过食则复。此一着最为紧要，世多忽之。至于怒气病复，房劳病复者，乃度量褊浅，不自贵重之辈，观其脉证，随证救之。更有娇养成性，过于谨慎之辈，或伤寒表证方解，或温病里证方退，原不甚虚，辄用参附温补，是因补而复，以致不救者，又不知凡几，病家医家，尤当深醒。大抵治病之法，不可执一，总要脉证的确耳。古方未有不善者，偏于温补而死，与偏于清泻而死，其失等也。人之一身阴阳血气，寒热表里虚实尽之，临证者，果能望闻问切，适得病情，则温清补泻，自中病情矣，何得卤莽粗疏，草菅人命哉？噫！难矣。

按：以上证候七十余条，俱从《伤寒论》中驳出温病证治之所以异来，令阅者了然于心，不以温病为伤寒，不以伤寒方治温病，则患温者自以不冤矣。但有轻者，有重者，有最重者，到底无阴证，与伤寒外感不同，并非六气为病也，亦杂气中之一耳。始则发热，头痛身痛，舌上白苔，渐加烦躁，渴饮水浆，或发热而兼凛凛，或先凛凛而后发热，或昼夜纯热，或潮热，或往来寒热，或眩晕，或呕吐，或痰涎涌盛，或呕汁如血，或口舌干燥，或咽喉肿痛，或咳嗽脓血，或喘呃吐蛔，或心腹痞满，或胸胁胀痛，或大便不通，或小水自利，或前后癃闭，或协热下利，或热结旁流，或下血如豚肝，或如胶黏，或水泄无度，有舌黄苔、黑苔者，有舌裂者，有舌生芒刺者，有舌色紫赤者，有唇崩者，有唇黑者，有鼻孔如烟煤之黑者，有目暗不明、目赤、目黄、目瞑、目直视、目反折者，有头汗、盗汗、自汗者，有手足心腋下汗者，有耳聋不闻声者，有头肿大如斗者，有喉痹、颈肿、滴水不能下咽者，有发狂如癫如痫者，有哭笑无常如醉如痴者，有弃衣登高逾垣上屋者，有厥逆身冷如冰者，有谵语昼夜不眠者，有昏迷不省人事者，有詈骂不避亲疏者，有蓄血、吐血、衄血、毛孔血、目血、舌血、齿缝血、大小便血者，有发黄者，有发斑者，有发疹者，有斑疹杂出者，有发颐、疙瘩疮者，有浑身火泡疮带白浆者，有首尾能食者，有绝谷一月不死者，有无故最善反复者，有愈后渐加饮食如常者，有愈后饮食胜常二三倍者，有愈后耳聋眼花者，有愈后退爪、脱皮、落发者。至其恶状，甚有口噤不能张，腿屈不能伸，唇口不住牵动，手足不住振战，遗尿遗粪，圆睁口张，咬牙嚼舌，声哑不语，舌伸外搅沫如水浪，项强发痉，手足反张，肉𥆧筋惕，骨痿足重，舌卷囊缩，循衣摸床，见神见鬼。凡此怪怪奇奇不可名状等证，有相兼三五条者，有相兼十数条者，不可枚举。总因血气虚实之不同，脏腑禀赋之有异，其受邪则一而已。及邪尽，一任诸证如失。所云知其一，万事毕，知其要者，一言而终，不知其要者，流散无穷，所以温病无多方也。然而阴阳乘除，寒热倚伏，表里参错，虚实循环，见之真而守之定，通乎权而达乎变者，盖几希矣。

又按：古人谓望闻问切，乃临证之首务，诊治之要领也。明此四者，则六变具存，而万病情形，俱在吾目中矣。医之为难，难在不识病本而误治耳。误则杀人，天道可畏，不误则济人，阴功无穷。学者欲明是道，必须先察此要，以定意见，以为阶梯，然后再采群书，广其知识，熟之胸中，运之掌上，非止为人，而为己不浅也，慎之！宝之！

又按：伤寒自外之内，先伤气分；温病由内达外，先伤血分。故伤寒初感，利用发表；温病初发，利用攻里。伤寒后证多补气，温病后证多养血。温病与伤寒实出两门，自晋迄今，温病失传，无人不以温病为伤寒，无人不以伤寒方治温病，动云先解其表，乃攻其里，此仲景《伤寒论》也。所以温病一二日内，遇阳明腹胀满痛之证，少阴口燥咽干之证，厥阴舌卷囊缩之证，再不敢议下，明知厥深热深之阳证，下之已迟，万一侥幸，不过为焦头烂额之客，千余年来，孰任杀人之辜耶！

又按：古今医书，非不有温病之条，然皆编入于伤寒之中，议论无非伤寒，所用之药，虽曰治温病，实治伤寒之的方也。余谓此等方论，但治伤寒未尝不验，若谬以治伤寒之方，而治春夏之温病，是犹抱薪投火。盖温病自内达外，虽有表证，实无表邪，终有得汗而解者，必里热清而汗始出，前一节治法与伤寒不同。本朝陈良佐曰：春分后，秋分前，一百八十二日半，诸病皆不可发汗，汗之多亡阳矣，温病尤忌。凡治正伤寒发汗解表，温中散寒之药一概禁用。今特摘其尤者，如麻黄、桂枝、羌活、独活、白芷、葛根、细辛、浮萍、苍耳、苍术、艾叶、胡椒、故纸、茴香、肉桂、附子、干姜、豆蔻、益智等味。古人亦未曾道破，余深体验而知其不可，以温病无风寒与阴证也。但今医家病家，未有不以温病为伤寒者，未有不以伤寒方治温病者，此固风气之使然，亦习俗之旧染也。舌敝唇促，难以遍谕。须知生死有命，误犯禁药，不过轻重之分，苟从死后而追悔前方，愚矣。

又按：仲景《伤寒论》用参、姜、桂、附者，八十有奇，而温病非所论也。伏邪内郁，阳气不得宣布，积阳为火，阴血每为热搏，未解之前，麻黄、桂枝不可沾唇；暴解之后，余焰尚在，阴血未复，最忌参、姜、桂、附，得之反助其壅郁，余邪伏留，不惟目下淹缠，日后必变生异证。或周身痛痹，或四肢拘挛，或留火结痰，或两腿钻痛，或劳嗽涌痰，或毒气流注，或痰核穿漏，皆骤补之为害也。大抵温病愈后，调理之剂，投之不当，莫若静养，节饮食为第一。而慎言语，谨起居，戒气恼，寡嗜欲，皆病后所宜留神也。[批：圣贤养身养德之学亦不过是，不意于医学中得之。]

长沙《伤寒论》天苞地苻，为众法之宗，群方之祖，杂以后人知见，反为尘饭土羹，莫适于用，兹以自然之理，引申触类，阐发神明。温病一证，另辟手眼，却不于长沙论，外旁溢一辞。后有作者，不为冥索旁趋，得以随施辄效，其利溥哉。文之悲壮，淋漓无论也。畏斋。

医方辨

医方辨引

作方圆必以规矩，治病证必以古方，固也。但古方今病，焉能尽合？是以罗太无曰：以古方治今病，正如拆旧屋凑新屋，其材木非一，必再经匠氏之手。故用方者，不贵明其所当然，要贵明其所以然，则或增，或损，或奇方，或偶方，或合方，或以内伤方治外感，或以外感方治内伤，信手拈来，头头是道。许学士云：读仲景之书，用仲景之法，未尝执仲景之方，乃为得仲景之心也。若不明其所以然，而徒执其方，如经生家不能搦管作文，乃记诵先辈程文，以计场屋题目之必中，奚可哉。是集诸方，人所易晓者，止录其方，其涉疑难及理趣深奥者，颇采《明理论》《医方考》《明医方论》等书，以阐明之，间附一得之见诚能潜心于此，处方其无误乎，抑又有虑焉。仲景《伤寒论》曰：病当汗解，诊其尺脉涩，先与黄芪建中汤补之，然后汗之。先贤慎于用汗药如此，则吐药下药可知矣。故凡用方者，虽方与病合，又在诊脉，并察兼证，以详辨其虚实，或汗或吐或下，方为尽善。若遇老人虚人，血气阴阳四损者，宁可顾护元气，而不可轻用汗吐下之重剂也。

麻黄附子细辛汤

《伤寒论》曰：少阴病脉微细，但欲寐，始得之，反发热太阳表热，脉沉者少阴里寒，此方主之。

麻黄去节 附子炮 细辛各二钱

水煎麻黄去沫，次入附子、细辛煎服。

病发于阴者当无热。今少阴始病，何以反发热？此乃太阳少阴之两感病也。盖太阳膀胱与少阴肾相为表里，寒邪感于少阴，故里有脉沉，由络达于太阳，故表有发热。有太阳之表热，故用麻黄以发汗；有少阴之里寒，故用附子、细辛以温中。三阴之表发与三阳不同，三阴必以温经之药为表，故麻黄、附子同用，方是少阴表发之正也。

按：伤寒病两感者亦少，此即太阳少阴之两感也。麻黄、附子同剂，治法委实奇特，学者引申触类，可应无穷之变矣。且伤寒两感，麻黄附子细辛汤主之，此仲景伤寒两感之治法；温病两感，双解散主之，此河间补仲景温病两感之治法。此二方者，乃辨温病与伤寒，发表攻里两感异治之要诀也。[批：此论仅见，真出人头地矣，伤寒温病分门另治从此得解。]世之以温病为伤寒，以伤寒方治温病者，观此能勿悔心乎。

升降散

温病亦杂气中之一也，表里三焦大热，其证不可名状者，此方主之。如头痛眩晕，胸膈胀闷，心腹疼痛，呕哕吐食者，如内烧作渴，上吐下泻，身不发热者；如憎寒壮热，一身骨节酸痛，饮水无度者；如四肢厥冷，身凉如冰，而气喷如火，烦躁不宁者；如身热如火，烦渴引饮，头面猝肿，其大如斗者；如咽喉肿痛，痰涎壅盛，滴水不能下咽者；如遍身红肿，发块如瘤者；如斑疹杂出，有似丹毒风疮者；如胸高胁起胀痛，呕如血汁者；如血从口鼻出，或目出，或牙缝出，毛孔出者；如血从大便出，甚如烂瓜肉，屋漏水者；如小便涩淋如血，滴点作疼不可忍者；如小便不通，大便火泻无度，腹痛肠鸣如雷者；如便清泻白，足重难移者；如肉𥆙筋惕者；如舌卷囊缩者；如舌出寸许，绞扰不住，音声不出者；如谵语狂乱，不省人事，如醉如痴者；如头疼如破，腰痛如折，满面红肿，目不能开者；如热盛神昏，形如醉人，哭笑无常，目不能闭者；如手舞足蹈，见神见鬼，似疯癫狂祟者；如误服发汗之药，变为亡阳之证，而发狂叫跳，或昏不识人者。外证不同，受邪则一。凡未曾服过他药者，无论十日、半月、一月，但服此散，无不辄效。

白僵蚕酒炒，二钱 全蝉蜕去土，一钱 广姜黄去皮，三钱 川大黄生，四钱

称准，上为细末，合研匀。病轻者分四次服，每服重一钱八分二厘五毫，用黄酒一盅，蜂蜜五钱，调匀冷服，中病即止。病重者，分三次服，每服重二钱四分三厘三毫，黄酒盅半，蜜七钱五分，调匀冷服。最重者，分二次服，每服重三钱六分五厘，黄酒二盅，蜜一两，调匀冷服。一时无黄酒，稀热酒亦可，断不可用蒸酒。胎产亦不忌。炼蜜丸，名太极丸，服法同前，轻重分服，用蜜、酒调匀送下。

按：温病总计十五方。轻则清之，神解散、清化汤、芳香饮、大小清凉散、大小复苏饮、增损三黄石膏汤八方；重则泻之，增损大柴胡汤、增损双解散、加味凉膈散、加味六一顺气汤、增损普济消毒饮、解毒承气汤六方；而升降散，其总方也，轻重皆可酌用。察证切脉，斟酌得宜，病之变化，治病之随机应变，又不可执方耳。按处方

必有君、臣、佐、使，而又兼引导，此良工之大法也。是方以僵蚕为君，蝉蜕为臣，姜黄为佐，大黄为使，米酒为引，蜂蜜为导，六法俱备，而方乃成。窃尝考诸本草，而知僵蚕味辛苦气薄，喜燥恶湿，得天地清化之气，轻浮而升阳中之阳，故能胜风除湿，清热解郁，从治膀胱相火，引清气上朝于口，散逆浊结滞之痰也。其性属火，兼土与木，老得金水之化，僵而不腐，温病火炎土燥，焚木烁金，得秋分之金气而自衰，故能辟一切怫郁之邪气。夫蚕必三眠三起，眠者病也，合簿皆病，而皆不食也；起者愈也，合簿皆愈，而皆能食也。用此而治合家之温病，所谓因其气相感，而以意使之者也，故为君。夫蝉气寒无毒，味咸且甘，为清虚之品，出粪土之中，处极高之上，自甘风露而已。吸风得清阳之真气。所以能祛风而胜湿；饮露得太阴之精华，所以能涤热而解毒也。蜕者，退也，盖欲使人退去其病，亦如蝉之脱，然无恙也。亦所谓因其气相感，而以意使之者也，故为臣。姜黄气味辛苦，大寒无毒，蛮人生啖，喜其祛邪伐恶，行气散郁，能入心脾二经建功辟疫，故为佐。大黄味苦，大寒无毒，上下通行。盖亢甚之阳，非此莫抑，苦能泻火，苦能补虚，一举而两得之。人但知建良将之大勋，而不知有良相之硕德也，故为使。米酒性大热，味辛苦而甘，令饮冷酒，欲其行迟，传化以渐，上行头面，下达足膝，外周毛孔，内通脏腑经络，驱逐邪气，无处不到。如物在高巅，必奋飞冲举以取之。物在远方及深奥之处，更必迅奔探索以取之。且喜其和血养气，伐邪辟恶，仍是华佗旧法，亦屠苏之义也，故为引。蜂蜜甘平无毒，其性大凉，主治丹毒斑疹，腹内留热，呕吐便秘，欲其清热润燥，而自散温毒也，故为导。盖蚕食而不饮，有大便无小便，以清化而升阳，蝉饮而不食，有小便无大便，以清虚而散火。君明臣良，治化出焉。姜黄辟邪而靖疫；大黄定乱以致治，佐使同心，功绩建焉。酒引之使上行；蜜润之使下导，引导协力，远近通焉，补泻兼行；无偏胜之弊，寒热并用，得时中之宜。所谓天有覆物之功，人有代覆之能，其洵然哉。是方不知始自何氏，《二分晰义》改分两变服法，名为赔赈散，用治温病，服者皆愈，以为当随赈济而赔之也。予更其名曰升降散。盖取僵蚕、蝉蜕，升阳中之清阳；姜黄、大黄；降阴中之浊阴，一升一降，内外通和，而杂气之流毒顿消矣。又名太极丸，以太极本无极，用治杂气无声无臭之病也。乙亥、丙子、丁丑，吾邑连歉，温气盛行，死者枕籍。予用此散，救大证、怪证、坏证、危证，得愈者十数人，余无算。更将此方传施亲友，贴示集市，全活甚众，可与河间双解散并驾齐驱耳。名曰升降，亦双解之别名也。

麻黄汤

太阳伤寒寒伤荣，头痛太阳脉上颠络脑，发热表气不通，身痛腰痛寒凝血涩，其脉抵腰，骨节痛肾主骨，而寒气注之，恶寒卫弱之故无汗荣强之故而喘寒阻气道故喘，脉浮紧者寒性坚急之故，此方主之。

麻黄去节，三钱　桂枝二钱　甘草炙，一钱　杏仁一钱八分

水煎麻黄去沫，次入群药煎服，覆取微汗。

足太阳经，起目内眦，循头颠腰腘，故所过痛而不利。寒邪外束，人身之阳不得

宣越，故令发热。寒邪在表，不复任寒，故令恶寒。寒主闭塞，故令无汗。人身之阳即不得宣越于外，则必壅过于内，故必作喘。寒邪刚劲，故令脉紧。麻黄辛温散寒，故为君。佐以桂枝，取其解肌。佐以杏仁，取其利气。入甘草者，亦辛甘发散之意。抑太阳无汗，麻黄之用固也，若不量人品之虚实，时令之寒暄，则又有汗多亡阳之戒。汗多者宜扑粉，亡阳者宜附子汤。大抵麻黄性热，惟冬月正伤寒无汗者宜之。若温病断不可用。抑不独温病也，若伤寒脉微弱而误用之，汗出不止，或将病人头发披水盆中，再将糯米八两，炒研、龙骨、牡蛎、藁本、防风各二两，研为末合匀，周身扑之。此良方也。<small>汗出不止，汗多也，与亡阳不同。</small>

桂枝汤

太阳中风<small>风伤卫</small>，头痛发热<small>风邪郁蒸</small>，汗出<small>玄府疏也</small>恶风<small>卫虚不胜风也</small>脉缓者<small>风性柔和之故</small>，此方主之。

桂枝<small>三钱</small> 白芍<small>三钱</small> 甘草<small>二钱</small> 生姜<small>三钱</small> 大枣<small>三枚</small>

水煎温服，覆取微汗，不可令如水流漓，病必不除。

风之伤人也，头先受之，故令头痛。风为阳，气亦为阳，同类相从则伤卫，卫气伤则无以固津液，故令汗出。其恶风者，卫气不能卫也。其脉缓者，卫气不能鼓也。桂枝味辛甘，辛则能解肌，甘则能实表，辛甘发散为阳，故用以治风为君。然恐其走泄阴气，故用芍药之酸以收之，佐以甘草、生姜、大枣，此发表而兼和里之意。然桂枝本为解肌，若脉浮紧，发热汗不出者。不可与也，与之则表益实，而汗益难出矣。故申之以"常须识此，勿令误也"。大抵桂枝性热，惟冬月正伤寒有汗者宜之。若温病断不可用，酒客亦不可用。抑不独温病酒客也，凡服桂枝汤作呕者，以胃热而服热药，两热相搏故也。

大青龙汤

太阳中风，脉浮紧<small>以中风而得紧脉，知为风寒两伤也</small>，头痛发热恶寒，身痛<small>皆表证也</small>不出汗<small>寒邪郁于膝里而</small>烦躁<small>风则烦，寒则躁</small>，此方主之。

麻黄<small>四钱</small> 桂枝<small>二钱</small> 甘草<small>炙，二钱</small> 杏仁<small>泡去皮、尖，十枚</small> 石膏<small>八钱</small> 生姜<small>三钱</small> 大枣<small>一枚</small>

水煎麻黄去沫，入群药煎服，覆取汗愈。若脉微弱，汗出恶风者，不可服。

青龙者，东方甲乙木神也，主发育万物，方以发散为义，故名之。仲景曰：太阳伤寒，治以麻黄汤；太阳中风，治以桂枝汤。伤寒太阳证见风脉，是有头痛发热，无汗恶寒。但脉来得紧而缓，为伤寒且中风矣。与中风脉得浮紧一也，故二方并而用之。邪气外盛，人身之阳郁为内热，此石膏之所以加也。大青龙其发表之重剂乎，而亡阳狂躁之弊，筋惕肉瞤之害，则用青龙之过者也，急以真武汤大温大补之，又仲景救坏之良方也。许学士曰：大青龙一证，尤难用药，须是脉证谛当，然后可行，故王实夫证，止用桂枝麻黄各半汤，盖慎之也。按：亡阳惕瞤之弊，原因脉微弱误用者之过也，非大青龙之过也。

小青龙汤

伤寒脉浮缓，表不解<small>风寒在表</small>，心下有水气<small>水饮搏膈</small>，呕哕，发热而咳<small>水饮上射</small>，或渴津液不行，或利停饮下溜，或噎水寒相击，或小便不利太阳里气不化，小腹满小水隔涩，或喘者水饮射肺，此方主之。

麻黄二钱 桂枝二钱 白芍二钱 半夏二钱四分 五味子一钱 细辛一钱 干姜一钱 甘草炙，一钱

水煎温服。若渴者，去半夏，加天花粉二钱。若微利者，去麻黄，加荛花如鸡子大，茯苓。若噎者，去麻黄，加附子五分，炮。若喘者，去麻黄，加杏仁十枚。若小便不利，小腹满，去麻黄，加白茯苓二钱。按：原文加"荛花如鸡子大"，此必传写之讹，考《本草》，荛花是芫花类也，每用之攻水，五分可令人下十数行，岂有治停饮之微利，用鸡子大块之荛花者乎？照原方当改"加茯苓如鸡子大"。

柯韵伯曰：发热而咳，知内有水气射肺，干呕知水气未入于胃，而在心下也。心下为火位，水火相射，则水气之变幻不可拘。如下而不上，则或渴或利。上而不下，则或噎或喘。留于肠胃，则小便不利而小腹因满矣。惟心下有水气，呕哕发热而咳为定证，故于桂枝汤中去大枣之泥，加麻黄以开腠理，细辛逐水气，半夏除呕哕，五味、干姜以除咳。若渴者，是心火盛，故去半夏之燥热，加天花粉以生津。若利与噎，小便不利与喘者，乃病机偏于向里，故去麻黄之发表，加附子以除噎，加芫花、茯苓以利水，加杏仁以定喘耳。两青龙汤皆治有表里证，皆用两解法，但大青龙证是里热，小青龙证是里寒，故发表之药相同，而治里之药则殊也。此与五苓散，同为治表不解，而心下有水气者。在五苓治水之蓄而不行，故大利其水，而微发其汗，是水郁折之也。小青龙治水之动而不拘，故备举辛温以散水，并用酸苦以安肺。培其化源也。细绎仲景发表利水诸论，精义入神矣。

又曰：麻黄、桂枝、大青龙三表证中，仲景即分表里之不同，温清之殊治。麻黄汤证热全在表，桂枝汤证之自汗，大青龙汤证之烦躁，皆兼里热，于表剂中便加寒药以清里。自汗是烦之兆，躁是烦之征，汗出则烦得泄，故不躁，桂枝汤加微寒酸苦之芍药以和之。汗不出则烦不得泄，故躁，大青龙汤加大寒坚重之石膏以清之。芍与膏本是里药，今人见仲景于表剂中入之，因疑而畏焉，当用不用，以致热结阳明，而斑黄狂乱纷出矣。仲景于太阳经中即用石膏以清胃火，是预保阳明之先着，用姜、枣以培中气，又虑夫转属太阴。苦心良法有如此者。

又曰：桂枝汤为一百一十三方之冠，乃滋阴和阳，调理荣卫，解肌发汗之第一方也。世人咸谓桂枝止汗，不知先辈言无汗不得用桂枝者，正以桂枝汤中有芍药之酸寒益阴敛血能止汗故也。[批：先辈云有汗不得用麻黄，是言麻黄汤也；无汗不得用桂枝，是言桂枝汤也。非言麻黄、桂枝二药味也，须知之。]其实芍药功在止烦，烦止汗亦止，故反烦更烦与心悸而烦者，咸赖之。要知桂枝汤治表虚，能解肌以发荣中之汗，而不能开皮毛之窍，以发卫分之汗，故汗不出。脉浮紧者，是麻黄汤证，即不得与桂枝汤矣。庸工妄谓桂枝汤专治中风，不治伤寒，不知此汤，凡中风伤寒脉浮弱而表不解者，以及自汗盗汗，虚疟虚痢，柔痉瘫痪，小儿慢惊等证，皆随手而效。因知仲景一方可通百病，后人一证，便集百方以眩人，岂不陋哉！

黄芩汤

太阳少阳合病，必自下利者，此方主之。

黄芩五钱 白芍五钱 甘草炙，三钱 大枣三枚

水煎温服。

太阳少阳合病者，身热，头痛脊强，而又胁痛耳聋，寒热，呕而口苦也，必自下利者，表实里虚，邪热渐攻于里也。若太阳与阳明合病，为在表，当与葛根汤发汗。若阳明与少阳合病，为在里，当与大柴胡汤下之。此太阳少阳合病下利，非汗下所宜，故与黄芩汤。盖虚而不实者，苦以坚之，酸以收之，故用黄芩、白芍以坚敛肠胃。弱而不实者，甘以补之，故用甘草、大枣以补益肠胃也。温病始发即可用黄芩汤，以去邪热为妙。伤寒必传至少阳，邪热渐次入里，方可用黄芩佐柴胡以和解之，此辨温病与伤寒异治之要诀也。

白虎汤

《伤寒论》曰：阳明伤寒，脉浮滑，此以表有热里有寒热，此方主之。按："里有寒"句之"寒"字，当是"热"字，若是"寒"字，非白虎汤证也，宜改之。或曰：此"寒"字，当作"寒郁为热"之"寒"。

石膏生，八钱 知母三钱 甘草生，一钱半 粳米二钱 竹叶三十片

水煎冷服。加人参一钱五分，名白虎加人参汤。

白虎，西方庚辛金神也，五行之理，成功者退，如秋金之令行，则夏火之炎息，名曰白虎，所以行清肃之令，而除热也。

按：白虎汤乃温病主方也，虽为阳明解利之药，实解胃本内蒸之热，非徒治在经之热也。以邪热伤胃，所以必需。若在经之热，自有葛根汤等方治法，并无借于白虎也。所以温病误用麻黄、桂枝，伤寒误用白虎、黄芩，轻者必重，重者必危。设热郁胃里，已成燥结，而徒用白虎，即无逐结之能，且以刚悍而伐胃气，反抑邪气内郁，致脉不行，因而沉伏微细，便谓阴脉，益不敢议下，日惟杂进白虎、解毒，以为稳妥，愈投愈危，至死不悟。此承气、凉膈之所以必需也，明者自知之。

又按：以石膏一物之微，入甘温队中，则为青龙。从清凉同气，则为白虎。设伤寒在表之风寒未除，当用青龙而反用白虎，温病在里之热渴已逼，当用白虎而反用青龙，则用者之误不小。热结在里，白虎以匡青龙之不逮，误犯少阴，真武以救青龙之妄投，神乎其神矣。

大承气汤

阳明病，痞满燥实，谵语烦渴，腹痛便秘，此方主之。

大黄酒浸，四钱 芒硝二钱 厚朴姜炒，四钱 枳实麸炒，二钱

水煎温服。病有宜加倍者，仲景原方大黄、厚朴各四两，芒硝、枳实各二两，分三服。

大黄荡热斩关，破实于肠胃。芒硝润结软坚，化燥于肛门。厚朴导滞，节制硝、黄之太寒。枳实泻满，辅佐厚朴之下气。

小承气汤

阳明病，心腹胀满，潮热，狂言而喘，此方主之。

大黄酒浸，三钱 厚朴二钱 枳实一钱

水煎温服。

调胃承气汤

阳明病，不恶寒反恶热，大便秘，谵语，此方主之。

大黄酒浸，三钱 芒硝三钱 甘草炙，二钱

水煎温服。

王海藏曰：仲景三承气，有大小调胃之殊，今人不分大小上下缓急用之，岂不失立方本意哉！大热大实用大承气，小热小实用小承气，胃实燥结用调胃承气，以甘草缓其下行，而祛胃热也。若病大用小，则邪气不伏。病小用大，则过伤元气。病在上而泻下，则上热不清。病在下而泻上，则下热不除。用方者岂可一概混施乎！

喻嘉言曰：伤寒阳明篇，总是以外证之解与不解，气之转与不转，脐腹之痛与不痛，脉之弱与不弱，汗出之多与不多，小便之利与不利，邪热之炽与不炽，津液之干与不干，而辨腹中燥屎多与不多，溏与不溏，以消息微下之法。故惟手足濈然汗出，大便已硬者，主之以大承气汤焉。其他一则曰，宜用导法。再则曰，不可攻之。再则曰，少与小承气汤。再则曰，明日再与一升。再则曰，宜大承气汤。全是商量治法，听人临时斟酌以祈无误，所以不用"主之"二字，此等处关系安危最大。盖热邪入胃，不以苦寒攻之则胃伤，然寒药本以救胃也，不及则药不胜邪，太过则药反伤正，况不胜其邪，必尽伤其正，徒伤其正，未必尽去其邪，仲景所以谆谆于二者之间者，恐伤寒里未实也。

按：伤寒里实方下，温病热胜即下，其治法亦无大异。但伤寒其邪在表，自气分而传入血分，下不厌迟。温病其邪在里，由血分而发出气分，下不嫌早。[批：温病下不嫌早一语，发从来所未发。]其证不必悉具，但见舌黄呕渴，痞燥满痛一二证，便予升降、增损双解、加味凉膈、加味六一、解毒承气等方，酌度病情上下、轻重缓急下之，以彻其邪毒，无不获效。大凡温病，邪热内炽，贵乎早治，乘人血气未乱，肌肉未消，津液未耗，病人不至危殆，投剂不至掣肘，下后亦易平复。欲为万全之策者，不过知邪热之所在，早拔去病根为要耳。但要量人之壮弱，度邪之轻重，察病之缓急，然后用药，不至空投，投药无太过不及之弊。[批：此说情理兼到，淋漓痛快，读至此，心旷神怡。]是以仲景治伤寒，自大柴胡以下立三承气，多与少与，自有上下轻重缓急之殊。若温病勿拘"伤寒下不厌迟"之说，如应下之证，见下无结粪，则以为下之早，或以为不应下之证，纷纷聚讼，殊不知仲景立三承气本为逐邪而设，非专为结粪而设也。必俟其粪结而后下之，则血液为邪热所搏，变证迭起，是犹养虎遗患也。况多有溏粪失下，但蒸作极臭，如败酱，如藕泥，至死不结者，倘酌用前方，秽恶一下，邪热自此而消，脉证自此而退，岂徒孜孜粪结而后行哉！假如久病津枯血燥之人，或老人血液衰竭，多主燥结，或病后血气未复，亦多燥结，在《经》所云"不更衣十日无所苦"，有何妨害？是燥结不至损人，热毒之为殒命也。此辨温病与伤寒下迟、下早异治之要诀也。[批：千古不磨之论从何处得来？]

大柴胡汤

伤寒阳邪入里，表证未罢而里证又急者，此方主之。

柴胡四钱　半夏姜汁炒，一钱半　黄芩二钱　白芍一钱　枳实麸炒，一钱　大黄酒浸，二钱　生姜二钱　大枣一枚

水煎温服。

表证未罢，寒热胁痛口苦而呕尚在也。里证又急，大便难而燥实也。有表证故用柴、芩以解表，有里证故用枳、黄以攻里，白芍能和少阳，半夏能止呕逆，姜、枣又所以和中而调卫荣也。少阳病，六七日至十余日，大便不行，胁下濈濈汗出，方可用大柴胡汤微利之，缘胆无出入，泻土所以泻木也。如胁下无汗，为胆未实，设误下之，必犯少阳之本，则胸满烦惊，小便不利，谵语，一身尽重不可转侧，又宜用。

柴胡龙骨牡蛎汤

柴胡四钱　半夏三钱　茯苓二钱　人参一钱　龙骨钱半　牡蛎钱半　桂枝钱半　铅丹钱半　大黄二钱　生姜钱半　大枣一枚

水煎将成，方入大黄，煎一二沸不欲味全而伤中气，去渣温服。薛氏去铅丹，加黄连、黄芩、当归各一钱半。铅丹，即黄丹也。

按：大柴胡汤，本为里证已急而表证未罢者设，若用以治温病，最为稳妥。双解散，荆、防以解表，硝、黄以攻里，为双解之重剂；大柴胡，柴、芩以解表，枳、黄以和里，为双解之轻剂。若内热甚者，合黄连解毒汤，或白虎汤，以治老弱人，及气血两虚人之温病尤为适宜。予去半夏，加陈皮，合黄连解毒汤、升降散名增损大柴胡汤，用之累验。

增损大柴胡汤

温病热郁腠理，以辛凉解散，不至还里而成可攻之证，此方主之。乃内外双解之剂也。

柴胡四钱　薄荷二钱　陈皮一钱　黄芩二钱　黄连一钱　黄柏一钱　栀子一钱　白芍一钱　枳实一钱　大黄二钱　广姜黄七分　白僵蚕酒炒，三钱　全蝉蜕十个　呕加生姜二钱

水煎去渣，入冷黄酒一两，蜜五钱，和匀冷服。

双解散

伤寒温病，表里实热，此方主之。此河间原方也。

防风　荆芥　薄荷　麻黄　当归　川芎　白芍　白术土炒　连翘去心　栀子　大黄酒浸　芒硝各五分　桔梗一钱　黄芩一钱　石膏四钱　滑石三钱　甘草二钱

水煎温服。

防风、麻黄以解表，薄荷、荆芥以清上，大黄、芒硝以涤肠胃，滑石、栀子以利水道，桔梗、石膏以清肺胃之邪，而连翘又所以祛诸经之游火，风热为患，肝木主之，芎、归、白芍和肝血以息风热，而白术、甘草又所以建运脾土，能胜湿热御风火故也。

方中倍用六一者，以伏气所蒸之湿热，半从肌表而泄，半从水道而利也。按：此乃河间旧解耳。予谓麻黄性大热，冬时正伤寒发汗之要药也。温病乃杂气中之一也，断无正发汗之理，于法为大忌，即河间亦未言及。不如易僵蚕、蝉蜕得天地清化之气，以涤疫气，散结行经，升阳解毒，且郁热伏于五内，伤损正气，胀闷不快，川芎香窜，走泄真元，白术气浮，填塞胃口，皆非温病所宜，不如易黄连、姜黄辟邪除恶，佐归、芍凉血散郁以退蒸，则心肝和而风火自息矣，因名增损双解散。

增损双解散

温病主方。温毒流注，无所不至。上干则头痛目眩耳聋，下流则腰痛足肿，注于皮肤则斑疹疮疡，壅于肠胃则毒利脓血，伤于阳明则腮脸肿痛，结于太阴则腹满呕吐，结于少阴则喉痹咽痛，结于厥阴则舌卷囊缩。此方解散阴阳内外之毒，无所不至矣。

白僵蚕酒炒，三钱 全蝉蜕十二枚 广姜黄七分 防风一钱 薄荷叶一钱 荆芥穗一钱 当归一钱 白芍一钱 黄连一钱 连翘去心，一钱 栀子一钱 黄芩二钱 桔梗二钱 石膏六钱 滑石三钱 甘草一钱 大黄酒浸，二钱 芒硝二钱

水煎去渣，冲芒硝，入蜜三匙，黄酒半酒杯，和匀冷服。

按：温病本末身凉不渴，小便不赤，脉不洪数者，未之有也。河间以伤寒为杂病，温病为大病，特立双解散以两解温病表里之热毒，以发明温病与伤寒异治之秘奥，其见高出千古，深得长沙不传之秘。且长沙以两感为不治之证，伤寒病两感者亦少，一部《伤寒论》仅见麻黄附子细辛汤一证。惟温病居多，以温病咸从三阴发出三阳，乃邪热亢极之证，即是两感，惜长沙温病方论散佚不传，幸存刺五十九穴一法。惟河间双解散，解郁散结，清热导滞，可以救之，必要以双解为第一方，信然。予加减数味，以治温病，较原方尤觉大验。戊寅四月，商邑贡生刘兆平，年八旬，患温病，表里大热，气喷如火，舌黄口燥，谵语发狂，脉洪长滑数，予用原方治之，大汗不止，举家惊惶，急易大复苏饮一服汗止，但本证未退，改制增损双解散方，两剂而病痊。因悟麻黄春夏不可轻用，因悟古方今病不可过执也。所以许学士有云：读仲景之书，学仲景之法，不可执仲景之方，乃为得仲景之心也。旨哉斯言。河间双解、三黄俱用麻黄，仍是牵引叔和旧说。盖温病热郁，自里达表，亦宜解散，但以辛凉为妙。

凉膈散

伤寒温病，火郁上焦，大热面赤，舌黄唇焦者，此方主之。此河间原方也。

连翘二钱 黄芩二钱 栀子二钱 薄荷二钱 大黄酒浸 芒硝各三钱 甘草生，一钱 竹叶三十片

水煎去渣，入蜜冷服。

加味凉膈散

温病主方。余治温病，双解、凉膈愈者不计其数，若病大头、瓜瓤等瘟，危在旦夕，数年来以二方救活者，屈指以算百十余人，真神方也，其共珍之。

白僵蚕酒炒，三钱 蝉蜕全，十二枚 广姜黄七分 黄连二钱 黄芩二钱 栀子二钱 连翘去心 薄荷 大黄 芒硝各三钱 甘草一钱 竹叶三十片

水煎去渣，冲芒硝，入蜜、酒冷服。若欲下之，量加硝、黄，胸中热加麦冬，心下痞加枳实，呕渴加石膏，小便赤数加滑石，满加枳实、厚朴。

连翘、荷、竹味薄而升浮，泻火于上；芩、连、栀、姜味苦而无气，泻火于中；大黄、芒硝味厚而咸寒，泻火于下；僵蚕蝉蜕以清化之品，涤疵疠之气，以解温毒；用甘草者，取其性缓而和中也；加蜜、酒者，取其引上而导下也。

三黄石膏汤

伤寒温病，大热神昏，两目如火，身如涂朱，燥渴欲死，脉洪长滑数者，此方主之。此河间原方也。

石膏四钱　豆豉二钱　麻黄钱半　黄连一钱　黄芩一钱　栀子一钱　黄柏一钱

水煎冷服。

伤寒表里大热，欲攻其里则表证未解，欲发其表则里证又急，庸工不识，趑趄不能下手，待毙而已。殊不知热在三焦，闭涩经络，津液枯涸，荣卫不通，遂成此证。用解毒、石膏以清里热，麻黄、豆豉以散表热，内外之邪俱烬矣。

增损三黄石膏汤

温病主方。表里三焦大热，五心烦热，两目如火，鼻干面赤，舌黄唇焦，身如涂朱，燥渴引饮，神昏谵语，服之皆愈。

石膏八钱　白僵蚕酒炒，三钱　蝉蜕十个　薄荷二钱　豆豉三钱　黄连　黄柏盐水微炒　黄芩　栀子　知母各二钱

水煎去渣，入米酒、蜜冷服。腹胀疼或燥结，加大黄。

寒能制热，故用白虎汤。苦能下热，故用解毒汤。佐以荷、豉、蚕、蝉之辛散升浮者，以温病热毒至深，表里俱实，扬之则越，降之则郁，郁则邪火犹存，兼之以发扬，则炎炎之势皆烬矣。此内外分消其势，犹兵之分击者也。热郁腠理，先见表证为尤宜。

理中汤

加炮附子一钱，名附子理中汤。

厥逆自利，不渴而呕，腹痛鸭溏，此太阴有真寒也，此方主之。

白术土炒，三钱　人参一钱　干姜炮，二钱　甘草炙，二钱

水煎温服。为末，炼蜜丸，名理中丸。日三夜一服，治瘥后喜唾，久不了了者，此胃有寒饮停留也。

四逆汤

大汗出，热不去，内拘急，四肢疼，又下利，厥逆而恶寒者，此方主之。

附子生　干姜生　甘草炙，各二钱

水煎温服。一云冷服。《经》曰：治寒以热，凉而行之。否则戴阳者，反增上燥，耳目口鼻出血者有之矣。谨小慎微，医岂易言哉！加人参即四味回阳饮。

此方通治三阴脉沉恶寒，手足厥逆之证。故用附子 [批：令人罕识其旨。] 之生者，上行头项，外彻肌表，以温经散寒。干姜亦用生者，以内温脏腑。甘草独用炙者，

以外温荣卫，内补中焦也。

《琐言》曰：仲景云：病发热头痛，脉反沉，若不瘥，身体疼痛者，当救其里，宜四逆汤。此证出太阳篇。又云：少阴病始得之，反发热脉沉者，麻黄附子细辛汤。此证出少阴篇。窃详太阳病发热头痛，法当脉浮，今反沉，少阴病脉沉，法当无热，今反发热，仲景于此两证，各言反者，谓反常也。盖太阳病脉似少阴，少阴脉病似太阳，所以各谓之反，而治之当异也。深究其旨，均是脉沉发热，以其有头痛，故为太阳病。阳证当发热脉浮，今脉反沉，以里虚久寒，正气衰微所致。又身体疼痛，故宜救里，使正气内强，逼邪外出，而干姜、生附亦能出汗而解。假使里不虚寒，则当见脉浮，而正属太阳麻黄汤证也。均是脉沉发热，以其无头痛，故为少阴病。阴证当脉沉无发热，今反发热，以寒邪在表。但皮肤腠理郁闭为热，知在里无热，故用麻黄细辛以发肌表之热，附子以温少阴之经。假使身寒无热，则当见厥逆吐利等证，而正属少阴四逆汤证也。由是观之，正气衰微脉沉之反为重，表邪浮浅发热之反为轻。此四逆汤为剂，不为不重于麻黄附子细辛汤也。又可见熟附配麻黄，发中有补。生附配干姜，补中有发。此实治法之神奇，处方之精奥，学者其致思焉。

神解散

温病初觉，憎寒体重，壮热头痛，四肢无力，遍身酸痛，口苦咽干，胸腹满闷者，此方主之。

白僵蚕酒炒，一钱　蝉蜕五个　神曲三钱　金银花二钱　生地二钱　木通　车前子炒，研　黄芩酒炒　黄连　黄柏盐水炒　桔梗各一钱

水煎去渣，入冷黄酒半小杯，蜜三匙，和匀冷服。

此方之妙，不可殚述。温病初觉，但服此药，俱有奇验。外无表药而汗液流通，里无攻药而热毒自解，有斑疹者即现，而内邪悉除，此其所以为神解也。

清化汤

温病壮热，憎寒体重，舌燥口干，上气喘吸，咽喉不利，头面猝肿，目不能开者，此方主之。

白僵蚕酒炒，三钱　蝉蜕十个　金银花二钱　泽兰叶二钱　广皮八分　黄芩二钱　黄连　炒栀连翘去心　龙胆草酒炒　元参　桔梗各一钱　白附子炮　甘草各五分

大便实加酒大黄四钱，咽痛加牛蒡子炒，研，一钱，头面不肿去白附子。水煎去渣，入蜜、酒冷服。

其方名清化者，以清邪中于上焦，而能化之以散其毒也。芩、连、栀、翘清心肺之火，元参、橘、甘清气分之火，胆草清肝胆之火，而且沉阴下行，以泻下焦之湿热，僵蚕、蝉蜕散肿消毒，定喘出音，能使清阳上升，银花清热解毒，泽兰行气消毒，白附散头面风毒，桔梗清咽利膈，为药之舟楫，蜜润脏腑，酒性大热而散，能引诸凉药至热处，以行内外上下，亦火就燥之意也。其中君明臣良，而佐使同心，引导协力，自使诸证悉平矣。

大清凉散

温病表里三焦大热，胸满胁痛，耳聋目赤，口鼻出血，唇干舌燥，口苦自汗，咽喉肿痛，谵语狂乱者，此方主之。

白僵蚕酒炒，三钱 蝉蜕全，十二个 全蝎去毒，三个 当归 生地酒洗 金银花 泽兰各二钱 泽泻 木通 车前子炒研 黄连姜汁炒 黄芩 栀子炒黑 五味子 麦冬去心 龙胆草酒炒 丹皮 知母各一钱 甘草生，五分

水煎去渣，入蜂蜜三匙，冷米酒半小杯，童便半小杯，和匀冷服。

此方通泻三焦之热，其用童便者，恐不得病者小便也。《素问》曰"轮回酒"，《纲目》曰"还元汤"，非自己小便，何以谓之轮回？何以谓之还元乎？夫以己之热病，用己之小便，入口下咽，直达病所，引火从小水而降甚速也。此古人从治之大法，惜愚夫愚妇未曾晓也，甚且嘲而笑之，眼见呕血人接自己小便饮一二碗立止，非其明效大验乎？

小清凉散

温病壮热烦躁，头沉面赤，咽喉不利，或唇口颊腮肿者，此方主之。

白僵蚕炒，三钱 蝉蜕十个 银花 泽兰 当归 生地各二钱 石膏五钱 黄连 黄芩 栀子酒炒 牡丹皮 紫草各一钱

水煎去渣，入蜜、酒、童便冷服。

黄连清心火，亦清脾火。黄芩清肺火，亦清肝火。石膏清胃火，亦清肺火。栀子清三焦之火。紫草通窍和血，解毒消胀。银花清热解毒。泽兰行气消毒。当归和血。生地、丹皮凉血以养阴而退阳也。僵蚕、蝉蜕为清化之品，散肿消郁，清音定喘，使清升浊降，则热解而证自平矣。

小柴胡汤

少阳病五六日邪传半里之时，往来寒热风寒之邪出入于表里之间，胸胁苦满下膈循胁，伏饮搏聚，默默不欲饮食咽干故默，木乘土故不思食，心烦喜呕伏饮作闷，上逆作呕，或胸中烦而不呕烦乃热闷也，不呕无伏饮之甚也，或渴津液不足，或腹中痛血滞阴结，或胁下痞硬邪热与伏饮相搏于胁下，或心下悸水停心下，凌心作悸，小便不利水不下行，或不渴里未结实，身有微热表未全罢，或咳者伏饮射肺，此方主之。和解半表半里之邪。加芒硝名柴胡加芒硝汤。

柴胡四钱 黄芩二钱 半夏二钱 人参一钱 甘草炙，一钱 生姜二钱 大枣二枚

水煎温服。若胸中烦而不呕，去半夏、人参，加瓜蒌实一枚，润下泄满；若渴者，去半夏倍人参生津润燥，加天花粉二钱，彻热滋干；若腹中痛，去黄芩加芍药二钱，收阴缓中；若胁下痞硬，去大枣加牡蛎粉二钱，软坚；若心下悸，小便不利，去黄芩加白茯苓二钱，上行肺气，下通膀胱；若不渴，外有微热，去人参固表，加桂枝一钱，发散，覆取微汗自愈矣；若咳者，去人参、枣、姜加五味子敛肺、干姜各一钱，发肺寒温以逐饮。

邪在表则恶寒，邪在里则发热，邪在半表半里则恶寒且热，故令寒热往来。少阳之脉起目锐眦，故令目眩。胆者，中精之官，五脏取决于胆，咽为之使，故令口苦咽干。脉行两胁，故令胁痛。胆者肝之府，在五行属木，有垂枝之象，故令脉弦。柴胡

辛温，辛者金之味，故用之以平木，温者春之气，故就之以入少阳。一云：专主往来寒热，谓其能升提风木之气也。黄芩质枯味苦，枯则能浮，苦则能降，君以柴胡则入少阳矣。一云：味苦不沉，黄中带青，有去风热之专功，谓其能散风木之邪也。然邪之伤人常乘其虚，用参、草欲实其中气，使邪不得复传入里耳。一云：少阳气血薄，全赖土膏滋润，则木气始得发荣，即经所谓胃和则愈之说。是以中气不虚之人，虽有小柴胡证，而人参在可去也。邪初入里，以风寒外邪挟有形之痰涎，结聚于少阳之本位，所以里气逆而烦呕，故用半夏之辛以除呕逆。邪在半表，则荣卫争，故用姜、枣之辛甘以和荣卫，亦所以佐参、草以补中气，使半表之邪仍从肌表而散也。独怪后世用小柴胡汤者，一概除去人参，岂仲景立方之本意哉！又少阳经当冲要之路，关系最重，小柴胡非套药也。今人不论何病，但见发热恶寒，便以小柴胡汤和解之，殊觉可笑。

本方加瓜蒌实四钱、黄连二钱，名柴胡陷胸汤。本方加枳壳三钱、桔梗三钱，名柴胡枳桔汤。

六一顺气汤

少阴厥阴病，口燥咽干，怕热消渴，谵语神昏，大便燥实，胸腹满硬，或热结旁流，绕脐疼痛，厥逆脉沉伏者，此方主之。

大黄酒浸，四钱　芒硝二钱五分　厚朴钱半　枳实一钱　柴胡三钱　黄芩　白芍　甘草生，各一钱

水煎去渣，入铁绣水三匙，冷服。

加味六一顺气汤

温病主方，治同前证。

白僵蚕酒炒，三钱　蝉蜕十个　大黄酒浸，四钱　芒硝二钱五分　柴胡三钱　黄连　黄芩　白芍甘草生，各一钱　厚朴一钱五分　枳实一钱

水煎去渣，冲芒硝，入蜜、酒，和匀冷服。

理阴煎

此理中汤之变方也。凡天一无根，真阴不足，或素多劳倦之辈，因而忽感寒邪，不能解散，或发热头痛身痛，或面赤唇焦，或虽渴而不喜饮冷，或背心肢体畏寒，但脉见无力者，悉是假热之证，凉药不可入口，宜速用此煎，照后加减，以温补阴分，托散表邪，连进数服，使阴气渐充，则汗从阴达，而寒邪不攻自散，此最切于时用者也，神效不可尽述。

熟地五七钱，或一两　当归或三、五、七钱　干姜炒，一钱，或二三钱　甘草炙，一二钱

水煎热服。加附子炮，一二钱，名附子理阴煎，治命门火衰，阴中无阳。

张景岳曰：若风寒外感，邪未深入，但发热身痛，脉数不洪，或凡内无火证，素禀不足者，但用此煎，加柴胡二三钱，连进二三服，无不获效。若寒凝阴盛，而邪有难解，必加麻黄二钱，放心用之，或不用柴胡亦可。此寒邪初感，温散第一要方，惟仲景知此义。但仲景之温散，首用麻黄、桂枝，予之温散，即以理阴、温中为增减，

此虽一从阳分，一从阴分，其迹若异，然一逐于外，一托于内，而用温散则一也。学者当因其所宜，酌而用之，又若阳胜之时，寒邪深入，脉沉细，发热恶寒，或背恶寒，乃太阳少阴证也，加细辛一二钱，甚则再加附子一二钱，真神剂也。或并加柴胡以助之，或并加麻黄以发之。若有阴虚火旺内热，不宜用温，而气血俱虚，邪不能散者，宜去干姜，以三味酌加前药与之。或止加人参一味亦可。按：此正伤寒妙论也，去温病万里，学者宜详辨焉。

补阴益气煎

此补中益气汤之变方也。凡属真阴不足，而寒邪外侵者，用此升散之，并治劳倦伤阴，精不化气，或阴虚内乏，以致外感不解，寒热疟疾，阴虚便结不通等证。

熟地三、五、八钱 当归二、三、五钱 山药酒炒，二钱 陈皮 人参 甘草炙，各一钱 柴胡一钱 升麻五分，火上浮者不用 生姜二钱

水煎温服。

大温中饮

此可与理阴煎相参互用也。凡患伤寒阳虚不足，及劳倦感冒，或兼呕恶泄泻等证，身虽炽热，时犹畏寒，但六脉无力，邪气不能外达者，此元阳太虚，正不胜邪之候，若非峻补托散，则寒邪日深，必致不救，温中自可散寒，即此方也。

熟地三、五、八钱 当归二、三、五钱 白术土炒，二、三、五钱 肉桂去粗皮，一钱 干姜一二钱，煨生姜亦可 甘草炙，一二钱 柴胡三五钱 虚加人参一二钱

水煎热服，覆取微汗。无汗加麻黄，有汗去肉桂加桂枝、白芍，气虚加黄芪，寒甚阳虚加炮附子，阳虚气陷加升麻，头痛加川芎、白芷，泄泻去当归加山药、莲子，或并加防风、细辛。

景岳曰：古来伤寒之治，惟仲景知温散，如麻黄汤、桂枝汤是也。亦知补气而散，如小柴胡汤、黄芪建中汤是也。至若阳根于阴，汗化于液，从补血而散，而云腾致雨之妙，仲景亦未言及。予制理阴、补阴、温中三方，乃邪从荣解第一义也。其功难悉，所当深察。

按：景岳首开补血散寒，邪从荣解之论，得仲景不传之秘，治伤寒无剩义矣。真令人衣冠焚香，望拜茅山不置也。但伤寒不过感冬月烈风严寒之常气，而温病得天地疵疠旱潦之杂气。世之凶恶大病，死生在反掌间者，非伤寒乃温病也。若于温病出一超越前人之意见，以启后人之聋聩，岂不尽美又尽善乎？而乃仍覆前辙，曰"温病即伤寒"云云，羽翼叔和，一样糊涂。噫！若非王安道、刘完素二公，于治法辨别明白，不几蒙昧终古耶。

补中益气汤

黄芪蜜炙 人参 白术土炒，各一钱半 当归 陈皮 炙甘草各一钱 升麻五分 柴胡七分 生姜二钱 大枣二个

水煎温服。

桃仁承气汤

太阳病不解，热结膀胱，其人如狂，血自下者愈。其表不解者，尚未可攻，当先解其表，宜桂枝汤。表解，但小腹急结者，乃可攻之，此方主之。薛氏加丹皮、枳壳。

桃仁连皮尖，十五个 桂枝三钱 大黄酒浸，四钱 芒硝二钱 甘草炙，一钱

水煎去渣，冲芒硝，温服。

代抵当丸

太阳表证仍在，脉微而沉，反不结胸，其人发狂者，以热在下焦，小腹当硬满，小便自利者，下血乃愈。以药下之故愈。所以然者，以太阳随经，瘀热在里故也，此方主之。

大黄酒洗，四两 芒硝 穿山甲蛤粉炒 夜明砂淘焙 莪术醋炒 肉桂去粗 当归尾酒蒸，各一两 红花酒炒，七钱 桃仁不去皮尖，生用七十粒，另研

为末，炼蜜丸，姜汤送下三钱。

按：代抵当汤丸，方出《准绳》。盖瘀蓄之血，攻之为难，仲景直用水蛭、虻虫有毒之物，惟恐药不峻利，亦何待攻之不动，而后加减乎。后人不敢用此毒物，故作此方以代之，原方生地黄用之无理，归尾必不可减，故于本方中减去生地一味，倍肉桂，加莪术、红花、夜明砂用之，殊觉有效。若温病蓄血，用此方去肉桂，加牡丹皮一两、牛膝一两，或止加干漆五钱。

柯韵伯曰：膀胱为水府，血本无所容蓄者也。然太阳为诸阳主气，是气之最多者，而其经又多血少气，则知太阳在表，阳分之气多，而在经血分之气反少也。少气者，膀胱之室，热结硬满，法当小便不利，而反利者，是太阳上焦之气化行，而下焦血海之气化不行也，必其随经之荣血，因瘀热而结于里矣。此为小腹之里，而非膀胱之里，故小便虽利，而硬满急结，蓄血仍瘀小腹也。热淫于内，神魂不安，故发狂。血瘀不行，则荣不运，故脉微而沉。荣不运，则气不宣，故沉而结也。荣气不周于身，则身黄。消谷善饥者，胃火炽盛也。大便反易者，血之濡也。色黑者，蓄血渗入也。善忘者，血不荣心智不明也。此皆蓄血之征兆，非至峻之剂，不足以抵其巢穴，而当此重任，故仲景制抵当汤以攻之。若热虽盛而未狂，小腹满而未硬，宜小其制，为用抵当丸，以缓治之。若外证已解，小腹急结，其人如狂，是转属阳明，用调胃承气加桃仁、桂枝之行血者，于其中以利之，胃和则愈矣。此桃仁承气汤，又为治之缓者也，宜辨之明矣。

茵陈蒿汤

伤寒头汗出，渴饮米浆，小便不利，必发黄也，此方主之。本方再加白术、山药、赤苓、木通、黄芩、猪苓、黄柏、甘草治诸黄。

茵陈蒿二钱 栀子三钱 大黄酒浸，五钱

水煎温服。

按：茵陈汤退黄之君药，今以病较之，黄因小便不利，故用山栀除小肠屈曲之火，热除便利，当以发黄为标，小便不利为本。及论小便不利，乃系胃家实热，又当以小

便不利，为标，胃实为本，故宜以大黄为君，栀子次之，茵陈又其次也。设去大黄而用栀子、茵陈，是忘本治标，鲜有效矣。

参胡三白汤

伤寒汗下不解，脉虚少气发热，或潮热口干舌燥，此方主之。

柴胡三钱　人参二钱　白术土炒，三钱　白茯苓三钱　白芍酒炒，三钱　生姜三钱　大枣三枚

水煎温服。

柯韵伯曰：伤寒汗下后不愈，里气即虚，当求之于三阴；而表热仍在，又当责之三阳。三阳以少阳为枢，其方以小柴胡汤；三阴以少阴为枢，其方以附子汤。法当参合为治。然此热是少阳之虚，不得仍作前证之实火论，故于柴胡方中去黄芩，口燥而不呕，故去半夏，少气而反去甘草者，欲其下达少阴也，于附子方中不取附子，欲其上通少阳也。所借惟人参，故用为君，佐白术以培太阴之母，白芍以滋厥阴之血，茯苓以清少阴之水，生姜助柴胡散表邪，大枣助人参补元气，信为大病后调理之圣剂矣。若荣卫不和，则去柴胡加桂枝；口渴心烦加麦冬、五味，辅人参生津止渴；心下痞加黄连、枳实泻心；不得卧加竹茹泄太阴热。如无表热，并去柴胡，名人参三白汤，纯乎调内矣。

黄连解毒汤

大热干呕，烦渴谵语，呻吟不眠者，此方主之。

黄连　黄芩　黄柏　栀子各一钱

水煎冷服。

崔尚书曰：胃有燥粪，令人错语，邪热盛极，亦令人错语。大便秘而错语者，承气汤；大便通而错语者，解毒汤。

玉女煎

治少阴不足，阳明有余，水亏火旺，六脉浮洪滑大，干燥烦渴，头痛牙痛，吐血衄血者。

熟地五钱　牛膝钱半　石膏五钱　知母钱半　麦冬去心，二钱

水煎服。

按：熟地、牛膝补肾水之不足，石膏、知母泻脾土之有余，而金则土之子，水之母也，麦冬甘以保肺，寒以清肺，所谓“虚则补其母，实则泻其子”也。

黄龙汤

治胃实失下，虚极热极，循衣撮空，不下必死者。

人参钱半　熟地三钱　当归二钱　大黄酒浸，三钱　芒硝二钱　枳实一钱　厚朴一钱五分

水煎温服。此补泻兼施之方也。《千金》温脾汤中用人参、附子、干姜、甘草各一钱，当归二钱，大黄三钱，芒硝八分，寒热并用，后人罕识其旨，姑录之，以见治疗之法不一端也。

虚人热结于里，攻之不行，乃肠胃枯涸之故，故陶氏加参、归、地于大承气汤中，以助气血，建背城之功。与小柴胡汤、桂枝新加汤，用人参佐表药辅正匡邪之义同。

大复苏饮

温病表里大热，或误服温补和解药，以致神昏不语，形如醉人，或哭笑无常，或手舞足蹈，或谵语骂人，不省人事，目不能闭者，名越经证。及误服表药，而大汗不止者，名亡阳证。并此方主之。

白僵蚕三钱 蝉蜕十个 当归三钱 生地二钱 人参 茯神 麦冬 天麻 犀角镑磨汁入汤，和服 丹皮 栀子炒黑 黄连酒炒 黄芩酒炒 知母 甘草生，各一钱 滑石二钱

水煎去渣，入冷黄酒、蜜、犀角汁，和匀冷服。

陈来章曰：热入于心经，凉之以连、栀、犀角。心热移于小肠，泄之以滑石、甘草。心热上逼于肺，清之以芩、知、麦冬。然邪之越经而传于心，与夫汗多亡阳者，皆心神不足也，故又入人参、茯神以补之，此即导赤泻心各半汤也。予谓应加明天麻湿纸包煨，切片酒炒使之开窍，以定其搐，再加生地、当归、丹皮和血凉血以养其阴，仍用僵蚕、蝉蜕以清化之品，涤疵疠之气，方为的确。

小复苏饮

温病大热，或误服发汗解肌药，以致谵语发狂，昏迷不省，燥热便秘，或饱食而复者，并此方主之。

白僵蚕三钱 蝉蜕十个 神曲三钱 生地三钱 木通 车前子炒，各二钱 黄芩 黄柏 栀子炒黑 黄连 知母 桔梗 牡丹皮各一钱

水煎去渣，入蜜三匙，黄酒半小杯，小便半小杯，和匀冷服。

六味地黄丸料加肉桂一钱、炮附子一钱、牛膝一钱、车前子一钱，名金匮肾气丸料。去牛、车名肾气丸。

熟地四钱 山药二钱 山萸肉二钱 白茯苓 丹皮 泽泻各一钱半

水煎温服。加黄柏、知母名知柏地黄丸。

参胡温胆汤

治伤寒汗下后，呕而痞闷，虚烦不眠。

人参 柴胡 白茯苓 广皮各一钱五分 半夏姜制 枳实麸炒，各一钱 甘草炙，六分 生姜二钱 枣二个

水煎温服。

脾胃虚寒，少阳不能行生发之令，故痰涎沃胆而不能眠。参、草、苓、枣之甘温，以补益脾气。柴胡之辛温，以升发阳气。二陈之辛散，枳实之导滞，以开发痰饮，痰饮散而胆不寒矣。然又有胆寒肝热，烦闷不宁而不能眠者，则当入竹茹、白芍等味也，甚则入黄芩。

人参养荣汤

治发汗过多，身振脉摇汗为心液，汗多则血液枯涸，筋肉无以养，故有此证，通治脾肺气虚，荣血不足，气短食少，惊悸健忘，寝汗发热，身倦肌瘦，色枯毛发脱落，小便赤涩。《内经》曰：脾主转运，散精行津，上输于肺，此地气上升也；肺主制节，通调水道，下输膀胱，此天气下降也，故名泰。脾肺虚则上下不交而为否。荣血无所借以化生，肺虚故气短，脾虚故食少。心主

脉，脉属荣，荣虚血少则心失养，故悸忘汗热。肺主皮毛，脾主肌肉，血虚火旺，故瘦枯毛脱。肺为水之上源，金不生水，故小便赤涩。

白芍酒炒，一钱五分 当归 黄芪蜜炙 人参 白术 茯苓 陈皮 甘草炙，各一钱 熟地 肉桂 五味子研，各七分 远志甘草汤浸，去心，五分

水煎温服。

阴虚火动加黄柏、知母各一钱，阳虚下寒加炮附子一钱，心悸不眠加酸枣仁炒研，二钱，倍远志。

葛根汤

伤寒标热壮热，头额痛，目痛鼻干不眠，无汗，尺寸脉俱长，及太阳阳明合病脉浮而长，必自下利者，此方主之。

葛根四钱 麻黄三钱 桂枝 白芍 甘草各二钱 大枣二枚 生姜三钱

水煎麻黄、葛根去沫，次入诸药煎服。去麻黄名桂枝加葛根汤。

太阳阳明合病，下利犹属表证，世人多以为漏底伤寒，为不治，仲景以此方主之。盖以邪气并于阳，则阳实而阴虚，阴虚故下利也。与此汤以散经中表邪，则阳不实而阴气平，不止利而利自止也。

痛泻要方

治土败木贼，痛泻不止。

白术土炒，三钱 白芍酒炒，四钱 陈皮炒，一钱半 防风一钱

水煎温服。或为末，炼蜜丸服。久泻加升麻。

白术补脾燥湿和中；白芍泻肝火，敛逆气，缓中止痛；防风散肝舒脾胜湿，为理脾引经要药；陈皮利气，尤能燥湿醒脾，使气行则痛止。数者，皆所以泻木而益土也。

桂枝麻黄各半汤

太阳风寒两感，八九日如疟状，发热恶寒，一日二三度，面赤反有热者，表未解也，以其不能得小汗出，身必痒，此方主之。

桂枝三钱二分 麻黄 白芍 杏仁去皮 甘草炙，各二钱 生姜三钱 大枣二枚

水煎麻黄去沫，入群药煎服，覆取微汗。

此风寒两感之轻剂也，不比大青龙之峻险。麻黄发汗，祛太阳之寒邪；桂枝止汗，解太阳之风邪。一发一止，则汗不得大泄矣。

人参败毒散

治伤寒三阳经合病，头痛发热，及时行感冒，风寒咳嗽，风湿身肿者。

人参 羌活 独活 柴胡 前胡 薄荷 川芎 茯苓 枳壳 桔梗各一钱 甘草五分 生姜一钱

水煎温服。内热口燥加黄芩一钱。

按：羌活、独活、柴、前、薄、芎皆风药，升浮轻散开发之剂也，故用之以解寒邪散风热；用枳壳者，取其清膈而利气也；用参、苓、甘草者，取其补益中气，外邪不能深入也。涤其邪气，培其正气，故曰败毒。此散乃解伤寒太阳、阳明、少阳三经之药，全在详证加减，以尽其妙。虚怯人借人参之力，补正气以驱邪气耳。若温病杂

气郁热内迫，流布三焦，人参岂可轻投，表药岂可妄用？执泥此方以治温病，恒恐误人，切庵盛称其妙，未免溢美，不可印板眼目，总缘人不知温病为杂气。

冲和汤

治伤寒三阳经合病。一名九味羌活汤。

羌活一钱五分 白芷 黄芩 苍术泔浸 细辛 川芎 防风 生地 甘草各一钱 生姜二钱 葱白一茎

水煎温服。喘加杏仁，夏加石膏、知母。

此方分经而主治，伤寒邪在太阳者主以羌活，邪在阳明者主以白芷，邪在少阳者主以黄芩，邪在太阴者主以苍术，邪在少阴、厥阴者主以细辛、川芎，而防风者又风药之卒徒也，生地所以去血中之热也，甘草又所以和诸药，补脾胃而除气中之热也。余谓九味合为一方，然用者不可执方，当视其经络，前后左右之不同，从其多少大小，轻重之不一，增损与之，乃能效矣。今人视为四时套药，无论感冒、伤风、伤寒、时气、温病，亦无论经络脏腑，概以冲和汤和之。此张元素之说误之也，须知之。

葛根加半夏汤

太阳阳明合病，下利而呕，又云不利但呕，此方主之。此以利呕辨风寒之不同也。寒为阴，阴性下行，里气不和，故利而不呕；风为阳，阳性上行，里气逆，故呕而不利，加半夏之辛散，以下逆气。下利而呕，则风寒两感也。

葛根三钱 半夏姜制 麻黄去节，泡去黄汁，炒干，各二钱 桂枝 白芍 甘草炙，各钱半 生姜二钱 大枣二枚

水煎麻黄、葛根去沫，次入诸药煎服，覆取微汗。

增损普济消毒饮

太和年，民多疫疠，初觉憎寒壮热体重，次传头面肿盛，目不能开，上喘，咽喉不利，口燥舌干，俗名大头瘟。东垣曰：半身以上天之阳也，邪气客于心肺，上攻头面而为肿耳。经谓"清邪中于上焦"，即东垣之言益信矣。

元参三钱 黄连二钱 黄芩三钱 连翘去心 栀子酒炒 牛蒡子炒研 蓝根如无，以青黛代之 桔梗各二钱 陈皮 甘草生，各一钱 全蝉蜕十二个 白僵蚕酒炒 大黄酒浸，各三钱

水煎去渣，入蜜、酒、童便冷服。

芩、连泻心肺之热为君，元参、陈皮、甘草泻火补气为臣，翘、栀、蒡、蓝、蚕、蝉散肿消毒定喘为佐，大黄荡热斩关，推陈致新为使，桔梗为舟楫，载药上浮，以开下行之路也。

真武汤

太阳病，发汗太过，仍发热汗虽出而表不除之故也，心下悸心生血，汗为心液，多则心虚，头眩身𥆧，振振欲擗地振摇欲伏地不能起。[批：喻氏注云："振振欲擗地"五字，形容亡阳之状如绘，汗多则卫气解散，振振然四顾无可置身，欲擗地中而避处也。犹阴证似阳，欲坐井中而就冷也。何得安指《诗经》注，擗拊心貌为解哉？]及少阴病腹痛，小便不利，四肢沉重疼痛，自下利者，此为有水气，或咳，或呕，或小便利者，并此方

主之。

白术土炒，二钱　白茯苓三钱　白芍三钱　生姜三钱　附子炮，一钱半

水煎温服。少阴病加减法：咳加干姜、细辛、五味子各一钱，呕去附子倍生姜，小便利去茯苓，下利去白芍，加干姜二钱。

汗多而心下悸，此心亡津液，肾气欲上而凌心也。头眩而身，此汗多亡阳，虚邪不靖而内动也。真武，北方之神，司水火者也。今肾气凌心，虚邪内动，有水火奔腾之象，故名此汤以主之。白术、茯苓补土利水之物也，可以代肾而疗心悸。附子、生姜回阳益卫之物也，可以壮火而制虚邪。白芍酸以收阴，用白芍者，以小便不利，则知其人不但真阳不足，真阴亦已亏矣。若不用白芍以固护其阴，岂能胜附子之雄悍乎！

栀子豉汤

汗吐下后，虚烦不得眠邪入胸中，挟饮生烦，心为水凌故也，若剧者，反复颠倒辗转反侧之象，心中懊憹悔恨也，此方主之吐无形之虚烦。

山栀子生研，七枚　淡豆豉四钱

水煎温服，得吐便止，不吐再作服。

栀子涌膈上虚热，香豉散寒热恶毒，能吐能汗，为伤寒汗下后不解，虚烦闷乱之圣药。若呕则加生姜以涤饮，名栀子生姜豉汤；若少气则加甘草以缓中，名栀子甘草豉汤；若心烦腹满，起卧不安，则去香豉而加厚朴、枳实，名栀子厚朴汤。又《伤寒论》曰：伤寒以丸药大下之，身热不去，微烦者，栀子干姜豉汤主之。又曰：伤寒五六日，大下之后，身热不去，心中结痛者，未欲解也，栀子豉干姜汤主之。故凡欲涌虚烦，必先顾虑中气，所以病人素有微溏者，有不可吐之戒。按：栀子干姜汤主之，当是栀子豉汤；栀子豉汤主之，当是栀子干姜汤。断无烦热用干姜，结痛用香豉之理，当移之。

柯韵伯曰：伤寒，太阳以心腹为里，阳明以心腹为表。盖阳明之里，是胃实，不特发热恶热，目疼鼻干，汗出身重谓之表，一切虚烦虚热，咽燥口苦，舌苔，腹满，烦躁不得卧，消渴而小便不利，凡在胃之外者，悉属阳明之表也。仲景制汗剂，是开太阳表邪之出路；制吐剂，是引阳明表邪之出路。若太阳当汗而反吐之，便见自汗出不恶寒，饥不能食，朝食暮吐，欲饮冷水，不欲近衣等证，此太阳转属阳明之表，当栀子豉汤主之。阳明当吐而不吐，反行汗、下、温针等法，以致心中愦愦怵惕，懊憹烦躁，舌苔等证。然仍阳明之表，仍当栀子豉汤吐之。栀子苦能涌泄，寒能胜热，其形象心，又色赤通心，故主治心中上下一切证。豆形象肾，又色黑入肾，制而为豉，轻浮上行，能使心腹之浊邪上出于口，一吐而心腹得舒，表里之烦热悉除矣。所以然者，二阳之病发心脾，此乃心脾热，不是胃家实，即所云"有热属脏者，攻之不令发汗"之义也。急除胃中之热，不致胃家之实，即此一汤，为阳明解表里之圣剂矣。

瓜蒂散吐有形之实邪

病如桂枝证，头不痛，项不强，寸脉浮，胸中痞硬，气上冲咽喉不得息者，此为胸有寒也，寒者，痰饮也。此方主之。

甜瓜蒂_{炒黄} 赤小豆_{各等份}

为末，热水二盅，入淡豆豉_{三钱}，煎一盅，去渣，和药末一钱，温服之。不吐再加，得快吐即止。或烧盐熟汤调服，以指探吐，治霍乱宿食，热痰冷痛。《千金》曰：凡病皆宜，大胜用药。

炙甘草汤

伤寒脉结代，心动悸，此方主之。

炙甘草_{二钱} 阿胶_{二钱} 麻仁_{去皮} 麦冬_{去心，各四钱} 生地_{八钱} 桂枝_{二钱} 人参_{一钱} 生姜_{二钱} 大枣_{二枚}

水、酒各半，煎去渣，入阿胶化服。薛氏加当归、酸枣仁炒，各三钱、五味子炒，研，一钱。

脉结心悸，由血气虚衰，不能相续也。缘其人汗下不解，真阴衰竭，津液枯涸，滋阴之药当倍于补气，故参、草、桂枝、姜、枣补益中气，调和荣卫。阿胶、麻仁、麦冬、生地，药味即多，分两亦重，所以润经益血，复脉通心也。《圣济经》曰：津液耗散为枯，五脏痿弱，荣卫涸流，湿剂所以润之，与水停心悸之治法不同。汪切庵曰：《千金翼》用治虚劳，《宝鉴》用治呃逆，《外台》用治肺痿。愚按：开后人滋阴降火无穷之法门，此方是也。

生脉散

治夏月金受火囚，绝寒水生化之源，以致咳嗽喘促，肢体痿软，脚软，眼黑，口渴汗出者。

人参_{二钱} 麦冬_{去心，二钱} 五味子_{一钱}

水煎温服。

东垣曰：人参甘寒，泻火热而益元气；麦冬苦寒，滋燥金而清水源；五味酸温，泻丙火而补庚金。以肺朝百脉，故名曰生脉散。今人因生脉之名，用治脉微欲绝，阳气将脱之证，误人多矣！何如独参一味？

左归丸_{减两为钱，大剂煎饮，名为丸料}

治真阴肾水不足，不能滋养荣卫，渐至衰弱，或虚热往来，自汗盗汗，或神不守舍，血不归原，或气虚昏晕，或眼花耳聋，或口燥舌干，或腰酸腿软，或遗淋涩痛。凡精髓内亏，津液枯涸等证，俱宜壮水之主，以培左肾之元阴，而精血自充矣。

熟地_{八两} 山药_炒 山茱萸_{蒸，去核} 菟丝子_{酒蒸} 枸杞子_{蜜蒸} 鹿角胶_{打碎，炒珠} 龟甲胶_{切碎，炒珠，各四两，无火不必用此味} 牛膝_{酒蒸熟三两，滑精者不用}

为末，炼蜜丸，任下。如真阴失守，虚火上炎者，宜用纯阴至静之剂，去枸杞、鹿胶，加女贞子三两、麦冬三两；火燥灼金，干枯多嗽，加百合三两；夜热骨蒸，加地骨皮三两；水不利不清，加白茯苓三两；大便燥结，去菟丝，加肉苁蓉三两；血虚血滞，加当归四两；腰膝酸痛，加杜仲盐水炒断，三两；脏平无火而肾气不充者，去龟甲胶，加破故纸炒香，三两、莲肉去心、胡桃肉各四两；气虚加人参三两。

右归丸以两作钱，大剂煎饮，名为丸料

治元阳不足，或先天禀弱，或劳伤过度，以致命门火衰，不能生土，而为脾胃虚寒，饮食少进，或呕恶膨胀，或反胃噎膈，或怯寒畏冷，或脐腹多痛，或大便不实，泻痢频作，或小水自遗，虚淋寒疝，或寒在溪谷而肢节痹痛，或寒在下焦而水邪浮肿。总之真阳不足者，必神疲气怯，或心跳不宁，或四肢不收，或眼见邪祟，或衰弱无子等证，俱宜益火之源，以培右肾之元阳，而神气自强矣。

熟地八钱 山萸肉微炒，三钱 杜仲姜汤炒断 枸杞子微炒 菟丝子酒蒸 鹿胶各四两 当归三两 肉桂去粗 附子制，各二两

为末，炼蜜丸，任下。如阳虚气衰，必加人参以为之主，随人虚实增损。盖人参之功，随阳药则入阳分，随阴药则入阴分，欲补命门之阳，非加人参不能捷效。阳虚精滑，或带浊便溏，加故纸酒炒，三两。飧泄肾泄不止，加五味子三两、肉豆蔻面煨去油，三两；饮食减少，或不易化，或呕恶吞酸，加干姜炒黄，二两；腹痛不止，加吴茱萸二两；腰膝酸痛，加胡桃肉连皮四两；阴虚阳痿，加巴戟肉四两，肉苁蓉三两，或黄狗外肾二副，酒煮捣入之。

蜜煎导法

阳明病自汗，若发汗小便自利者，此为津液内竭，便虽硬不可攻。此仲景心法，后人罕知。当自欲大便时，以此法导之，乃承气之变法也。

蜂蜜

入铜杓内微火煎，稍凝，勿令焦，入皂角末五分，食盐五分，并手作挺子，长寸许，令头锐，欲大便时，入谷道中，自下。

参归养荣汤

邪留心下，令人痞满，下之痞应去，今反痞者，虚也。以其人或禀赋娇怯，或素病亏损，如失血崩带等证，因下益虚，失其健运，愈令痞满，再用行气破气之剂，转成坏病矣。

人参一钱 半夏三钱 生姜炮，三钱 甘草炙，一钱 白芍酒炒，一钱半 当归二钱 生地二钱 熟地三钱 大枣二枚

水煎温服。

果如前证，一服痞如失。若下后仍潮热口渴，脉洪大而痞者，投之祸不旋踵，此有虚实之分，须详辨之。

犀角地黄汤

伤寒温病，胃火热盛，衄血吐血，咳咯血衄行清道，吐行浊道，以喉通天气，咽通地气也。循经之血走而不守，随气而行，火气急迫，故随经直犯清道，上脑而出于鼻为衄；其从肺而出于咽者，则为咳咯；其存胃中者，为守荣之血，守而不走，胃虚不能摄，或为火逼，故呕吐从咽而出也。衄血之热在经，吐血之热存腑，伤寒衄血为表热，温病衄血为里热。《内经》曰：心移热于肺，则咳嗽出血也，当详细辨而治之，便血，蓄血如狂，漱水不欲咽伤寒便血，为传经热邪；温病便血，为里热蓄血。在上则喜忘，在下则如狂。漱水不欲咽，热在经，里无热也。蓄血发燥而内不渴，故虽漱水而不欲咽。海藏

云：大凡血证多不饮水，惟气证则饮水。《经》云：阳明病，口燥漱水不欲咽者，必衄。伤寒当发汗而不发汗，邪热妄行，逼血外出，故见此证，及阳毒发斑热甚伤血，发于皮肤见红点者为疹，如锦纹者为斑。伤寒不当下而下，热毒乘虚入胃则发斑疹；温病当下而不下，热留胃中亦发斑疹；或误服热药太过亦发斑疹，并妇人血崩赤淋以火胜故治之，此方并治之。

怀生地六钱　白芍四钱　牡丹皮三钱　犀角镑二钱，磨汁或末入

水煎，入犀汁服。瘀血甚者加大黄三钱以行之，或因怒致血，或热极如狂，加柴胡平少阳、厥阴之火。黄芩泻上、中二焦之火，栀子泻三焦之火也。

生地甘寒，凉血以滋肾水；丹皮苦寒，泻血中之伏火；犀角大寒，解胃热而清心火；白芍酸寒，和阴血而散肝火，以共平诸经之僭逆也。

通脉四逆汤

下利，里寒外热，面反赤，手足厥，脉微欲绝，及脉不出，系群阴格阳于外不能内返也，此方主之。

附子生，三钱　干姜生，三钱　甘草炙，二钱

水煎温服。一云冷服。解见四逆汤下。

按：《蕴要》云：四逆汤一名通脉四逆汤，细玩伤寒通脉四逆汤所治之证，里寒外热，其面反赤，阴盛于内，逼阳于外，而脉不出，较四逆汤所治之证为更重。若通脉四逆汤即四逆汤，何故多加"通脉"二字耶？《医统》及《医宗必读》俱云：即四逆汤加甘草一倍。然厥逆脉不出，反加甘草缓味，殊不近理。《缵论》云：即四逆汤加干姜一倍。然回阳通脉，全赖生附子雄悍之力，岂宜单加干姜耶？再按四逆汤原方甘草炙，二两，干姜一两五钱，附子一枚，生用。方下云：强人可大附子一枚，干姜三两，此即通脉四逆汤也。故通脉四逆汤方，甘草炙二两，与四逆汤同；干姜三两，是为倍用；附子大者一枚生用。夫即云大者其为倍用，可想而知，细心较定，通脉四逆汤即四逆汤倍附子、干姜是耶。

仲景加减法：面色赤加葱白二茎，腹痛去葱白加白芍二钱，呕加生姜二钱，咽痛去白芍加桔梗二钱，利止脉不出加人参一钱，去桔梗。

白头翁汤

下利欲饮水亡津液而内燥，以有热故也。又热痢下重者邪热下利，气滞后重，并此方主之。

白头翁二钱　秦皮三钱　黄连三钱　黄柏三钱

水煎温服。

此胃与肝、肾药也。白头翁苦寒，入胃经血分，而凉血止澼；秦皮苦寒性涩，洗肝益肾而固下焦；黄连清心凉血；黄柏泻火补水，并能燥湿止利而厚肠，湿热除而利自止矣。

桔梗杏仁煎

治咳嗽吐脓，痰中带血，或胸膈隐痛，将成肺痈者。

桔梗　杏仁炒，研　甘草各一钱　枳壳麸炒，一钱五分　麦冬去心　百合　阿胶　夏枯草　金银

花各二钱 连翘二钱五分 川贝母 红藤各三钱 火胜兼渴者加天花粉二钱

水煎温服。

肠痈秘方

凡肠痈生于小肚角，微肿而小腹阴痛不止者，是毒气不散，渐大内攻而溃，则成大患矣，急以此方治之。

先用红藤一两，酒二碗，煎一碗，午前一服，醉卧之。午后用紫花地丁一两，酒二碗，煎一碗服之，服后痛必渐止为效。然后服后药末除根。

当归五钱 石蜡虮五钱，蜜蜡也 白僵蚕白而直者 蝉蜕全，各二钱 天龙即蜈蚣也 川大黄各一钱 老蜘蛛二个，捉住放新瓦上，以酒盅盖定，外用炭火煅干存性

上为细末，每空心好酒调服一钱许，日逐渐服，自消。

连翘金贝煎

治阳分痈毒，或在肺、膈、胸、乳、脏腑之间者，此方最佳，连用数服，无有不愈。

连翘去心 红藤各七钱 金银花 蒲公英 夏枯草 土贝母各三钱

火胜烦渴乳肿者，加天花粉三钱，好酒二碗，煎一碗，服后暖卧片时。若阳毒内热，或在头顶间者，水煎亦可。

蜡矾丸

生白矾二两 白及一两

为细末，用黄蜡四两熔化，去净渣，入药末为丸，白滚水送下一钱，日三服。护膜托里，解毒化脓之功甚大。一方无白及，一方有琥珀三钱。

附子汤

少阴病，口中利，背恶寒者。少阴病，骨节痛，身体痛，手足厥，脉沉者。并此方主之。

人参一钱 附子生 白术土炒 白茯苓 白芍各二钱

水煎温服。

伤寒以阳为主，上证皆阴证，几于无阳矣。辛甘皆阳也，故用参、附、苓、术以养阳；辛温之药过多，恐有偏阳之弊，故又用白芍以扶阴。《经》云：火欲实，水当平之，此用白芍之意也。若温病阳邪怫郁，而厥逆脉沉，一用辛温之药治之，正如抱薪投火矣。

桂枝加附子汤

太阳病中风，误汗遂漏不止，恶风表虚则玄府疏，小便难汗多则亡津液，四肢微急四肢为诸阳之本，阳虚则血滞，难以屈伸筋骨不和，风邪客之，此方主之。

桂枝 白芍各三钱 附子生 甘草炙，各一钱五分 生姜三钱 大枣二枚

水煎温服。

误汗亡阳则血滞，兼有风入而劲急也，故用桂枝汤疏风解肌以和荣卫，加附子以助元阳而固表也。此中风误汗而见此证，故以此汤救之。若湿家重发汗，必恍惚心乱

汗为心液，心无血养，故神不宁，小便已，阴痛水道干涸，故阴痛也，炙甘草汤加白茯苓四钱。

甘草附子汤

风湿相搏，骨节烦痛，掣痛不能屈伸，汗出短气，小便不利，恶风不欲去衣，身微肿者，此方主之。风则上先受之，湿则下先受之，迨两相搏激，注经络，流关节，无处不到，则无处不痛也，风胜则卫气不固，故汗出恶风，湿胜则水道不行，故便涩身肿。

甘草炙，二钱 附子生，二钱 白术土炒，二钱 桂枝四钱

水煎温服。

成氏曰：甘草、桂枝之辛甘，散风邪而和卫；附子、白术之辛温，解湿气而温经。

吴茱萸汤

厥阴头痛，呕而吐沫；少阴犯真寒，吐利，手足厥，烦躁欲死；及寒邪入阳明，食谷欲呕者，并此方主之。

吴茱萸拣净，三钱 生姜三钱 大枣三枚 人参一钱

水煎温服。

厥阴肝也。寒邪内格，故呕而吐沫。厥阴与督脉会于颠，故头痛。少阴肾也。肾脏中寒，则上格乎阳而为呕吐。《经》云：肾主二便，肾寒则大便不禁而为利下。手足得阳气而温，内有真寒，故令手足厥冷。烦躁者，阴盛格阳，故令阳烦阴躁，其证多危，故曰欲死。吴茱萸辛热而气厚，专司开豁胸中逆气。《经》曰：气为阳，气厚为阳中之阳。故能走下焦而温厥阴少阴也，臣以生姜散其寒也，佐以参、枣补中虚也。

小建中汤

伤寒三四日，心悸而烦，及少阴恶寒，腹中急痛，此方主之。加黄芪蜜炙，三钱，名黄芪建中汤。

白芍酒炒，四钱 桂枝 甘草炙，各二钱 生姜二钱 大枣二枚 饴糖三钱

水煎去渣，入饴糖熔化服。

《医方考》曰：小建中汤宜用肉桂，枝则味薄，故用之以解肌；桂则味厚，故用之以建中也。愚按：开后人补中益气无穷之法门，此方是也。

《缵论》曰：桂枝汤中白芍、桂枝等份，用白芍佐桂枝以治卫气；小建中汤中白芍四钱，桂枝二钱，用桂枝佐白芍以治荣气，更加饴糖以缓其脾，故名之曰建中，则其功用大有不同耳。

当归四逆汤

手足厥寒阳邪陷内，四肢逆冷，脉细欲绝阴盛阳衰，此方主之。

当归 白芍 桂枝各二钱 细辛 通草 甘草各一钱四分 大枣二枚

水煎温服。加吴茱萸二钱，生姜二钱，酒煎，名当归四逆加吴茱萸生姜汤，治前证内有久寒者。

手足厥寒，脉细欲绝，似乎阴证之极。盖缘阳邪传入厥阴荣分，以本虚不能作热，故厥而脉细欲绝也。此为阴阴是指厥阴经也郁阳邪，故用桂枝、细辛以解表，白芍、甘草以泻热，当归以和厥阴之荣血，通草以通太阳之本府，使阳邪得从外解，原非治

阴寒四逆之药也。故药宜归、芍以济阴，不宜姜、附以劫其阴也。是证也，自表入里，虽曰传至厥阴，始终只是阳证，与阴寒直中三阴不同，故不用四逆汤，而用桂枝汤加当归、细辛通草耳，明者自知之。

按：昔人云，人有阴血亏于阳分，不能胜辛热者，更宜此汤主之，殊不知此惟有阳邪者宜之，若无阳邪而见此证，则是阴血大亏矣，投之祸不旋踵。盖细辛为少阴中表药，随桂枝汤以解肌，加当归以和荣血。至于通草甘淡微寒，能泻丙丁，能通水道，为虚寒者禁用。此汤治法，本是和荣血以缓脉，使阳邪得从肌表而散，或从膀胱而泄也。若循其名，以治阴亏寒中之四逆，则谬甚矣。观于《伤寒论》曰：若其人素有久寒者，宜当归四逆汤加茱萸、生姜主之。正如四逆散，本以散传经之热邪，腹中痛者方加附子，则当归四逆汤，非治阴寒四逆之药也明矣。更有一等固守王道之医，辨证不明，遇有厥逆脉细之证，不敢用四逆汤，但曰用当归四逆汤极为稳当，不知此汤乃桂枝汤加当归、细辛、通草耳。细辛随桂枝汤止能解表，通草又为疏通最有力之药，当归一味果足以治阴寒四逆耶？药不对证，果可谓之稳当耶？甚矣！其不明于制方之理，而以舛错误病也。予前所云，用方贵明其所以然者，正谓此也。

干姜附子汤

少阴误下复发汗，昼日烦躁，夜而安静，不呕不渴，无表证，脉沉微，身无大热者，此方主之。又阴盛格阳，目赤面赤，烦渴引饮，脉来七八至，按之则散，为无根之脉，以此方加人参主之。

干姜二钱　附子三钱

水煎温服。或云冷服。

此即四逆减去甘缓之甘草，为回阳重剂。若加增药味，反牵制其雄悍之力，必致迂缓无功矣。干姜辛以润燥散烦，和表里之误伤；附子热以温中固表，调阴阳于既济，阳回即可用平补之药。盖阳即安堵，即宜休养其阴，切勿过用辛热，转生他患也，审之慎之。

桂枝新加汤

汗后身痛，脉沉迟者，此方主之。以桂枝汤解汗后之风邪，加参、芍益不足之血脉，亦两解表里、安内攘外之一法。曰新加者，因发汗新虚，明非桂枝汤中之旧法也。

桂枝三钱　白芍四钱　甘草二钱　人参一钱　生姜三钱　大枣二枚

水煎温服。

黄连阿胶汤

少阴病，二三日以上，心中烦不得卧，此方主之。少阴本欲寐，今反烦不得寐者，以风邪客于里，里热甚而不和也。此扶阴散热之良方也。并治邪火内攻，追血下行者。用以治痢，亦取扶阴散热之义。

黄连清膈消闷厚肠　阿胶祛风养肾，各三钱　黄芩疏风泄热　白芍利脾制木，各三钱　生鸡子黄逐风镇胆，一枚

水煎成去渣，入阿胶烊尽，少冷，入鸡子黄搅匀服。

桂枝_{回阳定惊} 去白芍_{恐其损阳} 加蜀漆龙骨牡蛎救逆汤

太阳伤寒脉浮_{此风寒两伤也}，医以火迫劫之，亡阳_{此大汗不止也}惊狂_{神乃阳之灵，阳衰则乱矣}，起卧不安者，烦躁不宁_{此皆停饮上逆凌心也，饮去则心神定矣}，此方主之。

桂枝_{三钱} 蜀漆_{去脚，三钱} 龙骨_{四钱} 牡蛎粉_{五钱} 甘草_{炙，二钱} 生姜_{三钱} 大枣_{二枚}

水煎蜀漆三沸_{取其逐饮}，次入群药煎服。去蜀漆名桂枝甘草龙骨牡蛎汤，治火逆下之复烦躁者。

按：桂枝解风邪以固表养心，甘草和中气以益阳泻火，牡蛎咸走肾而宁心，龙骨涩收神而宅心，生姜利气和胃，大枣通经健脾，蜀漆辛以逐停饮。饮去则心安，故惊狂不安者，乃水凌心火也。此仲景不传之秘也。

竹叶石膏汤

阳明汗多而渴，衄血，渴欲饮水，水入即吐，及伤寒瘥后虚羸少气，气逆欲吐，并此方主之。

竹叶_{二钱} 石膏_{四钱} 麦冬_{去心，二钱} 半夏_{二钱} 人参_{一钱} 甘草_{炙，一钱} 生姜_{二钱} 粳米_{二钱}

水煎温服。本方去石膏、半夏、姜、米加柴胡、黄芩名人参竹叶汤，治汗下后烦热口渴，虚羸少气之证。

竹叶、石膏之辛寒，以止喘促散余热。参、草、粳、麦之甘平，以益肺胃生津液。生姜、半夏之辛温，以豁痰饮去呕逆。此虚羸热逆之良方也。

加味温胆汤

治汗下后不解，呕而痞闷，或虚烦不眠，肉瞤筋惕者。

人参 甘草_炙 茯苓 远志_{去心} 酸枣仁_{炒研} 熟地 枳实_{麸炒} 陈皮 半夏_{姜汁炒，各一钱} 五味子_{五分} 生姜_{一钱}

水煎温服。

疏表汤

治四时感冒风寒，鼻塞声重，或流涕不已，发热恶寒，头痛身痛者。

淡豆豉_{三钱} 羌活_{二钱} 防风 桔梗_{各一钱半} 前胡 黄芩_{各一钱} 苏叶 川芎_{各八分} 细辛 甘草_{各五分} 生姜_{二钱} 葱白_{二茎}

水煎温服。微汗口渴加花粉、麦冬各一钱。满闷加枳壳麸炒，钱半，热甚加知母一钱。

桂枝附子汤

伤寒七八日_{即传里之时也}，风湿相搏_{搏聚而为痹也}，身体烦痛_{风胜则烦，湿胜则痛}，不能自转侧_{湿主重浊}，不呕_{邪在表也}不渴_{里无热也}。脉浮虚而涩_{浮虚为风，涩为湿也}，此方主之_{浮虚而涩，知风湿但在经也}。与桂枝以解表风，加附子以散寒湿。若其人大便难，小便自利者，去桂枝加白术汤主之。去桂恶其走表而不和里，加术喜其益土而燥湿也。

桂枝_{三钱} 附子_{炮，二钱} 甘草_{炙，一钱半} 生姜_{三钱} 大枣_{二枚}

水煎温服。去桂枝加白术三钱，名去桂加术汤。

人参固本汤

治温病虚极热极，循衣撮空，不下必死者。下后神思稍苏，续得肢体振寒，怔忡惊悸，如人将捕之状，四肢厥逆，眩运郁冒，项背强直，此大虚之兆，将危之候也，此方救之。

人参二钱 熟地三钱 生地二钱 当归二钱 杭芍一钱五分 天冬去心 麦冬去心 五味 陈皮 知母 甘草炙，各一钱

水煎温、冷服之。服后虚回，止后服。盖温病乃火邪燥证，人参固为补元气之神丹，但恐偏于益阳，恣意投之有助火固邪之弊，不可不知也。

按：温病乃天地杂气之一也，有邪不除，淹缠日久，必至虚羸。庸工妄之，不问虚实久暂可否，辄用人参，殊不知无邪不病，邪去而正气自通，何虑虚之不复也。今妄投补剂，邪气益固，正气益郁，转郁转热，转热转瘦，转瘦转补，转补转郁，循环不已，乃至骨立而毙，犹言服参几许，补之不及奈何。余于乾隆甲戌、乙亥、丙子三年中，眼见亲友患温病服参受害者，不可枚举。病家止误一人，医家终身不悟，不知杀人无算，特书之以为滥用人参之戒，非禁之使不用也。果如前证虚危之极，非人参乌能回元气于无何有之乡哉。

当归六黄汤

治阴虚盗汗。又方用莲子七枚，黑枣七枚，浮麦七钱，马料豆七钱，水煎治同。

当归二钱 熟地二钱 生地 黄连 黄芩 黄柏各一钱 黄芪生，三钱 防风一钱 麻黄根一钱 浮麦一钱

水煎温服。

黄芪汤

治阳虚自汗。

黄芪 五味子各三钱，捶碎核 当归 白术土炒 甘草各一钱

水煎温服。汗多不止加麻黄根一钱，防风一钱，或加麻黄根一钱，牡蛎粉一钱，浮麦一钱。

《经疏》曰：凡服固表药而汗不止者，当用酸枣仁炒黑，三钱，白芍、生地、麦冬、五味子、元肉各二钱，竹叶二十片，煎服多效，以汗为心液故也。

柴胡桂枝干姜汤

伤寒五六日，已发汗而复下之，胸胁满微结，小便不利，渴而不呕，但头汗出三阳脉起于头，阳邪甚于上，阴精衰于下，故汗出也，往来寒热，心烦者，表未解也，此方主之。

柴胡四钱 花粉二钱 黄芩 桂枝 牡蛎粉各一钱半 干姜 甘草炙，各一钱

水煎，初服微烦，后服汗出愈。

按：柴胡除少阳之寒热，桂枝解太阳之余邪，花粉彻阳明之渴热，干姜去胸胁之烦满，甘草调汗下之误伤，此少阳阳明两解之治法也。

厚朴生姜半夏甘草人参汤

阳明病，中寒不能食，小便不利，手足濈然汗出者，此欲作痼瘕，大便必初硬后

溏，此胃中虚冷，水谷不别故也。瘕瘕者，寒气结而为积也，此方主之。并治汗解后腹胀满，此非里实，盖脾胃为津液之主，汗多则津液不足，气虚不能敷布，诸气壅滞，停饮而为胀满。与此汤以和脾胃而降气也。一云瘕泄也。盖大便初硬后溏，因成瘕泄。瘕泄即溏泄，久而不止，则曰瘕瘕也，亦通。

厚朴姜炒　生姜　半夏姜汁炒，各四钱　甘草二钱　人参一钱

水煎温服。

胀非苦不泄，气非温不行，饮非辛不散，胃非甘不和。虚非补不复，五味之功用大矣。

大陷胸汤

大黄三钱　芒硝二钱　甘遂末五分

水煎大黄五六沸去渣，再入芒硝煎一二沸，调甘遂末服。

加葶苈子、杏仁去皮，炒黑。与大黄、芒硝四味等份为末，炼蜜丸如弹子大，取一丸入甘遂末三五分，蜜三匙，水煎并渣服之，此名大陷胸丸。结胸者，项亦强，如柔痉状，下之则和矣，此方主之。

小半夏加茯苓汤

心下满，头汗出，水结胸，或心悸目眩，此方主之。去茯苓即小半夏生姜汤。

半夏姜炒，五钱　茯苓五钱　生姜五钱

水煎温服。健脾渗湿，火因水下，则痞渴消而悸眩止。

小陷胸汤

小结胸病，正在心下，按之则痛，脉浮滑者，此方主之。邪气深入，尚在半表半里，为热、为痰、为饮，病有浅深，方有大小，除热下痰。

黄连姜汁微炒，一钱五分　半夏姜炒，三钱　瓜蒌捣烂，一个

水煎温服。

黄连苦以泻热，用代大黄。半夏辛以逐痰，用代甘遂。瓜蒌润以行滞，用代芒硝。不比大陷胸汤之峻厉也。

枳实理中丸

枳实麸炒　瓜蒌　牡蛎粉　白术土炒　甘草各一两　干姜炒，八钱　人参　黄连　黄芩各三钱

为末，炼蜜丸如鸡子黄大，以热汤化服一丸，觉腹中热，则胸中豁然矣。未热，则加丸再服。

海蛤散

治血结胸，揉而痛不可抚近者。

海蛤粉　滑石　甘草各等份　芒硝减半，元明粉更妙

为末，用蜜水入鸡子清调服二钱。

桔梗枳壳汤

治痞气胸膈不痛，嗳气吐酸，或咳者。

桔梗　枳壳麸炒，各二钱

水煎温服。此二味，苦下气而散痞满，寒消热而除咳饮也。

大黄黄连泻心汤

心下痞，按之濡按之不痛而软，其脉关上浮者_{关侯心下，浮主虚热}，此方主之。

大黄二钱 黄连一钱 黄芩一钱

捣碎，麻沸汤渍之，去渣服。

《活人书》曰：《汤液论》有黄芩一钱，今无者恐传写之讹也。李时珍曰：仲景治心下痞，按之濡者，用大黄黄连泻心汤。此亦泻脾胃之湿热，非泻心也。病发于阴而下之太早，则作痞满，乃寒伤荣血，邪气乘虚结于上焦，胃之上脘在于心下，故曰泻心。

附子泻心汤

心下痞，而复恶寒汗出者，此方主之。

附子炮 大黄各二钱 黄连 黄芩各一钱

附子一味，另煎取汁，大黄、芩、连三味，以麻沸汤渍之，去渣，入附子汁，温服。

心下痞，故用三黄以泻痞，恶寒汗出，故用附子以回阳。无三黄则不能泻痞热，无附子恐三黄益损其阳气，热有三黄，寒有附子，寒热互用，斯为有制之兵矣。仲景诚医家之善将将者也。俗医用寒则不敢用热，用热则不敢用寒，何异于胶柱鼓瑟乎。

《缵论》曰：泻心汤诸方，皆治汗下后表解里未和之证。其半夏、生姜、甘草三泻心汤，是治痰饮湿热结聚之痞。方中用半夏、生姜以涤痰饮，黄连、黄芩以除湿热，人参、甘草以助胃气，干姜炮黑以渗水湿。若但用苦寒治热，则格拒不入，必得辛热为之向导，是以半夏、干姜在所必需。如痞极硬满暂去人参，气壅上升勿用生姜，此一方出入而有三用也。其大黄黄连与附子二泻心汤，乃治阴阳偏胜之痞。一以大黄、芩、连涤胸中素有之湿热，一加附子兼温经中骤脱之虚寒也。三黄用沸汤渍服者，取寒药之性不经火而力峻也。附子煮汁者，取性热行经以复其阳耳。仲景寒热并用，补泻兼施，立方之妙无出乎此。以三黄涤胸中之邪热，以附子散凝结之阴寒，一举而寒热交聚之邪尽解。讵知后人目睹其方而心眩也。

按：半夏、生姜、甘草三泻心汤，人尤易晓，其大黄黄连与附子二泻心汤，具有妙用，不可不透悟也。夫大黄黄连泻心汤，孰不以为治心下之痞热也？窃详《伤寒论》曰：心下痞，按之濡，其脉关上浮者，大黄黄连泻心汤主之。成氏注曰：心下痞，按之痛，关脉沉者，实热也。按之濡，关脉浮者，虚热也。故大黄、芩、连不用煎煮，而但以麻沸汤渍服者，取其味薄而泻心下之虚热，不欲其味厚而伤中气也。附子泻心汤，人亦知为寒热之互用也。窃详《伤寒论》曰：心下痞，复恶寒汗出者，附子泻心汤主之。成氏注曰：心下痞者，虚热内伏也。恶寒汗出者，阳气外虚也。与大黄黄连泻心汤以导痞热，加附子以回阳气。夫痞热固须导除，而阳虚更为可虑。附子煮汁者，回阳之重剂也。三黄沸渍者，导热之轻剂也。《缵论》谓取寒药之性，不经火而力峻，岂其然乎？今人以大黄熟煎则无力，实《缵论》之说误之也。《内经》曰：味属阴味，厚属阴中之阴，熟煎味厚，安得无力，须辨之。

半夏泻心汤

柴胡证具，而误下之，但心下满而不痛，此为痞，此方主之。

半夏姜制，四钱　人参一钱　干姜炮黑　甘草炙　黄芩各二钱　黄连一钱　大枣二枚

水煎温服。

少阳误下，变证有三等治法。呕而发热，柴胡证犹在者，复与小柴胡汤，必蒸蒸振汗而解；若心下满而硬痛，此为结胸，柴胡陷胸汤、大陷胸汤，量轻重用之；但满而不痛，此为痞，宜此汤。

否而不泰为痞。泻心者必以苦，故用黄连、黄芩；散痞者必以辛，故用半夏、干姜；交阴阳通上下者，必和其中，故用人参、甘草、大枣也。诸泻心汤，寒热并用，妙不可传。

生姜泻心汤

伤寒汗解之后火邪乍退，胃中不和正气未复，心下痞硬胃虚不运，停饮致痞，干噫为水所遏则噫食臭脾虚不运则臭，胁下有水气土弱不能制水，腹内雷鸣水气奔激，下利者湿胜濡泻，此方主之。

生姜　半夏姜制，各三钱　黄芩　甘草炙，各二钱　干姜炮黑　人参　黄连各一钱　大枣二枚

水煎温服。

甘草泻心汤

伤寒中风，反误下之，下利日数十行，谷不化，腹中雷鸣，心下痞硬而满，呕烦不安，医见心下痞硬，复误下之，其证益甚。此非结热，但以胃中虚，客气上逆，故使满硬，此方主之。

甘草炙　半夏姜制，各三钱　干姜炮黑　黄芩各二钱　黄连一钱　大枣二枚

水煎温服。

桂枝人参汤即理中汤加桂枝也

太阳病，表未除而下之早，热邪乘虚入里，挟热下利不止，心下痞硬，表里不解者，此方主之。

桂枝　甘草炙，各三钱　干姜二钱　白术土炒，二钱　人参一钱

水煎温服。

此汤以表未除，故用桂枝以解之。以里证虚，故以理中以和之。盖取两解表里之义也。

旋覆花代赭石汤

伤寒汗、吐、下解后胃气弱也，心下痞硬伏饮停膈，噫气未除者气逆也，此方主之。噫音嗳。周扬俊用治噎膈反胃，气逆不降者累效。

旋覆花三钱　代赭石二钱　半夏姜制，六钱　人参一钱　甘草炙，二钱　生姜五钱　枣三枚

水五盏，煎取二盏，去渣，再煎取一盏，温服。浓煎则不助饮。

旋覆之咸以软坚，赭石之重以镇逆，姜、夏之辛以散痞，参、草、大枣之甘以补

脾，此辅正驱邪，蠲饮下气之良方也。

桂枝加芍药汤

本太阳病，反下之，因腹满时痛者，此方主之。

桂枝三钱　白芍六钱　甘草二钱　生姜三钱　大枣二枚

水煎温服。加大黄酒浸，三钱。名桂枝加大黄汤，治前证大实痛者。

黄连汤

胸中有热欲呕吐，胃中有寒腹疼痛，此方主之。

黄连三钱　半夏四钱　桂枝　干姜炒　甘草炙，各二钱　人参一钱　大枣二枚

水煎温服或冷服。日三夜一。治关格气不能上下者，与桂附八味丸相间服之。即肾气丸。

此伤寒邪气传里，而为下寒上热也。胃中有邪热使阴阳不交，阴不得升而独滞于下，为下寒腹胀痛。阳不得降而独郁于上，为上热欲呕吐。故用黄连之苦，以泻上热而降阳。姜、桂、半夏之辛，以散中寒而升阴。参、草、大枣之甘，以缓中急而益胃。寒热并用，犹奇正之相倚耳。此分理阴阳，和解上下之正治也。或丹田有热，胸中有寒者，仲景亦用此汤治之。脏结之证，更宜以此汤调其阴阳。

柴胡桂枝汤

伤寒六七日，发热微恶寒，肢节烦痛，微呕，心下支结，此外证未除，不可攻里，以此方和解之。并治发汗后亡阳谵语，以此方和其荣卫，以通津液后自愈。

柴胡四钱　桂枝　黄芩　白芍　半夏姜制　甘草炙，各二钱　人参一钱　生姜二钱　大枣二枚

水煎温服。此太阳少阴合病治方也。

柴胡养荣汤

治温病阴枯血燥，邪热不退。

柴胡三钱　黄芩二钱　陈皮一钱　甘草一钱　当归二钱　白芍一钱五分　生地三钱　知母二钱　花粉二钱　蝉蜕全，十个　白僵蚕酒炒，三钱　大枣二枚

水煎温服。去当归、白芍、生地名柴胡清燥汤。数下后余热未尽，邪与卫搏，故热不能顿除，宜此汤和解之。

五福饮

凡五脏气血亏损者，此方能兼治之，足称王道之最。

人参补心，随宜用　熟地补肾，三钱至一两　当归补肝，二钱至七钱　白术补肺，泔浸，土炒，二钱　甘草补脾，蜜炙，一钱

水煎温服。或加生姜。

凡治气血两虚等证，以此为主。或宜散者加升、柴、荆、防，宜温者加姜、桂、附子，宜清者加栀子、青蒿、地骨皮之类，左右逢源，无不可也。七福饮即五福饮加酸枣仁炒研，二钱、远志甘草汤浸，去心，微炒，一钱，治气血两虚，而心脾为甚者。

四君子汤 一方去人参，加蜜炙黄芪，亦名四君子汤

白术土炒，二钱　白茯苓二钱　人参　甘草炙，各一钱

水煎温服。加半夏姜炒，一钱，陈皮一钱，木香三分，磨汁，砂仁一钱，名香砂六君子汤，补脾养胃之要药也。

四物汤

当归酒蒸，三钱 熟地三钱 白芍酒炒，一钱五分 川芎一钱

水煎温服。合四君子汤名八珍汤，再加黄芪、肉桂名十全大补汤。补气养血之要药也。

二陈汤

半夏姜汁制，二钱 陈皮一钱 白茯苓一钱半 甘草一钱 生姜一钱

水煎温服。顺气化痰之总方也。

犀角大青汤

治斑出心烦大热，错语呻吟不眠，或咽喉不利者。

犀角镑二钱，为末，或磨汁对汤服 大青或以青黛代之 元参各三钱 升麻 黄连 黄芩 黄柏 栀子各一钱 甘草五分

水煎去渣，入犀角汁、童便冷服。一方加白僵蚕酒炒，三钱，蝉蜕十个，全。更妙，大便秘加大黄。

大建中汤

中气不足，手足厥冷，小腹挛急，或腹满不食，阴缩多汗，腹中寒痛，唇干精出，寒热烦冤，四肢酸痛，呕吐下利，及无根失守之火出于肌表而为斑点，并此方治之。

人参 甘草炙，各五分 黄芪蜜炙 当归 白芍酒炒 桂心各一钱 附子炮 半夏姜汁制，各一钱二分五厘

水煎温服。

按：此乃汗、吐、下后，中气虚乏，则余邪无所归附，隐隐见于肌表，其色淡红而不甚显为辨也。参、芪所以补中，夏、草所以调中，此皆脾胃药也。复有归、芍之和血，则外溢之斑流而不滞。又有桂、附之温中，则失守之火引而归元，此中营之帜一端，而失位之师各就其列也。是方也，以参、芪、桂、附而治斑，犹兵法之变者也。语云：治病如杀贼。孙膑减灶灭庞涓，虞诩增灶平朝歌，临机应敌，岂有一定之法哉。

麻黄芍药人参汤

李东垣曰：予治一寒士，病脾胃弱，与补剂愈。继而居旷室，卧热炕，咳而吐血，予谓：此久虚弱，外有寒形，内有火热，上气不足，阳气外虚，当补表之阳气，泻里之虚热。盖冬居旷室，衣服单薄，是重虚其阳，表有大寒，壅遏里热，火邪不得舒伸，故血出于口。因思仲景治伤寒脉浮紧，当以麻黄汤发汗，而不与之，遂成衄血，却与麻黄汤立愈。与此甚同，因处此方，本方去麻黄、桂枝名麦冬饮子。

麻黄去外寒 白芍安太阴 甘草炙，补三焦元气而去外寒 黄芪生，各一钱，实表益卫 桂枝补表 当归酒蒸，各五分，和血养血 人参益元气而实表 麦冬蒸去心，各三分，保肺清心 五味子十五粒，蜜蒸，挞碎核，收肺气而安五脏

水二盏半，先煎麻黄去沫，入群药同煎一盏，去渣，乘热临卧一服愈。观此方足

为万世模范也。盖取仲景麻黄汤，与补剂麦冬饮子各半服之，但凡虚人合用仲景方者，皆当以此为则也。

四逆散

少阴病，四逆阳邪传入少阴，手足逆冷，或咳少阴脉络肺，或悸少阴脉络心，或小便不利少阴脉络膀胱，或腹中痛少阴脉入小腹，或泄痢下重者，此方加减主之。

柴胡　白芍　枳实麸炒　甘草炙，各等份

为末，白饮调下三钱日三服。咳者加五味子、干姜，并主下利肺与大肠相表里，上咳下利治则相同，悸者加桂枝，小便不利者加白茯苓，腹中痛者加熟附子，泄利下重者先以水煎薤白，取汁二盅，入此散一两煎服。

此阳邪传至少阴，里有结热，则阳气不能交接于四肢，故逆而不温。柴胡所以升内陷之阳邪，枳实所以破内滞之结热，白芍收失位之阴，甘草和不调之气。是证也，虽曰阳邪在里，慎不可下。盖伤寒以阳为主，四逆有阴进之象，若复用苦寒之药下之，则阳亦亏矣，是在所忌。《伤寒论》曰：诸四逆不可下，此之谓也。然此原为冬月正伤寒言之，若温病四逆不在此例。

按：此散本为邪热自阳经传入阴经而发厥。《伤寒论》曰：腹中痛者加附子。清涤中又加温补，人未有不致疑者。窃详四逆散腹痛加附子，与附子泻心汤义同。盖伤寒以阳为主，热证固当用荡涤之法，而热证但兼虚寒，又不可不急作救疗，如附子泻心汤，心下痞满，自宜大黄黄连泻心汤，以导除其热。若恶寒汗出，则加附子以回阳，又何可缓也？故四逆散，邪热传至阴经而四逆，自宜柴胡、枳实以清解其热，若兼虚寒遇邪而腹痛，则加附子之温经益阳，又何可缓也？寒热各行其性，此仲景制方之妙。况伤寒始病热中，末传寒中者极多，四逆虽属阳证，已有阴进之象，兼以腹痛，则其加附子也，不亦宜乎？若温病阳邪亢闭，隔阴于外以致四逆，非急下之不为功，若执治伤寒之法，则误人矣。

桂苓甘术汤

伤寒若吐若下后，心下逆满，气上冲胸，起则头眩，脉沉紧，发汗则动经，身为振振摇者，此饮中留结外邪之证也，此方主之。

白茯苓四钱　桂枝三钱　白术土炒　甘草炙，各二钱

水煎温服。

按：人身经脉赖津液以滋养，吐下津液一伤，更汗津液再伤，坐令经脉失养，身为振摇。此汤涤饮散邪，补中益气，则津液四布，而经脉得以滋荣矣。至久而成痿，较此更甚。仲景于此汤，岂非早已用力乎？

甘草桔梗汤

主治少阴病，二三日咽痛，此阴阳通用之药也。若风痰挟邪，上壅咽痛，半夏散及汤。若咽中伤生疮，不能言，声不出者，苦酒汤。若下利咽痛，胸满心烦者，猪肤汤。三汤补后。

甘草三钱　桔梗三钱

水煎温服。

此二味，一借土气以逐水，一借金母以泻水，而少阴之邪自散矣。

黄芩加半夏生姜汤

太阳少阴合病，下利而呕，及胆腑发咳，呕苦水如胆汁胃气逆则呕苦，胆液溢则口苦，此方主之。

黄芩三钱　白芍　半夏　甘草炙，各二钱　生姜二钱　大枣二枚

水煎温服。

干姜黄连黄芩人参汤

《伤寒论》曰：伤寒本自寒下格，医复吐下之，寒格，更逆吐下，若食入即吐，此方主之。

干姜　人参　黄连　黄芩原文各三两

水六升，煎三升，去渣，分温连服。

按：《伤寒论》并无寒下之病，亦并无寒下之文。玩下文寒格更逆吐下句，可知上文本自寒下句之下字，当是格字，文义始属。注家皆释胃寒下利，不但文义不属，亦与芩、连之药不合，当改之。成氏曰：仲景之意以本自寒下，医复吐下之，治之为逆，故用干姜以温里，人参以补正气，芩、连反佐以通寒格。与四逆汤、白通汤加人尿、猪胆汁义同。原文四味各三两，恐传写之讹也。此成氏之遵经注解也，姑存以俟高明。

麻黄杏仁甘草石膏汤

太阳病汗后喘表邪未解也，此方主之。

麻黄四钱　杏仁去皮　甘草炙，各二钱　石膏八钱

水煎麻黄去沫，次入群药煎服。

按：太阳寒邪虽从汗解，然肺邪未尽，所以喘仍不止，故用麻黄发肺邪，杏仁下肺气，甘草缓肺急，石膏清肺热，即以治足太阳之药，通治手太阴也。倘误行桂枝汤，以致壅塞肺气而吐痈脓，则桔梗杏仁煎可用也太阳伤寒，误下作喘，亦用此方。

葛根黄连黄芩汤

太阳病误下，利遂不止，脉促者，表未解也脉数而止曰促。用葛根者，专主阳明之表，喘而汗出者，此方主之。

葛根四钱　黄连三钱　黄芩　甘草炙，各二钱

水煎温服。

喘而汗出者，因喘而汗出也，即里热气逆所致。与此汤以葛根散表邪，以芩、连清里热，则喘息汗停而利亦止矣。

五味子汤

治喘而脉伏，及寒热而厥，昏聩无脉者。

五味子十五粒，挞碎核　麦冬去心　陈皮各二钱　人参　杏仁去皮尖，各一钱　生姜三钱　大枣二枚，劈

水煎温服。

苏陈九宝汤

治暴感风寒，脉浮无汗而喘，并老幼素有喘急，遇寒暄不节，发则连绵不已，咳嗽哮吼夜不能卧者。

桑白皮_{蜜炙} 大腹皮_{制，净} 陈皮 苏叶 薄荷 麻黄 杏仁_{泡，去皮尖} 桂枝_{去粗皮} 甘草_{生，各二钱} 乌梅一枚 生姜二钱

水煎温服。

十枣汤

太阳中风有头痛发热等证，下不利_{大便小便皆不利也}，呕逆_{水饮停蓄于内}，表解者，乃可攻之。_{先用桂枝解表，而后攻里。}其人漐漐汗出_{邪从汗出，表解一验}，发作热有时_{此邪热外溢也}，头痛_{胃气上逆}，此里未和者一，心下痞硬满，引胁下痛_{留饮在膈，溢于两胁，此里未和者二}，干呕短气_{伏饮上逆，射于肺中，此里未和者三}，汗出不恶寒者_{表解二验}，此表解里未和也，此方主之。_{此表邪已散，而种种里证未平，彰明较着如此，然后用此汤以逐饮攻水也。}

按：虽有发热头痛，心下痞硬满，引胁痛，干呕短气诸证，乃内邪所结之本证，里未和也，不得以表证名之。伤寒中亦有有表证无表邪者，何况温病。

甘遂_{面包煨，去心} 紫大戟_{出洪山者佳，醋炒} 芫花_{醋炒}

三味等份，为末听用，大枣十枚，劈，水二盅，煎取汤一盅，调上三味药末，强人一钱，弱人五分，温服。如未下，明日加五分，再调服。利后糜粥自养。

按："下利呕逆"句之"下"字，当是"不"字。若是"下"字，岂有上呕下利，而用十枣汤峻剂攻之之理乎？惟大便不利，痞硬满痛，始属里病；小便不利，呕逆短气，始属饮病，乃可峻攻。"发作有时"句之"作"字，当是"热"字。始与太阳阳邪热饮相合，若无热汗出，乃少阴阴邪寒饮，真武汤证也，皆当改之。此汤与大陷胸汤相仿。伤寒种种下法，咸为胃实而设，今证在胸胁而不在胃，则荡涤肠胃之药无所取矣。故用芫花之辛以逐饮，甘遂、大戟之苦以泄水，并赖大枣之甘以运脾而助诸药，祛水饮于膈胁之间，乃下剂中之变法也。愚按：开后人湿热生痰无穷之法门，此方是也。

去芫花加白芥子，等份为末，姜汁煮枣肉为丸，名控涎丹。

李时珍曰：痰涎为物，随气升降，无处不到。入心则迷成癫痫，入肺则塞窍为咳喘背冷，入肝则胁痛干呕，寒热往来，入经络则麻痹疼痛，入筋骨则牵引隐痛，入皮肉则瘰疬、痈肿。陈无择并以控涎丹主之，殊有奇效。此乃治痰之本。痰之本水也，湿也，得火与气则结为痰。甘遂能泄经络水湿，大戟能泄脏腑水湿，白芥子能散皮里膜外痰饮，生姜、大枣利气通经，健运脾土以固本，惟善用者乃能收奇功也。

茯苓甘草汤

水气乘心，振寒，厥而心下悸者_{火畏水故心下动也}，先治其水，却治其厥。及太阳伤寒表虚汗出而不渴者，并此方主之。此乃利水解表而兼和中之药也。如太阳伤寒汗出而渴者，又宜五苓散。

白茯苓三钱 桂枝三钱 甘草_{炙，钱半} 生姜三钱

水煎温服。

橘皮竹茹汤

治伤寒胃虚有热呃逆或因吐利之故，并治久病虚热，或吐、利后胃虚呕呃不止。

橘皮二钱 竹茹二钱 人参 甘草炙，各一钱 生姜二钱 大枣二枚

水煎温服。一方有半夏、赤茯苓、麦冬、枇杷叶。

胃火上冲，肝胆之火助之，肺金之气不得下降，故呃逆呕哕。竹茹、麦冬、枇杷叶皆能清金和胃，肺金清则肝木亦平矣。二陈降痰逆，赤苓降心火，生姜呕家圣药，久病虚羸，故以参、草、大枣扶其胃气，而诸证自退也。一方用硫黄、乳香等份，酒煎嗅之，不论虚实寒热皆效。

汪讱庵曰：此证有因胃热失下者，有因火郁者，有因血瘀者，有因气滞者，有因痰阻者，皆属实；有因下后胃虚者，有因中气不足者，有因下元虚损阴火上冲者，皆属虚。寒热虚实，要在临证活法耳，不可造次。呃在中焦谷气不通，其声短小，得食则发；呃在下焦真气不足，其声长大，不食亦然，此为辨也。

橘皮干姜汤

治胃寒呃逆，脉微细者。

橘皮 干姜 肉桂去粗 通草 甘草炙，各一钱 人参七分

水煎温服。

丁香柿蒂散

治久病呃逆，因下寒者。古方以此汤治呃逆，虽病本于寒，然亦有火也。

丁香 柿蒂各二钱 人参一钱 生姜三钱

水煎温服。一方去人参，加竹茹、橘红。一方去人参，合二陈汤加良姜，俱治同。

此足阳明少阴药也。丁香泄肺温胃而暖肾，生姜去痰开郁而散寒，柿蒂苦涩降气，人参补助真元，使得展布也。

涤痰汤

治膈间痰闭呃逆者。

瓜蒌捣烂，五钱 胆星 半夏各二钱 橘红一钱五分 茯苓 枳实麸炒 黄芩 黄连 石菖蒲 竹茹各一钱 甘草炙，五分 生姜三钱

水煎温服。如痰闭呃甚者，用白矾一两，水二盅，煎一盅，入蜜三匙，少煎温服即吐。如不吐，饮热水一小盏，未有不吐者，吐后呃即止。

理中安蛔散

治胃寒蛔厥。

人参一钱 白术土炒 茯苓 干姜炒，各一钱五分 川椒十四粒 乌梅三枚，挞碎

水煎温服。

乌梅丸

蛔厥者当吐蛔。今病者静而复时烦，此非为脏寒。时静时烦，非比脏寒，无暂时安。蛔上入膈故烦，须臾即止。得食而呕又烦者，蛔闻食臭出。当自吐蛔，此方主之。按：

"此为脏寒"句之"此"字，应是"非"字，若是"此"字，便是脏厥，与辨蛔厥之义不属，当改之。

乌梅三十枚　黄连一两六钱　干姜一两　附子炮　桂枝　细辛　黄柏盐水炒　人参各六钱　当归　川椒炒去汗，各四钱

为末，醋浸乌梅去核，饭上熏熟，合药末加炼蜜杵丸，每服二钱，白饮送下。

程郊倩曰：名曰安蛔，实是安胃。故仲景云并主久痢，痢本湿热，得苦则坚，得酸则敛，故亦通治。若阳厥吐蛔，入口即毙，又何论温病乎！

麻黄升麻汤

伤寒六七日大下后邪传厥阴误下，手足厥逆阳气内陷，寸脉沉迟迟为寒也，尺脉不至尺伏误下脱阴，咽喉不利，吐脓血肝脉循喉，余邪上壅；又注肺金，热甚生痈。泻痢不止者，为难治。阴气欲脱而不得回，故曰难治。此方主之。散表寒清里热，亦两解之变方也。

麻黄去节，三钱　升麻一钱五分　当归一钱五分　石膏二钱　知母一钱　黄芩一钱　葳蕤一钱　白术五分　茯苓五分　白芍五分　天冬五分　桂枝五分　干姜五分　甘草五分

水煎麻黄沸去上沫，再入群药煎服，连进二三剂，覆取汗出，则邪气散而咽清利止矣。

赤石脂禹余粮汤

论曰：自利不止下脱，此利在下焦，此方主之。

赤石脂　禹余粮各一两

水煎温服。如服后利仍不止，当利其小便，与猪苓汤。是乃膀胱不渗，一利小水，而利自止矣。

《伤寒论》曰：服泻心汤已，复以他药下之，利不止，以理中汤与之，利益甚。盖理中者理中焦，此利在下焦也，赤石脂禹余粮汤主之。长沙制方审于上下如此，取效自易易耳。薛氏曰：一人以命门火衰而下利，令服桂、附、五味、吴茱、肉蔻、故纸之类，不信，服补中益气汤而毙。此正利在下焦止补中焦而致败也。噫！后人之千方万论，孰有不出长沙者哉。

桂枝去桂芍加茯苓白术汤

太阳风寒，服桂枝汤独治风而寒固在，而或下之表未除而误攻里，仍头项强痛表邪未去，翕翕发热风寒胜则热，无汗寒胜则干，心下满微痛邪气乘虚入里，挟涎饮作满痛，小便不利者水不下行，此方主之。按：去桂应是去芍药，若去桂加苓、术，并无辛甘走荣卫之药，何以治仍头痛发热，心下满痛之表证乎？当改之。

桂枝　白茯苓　白术土炒，各三钱　甘草炙，二钱　生姜三钱　大枣二枚　白芍三两

长流水煎，连服则里气实，小水利，外邪解矣。

玉泉散

治阳明内热烦渴，头痛牙痛，二便闭结，斑疹发黄，热痰喘嗽等证。

生石膏六两　粉甘草一两

为末，新汲水或热汤，或人参汤，调下三钱，加朱砂三钱亦妙。

六一散

治温病及中暑，身热烦渴，小便不利者。

桂府滑石研末，水飞晒干。六两　粉甘草为末。一两

合研匀，每服三钱，新汲水或冷饮调下三钱。加朱砂三钱取其清心，加青黛三钱取其凉肝，加薄荷三钱取其散肺也。

《直格》曰：此散是寒凉解散郁热，设病不解，多服无损但有益耳。又曰伤寒当汗则不可下，当下则不可汗，且如误服此散，则汗自不出，而里热亦自有效，亦有里热便得宣通而愈者。或邪在半表半里，可和解而不可汗下者，若服此散多愈，即不愈亦减。按：河间云，六一散有益无损。大抵是温病耳，其郁热自内而达于外，故宜寒凉荡涤其热，至于正伤寒还须参之脉证，不可轻投。

桂枝甘草汤

太阳病发汗过多汗为心液，多则心虚，又手自冒心动悸不宁，怔忡无主，心下悸欲得按者心虚故欲按也，此方主之。并治太阳病小便自利，饮水多必心下悸。如小便少者，必苦里急，里急者，膀胱不行水故也，宜五苓散。

桂枝三钱　甘草炙，一钱五分

甘澜水水扬万遍而面有沸珠煎，温服。

桂枝加附桂汤

太阳伤寒，寸口脉浮而大右手关前一分为寸口，主候五脏之气，浮则为风，大为阴虚，风则生微热，虚则两胫挛，其证自汗出，小便数，心烦微恶寒，脚挛急，此方主之。

桂枝三钱　白芍三钱　甘草炙，二钱　附子生　肉桂去粗，各一钱　生姜三钱　大枣二枚

水煎温服。覆取微汗。

喻嘉言曰：仲景之圆机活法，即阳旦、阴旦二汤，已妙不可言。阳旦者，天日清明，春夏温暖之称也；阴旦者，风雨晦冥，秋冬寒凉之称也。桂枝汤加黄芩名曰阳旦，加肉桂名曰阴旦，后人不识此义耳。即如此证，《伤寒论》一曰与桂枝汤，此误也。又曰证象阳旦，按法治之而增剧，即是按用桂枝汤加黄芩之法也，所以病人得之便厥。盖寒邪在里，用桂枝汤以治其表，则阳愈虚，加黄芩以助其阴，则阴愈无制，故仲景即行阴旦汤之法，以救其失。观增桂令汗出一语，岂不昭昭耶！恐阴旦不足，更加附子以温经，即咽中干，阳明内结，谵语烦乱，浑不为意，且重饮甘草干姜汤，以俟夜半阳回足热，后果如其言，岂非先有所试乎。惟阳旦汤入口而便厥，未几即以桂、附、干姜尾其后，固知厥必不久，所以可断云夜半两脚当热。况咽干谵语，则津液亦为辛热所耗，故少与承气以和胃而止其谵，多则为下而非和矣。若不知此证之不可汗而重发之，复加烧针，则阳之虚者必至于亡，阴之无制者必至于犯上，四逆汤以回其阳而恐不足，况可兼阴以为治乎？盖伤寒以阳为主，阴进则阳亏矣。若温病阳邪亢闭，阴先受伤，治法又当滋阴以泻阳也，岂可与伤寒并论哉。

甘草干姜汤

少阴病，小便色白，吐逆而渴，动气，下之反剧，身虽有热，反欲蜷卧，此方

主之。

甘草炙，四钱　干姜炮，二钱

水煎温服。

此即四逆汤去附子也。辛甘合用，专复胸中之阳气。其夹食夹饮，面赤足厥，发热喘咳，腹痛便滑，内外合邪，难于发散，或寒冷伤胃，不便参、术者，并宜服之，真胃虚挟寒之圣药也。

芍药甘草汤

妇人伤寒，汗解表除，热入血室，经水过多，无实满者，与杂病木克脾土，阴阳血气不和而痛，并此方主之。

白芍酒炒，四钱　甘草炙，四钱或二钱

水煎温服。

虞天民曰：白芍不惟治血虚，大能行气。腹痛者荣气不和，逆于肉里，得白芍之酸苦，行其荣气。又以甘草之甘缓，和其逆气，此不治之治，正所以深治之也。

本方加炮附子一钱五分，名芍药甘草附子汤，治发汗病不解，反恶寒者，虚故也。白芍敛阴于内，附子复阳于外，甘草和其阴阳，而诸病自解矣。发汗后不恶寒但恶热者，实也，与调胃承气汤和之。按："发汗病不解"句之"不"字，衍文也。发汗病不解则当恶寒，何谓反？惟病解恶寒始可谓虚，当删之。

茯苓桂枝甘草大枣汤

太阳病发汗过多，脐下悸者，欲发奔豚，此方主之。汗多心液耗散，肾乘心虚上凌而克之，故动惕于脐间。

白茯苓六钱　桂枝三钱　甘草炙，一钱五分　大枣三枚，劈

甘澜水煎，温服。

茯苓淡渗伐肾以散水蓄，甘草益气和中以补阳虚，桂枝走阴降肾御奔豚之未至，大枣益脾助土制奔豚之上冲。

生地黄连汤

治男妇血风证。此去血过多，因而燥涸，循衣撮空，错语失神，脉弦浮而虚者。加人参二钱更妙。阳生阴长之意也。

生地酒浸　当归酒蒸　白芍酒炒　川芎各一钱五分　黄连酒炒　栀子姜汁炒黑　黄芩酒炒，各一钱　防风酒润，二钱五分

水煎温服。脉实加大黄酒浸。

陶氏曰：大承气汤气药也，自外而之内者用之。生地黄连汤血药也，自内而之外者用之。气血合病，循衣抹床证同。自气之血，血而复之气者，大承气汤主之。自血之气，气而复之血者，生地黄连汤主之。二者俱不大便，此是承气汤对子。又与三黄石膏汤相表里，皆三焦包络虚火之病也，病既危急，只得以此降血中之伏火耳。《纲目》曰：四物汤与桂枝、麻黄、葛根、柴胡、青龙、白虎、凉膈、承气、理中、四逆、吴茱萸、附子等汤皆可作各半汤服之。此易老用药大略也。

茯苓四逆汤

汗下后烦躁不得眠，此方主之。

白茯苓三钱 人参 干姜 附子生 甘草炙，各一钱

水煎温服。去茯苓名四味回阳饮，治元阳虚脱。再加熟地、当归名六味回阳饮，治阴阳虚脱。

按：烦出于心，用茯苓以养心；燥发于肾，用干姜以润肾；固表生津，用人参以益虚；温里散寒，用附子以回阳；和中缓急，用甘草以安胃也。

导赤散

生地黄 木通各三钱 淡竹叶 甘草梢各一钱

水煎温服。

导赤泻心各半汤

治越经证，脉浮沉俱有力者。

黄连酒洗 黄芩酒洗 栀子姜汁炒黑 知母盐酒拌炒 犀角镑，磨汁另入 人参 麦冬 茯神去木 甘草生，各二钱 滑石二钱 灯心三分 生姜二钱 大枣二枚

水煎温服。

知母麻黄汤

治伤寒汗出不彻后证。前论中已辨明。

知母二钱 黄芩酒洗 麻黄去节 桂枝 白芍 甘草炙，各一钱

水煎温服。详证加酒炒黄连一钱尤妙。

黄连犀角汤

狐惑病，咽干声嗄，此方主之。

黄连酒炒，二钱 犀角镑，二钱，磨汁另入 乌梅三枚 木香三分，磨汁

水煎黄连、乌梅去渣，入犀角汁、木香汁和服。

雄黄锐丸

治狐惑虫蚀脏。

雄黄 黄连 苦参 桃仁 青葙子各等份

为末，以艾汁丸，如枣核样，棉裹入谷道中。

百合地黄汤

治百合病，不经汗吐下，病形如初者。

百合七个，劈破，以泉水浸洗去沫，另用泉水五盏煎取一盏半，生地黄二两，洗净，用泉水五盏煎取一盏半。

二汁合一处，分二服。大便下恶物如漆，中病即止。不中，再作服。

三甲散

主客交浑病。详论中。

鳖甲酥炙 龟甲酥炙，如无酥，二味并用醋炙，各一钱 穿山甲土炒黄，五分 白僵蚕一钱，生用切断 蝉蜕五分，全 牡蛎粉五分，咽燥不用 当归五分 白芍酒炒，七分 甘草五分 蜃虫三个，

捣烂，入酒取汁听用，其渣与诸药同煎

水煎去渣，入䗪虫汁和服。若素有老疟或㾬疟者，加何首乌一钱、怀牛膝一钱，胃弱欲作泻，宜九蒸九晒。若素有郁痰者，加川贝母去心，一钱。若素有老痰者，加瓜蒌捣烂，二钱，呕则勿用。若咽干作痒者，加知母五分、天花粉五分。若素有内伤瘀血者，倍䗪俗谓土鳖是也。无此物用桃仁泥一钱，干漆炒烟尽，研。五分代之，服后病减七八，渐进调理法可也。

桂枝加附子红花汤

治妇女伤寒，表虚自汗，身凉，四肢拘急，经水适断，脉沉而迟者。

桂枝二钱 白芍二钱 甘草炙，一钱 附子炮，八分 红花七分 生姜二钱

水煎温服。

黑龙丹

治瘀血沁入心脾，经病百出，危急恶疾，诸药不效者。并治难产、胞衣不下，及一切瘀血不行之证。

全当归 生地黄 川芎 五灵脂去砂 良姜各二两

上五味为粗末，入砂罐内，纸筋盐泥封固，炭火煅红，候冷取出，研为细末，再入后五味：

百草霜乡外人家者佳，五钱 乳香 花蕊石火煅，醋淬七次 生硫黄 琥珀另研，各二钱

上五味各为细末，同前五味合研匀，用米醋煮面糊为丸，如弹子大，每服一丸。以炭火煅药丸通红，投生姜自然汁中淬之，或豆淋酒，或童便化下。

《准绳》曰：金华君产七日不食，始言头痛，痛已，心痛又作，既而目睛又痛，更作更止，如刺如割，相去无瞬息间。每头痛作欲取大石压之，良久渐定，心痛作则以十指抓壁，血流满掌，稍定目睛痛又作，则以两手指剜之，如是十日不已，众医无计。偶进黑龙丹半丸，痛苦稍间，中夜再服半丸，寝如平时，至晨下一行约二升许，如蝗子状，三疾减大半，巳刻又下如前，则顿愈矣。

麻仁丸

趺阳脉在足跌之上浮而涩浮为阳盛，涩为阴虚，浮则胃气强阳盛多热，则胃气旺，涩则小便难或数阴虚则便难，或不禁则频矣，浮涩相搏相合为病，大便则难热伤津液之故，其脾为约。胃强则脾弱，不能为胃行其津液以润大便，反若为胃所约束者。此方主之。

大麻仁去皮 杏仁泡，去皮尖，炒 大黄 厚朴姜汁炒，各一两 枳实麸炒 白芍各五钱

为末，炼蜜丸，白饮下二钱，连服渐加，以和为度。

枳实栀子豉汤

病瘥劳复者因劳烦热，此方主之。若有宿食加大黄。本方去豉加厚朴三钱，名栀子厚朴汤。加神曲六钱治食复效。腹胀疼，量加大黄。

枳实麸炒 栀子生，各三钱 豆豉五钱

清浆水二盅，入栀、实先煎，后入豆豉，煎服微汗愈。劳热以汗解

牡蛎泽泻散

大病瘥后，从腰以下有水气者，此方主之。腰以上属阳，腰以下属阴。水，阴物也，上浸阳界则危矣。

牡蛎粉软坚行水 泽泻泻坚利水 葶苈子炒研，通水道消浮肿 蜀漆散结行水 海藻泻肾，下十二水肿 商陆根疏通宿水 栝楼根各等份，彻胃热而滋土，以利水道

为末，白饮调下二钱，日三进，小便利渐愈，不可过。

《金匮》曰：腰以下肿，当利小便，此定法矣。乃大病后脾土告困，不能摄水，以致水气泛溢，用此散峻攻，何反不顾其虚耶？抑知正因水势未犯半身以上，急驱其水，所全甚大。设用轻剂则阴水必袭入阳界，驱之无及。可见活人之事，迂疏辈必不能动中机宜。庸工遇大病后，悉行温补脾土，自以为善，孰知其为卤莽灭裂哉。

大营煎

治男子真阴精血亏损，及妇人经迟血少，或腰膝筋骨疼痛，或虚寒心腹疼痛者。

熟地三、五、七钱 当归二、三、五钱 枸杞二钱 杜仲盐炒，二钱 牛膝钱半 肉桂一钱 甘草炙，二钱

水煎温服。如寒滞在经，气血不能流通，筋骨疼痛之甚，必加制附子一二钱方妙。中气虚寒呕恶者，加干姜炒，一二钱。营虚于上，而为惊恐怔忡不眠多汗者，加酸枣仁炒、研，茯神各二钱。带浊腹痛者，加故纸盐炒，一钱。气虚有痛者，加香附米二钱以行之。阳衰气虚者，加人参二钱以补之。

五苓散

太阳膀胱本热，小便不利，发热口渴，脉浮者，此方主之。脉浮为表证仍在，便秘热渴为腑证已急，用此两解表里。

泽泻二钱五分 猪苓 茯苓 白术土炒，各一钱半 桂枝一钱

水煎温服。合小柴胡汤名柴苓汤。

汪讱庵曰：猪苓汤泻热胜，故用滑石，五苓散泻湿胜，故用桂、术。但伤寒太阳宜五苓，阳明宜猪苓。

《伤寒论》曰：太阳病发汗后，若脉浮小便不利，微热消渴者，五苓散主之。又曰：多饮暖水汗出愈。成氏注曰：桂枝之辛甘以和肌表，脉浮者表未解也。微热消渴者，热未成实，上焦燥也，与五苓散，生津液和表里，乃两解之药也。今之知用桂枝者少矣，殊不知兼治表邪，必用桂枝。专用利水，则宜肉桂，以肉桂辛热，能引诸药直达热邪蓄结之处。故泽泻味咸，所以泻肾止渴也。二苓味淡，所以渗水涤饮也。白术味甘，所以补脾逐湿也。兼以肉桂有化气之功。《内经》曰：膀胱者，州都之官，津液藏焉，气化则能出矣。浊阴既出下窍，则清阳自出上窍。又热随溺而泄，发热口渴之证，不治自愈。

解毒承气汤

温病三焦太热，痞满燥实，谵语狂乱不识人，热结旁流，循衣摸床，舌卷囊缩，及瓜瓤，疙瘩瘟，上为痈脓，下血如豚肝等证，厥逆脉沉伏者，此方主之。加瓜蒌一个，

半夏二钱，名陷胸承气汤，治胸满兼有上证者。

白僵蚕酒炒，三钱 蝉蜕全十个 黄连一钱 黄芩一钱 黄柏一钱 栀子一钱 枳实麸炒，二钱五分 厚朴姜汁，炒五钱 大黄酒洗，五钱 芒硝三钱，另入。甚至痞满燥实坚结非常，大黄加至两余，芒硝加至五、七钱，始动者又当知之

按：此乃温病要药也。然非厥逆脉伏，大热大实，及热结旁流，舌卷囊缩，循衣摸床等证，见之真而守之定，不可轻投。予用此方，救坏证、危证、大证而愈者甚众。虚极加人参二钱五分，如无参用熟地黄一两、归身七钱、山药五钱，煎汤入前药煎服，亦屡有奇验。《内经》曰：热淫于内，治以咸寒，佐之以苦，此方是也。加人参取阳生阴长，所谓无阳则阴无以生。加熟地等取血旺气亦不陷，所谓无阴则阳无以化其理一也。

猪苓汤

阳明病发热，渴欲饮水，小便不利。少阴病下利，咳而呕渴，心烦不眠，并此方主之。通治湿热黄疸，口渴便赤。

猪苓渗下焦蓄水 茯苓引肺气而右降 泽泻咸以助肾行水 滑石滑以利窍通淋 阿胶滋肾水干枯，各三钱

水煎上四味，去渣，入阿胶烊化，温服。

桂枝加厚朴杏仁汤

太阳病下之微喘者，表未解也，此方主之。

桂枝三钱 白芍三钱 甘草二钱 厚朴二钱 杏仁一钱 生姜三钱 大枣二个

水煎温服。

此太阳中风误下作喘之治法也。其太阳伤寒误下作喘，用麻黄杏仁甘草石膏汤，乃天造地设两不易之良方。凡下后利不止，而加上气喘急者，乃上争下夺之象。但骤病之人，中气足供上下之用，邪尽而喘利自止。若中气素馁，加以上下交征，立尽之数矣。此证不云下利，但云微喘，表不解，则是表邪因误下上逆，与虚证不同，故仍用桂枝汤以解表，加厚朴、杏仁以利气，亦彻里之意也。

栀子柏皮汤

伤寒身热湿热郁于肌表发黄者，此方主之。

栀子三钱 黄柏三钱 甘草 茵陈三钱

水煎温服。按：此方之甘草三钱无着，应是茵陈蒿，必传写之讹也，当改之。

麻黄连轺赤小豆汤

伤寒瘀热在里表，身必发黄，此方主之。按："瘀热在里"之"里"字，应是"表"字，若是"里"字，岂热在里而药反治其表哉？当改之。

麻黄三钱 连轺三钱 赤小豆五钱 生梓白皮五钱 杏仁一钱 甘草炙，一钱 生姜二钱 大枣二枚

连轺乃连翘根也。水煎麻黄去沫，入群药煎服。

金沸草散

治感冒风寒，咳嗽多痰，头目昏痛，身热，鼻塞声重。风热上壅，故生痰作嗽，荆芥解肌散风，前胡消痰降气，半夏燥痰散逆，甘草发散缓中，细辛温经，茯苓利湿，赤则入血分，而泻丙丁也。

金沸草去蒂，二钱 荆芥穗三钱 前胡二钱 半夏一钱 赤茯苓一钱半 细辛一钱 甘草炙，七分 生姜二钱 大枣二枚

水煎温服。《局方》无细辛、茯苓，有麻黄、赤芍。热加柴胡、黄芩，痞闷加桔梗、枳壳，头痛加川芎、白芷。

《准绳》曰：人止知此散治风寒咳嗽，及加杏仁、五味子治诸咳嗽皆效，独未知用之治舌肿牙痛。辛未，有人舌肿满塞，粥药不入，危甚，煎此散乘热以纸笼熏之，遂愈，况服之乎！《三因》亦云：一妇人舌肿牙痛，口颊皆肿，以此散大剂煎汤，熏漱而愈。

地榆散

治伤寒温病热毒不解，日晡壮热，腹痛，便利脓血，甚如烂瓜肉、屋漏水者。

地榆二钱 当归四钱 白芍四钱 黄芩 黄连 栀子炒黑 犀角镑，磨汁，各二钱 薤白四钱

水煎去渣，入犀汁冷服。

桃花汤

少阴病二三日至四五日，腹痛小便不利，下利不止，便脓血者。及少阴下利，便脓血，腹不痛者，并此方主之。

赤石脂煅，二两 干姜二钱四分 粳米五钱

水煎米熟去渣，再调赤石脂末二钱，温服。

桂枝加桂汤 即阴旦汤

主太阳中风，烧针令出其汗，针处被寒，核起而赤者，必发奔豚。气从少腹上冲心者，灸其核上各一壮，与桂枝加桂汤更加桂。本方去桂，加黄芩即阳旦汤。

桂枝二钱 白芍二钱 桂四钱，去粗 甘草一钱二分 生姜二钱 大枣二枚

水煎温服。

喻氏曰：奔豚者肾邪也。肾邪一动势必自少腹上逆而冲心，状若豕突，以北方亥位属猪故也。肾邪惟桂能伐之，所以加桂一倍于桂枝汤中，外解风邪，内泄阴气也。尝即此例推之，凡伤寒发表，误入寒药，服后反加壮热，肤起赤块，畏寒腹痛，气逆而喘，或出汗时覆盖未周，被风寒复侵，红肿喘逆，其证同者，用此方良验。一妇病风寒外感，服表药后，忽面若妆赤，散发叫喘，双手上扬，予知其少腹作奔豚也，服此方顷之即定。

麻黄附子甘草汤

少阴病，得之二三日，但欲寐无里证者，此方主之。

麻黄二钱 附子一钱 甘草炙，二钱

水煎麻黄去沫，再入二味煎服，微发汗则愈。

此少阴病无里证者，知表邪未患并阴也，故以附子〔批：少阴病〕温少阴之脏寒，甘草和表里之阴阳，麻黄发未尽之传邪，而病斯痊矣。不然，大汗淋漓，则阳气愈虚而阴邪愈盛，故戒之曰微发汗。

白通加人尿猪胆汁汤

少阴病下利脏寒不禁则下利，水性趋下故也，脉微者阳虚也，与白通汤。利不止用方切当，若犹不止，厥冷无脉脉微而至于绝，干呕烦者阳为阴拒而不能入也，此方主之。反佐以和之也。服汤后脉暴出者死阳欲烬而忽焰，势必成灰，微续者生。气渐回而微续，机有更生。去人尿、胆汁名白通汤。

葱白二茎　干姜三钱　附子生，三钱　人尿一小杯　猪胆汁三茶匙

水煎去渣，入人尿、胆汁，和匀温服。如无胆汁，亦可用。

葱白通阳接阴，有升发之能；干姜健脾暖胃，有化谷之长；附子温中散寒，有回阳之善；人尿、胆汁性寒而续真阴，引姜、附而为肝肾之向导。起死回生之方，造化神工之妙也。

桂枝二越婢一汤

太阳病发热恶寒，热多寒少风多寒少也，脉微弱者为阳虚，弱为阴虚也，微此无阳也。不可发汗，此方主之。风多用桂枝二以解之，寒少用越婢一以发之。

桂枝　白芍　甘草　麻黄各二钱五分　石膏三钱三分　生姜四钱三分　大枣二枚，劈

水煎麻黄去沫，入群药煎服。

即此一方，知仲景酌量脉证，毫厘不差。因风多寒少，故用桂枝二以解之，越婢一以发之也。后世医家，那得窥其万一。

八正散

治湿热下注，口渴咽干，淋痛尿血，小腹急满者。

木通　车前子炒，研　瞿麦　栀子　大黄　滑石　萹蓄　甘草梢各等份　灯心一团

水煎温服。一方有木香。

通、麦、灯心降心火，入小肠；车前清肝火，入膀胱；栀子泻三焦郁火；大黄、滑石又泻火和水之捷药；萹蓄利便通淋。草梢入茎止痛。虽治下焦，而不专于治下，必三焦通利，水乃下行也。

太平丸酒

温病愈后，元神未复，腰脚无力，浑身酸软者，此方主之。

糯米酒糟晒干，炒黄色，为末二两四钱，主温中消食，除冷气，杀腥，去草菜毒，润皮肤，调脏腑，和血行气止痛。红曲陈久者佳，炒黄黑，为末二两四钱，主健脾消食，养阴滋血。六神曲陈久者佳，炒黄黑，为末四两八钱，主健脾养胃，化谷消食。小麦麸陈麦麸佳，去净面筋，晒干，炒黑色，为末四两八钱，主天行温毒，热极发狂，发斑疹太渴者。又主调中养气，健人生力，助五脏，除烦闷，利小肠。麦乃养心之谷，属火。而麸则能退心热与胸膈之热，盖取同气相求，亦从治之意也。

白僵蚕白而直者，黄酒炒黄褐色，为末八钱，全蝉蜕去土，为末四钱。二味前已注明。加

枳壳、木通治食滞饱闷，服散亦妙。

上六味合研匀，水丸。每服一两，以冷黄酒三两，调蜜一两送下，隔五日如法再服，如是三次。开胃进食，健人生力，只十余日仍如无病一般，因名其方为太平丸酒。

升麻鳖甲汤

升麻 甘草各一两 鳖甲酥炙 当归 蜀椒炒去汗，各五钱 雄黄研，二钱五分

水六盅，煎二盅，分二次连服之。老小再服，取汗愈。

玉枢丹一名紫金锭

专治暴中杂气病，昏晕欲倒，如霍乱吐泻，绞肠痧，青筋胀，心腹痛胀，诸般危证。并一切山岚瘴气，水土不服，解诸毒，疗诸疮，利关窍，通百病，奇效不可殚述。

山慈菇洪山出者，洗去毛皮，焙，二两 川文蛤一名五倍子，制净捶破，焙，二两 红芽大戟去净骨，焙，一两五钱 千金子一名续随子，用鲜者，去壳去油，一两 朱砂有神气者，研末，三钱 明雄黄鲜红大块者，研末，三钱 麝拣净皮毛干者，研末，三钱

上七味，称准，合研匀于细石臼内，渐加糯米浓饮调和，燥湿得宜，杵千余，以光润为度，每锭重一钱。每服一锭，病重者连服二锭，取通利后，以温粥补之。

治一切饮食药毒蛊毒，及吃自死牛、马、猪、羊等肉，菌中毒，并山岚瘴气、烟雾恶毒等证。昏乱猝倒，或生异形之状，悉用凉水磨服。

治阴阳二毒，瘟疫痧胀，或狂言乱语，或胸腹肿痛，并喉痹咽肿，俱用薄荷汤待冷磨服。

治痈疽发背，对口天泡，无名肿毒，蛀节红丝等疔，诸恶等疮，诸风瘾疹，久痔红肿，及杨梅结毒，俱用无灰酒磨服。外用凉水磨涂，日夜数次，觉痒即消，溃烂者亦可少减。

治男妇急病，痴邪奔走叫号，失心狂乱，羊儿猪癫等风。俱用石菖蒲煎汤磨服。

治心胃痛，及诸般气痛，及诸般血痛，并赤白痢，泄泻急痛，霍乱绞肠之类，俱用姜汤磨服。

治中气、中风、中痰，口眼歪邪，牙关紧急，语言謇涩，筋脉挛缩，骨节风肿，遍身疼痛，行步艰难等证，用酒磨炖热服之。

治风犬毒蛇，涧溪诸虫伤人，及注遍身毒气入里，命在旦夕，俱用酒磨服。外以水磨涂之，再服葱汤汗出愈。

治年深日久，头胀头痛，偏正头风，及温病后毒气攻注脑门作胀者，俱用葱、酒磨服，仍磨涂太阳穴上。

治小儿急惊风，五疳，五痢，黄疸，俱用薄荷汤磨，加蜜调服。

治小儿遗毒，生下百日内皮塌肉烂，谷道眼眶损者，凉水磨服，并磨涂。

拔正散

专治杂气为病，阴阳毒，痧胀及一切无名恶证，并食厥、痰厥、气厥皆验。

荜茇 雄黄精为上 火硝各二钱 冰片 麝各五厘

上为细末，男左女右，以筒吹入鼻中即苏。

半夏散及汤

半夏 桂枝 甘草炙，各等份

为末，白饮调服一钱五分，日三次。如不能服散，以水二盅，煮五六沸，入散一两，再煮四五沸，冷，徐咽之。

苦酒汤

半夏为末，一钱 苦酒

以鸡子一个，去黄，入半夏、苦酒于壳内，置铁环中，安火上，令三沸，去渣，少少咽下，不瘥，再作三剂服之。

猪肤汤

猪毛下附皮薄黑肉一斤

以水四碗，煮取二碗，去渣，入白蜜二两，白粉一两，熬香，和相得，温分三服。

当归导滞汤

当归一两 白芍一两 莱菔子四钱 车前子炒研 枳壳麸炒 槟榔 甘草炙，各二钱

水煎，入蜜温服看后加味最妙。红痢加桃仁。

此方之奇妙，全在当归、白芍。盖泄泻最忌当归之滑，而痢疾最喜其滑也。白芍味酸，入肝以和木，使木不侵脾土；枳壳、槟榔消逐湿热之邪，车前分利其水湿，而又不耗真阴之气；莱菔辛辣，除热去湿，又能上下通达，消食利气，使气行于血分之中，助归、芍以生新血，而荡涤其瘀血也；加甘草、蜂蜜以和中，则又无过烈之患。奏功之神奇，实有妙理耳。热加黄连二钱、黄芩二钱；日夜无度，或里急后重之甚者，再加大黄、木香；温病后痢疾，加白僵蚕、蝉蜕。

芳香饮

温病多头痛身痛，心痛胁痛，呕吐黄痰，口流浊水，涎如红汁，腹如圆箕，手足搐搦，身发斑疹，头肿舌烂，咽喉痹塞等证，此虽怪怪奇奇，不可名状，皆因肺胃火毒不宣，郁而成之耳。治法急宜大清大泻之。但有气血损伤之人，遽用大寒大苦之剂，恐火转闭塞而不达，是害之也，此方主之。其名芳香者，以古人元旦汲清泉以饮芳香之药，重涤秽也。

元参一两 白茯苓五钱 石膏五钱 蝉蜕全，十二个 白僵蚕酒炒，三钱 荆芥三钱 天花粉三钱 神曲炒，三钱 苦参三钱 黄芩二钱 陈皮一钱 甘草一钱

水煎去渣，入蜜、酒冷服。

三和汤

加减生化、小柴胡、小清凉三方而一之。治产后温病，大热神昏，四肢厥逆，谵语或不语等证。若发狂躁结，量加大黄、芒硝。《内经》曰：热淫于内，治以咸寒，佐之以苦。又曰：有病则病当之是也。

当归八钱，酒洗 川芎三钱 桃仁不去皮尖，炒研，一钱 红花一钱，酒洗 益母草去老梗，五钱 软柴胡四钱 黄芩三钱 栀子三钱 粉丹皮三钱 白僵蚕酒炒，三钱 蝉蜕全，十二个 金银花三钱 泽兰叶三钱 生甘草一钱

水煎去渣，入蜜、酒、童便和匀服。

滚痰丸

老痰积饮，怪病百出，此方主之。《准绳》备言之。

川大黄八两，酒蒸一次　黄芩酒洗，八两　青礞石火硝煅如金色，一两　沉香五钱

为末，水丸。姜汤送下。量虚实服。《准绳》加百药尖五钱尤妙。

礞石性慓悍，能攻陈积伏匿之痰为君。大黄荡热实，以开下行之路为臣。黄芩凉心肺，以平僭上之火为佐。沉香能升降诸气，以导诸药为使也。

文蛤散

文蛤咸寒走肾，专于行水，一两

为末，沸汤调服二钱。

白散

[批：大黄、附子、茵陈。]桔梗开胸下气，三钱　川贝母宽郁利痰，三钱　巴豆散寒逐结，炒黑去油为霜，一钱

二味为末，入巴豆霜，再研匀，白饮和服。强人五六分，弱人减半。在上吐，在下利、不利，进热粥一杯；过利不止，进冷粥一杯。

加味茵陈蒿汤通治黄疸

茵陈　栀子　大黄各三钱　山药二钱　甘草　白术　猪苓　茯苓　木通　黄芩　黄柏　生姜各一钱

水煎温服。

本草类辨

夫药之为类多矣，治病不要求奇，神明存乎其人。下记一百八十八种，一种连及者，又四十四味，分为十二剂。人参之外，非常不用，平易之物，用须辨明。俗云：多不如少，少不如好。今人趋利若鹜，以赝物欺人者皆是也，当局者不可不慎。再如苦菜用苗五两，水十盅，煎三盅，分三次连服，治产后腹痛如锥刺，并腰脚刺痛者、茅根、芦根、苎根、艾叶、柳叶、萵叶、柏叶、茶叶、竹叶、竹茹、槐花、榆皮、大青、小蓟、小盐化水洗乳岩及瘰疬病极验、地锦草、紫地丁、蓼实、旱莲草、蒺藜、鸡内金、蜗牛、地龙捣烂，入井水搅清饮之，治温病大热狂言，大腹黄疸，随宜用。并治肾风脚气、伏龙肝、石灰、百草霜、黑墨、葱、韭、薤、蒜、生姜、大茴、花椒、红曲、米醋、粳米、糯米、白扁豆、黑豆、赤豆、绿豆、薏苡仁《金匮》方薏苡仁附子败酱汤、[批：败药即苦菜也。]治腹痛有脓。薏苡仁五钱，附子二钱，败酱二钱五分，水煎日三服。脂麻、蓖麻子、浮麦、麦芽、谷芽、西瓜、甘蔗、荸荠、荔核、元肉、橄榄、榧子四物虽非北地土产，亦居家常有之物、白果、枣梨、桑椹、乌梅、柿干、柿霜、柿蒂、发灰、尿碱、人中黄、五谷虫、官粉、铁绣、铜绿、驴溲、马勃、败鼓之皮，附记七十四味，随地皆有，取之甚便，察之甚明，用如其证，效如响应。世多舍近而图远，舍易而求难，岂非贵耳贱目乎！

陈茶芽煎　治多年偏正头风疼。

茶芽五钱　黑豆五十粒　灯心五十寸　金银花三钱　元参　蔓荆子　防风　天麻各一钱　川芎

辛夷花_{各五分}辛夷花各五分

外用土茯苓四两煎汤。取三盅煎服，滓再取二盅煎服，重者不过二剂。

通淋膏 治五淋涩疼，并小便不通。

地龙一条 蜗牛一个

捣，敷脐上即愈。

来复丹

旱莲草二斤 地锦草二斤

煮浓汁去滓，入黑豆四斤，青盐四两，汁没豆一二指，细火搅煮，以汁尽为度，晒干。长服滋肾益肝，乌须明目，却病延年。

以上数方，至平至易之药，屡试屡验，可见治病全不在贵且异者。

补剂类

人参反藜芦

味甘微苦，阳中微阴，入手太阴肺，升也。阳气虚竭者，回之于暂败之初。阴血崩溃者，障之于决裂之后。独参汤主之。惟其气轻而不辛，所以能固气。惟其味甘而纯正，所以能补血。故凡虚而发热，虚而自汗，虚而眩晕，虚而困倦，虚而短气，虚而惊惧，虚而遗泄，虚而泻痢，虚而头疼，虚而腹痛，虚而饮食不运，虚而痰涎壅滞，虚而吐血衄血，虚而淋沥便闭，虚而呕逆烦躁，虚而下血失气等证，是皆不可不用者。第以气血相较，则人参气味颇轻，而属阳者多，所以得气分者十之八，得血分者十之二。总之为气分之物，而血分亦必不可少，未有气不生而血能自生者也。生脉散：人参五分，麦冬一钱，五味子十粒。治夏月火旺烁金，暑淫少气，汗多口渴，病危脉绝。盖心生脉，肺朝百脉，补肺清心，则气充脉复，转危为安矣。故扁鹊曰：损其肺者，益其气。须用人参以益之。肺气既旺，他脏之气皆旺矣。凡脏腑之有气者，皆能补之。然其性温，积温亦能成热，虽东垣云参、芪为退火之圣药，丹溪云虚火可补，参、术之类是也，此皆言虚火也。而虚火二字，最有关系，最有分解。若内真寒而外现假热之象，是为真正虚火，非放胆用之不可也。参附汤主之。附减半于参是也。然有一等元阴亏乏，而邪火燔烁于表里，神魂躁动，内外干枯，真正阴虚一证，谁谓其非虚火？如过用人参，实能助热，若节庵云：阳旺则阴愈消，《节要》云：阴虚火动者不用。又云肺热还伤肺等说，固有此理，不可谓其尽非。而李月池辈皆极不然之，恐亦未必然也。夫"虚火"二字，当分实中有虚，虚中有实，阳中有阴，阴中有阳，就证论证，勿以成心而执偏见斯可矣。若龙雷之火，原属虚火，如巴蜀有火井，投以水则燔，投以火则灭，是即假热之火，故补阳即消矣。至于亢旱尘飞，赤地千里，得非阳旺阴虚，而可以补阳生阴乎？或曰：此正实火也，得寒则已。余曰：不然。夫炎暑酷烈，热令大行，此为实火，非寒莫解。而干枯燥旱，泉源断流，是为阴虚，非水莫济。此实火与阴虚，亦自判然可别。是以阴虚而火不盛者，自可用参为君。若阴虚而火稍盛者，但可用参为佐。若阴虚而火太盛者，则诚有暂避人参，而惟甘寒壮水之剂，庶可收功。六味地黄汤，大剂浓煎。或人参固本丸：熟地、干地各二两，天冬、麦冬、青蒿、枸杞各一两，人参五钱。为末，炼蜜丸。盖天下之理，原有至是。谓之曰阴虚，必当忌参固不可，谓之曰阴虚，必当用参亦不可，要在斟酌病原，适其可，求其当而已。言闻曰：人参恶皂角。东垣理脾胃，泻阴火，人参、皂角同用，是恶而不恶也。人参畏五灵脂，古方疗月闭，四物汤加人参、五灵，是畏而不畏也。又吐痰在胸膈，人参、藜芦同用，而取其涌越，是激其怒性也，此非洞达经权者不能知。

熟地黄北方纯阴，土肥力大，怀庆者佳

味甘微温，阴中微阳，气薄味厚，降也。《本草》言：手足少阴、厥阴经药，大补心血，滋培肾水，兼益脏血之经。此论盖得其大略，而未尽其奥妙。夫地黄产于中州沃土之乡，得土气之最厚者，其色黄，土之色也，其味甘，土之味也，得土之气味与色，而曰非太阴、阳明之药，吾不信也。惟是生用性寒，脾胃喜温，固所宜慎。至于熟则性平，禀至阴之德，气味纯静，故能补五脏之真阴，而于统血多血之脏为至要，岂非脾胃经药耶？仲景八味丸，以熟地黄为君，脾肾兼补也。《经》云：饮食生化而输于肾。夫人之所以有生者，气与血耳。气主阳而动，血主阴而静。补气以人参为君，而芪、术为之佐。补血以熟地为君，而芎、归为之佐。然在芪、术、芎、归则又有所当避。而人参、熟地无有出其右者，故诸经之阳气大虚，非人参不可，诸经之阴血大虚，非熟地不可。凡阴血亏损，有为发热，为头痛，为焦思，为喉痹，为嗽痰，为喘气，或肾寒上冲为呕吐，或虚火载血于口鼻，或水湿泛溢于皮肤，或肾枯而泄利，或阴脱而跌仆，或阴虚而狂乱，或阴虚而神散，或阴虚而火升，或阴虚而燥动，或阴虚而刚急，或阴虚而水泛为痰，或阴虚而真气散失等证，舍熟地何以填精补髓，滴滴归源，使先天后天之阴血大旺，而阳有以化乎？然而阳性速，故人参少用暂用可以成功。阴性缓，故熟地非多用常用难以奏效。而今人有畏其滞腻者，则崔氏何以用肾气丸而治痰浮？有畏其滑湿者，则仲景何以用八味丸而治肾泄？有自蒸而用者，则带鲜而蒸者熟，既干而蒸者生，地头之甑大，气足而火候到，家常之甑小，气薄而火候微，此生熟之有殊，而功力之有间也。有谓阳能生阴，阴不能生阳者，盖亦偏说。夫阴阳之理原自互根，无阳则阴无以生，无阴则阳无以化。《内经》曰：精化为气，得非阴亦能生阳乎？又若制用之法，有用姜汁炒者，则必中寒兼呕而后可。有用砂仁制者，则必胀满不行而后可。有用酒拌蒸者，则必经络滞壅而后可。使无此三证，而妄用此制法，是不知用熟地者，正欲其静重而反为动散，以逆其性，是蛇足也。余意总不如用黑豆煮汤肉黄皮黑，补脾补肾，鲜者洗净，干者泡透，循环津润，九蒸九晒九露，以熟为度耳。今人即欲用之补阴，而必兼以渗利，则焉知补阴不利水，利水不补阴，而补阴之法不宜渗。既欲用之补血，而复疑其滞腻，则焉知血虚非燥土旱极望云霓，而枯竭之肠极喜滋润，设不明此，乃少用之，尚欲兼之以利，又孰敢单用之，而任之以多，单用而多且不敢，又孰敢再助以甘，而尽其所长，是又何异噎而废食也。悲夫！生地黄甘苦大寒，气薄味厚，沉也，阴也。入心包、肝、肾，泻丙丁导赤散，清燥金，消瘀通经，平诸血逆，治吐衄崩中，淋痢尿血，骨蒸烦躁，及伤寒温病阳强，痘疹大热。干地黄性味功用与生地略同而稍缓。滋阴退阳，凉血和血而生血，润燥除烦而止渴，治一切阴虚发热之证。乌龙丸治两目昏而复明，则他证可知。干地、熟地、川椒等份，为末，炼蜜丸，温酒送下。生地、熟地、归

身、白芍、丹皮四钱，元参、沙参、云苓、牛膝、荆芥二钱，柴、芩、犀一钱，热逆呕血验。［批：此加味犀角地黄汤，血热呕吐，男女皆宜。犀角磨汁另入，荆芥穗炒黑用。］

甘草 反甘遂、大戟、芫花、海藻，大忌无鳞鱼

味甘气平，性缓，生用补脾胃不足而泻心火，蜜炙补三焦元气而散表寒，可升可降，无毒而善于解毒，得中和之性，有调补之功。仲景有炙甘草汤。故毒药得之解其毒，刚药得之和其性，表药得之助其升，下药得之缓其行，助参、芪成阳虚之功，人所知也，助地、萸疗阴虚之危，谁其晓之。健脾胃，坚筋骨，长肌肉，祛邪热，随气药入气，随血药入血，无往不可，故称国老。余每用人参、熟地、甘草大剂浓煎，治气血两虚，阴阳将脱证，屡收奇功。惟中满勿加，恐其作胀。欲速下勿入，恐其缓功。恶心恶甘，呕吐亦忌。纯寒纯热之药，必用之以缓其力。《金匮》方，饮馔中毒，未审何物，煎甘草荠苨汤，入口便活。《千金方》阴头生疮。蜜煎甘草末频频敷之。梢达肾茎，止痛。小蓟饮子用之。小蓟、藕节、当归、黑蒲黄、黑栀子、生地、木通、滑石、甘草梢、竹叶等份，水煎服，治尿血、血淋效。

黄芪 生凉，炙温。

味甘气平，气味俱轻，升也，阳也。专于气分而达表，故能补元阳，壮脾胃，充腠理，长肌肉，治虚劳，除虚热，气虚难汗可发，表虚多汗可止。其所以止血崩血淋者，以气固而血自止也。故《经》曰：血脱补气。其所以除带浊泻痢者，以气升而陷自起也。故《经》曰：陷者举之。然而气味俱浮，专于气分，性不纯良，表实者不宜用，里虚者宜少用，恐升气于表，而里愈虚也。气实误用，则致喘急，胀满，关格；血虚过用，则致吐衄，痰壅咳嗽。仲景有黄芪建中汤。升阳益胃汤：黄芪二钱，人参、甘草、半夏一钱，陈皮、白术、白芍、白茯苓、泽泻、羌活、独活、柴胡、防风五分，黄连三分，生姜七分，大枣二枚，水煎。切庵曰：东垣首重脾胃，而益胃又以升阳为先，故每用补中上升下渗之药，此汤补中有散，发中有收，脾胃诸方，多从此方也。

白术

味甘涩气温。气味俱厚，可升可降，阳中微阴。乳制润其燥，土炒窃其气，气温燥，故实脾胃，驱呕逆，止泻泄，祛劳倦，进饮食，除湿运痰，津液自生。味涩滞，故止汗实表，痛疽得之反多脓，奔豚遇之反增气，上焦燥热，气多壅塞者不可用。佐黄芩以安胎，君枳实以消痞。白术三两，枳实三两，水煎分三服，治心下水积，坚大如盘。在气主气，在血主血，四肢困倦，目不欲开，怠惰嗜卧，不思饮食，当加用之。无汗则能发，有汗则能止。

茯苓 云南者佳

味甘淡气平，性降而渗，阳中阴也。上达肺气，而下通膀胱。《本草》言：白行壬癸，赤泻丙丁，故能利窍渗湿。仲景有茯苓甘草汤。利窍则开心益志，导浊生津，渗湿则逐水燥脾，补中健胃。祛惊痫，厚肠脏，治痰之本，助药之降。以其味甘，故曰补阳，但补少利多耳。皮专行水，盖以皮行皮之义，治水肿肤胀。脾不能为胃行其津液，故肿胀。《澹寮》五皮饮：茯苓皮、五加皮、桑白皮、大腹皮、陈皮等份，加生姜皮煎。此于消肿之中，仍寓补脾

之意。茯神附根而生，专理心经，补心气健忘，止恍惚惊悸，然总不外渗利，与茯苓不相远也。茯苓皮非补剂类也，一种而性味不同者甚多，观者勿以连及而误之，余仿此。

芍药反藜芦

味微苦、微甘、微酸，气微寒，气薄于味，敛降多而升散少，阴中阳也。白补赤泻，生用气微凉，酒炒气极平，其性降，故入血。补肝虚，泻肝实，固腠理，消痈肿，止泻泄，利小便，除眼疼，缓三消，敛血虚之发热，驱血虚之腹痛。白者安胎热不宁，赤者能通经破瘀。按芍药特补药中之微寒者，非若极苦大寒之比，乃产后补血和气之要药也。若谓其色白属金，寒伐生发，产后当忌，则凡白过芍药，寒过芍药者，又将何如？丹溪之言不可泥也。仲景芍药甘草汤，治荣气不足腹疼甚验。

当归

味甘辛，气温，味重气轻，可升可降。其味甘而重故补血，其气轻而辛故行血，补中有动，阴中有阳，血中气药也。头止血上行，身养血中守，尾破血下流，全和血不走。佐以补药则润，故能养荣，佐以攻药则通，故能止疼。荣虚而表不解，佐以葛根等剂，亦能散表。卫热而表不敛，佐以六黄之类亦能固表。惟其气辛而动，欲其静者当避之；惟其性滑而行，大便溏者当避之。若血滞为痢者，正所当用也。当归导滞汤，治痢神效。其要在"动滑"二字。入心生血，入脾统血，入肝藏血，凡血分受病必用之。血壅而不流则疼，须当归辛温以散之，使血气各有所归。诸头疼与心腹两胁疼，俱属肝木，故以血药主之耳。当归养血汤：黄芪一两，当归四钱，阳生阴长之义也。

远志甘草汤浸，去心，炒

味辛苦，气温，升也，阳也。功专心肾，故可镇心定神，祛邪安梦，壮阳益精，强志助力，增益智慧不忘，和悦颜色耐老。治小儿惊痫客忤，疗妇人口噤失音。因其气升，同参、草、枣仁能举陷摄精，交接水火，但可佐不可多。小草，其苗叶也。除胸痹心疼气逆，禁虚损梦遗精滑。古方定志丸：远志、茯神、石菖蒲、人参为末，蜜丸。

山药

味甘淡性涩，健脾补肺，坚骨益心。治诸虚百损，疗五劳七伤、健忘、滑精、泻痢、痈肿。但其气味轻缓，难胜专任，故补心肺必主参、术，滋肾水必主地、黄，涩滞浊须故纸同煎，固精滑仗茯、菟相济，止泻痢必借扁豆、莲子与芡实，生捣敷毒，能消肿硬耳。诸凡固本丸药，并可煮捣为糊。安道曰：仲景八味丸用之以强阴。

杜仲盐水拌，炒，断丝

味甘气温，色紫入肝，润燥补虚。子能令母实，故又滋肾，肝充则筋健，肾足则骨强，益精秘气，除阴囊湿痒，止小水梦遗，暖子宫，固胎气，坚筋骨，壮腰膝及足弱难行。孙琳曰：一少年新娶，得脚软病且疼甚，作脚气治不效。予思此肾虚也，用杜仲一两，水、酒各半煎服，六日痊愈。

牛膝川出者佳，怀次之

味甘苦，气微凉，性降而滑，阴也。酒蒸补髓填精，益阴和血，疗腰膝酸疼，滋须发枯白。酒渍走十二经络，助一身元气，主手足痿痹，血燥拘挛，通膀胱秘涩，大肠干结。生用其性下走如奔，破血癥，通血闭，引诸药下行。治心腹诸疼，淋沥尿血，堕胎极速，滑泄勿设。古方地髓汤，治尿血、血淋。牛膝一两，水煎服。切庵曰：热蓄膀胱，尿涩而疼曰淋。气淋便涩余淋，劳淋房劳即发，冷淋寒战后溲，膏淋便出如膏，石淋肝经移热于胞中，日久熬煎精结成石，非肾与小肠病也。色鲜心与小肠实热，色瘀肾与膀胱湿热，宜通气清心，平火利湿，不宜用补，恐湿热得补增剧也。牛膝诸淋要药，血淋尤宜。又有中气不足致小便淋沥者，宜补中益气，《经》云"气化则能出"是也，忌用淋药。李时珍曰：虎杖根尤通五淋，破宿血。《本事方》虎杖根二两水煎，去渣，入乳香、麝香少许服。一妇人砂石淋已十三年，每溯痛楚不可忍，偶得此方服之，一夕而愈，此予眼见者。又《圣惠方》治月经不通，癥瘕腹大如瓮，虚胀雷鸣，四肢沉重，气短欲死。虎杖根一斤，锉碎，水十碗，浸一宿，煎取二碗，再入茜根汁二碗，牛膝汁二碗，同煎如饧，每用三钱，酒化冲服，日二夜一，宿血当下，男积亦治。

何首乌

味苦甘涩，气温。夜则交藤，有阴阳交合之象。坚肾补肝，养血祛风，消瘰疬散痈肿，疗五痔止肠风，驱恶疟，乌须发，明耳目，添精神，长肌肉，补虚劳，强筋骨，益精髓，壮腰膝，治妇人经胎产崩漏等证。老弱尤为要药，久服生子延年，应节处方，嘉靖验之，此七宝美髯丹之所以传也。赤白合用，气血兼补，黑豆拌蒸，勿犯铁器。

七宝美髯丹：赤、白何首乌二斤，黑豆汤浸，蒸晒九次，牛膝酒浸，蒸晒三次，白茯苓乳蒸，归身、枸杞子、菟丝子酒蒸八两，故纸四两，黑脂麻拌炒为末，炼蜜丸，盐水送下。

山茱萸 酒蒸去核

味辛酸，涩收敛，气平微温，阴中阳也。入肝、肾，益精秘气，助水脏以暖腰膝，充精气以利九窍，壮阳道节小便，涩带浊敛汗止渴，调经收血，主心下邪气，除一切风，逐一切冷。所云滑则气脱，涩剂所以收之也。仲景八味丸用之，其性味可知。或云畏酸者暂已之。古方草还丹益元阳补元气，固元精滋元血，续嗣延年之要药也。山茱萸酒蒸去核一斤，破故纸酒炒八两，当归酒蒸四两，麝一钱，为末，炼蜜丸如桐子大，每服八十一丸，酒下。

胡桃仁

味甘气平，肉润皮涩，其汁青黑，入肺、肝、肾、命门、三焦。温肺润肠，固精秘气，养血滋阴。佐故纸减半，治肾虚腰疼，有木火相生之妙。上而虚劳喘嗽，中而遗精滑泄，下而腰脚痿躄，内而心腹之痛，外而痈疡之毒，皆可除也。加味青蛾丸，治肾虚腰疼，并外邪所侵腰腿筋骨疼。胡桃仁八两，破故纸盐水炒、杜仲姜汁炒、牛膝酒炒、黄柏盐水炒四两，知母盐水炒三两，萆薢四两，盐、酒、童便、米泔各浸炒一分，晒干为末，春夏米粥为丸，秋冬炼蜜为丸，任下。

女贞子

味甘微苦，气平。其树似桂，少阴之精。益肝肾安五脏，养精神强腰膝，补风虚乌发须，疗百病聪耳明目，久服延年，古方罕用何哉？女贞子酒蒸二十两，榷干十两，旱莲草十两，炼蜜丸，补肾益肝，强阴壮阳，治虚损百病。如四月捣桑椹汁，七月捣旱莲汁，不必用蜜。因其树隆冬不凋，故又谓之冬青子，亦女贞之义，也非两种也。

枸杞子

味甘微辛，气平，可升可降，润肺滋肾养肝。以其味重而纯，故能补阴，以其阴中有阳，故能补气。阴滋则血盛，气足则阳旺。谚云：去家千里，勿食枸杞，谓其能壮阳也。实则壮阳而无动性，故用以佐熟地最妙。其功聪耳明目。_{杞菊丸：等份炼蜜丸。}益神魂添精髓，强筋骨补虚劳，止消渴，真阴虚而脐腹疼不止者，多用神效。地骨皮即枸杞根皮也。味甘辛微苦，性寒，走血分，入肝、肾、三焦、胆经。退阴虚血热，疗有汗骨蒸。凡不因风寒而热在阴分骨髓者，最宜此物。凉而不峻，可理虚劳，气轻而平，故亦清肺。时珍曰：枸杞骨皮佐以青蒿，甘寒退大热，不比芩、连苦寒之伤胃也。

菟丝子_{先以甜水洗净，浸胀，次酒浸，蒸熟，杵烂捏饼，晒干，炒}

味甘辛，气温性固。入肝、脾、肾。补髓添精，助阳起痿_{《千金方》菟丝饼五两，雄鸡肝三具，雀卵和丸，如小豆大，温酒每下六十丸，日二次服}，暖腰膝冷疼，壮气力筋骨，开胃进食肥肌，尤安梦寐。_{《局方》茯菟丸，治精滑淋浊，及强中消渴。菟丝饼十两，五味子八两，白茯苓、石莲肉三两，山药六两，酒煮，山药糊为丸。精滑淡盐水下，赤浊灯心汤下，白浊白茯苓汤下，强中元参汤下，消渴米饮下。此方于补正气中泻肾邪也。}

覆盆子_{淘净酒蒸}

味甘，气温，入肝、肾。主肾伤精滑，阳痿不起，小便频数，补虚续绝，调气温中，安和五脏，益肾强阴，补肝明目，泽肌肤，乌须发，亦疗中风成惊。_{古方五子衍宗丸：覆盆子、菟丝子、枸杞子、五味子、沙苑、蒺藜子等份，为末，炼蜜丸，余意加车前子减半，强阴益精，利水不走气，亦犹仲景八味丸用泽泻之义。}

五味子

皮甘肉酸，性平而敛，核味辛苦，性温而缓，兼有咸味，故名五味。入肺、肾。南治风寒咳嗽，北主虚损劳伤。整者，用其甘酸生津解渴，止泻除烦，收耗散之金，滋不足之水，敛虚汗解酒毒。敲碎，用其辛温敛气强阴，补虚明目，固元阳_{《千金方》治阳痿不起，为末，温酒调二钱，日三服，一月见功，壮筋骨，除喘满五味子汤，治喘而脉伏，及寒热而厥，昏冒无脉者}。肝旺吞酸，助木克土。_{《卫生方》治久嗽肺胀。五味子二两，罂粟壳五钱，饧炒为末，饧丸弹子大，每水煎一丸服。又丹溪方治久嗽不已。五味子一两，五倍子、风化硝四钱，甘草三钱，为末，蜜丸噙化。}

五加皮

味辛苦，气温。顺气化痰，胜湿祛风，坚筋健步，强志益精。去妇女阴痒难当，扶男子阳痿不举，小便遗淋可止，腰膝足痹能除。_{五加皮二两，牛膝一两，酒浸，木瓜一两，为末，米饮入酒一茶匙，调服二钱，尤治小儿三四岁不能行者。}逐四肢因气不遂，祛肌肤瘀血多年。芬香五叶者佳。按：五加皮乃五车星之精也。才应五湖，人应五德，位应五方，物应五车。故青精入茎，有东方之液；白气入节，有西方之津；赤气入花，有南方之光；元精入根，有北方之饴；黄烟入皮，有戊己之灵。五神镇生，相转育成。饵之延年，胀者反婴。_{《千金方》五月五采茎，七月七采叶，九月九采根，合为末，治五缓虚羸。}

胡芦巴

味苦，气温，纯阳。《本草》云：番国萝卜子也。入右肾，暖丹田壮元阳。驱胀满腹胁中，退青黄面颊上。同硫黄、黑附子疗肾脏虚冷佳_{三味等份，为末，炼蜜丸，温酒下；}

合桃仁、大茴香治膀胱疝气效三味等份，麸炒，为末，半以酒糊丸，盐汤下，半以散，米饮调下，九散相间，早晚服；长服补火滋水，健脾和胃延年。桃仁，胡桃仁也。

锁阳 酥炙

味甘咸，性温。入肾。补精壮阳，滋燥养筋，疗痿弱，润大便。因其固精，故有锁阳之名。老人枯秘煮粥弥佳，最为要药。锁阳三钱，肉苁蓉三钱，苏子一钱，升麻五分，水煎入蜜服。

肉苁蓉

味甘咸辛酸，气温味重，沉也，阴也。以其味重甘温，故壮元阳补精髓，并绝阴不生，暖腰膝坚筋骨，除下焦冷疼。以其补阴助阳，故禁虚寒遗漏泄精，止淋沥带浊崩中；以其味酸性滑，故骤服立通大便，必需酒蒸五钱，性与锁阳相近。便滑溏泻勿掺。

骨碎补 去毛，蜜炙

味苦，气温，入肾。破血有功，止血甚验。主折伤，补精髓，疗耳鸣，治周痹，固牙齿，去湿热疼痛，及肾虚久泻。研末，入猪肾中，煨熟食之。盖肾主二便，久利多属肾虚，不专责脾胃也。六味丸料加骨碎补，治肾虚牙疼效。

阿胶

味甘辛，气平而厚，能升能降，阳中阴也。入肺、肝、肾。其性温和，故润肺疗痈痿，益气定喘嗽。其味甘辛，故除吐衄淋痢，扶劳伤羸痩。其味甘缓，故安胎固漏下血酒煎服，理带止崩，补肝血，滋肾水，利大小肠，并治瘀浊，及逆上之痰也。杨士瀛曰：小儿惊风后瞳仁不正，阿胶倍人参服最良。以阿胶育神，人参益气也。仲景胶艾汤，治胎动血漏腹疼，并月水不调，淋沥不断。阿胶、艾叶、川芎二钱，当归、生地黄三钱，白芍四钱，水酒煎服。热加黄芩。

龟甲胶 河水洗净，捶碎入水，桑柴火熬成膏

味甘，气平，属金与水，纯阴无阳。补心益肾，养阴资智。主骨蒸劳热，腰脚痿软，一切阴虚血弱之证。甲酥炙或猪油炙。与胶功同而力微。

鹿角胶 寸断，河水浸刮，桑柴火熬，入醋少许，再熬成膏，取角捣霜

味甘咸，气平，纯阳无阴。填精益气，大补阴中之阳。手足腰腿肩臂骨节疼痛，酒化服立效。头旋眼黑，遗浊崩带，大有殊功。敲碎炒珠，安胎亦神，入丸亦同此制。霜与胶功同而力微。鹿茸甘温，纯阳。补命火，壮元阳，养血生精，壮骨强筋，其力更峻于胶，主一切虚劳危急之证，相火旺者并忌。《医余》曰：一人有臁疮，赤肿而疼，用黄柏久不愈，加霜灰、发灰、乳香之类则愈。此阴阳寒暑往来之理也。《备要》曰：龟、鹿皆灵而有寿。龟首长脏向腹，能通任脉，故取以补心、补肾、补血，以养阴也。鹿鼻长反向尾，能通冲脉，故取以补命门、补精、补气，以养阳也。此物理之元微，神功之能事。观其一主阴虚血弱，一主阳虚气弱之病，可悟矣。龟甲鹿角合熬去粗，入人参熬成，名龟鹿二仙膏，大益气血，兼理阴阳。

丹砂

味甘微寒，色赤属火，体阳性阴。<small>离中虚有阴也。</small>镇心安神，益气明目，发汗定惊，祛风解毒，通血脉，除烦热，止消渴，疗百病。多服久服，令人痴呆，炼熟大热有毒。

<small>丹砂安神丸：黄连、元参、云苓一两，归身、生地七钱五分，远志、黑枣仁五钱，琥珀、犀角、甘草二钱五分，丹砂三钱为衣，为末，竹叶、灯心汤丸，滚水送下。治一切神短烦躁不安，夜卧不宁，惊悸怔忡，恍惚健忘，甚验。</small>

磁石<small>色黑吸铁者真，火煅醋淬。诸石皆毒，独磁石冲和无猛气</small>

味辛咸，沉也。色黑属水，引肺入肾。补精益气，通耳明目，除烦祛热，疗虚羸周痹，骨节痛，治惊痫肿核吞针铁。<small>时珍曰：《千金》磁辰丸但云明目，而未发出微义。磁石二两，镇养肾阴，使神水不外溢；辰砂二两，镇养心血，使邪火不上侵；佐以炒熟神曲一两，以敛其暴气；生神曲三两以生发脾胃之气，为末，炼蜜丸，熟水送下。乃黄婆媒合婴妊之理也。</small>

玉竹<small>一名葳蕤</small>

味甘，气平，性温，阳中之阴。润肺补中。主心腹结气，腰脚冷疼，止眦烂双眸，逐风淫四末，泽容颜，调气血，全体康健。但性缓力微。《本草》言用代人参，若遇虚危证，纵加斤许，曾何益于毫末哉！惟多用常用，所主风湿虚劳之缓证耳。

润剂类

天门冬<small>去心，酒蒸</small>

味甘苦，气寒，沉也，阴也。上达肺气，清金降火，益水之上源；下通少阴，滋肾润燥。治肺痿、肺痈吐血<small>痿为正虚，素感风寒，咳嗽短气，鼻塞胸胀，久而成痿。痈为邪实，热毒蕴结，咳嗽脓血，胸中隐疼。治痿宜养血补气，保肺清火。治痈宜泻热清痰，开提升散。痿重而痈轻也</small>，疗虚劳内热，定喘，除骨蒸，解烦渴，清痰嗽，并足下热疼及骨痿难行。<small>三才封髓丹降心火，益肾水，润而不燥，滋阴养血。治心火旺盛，肾精易于施泄。天冬二两，熟地二两，人参一两，黄柏三两，砂仁一两五钱，炙甘草七钱五分，为末，炼蜜丸，肉苁蓉五钱酒浸，煎汤送下。</small>

麦门冬<small>酒浸，去心</small>

味甘苦，气寒，降也，阳中阴也。以其甘多苦少，故能清心润肺，肺中伏火，非此不除。补上焦津液，解胸膈烦渴，止胃火呕吐<small>胃火上冲则呕吐，宜麦冬。又有因虚、因寒、因痰、因食之不同，随证治之，不可执一也</small>，疗手足痿躄<small>手足缓纵曰痿躄。阳明湿热上蒸于肺，肺热叶焦发为此证。《经》云：治痿独取阳明。《经疏》曰：麦冬实足阳明胃经之正药，益精强阴，泽肌润结，肺痿肺痈，咳唾衄血，经枯乳汁不行，肺燥痰嗽不绝。午前嗽多属胃火，宜芩、连、栀、柏、知母、石膏；午后嗽及日轻夜重多属阴虚，宜麦冬、五味子、元参、知母、六味。</small>降火清心，消痰补怯，金受火困，生脉须加人参。便滑泻利，胃寒二冬勿设。<small>古方麦冬饮子治劳嗽虚热，咳喘痰血。麦冬二钱，五味子、人参七分，黄芪二钱，归身、白芍、炙甘草一钱，水煎服。</small>

款冬花<small>甘草汤浸</small>

味甘辛，性温，阳也。入心、肺。主中风喉痹，治肺痈脓血腥臭，疗肺咳痰唾稠黏，润肺泻火邪，下气定喘促，驱久嗽。<small>凡阴虚劳嗽，用款冬花、紫菀、百合、沙参、生地、麦冬、五味、知、柏、芩、芍。如内热骨蒸加丹皮、地骨皮、青蒿皆宜。如嗽而复泻，为脏腑俱病，嗽而发热不止，为阴虚火炎，皆难治。</small>

紫菀_{蜜炙}

味苦辛，性温。入心、肺。主咳逆上气，喘嗽脓血，补虚调中，消痰泻热，开喉痹之恶涎，疗小儿之惊痫，散结下气，善利小便，专治血痰，为血劳圣药。_{海藏：紫菀汤治肺伤气极，劳热久嗽，吐痰吐血，肺痈肺痿。紫菀二钱，阿胶、知母、贝母一钱，人参、云苓、甘草、桔梗五分，五味子十二粒。便溏加莲子一钱，一方有款冬。}

酸枣仁

味甘，气平，性润。其肉味酸，故名酸枣而入肝，其仁居中，故主收敛而入心。不眠炒用，多眠生用。宁心志，止虚汗，解烦渴，养血安神，益肝补中，收敛魂魄，祛心腹寒热，能安和五脏，润剂上品也。按：枣仁味酸，本入肝经，而心则其所生者也，脾则其所制者也，胆又其所依之府也，并宜入之。《圣惠方》云：胆虚不眠，寒也。炒熟为末，竹叶汤下。盖以肝胆相为表里，血虚则肝虚，肝虚则胆亦虚，得熟枣仁之酸温，以助肝气。则木乘土位，又主困倦，所以令人多睡。又《济众方》云：胆实多眠，热也。生研为末，姜汤调下。盖以枣仁秋成者也，生则得兑金之全气，而能制木，肝木有制，则脾不受侮，而运行不睡矣。此皆自然之理也。_{归脾汤用之。}

柏子仁_{鲜者}

味辛甘，性润。气香透心肾而悦脾，养心气，润肾燥，助脾滋肝，资智宁神，聪耳明目，益血止汗，除风湿，愈痫惊，通关窍，泽皮肤，润剂上品也。切庵曰：补脾药多燥，此润而香能舒脾，燥脾药中兼用最良。_{柏子仁丸：柏子仁二两，人参、白术、半夏、五味子、牡蛎粉、麻黄根一两，麦麸五钱，为末，煮枣肉丸，米饮下。此养心宁神，补阳敛汗之要药也。阴虚多汗加熟地黄、杜仲。}

大麻仁_{即作布之麻，去皮用}

味甘，气平，性润。入脾、胃、大肠。缓脾润燥，疗胃热汗多而便难_{三者皆燥也，汗多则津枯而便燥。}仲景有麻仁丸。麻仁苏子粥酌量与服，破积血，通乳而利水。又木谷也。亦能治风。

百合_{白花入药，红花者不可用}

味甘淡，气平。故益气补血，安心定魄，调中润肺，逐惊悸，止涕泪，缓风湿咳嗽，散乳痈喉痹，解蛊毒，润大小便秘。仲景用治百合病，有百合地黄汤。盖借其平缓不峻，收失散之缓功耳。并治肺伤劳嗽，喘咳痰血。_{蔵庵百合固金汤：百合、生地二钱，熟地三钱，麦冬钱半，元参、当归、白芍、贝母、桔梗、甘草一钱，此以甘寒培本，不以苦寒伤生发之气也。}

枳椇子

味甘，气平。润五脏，解酒毒，除烦渴。赵以德治酒毒房劳而病热者，于补气血药中加葛根，反汗出懈怠，不禁葛根之散也，得枳椇子加入即愈。

牛乳

味甘，微寒。润肠胃，解热毒，主噎膈反胃。按：东垣云：上膈由气，治在和中降气；中膈由积，治在行气消积；下膈由寒，治在温中散寒。气血不足其本也，痰涎停滞其标也。非胃枯则胃寒，服香燥药取快一时，破血散气，是速其死也，韭汁牛乳饮主之。张氏随宜加姜汁、藕汁、梨汁名五汁安中饮。或酌加竹沥、莱菔汁、芦根汁、陈米酒，佐以理中汤、八味丸加减用之，无不愈者，此其大略也，润泽存乎一心。郑奠一治噤口痢，服牛乳即瘥，可想其性味功用耳。凡用牛乳十分，诸汁只二分。

竹沥

味甘，气平。疗阴虚发热，理中风噤牙，小儿天吊惊搐，入口便定。妇人胎产闷晕，下咽即苏。《衍义》云：胎前不损子，产后不碍虚。却老痰，除涎饮，止惊悸，祛癫痫。痰在手足四末，非此不达；痰在皮里膜外，有此可驱。竹沥达痰丸酌用六君子汤合滚痰丸为末，以竹沥三浸三晒，竹沥打面糊为丸。每服二钱，竹沥入姜汁送下，前证皆验。世人反以为寒，疑置不用。殊不知竹之有沥，犹人之有血也。气味甘平，经火煅出，何寒之有？

蜂蜜 七月勿食生蜜，令人霍乱暴下

味甘，性平。入脾、肺经。益气补中，润燥解毒，除心烦，通便闭，止泻痢，悦颜色，润脏腑，和百药，却众病。蜜、酥等份，熔化一处，或汤或酒，日数调服不拘时，治久病血枯，并润燥止渴。蜡味淡渗。去陈积，主下利。古方蜡匮巴豆丸，治一切寒癖宿食，积滞疟痢。巴豆去心膜油，杏仁炒，各四十九粒，为末，熔蜡和丸，绿豆大，水下三五丸。炙疮固膜。蜡矾丸护膜托里解毒，成脓心烦加雄黄。

寒剂类

元参 反藜芦

味甘苦咸。甘能滋阴，苦能清火。因其味甘故降，性亦缓。《本草》言惟咸入肾经，不知其尤走肺脏，故退无根浮游虚火，散周身经络热壅，逐颈项喉咽痹毒，驱男子传尸骨蒸，解温病潮热晚来，及烦躁懊憹发斑，疗妇人产乳余疾，并肠中血瘕癥坚，补肾肾水滋阴明目，祛劳嗽痰血渴烦。肾脉贯肝膈，循喉咙，系舌本。肾虚则真阴失守，孤阳飞越，此喉痹咽肿，痰嗽吐衄之所由来也。骨蒸潮热亦本于此。元参壮水以制火，故并治之。元参、麦冬、生地、白芍、丹皮大剂煎汤，磨犀角汁对饮，治热嗽痰血甚验。

沙参 反藜芦

味甘苦，气薄体轻，性微寒。除邪热，专清肺，兼益脾、肾。滋养肝血，散游风瘙痒，消痈疡疮肿，疗胸痹止频惊，除疝疼心腹疼。但性缓力微，难胜专任。易老曰：人参补五脏之阳，沙参补五脏之阴。特以其甘凉而和，补中益气，故有是论。若言对待人参，相去天渊。沙参一两，阿胶五钱，大剂煎饮。治虚劳久嗽肺痿。《局方》沙参五钱水煎，治肺热咳嗽。

苦参 反藜芦

味苦，性寒，沉也，阴也。入胃、大肠、肝、肾。主肠风下血，及热痢刮疼难当，疗温病狂乱，致心燥结胸垂死酒煎一两，能吐天行温毒，赤癞眉脱，驱风除湿有力讱庵云：郑奠一用苦参、蒺藜，倍胡麻，治大风癞疥屡有愈者，黄疸食劳，失饥过饱所致苦参、龙胆草等份为末，牛胆汁和丸，如桐子大，渐服五、七、九丸，日三次，生大麦芽汁送下，甚验，并一切痈疡风热斑疹。皂角四两，水揉掇汁，入苦参末二两和丸。温水送下钱余，治通身风疹痹痛不可忍，即近隐处

皆然者，亦多痰涎，夜不能卧，甚验。

黄连 川出

味苦，大寒，味厚气薄。诸凉药皆润，而此独燥，降中微升，阴中微阳，专泻诸火。古方有黄连解毒汤。火在上米酒炒，火在下童便炒，火而呕者姜汁炒，火而伏者盐水炒，吴茱萸炒止疼，陈壁土炒止泻，同大黄治温病邪热，同枳实除宿食火胀，同花粉消痰热烦渴，同广木香治滞下泻利腹疼，同吴茱萸治肝热吞吐酸水。黄连六两，吴茱萸一两，名左金丸。清肝凉血，和胃厚肠，凉胆止惊痫，泻心除痞满，散阴户肿疼，驱食积热疳，去恶疮痈肿，除湿热郁烦，善消痔漏，亦治火眼。解乌、附、巴豆毒，泻血气痰食火。若虚火犯之，反从火化助热。仲景诸泻心汤用之。

胡黄连

味苦，性寒。入肝、胆、心、胃。与黄连同功。治温病痎疟，骨蒸劳嗽，三消五痔，五心烦热，火毒血痢同乌梅、伏龙肝等份为末，茶清调服，明耳目益颜色，疗胎蒸虚惊，除五疳虫热。胡黄连、黄连等份，丹砂减半，入猪胆内煮熟，取出，加芦荟同连数，麝少许，糯米粥丸服。

黄芩

味苦，气寒。气轻于味，降而能升，阴中微阳。枯者入肺，条者入大肠。欲其上酒炒，欲其下生用。枯者清上焦之火，消痰利水，定喘止嗽，解温疫热毒，退往来寒热，清咽利膈，尤祛肌表之热，故治赤眼斑疹，鼠漏疮疡。条者凉下焦之热，能除赤痢，热蓄膀胱，大肠秘结，便血漏血。胎因火动不安，酌佐砂仁、白术。肠因火滞为疼，可加黄连、厚朴。仲景黄芩汤治太阳少阳合病下利。

黄柏

味苦微辛，大寒。阴中微阳。善降三焦之火，但其性多沉，专入足少阴本经，为足太阳、厥阴之引经也。清胃火呕哕蛔虫，除伏火骨蒸烦渴，去肠风热痢下血，逐二便邪火结淋，上可解热渴口疮，喉痹痈疡，下可去足膝湿热，疼痛痿躄。黄柏、苍术名二妙散，治下焦湿热。总之寒润降火最速。《本草》言其制伏龙火，补肾强阴。然吾谓龙火岂沉寒可制，水枯岂苦劣可补？阴虚水涸，得降愈亡，扑灭元阳，莫此为甚。水未枯而火盛者，用以抽薪则可。水即枯而发热者，用以补阴实难。当局者勿泥陈言，认为补剂。泻膀胱邪火，利小便热结，降下焦湿肿，治痢疾便血。但脾虚胃弱者，宜慎用之。脉滑大有力，盐水炒用。

知母 酒、盐、水炒

味苦辛，气寒，气味俱薄，性沉而降，阴也。上清肺金而泻火，下润肾燥而益气，漏无根之浮火，退有汗之骨蒸，润肺解渴，消痰止嗽。治伤寒烦躁，疗温病大热，利二便，清浮肿。按：《本草》言其滋阴，又言滋化源者，正因苦寒灭火以救肾水，不致于涸耳。与黄柏略同，非真补肾也。时珍曰：知母佐黄柏，有金水相生之义，但黄柏入血分，知母入气分，各一两，肉桂二钱为末，炼蜜丸，名滋肾丸，治下焦积热小便不通。此东垣治王善夫方也。

栀子

味苦，性寒，味厚气浮。轻飘象肺，色赤入心。泻心、肺邪热，屈曲下行，而三焦之郁火以解，则热厥心疼以平，吐衄痢血以息，及心烦懊憹不眠，五疸五淋，津枯口渴，目赤紫癜，疱皶疮疡悉除。留皮除热在肌表，去皮却热在心腹。仲景因气浮而苦，极易动吐，合淡豆豉用为吐药，以去上焦之滞痰。《本经》谓其治大、小肠及胃中热，丹溪谓其解郁热行结气，其性屈曲下行，大能降火从小便泄出。非利小便，乃清肺也。肺清而化，膀胱为津液之府，故小便得以出也。余谓助以佐使，治各不同。加茵陈除湿热疸黄，加豆豉除烦躁不眠，加厚朴、枳实除烦满，加陈皮、生姜除呕哕，加生姜汁除心胃久疼，加元胡索除疼因血结。又止霍乱转筋，去目赤痛疖。炒黑尤清肝胃之火，解郁止血，服末治吐，吹鼻治衄。

连翘 去心

味苦辛，气寒，气味俱薄，轻清升浮，阳中有阴。入手少阴、手足少阳、阳明。泻心经客热殊功，降脾胃湿热神效。去寸白、蛔虫，通月水五淋。以其味苦轻，故达肌表，散痈毒斑疹，疮家号为圣药。以其气辛散，故走经络，通血凝气滞，结聚所不可无。河间双解、凉膈俱用之。

青黛 波斯者良，次则福青

味甘苦，性寒。入肝、脾。除郁火，解热毒，散肿硬同马齿苋捣，敷一切湿热疮，止血痢，疗伤寒、温病发斑，面黄鼻赤耳聋，目直视，治小儿疳疮虫瘦，惊痫狂邪稠痰，唇焦渴。青黛散治发颐，及两腮肿硬。青黛一钱，甘草、蒲公英二钱，银花五钱，瓜蒌半个，酒煎。

白头翁 近根有白茸，得酒良

味苦，性寒。坚骨凉血，入阳明血分。主火毒血痢仲景白头翁汤，温疟发狂，癥瘕积聚，瘰疬吐衄，齿骨疼痛，男子偏疝，小儿秃疮。

石莲子 去壳

味苦，性寒。入心、胃、膀胱。主噤口痢浓煎石莲汤，磨入沉香汁，及湿热渗入膀胱，而为遗浊淋沥，清心除烦，开胃进食。按：噤口痢由元气虚脱，大便频数，心气与胃不安故也。得石莲以通心气，而胃气自开矣。

川楝子 浆水煮，去核

味苦，气寒，有小毒。入肝舒筋，治脏毒下血炒末蜜丸，大米饮下，疗肾消膏淋同茴香炒，等份为末，温酒调下，尤导小肠、膀胱之热，引心包相火下行，通利小便，为疝气主药。按：疝气初起，未有不因内虚外袭，留而不行，其病则实。然必先疏泄其气，所谓通则不滞不疼矣。若骤加补益，入腹攻心，变成危证。古人用五苓散加楝子、橘核、茴香，少加木通、槟榔，立方之工稳极矣。兼治伤寒、温病热厥热狂，心疼腹疼，疗疡疥，杀三虫，《夷坚志》曰：楝根白皮浓煎，入麝少许，治消渴有虫，耗其津液者，下其虫而渴自止。合乌梅、生姜、使君子，或煎或丸服，诸虫皆下。

牛蒡子 酒蒸

味苦，气平，性寒。入十二经络。主风湿瘾疹盈肌，退风热咽喉不利，散瘰疬疮疡诸肿之毒，利手足腰膝凝滞之气，润肺止嗽，降气消痰，其性通散。温酒调末，每服二钱，祛齿牙虫疼，消面目浮肿。

青蒿

味微苦，性微寒，气清香。童便熬膏，退骨蒸劳嗽，治虚劳之圣药也。世以茵陈蒿代之，大混。鼻中息肉，用青蒿灰、石灰等份，淋汁熬膏，点之甚效。

茵陈蒿

味苦，性寒。入脾、胃、膀胱。利湿清热，专治疸黄，佐用栀子。黄而湿多肿，再加渗利；黄而燥干涩，再加凉润。惟阴黄一证不治。黄疸、谷疸、酒疸、黄汗疸、女劳疸。亦有蓄血发黄，不尽脾胃湿热。女劳疸必属肾虚。酌用四物、苁紫、六味、知柏壮其水，四君培其气，随证加利湿清热药自效。痰火湿热泻痢固宜，寒热痰疟发黄尤效。仲景茵陈蒿汤。

山豆根 广出者佳

味苦寒。泻心火以保肺金，而大肠之风热亦清。主喉痛喉风，龈痛齿疼，热咳喘满，下利腹疼，疗人马之急黄，治蛇狗之咬伤。桔梗甘草汤加山豆根、元参、荆芥穗、防风，治咽喉龈齿肿疼甚验。

防己 车前草对蒸晒，干以心花黄色为佳

味辛苦，气寒。入十二经，尤善腰以下至足湿热肿盛，疗风湿手脚挛疼拘急，口眼喎斜，止嗽清痰，利大小便。惟十二经真有湿热壅闭，及膀胱积热下注脚气，诚为要药。但臭味拂人，妄用令人减食。木、汉二种，木主风，汉主水，为不同。脚气乃寒湿郁而为热，治以防己为主药。湿加苍术、木瓜，热加芩、柏，风加羌活、草薢，痰加竹沥、南星，活血加四物，大便秘加桃仁、红花，小便秘加牛膝、泽泻，疼连胁加龙胆，疼连臂加桂枝、灵仙，冲心加槟榔，不可骤补。

石膏

味辛甘，气大寒，气味薄，体沉重。生用速，煅用缓，降而能升，阴中有阳。以其寒散清肃，故祛肺胃三焦之火，辛能清肺解肌，最逐温热暑湿而除头疼。甘能缓脾益气，极善生津止渴而却烦热。邪火盛不食，胃火盛多食，皆其所长。阳明热牙疼，太阴火痰喘，尤当速效。仲景有白虎汤。景岳玉女煎，滋少阴之水，泻阳明之火，良方也。

香薷

味苦辛，香散气轻，有彻上彻下之功。疗霍乱中脘绞疼，治伤暑小便涩难，清肺热拨浊四阴，降胃火郁滞潜解，去口臭水肿，亦消除烦热。麻黄为冬月发汗要药，香薷为夏天散暑良剂。《局方》香薷饮：香薷、白扁豆、厚朴、黄连等份。水煎，治中暑热盛，口渴心烦。湿加茯苓、木瓜，虚加人参、白术、陈皮、炙甘草，名十味香薷饮。

瓜蒌实 反乌头，连皮子瓤捣用，单用子误也

味甘，气寒，味厚气薄，性沉降，阴也。降胸膈结滞痰涎，开脾胃热郁气闭，解消渴定喘胀，滑大便疗胸痹。仲景有瓜蒌薤白白酒汤。《本草》言其又能补气治虚劳，恐未必然。天花粉即瓜蒌根也。酸能生津，甘不伤胃，微苦微寒，降火清金，阴中阳也。大宜虚热人，最凉心肺渴热，大降膈上热痰，消痈肿排脓，散跌仆瘀血，除狂热杂疾

杂疾者，杂气之疾也，即所谓温病也，去胃热黄疸，润枯燥利水道，止小便数。尤涤胸中郁热垢腻，为消渴之圣药。古人治消渴多用之。小柴胡汤以天花粉易半夏，仲景治少阳证口渴者。

马兜铃

味苦，性寒。阴中之阳，入肺经。主清肺除咳痰气喘，疗血痔久瘘。按：兜铃主肺金，何以治痔瘘？盖肺与大肠相表里，肺移热于大肠，故有此证，清其里而表自清矣。马兜铃散治肺热咳喘痰血，兜铃钱半，阿胶、元参、生地、麦冬二钱，五味子、桔梗、甘草一钱，水煎服。根名青木香，下气甚速，散气最捷。

枇杷叶去毛，蜜炙

味苦，性平。清金和胃而下气，气下则火降痰消，而热咳呕逆烦渴之证悉平。切庵曰：一妇肺热久嗽，身如火炙，肌瘦成劳，用枇杷叶、款冬、紫菀、桑白皮、杏仁、木通等份，大黄减半，炼蜜丸，早晚噙化一丸，未终剂而愈。

金银花

味甘，气寒。白入肺，黄入脾。大益气血，久服轻身延年。补虚止渴，疗水泻肠澼血痢浓煎汤入蜜服，佐他药兼用最良，兼理风气，除湿气，尤主化毒，专治痈疽银花五两，甘草一两酒煎，日三服尽，至大小肠通利，则药力到毒自消矣，未成则散，拔毒功深，已成则溃，回生力大。此有益无损之药也，世多忽之。

蒲公英

味甘苦，性寒。入脾、胃、肾。擦牙乌髭发，通淋称妙品。溃坚肿，消结核，屡著奇功。解食毒，散滞气，每臻神效。蒲公英五两，同金银花或藤，取汁入酒，日三服尽，治乳痈。按蒲公英花黄属土，质脆，断之有白津涂狐尿刺，茎如葱管而细，四时常花，花罢飞絮，絮中有子，落处即生。禀天地中和之性，故善解毒。又名地丁者，以其消疔毒也。白汁点之。

龙胆草甘草汤浸，晒干

味苦，性大寒。入肝、胆、膀胱、胃。止泻痢，去肠中小虫，却惊痫，益肝胆二气，退胃中伏火及温病发黄，除下焦湿热，并酒疸黄胖，驱客忤疳气，疗痈疽口疮。酒浸辅佐柴胡，上治眼目赤疼，胬肉必加，翳障通用。《局方》龙胆泻肝汤：龙胆、黄芩、栀子、生地俱酒炒，木通、车前子、泽泻、柴胡、当归、甘草等份，煎服。利湿清热泻肝胆，诸方之准绳也。龙胆为末，以猪胆汁，点温酒，每调服一钱，治伤寒后盗汗。

夏枯草

味苦辛，性微寒。入肝经。主瘰疬瘿瘤，疗湿痹脚肿，肝虚目珠夜疼夏枯草、香附等份，甘草减半，水煎服，两眼冷泪羞明，散血破癥，生肌解毒。按：夏枯草冬至生苗，三月开花，正厥阴风木主令，其为肝经之剂无疑矣。丹溪云：夏至即枯者，盖禀纯阳之气，得阴气则枯也。

益母草紫红花者佳，白花不堪入药，去老干

味辛苦，气寒，性滑利。调妇人经胎产诸证，故有益母之名。安生胎，落死胎，生新血，行瘀血，消乳痈，散热毒，除小儿疳痢水煎五钱，入蜜和服，男妇下血，瘾疹作

痒，堪作浴汤，且善下水，又能消胀。《本草》又云：能益精轻身。按血有瘀滞则胎不安，瘀去新生胎自安矣。故用其滑利之性则可，求其补益之功则未也。益精轻身之说，殆不足信，惟其气轻不甚消耗，故宜于胎产。若虚寒者宜忌。子名茺蔚，益精明目，行气消瘀，疗血胀血逆，心烦头疼，但行中有补，较胜于草。益母草花子一斤，采桑枝三斤，寸断，慢火同煎浓汁，去粗熬膏，温酒和服。益血明目，润皮肤活筋脉，去瘴疼瘰痒，男妇皆宜，并治紫、白癜风。

牡丹皮

味辛苦，气寒，味薄气轻，阴中阳也。入心、肾、心包、肝。泻血中伏火，退无汗骨蒸，除产后滞血寒热，祛肠胃蓄血坚癥，和血凉血而生血，定神志通月经，止吐衄疗疮痈，治惊痫搐搦皆因阴虚血热，风火相搏，痰随火涌所致，下胎胞住疼。《本草》言其善补而实无补性，但气味和缓辛凉，善行血滞，滞去则瘀热解劳蒸退，虽行滞而不峻也。心藏神，肾藏志，心肾不足，则神驰而志衰。仲景八味丸用丹皮定神志也。

桑白皮蜜炙

味甘辛，气寒。入肺，升中有降，阳中有阴。辛泻肺中伏火，甘故缓而不峻。止喘嗽唾血，解烦渴除痰。又水出高源，清肺亦能利水。古方泻白散：桑白皮、地骨皮、甘草、粳米。水煎服，此泻肺诸方之准绳也。桑叶甘寒。入阳明经。燥湿凉血，去风明目带露炒末，米饮下，止盗汗。经霜水煎，早洗眼，去风泪，代茶治消渴。扶桑丸：桑叶、黑芝麻等份，为末，炼蜜丸。长服补肾养肝，去风胜湿，乌须明目效。桑枝除风湿，润脏腑，壮筋骨，明耳目。桑枝煎：采桑条柔嫩者寸断，五两炒香，水煎日三服尽。治手臂挛疼，散脚气，润枯槁，去渴痒。许叔微曰：予病手臂疼数年，诸药不效，服此数剂，寻愈。

代赭石火煅醋淬

味苦，性寒，沉也，阴中阳也。入心包、肝。养血气，平血热。疗小儿慢惊风冬瓜仁煎汤，调赭石末一钱服，自愈。与急惊实热不同。若急惊风，则升降、凉膈，证须辨之，并吐衄崩带，产难胎动，及心下痞硬噫气。仲景代赭旋覆汤，取其重以镇虚逆，赤以养阴血也。后人用治噎膈因痰气阻塞故。

羚羊角磨汁

味苦咸，性寒。入肝，并入心、肺。疗风寒热在肌肤，温毒伏在骨间，惊梦狂越，魂魄不安，男女猝热搐搦，产妇败血攻冲，清心凉肝，舒筋明目，磨汁消怒菀于上，烧灰主食噎不通。《本事》羚羊角散，治妊娠中风，涎潮僵仆，口噤搐搦，名子痫。羚羊角磨汁入，当归、茯神、黑枣仁、薏仁一钱，杏仁、防风、独活、川芎六分，木香磨汁入，甘草三分，姜煎。

犀角磨汁

味苦辛，气寒，气味俱轻，阳中阴也。其性走散而升，色黑功力在尖，凉心清肝，除胃中大热，辟邪解毒，祛风利痰。时珍曰：五脏六腑皆禀气于胃，风邪热毒必先干之，饮食药物必先入之。犀角之精华所聚，直入胃中，能解一切毒，疗一切血，并治伤寒，温病发狂，发斑发黄，惊悸胸惕谵妄之证。故伤寒热毒表闭而非汗不解者，磨尖掺入发散药中取汗，速如响应。今人止知犀角能解心胃热，而不知其凉而升散，尤速于升麻也。《活人书》治吐衄血，用犀角地黄汤，无犀角代以升麻，盖亦有理。朱二允非之，殊不尽然。但升麻纯阳气浮，有升无降；犀能分水，阳中有阴，升而能降，代治大小便下血则得矣。若吐衄恐血随气升，涌出不止，如气平火不上炎者，亦可代。孕妇切忌之。

童便

味咸，气寒，沉也，阴也。咸走血，寒凉血，故善清诸血妄行，吐衄能止，阴火自退。定喘促，降痰气，解烦渴，利大小便，要之非用童便也，实则用本人小便耳。不然，《内经》何以谓之还原汤，《纲目》何以谓之轮回酒乎？以自己之小便，治自己之病痛，入口下咽，引火下降甚速也。其如愚夫愚妇，执而不用何哉！<small>炼为秋石，反失其性。</small>

热剂类

附子<small>反半夏、瓜蒌、贝母、白及、白蔹，中其毒者以犀角、黄连、甘草、黑豆煮汤解之，是其所畏者也</small>

生者味辛甘，腌者味辛咸，性大热，有大毒，阳中之阳。其性浮中有沉，走而不守，除表里沉寒，厥逆口噤<small>仲景有四逆汤</small>，且能引火归原，制伏龙火<small>仲景有白通加人尿猪胆汁汤</small>，善助参、芪成功，尤赞地、萸建效。无论表里，但虚寒脉细无神者，皆当急用。<small>仲景有附子汤。</small>孕妇切忌之。川乌头即春间所采附子之嫩小者，主中风洗洗出汗。<small>乌头、栀子等份，盐水煎服。</small>治痈气内郁热而外来寒者。侧子，即附子旁出小颗，其性轻扬，主发散，为风疹及四肢发散要药，反、恶、性味相类。辨附子制法：稽之古人，有单用童便煮者，有用姜汁、盐水煮者，有用黄连、甘草汤煮者，有数味兼用制之者，其中宜否，最要详辨。夫附子之性热而刚急，走而不守，土人以盐腌之，故其味咸而性降。今人所以用之者，正欲用其热性，以固元阳，以补脾胃，以行参、芪、地萸等功。若制以黄连，则何以助其回阳？若制以盐水，则更以助其降性。若制以童便，则非惟更助其降，而脾胃大虚者，尿臭一入，极易动呕，是药味入口而先受其害，且令沉降尤速，何以达脾？惟姜汁一制，直中阴寒者用之最良。若常用而欲得其补性者，又不必用此。余意总不如用甘草，酌附子之多少对用，煮极浓汤，先浸三二日，剥去皮脐，切为四块，再易甘草浓汤，浸三二日，捻之软透，切为薄片，入锅文火炒至将干，口嚼尚有辣味，是其度也。若炒太干，则过熟而无辣味，其热性全失而无用矣。其所以必用甘草者，盖以附子之性急，得甘草而后缓；附子之性毒，得甘草而后解；附子之性走，得甘草而后益心脾；附子之性散，得甘草而后调荣卫。此无他，不过济之以仁而成其勇耳。若急用，则以面裹而火炮者亦可。直中阴寒厥逆将危，缓不及待，则单用炮附，不必更用他法。夫天下之制毒者莫如火，火之制毒者，以能革物之性，故以气遇火则失其气，以味遇火则失其味，刚者革其刚，柔者革其柔。如但煮之极熟，全失辣味，状若萝卜之可食矣，尚何补益之有！今人只知附子之畏，而不知过熟之无用也。

肉桂

味辛甘，性大热，阳中之阳。气味沉重，专补命火，引火归原。桂为木中王，故平肝，味甘故补脾生血。凡木胜克土而无大热者，用之极良。与参、附、地、萸同用，最降虚火，治元阳亏乏，阴虚发热。黄芪汤加肉桂为虚劳圣药，二味加人参、甘草是也。但善于动血坠胎，观仲景治蓄血证，桃仁承气汤用肉桂可知矣。桂枝味辛甘。气轻故能走表，调和荣卫故能发汗，又能止汗，四肢有寒疾非此不能达。仲景桂枝汤治冬月中风，头疼发热，汗出脉缓者，此千古良方也，治病多多矣。

干姜

味辛，大热。生用发汗，炮熟温中调脾，通神明去秽恶。凡脾寒而为呕吐者，鲜者煨熟用之。凡虚冷而为腹疼泻泄者，干者炒黄色用之。仲景理中汤皆治之。产后虚热者，炒黄黑色用之。虚火盛而吐血痢血者，炒黑灰用之。按：干姜炒为黑灰，已将失其性矣。其亦可以止血者，取血色属火，黑色属水之义，亦取姜灰性涩之义耳。若阴盛格阳，火不归元而上见血者，仍留性为妙，汗多者忌之。丁香纯阳，泄肺温胃，疗肾虚，壮阳暖阴，去胃冷胀呕呃忒。

益智子_{盐炒}

味辛，气温。入心、肾。主君相二火，以补脾胃之不足，治遗精崩漏泻泄，小便余沥。同乌药酒煮，山药丸，名缩泉丸。开郁散寒，建中摄涎。合六君子汤。按：益智辛温，善逐脾胃之寒邪，而土得所胜，则肾水无冷克之虞矣。

破故纸_{盐炒}

味苦辛，气大热，性燥而降。壮元阳，暖水脏，治命火不足而精流带浊，脾肾虚冷而溏泻滑痢。以其补阳，故暖腰膝酸疼；以其性降，故能纳气定喘，然气微宜避之。古方补骨脂丸，益元气，壮筋骨，治下元虚败，手足沉重，夜多盗汗，此恣欲所致也。破故纸四两，菟丝饼四两，胡桃仁一两，沉香一钱五分，为末，炼蜜丸如桐子大，每服三十丸，盐水温酒按时令送下，自夏至起冬至止。唐·张寿知广州得方于南番，诗云：三年时节向边隅，人信方知药力殊，夺得春光来在手，青城休笑白髭须。

淫羊藿

辛香甘温。入肝、肾、命门。治绝阳不生，绝阴不成。

石硫黄_{番舶者良}

味酸，性大热，阳中之阳，有毒。与大黄并号将军。补命门真火，桂、附不如也。性虽热而能疏利大肠，与燥涩者不同。如元阳暴绝，脾胃虚冷，久患泄泻、寒澼、遗漏、精滑者，用之大有起死回生之功。古谓热剂兼补，此类是也。古方玉真丸：石硫黄二两，[批：硫黄入猪大肠头内，烂煮三时，取出晒干为末，蒸饼和丸，名来复丹，补命门真火，大有功效。] 半夏、石膏、硝石一两。为末，姜汁糊丸。治寒厥头疼，与仲景白通汤加人尿、猪胆汁义同。古方花蕊石散：石硫黄五钱，花蕊石二两。为末服，下胞衣恶血。

米酒

味甘、辛、苦。大冰凝海，惟酒不冻，阳中之阳，过则伤人，少则养气和血，大有补益。入口下咽，上至天，下至泉，内脏腑，外皮毛，无处不到，能引诸凉药至热所，驱逐邪气外散，尤为温病圣药。《易》曰"火就燥"是也。

燥剂类

白附子 新罗者佳，泡用

味甘辛，纯阳，大热有毒。入肝、脾。去头面游风，可作面脂。主血痹心疼，且行药势，驱诸风冷气，解中风失音，磨醋擦身背汗斑，尤去疥癣 用茄蒂裹边，捻药擦三日，愈忌澡洗，研末，收阴囊湿痒，并灭瘢痕。牵正散治中风口眼㖞斜。白附子、白僵蚕酒炒、全蝎炙，等份，温酒调末服。脾胃燥热者忌之。

蛇床子

味辛苦，气温。肾、命、三焦气分之药。强阳益阴，补精散寒，祛风燥湿。主男子阳痿囊湿，女子阴疼湿痒 同吴茱萸煎汤熏洗，或同白矾煎汤，子脏虚寒，产门不闭，及腰酸体痹，带下脱肛，湿痒恶疮，一切风湿之证。

吴茱萸 汤泡

味辛苦，气温性燥。气味俱厚，升少降多，有小毒。虽入脾、肾，实肝家主药。胸膈停滞而为呕逆吞酸 同白茯苓为末，炼蜜丸，名吴仙丹，吞酸醋心为向导，肠胃阴寒而为脐腹胀疼，及小肠、膀胱寒疝寒疼，少阴下利，厥阴头疼，皆其所长。仲景有吴茱萸汤。东垣曰：浊阴不降，厥气上逆，膈塞胀满，非吴茱不可治也。其性虽热，而能引热下行。古方导气汤，吴茱萸钱半，小茴二钱，木香三钱，川楝子四钱，荔核二个。长流水煎，治小肠、膀胱寒疝寒疼。根杀寸白三虫，煎服即出。枝疗二便关格，入口立通，并向东南方取之方获实效。《本草》曰：凡用树根树枝宜采向东南方者，凡采根皮，出土上者杀人。

肉豆蔻 面包煨熟，去油，切片，酒炒

味辛，气香。理脾燥湿，行气调中，逐冷祛痰，涩肠止泻。治积冷腹内胀疼，恶心吐沫，疗小儿胃寒吐泻，乳食不下。因其固肠，则元气不走，故曰能健脾胃，非真补益也。性尤善于下降，得中则和平，过用则泄气耳。古方四神丸，治元阳衰惫，脾泻肾泻。肉蔻二两，五味三两，故纸四两，吴茱萸一两。《准绳》加木香五钱为末，生姜四两，大枣百枚同煮，以枣肉丸，任下。

白豆蔻

味辛，气温，味薄气厚，升也，阳也。流行三焦，温暖脾胃，实肺家本药。别有清爽之气，散胸中冷滞，温胃口止疼，除呕逆反胃，祛宿食胀膨，退目眦红筋，去白睛翳膜，消痰气，解酒毒。欲其速效，嚼咽甚良。

草豆蔻

味辛，气燥，升也，阳也。入脾、胃。消痰食除胀满，祛寒湿止霍乱泻痢，辟山岚瘴气。但其性燥急，不如白蔻有清爽之气，而辛温发散，又与草果相似。同砂仁温中，佐常山截疟。胃燥发热三蔻并忌。

苍术 茅山者佳，米泔浸炒

辛温燥烈，气味俱暴，可升可降，阳也。然性不纯良，能温散，故发汗宽中，去心腹胀满，散风眩头疼，消痰癖气结。能燥湿，故强脾胜湿，止吐泻消肿，驱足痿带浊，去水饮淋囊。苍术一斤，茯苓四两，为末，以姜煮枣用肉，入脂麻汁捣丸，任下。又能总解六

郁。有燥热者大忌。

涩剂类

莲子_{福建者佳}

味甘涩，气平。益十二经脉气血，涩精气，厚肠胃，除湿热，治脾泻久痢，白浊梦遗，血淋吐衄崩漏。莲子、茯苓等份，入雄猪肚内，煮烂捣丸，莲叶汤下，治前证悉效。此脾之果也，交水火而媾心、肾，安静上下君相二火，犹黄婆媒合婴儿姹女之理也。莲藕生甘寒，凉血散瘀，止渴除烦。熟甘温，益胃补心，止泻平怒。莲须清心滋肾，益血固精。莲叶色青中空，形仰象震，补脾胃而升阳，散瘀血而生新。主一切血证，洗肾囊风湿，疗梦遗泄精。莫一云：莲叶为末，酒调服三钱，龙骨、牡蛎不若也。治浊固本丸：莲须、猪苓、黄连二两，黄柏、砂仁、益智仁、半夏、茯苓一两，甘草五钱，为末，炼蜜丸，莲叶汤下。此固本之中兼利湿清热，解郁调气而除痰也。余丙子夏在亳，一少年张姓，咳血遗精已经二年，狼狈之甚，诊其脉沉细而数，用红莲花十八片，莲子、莲须、莲房、莲叶、藕节俱二钱，水煎七服而吐遗止，后用六味丸加莲子、芡实子、金樱子、莲叶汤下，服百日康健如故，因名爱莲汤。

芡实子_{婴儿多食，能令形体矮小，慎之}

味甘，气平。入脾、肾经。能健脾养阴，故治腰膝疼痛；强志益精，能补肾益髓，故令延寿耐老，目明耳聪，且收脱住泻，秘气涩精。但其性和缓，难收速功。芡实散：芡实粉、金银花、干藕，蒸熟晒，等份为末，冬汤夏水调下，久服却病延年。

木瓜

味酸涩，气温。敛肺平肝，理脾和胃，化食止渴。气脱能收，气滞能散，调荣卫，利筋骨，去风湿，治霍乱转筋，脚气泻痢，肩臂腰足无力之证。木瓜酒方：治肩臂腰疼，并风湿痰气，手足腿膝麻木疼。木瓜、川续断、威灵仙、钩藤钩、防风三钱，钻地风、金银花、归身五钱，红花、桂枝、升麻一钱，煮黑红谷酒四斤，早晚服。若腰以下疼木，去升麻加杜仲、牛膝三钱，此和荣卫利筋骨之要药也。[批：愚意腰腿疼属肾虚，加熟地黄为妙。]

秦皮_{渍水碧色，书纸不脱}

味苦，气寒，色青，性涩。补肝、胆而益肾。以其平木，故治目疾惊痫；以其收涩而寒，故治崩带血痢仲景白头翁汤用之。加阿胶三钱，炙甘草三钱，治产后痢虚极者；以其涩而秘气，故益精有子。时珍曰：天道贵涩，惟收涩故能补。

川续断_{酒浸，川出者佳}

味苦而涩，气微凉。入肝、肾。他产者味甘、辛，苦少涩少不效。其味苦而重，故调血脉续筋骨，疗跌仆折伤，消肿毒生肌肤，理金疮痈疡，乳结瘰疬殊功，肠风痔漏立效。其味涩而收，故治腰疼，暖子宫，止胎漏崩中，调血痢缩小便，固梦遗精滑。佐以人参、甘草、熟地、山药之属，其效尤捷。讱庵曰：惯堕胎者，受孕一两月，川续断酒浸，晒干二两，杜仲糯泔浸，炒断丝八两，山药六两，煮糊丸，米饮送下。大补肾气，托住胎元，何堕之有？血热者又当别论。沙苑蒺藜辛温，泻肺气而散肝气，苦温补肾，治三经虚劳之证。

诃子_{去核}

味苦酸涩，苦重酸轻，性急善降，阴也。入肺、肝、脾、胃、大肠，生用清肺，煨熟固肠，消宿食去腹胀，通津液破结气，逐滞开胃，驱风降痰。因有收敛降火之功，故定喘止嗽，下气除满。若上焦元气虚陷者，煨熟少用，虽欲固下，而苦降之性在所当避，盖能涩肠，又能泄气故也。丹溪曰：文只有六路为真**东垣诃子散**，治久泻久痢虚脱，诃子煨，干姜炮，罂粟壳蜜炙等份，橘红减半，调末服，即诃黎勒。

罂粟壳泡去筋膜，醋拌浸炒

味微甘，性多涩。入肺、大肠。久痢滑泄必用，须加甘补同煎，久虚咳嗽劫药，欲用要当知慎。**三元汤**，治虚痢、久痢、久泻滑脱不禁。罂粟壳蜜炙三钱，莲子十枚，元肉十枚，小枣十枚，竹叶三十片，灯心三十寸，水煎，入蜜服。

椿樗白皮去粗，蜜炙

苦燥湿，寒胜热，涩收敛。椿入血分，樗入气分。去肺胃陈痰，主湿热为病，久痢滑泻，遗精便数，肠风崩带合滑石为末，粥丸，米饮下，治白带效，大有断下之功。时珍曰：一妇久痢年余，素耽饮，好食鱼蟹，积毒在脏，便与脓血杂下，肛门疼甚，诸药不效，用人参、樗皮等份为末，温酒或米饮调下二钱，数服寻愈。樗根白皮半斤捣汁，入水少许，用小枣四两，煮三炷香去枣，量调蜜数匙，露一宿，早服，治大便下血年久者。

五倍子炒

味咸酸，其性涩敛肺，其气寒，降火生津，化痰止嗽黄昏咳嗽，乃火浮肺中，宜五倍、五味敛而降之，敛汗以自己漱口水调末，数脐上效，疗泻痢五痔，下血脱肛，脓水湿烂，子肠坠下。色黑乌须。《医学纲目》云：王元珪虚而滑精，诸药不效，后用五倍子一两，白茯苓二两，为末，丸服，遂愈。切庵曰：凡用秘涩药，必能通而后能秘，此方茯苓倍于五倍，一泻一收，是以能尽其妙也，世罕知此。

地榆

味苦酸涩，性寒，气味俱薄，阴中阳也。入肝与大肠。虽理血病，惟治下焦。禁肠风下血，塞痔瘘来红，疗月信不调，并带下崩中，去疳热泻痢，及积瘀时行。《纲目》曰：地榆三两醋煎，日三服尽，治下血痢血不止，并妇人漏下，赤白带下。加鼠尾草三两水煎，如前法服，治下血二十余年者验。又曰：地榆三钱，炙甘草三钱，砂仁一钱水煎，治结血下血腹疼。

赤石脂

味甘温酸涩，性平。色赤入心养血，甘温益气生肌而调中，酸涩收湿止血而固下。疗久痢肠澼仲景有桃花汤，崩带遗精，痛痔脱肛合伏龙肝、白矾等份为末，敷之，催生下胞。东垣曰：固肠胃有收敛之能，下胞衣无推荡之峻。

牡蛎煅粉

味咸涩，入肾。涩收敛，咸软坚。同熟地、山萸肉固精秘气。同杜仲、麻黄根补阴止汗。柴胡为引，疗胁下硬疼。茶牙为引，消颈下结核。禁梦交淋沥，止精滑崩带。牡蛎粉两半，苦参二两，雄猪肝煮烂，捣末和丸，酒下二钱，治妇女赤白带下。

龙骨五色者佳

味甘，性涩。入心、肝、肾、大肠。收敛浮越之正气，治惊痫风热，祛崩中带下，止肠风下血，疗泻痢便滑，敛虚汗缩小便，皆涩以止脱之义。龙齿涩凉，镇心安魂，主惊痫痉癫狂热。《宝鉴》所谓虎属金定魄，龙属木安魂是也。仲景柴胡牡蛎龙骨汤，治少阳病误下，胸满烦惊，谵语身重，小便涩。

消剂类

缩砂仁

味辛温，气香窜。入肺、脾、胃、大、小肠、膀胱、肾。补肺益肾，和胃醒脾，行气消食，醒酒逐寒，祛痰嗽逆咳立止，疗霍乱大除恶心，消胀满安气滞之胎^{同枳壳}服，去腹疼驱脏寒之泻^{同干姜、五味服}，治泻痢呕吐膈噎，散咽喉口齿浮热。欲其温散姜汁炒研。益智、人参为使，入脾、胃；白蔻、檀香为使，入肺；茯苓、黄柏为使，入膀胱、肾；赤石脂为使，入大小肠。总之，砂仁为行散之药，故能引入七经。性温而不伤于热，行气而不伤于克，尤为太阴脾之要药。常嚼最妙。《尊生书》曰：漫言水谷消融，且化骨鲠铜铁，因收入消剂。安胎散治跌坠损伤。凡因所触，致胎不安，痛不可忍者，砂仁炒熟，去皮为末，温酒调服二钱，觉腹内胎动极热则安矣。又方：砂仁、威灵仙、砂糖、醋煎服，治诸骨鲠。

沉香^{忌火}

味苦辛，气温，可升可降，有阳有阴。其性缓，故抑阴扶阳，补助相火；其气香，故通天彻地，条达诸气。《谈野翁试验方》：沉香五钱，芫花三钱，月季花头二钱，锉碎，入大鲫鱼腹中，就以鱼肠封固，水酒各半煮熟，食之即愈。所用之鱼，须安粪水内游死者方效。原文曰：此家传方，治瘰疬未破者，活人多矣。行气不伤气，温中不助火，除心腹疼痛，治噤口毒痢，坠痰涎平怒，调翻胃呕逆。古方摄生饮，治中风、中痰、中气、中食、上壅垂危。沉香五分磨汁，入木香、半夏、南星钱半，枳实、细辛、石菖蒲一钱，痰盛加全蝎二枚，生姜水煎。一方有苍术。

广木香^{忌火}

味苦辛微甘，气味俱厚，降也，阳中阴也。行肺、肝、脾、气滞如神，去心腹胁气疼甚捷，和胃气止呕泻，散逆气除胀满，气顺癥癖自散，气调胎孕亦安。佐黄连治暴痢，固大肠。《本草》言其性补，或以滞去食进，而脾自健耳，非真能补也。子和木香槟榔丸，推荡一切实积，泻痢食疟咸宜。木香、槟榔、青皮、陈皮、枳实、黄连、黄柏、三棱、莪术五钱，香附、大黄一两，牵牛二两。为末，芒硝水丸，量虚实服。清火利气破滞，为摧坚峻品。湿热积聚去，则二便调，而三焦通泰矣。盖宿垢不净，清阳终不能升也。

枳实、枳壳^{麸炒}

时珍曰：实、壳上世未分，至魏晋始分用，乃一物也。小如指顶而实者为实，长成而空者为壳。枳实，味苦酸微寒，气味俱厚，阴中微阳，性沉急于枳壳。除胀满消宿食，削坚积化稠痰，逐瘀血破滞气，疗结胸胸痹。^{仲景枳实薤白汤，治胸痹结胸。其证心下痞坚，留气结聚胁下，逆气抢心。枳实五钱，厚朴五钱，薤白一两，肉桂一钱，瓜蒌实一枚，连皮子瓤捣烂。水煎分二服，连进。热加黄连。}佐白术能健脾，佐大黄能推荡，但损真气，虚者忌之。下气泻痰滑窍，有推墙倒壁之功。故心下痞，脾血积也，东垣有枳实白术汤。若胸中痞，肺气结也。《活人》有枳壳桔梗汤。皆取其疏通快泄，破结散滞之义。枳壳，其气略薄，味亦稍轻，性亦稍缓，功亦相类。但枳实性重，多主下行心腹削坚，而枳壳气轻，多主上行胸膈破气。因其性缓，故用以束胎，虚者亦忌。治胸中痞塞，泄肺气，凡刺疼皆宜用，破滞气亦用，看何经分，以引经药导之。

青、陈皮皆橘子皮也

陈皮味苦，气辛气实，痰滞必用。留白味甘缓，去白味辛速。泻脾胃浊痰，散心腹滞气，饱逆胀满堪除，呕吐恶心皆效。解酒除烦，利水破积，通达上下，统治百病，皆理脾燥湿之功。丹溪曰：二陈汤能使大便润而小便长，岂独治痰一节乎？橘核治疝气，橘叶散乳痈。橘叶七片，青皮二钱，石膏八钱，甘草节一钱八分，瓜蒌实一枚，酒煎服。一方加蒲公英三钱，金银花三钱，连翘二钱，川芎钱半，并治吹乳寒热交错者。青皮即橘之嫩小者，苦能去滞，辛能散气，酸能入肝，又入三焦、胆。消坚癖除胁疼，驱恶疟散乳痈，解郁怒劫疝疏肝，破滞气宽胸消痰。肝虚者忌之。盖有滞气则破滞气，无滞气则损真气也。

厚朴姜炒

味苦辛，气温，气味俱厚，可升可降，有阳有阴，有小毒。治霍乱转筋，消膨胀下气，止呕逆吐酸，除腹疼泻痢，能缓脾，善走气。与苍、陈、甘草同用谓之平胃，能除湿满，与枳实、大黄同用谓之承气，能泻实满，孕妇忌之。按：胀满证治各不同，气虚血虚宜补，湿热宜清利，痰食宜消导，寒郁散寒，怒郁行气，蓄血消瘀，清补贵得其宜，不可专用行散药，亦不可概作脾虚肾虚治也，临病宜致详焉。

藿香叶广出

味辛甘，气温。气味俱薄，香甜不峻，快脾顺气，开胃进食。除口臭水肿，止霍乱吐泻。藿香五钱，陈皮五钱，黄土澄水煎服。理脾滞同乌、沉等剂，健脾土入六君同煎。

桔梗

味苦辛，气微凉，气轻于味，阳中阴也。载药上浮，有舟楫之名。入心、肺、胸膈、上焦。载散药清理风寒头目，载寒药冷利齿牙咽喉，载肺药解肺热，疗痈痿唾脓咳嗽，载痰药消痰涎，止喘呕利膈宽胸，引大黄可使上升，引青皮平肝止疼。仲景桔梗甘草汤，治咽喉肿疼，阴阳通用。

槟榔海南子佳，今所用者皆大腹子

味辛涩，微苦，气微温，味厚气薄，降也，阴中阳也。攻坚去胀，逐水除痰，消食醒酒，温中快气，疗瘴疠疟痢，脚气冲心童便、姜汁、温酒调槟榔末二钱，连服，杀三虫，开停滞，止心疼，坠胸中至高之气至于下极。按：《本草》言"治后重如奔马"。夫后重乃毒聚大肠而气陷所致。此物性降，气必愈降，味涩，毒必不散，恐非后重所宜。《本草》又言"泄气极速，较枳壳、青皮尤甚"。而广南之人终年朝夕啖噬，似非泄气极速者。两说极言其效，皆未尽其妙。盖此物辛温而燥，故能解毒利气，逐胀导滞。然其味涩，故行中有留，气薄，故降中有升，虽泄气散毒而不伤气，故治后重，长啖噬皆无妨也。《鹤林玉露》曰：饱能使之饥，饥能使之饱，醉能使之醒，醒能使之醉。详味斯言，可得其性味矣。大腹皮，大腹子皮也。捶碎。黑豆汤洗。辛泻肺，温和脾，下气行水，通大小肠。治瘴疟霍乱，痞胀痰膈，水肿脚气。气虚者忌。

乌药

味苦辛，性温。入胃、肾。诸冷能除，凡气堪顺，止翻胃，消食积作胀，缩小便，逐气冲致疼，辟瘴疠时作，解蛊毒卒中，攻妇人凝滞血气，去小儿积聚蛔虫。又疗痈疠疥癫，猫犬病磨汁灌效。严氏四磨汤：乌药、沉香、枳壳、槟榔等份。磨汁煎服，治七情气逆。虚加人参磨，若暴怒气厥，加枳实、木香、白酒磨服。

香附 ^{海南者佳}

味苦辛，性温，气味俱厚，阳中有阴，气中血药也。童便炒下行，醋炒理血滞，酒炒散气疼。行气开结，和血解郁，去皮肤瘙痒，消腹胁胀疼。治经胎产诸证，号为妇女圣药。若阴虚燥热，汗出血妄者忌。绀珠正气天香散：香附四钱，乌药、苏叶、陈皮一钱，干姜五分，水煎服。平肝行气，则气顺血和而经自调，疼自止矣。

滑石 ^{桂府者佳}

味甘淡，气寒，性滑，降也，阴也。入膀胱、大肠。利六腑之涩结六一散：滑石六两，甘草一两为末服，分水道逐凝血，行津液利九窍，实大肠清热降火，堕胎亦捷。炼石丹，治痧胀屡效。滑石三钱，琥珀三钱，陈石灰一两，为末，水丸。茶清送下二钱，烦躁青黛为衣，心闷乱丹砂为衣。

猪苓

味淡而苦，气平，降也，阳中阴也。入膀胱、肾。通淋消肿满，除湿利小便。因其苦故泻滞，因其淡故滑窍。仲景有猪苓汤，利湿兼清热，治黄疸便秘渴呕。《衍义》云：行水之功居多。仲景五苓散用之。按：五苓为治水之总剂。切庵谓：曾世荣治惊风，亦用五苓。盖以茯苓安心神，猪泽导小水，水利则火降，金得木而旺，木得桂而枯，抑木则风息，风火宁而惊自定。曾可谓善用五苓者矣。可知仲景制一方，即可通百病，人特不善体会耳。

泽泻

味苦淡微咸，气寒，气味颇厚，沉而降，阴中微阳。入膀胱、胆。渗水去湿利小便，泻伏火收阴汗，引药下行。《经》云：除湿止渴圣药，通淋利水仙丹。若湿热壅闭而目不明，非《本草》久服昏目之说也。泽泻三两，白术二两，水煎分三服，治心下有水。久服泽泻，未有不与熟地、山萸同用者。古人制方，有补必有泻，此仲景八味丸用泽泻之微义也。后人处方，多填塞补药，何益之有！当局者悟之。

木通

味苦，气寒，沉也，降也。泻小肠火郁，利膀胱热淋，导痰湿呕哕，消腹疼壅塞木通二两，水煎服。通则不壅不疼矣。利血脉九窍，通达上下，以其利水故也。小水利则心火降，故导赤散用之。古谓消剂兼通，此类是也。通灵散，治血瘀绕脐腹疼甚验。木通、五灵脂、赤芍三钱，水煎服。

车前子

味苦，气寒。入膀胱与肝。祛风湿目赤翳膜，通尿管热淋涩疼炒末，米饮调服二钱，并治水泻皆效，利水除湿痹，性滑善催生，凉血止吐衄，强阴能益精。茎、叶治淋沥癃闭，并尿血衄痢生，捣汁频服。更妙，不走肾气。子、叶性味无异。古方三奇丸治目内障。车前子、麦冬、熟地等份为末，炼蜜丸服。

灯草

味淡，性寒。入心、小肠。通阴窍利小水，除癃闭成淋，消水湿作肿，烧灰敷金疮止血，疗小儿夜啼，少加冰片，吹喉中治急喉痹，再加珠子煅研，其效更捷。钵擂乳香，少入油润全无，罐藏冰片，多加分两不耗。

山楂

味甘酸，性消导，然其气轻，故不耗真气。解宿食，化痰滞，去瘀血，克肉积，除疝，祛膨胀，发痘疹，润肠胃，健脾土。保和丸：山楂三两，神曲、麦芽、半夏、茯苓一两，陈皮、莱菔子、连翘五钱，蜜丸。此内伤气未病者，但以平和之味，消而化之，不必攻补也。加白术二两，名大安丸，则兼补矣。

六神曲

味甘，气平。生发脾气，熟敛暴气。走脾、胃二经，助中焦土气。逐痰消积，化滞调中，运化水谷，开胃破癥。其气腐故除食热，其性涩，故止泻痢。疗妇人胎动因滞，治小儿腹坚因积。化生丹：神曲半生半炒五两，香附三两，陈香丸二两，卜子半生半炒，三棱、莪术、橘红、茯苓、泽泻一两，山楂、青皮五钱，为末，蜜丸，米饮下。治气蛊、血蛊、食蛊、水蛊。

附：造神曲法，白曲五斤，杏仁炒研五两，赤小豆四两煮熟，捣烂。外用苍耳草、野蓼、青蒿，俱取自然汁，及河水各一小碗，于六月六日合一拌匀，干湿得所，握团以苘叶裹之，悬风处，经年用。

使君子忌茶

味甘，气温。健脾、胃，除虚热，杀脏虫，治五痔泻痢同芦荟为末，米饮下，白浊疮癣，浑身头面阴囊虚肿蜜炙为末，米饮调服，小儿尤宜。上证皆由脾胃虚弱，因而乳停食滞，湿热瘀塞而成。脾胃健则诸证悉平。消癣丸，治小儿癖块腹大，面黄肌瘦，渐成疳疾。使君子仁三钱炒，木鳖子仁炒五钱，为末，水丸，龙眼大，鸡子一个，破顶入药一丸，封固蒸熟食之。肥儿丸，治小儿脾弱疳积诸大证。使君子肉炒、芡实粉、黄连、神曲、麦芽、青皮五钱，陈皮一两，胡黄连、白茯苓、芦荟三钱，木香、人参二钱五分，为末，饴丸如芡实大，米饮化下一丸，冬姜汤化下。加五谷虫、山楂、枳实各五钱更妙。泻，加建莲子五钱，蜜丸。

莱菔子

味大辛，气温，气味俱厚，可升可降。入脾、肺。下气消痰食，有推墙倒壁之功。捣汁掺薄荷汁服，立吐痰食。磨墨服止血。凡胃有气、食、痰饮停滞，致成膨胀者，非此不除。合皂角烧去皮、子，等份为末，姜汁入炼蜜丸，白水下二钱，治一切痰气。生升气，炒降气。升则散风寒，吐痰食，宽胸膈；降则定痰喘，止咳嗽，去内疼除后重，皆利气之功。莱菔即萝卜也生捣汁调蜜服，治噤口痢重者用黑膓羊肝一叶，以箸戳数十孔，入甘草末四两，煮熟，续吃效，止消渴，涂跌伤汤火伤。炒熟用宽中降气，化痰消瘀，治吐衄咳喘，吞酸利便，制面毒、豆腐积。服何首乌、熟地忌之，恐白须发，以多食渗血故也。古方滋补丸：莱菔汁、藕汁、梨汁、人乳各一碗，熬成膏，入炼蜜一斤，用小黑药豆炒焦为末，同蜜膏和令得所，每丸重一钱五分，丹砂为衣，细嚼，滚水送，日三服。

白芥子

味大辛，气温。调五脏消痰癖，除胀满平喘急，宽中利膈开结散滞，辟除冷气。

然味厚气轻，故开导虽速，而不甚耗气。能去胁肋皮膜之痰，则他处可知，过煎则无力。三子养亲汤：白芥子、紫苏子、莱菔子。合二陈汤更妙。

旋覆花 即金沸草

味甘咸，性温。入肺、肝、大肠、膀胱。主结气、风气、胁下气，膈上痰如胶漆，下气利大肠，逐水湿。丹溪曰：走散之药，虚者少服。金沸草散加杏仁、五味子，下气降痰，治诸咳嗽皆验。

前胡

味苦，气寒，性降。下痰气如神，开结滞亦速，去胸中喘满，消风热霍乱。除肝胆风痰，解婴儿热疳。己卯岁试，商邑庠生宋知，年四五十岁一子，月子内得痘热已经三岁，骨蒸肌瘦，危迫极矣。余用前胡、柴胡、秦艽、青蒿、黄芩、栀子、龙胆草、胆星、生地黄一钱，人参、甘草五分，生梨、生藕二片，一服热退神清而愈，快哉！

半夏 反乌头，生嚼戟喉闭气，生姜制

味大辛，气温，能走能散，可升可降，阳中阴也。体滑性燥，和胃健脾，补肝润肾，发表开郁，下逆气止烦呕，发声音利水道，除痰涎胁疼，呕恶气结，消痰核肿突、脾湿泻泄，祛痰结头疼、眉棱骨疼。《经》云：半夏和胃而通阴阳。若呕吐不止，加姜汁微炒，即孕妇服之亦无妨也。二陈汤加枇杷叶，去毛蜜炙，三钱，治孕妇恶阻。古有三禁，血家、汗家、渴家，然间有用之者。按：《局方》半硫丸：半夏、硫黄等份，姜汁糊丸服，治老人虚秘，取其润滑也。《内经》云：胃不和则睡不安，治之以半夏汤。半夏二升，秫米二升，水煎服。是果性燥者乎？不知湿去则土燥，痰涎不生，非半夏之性燥也。世徒以性燥而治湿痰，则半夏之功用不彰矣。

川贝母 反乌头

味辛，气寒，气味俱轻，用须加倍。解肝经郁怒，散心中逆气，祛肺痈痰脓喘嗽，降胸中因热结胸。足生人面疮，烧灰油调频敷。产难胞不下，研末用酒和吞。亦除瘿疬喉痹，亦止消渴烦热，赤眼翳膜堪点，脾郁黄疸能驱。但贝母治肺燥之痰嗽，与半夏治脾湿之痰嗽为不同耳，须辨之。

胆星 九套者佳

味苦，性沉而平。降痰涎因火动如神，疗急惊有痰搐必用。总之有实痰实火壅闭上焦，而气喘烦躁，焦渴胀满者，非此不除。古方金星散治大人小儿犯咸嗃吼者。胆星一钱，紫苏叶一钱，甘草五分，水煎，调鸡内金末七分服。南星祛风散血，胜湿除痰，下气破癥，攻积拔肿，性更烈于半夏。

郁金 楚产蝉肚者佳

味辛苦，性寒，纯阴之品。入心、肺。主顺气破血、开郁，治尿血吐衄，驱血气作疼，消血积归经经不下行，上为吐衄。郁金二钱，和韭汁、姜汁、童便服，血自下行。有痰涎入竹沥，且善治蛊毒。同升麻煎服，不吐则下矣。其性轻扬上浮，故散郁遏有功，入血分兼入气分，行滞气不损正气，破瘀血亦生新血。白金丸，治产后败血攻心，癫狂失心者，郁金七两，白矾三两为末，米粥丸服。盖郁金入心散恶血，白矾化顽痰故也。

姜黄 广产

性味与郁金相似，然较烈。下气最捷，破血立通，调月信，消瘴肿升降散用为佐，但稍损真气，用宜慎之。

丹参 反藜芦

味苦，性微寒。入心定神，破瘀除癥，消痈散肿，生肌排脓。治风邪留热，眼赤狂闷，驱骨节疼痛，四肢不遂，破宿血生新血，落死胎安生胎。理妇女经脉不调，血崩带下。郑奠一曰：养神定志，通利血脉，实有神验。一味丹参散，功同四物。温酒调末三钱，治妇人经、胎、产诸证。

五灵脂 去砂

味甘，性温。入心、肝。主心腹冷气疼痛，肠风产后血晕，去疳蛔疳热有虫肚胀，同胡黄连为末，丸服，散目翳，解蛇毒。酒浸行血，醋炒止血，其功最捷。失笑散，散瘀结甚验。

延胡索

味辛苦，气温。入肺、脾、心包、肝。行血中气滞，气中血滞。止腹疼通经，调月水淋闭，除跌仆凝血，散癥瘕疝气，一切因血作疼之证，悉治之。生用破血，炒用调血，酒炒行血，醋炒止血，但其力迅堕胎，血枯勿加。延胡索、当归、肉桂等份为末，温酒调服三钱，治肢体拘疼，并冷气腰疼，皆气血凝滞所致也。

红花 酒炒

味甘微苦，气微寒。阴中微阳，惟入血脉，尤宜女科。少则和血行经，多则破血通瘀瘀行则血活，热结于中，吐紫黑血者，吐出为妙。吐未尽，加桃仁、红花以行之。大抵鲜血宜止，瘀血宜行也，能下死胎，亦疗血晕，达痘疮血热难出，散斑疹血滞不清。《金匮》红蓝花酒云：治妇人三十二种风。子能解消渴。与麦门冬同煎更妙。

泽兰叶

味甘苦，性微温。入小肠，通肝、脾之血。治经胎产百病，通九窍利关节，散头风目疼，疗吐血鼻红，消痈疖排脓。按：泽兰叶通利小肠，则脾肝无壅瘀之患，故透窍以理血脉，行血无推荡之苦，养血无滞腻之虞，女科为圣药，有自来矣。痈疽由血热，故亦治之。泽兰叶汤，治产后阴户燥热成翻花，名曰阴翻。先以泽兰叶四两煎汤熏洗三次，再加枯矾五钱煎洗之即安。又方治产后水肿，泽兰叶、防己等份为末，酒、醋调服二钱。

紫草茸

味甘咸，气寒。茸初得阳气，和血凉血，利九窍通二便。治温病邪热，小清凉散用之。蓄血黄疸，痘疹血热，恶疮疬癣，皆血分湿热所致也。

桃仁

味甘苦，气平，阴中有阳。入心包、肝。甘缓肝气而生新血，苦泻血滞而破瘀血。生研用行血，治血瘀血闭血结，通血膈，破血癥，逐血瘀，皮肤血热燥痒，蓄血发热如狂。仲景桃仁承气汤悉治之。炒研用和血，治热入血室小柴胡汤加生地、丹皮、红花、桃仁，润秘结大肠。血枯不可妄用，双仁有毒难当。《尊生书》曰：桃仁不可去皮尖，以皮红取其入血，尖取利气而行瘀也。花治阳狂。

杏仁炒研

味苦甘辛，气温平，味厚于气，降也，阴中阳也，有小毒。入肺、胃、大肠。其味苦降，故定气逆气喘上冲，通大肠气闭干结；其味辛甘，故泻肺中滞气逐膈上痰涎，佐以半夏、生姜尤散风寒咳嗽。仲景麻黄汤、大青龙汤俱用之。按：桃仁、杏仁俱治大便秘，但当以血气分之。脉沉在血分，桃仁、陈皮治之。脉浮在气分，杏仁、陈皮治之。贲门上主往来，魄门下主收闭，故言肺与大肠为通道。

茜根

味咸，气寒，阴中微阳，血中要药。或云茜草、蒨茹一物也，非也，破瘀同。《内经》蒨茹合乌贼骨等份为末，雀卵为丸，鲍鱼汤下，治妇女血枯甚验。味咸故能通经闭，气寒故能止动血。惟能通，故能止。治劳伤吐衄时来，除血虚崩漏不止，散跌仆血凝瘀聚，解蓄血疸黄燥肝，有胎须忌之。凡血闭酒煎服一两效、血枯、血热、血动并建奇功。八珍汤加茜根五钱，治脾虚而吐衄崩漏尿血便血者。

雄黄

味辛，性温。得正阳之气，搜肝强脾，杀百毒。治惊痫痰涎，暑湿疟利，化瘀血为水，散百节大风。除劳疰疮疥，破结滞杀虫。孕妇佩之生男，姑存此说。解毒丸，治缠喉急痹。雄黄一两，郁金二钱，巴豆七粒，为末，面糊丸，津咽三五丸。如不能咽，先吹末喉中，后自下。

散剂类

白僵蚕去丝，酒炒

味辛咸，性平，气味俱薄，升也，阳中之阳也。三眠三起，生于甲木，成于丙火，胎于午土，僵得金水之化，色白而不腐，喜燥恶湿，食桑叶而不饮，有大便无小便。余因其不饮，而用之不饮之病邪热渴饮非正味之也饮；因其有大便，而用治大便不通之病。火泻无度亦治之。盖以天地清化之气，涤疵疠旱潦之气，于温病尤宜。可见温病乃天地之杂气为病，非四时风、寒、暑、湿、燥火之六气为病也。热病即温病，特以春夏分别言之耳，所以世人多误以为时气。知此者希矣。陶弘景曰：人家养蚕，时有合簿皆僵者。余因合簿皆僵之蚕，而用治合家皆病之疫。李时珍曰：蚕病风，其色白，死不腐，故曰僵。余因病风之蚕，而用治病风之人，古谓因其气相感而以意治之者也。又曰：散风痰头疼，风热齿疼，咽喉痹疼，皮肤斑疹，风疮丹毒风痒，一切风热肿毒。观此则僵蚕之升阳散火，祛风胜湿，清热解毒可知。《普济方》夸其善于治腹内之疼，余谓腹内之风热火毒可知。《圣惠方》称其长于去头上之风，余谓大头瘟、虾蟆瘟，用升降散、加味凉膈散立消，以方有僵蚕、蝉蜕也。张元素曰：此物气味俱薄，轻浮而升，阳中之阳，故能去皮肤诸风如虫行。余谓升其清阳之气，而浊阴之气自降也，故止渴除烦并验。朱丹溪曰：此物属火，兼木与土，老得金气，僵而不化。上治咽喉，取其清化之气，从治相火，散浊逆结滞之痰也。余谓春夏多温病，势如火炎土燥，焚木灼金，一得秋分之金气，而炎热自退，故僵蚕为温病之圣药。时珍又曰：蚕属火，喜燥祛风胜湿，主疗温病风湿之证。余谓：若温病而误用麻黄、桂枝、羌活、独活、细辛、白芷、苍术等味，辛温发汗以散风湿，则烦躁益甚，而热毒愈炽，此麻黄汤、桂枝汤、冲和汤、人参败毒散，治温病之所以坏事也。千年长夜，万古遗憾。世人何曾梦见，余经阅历而悟此。

蝉蜕

味甘咸，性寒。土木余气所化，升也，阳中之阳也。夫蜕者退也，脱然无恙也。岂独能疗惊痫，除失音，止夜啼，发痘疹，杀疳虫，为小儿要药已哉！又岂独退翳膜侵睛，祛胬肉满眵，为眼科要药已哉！吸风饮露而不食，有小便无大便。余谓人一日不再食则饥，七日不食则死。肺气不下降，膀胱不气化则死。肾虚膀胱不约则遗尿亦死。因其不食，而用治不食之病，因其有小便，而用治小便不通之病。短赤淋遗亦治之。以意治病，其义深，其理微，与蚕之食而不饮，有大便无小便，彼此相资，化育流行，天然配偶，此造物神功之妙，皆温病之圣药也。宗奭曰：蝉性善蜕，胎前禁用。余谓有病则病当之。《内经》云：有故无殒，亦无殒也。孕妇患温病，余屡用之，每收奇功。未见动胎，此阅历之言，不必致疑于禁用二字矣。时珍曰：主治头风眩晕，皮肤壮热，斑疹作痒。余谓：温病有头目眩晕者，有皮肤发热斑疹杂出作痒者，总是热毒攻冲，所以用之大验。又曰：主治惊痫狂乱，瘛疭心悸。余谓风热生惊，惊则瘛疭心动，去其风热则肝气和心神安，惊搐自定，眴惕自止，发狂奔叫自息矣。又曰：主治头风疼痛。又曰：去壮热，治肠中幽幽作声。余谓蝉乃清虚之品，处极高之上，与肺相似，肺热移于大肠，肺热去而大肠之热自去，而声亦无矣。头疼目眩，风热上攻，故并治之。《卫生方》中有清膈散，治胃热吐食用蝉蜕、蜂蜜。余谓呕哕吐食皆胃热也，故亦用蝉蜕、蜂蜜。古人有先得我心者，非余之杜撰也。

淡豆豉

味苦辛，形腐类肾，性寒泻肺。虽理瘴气，专治伤寒。佐葱白散寒热头疼，助栀子除烦躁懊恼，足疼酒浸速尝，痢疾薤白同煎，盗汗炒渍酒饮。按：豆豉之入肺，《内经》所云肺苦气上逆，急食苦以泄之之意也。毒丹臭雾，山岚瘴气，以及杂气流行，风寒暑湿，皆肺先受之，喘吸燥闷，亦肺气有余耳，何弗治之耶！

附：造豆豉法 黑豆水浸透，淘蒸，摊匀蒿覆。候生黄衣，取晒簸净，水拌得所，筑瓮中，桑叶厚盖，泥封，晒七日，取出再晒，即水拌入瓮如前法七次，再蒸收用。

石菖蒲九节者佳，米汁浸蒸

味辛微苦，性温。入心、肺、膀胱。主手足湿痹，可使屈伸，开心气洞达，能出声音，通九窍，明耳目，益智慧，除健忘，温心腹，坚齿牙，疗恶疮疥癣，驱上气咳逆。《本草》又言：常服成仙，此医家夸张之说，殆不可信。菖蒲补心丸：石菖蒲、茯苓、茯神、远志、酸枣仁、柏子仁、地骨皮、熟黄精、山药、枸杞子、预知子等份，人参、朱砂减半，为末，炼蜜丸，如芡实子大，每嚼一丸，人参汤下，治心气不足，精神恍惚，语言错妄，怔悸烦郁，健忘少睡，忧喜惨凄，夜多异梦，寐即惊魇，或发狂眩暴，不知人等证。

甘菊花

味甘，性平，可升可降，阴中阳也。入肺、脾、肝、肾。以其味甘补阴血，故驱头风眩晕，清脑第一，收眼泪翳膜，明目无双，利一身血气，逐四肢游风。冬芽秋花，多得金水之化。冬春采根，夏秋采叶，疗肿垂死，取汁顿服立活。甘菊丸，治肾水枯竭，肺肝侵伤，五脏俱损，瞳仁倒背者：甘菊花四两，枸杞子二两，五味子二两，肉苁蓉一两五钱，巴戟天一两五钱，为末，炼蜜丸服。余谓加车前子七钱五分更妙。

威灵仙 忌茶

辛泄气，咸泄水，气温属木。其性善走，能宣疏五脏，通行十二经络。中风，痛风顽痹，癥瘕积聚，膈噎灵仙一两，生姜一两，水煎去渣，入砂糖一两，再煎数沸，温服，痰水疟疾，黄疸浮肿，大小便秘，一切风湿痰气之证。性极快利，积疴不瘥者服之有捷效。然疏泄真气，虚人慎用。按：顽痹由湿热流于肢节之间，肿属湿，疼属热，汗多属风，麻属气虚，木属湿痰死血。十指麻木亦是胃中有湿痰死血，以脾主四肢故也。痛风当分新久，新疼属寒，宜辛温；久疼属热，宜清凉。河间所云"暴病非热，久病非寒"是也。《威灵仙传》曰：一人手足不遂数十年，遇一人令服威灵仙而愈。

钩藤 用有钩者，过煎无力

味甘苦，性微寒。入十二经。主肝风相火，疗瘛疭惊痫，胎风客忤，热壅痰喘，中风失音，煎汤频服。夜啼不眠，舒筋活血，头旋目眩。盖风静火自息矣。

荆芥穗

味辛，气散，浮而升，阳也。其味辛，散血中之风，故解肌表，消头目发痘疹，通血脉疗疼痒诸疮，去皮毛诸风；其性升，故提血崩眩晕；其气散，故行五脏瘀血。华佗愈风散：荆芥穗醋炒燥为末，豆淋酒调服三钱，治产后血晕不省，并中风危笃，及妊娠腰疼，且能发表。《千金》曰：一以去风，一以消血结。后人加芎、归煎，并验。

薄荷 苏出者佳

味辛微苦，升也，阳也。凉散透窍入肺、肝。清六阳会首，散一切毒风。其气辛香，通窍发汗，引诸药入荣卫，开风涎透利关节，下气消胀。薄荷煎汤调服蝉蜕末一钱，治小儿久痢，天柱骨倒。

辛夷花

辛温，入肺、胃。助胃中清阳上升通于头脑，主九窍风热之证。

柴胡 南出者佳

味辛气温，升也，阳中之阴也。辛者，金之味，故平肝；温者，春之气，故就之以入胆，专主往来寒热，肌表潮热，肝胆火炎，胸胁疼结。又主升散火郁，伤寒邪热，温疟寒热，少阳头疼，肝风郁结。尤善理热入血室，月经不调。虽引清气上升，中气虚寒宜避。仲景有小柴胡汤、大柴胡汤、柴胡芒硝汤，酌定前证，皆验。

川芎

味大辛，气温，升也，阳也。专入胆，并入心包、肝。气中血药也，助清阳而开诸郁，四物汤用以宣血气之滞耳。行气和血而通阴阳，散风寒头疼，破瘀血经闭，解气结逐腹疼，补肝虚胁风，排痈脓消肿。同艾叶服，验胎孕有无；合细辛煎，治金疮作疼。然升散太过，故风寒头疼极宜。若三阳火壅于上而头疼者，得升反甚。今人不明升降，一概用之，误矣！多服久服致暴亡，极言其辛散太甚也。

天麻 煨熟，酒炒

味辛，气平。入肝。疗风热眩晕，治惊悸瘛疭，祛风湿痹不仁，主瘫痪语言不遂，和血脉疏痰气，强筋骨利九窍。《内经》曰：诸风眩掉，皆属肝木是也。易老曰：头旋眼黑，非天麻不能定，是也。古方天麻丸：天麻、川芎等份为末，炼蜜丸，茶酒任下。主消气散痰，清利头目，宽胸快膈，治心忪烦闷，头晕欲倒，项急肩背拘蜷，神昏多睡，肢节烦疼，皮肤瘙痒，偏正头疼，鼻衄，面目浮肿并验。河间曰：中风非外来之风，良由将息失宜，心火暴甚，肾水衰败不能制之，故猝倒无知也。莫如地黄饮子，补水火和脏腑，养气血通经络，其证自愈。熟地四钱，肉桂、附子、苁蓉、巴戟、山萸、茯苓、远志、石斛、石菖蒲、麦冬、五味子一钱，薄荷七分，水煎服。亦可炼蜜丸服。此口噤身冷，四肢不收之良剂也。古人云：治风先活血，血活风自灭，非此之谓乎！

秦艽

味辛苦，散风胜湿，去肠胃之热，益肝胆之气，养血荣筋。主风寒湿痹，周身挛拘，虚劳骨蒸，和血便利，去下牙疼。《直指》秦艽扶羸汤，治肺痿骨蒸，劳嗽声嗄，体倦自汗，秦艽、鳖甲、当归、地骨皮钱半，柴胡二钱，半夏、紫菀、人参、甘草一钱，生姜一钱二分，枣二枚，水煎。此肺劳蒸嗽之剂也。

升麻

味苦辛，气味俱薄，浮而升，阳也。入肺、脾、胃、大肠。升清阳之气于浊阴之下，提胃气之下陷，举大肠之滑脱，散皮肤肌热斑疹，解腹内下痢后重。引石膏驱齿牙热肿，使葱白除阳明头疼。《内经》曰：地气上为云，天气下为雨。天地不交，则万物不通也。升麻葛根汤：升麻、葛根、白芍二钱，甘草一钱，葱白，水煎服。此钱仲阳治阳明伤寒，发热头疼无汗，升发表邪之剂也。

葛根

味甘寒，气轻浮而升，阳中微阴。以其凉散，故虽达诸阳而阳明为最；以其凉甘，故虽主发表而泻热独良。仲景有葛根汤。发痘疹解肌，祛酒毒热痢。仲景有葛根黄连黄芩汤。古谓散剂发汗此类是也。

白芷

味辛，气温，味薄气浮，升也，阳也。以其温散祛毒，故逐阳明寒邪以止头疼，去肺经风热以发斑疹。以其辛香达表，故消痈疡排脓，止痒定疼，托肠痔久瘘，生肌长肉。炒黑提妇人漏下赤白，血闭阴肿。欲去面斑，仍须生用。为末，炼蜜丸弹子大，煎荆芥汤，点腊茶嚼下，治诸风头疼。

羌活

味微苦，气辛微温，气味俱轻，升也，阳也。以其温散定疼，虽入诸经而太阳为最。散肌表之邪热，利周身之疼痛，逐新久之风湿，排太阳之痈疽。气雄力健，大有拨乱反正之功，虚者禁用。羌活胜湿汤，治湿气在表，头腰疼且重者。羌活、独活钱半，藁本、川芎、蔓荆子、防风、甘草八分。寒湿加炮附子、防己六分，水煎温服。

独活

味苦，气香，性降微凉。入肾与膀胱。理下焦风湿，除两足疼痹。因风湿而头眩齿疼，亦以此降之。_{文彦博方：生地二两，独活二钱，治牙疼甚验。}

细辛 _{辽出者佳}

味大辛，气温，气味俱厚，升也，阳也，有小毒。入肝、肾。散阴分寒邪，逐本经头疼_{仲景有麻黄附子细辛汤}，辛散利窍，除诸风湿痹，驱风泪眼疼，口臭牙疼煎含。多服大散真气。按：此物辛甚，故能大散阴分之寒邪。阴分且然，阳分可知，亦岂有辛甚而不入阳分者？但阳证忌热，当慎用耳。

蔓荆子

辛苦，入肝、胃。通利九窍，主头面风热之证。

防风

味甘辛，微温，气平，升也，阳也。虽脾、胃、膀胱经药，然随诸药各经皆至，为风药卒徒。发脾中伏火，于土中泻木。气味俱轻，故散风邪，治周身之疼痹。性能胜湿，故去湿热，除遍体之湿疮。虽云风药中润剂，亦能散上焦元气。_{泻黄散：防风一两，甘草五钱，栀子二钱五分，石膏、藿香二钱，为末炒香，蜜酒调服三钱，发脾胃郁火，治口烂唇焦甚验。}

汗剂类

麻黄

味辛，气温，气味俱薄，轻清而浮，升也，阳也。入心与大肠、膀胱。实肺家专药。发汗解表，治冬月正伤寒里胜，泻卫实去荣寒，利血脉通九窍，开毛孔除身热头疼，疗咳逆气喘。春夏温病最忌，秋燥疟疾切减。或醋泡，或蜜炙，陈久者良。根止汗固虚。按：麻黄专主冬月伤寒，发汗解表，春、夏、秋不可妄用。即伤寒六脉不浮紧者，亦不可轻投。盖汗乃心之液，若不可汗而汗，与可汗而过汗，则心血为之动矣。或至亡阳，或至口鼻、目出血，而成大患。丹溪以麻黄、人参同用，亦攻补兼施法也，当局者宜悟。_{仲景有麻黄汤，又麻黄升麻汤。}

紫苏叶

味辛入气分，色紫入血分。以其辛香气烈，故发汗解肌，祛风寒甚捷。开胃益脾，疗胀满亦佳。和血下气，宽中消痰，止疼安胎。去风定喘，利肠宜加，口臭能辟。_{严氏紫苏饮子，治子悬。紫苏叶钱半，大腹皮三钱，当归、川芎、白芍、陈皮、人参、甘草一钱，青葱五叶，水煎服。子降滞气，消痰喘润大便。梗性缓而和，顺气安胎，虚人最宜。《局方》有苏子降气汤，气降则痰行。苏子、前胡、橘红、半夏、厚朴二钱，当归、甘草一钱，沉香五分。虚极加五味。}

苍耳子 _{去刺，酒蒸}

味甘苦，气温。善发汗散风湿，通脑顶行足膝，达皮毛。治头疼目暗，鼻渊肢挛，乳痈瘰疬瘙痒之证。_{苍耳散，治鼻渊。苍耳子二钱，薄荷四钱，辛夷四钱，白芷八钱，为末，任调下。《内经》云：中气不足，九窍为之不利。治以补中为主，专用行散药，恐不可救。《斗门方》云：一妇}

人血风攻脑，头旋闷绝倒地，不省人事，用喝起草为末，温酒调服钱许，其功甚捷。此物善通顶门连脑，盖即苍耳也。

水萍紫背者佳，青色者不堪用

辛散轻浮，入肺达皮毛，通脉利窍。其发汗甚于麻黄，止消渴，捣汁服。浴瘙痒，煮汁。又能下水气利小便，治一切风湿瘫痪。为末，炼蜜丸，酒服。治三十六种风。高供俸采萍歌云：不在山不在岸，采我之时七月半，选甚瘫风与缓风，些小微风都不算，豆淋酒下三五丸，铁扑头儿也出汗。

下剂类

大黄川产者良

味辛，气大寒，气味俱厚，阴中之阴，降也。推陈致新，走而不守，酒浸上下通行，清脏腑蓄热，夺土郁壅滞，逐坚癥，涤痰食，导瘀血，疗吐衄仲景有大黄黄连泻心汤，通月闭，消痈肿。因其峻烈威风，号为将军，故积聚能荡之顷刻。水渍便饮生，泻心下痞气仲景泻心汤类；入汤煎服，熟除肠胃热瘀。仲景承气汤类。气虚同人参名黄龙汤承气汤加人参，减大黄之半，蓄血同四物名玉烛散四物汤合调胃承气汤，佐甘草、桔梗可缓其行，佐枳、朴、芒硝益助其锐，多寡量人虚实。误用与鸩为类。按：阳药用气，阴药用味。大黄味厚，属阴中之阴，水渍生用，为心下痞，恐味厚伤中气也。煎熟无力之说，《缵论》错悟，一唱百和之失，谁其辨之。或问心气不足而吐衄，何不补心而反泻心？丹溪曰：少阴不足，亢阳无辅，致阴血妄行，故以大黄泻其亢甚之火。又心本不足，肺、肝各受火邪而病作，故以黄芩救肺，黄连救肝。肺者阴之主，肝者心之母，血之舍也，肺、肝火退，则血归经而自安矣。李士材所谓，浊阴不降，则清阳不升，瘀血不去，则新血不生是也。古人精义入神，岂后人所能及乎？《本草汇》曰：治实火之血，顺气为先，气降血自归经；治虚火之血，养正为先，气壮自能摄血，此虚实所由分，而治法之不同也，临证者宜详之。《千金方》治妇人嫁痛，即阴户肿痛也。大黄一两，酒三盏，煎二三沸，顿服。

芒硝

味辛苦咸，气大寒，降也，阴中之阴也。有毒。性峻速，柔金化石。咸能软坚，推逐陈积，去脏腑壅滞，破瘀血癥瘕。治伤寒温病，疟疾胀闭，热积谵妄。凡属各经，实邪悉可泻除。《内经》曰：热淫于内，治以咸寒芒硝是也，佐之以苦大黄是也，二味合枳实、厚朴即大承气汤。合甘草即调胃承气汤。孕妇忌之。然有故无殒，亦无殒也。

巴豆不去心作呕，不去膜伤胃，烧存性，去油为霜。中其毒者，以大黄、黄连，或黑豆、甘草，或凉水解之，皆其所畏者也

味辛热，有大毒，可升可降，能行能止。生猛熟缓，峻用大可去病，缓用亦可和中，通经坠胎，主开窍宣滞，去脏腑陈寒，为斩关夺门之将，破痰食癥癖，血瘕聚积，生冷硬物，治癫痫泻痢，口㖞眼斜，耳聋喉痹。但属峻剂，不可轻投。

按：大黄、巴豆同为峻下之剂，但大黄性寒，腑病多热者宜之；巴豆性热，脏病多寒者宜之。故仲景治伤寒传里用大黄，东垣治五积属脏用巴豆，各有所宜也。

甘遂反甘草，面裹煨

味苦，气寒，有小毒。泻肾及隧道水湿，直达水气所结之处，以攻决为用，为下水之圣药。主十二经水。凡大腹水肿，邪热结胸，留饮宿食，痰迷癫痫之证。仲景大陷胸汤治之。孕妇切忌。丹溪曰：治水肿健脾为主，脾实气运则水自行，以四君子汤视所挟证加减之，不可徒恃利水药。仲景方治妇女血结，小腹满如敦状，小便微难不渴，此为水与血俱结在血室也。甘遂一两，阿胶一两，大黄二两，水碗半，煮半碗，顿服，其血当下。

紫大戟反甘草，杭产，面裹煨

味苦，性寒，有小毒。入十二经。主水肿蛊毒，癥结腹满腹疼，利小便，通月经。苗名泽漆。退皮肤邪热，去面目浮肿，大腹水气立遣。孕妇并忌。

芫花反甘草，醋煮

味苦辛，气温，有小毒。去水饮痰癖，散皮肤五脏水肿，消胸膈痰沫善唾，咳逆上气能除，咽肿短气可驱。仲景十枣汤：芫花、大戟、甘遂等份为末，十枣汤调服一钱，《经》云：洁净府去陈莝是也。

葶苈子糯米泔炒，再酒浸

味辛，气大寒。属火性急，大能下气，行膀胱水，肺中有水气奔急者，非此不除。所谓大黄泻血分，葶苈泻气分是也。仲景葶苈大枣泻肺汤治肺气喘急不得卧。葶苈为末，用大枣十枚煎汤，调服一钱，辅以大枣补土，所以制水，与十枣汤义同。

牵牛子白属金，黑属水，炒取头末

味辛，性寒，有小毒。达右肾走精隧，入肺与大小肠。主下气通二便，祛壅滞气急，退水肿，消风毒，疗膀胱疼痛，有孕妇忌，杀寸白虫。肉汤调末二钱。按牵牛自宋以后，刘河间、张子和始倡为通利下药，汉以前未入《本草》，此仲景所以无用法也。如顺气丸治一切积气宿食不消。黑牵牛头末四两，萝卜剜空，安末于内，盖定蒸熟，入白蔻末二钱，捣丸，白汤送下钱许。古方牛郎散：牵牛末一两，槟榔末五钱，紫苏叶汤调服二钱，治气筑奔冲，疼不可忍，并能追虫取积。炼蜜丸，陈皮、生姜汤送下，治五积神效，再辅以补脾之剂。时珍曰：予甥素多酒色，二便不通，胀疼呻吟七昼夜，通利之不效。予思此湿热之邪在精道，壅隧路病在二阴之间，前阻小便，后阻大便，不在膀胱，大肠经也。用川楝子、大茴香、穿山甲一钱，牵牛子二钱，水煎，一服减，三服平。亦可丸服。

攻剂类

穿山甲土炒或油煎，色宜黄

味甘咸，微寒，有小毒。入肝、胃。以其穴山寓水，故能出入阴阳，贯穿经络，直达荣卫至于病所，以破邪结。治风湿冷痹，通经下乳，消痈排脓，和伤发痘，克血积，攻痰癖，疮家、痘家须为上剂。又治痔漏蚁瘘。山甲烧存性，敷之立愈。去皮风。复元和血汤治跌坠损伤，停滞瘀血痛疼，至不敢喘咳唾者：穿山甲、当归、桃仁、红花、茜根、天花粉、香附、甘草一钱，柴胡二钱，川大黄三钱，酒煎，连进效。

鳖甲忌马齿苋，酥炙，醋炙

味咸，性属金与土。色青入肝，并入肺、脾。主骨蒸劳嗽，化积聚癥瘕，除息肉阴蚀，痔疽血瘀，且愈肠痈消。肿并治温疟寒热，及妇人五色漏下，催生坠胎。时珍

曰：介虫阴类，故皆补阴。谦甫鳖甲秦艽散：鳖甲、归身、柴胡、地骨皮二钱，牡丹皮、知母、秦艽、元参、青蒿一钱，乌梅一枚。汗多加黄芪，此劳嗽骨蒸，退热敛汗之剂也。

干漆 炒令烟尽

味辛咸，气温。入胃、大小肠。追积杀三虫，补中安五脏，疗男子风寒湿痹，时作痒疼。治妇人癥瘕坚结，和脉通经。痞积腰疼可驱，血风心疼能除。丹溪曰：漆性急而飞补，用之中节，瘀去新生，人所不知也。指南万应丸，治月经瘀闭，绕脐疝气疼彻，及产后血气不调，痞积癥瘕。干漆炒透、牛膝酒浸等份，为末，生地黄取汁熬膏，入药和丸如桐子大。初服三丸，渐加五、七、九丸，温酒或米饮下。

京三棱

味苦辛。入脾、肺。主行气行血，多年癥癖如石能化为水，为血中气药。盖气随血行，气聚则不流，故生癥癖之患，非此不能治也。然有斩关之势，欲先入血醋炒，欲先入气火炮，与莪术同，虚人并忌之。

莪术

味苦辛，性温。开胃进食，疗心腹疼，行瘀血，破积聚，利月水，除奔豚，定霍乱，下小儿食积。性亦猛厉，大能开气，不能益气耳。古方三棱莪术散，治浑身燎泡如棠梨状，每个出水，有石如片，如指甲盖大，其泡复生，抽尽肌肉，即不可治。三棱醋炒，莪术醋炒等份，为末，每服一两，日三夜一，温酒调，连进以愈为度。一方加穿山甲减半。

青礞石 硝石、礞石等份，打碎拌匀，煅至硝尽，礞色如金为度

味甘咸，有小毒。体重沉坠，色青入肝，并入肺、大肠、胃。主荡涤宿食，消磨陈积，平肝下气，为治惊利痰之圣药。王隐君滚痰丸，千古良方也。砀邑监生刘效郭，年近六旬，因惊气裹痰，致怪病百出，百药不效，七年不能起于床，自分必死。丁亥秋，余诊之脉沉滑，枯瘦而声宏，令服滚痰丸钱半，竹沥入姜汁送下，大便下恶物倾盆，两服而足能行，病如扫，快哉！

按：攻积诸药，如莱菔子、麦芽攻面积；六神曲、谷芽攻米积；山楂、阿魏攻肉积；陈皮、苏叶攻鱼蟹积；枳棋子攻酒积；当门子攻酒果积；甘遂、大戟攻水积；雄黄、腻粉攻涎积；礞石、蛤粉攻痰积；木香、槟榔、枳壳攻气积；肉桂、干漆、桃仁攻血积；三棱、莪术、穿山甲、鸡内金攻癥瘕；巴豆攻冷积；大黄、芒硝攻热积。认证施药，各从其类也。

又按：《内经》云：诸疼为实。此实字要参酌，不必虚实之"实"为实也。凡有痰水、寒热、酒食、气血之实邪，皆可言实。《内经》又曰：疼随利减。则涤痰逐水，泻热祛寒，解酒消食，破气攻血，皆可言利。邪气去，正气复，何虚之有？若真虚疼而无实邪，独参汤可矣。有寒加附子，有热加黄连，大便不通加酒炒大黄。总当斟酌轻重，随证攻补，自得之矣。

吐剂类

瓜蒂

味苦，有毒。入口即吐，实热痰涎多用之。《类编》曰：一女子病齁喘不止，遇一人令取瓜蒂七枚为末，调服其汁，吐痰如胶之黏，三进而病如扫。仲景有瓜蒂散。子和用瓜蒂、藜芦、防风等份为末，名三圣散，荸荠汁调末一钱，吐风痰。

白矾

味酸咸寒，性涩而收。燥湿追涎，化痰，坠浊，解毒，生津，止血，定疼，通大小便。主痢疾，生好肉蚀恶肉，除痼热在骨髓。时珍曰：能吐风热痰涎，取其酸苦涌泻也。白矾、茶芽为末，冷水调服，吐一切毒。古方白矾滑石汤，治热毒怪证，目赤鼻胀大喘，浑身生斑，毛发如铁，此热毒气结于中下焦也。白矾二两，滑石二两，水三碗，煎减半，不住饮之，饮尽再作。鹤顶丹，治结胸胸痹，痰火声嘶。白矾三钱，银朱一钱五分，同研，入瓦盏，置炭火上熔化，去火，候干为末。每服一钱五分，姜茶煎汤调下。听其心上隐隐微声，结者自散。白矾化痰解毒，银朱破积消滞也。铁化汤，洗一切眼疾，痘后翳膜侵睛，赤烂云点尤妙。生白矾、枯白矾、胆矾、青盐、五味子二钱，川椒五分，乌梅二枚，杏仁七粒，新针七个，无根水泡七昼夜，针亦化为水矣。一日三洗效。

牙皂

味辛咸，性温，有小毒。入肝、肾。主风痹死肌，头风目泪，通关窍，理痈疽，妇人吹乳及乳痈，牙皂烧灰同蛤粉研末，调服二钱。消胀满化水谷，除咳嗽疗骨蒸，搐鼻喷嚏立至，敷肿疼痛即除。和白矾可吐风痰，拌蜜煎名为导箭。刺主厉风，鼻梁崩倒，眉发自脱。又主痈疽未溃者能发空窍，已溃者引药排脓，直透达脓处成功。诸般恶疮咸不可缺。《千金方》治二便关格，皂荚烧末，米饮调服三钱立通。《宣明》酒打面糊，丸如桐子大，温酒下二钱。又方铁角散，治痰喘咳逆，及哮吼神验。长皂角三条，一条入半夏十粒，一条入杏仁十粒，一条入巴豆十粒，用蜜炙入半夏条，姜汁炙入杏仁条，麻油炙入巴豆条，俱黄色为度，去皮子研为末，每服二三分，安手心以姜汁调之，舌舐咽下。

常山

味辛苦，微寒，有小毒。能引吐行水，祛老痰积饮，痰有六：风痰、寒痰、湿痰、热痰、气痰、食痰。饮有五：流于肺为支饮，于肝为悬饮，于心为伏饮，于经络为溢饮，于肠胃为痰饮。常山力能吐之下之。同甘草用则吐，同大黄用则下，多用生用亦必吐。若酒浸炒透，但用钱许能起沉疴，每见奇功，未见其或吐也，勿泥雷公久病忌服之说。切庵曰：常山吐疟痰，藜芦吐风痰，瓜蒂吐热痰，附子尖吐湿痰、寒痰，莱菔子吐气痰、食痰。若体虚人涌吐痰涎，惟人参芦为最。

藜芦 反细辛、芍药、诸参。取根去头

味辛苦，性寒，有大毒。入口即吐，善通顶，令人嚏，风痫证多用之。藜芦一钱，郁金五分，为末，温浆水和服探吐。通顶散治诸风头痛。藜芦一钱，黄连一分，为末，搐鼻。子和曰：一妇病痫数年，采食百草，状若葱苗，误蒸食之，觉不安，吐胶涎数日，昏困汗出后，轻健如常，以所食访人，即藜芦也。

人参芦

味苦，气轻。以逆流水煎服五钱或入竹沥，涌出痰涎，虚人无损。《千金方》烧盐熟汤调服，以指探吐，凡病皆宜，亦无损也。

按：《内经》云：其高者，因而越之，在上者涌之，木郁夺之。越以瓜蒂、豆豉之苦，涌以赤小豆之酸，夺去上焦有形之物，而木得舒畅，则是天地交而万物通也。丹溪曰：吐中就有发散之义，以吐发汗，人所不知也。切庵曰：汗、吐、下、和，治疗之四法。仲景瓜蒂散、栀豉汤并是吐法。子和治病用吐尤多。丹溪治许白云大吐二十

余日，小便不通，亦用吐法。甚至四君、四物以引吐。成法俱在，今人惟知以和为上，汗下次之，而吐法绝置不用，遇邪在上焦当吐不吐，致结塞而成坏病，背弃古法，枉人性命，可痛也夫！

跋

世尝谓伤寒家，如戴复庵偏于温补，刘河间偏于寒泻，是殆循迹以求，而未深尝其味者。盖复庵以伤寒汗下失宜，寒凉太过，始为热中，未传寒中，诚得治伤寒坏病之要诀，而非偏于温补也。河间以伤寒为杂病，温病为大病，特制双解、凉膈、三黄石膏表里两解，诚得治温病郁热之要诀，而非偏于寒泻也。各擅其胜，易地则皆然矣。不得要领，而动相非议，又何怪人异其旨，家异其学耶！余才浅学疏，未入闽奥，惟是博考先哲议论，零星辐辏，详辨温病脉证与伤寒大异，病分常气杂气，治分气分血分，与夫阴阳寒热，表里虚实，条分缕晰，而理归一贯，其论证处方，于先哲之隐深者明显之，诘屈者流利之，以就浅近非，故点金成铁也。将使因证检书，而求治方者，寒温补泻各适其宜，不至多岐而惑，则幸甚。

戊子春栗山璿书

《松峰说疫》

（清·刘奎）

序

忆余自幼时，耳目之所睹记，鲜见医而儒者也。乃转而思焉，其凌替当不至是，使得克自振拔者出，而一起其衰，应必有可观者焉。故余极欲留心医学。每为塾师所迫，俾专工举子业，而未遑及之。第其所授之文，寓目即昏昏睡去，总不记忆。间尝取唐宋八家，以及诸名公真稿读之，一见辄能成诵。第期负过高，自维取法乎上者，仅得乎中。以此所为文词，往往不能趋时。后松峰山人为人言余所为帖括，乃传世之作，似非利试之器，当变格以相从，庶几其有合乎。或有告予者，予闻其言而是之，乃改弦易辙，始克幸博一第。第以揣摹入彀，终觉违心。随仍浸淫于古，日取诸子百家纵观之。又念人有七尺之躯，而不解岐黄术，终属憾事。遂将《灵枢》《素》《难》，以及历代各家医书，罗列案头，日日展玩。第医理玄杳，又系中年学步，卒未能深造其室。唯论其文章好丑，除经论外，惟李士材、汪讱等笔墨稍觉可观，余者字句尚多有未能通顺者，遑论其他乎。乙巳夏，山人出所著《说疫》一书，属余弁言。余非知医者，固不敢强作解事。第观其全部文章，理法俱从《左》《国》《史》《汉》得来，神而明之，又自成一子，真乃才人之笔，而讵可仅以医书目之乎。能文之士，取而读之，始信吾言之不谬也。是医也，而进于儒矣，是为序。

时乾隆五十年乙巳榴月眷姻弟春圃王树孝书

叙

谚曰：不为良相，则为良医。明乎良医之燮理阴阳，胥一世而登诸仁寿，与良相之赞元调鼐者侔也。余自幼好读岐黄书，壮而远游四方，欲求所谓良医者，领其所谓卓识伟论，以正所学。历四十年所，郁乎吾怀，迄无所遇，而四方之志，终未少颓弛也。凤闻东武山川，奇秀不减雁宕，每神游马耳常山间，如东坡所谓隐君子者，庶忻然遇之。嗣闻邑绅士显绪王君辈，谈次间曾于诸城刘相国处，遇其胞侄松峰，温文尔雅，善古文诗词，更精岐黄术。余耳其名，而未获一共谈论，蓄怀时怅怅也。因策蹇走七百余里，访松峰于东武之槎河山庄。一见相滂如平生欢。其子濯西，克绍家学，精核医理，出所着《说疫》一书，属余弁言。余受而读之，见其三才融贯，而包括殆尽，古今毕举而搜罗无遗。真足解千百年之疑团，开瘟疫门之觉路。其尤妙者，析瘟疫之名义，分疫证为各种，皆发前人所未发。如所载瓜瓤软脚，赤膈黄耳，痧瘴诸挣等疫疬怪疾，各有简便良方，针灸奇术，皆能回春于瞬息，奏效于目前，真可以参变阴阳，起回生死。则是有《伤寒论》于前，不可无《说疫》书于后，直与《金匮》名编表里相成，参互尽变，将胥天下后世而仁寿之。即云与良相之业并垂千古，亦奚不可之有，是为序。

时乾隆丁未清和月福山年眷世弟刘嗣宗撰

自 序

伤寒之不明也，以中寒乱之。瘟疫之不明也，以伤寒乱之。能于其中划然分析，则其于治伤寒瘟疫也，思过半矣。伤寒自仲景而下，承承继继，各有专家。着书立说者，无虑数十种。独至瘟疫，则略而不讲焉。间有谈及者，不过寥寥数语。核焉而不精，语焉而不详。遂至瘟疫一症，靡所指归，往往以治伤寒法治之。非大用温散，即过投苦寒，欲病之愈也难矣。先大人引岚公，一生精于医理，南北宦游，虽簿书鞅掌，间闻人疾苦，莫不竭力拯救。余公聆庭训，非伊芳朝夕。且龆年善病，因得于暇日，取家藏岐黄书纵观之，故颇有会心处。因念瘟疫一门，非他症可比，不能迟之岁月，缓为调理。其见效在一二剂之内，其痊愈在三五日之间。不可不亟为讲究，以共登宝筏。昔吴又可《瘟疫论》一书，较之诸家俱见卓识，独辟蚕业，业已盛行海内。故其方论，兹集一概不录。第就自所经历者，聊纾管见，以羽翼又可，当亦谈疫者之所不斥也。夫疫病所包甚广，而瘟疫特其一耳。又添杂疫、寒疫，各着方论，而症治始备，随编辑酌定，分为六卷。曰述古，曰论治，曰杂疫，曰辨疑，曰诸方，曰运气，亦庶几成一家言焉。第是书之成，锦儿之力居多。其曰《松峰说疫》者，明乎其不敢擅为己有，以成善则归亲之意云尔。其中分伤寒与瘟疫，皎若列眉，而理路治法亦颇审慎，不敢掩古人所长而袭为己有。

亦不敢震前贤名望而为其所愚。第疫症千变万化，治之不可胶执，亦不可师心所顾。同志君子，神明而变通之是，则余之厚望也。夫是为序。

卷之一·述古

《刺法论》帝曰：余闻五疫之至，皆相染易，无问大小，病状相似，不施救疗，如何可得不相移易者？岐伯曰：不相染者，正气存内，邪不可干。避其毒气，天牝天牝，鼻也。老子谓玄牝之门。毒气从鼻来，可嚏之从鼻而出从来，复得其往，气出于脑，即不干邪。气出于脑，即先想心如日。欲将入疫室，先想青气自肝而出，左行于东，化作林木。次想白气自肺而出，右行于西，化作戈甲。次想赤气自心而出，南行于上，化作焰明。次想黑气自肾而出，北行于下，化作水。次想黄气自脾而出，存于中央，化作土。五气护身之毕，以想头上如北斗之煌煌，然后可入疫室。

《阳明脉解篇》帝曰：病甚则弃衣而走，登高而歌，或至不食数日，逾垣上屋。所上之处，皆非其素所能也，病反能者，何也？岐伯曰：四肢者，诸阳之本也，阳盛则四肢实，实则能登高也。帝曰：弃衣而走者，何也？岐伯曰：热盛于身，故弃衣而走也。帝曰：其妄言骂詈，不避亲疏而歌者，何也？岐伯曰：阳盛则使人妄言骂詈、不避亲疏而不欲食，不欲食故妄走也。此言胃病皆邪气之盛也。邪盛故热盛，热盛故阳盛，阳盛故三者之病由此矣。

《热论篇》帝曰：热病已愈，时有所遗者，何也？岐伯曰：诸遗者，热甚而强食之，故有所遗也。若此者，皆病已衰而热有所藏，因其谷气相薄两热相合，故有所遗也。帝曰：治遗奈何？岐伯曰：视其虚实，调其逆从，可使必已也。帝曰：病热当何禁之？岐伯曰：病热少愈，食肉则复，多食则遗，此其禁也。此言病之所以遗者，由于强食，而有治之之方，复有禁之之要也。遗者，病已愈而邪气未尽衰，若有所遗而在也。禁者，禁于未遗之先也。肉性热而难化，尤当禁也。

《评热病论》帝曰：有病温者，汗出辄复热而脉躁疾，不为汗衰，狂言不能食，病名为何？岐伯曰：病名阴阳交阴阳之气不分别也，交者死也。帝曰：愿闻其说。岐伯曰：人所以汗出者，皆生于谷，谷生于精。今邪气交争于骨肉而得汗者，是邪却而精胜也，精胜则当能食而不复热。复热者，邪气也。汗者，精气也。今汗出而辄复热者，是邪盛也。不能食者，精无俾也。精气不能使之食也。病而留者，其寿可立而倾也。且夫热病曰：汗出而脉尚躁盛者死。今脉不与汗相应脉躁疾，不为汗衰，此不胜其病也，其死明矣。狂言者是失志，失志者死。今见三死身热不能食，一也。脉躁盛者，二也。狂言者，三也。不见一生，虽愈必死也。

《灵枢·热病篇》曰：热病已得汗出，而脉尚躁，喘且复热，勿刺，喘甚者死。

又曰：热病已得汗，而脉尚躁盛，此阴脉之极也，死。

《刺热篇》曰：肝热病者，小便先黄，腹痛多卧肝经之脉，环阴器，抵少腹而上，故有是症，身热。热争邪与正争。则狂言及惊，胁满痛，手足躁，不得安卧肝经之脉，从少腹上挟胃贯膈，布胁肋，循喉咙之后，络舌本，故见此症。肝之病发为惊骇，故病则惊。胃不和，则卧不安，木来乘土，故不得安卧。庚辛甚金克木也，甲乙大汗本经气旺之日。气逆则庚辛死以其气逆甚也。上三句，总言其甚其死，必以克我之日；得汗而愈，必以自得其位之日。后四段放此。刺足厥阴、少阳。其逆则头痛员员，脉引冲头也。肝经脉，自舌本，循喉咙之后，上出额，与督脉会于巅。故病气逆则如是也。员员者，靡定也。

松峰曰：此专引经义，刺法不赘。

心热病者，先不乐数日邪入经络，则神不安，故不乐，乃热。热争则卒心痛。烦闷善呕，头痛面赤无汗心脉起于心中，其支别者，从心系上挟咽。小肠之脉，直行者，循咽下膈抵胃。其支别者，从缺盆循颈上颊，至目外眦。故兼见诸症。心在液为汗，今病热，故无汗以出耳。壬癸甚克，丙丁大汗气旺。气逆则壬癸死。刺手少阴、太阳。

脾热病者，先头重颊痛，烦心颜青欲呕胃脉起于鼻交頞中，下循鼻外，入上齿中，还出挟口，环唇，下交承浆，却循颐后下廉，出大迎，过客主人，循发际，至额颅。故先头重颊痛颜青也。脾之脉，其支别者，复从胃别上膈，注心中。其直行者，上膈挟咽。故烦心欲呕也，身热。热争则腰痛不可用俯仰，腹满泄，两颔痛胃脉支别者，起身下口，循腹里，下至气街中而合，以下髀关。气街者，腰之前，故腰痛也。脾脉入腹，属脾络胃，入胃之脉，自交承浆，却循颐后下廉，出大迎，循颊车。故腹满泄而两颔痛也。甲乙甚，戊己大汗。气逆则甲乙死。刺足太阴、阳明。

肺热病者，先淅然厥，起毫毛，恶风寒，舌上黄肺主皮毛，热中之，则先淅然恶风，起毫毛也。肺脉起于中焦，下络大肠，还循胃口。今肺热入胃，胃热上升，故舌上黄。身热。热争则喘咳，痛走胸膺背，不得太息，头痛不堪，汗出而寒肺居膈上，气主胸膺，在变动为咳，背为胸中之府，故喘咳，痛走胸膺不得太息。肺之络脉，上会耳中，今热气上熏，故头痛不堪，汗出而寒。丙丁甚，庚辛大汗。气逆则丙丁死。刺手太阴、阳明，出血如豆，立已。

肾热病者，先腰痛膀胱脉循肩髆内，侠脊抵腰中，又腰为肾之府，故痛。骱脊梁后骨痠，苦渴数饮骱，音行。痠，音酸，酸痛也。肾脉自循内踝之后，上腨内，出腘内廉。又直行者，从肾上贯肝膈，入肺中，循喉咙挟舌本，身热。热争则项痛而强，骱寒且酸，足下热，不欲言。膀胱脉，从脑出，别下项。肾脉起于小指之下，斜趋足心，出于然骨之下，循内踝之后，别入跟中，以上腨内。又其直行者，从肾上贯肝膈，入肺中，循喉咙挟舌本，故见诸症。其逆则项痛员员澹澹然。戊己甚，壬癸大汗。气逆则戊己死。刺足少阴、太阳。员员，靡定也。澹澹，无意味也。

又曰：肝热病者，左颊先赤。心热病者，颜先赤。脾热病者，鼻先亦。肺热病者，右颊先赤。肾热病者，颐先赤。病虽未发，见赤色者刺之，名曰治未病。以面之部位应五脏。

又曰：治诸热病，以饮之寒水乃刺之，必寒衣之，居止寒处，身寒热退身凉也而止也乃可以止针。

余曾见一小儿患瘟热邪深重，弃衣而走，昼夜靡宁，手足不闲，翻动器皿，搯拨什物，寻得凉水一瓮，且浴且饮，一日后，随热退身凉而愈。松峰记。

刺法自有专门，以此数段中义蕴有关于瘟疫，故采录之，非讲刺法也。

《热论篇》帝曰：今夫热病者，皆伤寒之类也。或愈或死，其死皆以六七日间，其愈皆以十日以上者何也？岐伯曰：巨阳者，诸阳之属也太阳六经之长，总摄诸阳，其脉连于风府，故为诸阳主气也。人之伤于寒也，则为病热，热虽盛不死。其两感于寒而病者，必不免于死。一日巨阳受之巨阳，太阳也，故头项痛，腰脊强。二日阳明受之，阳明主肉，其脉挟鼻络于目，故身热目痛而鼻干不得卧也。三日少阳受之，少阳主胆，其脉循胁络于耳，故胸胁痛而耳聋。三阳经络皆受病，而未入于脏者，故可汗而已。四日太阴受之，太阴脉循布胃中，络于嗌，故腹满而嗌干。五日少阴受之，少阴脉贯肾络于肺，系舌本，故口燥舌干而渴。六日厥阴受之，厥阴脉循阴器而络于肝，故烦满而囊缩。三阴三阳五脏六腑皆受病，荣卫不行，五脏不通则死矣。其未满三日者，可汗而已，其满三日者，可下而已。

松峰曰：此《内经》《伤寒》传经之正例也。瘟疫虽与伤寒不同，但邪在膜原，正当经胃交关之所，半表半里。其热淫之气，浮越于某经即显某经之症，专门瘟疫者，又不可不知也。汗下又不可泥定三日。

《经》曰：其冬有非节之暖者，名曰冬温。冬温之毒与伤寒大异。冬温复有先后，更相重沓，亦有轻重，为治不同。

松峰曰：冬暖，来年入夏必病，当时病者却少。

《阴阳应象大论》曰：冬伤于寒，春必温病。

松峰曰：《云笈七签》中引作冬伤于汗，甚妙。盖言冬时过暖，以致汗出，则来年必病温。余细体验之，良然。冬日严寒，来春并无瘟疫，以其应寒而寒，得时令之正故耳。且人伤于寒岂能稽留在身，俟逾年而后病耶？

《金匮真言论》曰：夫精者，身之本也。故藏于精者，春不病温。

松峰曰：藏精者，百病不生，岂第不病温而已哉。

《论疾诊尺篇》曰：尺肤热甚，脉盛躁者，病温也。其脉盛而滑者，病且出也。

松峰曰：出字谓邪不入里，将解散也。

张仲景温病篇曰：太阳病，发热而渴不恶寒者，为温病；发汗已，身灼热者，名风温。风温为病，脉阴阳俱浮，自汗出，身重，多眠睡，鼻息必鼾音旱。鼻息如雷，语言难出。自发汗已至此，言大发其汗之害。若被下者，小便不利，直视，失溲脏气不固，故失溲。此四句言误下之害。若被火者，微发黄色，剧则如惊痫，时瘛疭痫，音闲。俗云羊羔风，其声如羊。瘛疭，音炽纵，抽拉发搐。此四句言用火逼汗，劫取之害。若火熏之，一逆尚引日，再逆促命期。表热无寒，故不宜汗。里热无实，故不宜下。表里俱热，尤不宜火。若误汗、下、火劫则逆，一逆尚可延引时日，再逆第二次，则阴立亡而死。

《经》曰：春应暖而复大寒，夏应热而反大凉，秋应凉而反大热，冬应寒而反大温，此非其时而有其气，是以一岁之中，长幼之病多相似者，此则时行之气也。

刘南瑛曰：四时气候不正为病，谓之时症，与伤寒、温、暑、寒疫等症不同，唯秋从未见有病者。

《素问》：四时不节，则生大疫。

《伤寒论》曰：阳脉洪数，阴脉实大，遇温热变为温毒。阳主表，阴主里，洪数实大皆热也。两热相合，变为温毒。

又曰：温病之脉，行在诸经，不知何经之动也，各随其经所在而取之瘟病由不正之气散行诸经，难别何经所受，必审其病之属于何经，而后可以施治。热病须得脉浮洪，细小徒自费神功阳病当得阳脉。细小，阴脉也。属死症，不治，汗后脉静当便瘥，喘热脉乱命应终汗后邪退即生，邪盛即死。

松峰曰：热病而脉细小，虽云不治，然有脉厥者，不在此例。

阳毒健乱四肢烦，面赤生花作点斑。狂言妄语见神鬼，下利频多喉不安。汗出遍身应大瘥，鱼口开张命欲翻。有药不辜负也但与服，能过七日始能安。阳症宜汗解，如失汗则邪传入脏，故有健乱等危症。病传在里不当汗，又加之遍身自汗，口如鱼口开张者死。能过七日乃过经，阳热退，方有可救之理。

松峰曰：七日能安之说，不过言方有可救之理，非云愈也，总不可泥。

热病未汗，脉须浮洪；既汗，脉当安静。倘有散漫之脉或不汗而愈不汗而愈，谓之干瘥，其平复未可全许也。

瘟疫，众人一般病者是。又谓之天行时疫。治法有三，宜补、宜散、宜降。热甚者，宜服童便。

松峰曰：补者，如四损不可正治及老幼与本来虚弱者是也四损解，见诸论中。散者，清凉解散是也瘟症不宜温散。降者，从大小便驱逐其邪是也。

瘟家之脉散难名，随其脉状分诸经。若浮而大按无力，补中带表随时宁。

松峰曰：浮大无力，本虚怯脉，何以知其为瘟疫乎？必应以瘟脉洪数而浮、瘟症参之，方为无弊。脉状状字，指病症与色、与声而言。

疫症关系，全在虚实二字。实者易治，虚者难治，以元气本虚，邪不易解。若治挟虚者，而不知托散，但知攻邪，愈攻则愈虚，愈虚则断无有不死者。

松峰曰：虚实二字，三种疫病皆有之，即瘟中亦有虚实，但热多而无寒耳。

瘟疫之来无方，然召之亦有其故，或人事之错乱，天时之乖违，尸气之缠染，毒气之变蒸，皆能成病。症既不同，治难画一。瘟疫多火热之气，蕴蓄于房户，则一家俱病；蕴蓄于村落，则一乡俱病；蕴蓄于市廛，则一城俱病；蕴蓄于道路，则千里皆病。故症虽多，但去其火热之气，而少加祛邪逐秽之品，未有不可奏效者也。

凡治瘟疫宜清利者，非只一端，盖火实者宜清，气实者宜行，食滞者宜消，痰甚者宜化，皆所谓清利也。凡此数者，滞去则气行，而表邪自解，然宜用于实邪等证，而本非虚证之所宜。其有虚中挟实者，不妨少为清解。

凡瘟疫宜下者，必阳明邪实于腑，而秘结腹满，或元气素强，胃气素实者，方可下，若大便虽数日不行，而腹无胀满，及大便无壅滞不通之状，或连日不食而脐腹坦然，软而无碍，此阳明胃腑本无实邪，切不可妄下以泄中气。盖诸误之害，下为尤甚，不可忽也。

周翰光曰：与急症急攻，并注意逐邪等论，当合看，务要因时制宜，变通不拘也。

虽古法云瘟病在三阳者多，三阴者少，然亦不可拘泥。

瘟疫六七日不解，以致热入血室，发黄，身如烟熏，目如金色，口燥热结，以砭针刺曲池，出恶血，仍以通圣散，兼散兼下，得汗如黄水，粪如黑膏即愈。此即北方之所谓打寒也。其法用手捋两膊，使血聚于臂，以帛缚定，乃用箸夹瓷锋，击刺肘中曲泽旁之大络，使邪毒随恶血而出，亦最捷之法，穷人用之极效，然非曲池穴也。

松峰曰：瘟症传里者，热毒深重，其症谵语发狂，循衣摸床，撮空理线，目赤如火，如醉如痴，或登高而歌，弃衣而走，齐俗谓之猴儿病。用小枣蘸烧酒遍身刮痧，痧出，其色紫赤，其高起者，状如枣栗，遂用针出恶血，往往取效，此亦一刺法也。

治瘟疫大抵不宜发汗。《经》曰：不恶寒而反渴者，温病也。明其热自内达外也。疫有伤气、伤血、伤胃之殊，故见证不同，治亦稍异。若入脏者，则不知人而死矣。大法以症为则，毋专以脉为据也。

松峰曰：入脏不知人，亦不必即死。不过较在经者难施治耳，此兼三疫而言。人在气交之中，如鱼在水，一毫渣滓混杂不得，设川泽泼灰，池塘入油，鱼鲜有得生者，人受疫气，何以异此。

疫者，民皆病也。疠鬼为灾，斯名疫耳。

松峰曰：疫如徭役之役，沿门阖户皆病之谓。齐俗谓小儿生痘为当差，亦即徭役之义。

天地以生物为心，寒热温凉，四气递运，万古不易，人生其间，触之而病者，皆因起居无时，饮食不节，气虚体弱，自行犯之，非寒暑之过。若以寒暑为杀厉之气，触之即病，则人无噍类久矣，岂天地生物之心哉。至于非其时而有其气，谓之不正之气则可，谓之疫气则非也。何者？不正之气，人感之者，有病有不病，未可一概论也。若夫疫气，则不论贵贱贫富，老幼男女，强弱虚实，沿门阖境，传染相同，人无得免者。此唯兵荒饥馑之年有之。

瘟病之治，宜从凉散固也。然必表里俱有热症方可用，若表邪未解，虽外热如火而内无热症可据者，不得概用凉药。

松峰曰：误投热药犹或可解，若误投凉药，杀人等于操刃。语曰：姜桂投之不瘥，芩连用之必当。其不曰芩连投之不瘥，姜桂用之必当者，明乎伤寒妄投凉药则不可救矣。瘟疫虽属邪热，其有不宜用凉药之时，投剂仍当审慎。

冬有非时之暖，或君相客热之令而病热者，名曰冬温，与冬月正伤寒大异。法宜凉解，此舍时从症也。若夏有寒者，其宜温亦然。

松峰曰：冬温之说，吴又可曾非之，然谓冬时绝无温热则又不然，故宜舍时从症。

寒疫乃天时之暴寒，较冬时之严寒，又有轻重之异。时气自是天行疫疠之气，又非寒比也。瘟病多山泽蒸气。

松峰曰：冬时亦有热疫，余子秉锦，于深冬时，忽患四肢走注疼痛，余以治周痹之法治之不应，遂自用银花、草节、羌、防、荆芥、薄荷、桑枝、黄芩、栀子、生地，凉散败毒之品加减出入，服三四十帖始愈。后闻其时患此症者甚多，始知此亦疫症也。

时气者，乃天行暴疠之气，不因寒而得，治法当辟散疫气，扶正气为主，若多日不解，邪热传变杂症，宜从伤寒变症条内采择用之。

《经》曰：冬不藏精者，春必病瘟。十月属亥，十一月属子，火气潜伏，当养其真，而为来春发生之本，此时若恣意戕贼，至春阳气轻浮，必有瘟疫，此两个月为一年之虚。若上弦前、下弦后，月廓月空为一月之虚。风霾霆电，大寒热，日月蚀，愁怒惊悲，醉饱劳倦，为一日之虚，当此时，可不养天和远房室哉！

温热病因外感内伤，触动郁火，自内而发之于外，初则表里俱热，宜用凉散之剂，两除表里之热，久则表热微而里热甚，又宜承气苦寒之剂以泻之，则热退身凉而病自已。倘认作即病伤寒之症，用麻黄辛温之剂以发表，则内热愈甚而斑黄、狂乱之症起矣。或未用辛凉之剂以解表，便用承气苦寒之剂以攻里，则表热未去而结胸虚痞之症见矣。

松峰曰：瘟疫不可认作即病之伤寒，便用麻黄固已，余曾经瘟症盛行之时，众人所病略同，大概宜用凉散攻下之剂。中有一人得病，询其症，不过身热、身痛、头痛、拘急等症，诊其脉却迟而紧，竟与冬月正伤寒无异。因投麻黄发表之剂，乃得汗解。始悟治病最宜变通，不可拘执，瘟疫固尔，杂病亦然。

凡伤寒瘟疫其不可治及难治者，必属下元虚症。松峰按：间亦有之，亦不必然。如家中传染者，缘家有病患，旦夕忧患，饮食少进则气馁，感其病气，从口鼻入，故宜清阳明，舒郁结，兼理劳伤为要。松峰按：此句不可泥。兼字宜重读。

松峰云：余家曾有患瘟症者十余人，互相传染。余日与病患伍，饮食少进，旦夕忧患所不待言，而竟免传染。偶一日，一入疫家，实时而病，求其故不得，因忆伊芳时举家患病，余忙乱终日，夜来独居一室，闭门焚降真香一块，想以此得力耶。

瘟疫不可先定方，瘟疫之来无方也。

伤寒瘟疫三阳症中，往往多带阳明者。手阳明经属大肠，与肺为表里，同开窍于鼻。足阳明经属胃，与脾为表里，同开窍于口。凡邪气之入，必从口鼻，故兼阳明症者独多。邪在三阳，法宜速逐，迟则胃烂发斑。或传入里，则属三阴，邪热炽者，令阴水枯竭，于法不治，此治之后时之过也。

阴阳失位，寒暑错时，故生疫。

瘟疫之来，多因人事之相召，而天时之气运适相感也。故气机相侵，而地气又复相应，合天地人之毒气而瘟疫成焉。

治温热疫疠不可用辛热药，宜清凉辛甘苦寒。

仲景书，王叔和得散亡之余，诠次间有穿凿，成氏因注释，致将冬时伤寒之方，通解温暑，遗祸至今。温暑别自有方，今失无征，宋龙门所以叹《伤寒》无全书也。

夫病瘟而强之食，病暍而饮之寒，此众人之所以为养也，而良医之所以为病也。

时疫感之，必先入胃，故多用阳明胃药。

湿热时毒感于口鼻，传入阳明，邪正交争。阴胜则憎寒，阳胜则壮热，流入百节则一身尽痛，上行头面则为肿大，名大头瘟。

暑湿热三气门中，推人参败毒散方为第一。三气合邪，岂易当哉，其气互传则为疫矣。方中所用皆辛平，更有人参大力者，荷正以祛邪。病者日服二三剂，使疫邪不复留，讵不快哉。奈何俗医减去人参，曾与他方有别耶？

疫，疠也。病气流行，中人如磨砺伤物也。疫，役也。有鬼行役，役不住也。

凡治瘟疫，须先观病患两目，次看口舌，以后以两手按其心胸至小腹有无痛处，再问其大小便通否，渴与不渴，服过何药，或久或新，并察其脉之端的，脉症相同方可以言吉凶，庶用药无差。此数者最为紧要，医家之心法。

治暑月温病、热病、疫疠病，不可用辛温热药，宜辛凉、清甘、苦寒，升麻、柴胡、葛根、薄荷、石膏、芩、连、栀、柏、甘草、芍药之类。

疠疫、痘疹、发斑、热毒等症，但卧阴土湿地，则解凉拔毒，能减其半。土之妙用如此，智者类而推之。

疫病当分天时寒暑燥湿，因时制宜。如久旱而热疫，忌用燥剂；久雨而寒疫，脾土受湿，忌用润药。

疫邪自外而入，唯虚人感之必深，如用祛邪药汗下，必先顾元气，则温散、温补、反治、从治诸法，何可不知。

每见治温热病，误攻其里尚无大害，误发其表变不可言，此足明其热自内达外矣。

卫逊亭曰：此足见瘟病断无发散之理，至云攻里尚无大害，当重看大字。

天地疫疠之气，俗人谓之横病，多不解治，皆曰日满则瘥，致夭枉者多矣。凡觉病即治，折其毒气自瘥，切莫令其病气自在，恣意攻人，拱手待毙。

世人误认瘟疫为伤寒，云伤寒是雅士之词，天行瘟疫是田舍间俗语，误亦甚矣。

疫气邪正混合，倘邪胜正衰则危。药之苦寒者伤胃，温补者助邪。如人中黄之类，最为合法。

瘟疫乃天地之邪气，人身正气固，则邪不能干，故避之在节欲节劳，仍毋忍饥以受其气。至于却邪之法，如经所云：天牝从来，复得其往，气出于脑，即不干邪是也。盖天牝者，鼻也。鼻受天之气，故曰天牝。瘟邪之气，自空虚而来，亦欲其由空虚而去，即下句气出于脑之谓也。盖邪气自鼻通于脑，则流布诸经，令人病瘟。气出于脑谓嚏之，或张鼻以泄之，或受气于室，速泄于外，而大吸清气以易之，则邪从鼻出，而毒气自散，此却邪于外之法也。又想心如日等法见前。盖胆属少阳，中正之官，其气壮，则脏气赖以俱壮，而邪不能入，此强中御邪之法也。凡探病诊疾，知此诸法，虽入秽地，可保无虞。男病邪气出于口，女病邪气出于前阴，其相对坐立之间，必须知其向背，行动从容，察位而入方妙。

治瘟疫须分上、中、下三焦。盖人之鼻气通于天，故中雾露之邪为清邪。从鼻息而上入于阳，入则发热、头痛、项强、颈挛，正与俗称大头瘟、虾蟆瘟之说符也。口气通于地，故中水土之邪者，为饮食浊味，从口舌而下入于阴，入则必先内栗，足膝逆冷，便溺妄出，清便下重疑即后重，脐筑向外挣筑湫痛，正如俗称绞肠瘟、软脚瘟之说符也。然口鼻所入之邪，必先注中焦，以次分布上下，不治则胃中为浊，营卫阻而血凝，其酿变即现中焦，俗称瓜瓤瘟。疙瘩瘟等症，则又阳毒痈脓，阴毒遍身青紫之类也。此三焦定位之邪也。若三焦邪混为一，内外不通，脏气熏蒸，上焦怫郁，则口烂食龈矣。若卫气前通者，因热作使，游行经络脏腑，则为痈脓。营气前通者，因召客邪，嚏出声嗢咽塞，热壅不行则下血如豚肝。然此幸而营卫渐通，故非危候。若上焦之阳，下焦之阴两不相接，则脾气于中难以独运，斯五液注下，下焦不阖而命难全矣。治法于未病前，预饮芳香正气药则邪不能入，倘邪入，则以逐邪为要。上焦如雾，升而逐之，兼以解毒。中焦如沤，疏而逐之，兼以解毒。下焦如渎，决而逐之，兼以解毒。营卫既通，乘势追拔，勿使潜滋，方为尽善。

瘟邪直行中道，流布三焦，上焦为清阳，故清邪从之上入。下焦为浊阴，故浊邪从之下入。中焦为阴阳交界，凡清浊之邪，必从此分区，甚者三焦相混，上行极而下，下行极而上，故声咽塞，口烂食龈者上焦之症，亦复下血如豚肝下焦之症。是上下焦症齐见矣，非定中上不及下，中下不及上也。

臧卢溪曰：二节当参看。

夫寒中所以清火，亦能解表，盖阳亢阴衰则火盛水亏，水涸于经，安得作汗？譬之干锅赤裂，润自何来。但加以水，则郁蒸沛然，而热气上腾矣。汗自水生，亦复如是。用凉药以救水，水生而汗有不出者乎。

补中亦能散表。夫气虚于内，安能达表，非补其气，肌能解乎，凡脉之微弱无力或两寸短小者，即其症也。血虚于里，焉能化液，非补其精，汗能生乎，凡脉之浮芤不实或两尺无根者，即其症也。然补则补矣，更当斟酌尽善，用得其宜，妄补住邪，则大害矣。

瘟疫来路两条，去路三条，治法五条，尽矣。何为来路两条？有在天者，如春应暖而反寒云云。此非其时而有其气，人受之，从经络入则为头痛发热，咳嗽发颐大头之类。其在人有互相传染者，其邪则从口鼻入，憎寒壮热，胸膈满闷，口吐黄涎之类，所谓来路两条者此也。何如去路三条？在天之疫，从经络而入者，宜分寒热，用辛温辛凉之药以散邪，如香苏散、普济消毒饮之类，俾其仍从经络而出也。在人之疫，从口鼻而入者，宜芳香之药以解秽，如神术正气等散之类，俾其仍从口鼻而出也。至于经络口鼻所受之邪，传入脏腑渐至潮热谵语，腹满胀痛，是毒气归内，疏通肠胃，始解其毒，法当下之，其大便行者则清之，下后而余热不尽者亦清之，所谓去路三条者此也。何为治法五条？曰发散，曰解秽，曰清中，曰攻下，曰酌补，所谓治法五条者此也。

松峰曰：此段亦颇为近理，故录之。唯于补法中而改一酌字，以瘟疫用补法，必如吴又可所谓四损不可正治者方议补。倘不应补，而冒然用之，补住其邪，其害不可胜言矣。

又曰：余凡阅书并有所见闻，关于疫症者，率皆采录，久而成帙，然其出处，当时亦或不载，故除引经论外，皆不着其书名姓字，以免里漏之诮，且只图有俾医学，非欲博古也。以上记精言，以下载故实。

桐乡医生赵某，偶赴病家，请归已暝，又将雨，中途见矮屋，有灯明灭，时已下雨，遂叩门求宿。内有妇人应曰：男子不在，不便相留。医恳栖檐下，许之。将更余，妇开门延入，医谢不敢，妇引之甚力，且求合，医视其灯青黯，且手冷如冰，知遇鬼，呕欲奔避，妇双手挽其颈，以口就医之口，既而大啰曰：此人食烧酒生蒜，臭秽何可近也。遂入。医复冒雨而走，抵家十余日后，经矮屋，则一孤冢也。

松峰曰：足见烧酒大蒜于疫疠盛行所不可阙。

陈宜中梦神人语曰：天灾流行，人多死于疫疠，唯服大黄得生，因遍以示人时果疫，因服大黄得生者甚众。

松峰曰：大黄，瘟疫症尚在表，总不宜服，唯入里宜服。

苏耽最孝，谓母曰：后三年郴人大疫，宜穿井植橘，病患食橘叶水一盏自愈。

黄德环家烹鳖，用箬笠盖其釜，揭见一鳖，仰把其笠，背皆蒸烂，然头足犹能伸缩，家人悯之，潜放河中，后此人患热病垂危，因徙于河边将养。夜有一物，徐徐上身，其人顿觉凉爽，及晓，视胸臆间悉涂淤泥，其鳖在身上，三曳三顾而去，即日病瘥。

臧卢溪曰：热病者胸腹烦热，用井底泥涂之，亦此意也。又足见放生之报。

范文正公所居之宅，浚井先必纳青术数斤于中以避瘟。

张凤逵司空著《伤暑全书》，力辨仲景《伤寒论》中寒毒藏于肌肤，至春变为瘟病，至夏变为暑病，与《内经》温根于寒之说，以为此属上古之论，与今风气不合。太古时，洪水怀山，草木闭塞，天地蒙昧，阴霭怫郁，阳明未舒，以故寒气盛行，元和令少，即当盛夏亦无燥金之患。后世衣冠文物渐开，五行分布，水火之气各司其权，以此随定暑为火气，一以凉剂投之。卓哉司空之见，不唯医理入微，亦可谓善读古人书者矣。

赵逵好吹笛为戏，是年，瘟疫盛行，一日吹笛至茶肆，有老妪与逵言：近有五人来店吃茶，见吹笛者过，各回避，自后疫遂止，人疑即五瘟使者。后一秀士貌类炳灵公入茶店，嘱老妪云：赵逵有济贫之心，必获善果，言讫不见。后老妪以语逵，逵赴庙谢神，闻空中云：来年必魁天下，三年后当入相。后果为狱府尚书。

一说部载岷俗畏疫，一人病阖家避之，病者多死。刺史辛公义命皆舆置厅事，暑月，病患填廊庑，公义昼夜处其间，省问施治，病者愈，乃召其亲戚，谕遣之归，皆惭谢而去，风俗随变。

松峰曰：辛公之不染疫，乃清正仁爱，存心得报，世之作吏者，不可不知也。

昔时，山东一家有五百余口，从无伤寒疫症。因每岁三伏日，取葶苈一束，阴干，至冬至日，为末收贮，俟元旦五更，蜜调，人各一匙，黄酒和服。饮时，先从少始。

吕复，字符膺，号沧洲，吕东莱之后，河东人。治一人患三阳合病，脉长弦，以方涉海受惊，遂吐血升许，两胁痛，烦渴，谵语，遂投小柴胡，去参加生地。半剂后，俟其胃实，以承气下之，得利而愈。又治一人，时症逾月，既下而热不已，胁及小腹偏左满，肌肉色不变，俚医以为风，浃四旬，其毒循宗筋流入睾丸，赤肿若瓠，疡医刺溃之，两胁肿痛如故。吕诊其尺中皆数滑，乃以云母膏作丸，衣以乳香，硝黄煎汤送下，下脓五碗，明日再下余脓而愈。

松峰云：余用小柴胡往往减参，且瘟疫原不宜于参，参之价又贵，权作世间原无此药何如。余见一人患瘟疫甫愈，外肾忽肿若瓠，想系瘟毒未尽，循宗筋流入睾丸，若急服清热解毒之剂或可潜消，且其人尚能动履，亦被疡医刺溃，数日而没。

葛干孙，字可久，平江吴人。治时症不得汗，发狂循河而走，公就控置水中，使禁不得出，良久出之，裹以厚被，得汗而解。

刘南瑛曰：系实法。

昔有一重囚，于狱中患疫而没，狱卒报明病故。时方薄暮，出尸委弃沟壑，适值天气暴寒，裸冻一夜而苏，匍匐觅道返里，随免刑戮之难。

孙凤亨曰：与水浸汗解，其理略同。盖瘟疫无非热症，火盛闷绝，遇寒而解。此囚想必有阴德。

刘从周，韶州曲江人。言痢疾以手足和暖为热，严冷为寒，又言盛夏发热有进退者为伤暑，热不止者为伤寒瘟疫。

松峰曰：此论痢疾不确，论暑与瘟疫发热至当不易。

衡州南灵鹧鸪，解岭南野葛诸菌毒及避瘟瘴。又名鸫，多对啼，其鸣云：但南不北。又云：钩辀格磔。

松峰曰：此鸟是处皆有，亦随其方言而命名各殊。齐鲁间则听其鸣云：光棍夺锄。盖因其鸣于孟夏，伊芳时正锄田也。余至燕赵，闻此鸟鸣，询之土人，则云：打公骂婆。昔有一妇不孝翁姑，随死变此鸟，自鸣其恶，以警众也。又有云烧香拜佛者，余至南中，则有云上山看火者，有云脱却硬袴者，并见苏东坡高青邱诗。

昔耶律文正公下灵武，诸将争掠子女玉帛，公独取书数部，大黄两驼而已。既而军中大疫，惟得大黄可愈，所活几万人。

晋陵城东遭大疫，传染病者，人不敢过问。有熊礼妻钱氏，归宁后闻翁姑疫，欲趋视，父母不许，妇曰：娶妻原为奉事翁姑，今病笃不归，与禽兽何异？随只身就道，既抵舍，其翁姑见鬼相语曰：诸神皆卫孝妇至矣，吾等不速避，被谴不小。自是翁姑皆愈，阖门俱不传染。

松峰曰：邪不侵正，孝可格天，真祛疫之良方也。

吴中秀才刘永清病疫死，复苏云：死时见冥卒二人持帖来摄，因设饭啖之，不异生人。食毕便拘清行，至一公署，令清跪伏阶下，见堂上坐者冕旒，侍从俨如玄妙观、东岳庙中之仪。有冥吏按簿唱名，言此人无大罪恶，发疾疫司听勘，冥卒即押至一曹司，见堂上二大僚偶坐，搜视冥簿谓曰：汝虽无大恶，时有小口孽，量罚疮疡三年。右坐者曰：太轻。左曰：念其祖簿分，恕之。叱二卒押放回家。恍如梦觉，清后果患疮三年。

宋绍白曰：常见一好造口孽者，后长对口而死。又一人好作诗轻薄骂人，亦长舌疔夭天，报应不爽如此。

黄生嘉玉，吴县人，患疫复苏云：死后至一城，繁华与世无异，但黑暗无光，忽闻官至，仪从甚盛，是顾文康公，公与玉父有旧，玉少时曾识其面，便于舆旁呼之，文康命挈之行，既达公署，宫殿壮丽，见文康与一大僚并坐堂上，阶前罪犯膝行哀啼，大僚阅籍注罪，谕云某某合与作牛犬等畜，冥吏即取诸皮分覆其身，悉化畜类。玉私询冥吏，云系生前作孽之报。大僚忽问，堂下安得有生人气？敕狱卒牵玉，文康云：吾查渠算虽尽，但近行善事，可放还阳，令吏送出，随冷汗如雨而苏。

蜀遭献忠之乱后，瘟疫流行，有大头瘟，头发肿，赤大几如斗。又有马眼睛瘟，双眸黄大，森然挺露。又有马蹄瘟，自膝至胫，青肿如一，状似马蹄，三病患者皆不救。

松峰曰：大头瘟方书各有治法。至于马眼瘟似肝脾湿热所致。盖肝开窍于目，而黄色属脾，为湿热所郁蒸也。马蹄瘟之青肿，似肝肾流毒所致。根据此立方施治，或不甚瘥，再正高明。

休宁赵朝奉泛海回，忽热病死。同伴弃之海岸，径返。赵某被海风一吹，复苏。见海天浩荡无人，乃拨榛莽，历盘曲，上至山椒。见一大寺，入拜众僧，恳求收恤。数月，赵问僧曰：止见众师早餐，至午不见，何也？僧曰：赴施主斋去。赵求一携往观，僧乃令入偏衫大袖中，立即腾空，移时闻鸡犬人烟。有一家道场，聚众僧宣疏，为已故赵某修斋、礼忏，乃其子为父周忌追场荐也。赵动念，欲传信厥家，知其尚在，僧已默知，因语赵曰：我等皆罗汉，因汝素积善，故带汝来，随出赵袖中，置屋脊上，僧忽不见。赵家睹屋上有人，梯视，乃朝奉也。举家惊喜，实出意外。赵乃根据海中寺形，创建大庙，额曰建初，现下休宁城内。

松峰曰：海风寒劲，砭人肌骨，热病之清凉散也，况与积善汤同服，宜其瘥矣。

杭州凤仙桥，一人以炮鳖为业。买鳖生投沸汤中，惨死之状，见者无不恻然。既熟刮肠剔骨，煎和五味，香及数家。由此获利多年。后忽染瘟疫，初则缩颈，攒手足，伏于床上，数日后，伸手爬娑，宛如鳖形，后又爬于房内，渐出堂中，家人禁之，辄欲啮人。将死爬至街市，盘旋宛转，曲尽鳖态，往来观者，皆知炮鳖之报。七日身体臭烂而死。

昆山唐顺泉，其父已死十三年矣。一夕，魂忽归家，附其第三媳云：余今已为金神宁济候从者，颇知冥间事。吾家无大罪，止以汝母及童男少女，或倾溺器，或大小便，不洗手辄即上灶，灶神上告天曹，故特降兹合家疫症，犹幸修醮，少解其愆，然污灶之罪，俱系汝母承当，止有两月在世矣。至期重感疫而没。

昆山诸生郏鼎，岁饥施粥，全活甚众。其夏疫疠大作，鼎病剧气绝，恍在万顷波涛中，沉溺下坠，忽闻风雨雷电，见甲士万骑拥一神人，人首龙形。鼎哀恳救援。神曰：子生平无大罪，无恐。余当救汝。乃振动鳞甲，水势分开，鼎少苏，因请问施粥一事，神曰：俱有案卷，已达帝所。随有侍从开卷呈阅，神曰：子名在内。命将士送至新大石桥，曰：从此去即归家矣。及归，闻眷属悲号，言气绝一昼夜矣。病寻愈。时妻与子亦垂危而皆瘥。

昔，城中大疫，有白发老人，教一富室合药施城中，病者皆愈，而富室举家卒免于疫。后有人见二疫鬼过富室之门而相谓曰：此人阴德无量，吉神拥护，我辈何敢入哉。

松峰曰：阴德无量，诚祛疫之良方，世人所当着眼。

江西口府泰和县瘟疫大作，有医者视病，中夜而归，忽遇神人，骑马导从而来，医拜伏于地，神至前叱云：汝何人也？对曰：医士。神曰：汝今治病用何药？对曰：随病寒热轻重，用药治之。神曰：不然，天一类三字疑有错误，用香苏散好。医如其言，试之皆效。

神授香苏散

香附去皮，炒 紫苏各四两 陈皮 甘草各一两，生

共为末。每用三钱，水一盏，煎七分，去渣热服，日三服。戒荤腥酒肉，神效。

松峰曰：随病寒热轻重用药，诚医家之要诀，不但治瘟疫已也。至于此方，乃温中达表，解散风寒之剂，瘟疫门从无用处，但神授如此，或更有义蕴耶。

庾衮，字叔褒。咸宁中大疫，二兄俱亡，次兄毗，复病疠气方盛，父母诸弟皆出于外，衮独不去，父母强之不可。亲自扶持，昼夜不眠，其间又扶柩哀号弗辍，十余旬，疫渐消歇，家人乃返，毗疾瘥，衮终不染。

松峰曰：孝弟之人，天之所以佑之者如此。

临川人入山得猿子，持归，猿母自后随至家。此人缚猿子于树上，猿母便搏颊向人，欲乞哀，此人竟不能放，将猿子击杀之，老猿悲鸣自掷而死。此人破老猿腹视之，肠皆断裂矣。未半年，其人家疫，一时死尽灭门。

直隶省南皮县弓手张德平，以健勇擒捕有获，然多诬平人，因瘟疫死。半岁，墓中忽有声，人报其子往视，则墓已穴露其面，破墓欲出之，则身变白蛇。子惊问曰：何为异类？父曰：我以枉杀平人，故获此报。

宋·缙云未达时，元旦出门遇恶鬼数辈，问之曰：我辈疫鬼，散疫人间。云曰：吾家有乎？鬼曰：无。曰：何也？曰：君家三世隐恶扬善，后当贵显，予辈何敢入。言讫不见。

太湖居人皆事屠宰，独沈文宝举家好善，且买物放生。遇瘟疫时行，有人见众瘟鬼执旗一束，相语曰：除沈家放生行善外，余俱插旗。未几，一村尽瘟死，独沈阖家获免。

江北有五人南渡，其舟子素奉关帝甚虔，梦帝谕云：明晚有五人过江，莫渡之，我今书三字于汝手心，若必欲渡，等彼下船时，付之一览。舟子如其言，将手中三字捻紧。向晚果有五人趁船，舟子随将手放开一照，五人忽不见，遗竹箱一，启视，尽往江南行疫册籍，舟子至吴下，传写其手中三字：籲、籲、籲，识者知是符。凡粘三字于门者，皆不染瘟疫。

卷之二·论治

瘟疫名义论

古人言诸瘟病者，多作温热之温。夫言温而不言瘟，似为二症，第所言与瘟病相同，则温瘟为一病也明矣。后人加以疒字，变温为瘟，是就病之名目而言，岂可以温

瘟为两症乎。其曰春温、夏温、秋温、冬温，总属强立名色，其实皆因四时感瘟气而成病耳。其曰风温、湿温、温疟、温暑者，即瘟病而兼风、湿、暑、疟也。其曰瘟毒者，言瘟病之甚者也。曰热病者，就瘟病之发于夏者而言耳。至于晚发之说，更属不经。夫冬月寒疠之气，感之即病，那容藏于肌肤半年无恙，至来岁春夏而始发者乎？此必无之理也，而顾可习而不察欤！至于疫字，传以民皆疾解之，以其为病，延门阖户皆同，如徭役然。去彳而加疒，不过取其与疾字相关耳。是则瘟疫二字，乃串讲之辞，若曰瘟病之为疠疫，如是也，须知疫病所该甚广。瘟字原对疫字不过。瘟疫者，不过疫中之一症耳，始终感温热之疠气而发，故以瘟疫别之。此外尚有寒疫、杂疫之殊，而瘟疫书中，却遗此二条，竟将瘟疫二字平看，故强分瘟病、疫病，又各立方施治，及细按之，其方论又谩无差别，殊少情理，断不可从也。吁！瘟疫二字尚不明其义意。又奚以治瘟疫哉。

疫病有三种论

传曰：疫者民皆疾也。又曰：疫，疠也，中去声人如磨砺伤物也。夫曰民皆疾而不言何疾，则疾之所该也广矣。盖受天地之疠气，城市、乡井以及山陬海澨所患皆同，如徭役之役，故以疫名耳。其病千变万化，约言之则有三焉。

一曰瘟疫。夫瘟者，热之始，热者，温之终，始终属热症。初得之即发热，自汗而渴，不恶寒。其表里分传也，在表则现三阳经症，入里则现三阴经症，入腑则有应下之症。其愈也，总以汗解，而患者多在热时。其与伤寒不同者，初不因感寒而得，疠气自口鼻入，始终一于为热。热者，温之终，故名之曰瘟疫耳。

二曰寒疫。不论春夏秋冬，天气忽热，众人毛窍方开，倏而暴寒，被冷气所逼即头痛、身热、脊强。感于风者有汗，感于寒者无汗，此病亦与太阳伤寒伤风相似，但系天作之孽，众人所病皆同，且间有冬月而发疹者，故亦得以疫称焉。其治法则有发散、解肌之殊，其轻者或喘嗽气壅，或鼻塞声重，虽不治，亦自愈。又有病发于夏秋之间，其症亦与瘟疫相似，而不受凉药，未能一汗即解，缠绵多日而始愈者，此皆所谓寒疫也。

三曰杂疫。其症则千奇百怪，其病则寒热皆有，除诸瘟、诸挣、诸痧瘴等暴怪之病外，如疟痢、泄泻、胀满、呕吐、喘嗽、厥痉、诸痛、诸见血、诸痈肿、淋浊、霍乱等疾，众人所患皆同者，皆有疠气以行乎其间，故往往有以平素治法治之不应，必洞悉三才之蕴而深究脉症之微者，细心入理，一一体察，方能奏效，较之瘟疫更难揣摩。盖治瘟疫尚有一定之法，而治杂疫竟无一定之方也。且其病有寒者，有热者，有上寒而下热者，有上热而下寒者，有表寒而里热者，有表热而里寒者，种种变态，不可枚举。世有瘟疫之名，而未解其义，亦知寒疫之说，而未得其情，至于杂疫，往往皆视为本病，而不知为疫者多矣。故特表而出之。

用党参宜求真者论

疫病所用补药，总以人参为最，以其能大补元气。加入解表药中而汗易出，加入攻里药中而阴不亡，而芪、术不能也。则年高虚怯而患疫者，有赖于人参为孔亟矣。

第参非素丰家莫能致，无已则以党参代之。夫古之所谓人参，即今之所谓党参也。故古有上党人参之号。上党者何？即山西之潞安府也。今日上党所出者，力虽薄弱而参性自在，其质坚硬而不甚粗大，味之甘与苦俱而颇有参意，第较之辽参色白耳。忆四十年前，此物盛行，价亦不昂，一两不过价银二钱。厥后，有防党、把党者出，止二钱一斤，而药肆利于其价之贱，随专一售此，而真党参总格而不行，久之且并不知真者为何物，而直以把党、防党为党参矣。岂知今之所谓把党、防党者以其捆作把，故以把名，以其形类防风，故以防名也。将此物加入瘟疫药中，又焉能扶正而除邪也哉。用党参者，必当向潞安求其真者而用之，方能奏效。但真者不行已久，闻之济宁药肆中尚有，而他处则鲜矣。此外又有明党、洋参二种，明党形类天冬而两头俱锐，洋参形似白及而其性颇凉，总不知其为何物，皆不敢用。至于药肆中，又有所谓广党者，云出自广东。夫党者，地名也。不曰广参，而曰广党，其命名先已不通，又安敢服食欤！真可发一笑也。余阅本草云葳蕤可代人参，又阅医书云少用无济。吾乡山中颇有此物，因掘取如法炮制而重用之，冀其补益，不意竟为其所误。服之头痛、恶心，尚意其偶然，非药之故，后竟屡用皆然，因知可代人参之说断不足信也。

治瘟疫慎用古方大寒剂论

夫古之黄连解毒、三黄、凉膈、泻心等剂，非古人之好用凉药也，以其所秉者厚，故用之无寒中之患，而获败火之功。今人所秉者薄，既不逮古，而又兼之以凿丧，若用大苦大寒之剂，其何以当之。况瘟疫之火，因邪而生，邪散而火自退矣。若用大寒之剂，直折其火，未有驱邪之能，而先受寒凉之祸。受寒则表里凝滞，欲求其邪之解也难矣。总之如黄连、黄柏、龙胆草、苦参大苦大寒等药，皆当慎用。以有生地、二冬、元参、丹皮、栀子、黄芩、银花、犀角、茅根、竹沥、童便、葛根、石膏、人中黄辈加减出入，足以泻火而有余矣。如果有真知灼见，非黄连等药不可，少者分计，多者钱计而止，不可多用。

用大黄石膏芒硝论

或曰大苦大寒之剂既在禁例，而治瘟疫顾用三承气、白虎何也？答曰：石膏虽大寒，但阴中有阳，其性虽凉而能散，辛能出汗解肌，最逐温暑烦热，生津止渴，甘能缓脾，善祛肺与三焦之火，而尤为阳明经之要药。凡阳狂、斑黄、火逼血升、热深、便秘等症，皆其所宜。唯当或煅或生，视病之轻重而用之耳。大黄虽大寒有毒，然能推陈致新，走而不守。瘟疫阳狂、斑黄、谵语、燥结、血郁，非此不除。生恐峻猛，熟用为佳。至于芒硝，虽属劫剂，但本草尚称其有却热疫之长，而软坚破结非此不可，但较诸石膏、大黄，用之便当审慎矣。夫以大黄、石膏之功能，彰彰若是，较之只有寒凉凝滞之性者，其宜否不大相径庭也哉！此治瘟疫者之所不可阙也欤。

立方用药论

杂病用药品过多或无大害，即如健脾者多用白术固已，再加山药可也，再加扁豆亦可也，再加莲肉、枣肉亦无不可也。即如补肾者多用熟地固已，再加枸杞可也，再加菟丝亦可也，再加苁蓉、首乌、芡实、杜仲亦无不可也。补药固不厌多，即杂症药品过繁亦为害尚浅，觉其不善，速为减去或可挽回，而瘟疫不能也。即如葛根治瘟疫药中至和平之品，若邪在太阳，加之太早反足以引邪入阳明矣。又如葛根与白芷均属阳明散剂，而白芷温散，葛根凉散。白芷散阳明风寒之邪，葛根散阳明瘟热之邪。若瘟邪之在阳明，用葛根而再用白芷，必然掣肘，恐不似他症用药繁多之帖然无事矣。所以瘟疫用药，按其脉症，真知其邪在某经，或表或里，并病合病，单刀直入，批隙导窾，多不过五六味而止。至于分两之重轻则在临时，看其人之老少虚实，病之浅深进退，而酌用之，所以书内记载之方，大半止有炮制而无分两，欲以变通者，俟诸人耳。

疫症繁多论

余于疫症，既分三种，曰瘟疫，曰寒疫，曰杂疫，三者具而疫症全矣。然犹未也。忆某年，一冬无雪，天气温和，至春不雨，入夏大旱，春杪即疫疠盛行。正瘟疫殊少，而杂疫颇多，有小儿发疹者，有大人发疹者，有小儿疹后而患痢患泄泻者，有大人患痢患泄泻者，有先泻而后痢者，有先痢而后泻者，有泻痢而兼腹胀痛者，有胀痛而不泻痢者，有泻痢既愈，迟之又久而复作者，有瘟症既愈，迟之又久而复作者，有复作而与前不同者，有腹胀而不痛者，有痛而不胀者，有不思饮食者，有单发热者，有先瘟症而后不语者，有肿头面者，有周身长疖者，有长疥者，有霍乱者，有身痒者，有患瘟症而兼泄泻者。城市乡井，缘门阖户皆同。此岂达原饮一方所能疗欤！其治法亦与平常患泻痢、胀痛等疾亦异。此皆杂疫之类也。要之，杂疫无病不有，惟无咽膈梦遗之为疫病者耳。

治疫症最宜变通论

世之重疾，无逾风、劳、臌、膈。而四者之治，总有蹊径可寻。如风症止真中、类中二条，真中殊少，治法无多，止有类中亦不过气血亏损而已。故张景岳恐人认作风治，特立非风一门。究其治法，惟大补气血而止。劳症即云难治，亦不过阴阳、水火、气血、先天、后天，视其何者亏损而补益之。臌胀有驱水理气之殊，噎膈止润燥养血之法。惟至于疫，变化莫测，为症多端，如神龙之不可方物。临症施治者，最不宜忽也。瘟疫尚好治疗，识其表里，已得大纲，即有变现杂症，如斑汗、发黄之类，皆易捉摸。即杂疫如所谓诸瘟、诸痧、诸挣等症，各具疗法，亦易施治。唯乙巳年，民之所患并非奇疾怪症，不过痢疾、泄泻、肚腹胀痛等病，有何难疗？孰意用平日治此疾法治之，半皆不应。或二三人同患一症而治法各异者，施之此人而效，施之彼人而又不效矣。或有一人患是症而愈，而复作者，其治法又异，施之前次而效，施之后此而又不效矣。若非具慧眼卓识，而窥见垣一方者，岂能人人而济之乎！盖必深明乎司天在泉之岁，正气客气之殊，五运六气之微，阴阳四时之异，或亢旱而燥热烦灼，或霖雨而寒湿郁蒸，或忽寒而忽暖，或倏晴而倏阴，或七情之有偏注，或六欲之有匿情，或老少强弱之异质，或富贵贫贱之殊途，细心入理，再加以望闻问切，一一详参，庶病无遁情，而矢无妄发。至于治法，千变万化，随宜用药，莫可名言。故仲景曰：瘟疫不可先定方，瘟疫之来无方也，旨哉斯言。疫病一门，又岂一百一十三方所能尽哉！是在留心此道者，神而明之可耳。

抄复论

凡治伤寒、瘟疫，医者最重初次得疾。至于抄复，谓死者盖寡，每视为最轻而谩不经意焉。盖谓抄复之病，人身之经络、脏腑皆前次瘟邪所曾经传遍之所，则此番不过由熟路而行，故邪气易出也。古人原有此论，岂知此第语其常也。独瘟疫盛行之时则不然，盖是时疫气所积者厚，即无气食劳损之因，尚有重感疠气而复者，更有前番余邪稍有未净，再酝酿滋蔓而抖然自复者，是天地之邪与人之气血胶固充塞，郁勃纠纷，故复至三四次尚有殒命者矣。慎毋以其复也而忽之。

仅读伤寒书不足以治瘟疫不读伤寒书亦不足以治瘟疫论

伤寒者，为寒所伤，其来也有因，故初感总以汗散为主。若瘟疫并作因寒而得，不可以治伤寒之法治之。非惟麻、桂不用，即羌活、十神等汤亦非对症之药。所谓读伤寒书不足以治瘟疫者此也。至于瘟疫变现杂症之多，几与伤寒等。吴又可《温疫论》中，仅有斑、黄汗、狂等数条，至于《伤寒》中之诸汗、诸痛、诸血症，以及谵狂、渴烦、惕瞤、瘛疭、不语、摇头、大小便等症之方论，瘟疫中可以裁取而用之者，正复不少也。然必斟酌尽善而后，可是总在人之学力见解，而非口说之所能尽矣。所谓不读伤寒书，不足以治瘟疫者如此。

读伤寒书当先观阳症论

伤寒书率皆将阴阳二症参错并举，倏言阳症而用硝、黄，又倏言阴症而用桂、附，推作者之意，虽相提并论，而其中分析，原自了然，若曰阳症若此，而阴症则如彼也。读者不善体会，随将阴阳二症搅作一团，故有谓一人之病，有忽阴而忽阳者，有谓病在阳经为阳症，传入阴经为阴症者，有谓阴阳错杂而难分者，种种支离，不可枚举。即不出乎此，亦视阴症为世所长有，与阳症参半，故临症每将阴阳二字交战于心，而迄无定见。无怪乎用药差错，而误人性命也。欲除此弊，莫若分读，先习传经之阳症，将直中阴经之阴症，暂行缓看。盖阳症明，而习阴症自易易耳。何者？阳症头绪繁多，变现百出，至于阴症，并无传变，治法无多，易学易疗，当黜之杂症门中，与暑、湿、霍乱、诸中等疾为一类，则自无阴阳误治之弊。

舍病治因论

吴又可书中，有舍病治药之论，此第知其一耳。而抑知瘟疫之有所因者，更非一说之所能尽也。盖有因食、因酒、因痰、因惊、因郁、因气、因思水不与、因饮水过多、因过服凉药、因误服温补、因服诸药错误、因信巫祝耽搁，种种因由，未可更仆，皆当暂舍其所患之瘟，而求其弊，以治其因。食宜消之，酒宜解之，痰宜化之，惊宜镇之，郁宜开之，气宜顺之，水宜行之，寒宜温之，热宜凉之，再佐以治瘟疫之药始得，非全抛而舍之之谓也。更有兼食、兼饮、兼痰、兼水等症，而卒难得汗者，治法略同。但又当以治瘟疫为主，而治兼之药佐之矣。总之，务要寒热温凉之不差，脏腑经络之不惑，方可以起死人而肉白骨也。是亦在乎神而明之者。

瘟疫统治八法

解毒

凡自古饥馑之后，或兵氛师旅之余，及五运之害制，六气之乖违，两间厉气与人事交并，而瘟疫始成焉。人触之辄病，症候相同，而饥寒辛苦之辈感者居多，年高虚怯之人感之偏重，是皆有毒气以行乎间，此毒又非方书所载阳毒、阴毒之谓。未病之先，已中毒气，第伏而不觉，既病之时，毒气勃发，故有变现诸恶候。汗下之后，余毒往往未尽，故有自复之患。是毒气与瘟疫相为终始者也。兹定金豆解毒煎以解其毒势，且能清热。并不用芩、连、栀、柏而热已杀_{杀，音晒}矣。

金豆解毒煎_{自定新方}

金银花_{二三钱} 绿豆皮，_{二钱} 生甘草_{二钱} 陈皮_{一钱} 蝉蜕_{去足翅，八分}

井花水_{清晨首汲}煎。或再加僵蚕_{浸去涎}一钱。

银花能清热解毒，疗风止渴。绿豆甘寒，亦清热解毒之品，兼行十二经，祛逐疫毒，无微不入。甘草解一切毒，入凉剂则能清热，亦能通行十二经，以为银花、绿豆之佐。陈皮调中理气，使营卫无所凝滞。蝉蜕取其性之善退轻浮，易透肌肤，可散风热，开肌滑窍，使毒气潜消也。此方于瘟疫九传中，皆可加减消息用之。

绿糖饮_{自定新方}

五谷皆可入药，如白虎汤之用粳米，白术散之用薏仁，牡蛎散之用浮小麦，疏凿饮之用赤豆，阿胶散之用糯米，以及麦芽、黄卷、饴醴等项，靡不各效其能以见于世。甚至于面合曲则称之曰神。黍酿酒则推之曰圣。取精用宏，未可更仆数矣。独绿豆之功能，世鲜有知者？何绿豆之蹇于遇乎？绿豆性虽清凉而不寒苦，且善于解毒退热，除烦止渴，利小水，独于治瘟疫为尤宜焉。张景岳有绿豆饮，载在新方寒阵中，虽极赞其妙，但惜加入食盐，以之治瘟反益发渴，而绿豆之功能隐矣。今易以洋糖，则既能解毒，且兼凉散，瘟疫初终，俱可服食，乃平易中之最佳最捷方也，至于穷乡僻壤，农家者流，以及寒士征人，仓卒苦无医药，用此亦可渐次汗解，即服药者，兼服此饮，更能添助药力，以成厥功。经症未明者服之，亦总不犯禁忌，诚治瘟疫之良剂，幸毋以平浅而忽之也。

绿豆不拘多少，白糖酌加_{绿豆功全在皮，毋去之}。将绿豆煮酽汤，取出，加洋糖与饮，冷热随病者之便。以此代茶，渴即与饮，饥则拌糖，并食其豆。

针刮

针法有二，用针直入肉中曰刺：将针尖斜入皮肤向上一拨，随以手摄出恶血曰挑。刮法有四，有用蛤壳者，有用瓷盅者，有用麻蒜者_{惟刮臂用}，有用铜钱者。凡刮，或蘸清水，或盐水，或香油。余见刮瘟疫者，则用小枣蘸烧酒刮之，刮出紫疙瘩如熟椹，随用针斜挑破，摄出血，再另刮出疙瘩挑之，刮毕挑止。原其用枣蘸酒之意，取其以火攻火固已，不如易以蓖麻油蘸刮，如无，用麻汁搗蓖麻仁稍加水，_{取浓汁更捷}。余见刮挑者，往往待瘟邪入里，现谵狂等症方用之，初感即用此方当更善也。至于瘟疫，或有咽喉诸症则刺少商穴_{刺法穴道并见下虾蟆瘟}。或体厥脉厥等症则刺少商穴，并十指上薄肉靠指甲边一韭叶宽处当中刺之血出，如血不出，可摄出之皆效。

刮针穴道　颈项后当中，刮一道；两旁左右大筋上，各刮一道；左右两肩软肉处靠肩井，各刮一道；两肩下脊背上软肉处，各刮一道；脊骨两旁，竖刮自脖下至腰，各两道；脊后胁间肋缝中软肉处，左右各刮数道；前侠旁软肉处，斜刮各一道；前胁间肋缝中软肉处，左右各刮数道。每处如刮出紫疙瘩，随用针挑破，摄血。

涌吐

吐法近今多不讲，而抑知实有奇效也。吴又可止言邪在胸膈，欲吐不吐者方用此方，而抑知瘟疫不论日数，忽得大吐，甚是吉兆，将欲汗解也。吴太史德菴宿病胃痛，痛极则吐，偶感瘟症，十余日，正危急间，又犯宿疾，胃口大痛，移时继以呕吐，困顿不止。从皆惶遽莫措，求余诊视，余曰：无妨，可勿药，有喜，不久当汗解矣。众以余言始定。至夜，果大汗而愈。盖吐中即有发散之意，彼触动沉疴而吐者，尚能发瘟疫之汗，则涌吐之功又安可没耶！

仙传吐法　治一切瘟疫、伤寒、伤风、伤酒、伤食，饮百沸汤半碗，以手揉肚，再饮再揉，直至腹无所容，用鸡翎探吐，吐后煎葱汤饮之，覆衣取汗，甚捷。初得病用之更宜。

萝卜子汤吐法　凡邪实上焦，或痰食气逆不通等症，皆可吐。可代瓜蒂、三圣散。萝卜子捣碎，温汤和搅，徐饮之，少顷即吐，或吐不尽，必从下行。

又法：食盐少许，炒红，入滚水，宁稍淡勿过咸，取半碗，渐次加增饮，自然发吐，以祛病为度。治食伤痞闷、膈痛、手足逆冷、尺脉全无，兼治冷气、鬼气、蛊毒。

又法　烧盐对热童便，三饮而三吐之，治干霍乱。

又法　治积食胸闷，不宜汗下者，淡豉、食盐，水煎服，取吐。

罨熨

《景岳全书》中有罨熨法，止治伤寒结胸一症。而抑知此法不第治结胸为然。凡瘟疫用药后，弗即汗解，俟六七日，应汗不汗，觉心腹中稍有闷痛等症，用罨熨之法，往往大汗而愈，是亦一瘟疫取汗之良方也。盖内通而外未有不解者。且不特此也，举凡瘟疫伤寒，诸结胸痞气，支结脏结，其有中气虚弱不任用药攻击者，以此法治之，则滞行邪散，其效如神。并治杂症。不论寒热，胸胁心腹硬痛、板闷皆效。

罨熨法

生葱　生姜　生萝卜如无，以子代之

锦按：原方云葱、姜各数两，萝卜倍之。愚意不如随症加减更妙。如有表邪或气滞者，生葱为君；寒多者，生姜为君；痰食滞者，萝卜为君。泛用各等分，或葱多些亦可。

上用各数两，共捣微烂，过烂则成水难包。入锅炒热住火，用布包出一半，熨患处。冷则将锅中热者再包出熨之，轮流更换，觉透为度，无不开通，汗出而愈。

助汗

古有汗、吐、下三法，而汗居其首者，以邪之中人，非汗莫解也。吐虽有散意，尚待汗以成厥功。下之有急时，因难汗而始用。此是不论伤寒、瘟疫，而汗之之功，为甚巨矣。瘟疫虽不宜强发其汗，但有时伏邪中溃，欲作汗解，或其人秉赋充盛，阳气冲激，不能顿开者，得取汗之方以接济之，则汗易出，而邪易散矣。兹谨择和平无碍数方以备用。倘瘟疫之轻者，初觉即取而试之，又安知不一汗而解乎。

姜梨饮 治久汗不出。

大梨一个 生姜一块

同捣汁入童便一盏，重汤顿服。

取汗方 用新青布一块，冷水或黄连水浸过，略挤干，置胸上良久，布热即易之，须臾，当汗出，或作战汗而解。夏月极热用此法，他时斟酌用之。凡瘟症，热在上中焦皆可用之，清热解毒，邪解而汗出，非能发汗也。

又取汗方

苍术 羌活 白矾

等分，生姜汁为丸，弹子大。每用一丸，男左女右，紧攥，对前阴处。再吃葱汤取汗。

点眼取汗方

冰片一分 枯矾一钱 粉草钱半

共为细末，蘸无根水点眼角，先饮百沸水一二碗，点后，两手紧搬两肩，屈膝片时即汗。二三次，汗透即愈。

塞鼻手握出汗方 谵语，循衣摸床，形如醉人，且如猴像，呃逆目赤。俗云猴症，实阳毒也。

麝香 黄连 朱砂各三分 斑蝥一分

共为细末，枣肉为丸。银朱三分为衣，作两丸，用绢包，一塞鼻内，男左女右。一握手中，出汗即愈。

松峰按：此即俗云猴药也。然此名不见经传，细参其方，亦未可厚非，故亦能取效。麝香以开窍，黄连以清热，朱砂以逐邪，用斑蝥之毒以攻疫毒，枣以和营卫，银朱以发散，颇有至理存焉。

葱头粳米粥 治时瘟取汗。

白粳米一碗 葱头连须二十根

加水煮粥，煮一滚，滚服取汗。曾出汗者不用。

洋糖百解饮 治瘟疫并伤寒。

白糖五钱

阴症，葱汤下。阳症，百沸汤下。暑症并中热、中暍暍，暑热也。太阳中热为暍，其症汗出恶寒，身热而作渴，新汲水下。虚症，米汤下。实症，陈皮汤下。伤食，山楂汤下。结胸，淡盐汤下。蛔厥，乌梅花椒汤下。紧沙腹痛，新汲水下。血崩，锅脐煤汤下。

掌中金 治伤寒、瘟疫，不论阴阳，已传经与未传经。

苍术 姜瘟病用生者，伤寒用干者 白矾飞 银朱原方无此，新增入等分为末。先饮热绿豆浓汤，次将药末五分<small>五分可疑</small>。男左女右，摊手心内，搦紧，夹腿腕侧卧，盖被取汗。

瘟疫初觉，葱白数根生捣，能饮者用黄酒，不饮者滚水冲服。

丹矾取汗方　治瘟疫。

黄丹　胡椒　白矾<small>各一两</small>　马蜂窝<small>五钱</small>

为末。葱捣成膏，手捏，男左女右，对小便处，取汗效。

桃枝浴法　治瘟疫初感，发热恶寒、无汗者。取东南桃枝煎汤，趁热浴之。

发汗散　治一切瘟疫伤寒。

雄黄<small>四分</small>　辰砂<small>二钱</small>　火硝<small>四分</small>　麝香<small>一分</small>　金箔<small>五张</small>

共研极细末，收瓷瓶内，无令出气。遇时疫，男左女右点大眼角，盖被即出汗。

普救五瘟丹　专点伤寒、瘟疫。用水蘸药点两眼角一次，不汗再点，必汗出。

冰片<small>六分</small>　牛黄<small>一钱</small>　麻黄<small>二钱四厘</small>　琥珀<small>一钱五厘</small>　生甘草<small>三钱五分</small>

共为细末，瓷瓶收贮。

又发汗方　瘟疫始得一二日，头痛，壮热，脉盛。

朱砂<small>一钱</small>

水三盅，煎一盅，去砂饮之，盖被取汗。忌生血物。

又方　朱砂末，酒调遍身涂之，向火坐，得汗即愈。

又方　头痛、壮热、脉盛，干艾叶水煎服。

又方　生牛蒡根汁，空腹服讫，取桑叶一把，炙，水煎服。无叶用枝。

又方　头痛壮热，生葛根汁一盅，豉三钱，水一盅，共煎一盅服。如心烦热，加栀子一二钱。

又方　头痛、烦热，皂角烧、研，新汲水一盅，姜汁、蜜各少许，共和皂角末二钱服。先以热水浴淋，次服药取汗。

止汗法　瘟病如大汗不止，将发入水盆中，足露于外，宜少盖。用炒麸、糯米粉、龙骨、牡蛎煅，共为细末。和匀，周身扑之，汗自止，免致亡阳之患。

疗瘟神应丹<small>发瘟汗最速</small>

壮年人身汗泥，丸绿豆大七粒，姜一片，黄蒿心七个，水一碗煎送。<small>一说男病用女，女病用男。一说纯用男人。存参。</small>

除秽

凡瘟疫之流行，皆有秽恶之气，以鼓铸其间。试观入瘟疫之乡，是处动有青蝇，千百为群。夫青蝇乃喜秽之物，且其鼻最灵，人所不闻，而蝇先闻之，故人粪一抛，而青蝇顿集，以是知青蝇所聚之处，皆疫邪秽气之所钟也。更兼人之秽气，又有与之相济而行者。凡凶年饥岁，僵尸遍野，臭气腾空，人受其熏触，已莫能堪，又兼之扶持病疾，敛埋道殣，则其气之秽，又洋洋而莫可御矣。夫人而日与此二气相习，又焉得不病者乎！使不思所以除之，纵服药亦不灵，即灵矣，幸愈此一二人，而秽气之弥沦布濩者，且方兴而未有艾也，可不大畏乎！兹定数方，开列于下，倘瘟疫之乡，果能焚烧佩带，则不觉，秽气之潜消，而沉疴之顿起矣。

除秽靖瘟丹自定新方。将药末装入绛囊，约二三钱，毋太少，阖家分带，时时闻臭，已病易愈，未病不染。

苍术 降真香 川芎 大黄各二钱 虎头骨 细辛 斧头木系斧柄入斧头之木 鬼箭羽 桃枭小桃干在树者 白檀香 羊踯躅 羌活 甘草 草乌 藁本 白芷 荆芥 干葛皮 山甲 羚羊角红枣 干姜 桂枝 附子 煅灶灰 川椒 山奈 甘松 排草 桂皮各一钱，共为粗末 明雄二钱朱砂二钱 乳香一钱 没药一钱，四味另研，共和

苍降反魂香自定

苍术 降真香各等分

共末，揉入艾叶内，绵纸卷筒，烧之，除秽祛疫。

宜忌

治瘟疫，虽以用药为尚，而宜忌尤不可以不讲也。不知所宜，不能以速愈；不知所忌，更足以益疾。兹特取所宜所忌者如干条，开列于下，俾病家医者有所持循遵守，庶投剂有灵而养无弊矣。

房中不可烧诸香，只宜焚降真。诸香燥烈，降香除邪。不宜见日光，太阳真火。不宜见灯光。总以火故。卧须就地，南方即在地塘板上布席卧。亦就阴远热之意。衣被不可太暖，宁可稍薄，唯足宜常暖。不必戴帽。风有应避、不应避。风能解热清凉，有涤疫之功，正疫家对症妙药，不必垂帘密室，病者言不欲见风，避之可也。不可恼怒，病时病后俱宜戒。食莫过饱，病时病后皆宜戒。尤忌鱼肉，病时病后。忌房事，病后。忌劳心力，病后。涤舌散火，蜜润刮之。愈后半月，不可食韭。食即发。忌饮烧酒，陆路不可坐车。震动之，病增剧，不救。当宜静，不宜动。愈后浴冷水，损心包。

符咒（本书从略）

善后

瘟疫愈后，调养之方，往往不讲，而抑知此乃后一段工夫，所关甚巨也。即如过饱者曰食复，恼怒者曰气复，疲于筋力者曰劳复，伤于色欲者曰女劳复，载在经书，世皆知之，尚有时而触犯。此外，人所最易忽者，犹有三焉，不在诸复之条者也。虽已愈多日，而气血苟不充足，犯之随有酿成终身之患者焉。一曰淫欲，凡人房事，必撮周身之精华以泄，气血未充，七日未能来复，欲事频数，势必积损成劳，尪羸损寿。一曰劳顿，或远行或作苦，疲弊筋力，当时不觉，将来肢体解，未老先衰，其苦有莫可名言者。一曰忍饥，愈后凡有觉饿，必得稍食，万毋强耐，过时反不欲食，强食亦不能化，是饥时既伤于前，强食又伤于后，中州败而肺金损，则劳嗽，脾胃之病成矣。三者人多忽之，故不可不谨。

瘟疫六经治法

太阳经

[头痛热渴]

太阳以寒水主令，手太阳以丙火而化气于寒水，阴胜则壬水司气而化寒，阳胜则

丙火违令而化热，故太阳以寒水之经，而易于病热。冬不藏精，相火升泄，伤其寒水闭蛰之气，火旺水亏已久，及春夏感病，卫闭营郁，寒水愈亏，故受病即发热作渴而不恶寒也。太阳在六经之表，是以感则先病。其经自头下项，行身之背，故头项痛而腰脊强。肺主卫，肝主营，而总统于太阳。太阳之经，在皮毛之部，营卫者，皆皮毛之所统辖。瘟病卫闭而营郁，法当清营热而泄卫闭。治宜凉金补水而开皮毛，元霜丹主之。

元霜丹　治太阳头项痛，腰脊强，发热作渴。

浮萍三钱　麦冬二钱，去心　元参二钱　丹皮二钱，酒洗　芍药一钱　甘草一钱　生姜三钱，切　大枣二枚，劈

水煎，热服，覆衣取少汗。一方去元参、麦冬，治同。

［身痛脉紧烦躁无汗］

瘟疫在太阳，脉浮、头痛、发热、汗出，以风强而气不能闭也。若脉浮而紧，发热恶寒，身痛腰疼，烦躁无汗而喘促者，是寒束而邪不能泄也。盖瘟疫有汗，寒疫无汗，以风性疏泄，而寒性闭藏，卫阳过闭，邪不能泄，营郁莫达，则烦躁喘促。与伤寒同治，宜以浮萍黄芩，清散经络之热也。

浮萍黄芩汤

浮萍三钱　黄芩一钱　杏仁二钱，泡去皮、尖　甘草二钱，炙　生姜三钱　大枣二枚，劈

流水煎大半杯，温服，覆衣。

［烦热燥渴］烦热燥渴与前发热作渴不同。故用白虎而不用元霜矣。

病在太阳经，未入阳明之腑，不至遽生烦渴。若阳明燥盛之人，经热外遏，燥气内应，则见烦渴。阳明从燥金化气，腑燥发作，故有燥热便难之症。今腑燥未作，胸燥先动，是以烦渴生焉。其太阳表症未解，宜浮萍石膏汤清金而解表，绝其燥热入腑之源。表症已解，第以白虎加元麦汤清燥生津。气虚者加人参以益气，因表解而阳虚，恐燥去而阳亡也。

白虎加元麦汤　治太阳经罢，烦热燥渴。

石膏三钱，煅　知母一钱　甘草一钱　粳米一撮　元参二钱　麦冬三钱，去心

流水煎至米熟，取大半杯，热服。

人参白虎加元麦汤　治太阳经罢，气虚烦渴。

石膏三钱，煅　知母钱半，酒炒　炙草一钱　粳米一撮　人参一钱　元参二钱　麦冬三钱，去心

流水煎至米熟，取大半杯，热服。

阳明经

［目痛鼻干］

阳明以燥金主令，足阳明以戊土而化气于燥金，太阴胜则阳明化气而为湿，阳明胜则太阴化气而为燥，故阳明之经易于病燥。冬水失藏，相火升，胃津槁，脾精亦亡。太阴之湿，久化阳明之燥，春夏感病，卫阳遏闭，营热郁发，土焦金燔，燥气愈盛，其经挟鼻络目，行身之前，故目痛鼻干而身热不卧。阳莫胜于阳明，燥热在经，不得

泄越，迟则胃腑积热，脏阴渐枯，便伏异日危机。于其腑热未动之时，凉泄经络，以清其热，则后患绝矣。素雪丹主之。

素雪丹　治阳明身热目痛，鼻干不卧，胸烦口渴。

浮萍三钱 石膏三钱，研 麦冬二钱，去心 元参二钱 葛根二钱 丹皮二钱，酒洗 白芍一钱 生姜三钱 甘草一钱

流水三杯，粳米一撮，煎大半杯，去渣，热服，覆衣取少汗。呕者，加制半夏二钱。

瘟病方传阳明之经，腑热未作，法宜清热而发表。热甚者，必伤肺气，当用人参白虎汤清金泄热，益气生津，乃为妙善。人参白虎汤见前。

［目痛鼻干呕吐泄利］

三阳之经，阳明为盛。足阳明从燥金化气，太阳表邪不解，经热内传，火性就燥，必入阳明。阴盛于里，而阳盛于表，腑燥未作，经燥先动，胆木逆行而贼胃土，胃气壅遏，不能容受，故呕吐而泄利。缘经邪郁迫其腑气故也。

浮萍葛根汤　治阳明经证，目痛鼻干，烦渴不卧。

浮萍三钱 葛根二钱 石膏二钱，煅 元参二钱 甘草一钱 生姜三钱

流水煎大半杯，热服。

浮萍葛根芍药汤　治阳明经泄泻。

浮萍三钱 葛根三钱 石膏一钱，煅 元参二钱 甘草一钱 芍药二钱

流水煎大半杯，热服。

浮萍葛根半夏汤　治阳明经呕吐。

浮萍三钱 葛根二钱 石膏二钱 元参一钱 芍药一钱 生姜三钱 半夏二钱，制 甘草五分

流水煎大半杯，热服。

［阳明腑证：汗出潮热谵语腹满便秘］

病传阳明经，不得汗解，腑阳素旺之人，以经热郁蒸，而腑热内作。开其皮毛，则见大汗淋漓，第汗愈泄而土愈焦，燥愈增而热愈盛。每申酉之交，应时发热，如潮汐不爽，是谓潮热。燥土消烁心液，故谵语。燥矢壅遏腑气，故满痛。迟则脏阴耗亡，营气郁陷，生死攸关，不可不急下也。泄以大小承气，而加养阴凉血之味，脏阴续复，营郁外达矣。

调胃承气加芍药地黄汤

大黄二钱 甘草一钱 芒硝一钱 芍药二钱 生地五钱

流水煎一杯，去渣，入芒硝，火化温服。

小承气加芍药地黄汤

大黄二钱 厚朴钱半，炒 枳实一钱，炒 芍药二钱 生地六钱

流水煎一杯，温服。

大承气加芍药地黄汤

大黄二钱 芒硝一钱 厚朴钱半，炒 枳实一钱，麸炒 芍药二钱 生地六钱

流水煎一杯，去渣，入芒硝，火化，温服。不下，再服。

少阳经

[胁痛耳聋]

少阳经以相火主令，足少阳以甲木而化气于相火，须则下蛰而温肾水，逆则上炎而刑肺金，故少阳经最易病火。瘟病寒水失藏，相火炎蒸，已旺于衰废之时。春夏感病，卫闭营郁，热盛火发，势当得令之候，愈极重赫。彼少阳伤寒，二阳在表，三阴在里，阳盛则热，阴盛则寒，少阳居表里之半，是以往来寒热。至于瘟病，三阴经气从阳化热，故但热而无寒也。其经自头下项，络耳循胁，行身之侧，故胸胁痛而耳聋。火曰炎上，炎上作苦，故咽干而口苦。相火内郁，则刑肺金。甲木内郁，则克胃土。外无泄路，势必焦土流金而入阳明。当以清凉和解之法，散其炎烈。红雨丹主之。

红雨丹 治少阳胸胁疼，耳聋，口苦咽干。

柴胡二钱 黄芩一钱 芍药一钱 甘草一钱 丹皮一钱 元参钱半 生姜二钱

流水煎大半杯，热服，覆衣取微汗。

三阳经络皆受其病，而未入于腑者，法应汗之，但瘟病与伤寒、伤风，寒暄异气，不宜麻桂辛温，滋以清润之剂，凉泄经络燥热，方是瘟病汗法。其伤在卫气，而病在营血，营郁发热，故用丹皮、芍药，泄热而凉营也。

[目眩耳聋口苦咽干胸痛胁痞呕吐泄利]

瘟疫阳明经热不解，则入少阳之经，少阳在二阳之里，三阴之表，阴盛则传太阴之脏，阳盛则传阳明之腑。少阳者，入腑入脏之门户，瘟疫营郁热盛，火旺木枯，故但传胃腑，而鲜入脾脏。传胃则木邪逼土，腑气郁遏而生吐利，是宜清散经邪，杜其入腑之路也。

小柴胡加花粉芍药汤 治少阳经目眩耳聋，口苦咽干，胸痛。

柴胡三钱 黄芩二钱 半夏钱半，制 甘草一钱 生姜二钱 芍药二钱 天花粉二钱

流水煎大半杯，热服，覆衣取微汗。

大柴胡加元参地黄汤 治少阳经传阳明胃腑，呕吐泄利。

柴胡三钱 黄芩一钱 半夏二钱，制 芍药二钱 枳实一钱，麸炒 大黄二钱 生姜二钱 大枣二枚，劈 元参一钱 生地二钱

流水煎大半杯，温服。

[三阳传胃]

瘟病经热不解，外泄无路，断无但在经络，不传胃腑之理。此自然之层次，则宜用攻泄。盖胃土燥热，必烁脏阴，其肺脾肝肾精液，久为相火煎熬，益以燥热燔蒸，脏阴必至枯竭。是当滋其脏阴，泄其腑热，勿令阳亢而阴亡也。白英丹主之。

白英丹 治阳明腑病，谵语腹满，潮热作渴。

大黄三钱 芒硝一钱 炙草一钱 枳实一钱，炒 厚朴钱半，姜汁炒 元参二钱 麦冬四钱，去心 丹皮二钱 芍药二钱 生地三钱

流水煎大半杯，热服。

阳明戊土，位居三阳之长，阳盛之极，必皆归宿阳明而入胃腑。瘟疫三阴脏病，悉以胃热为之根本，虽曰五脏六腑皆受病，而阳明胃腑实其纲领也。其里热发作，不拘在何脏腑，总以泄胃为主，而兼清本部。但肠胃未至燥结，则第滋脏阴，不须承气。即燥结未甚，亦当俟之经尽之后，腑邪内实，始用泄热滋阴之法，一下而清矣。若燥热隆盛，则不拘日数，俱可泄下，是当用伤寒急下之法，不可循伤寒缓攻之条，以其内热郁伏，原与伤寒不同也。

[三阳传胃发斑]

瘟疫三阳经病，营郁热盛，势必内传胃腑，胃阳素旺，燥热感发，经腑同气，表里俱病，腑热内逼，而脏阴消烁，过经不解则危。瘟疫所最忌者，营热不能外泄。盖以卫盛而营衰，脾阴虚而胃阳旺也。若脾阴不衰，胃阳不旺，六经既遍，邪欲内传，而脏气扞格，外御经邪，热无内陷之隙，则蒸泄皮毛，发为斑点，而病轻矣。若一入胃腑，腑阳日盛，则脏阴日枯，不得不用泄法，缓则泄于经尽之后，急则泄于经尽之前。腑热一清，则经热外达而红斑发矣。

太阴经

[腹满嗌干]

太阴以湿土主令，手太阴以辛金而化气于湿土，阳明盛则太阴化气而为燥，太阴盛则阳明化气而为湿，故百病之在太阴皆是湿，而惟温病之在太阴则化湿为燥。以其冬水失藏，相火泄而脾阴烁，春夏感病，营郁热旺，湿气自当愈耗。其经自足走胸，行身之前，布胃络嗌，故病传太阴，则腹满而嗌干。太阴之湿夺于阳明之燥，燥亢湿枯必死。是宜清散皮毛，泄阳明之燥，而滋太阴之湿也。黄酥丹主之。

黄酥丹　治太阴腹满嗌干，发热作渴。

浮萍三钱　生地四钱　炙草一钱　丹皮二钱，酒洗　芍药二钱　生姜三钱

流水煎大半杯，热服。一方去芍药加枣，名浮萍地黄汤。治同。

少阴经

[干燥发渴]

少阴以君火主令，足少阴以癸水而化气于君火，阳盛则丁火司权而化热，阴盛则癸水违令而生寒，故百病之在少阴多是寒，而惟温病之在少阴则化寒为热。以其冬不藏精，水亏火泄，春夏感病，更值火旺水虚之候。其经贯肾络肺而系舌本，故口燥舌干而渴。肾者主水，人身水火对列，水枯而火亢，则人亡矣。是宜清散皮毛，泄君火之亢而益肾水之枯也。紫玉丹主之。

紫玉丹　治少阴口燥舌干，发热作渴。

浮萍三钱　生地四钱　知母二钱，酒洗　元参三钱　炙草一钱　天冬二钱，去心　生姜三钱

流水煎大半杯，热服，覆衣。一方加丹皮、花粉，去知母、甘草名浮萍天冬汤。治同。

厥阴经

[烦满囊缩]

厥阴以风木主令，手厥阴以相火而化气于风木，治则木达而化温，病则火郁而生

热。以厥阴乙木原胎丁火，故厥阴之经，最易病热，瘟病卫闭而遏营血，营郁是以发热。而营藏于肝，方隆冬火泄，营血已伤腾沸，春夏感病，卫闭营遏，血热更剧。其经自足走胸，行身之侧，循阴器而络于肝，故烦满而囊缩。手厥阴之火，扇以足厥阴之风，风烈火炎，煎迫营血，枯槁命殒，是宜清散皮毛，泄相火之炎，而滋风木之燥也。苍霖丹主之。

苍霖丹 治厥阴烦满囊缩，发热作渴。

浮萍二钱 生地四钱 芍药二钱 当归二钱，酒洗 丹皮二钱 甘草钱五 生姜二钱

流水煎大半杯，热服，覆衣取汗。

[厥阴发斑]

瘟病传至厥阴，邪热斯甚，若木荣血畅，经脏润泽，营热不能内传，六经既遍，别无出路，则郁极外发而见红斑。若营虚不能透发，过时斑见而色带紫黑，营血败伤，多至不救。是宜解表凉血，使其营热发达，亦苍霖丹主之。

吴又可用达原饮治瘟疫，善矣。但瘟之愈，终由汗解，往往有下后，而仍自解以汗者，是瘟疫之需汗也，恐急矣。因思能发瘟疫之汗者，莫过于浮萍，其性凉散，入肺经，达皮肤，发汗甚于麻黄，本草载之详矣。间尝以之治瘟疫，辄效。后又质诸北海老医黄玉楸，颇与余意合。用之数年，历有成效，始敢笔之于书。并添三阴经治法，以补又可之所未及。第医者，意也。兹不过规矩焉已耳。但有是方，未必有是病。神而明之，则又在存乎其人矣。

瘟症杂症治略

盖闻粗举其凡曰略。瘟疫中杂症亦复不少，而略之可乎？是盖有说焉。吴又可《瘟疫论》中已言者不载，伤寒杂症门中治法，可以裁取通融者不载，未曾经验与抄袭他人者不载。除此四者，虽欲不略而不能矣。盖未敢师心也，无庸多赘也，若讳言略而详之，是为画蛇添足。

衄血

衄血症治多端，伤寒书中亦详哉其言之矣。瘟疫衄血治法，凡可以取用伤寒门者，皆不采入。兹第论汗散一条。仲景治太阳风寒在表而致衄者，用麻桂以汗之。然又论曰，衄家不可发汗。二者似乎相反，而海藏解之，则谓衄家不可发汗者，盖为脉微也。若脉不微而浮紧、浮缓者，又当发散之矣。盖衄家之发散，散其经中之邪，使不得壅盛于经，迫而妄行。是麻、桂原非止衄之药，而其邪得散，则不治衄，而衄自止矣。至于瘟邪在表，而致衄者，不唯麻、桂不可服，即苏、芷、防风，亦无所可用。羌、柴性升，衄时似亦不宜。惟服绿糖饮见前，往往取效。或加鲜姜数片，红枣数枚去核。更妙。盖绿豆清凉而非苦寒之品。洋糖发散而无升举之虞。再加姜、枣以调和营卫，而表岂有不解者哉！且散而不升，而亦岂有稍防于衄者哉！或服不即汗，于煮豆时，再加浮萍二三钱。

吐血

衄出于肺，行清道。吐出于胃，行浊道。衄血之热在经主表，吐血之热在腑主里。

血之存于胃中者，为守营之血，守而不走。诸阳受热，当汗不汗，热毒深入于中，其血为火所逼而上逆，随从肺窍出于咽而为吐矣。亦有蓄血上焦而吐者，瘟疫患此，始终一于为热。实者，犀角地黄汤，稍虚者，黄芩芍药等汤加减出入，便可奏效。仲景治坏病篇麻黄升麻汤，虽治阴阳错杂之唾血，但不善用之，反致害事。至《金匮》之升麻鳖甲汤，虽李云此方治疫疠时症，但亦用升麻，似非吐血者所宜。愚意，凡吐衄等症，药性之升者，总在所禁也。

蓄血

血症应分为三等，衄、唾、吐、呕为上部，血结胸为中部，蓄血下焦为下部。夫血何以能蓄也？吴氏曰：病在太阳，当汗不汗，则瘀血在里，必血结也。《活人》云：失汗而热蓄在里，热化为血，其人善忘而如狂，血上逆则善忘，血下蓄则内急。吴又可曰：瘟疫失下，邪热久羁不泄，血为热搏，留于经络，败为紫血，溢于肠胃，腐为黑血，便色如漆，大便反易，合此三说，而蓄血之义始尽。盖病在太阳失汗，热蕴于中，血为热所抟，始流经络，继溢肠胃，则当下矣。斯时又失于下，邪热久羁不泄，瘀于下焦，故少腹满急胀，皮见青紫筋，则蓄血之症成矣。其见症则有喜忘，如狂发狂，小便自利，大便色黑，谵妄燥渴，脉沉实结，皆蓄血之候。

医者诊视，盒饭揣其少腹满而痛，即问其小便。若小便不利，是津液留结，可利小便此层倍；若小便自利者，即是蓄血矣。若太阳病，有热结膀胱太阳本经。而如狂者，症之轻者也，宜桃仁承气汤此层又倍。若阳明病，有蓄血而喜忘者，病之甚者也。抵当汤难用，可代以承气之类，加桃仁、红花、归尾等破血之物，或兼虚者，以玉烛散之类下之，则蓄血去而病痊矣。

上所言者，道其常也。余有一孙，名河，方十四五岁。感瘟疫二十余日不解，诊其脉，空虚而弱，不任寻按，亦并无喜忘如狂等症，但终日昏睡不清醒，按其腹，虽觉微痛，亦无硬满急胀等候，医有议补者，余力持其不可，伊芳时余方料理儿病，未暇及孙，亦未服药，静候数日，突欲大便，随下紫血数斗，顿然清醒，此时方知其为蓄血。若当时一用补剂，则立毙矣。足见治瘟疫者，只知其常，而不知其变，犹作文看书之死于句下也。可不慎哉！笔之以俟高明者。

斑疹

斑疹二字，非以色言，以形言也。故发斑有红紫黑色之殊，而皆以斑名。点与皮平，绝不高起。其曰蚊迹者，状红斑之成点者也。曰锦纹者，状红斑之成片者也。疹则其形高出皮肤之上，大者若北方之高粱米，小者若小米，亦有红紫二色，而黑者殊少，较之发斑稍轻。又有白疹发于卫分，形如苋种，色白，破之，中有清水。凡发此者，最吉，是邪从疹散也。斑疹形色已尽于斯。先以斑论，总因邪毒不解，留于血分所致。如当汗不汗，则表邪不解；当下不下，则里邪不解；下之早，则邪陷不解；当清不清，则火盛不解；当补不补，则无力不解瘟疫少见。或阳症而误温补，则阳亢不解；阴症而误寒凉，则阴凝不解瘟疫无此。不解则直入阴分，郁而成热，以致液涸血枯而发，乃营卫俱剧之症。凡汗下温清俱不解，及足冷、耳聋、烦闷、咳呕者，便是发斑之候。鲜红者，吉；紫者，五死一生；黑则十死一生。并忌稠密成片。凡斑既出，脉洪数有力，身温足暖者，易治。脉沉小，足冷，元气弱者，难治。凡已出未出时，切忌妄投寒剂，并忌饮冷，恐伤胃气作呕吐。又忌香臭熏触，又不可妄发汗、妄攻下，虚其表里之气，其害尤甚。若脉弱者，或先有房事，要在审问之。凡治瘟斑，必细审人之虚实，症之表里，脉之有神无神为要。吴又可发斑条，只有下之一法，奚足以尽其变哉！成氏言发斑者戒发汗，而张景岳则以邪自外入者，仍自内出。凡脉数无汗，表症俱在者，必须仍从汗解，以犀角地黄汤为治斑要药，而以成氏不可汗之说为非。愚意成氏之所谓不可汗者，指麻桂紫苏而言，非指犀角地黄汤也。

发黄

瘟疫发黄，惟阳明与太阴两经有之。黄者，土之正色。二经俱属土，故发黄。盖外不能汗，内不得小便，脾胃之土为热所蒸，如合曲然，故发外为黄。若小便利，则热不内蓄，故不能变黄。其有别经发黄者，亦由脾胃之土受邪也，但黄色不一。寒湿之黄，身如熏黄，色暗而不明。热盛之黄，如橘色、黄柏而明，汗出染衣，此其辨也。而其致黄之由亦不一。有蓄血在下焦发黄者，有湿热郁积于内发黄者，有因寒湿发黄者，有因下之太过变成阴黄者，有不因下而太阴经中去声。湿之阴黄者。惟瘟疫之黄止湿热、蓄血两条。瘀热发黄，脉浮滑坚数，其症则头汗际颈而还，腹微满，小便不利而渴者是也。瘀血发黄，脉微而沉或结，其人如狂，小腹急结硬满，小便自利，大便黑者是也。至于发黄而体如熏，直视摇头，鼻出冷气，环口黧黑，皆不治。

斑黄并发

凡伤寒、瘟疫变现诸症，相兼者多，惟斑黄二症少见同时而发者。从兄秉钦，病发黄，旋即发斑。余往诊视，甚觉骇异。以其素虚，随用托里举斑汤、茵陈五苓散，二方中采择加减服之，斑黄并治，冀可奏效。服一剂，次早战汗，后斑黄并退，其病豁然，随名其方曰斑黄双解散。兹录于下，以备采择，因扩而充之。或斑甚而黄轻者，则以治斑为重，而以治黄为轻；或黄甚而斑轻者，则以治黄为重，而以治斑为轻。又或有先斑而后黄者，有先黄而后斑者，有发黄而兼发疹者。斑黄之症不一，巧妙之治各殊。参伍以尽其变，错综以尽其神，左右逢源，是在业医者因时以制宜耳。

斑黄双解散 自定新方。

茵陈 猪苓 茯苓 泽泻盐水洗，焙 炒栀 生地 甘草 白芍 当归酒洗

善怒

凡病患恒多焦躁，此其常也。惟瘟疫之怒与凡病之焦躁不同。其症或因人语言之稍有拂逆，或细事之偶然不谐，在平时可以嬉笑处之，而兹则入耳便怒不可解，心中暗恼不休，至昏愦时，返将所怒之事，从谵语说出而弗自觉也。又或有靡所触忤，偶忆往事可恼者，亦时时发怒，能令心腹郁闷胀塞，与懊憹相似而实不同。盖懊憹，方书中解之谓郁郁然不舒，愦愦然无奈，比之烦闷而甚者是也。系下后之症，且无所忤而自生者。兹善怒，则不论曾否汗下，日日如斯，甚有瘟病已愈，而此症仍在者，必俟能起坐如平时方止。将谓此症不由肝胆，而肝胆实司怒之经，将谓其怒尽由肝胆，

而肝胆不任其疚，何者？肝胆之瘟邪退，而其怒仍在也，惟投以理气之剂，而郁闷稍舒，然虽舒，或有所触而其病复发矣。有似于阳厥而又非也。书言阳厥怒病发狂者，因阳气暴折而难决，故善怒，病名阳厥。盖阳气暴折，故郁而多怒，治以铁落饮加辰砂少许，取金能生水之意。且铁性沉重，最能坠热开结云云。夫曰阳厥者，必有四肢厥逆之症，方可以厥名。曰怒病发狂者，是狂而不仅于怒矣。而兹则不厥不狂，心中暗恼，而不自禁也，因名之曰善怒。虽心腹郁结难支，然未见有以此殒命者。惟专治其瘟，瘟愈而怒自已矣。或投以铁落饮，视其兼症，而加减出入之，庶可奏效也。

狂

狂之为病有三，而阴症不与焉。《经》曰：重阳则狂。又曰：邪入于阳则狂。诸经之狂，总阳盛也。

一曰发狂，盖阳明多气多血，阳邪入胃腑，热结不解，因而发狂。其症则妄起行，妄笑语，登高而歌，弃衣而走，逾垣上屋，呼号骂詈，不避亲疏，数日不食，皆因阳明邪热上乘心肺，故令神志昏乱，如此是为邪热已极，非峻逐火邪不能自已。故但察其面赤咽痛，潮热噫气，五心烦热，唇肿口哕，发黄脉实，形如醉人，大便硬结或腹满而坚。有可攻等症，则宜以大承气、六一顺气等汤，凉膈散，消息出入下之。再甚则为阳毒，斟酌施治。如无胀、满、实、坚等症，而惟胃火致然，则但以白虎汤、抽薪饮等，泄去火邪自愈。一曰如狂，或当汗不汗，或覆盖不周而不汗。太阳之邪，无从而出，故随经入腑，小腹硬满，小便自利，下焦蓄血，经所谓热结膀胱，其人如狂。是特如狂而未至于狂耳，宜桃仁承气下之则愈。一曰火邪惊狂，其或熏熨迫汗，灼艾烧针等治不如法，令人烦躁起卧不安是也。此伤寒中事，瘟疫门原无熏灼治法，故无此变症。至于狂乱而兼小便自遗直视，汗出辄复热，不能食，舌卷囊缩，皆难治。

抽薪饮

黄芩 石斛 木通 炒栀 黄柏 枳壳麸炒 泽泻盐水炒 甘草

水煎冷服。热在经络者，加连翘、花粉；在血分、大小肠者，加槐花、黄连；在阳明头面，或烦躁便实者，加石膏；在下焦，加胆草、车前；在阴分，津液少者，加二冬、生地、白芍；便结，加硝、黄。

循衣摸床

瘟疫而至循摸，势亦危矣，而治之得法，亦有生者。其一由阳明里热之极者。盖阳明胃也，肝有邪热，而移于胃，故现此症。胃主四肢，而风木乃动摇之象，是循摸乃肝与胃腑邪热所致也。脉滑者生，涩者死。如有下症，宜用承气等汤。其一由用火劫汗而然者，小便利者生，不利者死利则肺气犹降，膀胱犹能化气，而肾水未枯也。余曾见一人患瘟疫，不时循摸，询之，谓曾用火罐将胃口乱拔，冀其作汗，变现此症。遂用寒凉和解之药而愈。盖未现下症，第因火劫所致，清之即愈。亦有不因火劫，不因吐下后而有是症者，总宜清凉和解。伤寒书中，亦有指循摸为虚极，而用微补峻补者，瘟疫未曾经过。

谵语讝语

伤寒谵语、讝语，解者纷纷。考其字义，谵语者，不论寤寐，乱言独语，如见鬼状。因胃热上乘于心，心为热冒，则神识昏乱，错妄如此，俗谓之说糊话者是也，热之轻者也。甚则狂语不休，骂詈喊叫，昏不识人，而热则深矣。讝语者，乃合目自言，寤而自止，较之谵语则更轻矣。此谵讝二字之分也。谵语向入阳明门，以余之所阅历，三阳皆有，而阳明居多耳。亦有初得病而即谵语者，更兼昏不识人及不能食，其病必重。若无此症，或睡则讝语，而寤则清醒，或寤时偶为讝语，而有时止歇，其病则轻矣。谵讝之由，又自不同。有邪在表者，有邪入里者，有邪在半表半里者，有表虚里实者，有汗后者，有下后者，有蓄血者，有燥屎者，有邪入心经者，有合病并病者，有过经者，有亡阳者，当察其兼症与脉、与色、与声、与人之虚实，始得其病情也。此专讲邪热之症，亦间有汗下后用补者，而阴寒不在此例也。脉和易愈，短则死。身微热，脉浮大洪者生；逆冷，脉沉微弱细急者死。或气上逆而喘满，或气下夺而自利，皆为逆候。

二便不通

二便虽出于二肠，莫非皆肾之开窍也。有因热结大小肠，以致津液不行，热无以泄者，由此而谵妄发狂，发黄发斑等症随焉，宜苦寒下之。有因过汗亡阴，热耗津液，以致小便秘涩，而大便燥结者，宜润剂通之。若止小便闭者，行大便则小便通，徒利小便无益。再者，瘟疫利小水，冀邪热由之而泄，但利之太过，反致大便燥结者有之，不可不知。

休息泻

自古痢以休息名，罕闻泻而休息者也。有之，自余阅历始，此则不系之以瘟，而系之以疫矣，盖因发时无少长皆同也。其病自长夏至秋皆有，且有自夏徂秋而不愈者，始终并无瘟疫表里等症。有兼胀者，有不胀者，食则不减，而最恶饮水，意其为湿也。而其时甚旱，经岁不雨，不知湿从何来。泻时日数十行，不治终不遽止。长夏炎热，烁石流金，投以健脾温补之药始痊。阅数日而复作矣，间或痊可，再阅数日而又作矣。缠绵不已，有至数月者。询其复作之由，半因吃生冷与饱食所致。戒以只食七八分饱，服药月余，则不复作。患此绝少不起者，然病体支离，莫可当矣。

下利即泄泻

瘟疫而见下利，病亦不轻矣。大抵属寒者三，热者七，湿则其仅见者也。而吴又可《瘟疫论》中协热下利等说，单以热论，不亦偏乎？第瘟病下利之属寒者轻浅，自不得与冬月感寒，与直中阴经者同日而语也。其属寒者有三。一则感原无大热之瘟病，而过用凉药，因致瘟不除，而泻又作，此时宜舍病治药，只得先温其里，里温泻止。而瘟病不除也，再解其表。瘟病原无汗法，斯时，仍用和解疏利，视其邪在某经，细心施治。治之而邪仍不解，必其先此下利时，有伤元气，阴亏营枯，不能作汗，此时又宜平补滋阴。用熟地、当归、白芍、炙草，再佐以白术、山药、莲肉，气滞者加陈皮，有寒者加煨姜，不寐者加制半夏、茯神，呕恶者加藿香，调理施治，则自然汗解而愈矣。或见其大便不实，恐下利复作，于前药中再重用茯苓、制首乌、白扁豆等药，消息施治，无不获效。一则因大下后而泄泻者，亦因元气亏损，气血伤败，或宜健脾，或宜补肾，或宜补气血，或宜淡渗，或宜固涩，视其病之轻重，人之虚实，而调治之。一则有不因服凉药与攻下，而自利者，或因岁气之偏，时气之戾，司天在泉之殊，致饥馑旱涝之触忤，感而成病，初觉亦头痛身痛，身热发热，自汗微恶寒，继则突然泄泻，却无谵语郑声昏冒，舌苔燥渴斑黄等症。其脉既不洪数，亦不细微，投以达原饮，而利益甚。投以元霜、素雪等丹，而利不除。此症原无大热，乃瘟疫中之变局，问其渴，则恶饮水，视其舌，并无黄苔，知其非热利无疑，总以健脾补肾为主，而以利水佐之。此之补肾却不用熟地，又恐其滑肠，尤忌当归，惟用大首乌、菟丝、山药、茯苓、白术、苍术、白扁豆、人参、陈皮、炙草等药，消息施治。此时反以下利为本，而瘟疫为标。盖泄泻不止，则元气日亏，表邪益不能解。若下利止，纵有表邪，再于补药中带和解施治，况经此大泄，瘟邪亦不能逗留矣。再者，下利虽有表症，不可发汗，恐走津液，而胃益虚，必成胀满，当先治利，利止内实，正气复，邪自解，得微汗而愈。盖下利为内虚，若发其汗，则内外皆虚，变症出矣。仲景《伤寒论》三阳合病，皆能自利，有发表、和解、攻里之殊。瘟病原无发表之说，至于攻里则用凉药。夫凉所以除热也。则试言下利之属热者。热下利必有兼症，或有口苦咽干，唇焦舌燥，谵语烦渴，尿赤目赤，潮热等症。则或用寒凉，或用攻下，通因通用，在所必施。总之，下利不过寒热两端，视其兼症，皎若列眉。其因于寒者，口无燥渴，甚则恶饮水，恶寒，小便清白，脐下多寒，身虽热，手足逆冷此症寒热皆有，粪色白或淡黄，完谷不化，有如溏，澄澈清冷，腥臭，脉不洪硬，且无力。至于蜷卧闭目，向壁卧，引衣自盖，出言微细，不欲见明，面如刀刮等症，则系冬月严寒直中阴经之候。瘟疫下利虽寒，亦无此矣。其因于热者，发热烦躁，欲饮水，口燥渴，小便黄赤寒症亦有，更兼涩而不利寒症则无，脐下热，泄出作声，所下如垢腻奇臭，其色青黄赤，酱色，黑色，后重，得凉药则止，得热药则增。其脉则洪数浮滑弦大盛强，以此辨寒热，万不失一。治各不同，医者宜审。

头汗

头汗总为邪热上壅，而阳气内脱者间或有之。头为诸阳之会，三阴经不上头，故无头汗，所以头汗属阳经。凡遍身有汗，谓之热越，若热不得越，而上蒸阳分，阳气上冲，津液上凑，故但头汗出也。其兼症如太阳之热结在里，阳明之被火劫，与邪在半表半里之往来寒热，及热入血室，与虚烦水结胸，发黄蓄血等症，俱是热不得越。治法，或散或和解，或清或下，除其邪而病自愈。至气脱头汗，则多以妄下伤阴，或克伐太过，或泄泻不止，以致阴竭于下，阳脱于上，小水不通，而上见头汗，则大危矣。《活人》以头汗出者慎下，而张景岳治头汗条，有用承气者，始阅之，疑其相背，细看始知其皆是也。《活人》之慎下，指五脏干枯，胞中空虚，津液少者而言。景岳则以便结腹胀痛，而头汗者，宜承气以下之也。视头汗之兼症，而下与否殊施耳。至于有表邪，脉紧数，而头汗当散者，宜小柴胡及诸柴胡饮见《景岳全书》新方散阵中。有火邪，脉洪滑，内多烦热，而头汗当清者，宜白虎汤、益元散之类，此治头汗之大概也。

盗汗

睡则卫气行于里，内有伏热，其在表之阳气不密，故津液得泄，热蒸于外，腠理开而盗汗出。醒则气行于表，而盗汗止矣。杂病盗汗，责在阴虚；瘟疫盗汗，总邪在三阳所致。三阳经俱有盗汗，而邪在半表半里者居多，故总以和解为治。观仲景论三阳合病之盗汗，而归重于但欲眠睡，热在胆经可知矣，小柴胡汤主之。

自汗

卫气护卫皮毛，禁固津液，不得妄泄。邪气干之，则不能固卫于外，由是津液妄泄，而自汗出焉。瘟疫之自汗，与他症异，多有感而即患自汗者，则自汗竟属瘟疫中常事，较之头汗、盗汗等反轻矣。当专治瘟邪，邪退而汗自止。但亦有表里虚实之异。有邪在经而汗在皮毛者，非真汗也。有汗后邪虽稍减，犹未尽痊者，又未可因汗而谓其必无表邪也。须因脉症而详察之。其在表者，当于达原饮中，加三阳经表药以疏利、和解之。在里者，下之、泻之、清之。至于杂症，亦多有自汗者，各有本门，兹不赘。汗下后虚极，表邪尽去而自汗者，方可用补，稍有表邪，辄误补，则大害。

无声

方书多将失音与不能言，合为一症。岂知失音者，舌仍能转运，而喉中则寂然无声也。不能言者，或舌强不能转运，或喉中格格难出，而其声自在也。余以无声解之，自难与不能言者混呼矣。瘟病无声，十不救一，所谓热病喑哑不言，三四日不得汗出者死也。此症总由瘟邪入脏，热气冲塞燔灼所致。然析之，仍有数条。有因邪热冲心，心气耗损而然者，宜清心降火，用生地、麦冬、川贝、花粉、连翘、竹沥、天竹黄、竹叶、黄连、犀角之属。有因火烁肺金，不能宣布者，宜清肺降火，用黄芩、川贝、牛子、栀子、柿霜之属。有因热痰壅塞而气闭者，宜清痰降火，清痰则川贝、蒌仁、胆星之属，降火则诊视其火在何经，择用本经凉药，并加入本经化痰之品，而兼用枳壳、陈皮、橘红、佛手等理气之剂。有因失于解散，邪伏肺中者，当解散之。盖肺形如钟，悬而叩之则鸣，倘卧钟而实以泥土，断无鸣理，肺之窒塞亦犹是也。邪窒既散，则空灵而响发矣。宜前胡、防风、水萍、苏叶、桑白皮、陈皮、淡豉、生姜、葱白之属_{此症系失音之轻者}，此皆失音之类也。至于不能言，亦有数条。有因风热壅盛，咳嗽声哑者，以消风降痰之剂治之，用前胡、防风、陈皮、兜铃、姜、葱之属，此症之最轻者。又有太阳发汗已，身犹灼热，名风温。脉寸尺俱浮，自汗身重，多眠鼻塞，语言难出，宜葳蕤汤。又有狐惑症，唇上生疮，咽干声哑者。又有少阴症，咽中生疮者。又痉症口噤不能言者。当于伤寒与杂症门中求之，是皆不能言之类也。又《经》曰：人之猝有忧恚而言无音者，何道之故？曰会厌者，音声之户也_{会厌乃气喉之蔽，以掩饮食，使不错入气喉}。寒气客于厌，则厌不能发，发不能下，至其开阖不致，故无音云云。此又以寒客经络而致不语者。热邪流入经络，亦或有此理，然不经见，姑笔之以俟高明者。

二沥汤

竹沥 荆沥 梨汁

如无梨汁，即以西瓜汁代之；如无荆沥，止用竹沥亦可。等分和匀，病急不拘时服。此治瘥后失音者，未瘥前服之总效。

囊缩

囊缩为足厥阴肝经受病，因热极筋枯，而燥缩也。再看其大小便结，发热引饮者，急用大承气下之。若无下症而脉浮者，宜汗，缓者宜和。六七日，脉微浮微缓，是有胃气，胃不受邪，将作寒热，则大汗解矣。阴症而囊缩者，不在此例。

结胸

吴又可《瘟疫论》中，止有胸胁腹满一症，而抑知结胸痞气，瘟疫中皆有之，且不因误下而成者更多也。论曰：太阳病表未解，医反下之，膈内拒痛，心下因硬，则为结胸。又曰：从心下至少腹满而痛不可近为结胸，皆大陷胸汤主之。夫曰膈内拒痛，是胸胁间事。曰心下硬，则兼胃之上脘而言也。曰从心下至少腹，则又兼满腹而言矣。盖表邪传里，必先胸以至心腹耳。第大结胸最重，小结胸次之，痞气则又其次也。经又曰：病发于阳而反下之，热入因作结胸，病发于阴而反下之，因作痞。而成氏释曰：发热恶寒，发于阳，无热恶寒，发于阴。夫无热恶寒，似指寒邪直中阴经之症。随来陶张二氏之驳，驳之诚是也，而阴阳二字，总未得真解，故有谓伤风属阳，而伤寒属阴者。有谓在表属阳，在里属阴者，纷纷聚讼，随成千古之疑团。愚意以为，何必尽推敲阴阳二字于闲处错意。不论大小结胸，以及痞气支结，皆属于郁，郁而未有不结者，总以开郁为主，而痞结自散矣。又当审其兼症，诊其脉理。气郁者，顺之调之；血郁者，行之破之；痰郁者，化之吐之；表郁者，散之和之；里郁者，攻之下之；热郁者，清之；寒郁者，温之_{瘟疫无寒，或过服寒凉药，或汗下后}；食郁者，消之；水郁者，利之。而治痞结之能事尽矣。至于仲景用大陷胸汤，治误下之结胸，想古人所秉者厚，故误下而复用陷胸不至为害，至陶氏则心知其未稳，故有上焦乃清道至高之分，过下则伤元气之论。然尚未敢深驳。惟张景岳则云：伤寒本病有不因误下，而实邪传里，心下硬满，痛连少腹而不可近者，此大陷胸汤所宜也。至于太阳、少阳表邪未解，因下早而成结胸者，若再用大陷胸，是既因误下而复下之，可乎？不若以痞满门诸法，酌轻重而从双解，或用葱熨法，以解散胸中实邪。此余屡用而屡效等语，虽大翻仲景之案，然明白洞达，有至理存焉，真长沙之功臣，结胸之宝筏，最稳最捷者也。且外熨法不特治结胸为然，遇瘟疫用药弗效，俟六七日，应汗不汗之期，觉心腹稍有痞闷疼痛，用葱熨法_{见前霉熨}。往往大汗而解。至于陷胸等汤，一概不录。

呃逆

瘟疫呃逆不止者，大是凶候。余在长安治贺水部莲友，患瘟发黄，而兼呃逆，用承气辈加茵陈与服，大便行而黄渐退，惟呃逆不止，更兼喘而痰壅，众皆谓不治，适得鲜花粉数枚，大如臂，捣烂少加水，滤汁数碗，外用前胡、枳壳、橘红、香圆、柿蒂，煎出，兑花粉汁频服，一昼夜服尽，呃逆稍止，瞬息复作，又令其仍将前药再作一剂，入碗内，用箸一双，十字加于碗上，令病者自持碗，于箸之四空处，每空吸药一口，圆转挨次吸之，持碗不得换手，一顺吸去。_{此泛常饮水治呃良方，以以之服药，冀其获}

效。服后觉渐轻，然时作止，又迟二三日始愈。若诿之不治，不几误人性命乎！再者，瘟疫打呃皆热症，丁香四逆辈，断不可用。

摇头

头为诸阳之会，阳脉有乘，则头为之动摇。《经》曰：诸风掉眩，皆属肝木。多因风火上乘所致，风木动摇之象也。古人治此，有灸百会、风府等穴者，吾终不以为然，头之所以摇，以热极生风故耳。清其邪热，其摇自定，何必用火攻耶。又有心绝而摇头者，心绝则神去而阴竭，阳独无根，不能自主所以摇头。

瘛疭<small>音炽纵。瘛与疭字异。疭音记，狂也。疯狗曰瘦狗。</small>

筋急而缩为瘛。筋缓而伸为疭。或缩或伸而不止者，为瘛疭，与小儿之发搐相似，亦有嘴眼歪邪，角弓反张，有类于发痉与中风者，皆瘛疭之类。此症多属于风，风主动摇也。而致此之由不一。有瘟病热极而生风者；有其人本虚，因汗下后血虚而然者；有因汗后，冒风而然者；有汗下后，因惊恼而然者；有风温被火而然者。<small>此症绝少。</small>大抵此症，热极生风只一条，而虚者有数端。虚者投以寒剂，立见危殆。若未经汗下，只因风火相扇者，当平肝木，降心火，佐以和血之药。盖心属火主脉，肝属木主筋，火为热，木生风故耳。药则用羌活、防风、全蝎、僵蚕、柴胡、天麻、生地、麦冬、白芍、丹皮、当归、川芎之类。如热甚，黄连、栀子、胆草、黄芩，俱可酌用。有痰者，加蒌仁、胆星、竹沥。若汗下后，稍涉虚弱，或冒风，或因惊因气恼而瘛疭者，断不可用寒剂，养血祛风汤主之。至于汗下后多日，传变而为瘛疭，以及出汗露风，汗出不透与被火劫等瘛疭，俱载伤寒门中，兹不赘。

养血祛风汤 <small>自定新方</small>

熟地 当归<small>酒洗</small> 白芍<small>酒炒</small> 川芎<small>酒洗</small> 半夏<small>制</small> 僵蚕<small>泡去涎，焙</small> 天麻<small>酒蒸</small>

生姜、大枣为引。若虚甚者，加人参；有风者，酌加羌活、白芷、柴胡、防风。

渴

瘟疫鲜有不渴者，故弗可以不讲也。邪在表则不渴，在里则渴。三阳虽亦有渴症，但不如三阴之甚也。故太阴腹满嗌干，少阴口燥舌干而渴，厥阴则消渴矣<small>饮水多，而小便少，热能消水故也</small>。瘟病之渴，一于为热，初传则热微而渴微，传深则热甚而渴甚，但未有不见兼症而独渴者。施治当先问其所饮欲冷欲热，欲多欲寡<small>饮多饮冷属热</small>。更须审其表里经脏，曾否汗下。于瘟疫初起及九传与六经治法中，细寻症脉，斟酌用药。第治其瘟邪，而渴自除矣。倘不应，当于伤寒发渴条中采取施治。所最要者，饮水常使不足，毋令有余。不甚渴而多饮则悸动支结，喘咳、馊<small>同噎</small>、哕，肿满泄泻，小便不利诸症起矣。然又不可禁饮。凡瘟症有欲愈而思饮者，盖得水则能和胃气而汗解也。禁饮多致闷乱不救。

腹痛

瘟疫虽属热症，而腹痛则有寒热之殊，但热则其常，而寒则其变也。寒痛多有所因，或服凉药过多，或不宜用凉药而妄投，或恣意大食生冷物，或汗下后正气虚而感寒，皆能致痛。或因病中恼怒气滞，积食者亦有之，无故而痛者绝少。即有之亦必因腹素有积，因瘟病而触发之者也。凡腹痛，但将凉水与饮而试之，若饮水痛稍可者属热，痛剧者属寒。若绕脐硬痛，大便结实，烦满而渴，气粗噫气者，皆属燥屎与实热痛也，急用承气等下之。因食积痛者，更有恶食恶心，噫气腐臭等症，治亦同。若小腹硬痛，小水自利，大便黑，身目黄者，属蓄血，亦用寒剂加行血药，下尽黑物自愈。凡实热痛，必脉来沉实有力。若微弱者，仍当详审，从缓治之。若饮水愈痛，或时绵绵微痛，不甚亦不止，重按则愈，肠鸣泄利，澄澈清冷，口吐苦涎，此为寒痛，当用温药和之。和之不已，而或四肢厥冷，呕吐泻痢者，急用热药救之瘟病殊少此症。如有，_{必因过服凉药生冷，感寒}，但须详脉之有力无力。如腹痛而兼身大发热，恶饮水，呕恶，肠鸣如流水声，此表热_{邪热}。内寒也，先温其里，次解其表。

短气

短气者，气急短促，不能相续，似喘非喘，似呻吟而无声也。有实者，虚者，在表者，在里者，水停心下者，或失于汗下，或汗下后虚极，皆能令人短气。补泻误用，甚于操刃，当详察脉症而治之。又有素虚人，汗下后，失于调补，以致忽然似喘，出言微弱少气，脉仅二三至，沉细如发，甚至无脉，此虚极短气，非真喘也。急宜温补，缓则不救，作喘治必死。汗下后，过用刻消之剂而见此者，治亦同。总之，短气者，表里、虚实、寒热皆有，但虚者较多，当合脉与兼症而细参之。

瘟疫兼暑

瘟疫兼暑，最难分晰。盖暑病之在表者，有头痛烦躁，肌体大热，脉浮气喘，口干面垢自汗，手足逆冷，名暑厥，搐搦名暑风，昏不知人为中暑。其症最易与瘟疫表症相混。暑病之在里者，有呕逆泄泻，心腹痞闷，或兼胀痛，又最易与瘟疫之在里者相混。惟于少气、倦怠、大渴三症，辨其为暑。第瘟疫亦发渴，但瘟症在表，虽渴亦不甚，必至传里方甚。至暑症，不论表里皆渴，而在表时，其渴较瘟疫之表者更凶猛殊甚也。以此为辨，庶得其情。如果系瘟兼暑症，即当用解瘟却暑之剂，亦不必拘于日期，见表治表，见里治里，又宜先治其瘟，瘟解而暑热亦从而退矣。马卯麟以五瘟丹治瘟暑，但中无治暑之剂，不过凉散，方亦未尽可用。倘遇此症，仍当于达原饮中，将祛暑之药加减出入之。至于五瘟丹，每岁冬间，预先修和备用亦可。至祛暑等方，载在暑门，兹不赘。_{瘟症发热无休时，暑症发热有作止，以此为辨。若瘟与暑兼，亦难以此作准，仍当详参脉症。}

瘟疫兼湿

《活人》曰：其人伤湿，又中于暑，名曰湿温。两胫逆冷，腹满头目痛，妄言多汗，其脉阳浮而弱，阴小而急，茯苓白术汤、白虎加苍术汤。切勿发汗，汗之名中喝，必死。而吴氏引《活人书》曰：宜术附汤加人参、香薷、扁豆主之。《金鉴》曰：温病复伤于湿，名曰湿温，其症两胫逆冷，妄言多汗，头痛身重胸满，宜白虎加苍术、茯苓，温湿两治。若脉大有力，自汗烦渴者，人参白虎汤加白术主之。轻者十味香薷饮、清暑益气汤增损用之。按古人治法不过如斯。但《金鉴》曰：温病复伤于湿曰湿温，而《活人》则曰伤湿而又中暑曰湿温。味其义意，当遵《金鉴》为是。盖伤湿而又伤暑，只可谓之伤暑湿，而不可谓之湿温也。夫曰湿温者，是湿而兼瘟也。或先瘟而中湿，或先湿而患瘟，与暑何涉焉。第瘟疫兼湿又最难辨。唯于一身尽痛，痛极且不能转侧，恶饮汤水，目中视物皆红黄，身目色微黄，而无谵妄等症者，辨之始得。而湿症之中，又有湿热、寒湿之分，总宜白术茯苓汤。湿热者，小便赤涩如马溺，混浊色白，且有烦热大便秘结诸症，宜人参白虎汤加白术主之，或四苓散、大小厘清饮、茵陈饮之类，皆可择用。若天久阴雨，湿气过胜，其人脏腑虚，大便滑，小便清，乃是寒湿，宜术附汤。但瘟疫发在热时，且兼湿热者多，而兼寒湿者少，术附汤不可用。若服茯苓白术等汤不应，则用除湿达原饮，分治瘟与湿，诚一举而两得也。北方风高土燥，患此者少，惟南方水乡卑湿，天气炎热，患者恒多。春冬感者恒少，而夏秋患者恒多。所宜随其时地而变通之。至于前所引《活人》云：湿温切勿发汗，而《金匮要略》则云：湿家身烦痛，可与麻黄加白术汤，发其汗为宜。《景岳全书》又曰：凡湿从外入者，汗散之，将谓止中湿者宜汗，而兼温者不宜汗。何以《准绳》湿温门中，既引《活人》云不宜汗，又引《金匮》曰宜汗，更引成氏云湿家发汗则愈。是湿温一门，前后又自相矛盾，殊不可解。愚意瘟疫始终不宜发汗，虽兼之中湿，而尚有瘟疫作祟，是又当以瘟疫为重，而中湿为轻，自不宜发汗，当用和解疏利之法，先治其瘟，俟其自然汗出，则湿随其汗，而与瘟并解矣。或瘟解而湿仍在者，当于湿证门中求之，故治湿诸方俱不开列。

除湿达原饮 自定新方

槟榔二钱 草果仁五分，研 厚朴一钱，姜汁炒 白芍一钱 甘草一钱 栀子五分，研 黄柏五分，酒炒 茯苓三钱

如兼三阳经症，仍酌加柴、葛、羌活，瘟而兼湿，故去知母，而换黄柏，以燥湿且能救水而利膀胱；去黄芩换栀子，泻三焦火而下行利水；加茯苓利小便而兼益脾胃。三者备而湿热除矣。再加羌活等药，风药亦能胜湿，湿除温散，一举两得。此方分两不过大概，临症加减用之。

石草散 治湿瘟多汗，妄言烦渴

石膏煅 炙草等分

共末，浆水调服二钱。

瘟疫兼痢

吴又可用槟芍汤，系治瘟疫之里症而兼痢者。若有外症，仍当解表，必如喻嘉言分三次治法，始足以尽其变。至表里俱病者，又当表里分治，总宜活变，不可胶执。惟松花散治瘟毒热痢，颇着奇效，未可以易而忽之。又按伤寒便脓血，有误发淋家汗而然者，用猪苓汤；有病在少阴者，治以桃花汤。诸说于瘟痢总不宜用。盖痢由瘟而作者，始终一于为热也。惟杂疫中痢疾，原无瘟疫之头痛身热，发热自汗，以及心腹痞满不食，谵语等表里诸症。而沿门阖户止患痢疾者，则有虚实寒热之殊，其治法亦因之各异矣。凡痢身热脉大者难治，身热脉小者易治。

松花散 治瘟毒热痢。

松花二三钱

煎薄荷滚汤，入蜜调服，以愈为度，无不效者。取松花法：于四月初，看松梢所抽黄穗如麦穗者，趁硬摘取，摊在布被单上，晒干即有面落下如蒲黄。瓷器收贮，伏天必晒，否则穿发，取黄穗不可早，早则嫩而少黄面，又不可迟，迟则花蕊飞而穗成空壳矣。看其穗硬而带黄色，大如稻粒则取之。又松花和入米粉中，入白糖可蒸糕食，甚香美，呼为松花饼。

大黄酒　便脓血，里急后重，腹痛，昼夜烦不止。大黄五钱，好黄酒一两盅，浸一宿，次日温饮。

瘟疟

凡疟寒热如期而发，余时脉静身凉常也，以疟法治之。设传胃者，必现里症应下之症。名为瘟疟，以疟法治者死。当以瘟疫法治之。此症下后，里症除，寒热独存者，是瘟减疟在。疟邪未去者，宜疏，清脾饮。邪去而疟势在者，宜截，不二饮。势在挟虚者，宜补，四君子汤。三方见疟门，不附载。

丹蒿散　治瘟疟不止。

黄丹五钱，炒　青蒿童便浸，晒干，二两，为末

每剂服二钱，寒多酒服，热多茶服。

（本书部分内容从略）

便蜜饮　瘴疬诸疟，无问新久。

童便一盅　白蜜二匙

共搅，去白沫，顿服取吐，碧绿痰出为妙，不然终不除。

妊娠瘟疫

吴又可治孕妇瘟疫，用三承气兴利除害于反掌之间固已，但方中定当减去芒硝。盖芒硝乃软坚之物，用之能使胎化为水。倘痞满燥实坚皆俱，极数用生大黄而止，否则止用熟军为妥，胎与肠胃绝不相关，大黄荡肠胃而破坚燥，未闻能下胞孕者，服之何害。至云大黄为安胎之圣药，是专为里症应下者言之。若邪尚在表者，当速散其表邪，毋使内陷，为上乘也。

罩胎散　孕妇瘟疫，恐伤胎气。

嫩卷荷叶晒干，宜平时收贮。临时急用则烘干，五钱　蚌粉二钱五分

上共为末，每用新汲水入蜜，调服三钱，再作一剂，涂腹上。

又方　井底泥涂足心。治孕娠时症，令子不安。

又方　用灶底中对锅脐土，研细，水调服，仍涂脐，干再换。

涂脐散　井底泥、青黛、伏龙肝，共末调匀，涂脐上。干，再换。

黄豆煎

大黄豆六十粒，水二盅，煎一盅，取汗。病重再一服。

妊娠热病，车辖脂、黄酒和服。青羊屎研烂，涂脐安胎。

又方　鸡子十枚，纳井中，令冷，取出打破，吞之，令胎不动。

妊娠时行并感寒，大鲫鱼一尾，烧存性，研，黄酒冲服。如无汗，腹中热痛，醋和服，取汗。

热病，葛根汁频服。

小儿瘟疫

瘟疫盛行之时，小儿如有发热等症，或可断其为疫，倘瘟疫不行之年，而小儿忽感瘟疫，于何辨之哉？亦辨之于抖然身热而已。第伤寒瘟疫皆身热，又当细问乳母，曾否突然脱衣，洗浴入水，当风而寝等事，果实无感冒，方可向瘟疫上找寻。又必验其有目赤便赤，舌干苔黄黑，日晡潮热，谵语斑黄，或大便秘结，或挟热下利赤胶等症，方可断其为瘟疫。若妄意杂症为瘟疫，则又失之矣。吴又可专言俗医妄意小儿瘟疫为杂症者，是只见一边矣。总之，辨小儿瘟疫是极难的事。

桃叶浴法　桃叶三四两，熬水，日五六遍浇淋之。再用雄鼠屎微烧，取二枚，研，水和服。

二香散天行壮热。

木香末，三分　檀香末，三分

清水和服。仍用温水调涂囟门。

瘟疫杂症简方

鼻衄

茅花汤　治衄不止。

茅花尖一把，水三盅，煎一盅服。无花根代。

止血歌　石榴花瓣可以塞，萝白藕汁可以滴，火煅龙骨可以吹，龙骨能治九窍出血。水煎茅花可以吃；墙头苔藓可以塞，车前草汁可以滴，火烧莲房可以吹，水调锅煤可以吃。

熨法　治衄如涌泉。用草纸叠十余张，井水湿透，分开发，贴顶心，熨之即止。

炒栀吹鼻　山栀炒黑为末，吹鼻，外用湿草纸搭于鼻上，即止。成流久不止者，方可用此法。如点滴不成流者，其邪在经未除，不必用之。

又方　韭汁磨墨服，并治吐衄。无韭用根。

愈后鼻衄不止，用青绵线，将两手中指第一节屈伸处紧扎，再用绵纸剪成一二指许宽条，叠数十层，新汲水湿透，搭于两肩头上，热则另换。又用好黄酒四五壶，令两足浸其中，立止。

滑石丸　滑石末，饭丸梧子大。每取十丸，微嚼破，新汲水送下，立止。此治衄通剂。

齿衄

椒矾饮

川椒四十九粒开口

白矾少许，醋煎服。

吐血

生葛汁 取生葛根，切碎，捣烂，少加水，拧取汁，频频饮之，治吐衄血，神效。并治阳明瘟热之毒，大效。不独止吐衄。

逐疫七宝丹 治时疫热毒，口鼻出血等症，神效。毋以其易也而忽之，兼治诸热毒并蛊毒。

人粪尖七枚，约枣栗大，烧红色，取出即入冷水中，研细，再顿服。

蓄血

生地黄汤 抵当汤丸今总难用，以此代之，甚觉和平。

生地二三钱 干漆一钱，炒烟尽 生藕汁一小盅。如无，以大蓟一二钱代之 蓝叶钱半 大黄一二钱，生熟酌用 桃仁一钱，去皮，研 归尾二钱，酒洗 红花六分，酒洗

水与藕汁同煎。原方水蛭、虻虫，今改为归尾、红花。蓄血有上中下之殊，上焦胸中，手不可近而痛者，犀角地黄汤。中脘手不可近，桃仁承气。脐下小腹手不可近，抵当嫌峻猛，此汤主之。或再加枳实、苏木，用者酌之。

发斑

黑膏 治瘟毒发斑如锦纹。

生地二两 淡豆豉三两

以猪油半斤合煎之，至浓汁，次入雄黄末五分，麝香六分，丸弹子大，白汤化一丸，未见效，再服。

青黛一物汤 通治发斑，青黛，水和服。

归葛饮 治阳明瘟暑，大热渴。

当归 葛根鲜者更好

水煎，冷水浸凉，徐服，得汗即愈。

又方 只用鲜葛根一味，剉碎捣汁，滤出，任意饮。大治阳明瘟疫。

玉泉散 治阳明内热烦渴头痛，二便闭结，发斑发黄，及热痰喘嗽等症。此益元散之变方也，其功倍之。

石膏六两，生用 粉草一两，生用 朱砂三钱

共为细末，每酌服一二三钱。新汲水对滚水服。

治赤斑方 独脚乌桕根研，酒服甚效。

治出斑方 暑月昏沉，未明症候，恐是出丹。以生黄豆数颗食之，如不觉腥，即以生黄豆水泡。研汁一小盅，和水服。

治发斑困笃 蟾蜍旱地虾蟆。去肠。宜去皮与头，恐有酥。生捣食一二枚，效。如不效，再带皮与头捣服。

鱼头骨灰散 治伤寒瘟疫，瘾疹不能发，服此即发。

鱼头骨烧灰存性

研细，热黄酒调服二三分。

青木香煎 治发斑疹。

青木香一两

水煎服，效。若腹满不得小便，用雄黄细末，蜜丸枣核大，纳溺孔中。

发斑怪症，目赤，鼻张大喘，浑身出斑，毛发如铜铁，乃热毒气结于下焦也。

白矾 滑石各一两

共末，水三盅，煎减半，不住服尽效。

麦奴丸麦奴，麦穗乌霉也 治阳毒温毒，热极发斑，为救急良药。

麦奴 梁上尘 釜底煤 灶突墨 麻黄 黄芩 大黄 朴硝等分

为末，蜜丸弹子大，每服一丸，水下。

发斑赤黑，青木香一两，水三杯，煎一盅服。

斑疹出不快，钩藤钩、紫草茸等分，末，温黄酒服一钱。

发斑取汁，猪胆汁、醋等分，鸡子一枚，合煎服，汗出愈。不愈再服。

发黄

生姜退黄法 生姜捣烂，周身擦之即退。

又茵陈羹 茵陈煮食，生食亦可。并治黄。

黄宾江方 治发黄目不识人。生葱煨熟，去粗皮，用心扭汁，蘸香油点二目大小。

刘尚书方 治湿热发黄，昏闷不省，死在须臾。白毛乌骨鸡一只，干扫去毛，破开，去肠杂，捣，铺心头，少倾即活。

治发黄法 用麻油半盅，水半盅，蛋清一枚，搅和服。

吹鼻法 瘟疫三日外，心腹胀满坚硬，手心热，遍身发黄。苦瓜蒂七个，末。以少许吹两鼻，令黄水出，余末水调服。

蒌汁硝蜜饮 治发黄，心狂，烦热。

大瓜蒌一个，黄的

新汲水淘浸取汁，入蜜半合，朴硝八分，和令匀，待硝化尽，服之。

竹麦饮 治黄。

竹叶 小麦 石膏分两临时酌定

水煎细服，尽剂。

又方 醋浸鸡子数枚，一宿，去壳，吞其清。

又方 发髲烧研，水服日三。

狂凡狂热不可掩闭床帐，务揭开放入爽气。病患如觉恶风，则不必矣。

三白饮 治热极狂乱及热不退。

鸡子清一枚 白蜜一大匙，生者更良 芒硝酌用

共和一处，再用凉水和服。如心不宁，加珍珠末五分。

靛青饮 治天行瘟疫，时气热毒，烦躁狂言。尚未至发狂之甚者，亦皆可服。

靛青一大匙

以新汲井水和服。

独参丸 治发狂不避水火。

苦参不拘多少

为末，蜜丸梧子大，薄荷汤下二钱。水亦可。

治狂走，鸡子壳出过小鸡者泡滚水服，即安。

浑圆丸　治舌黄，烦躁，狂言，发热。生鸡子吞一二枚。

又方　蚯蚓，治瘟病大热狂言。蚓粪，新汲水和服亦妙。

鹊石散　治发狂，逾墙上屋。

黄连　寒水石

等分为末。每服二钱，浓煎甘草汤，候冷调服。

铁胆饮　阳毒在脏，谵妄狂走。

铁粉一两　胆草五钱

共末，磨刀水调服二钱，小儿五分。

元砂丹　治发狂。

元明粉二钱　朱砂一钱

共末，冷水服。

又方　胆草末，二钱　鸡子清一个　白蜜一匙

凉水化服。

黄雪膏　大黄不拘多少，炒黄为末。雪水熬如膏，冷水和服。亦治发黄。

又方　狂走见鬼。蚯蚓数条，去净泥，人尿煮汁饮，或生绞汁亦可。

又方　治狂走。瓜蒂末，井水服一钱，取吐即愈。

又方　人粪入罐内，泥封，煅半日，盖地下，出火毒，研，新汲水服二三钱。未退再服。

又方　大热狂渴。干陈人粪为末，于阴地净黄土中作小坑，将粪末入坑中，新汲水和匀，良久澄清，细细与饮即解。

醋治狂法　阴狂阳狂皆治。瘟疫无阴狂。于病患室中，生旺火一盆，将好醋一大碗，倾于火上，病患闻之即安。兼燥渴者，入硝半斤于冷水内，用青布一块，浸硝水中，取出搭胸上，布热再浸换，如得睡，汗出即愈。一法用镜按身上，亦得。如兼舌出不收，将麻黄水洗净舌，用冰片、牛黄、麝香研末，点舌即收或止用冰片亦可。

结胸

苦参饮　满痛，壮热。

苦参一两，末

醋三盏，煎一盏，饮取吐。

牵白饮　心腹硬痛。

牵牛子末，一钱

白糖汤调服。

地龙饮　按之痛极，或通而复结，喘促狂乱。

生地龙四条，洗净，研如泥

入生姜汁少许，蜜一匙，薄荷汁少许，新汲水调服。若热炽，加片脑少许服，揉心下片时，自然汗出而解，不应，再服，神效。

呃逆

枳香散

枳壳五钱 木香一钱

共末，滚水调服一钱。不应，再服。

又方 四花青皮，全者，末，滚白水服一二钱。

又方 黄蜡烧烟，熏二三次即止。

痢

霜连散 治挟热下利脓血。

百草霜 川连等分，共末。黄酒下二钱，日三。

连梅丸 噤口。

川连五钱 乌梅肉三钱，焙

共末，蜡蜜丸桐子大。服二十丸，日三。

连艾煎 治同上。

川连一钱 熟艾二钱

煎服。

豉薤汤 暴痢。

豉一两 薤白一握，冬用根

水三盅，煮熟，纳豉更煮，色黑去豉，分二服。

龙骨汤 毒痢，大烦渴，作热，三焦疮䘌，张口吐舌。生疮，不识人，目烂。

龙骨半升，水一斗，煮四升

用器装，蜡封固口，沉井底，过夜取出，徐徐饮。

又方 下利欲死。龙骨半斤，研，水一斗，煮取五升，候冷，稍饮，得汗愈。

烦躁

苦参散 治狂躁并结胸。苦参末，黄酒调服三钱。已汗未汗者，皆可服。

花粉煎 烦渴。花粉煮浓汁饮。先以竹沥和水，入银同煮，取水冷饮，然后服此。

又方 生藕汁一盅，酌加生蜜和匀细饮。

竹沥饮 烦躁。竹沥微温，时时少饮，厚盖取汗。

又方 治口干。生藕汁、生地汁、童便各等分，和，频饮。

浮肿

靖康异人方靖康二年，京师大疫，有异人书此方 治瘟疫浮肿，亦治大头瘟。

黑豆二合，炒熟 炙草二寸

水二盅，时时呷之。

锦按：此即甘草黑豆汤也。古称大豆解百药毒，甘草亦解毒之品。瘟疫乃毒气所钟，故用此方取效。方用炙草，愚意不如易以生草更妙，炙则带补矣。有一人吃菌垂死，用生草半斤，黑豆数把，浓煎大灌得生。足征其解毒之功大矣。一云冷饮方效。

头面肿，银花二两，生甘草一两，煎服。少加入黄酒亦可。

青黛饮 治两腮肿，发颐。

青黛五分 甘草二钱 银花五钱 瓜蒌半个

水酒煎服。

时疾阴肿，囊茎发热，羊屎、黄柏，煮水洗之。

咽痛

干脂膏 喉闭肿痛。射干、猪脂各一两，合煎焦，去渣，冷，嚼化枣大。

又方 热病咽痛。含童便即止。

哕饮水多者

枇杷茅根煎

枇杷叶去净毛，炙香 茅根各五钱

煎，稍稍频饮。

腹胀阴阳不和者

桔梗半夏汤

桔梗 半夏制 陈皮

各等分，姜煎。

心悸脉结代

甘草汤

甘草二两，生

水煎服。

已汗不解

新生鸡子五枚，倾碗内搅浑，以水一升，先燎滚，将子投入，少纳酱，啜之，汗出愈。

热病生䘌下部有疮

盐熨 将盐熬过，俟干，包熨三次，即愈。

天时热毒攻手足肿痛欲断

猪蹄汤

猪蹄一具，去毛 葱一握

水煮汁，入盐少许，渍之。

热病余毒

渍方 毒攻手足，疼痛欲脱。稻秸烧灰存性，煮水频渍患处。

豉酒 毒攻手足，遍身虚肿。豉一握，微炒，入黄酒中，同煎服。

又方 治手足肿痛欲断。掘坑深二尺，烧热灌以黄酒，有热气腾出，速赤足穿木屐踏坑中，坑口用衣密壅，毋令泄气。

又方 治同前。黄柏数两，煮水渍之。

又方　肢痛欲脱。羊屎烧水渍，瘥乃止。或和猪脂涂。

诸复

劳复，食复欲死，并以芦根煮浓汁饮。人粪烧灰，酒服。

劳复，抱出鸡卵壳，炒黄为末，热汤和服，取汗即愈。

劳复，取头垢枣核大，唅之。

又方　头垢烧研，丸桐子大，水服一丸。初愈预防劳复法。

劳复，食复危笃，苏叶煎服，入生姜、淡豉亦可。

女劳复卵肿或缩，白矾一分，硝三分，大麦汤调，日三服，热毒从二便出。

又方　腹痛卵肿，葱白捣烂，醋一盏和服。或酒。

又方　卵肿股痛。竹皮三钱，水煎服。亦治劳复。

又方　女劳复，发动欲死不语。栀子一二钱，炒，煎服，令微汗。亦治食复。

又方　肚痛卵肿。葱白捣烂，和热黄酒服。再以葱捣烂，炒热入醋，敷肾囊。

阴阳易，少腹急痛，热酒吞豚卵二枚。

又方　治小肠急痛。肾缩、面黑、喘，不救即死。

大葱连根七枝，葱小加倍　生姜二两

共切，黄酒煎服。仍炒葱熨气海穴，毋令冷。

又方　治热气上冲，胸烦闷，手足挛，搐搦如风者。花粉、竹茹水煎，调烧裈散服。

见伤寒治妇人劳复。

赤衣散　女劳、阴阳易并治。

室女经布烧灰存性，研

热水调服，或兑药服。

又阴阳易，拘急，手足拳，小腹急，头痛不能举。雄鼠屎十四个，韭根一大握，水二盏，煎七分，去渣，又煎二沸，温服取汗，未汗再服。

又方　干姜末三钱，白汤调服。盖被取汗，手足即伸。

又方　手足甲廿片，中衣裆一片，烧灰存性，分三服，温酒下。男用女，女用男。

劳复，马屎，烧，末，冷酒服。

又方　雄鼠屎廿枚，豉酌加，水煎服。

瘟病食劳，杏仁五钱去皮尖。汤泡。双仁者不用，酢二升，煎一升，服取汗愈。

又劳复，食复，柑皮，浓煎汁饮。

瘟疟痰甚但热不寒

用**常麦竹叶煎**　专治瘟疟热多。

常山一钱　小麦三钱　淡竹叶一钱

水煎，五更服，不愈再服。

山果酒　治瘴疟寒热。

常山一寸　草果一枚

热黄酒一碗，浸一夜，五更往东服之。盖卧，酒醒即愈。

又方　常山、槟榔、甘草各三钱，黑豆百粒，水煎服。名常槟草豆煎。

目暗热病瘥后，食五辛所致

鲫鱼臛　用鲫鱼作臛食，以明为度。

瘟症挟惊

萍犀散

紫背浮萍晒干，一钱　犀角屑五分　钩藤钩三七个

共末，每服钱半，蜜水调下，连进三服，出汗为度。如要多和，药味加倍。

热病口疮成䘌音匿，小虫

桃枝煎　用桃枝煮浓汁，含之。下部有疮，纳入之。

瘅昏迷烦闷饮水不止兼治瘟疫

地荷煎

生地无鲜用干　薄荷等分

研烂，干者入水取汁，入麝少许，井华水调服，觉心下清凉，毋再服，病笃一剂见效。

妊娠时疾赤斑变黑尿血

葱白一把，水三盅，煮熟服汁，食葱令尽，取汗。

热病胎死及下胎衣

红花酒　红花入黄酒煮，饮二三盏。

寒疫

世之言疫者，将瘟疫二字读滑，随曰疫止有瘟而无寒也。岂知疫有三而瘟其一焉。尚有寒疫、杂疫二者，而人自不体认耳。兹专说寒疫，吴又可言：春夏秋三时，偶感暴寒，但可谓感冒，不当另立寒疫之名固已，但感训触，冒训犯，系人不慎风寒自取之。至于当天气方温热之时，而凄风苦雨骤至，毛窍正开，为寒气所束，众人同病，乃天实为之，故亦得以疫名也。其症则头痛身痛身热，脊强恶寒拘急，无汗感冒所有，或则往来寒热，气壅痰喘，咳嗽胸痛，鼻塞声重，涕唾稠黏，咽痛齿痛俗云寒逼生火，感冒所无，苏羌饮主之。自定新方。

苏羌饮　治四时寒疫，历有奇效，屡试屡验。并治伤寒、伤风，可代麻、桂、青龙、羌活、十神等汤，诚诸路之应兵也。

紫苏三钱　羌活二钱　防风一钱　陈皮一钱　淡豉二钱　葱白数段

水煎服，不应再服。初觉，速服必愈，迟则生变。

此足太阳药也。紫苏温中达表，解散风寒；羌活直入本经，治太阳诸症；淡豉解肌发汗，兼治疫瘴；防风能防御外风，随所引而至；陈皮利气而寒郁易解；姜可驱邪，葱能发汗，辅佐诸药，以成厥功。四时风寒，皆能治疗，甚毋以药味平浅而忽之。惟不治瘟疫。

如兼阳明症者，加白芷一钱；兼食积者，加炒麦芽、神曲各一钱；肉积者，加山

楂一钱；风痰气壅，涕唾稠黏，加前胡一二钱；咳嗽喘急，加杏仁一钱泡去皮、尖、研；心腹膨胀，加姜炒厚朴一钱；胸臆闷塞，加炒枳壳五六分；呕逆恶心，酌加藿香、制半夏、生姜一钱；年高者，虚怯者，加人参一钱；阴虚血虚者，加熟地三钱，当归一钱；脾虚者，中气不足者，加参、术各一钱。此汗散之方，故不入柴胡。若现少阳症，当另作主张，用和解之剂。锦志。

瘟疫应用药

发表

浮萍 葛根 柴胡 羌活 豆豉 葱白 苍术 升麻 生姜 洋糖 防风 杏仁 荆芥 薄荷 青蒿 蝉蜕 香薷 前胡 赤柽柳一名河西柳，一名观音柳

攻里

大黄 芒硝 枳实 槟榔 厚朴 草果 铁落 山甲 瓜蒌

寒凉

生地 麦冬 元参 栀子 黄芩 银花 石膏 丹皮 知母 绿豆 竹沥 童便 人中黄 大青 青黛 花粉 天冬 桔梗 山豆根 犀角 竹叶 竹茹 白芍生 连翘 牛蒡子 柿霜梨 西瓜 荸荠 甘草生 茅根 雪水 冰水 蚯蚓 蚓粪 黄柏 胆草 苦参 射干 黄连 马勃 板蓝根

利水

车前 泽泻 木通 秦艽 茵陈 茯苓赤白 赤芍 灯心 瞿麦 萹蓄 石韦 猪苓 淡竹叶 滑石

理气

枳壳 陈皮 橘红 苏子 青皮 佛手 柿蒂 香圆皮 金枣皮 香附

理血

归尾 桃仁 红花 川芎 抚芎 侧柏叶 紫草 京墨 䗪虫 苏木 发灰 百草霜

化痰

蒌仁 川贝 僵蚕 半夏 胆星 桃花 牙皂 冰糖 白芥子亦发表

逐邪

藿香 雄黄 朱砂 龙齿 大蒜 桃枭树上干桃 檀香 鬼箭羽 降真香 斧头木系斧柄入铁处 虎头骨

消导

谷芽 麦芽 神曲 山楂 萝卜子 食物灰所积者何物，即将何物烧灰存性，研或入药，水酒冲服

温补

熟地 当归 白术 炙草 大枣 阿胶 莲子 山药 蜂蜜生、熟 粳米 糯米 仓米 荷叶 百合 茯神 首乌 葳蕤 藕 黄酒 人参

松峰曰：瘟疫原无用麻、桂、苏叶等药之理，故一概不录。即瘟疫变症所用之药，亦不开载。

葡萄疫

小儿多患此症，以受四时不正之气，郁于皮肤，结成大小青紫斑点，色若葡萄，发在遍体头面，乃为腑症。邪毒传胃，牙根出血，久则必至亏损。初起宜服羚羊角散清热凉血。久则胃脾汤滋益其内。又有牙根腐烂者，人中白散。

加减羚羊角散<small>此方银花、羌活、僵蚕、生地等皆可酌入</small>

羚羊角<small>末</small> 防风 麦冬<small>去心</small> 元参 知母<small>酒炒</small> 黄芩 牛蒡子<small>研炒</small> 甘草节 金银花

淡竹叶十余片，煎服。

胃脾汤 此汤必实有不足之症方可用，初起切勿轻投。

白术<small>土炒</small> 茯神 陈皮 远志<small>去心</small> 麦冬<small>去心</small> 沙参 五味子<small>研</small> 甘草节

虚弱自汗者，去沙参，加参、芪。

人中白散 治小儿走马牙疳，牙龈腐烂黑臭。

人中白<small>尿壶中白碱，煅，一两</small> 儿茶<small>五钱</small> 黄柏 薄荷 青黛<small>各三钱</small> 冰片<small>二分五厘</small>

共为细末，先用温汤漱净，吹药于疳上，日六七次，吹药涎从外流者吉，内收者凶。

捻颈瘟

其症喉痹失音，颈大，腹胀如虾蟆者是也，宜荆防败毒散。

荆防败毒散

荆芥 防风 羌活 独活 柴胡 前胡 桔梗 枳壳<small>麸炒</small> 川芎<small>酒洗</small> 茯苓 人参 甘草

姜、葱煎，食远服。发冷倍用葱。

虾蟆瘟

其症咽喉肿痛，涕唾稠黏，甚则往来寒热，身痛拘急，大便秘结，有类伤寒，亦与捻颈瘟相似，但以不腹胀为异。治法，凉散、和解、攻下、败毒，随症施治无不获愈。方俱散见各医书，本门不多赘。其治疗捷法，于初起时，用手在病患两臂，自肩、项，极力将其中凝滞疠气恶血，赶至手腕数次，用带子将手腕扎住，不令恶血走散，用针刺少商穴，并十指近甲盖薄肉正中处，捻出恶血则愈<small>少商穴在大指外边反面靠甲角处，摸有穴者便是</small>。

又法 将脖项患处，口衔盐水，用力吮咂，俟其皮色红紫成片则愈。或用针将项下一挑，手捻针孔出血，密密挑捻愈。

大头瘟<small>外科门亦名时毒</small>

此症有阴阳，有可汗不可汗者。其症发于头上，并脑后、项、腮、颊与目，赤肿而痛，发热，症似伤寒。治疗散见各医书，本门兹不多赘，用前刺法亦妙。

大力子丸 兼治哑瘴。

元参 连翘<small>去隔</small> 甘草 桔梗 川大黄<small>生熟酌用</small> 石膏<small>煅，研</small> 川连<small>酒炒</small> 黄芩<small>酒炒</small> 荆芥 防风 羌活 大力子<small>炒，研</small>

为末，作丸。或姜煎服亦可。

又方　僵蚕二两，浸　大黄二两

姜汁丸弹子大。蜜水和服一丸。

又方　普济消毒饮见《医方集解》，专治大头瘟初起。

又方　大头瘟生疙瘩及喉闭，并将疙瘩刺出血，即愈。

瓜瓤瘟

其症胸高胁起，呕汁如血，宜生犀饮。

生犀饮

黄土五钱　犀角二钱，镑　苍术泔浸，油炒　川连　山茶一撮

流水煎，入金汁和服，日三夜二。虚，加人参盐水炒；大便结，加大黄；渴，加花粉；表热，去苍术、黄土，加桂枝性热，似不宜，当酌加别解表药；便脓血，去苍术，倍黄土，加黄柏使；便滑，人中黄代金汁。

杨梅瘟形似杨梅

其症遍身紫块，忽发出霉疮者是也。用清热解毒汤下人中黄丸，并刺块出血。霉，音枚，物着湿变色。

清热解毒汤

川连酒洗　黄芩酒洗　生地　白芍酒炒　石膏煅，研　知母盐、酒炒　人参　甘草　升麻　葛根　羌活

日三服，夜二服。姜煎。

人中黄丸

大黄三两，尿浸　苍术油炒　桔梗　滑石各二两　人参　川连酒洗　防风各五钱　香附两半，姜汁浸，生用　人中黄二两。如无，坑垢代之。

神曲糊为丸，清热解毒送。如气虚，用四君子汤送；如血虚，四物汤送；痰甚，二陈汤送；热甚，童便送。

锦按：二方用参，非取其补，取其鼓舞之，以祛邪也。

疙瘩瘟

其症发魏如瘤，遍身流走，旦发夕死。三棱针刺入委中三分，出血，并服人中黄散委中穴在两腿屈盘当中，前对膝盖。

人中黄散

人中黄一两　明雄　朱砂各一两

共为末，薄荷、桔梗汤下二钱，日三夜二。

消毒丸　治时疫疙瘩恶症。

大黄　牡蛎煅　僵蚕泡去涎，炒。各一两。

共为末，炼蜜丸，弹子大。新汲水化下一丸，无时。

软脚瘟

其症便清泄白，足瘫难移即湿瘟，宜苍术白虎汤。即白虎汤加苍术。

绞肠瘟一名痧。

其症肠鸣干呕，或水泻，气不通则探吐之，宜双解散。有阴阳二症。

阴痧：腹痛，手足冷，身上有红点，用灯草蘸油点着，将红点淬之。阳痧：肠痛，手足暖。以针刺少商穴，并十指尖近甲处刺法见前。此刺法，治诸中、霍乱、咽喉等病俱效。

阴阳水方

滚水一盅 冷水一盅

对服立愈，或加炒盐少许妙。

观音救苦丹磨点眼角二三次，兼治咽喉诸症。含麦大一块，化咽。一切肿毒、恶疮、蛇蝎伤，津研，擦患处。

火硝一两 白矾四两 黄丹二两 朱砂 明雄各五分。以上二方兼治阴阳二痧。

共细研，匀化开，候稍冷，搓成小锭，瓷器收贮听用。毋出气。

地浆 于南墙背阴处，掘一坑，入凉水一罐缴之，再候澄清，取饮。

又方 生明矾末二钱，冷水、滚水各半盅，调服。

又方 绿豆一二升，水二三桶，熬汤，以瓮贮之，令病患浇洗。稍冷，全身入瓮中，泡透或稍愈，且毋遽出，效。

双解散 即防风通圣散。泄泻，去硝、黄；自汗，去麻黄，加桂枝；涎嗽，加姜制半夏。

防风 荆芥 薄荷 麻黄 白术土炒，泔浸 川芎酒洗 当归酒洗 白芍酒炒 连翘去隔 山栀炒 黄芩 石膏煅 桔梗 甘草 滑石末 芒硝 大黄生熟酌用

《医方集解》之双解散，减去硝、黄，引用生姜、葱煎。以上四方，专治阳痧。

鸬瘟

其症两腮肿胀，憎寒，恶热。外用赤小豆、柏叶，共捣烂，水醋调敷。内服，薄荷浓煎汤，服之。

龙须瘟

其症喉硬、舌强，并牵耳中。急以针刺喉上，横七针，竖七针。朱砂，不拘多少，研。蜜一匙，入烧酒和匀，灌之。

芋头瘟

其症昏沉不食。用芋头烧灰存性，研，黄酒送下。

蟹子瘟

其症喉痛，发热恶心，痛连腮颊，头亦痛，喉旁有疙瘩，四散红丝如蟹爪，压舌针挑之。要挑爪，不可挑顶。每爪上挑一针，令血出，旋以朱砂末搽之，再含咽醋少许即愈。如刺当中顶，即为伤蟹盖，必出脓，不食而危。

板肠瘟刮出紫疙瘩六个，即难治

其症初发如伤寒热病，三四日小腹胀满。不治数日即死。用麻一缕，如指粗。

先自两肩头刮至手腕，刮出紫疙瘩，针刺破，挤去恶血，又自两大腿跟刮至两足跟，有紫疙瘩刺破，去恶血俱男先左，女先右，又自咽窝刮至脐下，刺法如前，实时汗愈。

胁痛瘟一名结胁瘟，甚恶，不治数日即毙

其症但胁肋痛。萝白切片，蘸烧酒刮痛处，出痧即愈。未愈，用豆油一大盅，铜勺熬三分之一，服之愈。又法，青布包黑矾，蘸烧酒刮痧。又法，烙香油厚饼碗口大，乘热熨痛处，冷即易，可用三四饼，饼弃勿食，忌生冷。

刺螫瘟痧

其症壮热、烦闷，遍身痛如螫刺所伤，俗名螫刺瘟，以痧治之。林月溪患时疫，壮热，口渴，胸腹迷闷，手摩之如螫刺伤痛，遍体皆然，因放腿湾痧廿余针，毒血成流，用山甲、天虫、角刺，加活血顺气药，稍饮之而痊。

地葡瘟痧

暑热时疫，恶毒之气攻于里，则为痰喘，为血瘀。昏迷沉重，不省人事，若元气壮实，内不受邪，不入于里，即散其毒于肌肤血肉之表，为肿为胀。忌饮热汤热酒，刺腿湾痧筋并十指尖出毒血，内服宝花散治痧仙剂。

郁金一钱 细辛三钱 降香三钱 荆芥四钱

共为细末，清茶调三匙，冷服。

桃仁红花汤治血凝结

桃仁去皮、尖 红花 苏木各一钱 青皮八分 乌药四分 独活六分 白蒺藜去刺、捣末，一钱二分

水煎服。

紫朴汤治痧有食气壅盛者

厚朴姜汁炒 山楂 葡子研 三棱 莪术 枳实麸炒 连翘去隔 青皮 陈皮 细辛 等分，水煎，冷服。

手足麻瘟

其症先少腹痛，作羊毛疔挑之，无血，随作紫疙瘩，手足麻，麻至不知人而死。急令人以足病者手之三关脉上男踏左手，女踏右手，用力踏勿放，直待四肢不麻，病患自觉心头发火，方放之，自愈。若放之早，虽愈后亦缠滞。三关脉即两手寸口诊脉处。

扣颈瘟

此症仕宦幕友不可不知，倘遇患此死者，而顾执言为人所逼勒可乎？可补《洗冤录》一则。

闻之老医臧枚吉云：余髫时闻先祖言，凡人无故自缢者，为扣颈瘟。伊芳时未解详问，及后遍阅方书，并无此说。辛巳年一人来言：其乡有一妇人，平日家道充裕，子女成立，夫妇和谐，忽一日无故自缢几死，救之始免。询之毫无所为，惟日郁郁不乐，藏绳袖中，无人处即自缢。罗守月余，饮食言动如常，述此求治。余因忆少时所闻，细绎其或者血弱气尽，腠理开，邪气因入，与正气相搏，不结于胁下，而结于手足厥阴，及手太阴之三脏合病者。《内经》曰：膻中者，臣使之官，喜乐出焉。今病则忧戚，可知刺疟论曰：厥阴之疟，意恐惧，腹中悒悒。又，肝疟者，善太息，其状若死。又，肺疟者，善惊，如有所见。疟如此，疫可类推。因处一方，用香附、郁金、

雄黄为九气汤，开膻中之郁，再加二陈以开膈中之痰，更加羌活、细辛温肝逐风，鬼箭羽、丹参、赤小豆，以通心包兼泄火邪，生姜煎服。服后竟头痛，发热，身痛，瘟疫症悉具，自出其袖中之绳云：谁纳我乎？告以自缢，茫不记忆。寝疾七日，又服发汗药而解。始知此症亦系疫疠或百合病之类乎。

按：既云疫疠之疾，何不投火、赴水、刎颈，而必欲自缢乎？意或太阴邪气传厥阴，而风木太过者，故不思金、火、水，而独喜木也。缘肺金藏魄，肝木藏魂，脾土藏意智，而心君藏神，为一身之主。包络实为臣使，代心君行令，而主喜乐，今手厥阴包络先病，臣使失其喜乐之职，以扰心君之神明，君火不生土，传足太阴脾而意智不清，土不生金，因传手太阴肺而悲忧，金不平木，因传足厥阴肝而郁怒，肺金承所不胜，而木寡于畏，故风木太过。且肝之魂挟肺之魄，不安其舍，出而为祟，故喜木而自缢也。非有祟凭之，乃魂、魄、意智作疠也。或苏合丸、牛黄清心丸，当亦可用，惜未诊其脉色何如也。此症原名扣颈伤寒，然与寒疾太无涉，故改名瘟疫，而名实俱当也。

狼掐翻 有两种

其初喉痛，旋气不通，杀人甚速。对直虎耳尖，照耳叶边用瓷锋刺出血即愈。徐乐然传。

又一种，心中不安，旋不能言，牙关紧闭，不醒人事，身冷，出凉汗，以手试其两颊下有斜出一硬物碍手便是。竹箸摇开口，入指探喉，两旁有物如麦大，有单有双。并掐破出血，初病血鲜，久病血紫立愈。指顶先用盐擦。

蚰蜒翻 小儿多患此

两目红肿，鼻流涕，日夜啼号。以针密刺太阳穴，两眉尖后。如指甲大一块，立愈。刺后以芋头捣烂，敷印堂至山根。

椅子翻

不语不食，形如呆痴。用椅子圈手拿处削下木片，煎服愈。

扁担翻

发即两肋撑胀难忍。用扁担肩挑处削下木片，煎服愈。

王瓜翻

两胁形如王瓜，胀痛。用针自咽喉挑起，从上而下密挑至脐上，横挑两肋，挑至腰脊骨而止，随挑随愈。初挑无血，渐挑即有血，挑至腰脊对头即愈，不然再发不救。马道人传。

白眼翻

其症唯翻白眼。顶门灸三艾，如不愈再灸三艾，即愈。

绕脐翻 一名痧，莒父岳廷臣传。

其症先绕脐痛，渐痛至满腹，旋气塞胸胁，两肋胀满，冲咽喉，气不通，不省人事，不急治即死。先以针挑两耳尖，次挑结喉下咽窝两骨尖，次挑背后肩胛骨下两骨尖，并令出血立愈。

疙瘩翻

其症先寒后热，浑身发疙瘩赤紫黑色，渐至大，恶寒发热，不治即死，宜参连散。

参连散

人参 黄连共为细末，等分 麝香 冰片各少许

四味再共研，黄酒调服。外以透骨草、黄龙尾俗名黄连一草，煎水洗之。

松峰曰：一名紫疙瘩，与前疙瘩瘟症治迥异。

麻雀挣

其症胸背肿痛，小腹胀满，见食即呕，心中跳跃，挑两大腿腋，见血即愈。

鸦子挣

其症眼肿，浑身青紫，两胁攻心，句似有落字。大小便不通。男挑龟头，女挑鸡冠阴户之心，出血即愈。

乌沙挣

其症两胁胀，胃口痛甚。随将病者手腕赶捻，视有紫疙瘩者，即此症也。治用大针将手腕重刺一针，起针时若见紫血喷出，痧胀随消，忌冷、白饭、绿豆。

黄鹰挣

其症肚腹搅痛，翻上翻下。治法从胳膊上赶下内中气血，用带子将两手腕扎住，各指稍抱甲肉上当中刺一针，捻出恶血即愈。

羊毛挣一法，用青布蘸烧酒遍身擦，黄蒿水熏洗亦可汗。又法，用手推背上二筋，撮起掐紧时许。

其症发热无汗，心内发烧，口干呕吐，前后心毛孔周遭高阜句疑有错误字，紫色三四处，即此症也。治用针挑前后心，挑患处，将羊毛剔净，蒙被出汗即愈。如不应，再用砂糖少许，生姜三片，武夷茶一撮，同煎服。忌腥冷月余，无不效。

鹁鸽挣

其症浑身发烧，解里衣体热不可当，心口一块滚上滚下，挑肚脐并两乳即愈。

乌鸦挣狗挣同此治法

其症头痛，头沉，头扬，恶心，眼黑发搐，指甲先青，然后遍体皆青，上吐下泻，不能言，小腹痛，甚至无脉，身凉，如不急治，顷刻殒命。牙关如闭，速用箸摇开口，令病患卷舌视之，根下如有青红紫泡，急用针刺泡见血，用雄黄末点之，滚水和雄黄末饮之，或炮药点之亦好，被盖头出汗即愈，忌风三日。

兔儿挣

其症直走旷野，趋跳不宁。急用凉水和炮药灌之，只许走治，不许坐治。或有用湿土埋其头，使闻土气即愈者。

长蛇挣

其症腹痛打滚。先挑肚腹三针，次头顶一针，脚心三针即愈。

缠丝挣

其症腹胀痛，头痛，心翻一作烦，前后心或有紫黄眼子，针破以醋擦之。如遍体麻木，无此痕者亦是此症。将胳膊腕、腿腕青筋针出紫血，用炒盐调滚水灌之即愈。水

入姜三片亦可。

哑巴挣

其症不能言。用鞋底蘸凉水打头顶门。如孕妇患此，将顶门发分开、以手蘸凉水轻轻拍之即愈。

母猪挣

其症以头拱地，打滚。先针舌根，次将两手除大指不针，其余八指，将包甲薄肉每刺一针，捻出恶血，再用猪槽水洗手腕即愈。

老鼠挣

其症唇黑紫肿，咽喉肿痛，或胸膈膨胀。挑眉须角 <small>须疑作鬃</small>，见血即愈。或再挑两肩中心。<small>句疑有错误。</small>

虾蟆挣

其症腹胀满或疼痛。将肚脐周遭挑之，又挑小腹三四针即愈。

海青挣

其症头痛，头打滚。用带子扎住头，然后将眉际、眼根、咽窝、顶心各处挑之即愈。忌风三日。<small>眼根即大眼角。</small>

眠羊挣

其症似睡，眉眼不开，转身疼痛发胀，喝气疼痛。治法挑尾巴骨根出血即愈。

野雀挣

其症浑身发红，或前后心有红黑紫眼，头痛，胁胀。挑腋下六针，发一针而愈 <small>发字上下疑有落字</small>。用苋菜种煮水洗浴甚良。

狐狸挣

其症头痛，或干哕发呕，不思饮食，头仰，浑身出汗，张口乱呼，谵语。用针挑咽窝、并前后心则愈。

猿猴挣

其症坐卧不宁，心窝胀满，口舌发青，指甲青，小腹疼。挑阴囊线即愈。

莽牛挣

其症肚胁胀痛，心痛。翻起唇来挑里边，挑唇上牙花即愈。

鹰嘴挣

其症肚胀疼，头晕，眼黑，心内胀。用白矾水灌之，再挑后心及耳稍即愈。<small>又方，胡椒七粒，生姜七片，陈麦糠一撮，同研烂酒煎，去渣，调四钱服。</small>

松峰按：诸挣挑刺，随即将恶血捻出为妙。有病深重者，挑刺无血，必用手极力捻之，见血即愈。诸挣遇有口噤不开者，用乌梅揩擦牙龈，涎出即开。盖酸先入筋，木能克土，使牙关酸软则开矣。若用铁器等搅之，恐伤其齿。

上诸挣症治，余得之岱宗石壁间，录而藏诸箧笥，遇患是疾者，如法施治，历有奇效。后余游秦晋于太行道中，亦见粘一纸于壁前，所见者大同小异，俱变挣为翻，盖因其方言各异耳，而症治则无殊也。因取而对较增订之，以广为流布，至其命名亦各有义意，甚毋以其涉俗而忽之。松峰再志。

赤膈类伤寒松峰曰：是皆疫症，实非伤寒也。

凡胸膈赤肿疼痛，头痛身痛，发热恶寒，名赤膈伤寒，宜荆防败毒散_{见捻颈瘟}。加蒌仁_{去油}、黄连、黄芩、紫金皮、元参、赤芍、升麻、白芷。如症有表复有里而胸膈赤肿疼痛者，双解散_{见绞肠瘟}。加蒌仁、黄连、紫金皮。如表症已退，大便燥实，胸膈肿痛者，凉膈解毒加蒌仁、枳壳、桔梗、紫金皮、赤芍。又宜棱针刺肿处出血。如半表半里，胸膈肿痛者，小柴胡汤加桔梗、蒌仁、紫金皮、赤芍。

凉膈散

连翘_{去隔} 大黄_{酒浸} 甘草 栀子_{炒黑} 黄芩_{酒炒}

薄荷加竹叶，生蜜煎。

黄耳类伤寒

凡耳中策策痛者，是风入肾经也。久则变恶寒发热，脊强背直如痉之状，曰黄耳伤寒。宜小续命汤加僵蚕_{泡焙}、天麻_{酒焙}、羌、独，次用荆防败毒散加细辛、白芷、蝉蜕_{去足翅}、黄芩、赤芍、紫金皮。

小续命汤

防风 桂枝 麻黄 杏仁_{泡，去皮、尖，研} 川芎_{酒洗} 白芍_{酒炒} 人参 甘草 黄芩_{酒炒} 防己 附子_{制。防己、附子少用。}

解㑊类伤寒按《素问》尺脉缓涩，谓解㑊。音亦，与此处所讲不同。

解者，肌肉解散。㑊者，筋不束骨。其症似寒非寒，似热非热，四体骨节解散懈堕，倦怠烦痛，饮食不美，食不知味，俗呼为疬病。《内经》名为解㑊。其原因或伤酒中湿，感冒风寒，房事过多，妇人或经水不调，气血不和，皆能为此，似疬病实非疬病也。治宜先蘸热水打其臂膊里面，或以麻蘸水刮之，刮打必皆令其皮红紫为度，更宜针刺十宣、委中二六出血，当服苏合香丸。

苏合香丸

麝香 沉香 丁香 檀香_{白者} 香附 荜茇 白术 诃子_{煨，去皮} 朱砂 青木香 乌犀角_{各二钱} 薰陆香 龙脑_{各一钱} 安息香_{二钱，为末，用无灰酒熬膏} 苏合油_{入息香，内二钱}

共为细末，用安息膏并炼蜜丸如弹子，蜡包。用时温水化服一丸。_{丸用蜡包，不出气为妙。}

疬病类伤寒

岭南闽广间，溪毒、沙虱、水弩、射工、蜮短狐、虾须之类，俱能含沙射人。被其毒则憎寒壮热，百体分解，似伤寒。初发，土人治法，以手摩痛处，用角筒入肉，以口吸出其疬毒，外用大蒜_煨捣膏，封贴疮口即愈。诸虫唯虾须最毒，其毒深入于骨，若虾须之状，其疮类疔肿，不治必死。彼地有鸡、鹈、鸩、鹅等鸟专食以上诸虫。故以此鸟毛粪服之，及笼此鸟于身畔吸之，其疬闻气自出而愈。

喉管伤寒

其症喉中作痒难过，吃茶酒汤水便不可救。

薄荷二分 麝香一分

为细末，吹喉。待气通吐涎碗许，然后吃陈米汤半碗即愈。

松峰按：此虽名伤寒，实疫疠之类。夫曰喉痹，似病之轻者；曰难过，则痹不可当矣。虽然何至吃茶水便不可救乎？观其待气通三字，则痹时其气已有大不通者在矣！味其言吐涎碗许，则气之所以不通，涎为之也。此症甚恶，亦世之所不轻见者。

油痧瘴

其症两胁胀满，筑心疼痛，或腹内搅肠作痛，头晕眼黑，或大小便闭塞，气不通畅，命在旦夕。将绵花子油与吃试之，食之香甜不油气者，即是此症。速将绵子油令病患吃足，或用之四五两、半斤、一斤立愈，仍将油吐出不少，奇方也。

乌痧瘴

其症初中，头疼恶心，两胁胀痛攻心，不能坐卧。得此症吃黄豆不腥气者便是。用车头油十二两，黄连三钱，乳香三钱。二味为末，用车头油共捣匀，丸梧子大，百草霜为衣，用无根水送七丸立效。愈后一日无食。忌腥冷、气恼数日。车头油，即车毂中所积油垢，或用六两、三两、两半皆可。

哑瘴 乃山岚谷溪郁蒸之毒。

其症血乘上焦，令人昏迷，甚则发躁狂妄，亦有哑而不能言者，皆由败血瘀心，毒涎聚胃所致。用柴胡二钱，黄芩钱五，半夏一钱制，人参一钱，枳壳一钱麸炒，大黄二钱，黄连六分，甘草七分，姜三片，枣一枚，煎服效。

锁喉黄

其症面黑目黄，舌白语涩，牙关紧闭，胸痛，缓不过二三日即死。人皆错以乌痧瘴治之，多致误命。如遇此症，将牙关搅开，用蓝布擦去舌白，次以钱蘸盐水刮两太阳穴穴在眉梢角之际，试有坑窠便是，出紫点泡，针刺出血，见黄水为度，脖项两侧亦如此治。后用生大黄三钱，硫黄一钱，共捣粗末。水二盅，煎一盅，温服立愈。

虏脖子猴 虏恕平声，即用手虏物虏字

其症咽喉暴肿而痛，痰涎壅盛，水浆难入，甚则脖项亦肿，寒热交作，头面烘热，或四肢厥逆，气息不顺。用真阿魏三分，麝香三分，巴豆一个，去油，杏仁一个，去皮、尖，红枣一枚，去核。共捣烂，丸梧子大，银朱为衣，绵纸包一层。用时将纸撕去，按男左女右塞鼻孔，汗出即愈。避风，忌口二三日所忌不言何物，止食粥饭、小菜，便无不是。

松峰按：此系热毒而用巴豆者，亦热因热用，以毒攻毒之意。此与前症虽俱系咽喉之病，而症治各有不同。

谷眼 谷，亦作骨

其病初觉时，头晕心乱，烦躁不宁，渐而心腹疼痛，即是此症。有紧慢之分，紧者立刻殒命，急以银针针大眼角内白皮如无银针，想铁针亦可及两耳稍、鼻尖、囟门、太阳穴见前，见血即愈。皆针挑破皮，捻血，非直刺。凡有心腹痛兼吐泻，俱是此症，俱宜挑。初起先挑鼻尖，后挑别处，挑后用陈醋半碗无陈用新，入银子少许，共入砂锅，熬

三四滚，临服时，再用银子入醋内研搅，温服，立刻回生。若治迟危急，看舌根下有紫泡，挑破，盐擦即愈。

天行疬疮 建武中，南阳击疬所得，故名

其症发斑疹，头面及身须臾周匝，状如火疮，或戴白浆，随决随上下，此句费解。此毒恶之极。急治，取好蜜通摩疮上，以蜜煎升麻数匕拭之。

疫厥 亦名瘟疫暴亡

凡人感瘟疫，视其症脉，尚不至殒命不救。而突然无气，身直，甚至无脉，且不可惊慌，视为告终，此疫厥也。急用腊月雄狐胆，温水研灌即活。若牙关已紧，即撬开灌之。雄狐胆必腊月预为构收为妙。

松峰曰：如得此症，不论有无狐胆，总宜先针少商穴并十指甲上薄肉。穴道针法见前。摄出恶血，并用好猪牙皂末吹鼻，或用京中灵宝如意丹十余粒吹鼻，可活。

羊毛疔 与前瘟疫兼痧并羊毛挣大同小异，三症治各不同，故并存之。

万历间金台有妇人，以羊毛遍鬻于市，忽不见，继而都人身生泡瘤，渐大，痛死者甚众，瘤内唯有羊毛。有道人传一方，以黑豆、荞麦末涂之，毛落而愈。荞，音乔。疑即北方之荞麦。

缠喉风

其症咽塞，水谷不下，牙关紧急，不省人事。杨氏一字散。

雄黄水洗 蝎稍 枯矾 藜芦 牙皂炙焦，各等分

上共为细末，用一豆大纳鼻中，擂之立效。

赤瞎

其症两目突然红肿疼痛，此亦时疫也。救苦汤治之。

桂枝 连翘去隔 红花 细辛 归尾 甘草各一钱五 苍术泔浸，焙 胆草各七分 羌活 黄芩 麻黄 柴胡 防风 藁本 黄柏各一钱 黄连五分 生地 知母炒，各一钱 白芍二钱

食远服。

神鬼箭打

其症身痛有青筋，以乱发擦痛处，发卷成团而硬者方是此症。用金银花浓煎汤饮之。不愈，再加甘草。发不卷不硬者非此症，不必服，另察脉与兼症治之。

雾气

其症心烦少气，头痛项急，起则目眩欲倒，身微热，战掉不自安，时复憎寒，心中欲吐，吐时无物。新猪粪不拘多少入上好黄酒中搅开，用细白绢滤出青汁，顿热服之，尽剂。铺厚，上盖暖，覆卧取汗，天寒房内生炭，常令暖毋寒，寒则不汗。如汗出，候干乃起，慎风冷，兼治疟及风劳虫毒。

化金疫

其症初觉即昏不知人，不治即死。急以生豆令嚼，甘美不腥即是。以幕上有河字钱一文，放入喉中即化，有化至三四枚而愈者。

抱心疹

其症肚痛连心，两胁胀满，脊背痛，上连头痛，痛极浑身强直，昏晕欲死。视其脐上必有红丝一条，照心口蔽骨下二指挑断其丝。又于两肋骨端亦挑两处，如前法。又于脊上对脐肾俞穴，上下各指半，再挑二处，如前法，皆将盘丝挑尽断，皆以皂矾末纳挑眼内令满，以手揉之即愈。忌腥冷、豆腐、诸豆，并一切蔓生之物。三日后食发物，发所挑疮口。

瘟痧

其症恶寒发热，或腹痛，似疟非疟，气急喘逆，头面肿胀，胸腹饱闷胀满，或泄泻下利脓血。轻者牵连弥月，重者危急一时。治宜放痧，消食积为主，俟痧毒已泄，然后和解清理除其寒热，健脾养血补其中虚。

宜识痧筋

凡痧有青筋、紫筋，或现于数处，或现于一处。必用针去其毒血，然后据症用药。

按：轻者针即见效，不用服药。

放痧十则

一在头顶心百会穴。一在两眉中间印堂。一在两眉稍洼陷处太阳穴。一在结喉两旁。一在舌底下筋之两旁。一在双乳。以上俱斜挑。一在两手背十指尖当中近甲薄肉。一在两臂湾。一在两足背十指尖当中近甲薄肉。一在两腿湾。以上但直刺。

放痧法 原作刺痧，今改作放字，兼挑与刺二字言之

腿湾上下有细筋，深青色或紫色，或深红色者便是皮白嫩者方显紫红色。刺之则有紫黑毒血。腿上大筋不可刺，刺亦无毒血，反令人心烦，两腿边硬筋上筋不可刺硬筋，腿之大粗筋。其上筋，乃指靠皮之小筋言，刺之恐令人筋吊，缩也。手臂筋色亦如此辨之。至于宜针挑者，唯取挑破皮略见血如无血，手挤之。至于指尖刺之太近指甲，令人头眩。凡刺不可太深，银针方佳，铁性有毒。

锦按：两腿湾、两臂湾，止此二处宜寻痧筋刺之。余处亦不言痧筋，是无痧筋也。只按穴放之可耳。法有直刺、斜挑之异，故以放字该之。至于挑法，亦当有随症施治者，如头痛则挑印堂及太阳穴，胃痛则挑心窝，腹痛则绕脐挑之。胁痛则密挑两肋以及挑肩井穴，挑背挑项，挑耳尖耳叶，挑腰挑软肋数处皆诸痧必挑之穴，俱用针斜挑皮挤血。至于少商穴及两手足指尖，乃系直刺，如无血亦须挤之。

刮痧法

背脊颈骨上下及胸胁两肩背臂之痧，用钱蘸香油刮之。头额腿上痧，用棉纱线或蒜麻蘸香油刮之。大小腹软肉内痧，用食盐以手擦之。

新定刮痧法

脖项后当中洼处刮一道，脖项后两旁左右大筋上各刮一道，前身两肩下胁上软肉缝中各斜刮一道，两胁肋软缝中左右各刮三道，左右肩靠着肩井软肉处各刮一道，背脊骨两旁竖刮，自项下至腰各刮一道，背后胁肋软缝中左右各刮三道。以上皆用钱蘸盐水刮之。两臂内用蒜麻一缕，捻松绳蘸水刮之，但要出痧红紫为度。诸穴并治一切

痧症，唯蒜麻刮臂湾，专治眩晕恶心痧。若非病症，刮之亦不红紫。

松峰曰：前刮痧法出《痧胀玉衡》书。新定刮痧法乃屡用而屡效者，并录之以备择用。

治痧三法

肌肤痧用油盐水刮之，则毒不内攻。血肉痧看青紫筋刺之，则毒有所泄。内形痧须辨经络脏腑，在气在血，则可消散而绝其根。此段言当用药。

治痧分经络症候

足太阳膀胱痧，腰背巅顶连风府胀痛难忍。

足阳明胃经痧，两目红赤如桃，唇干鼻燥，腹中绞痛。

足少阳胆经痧，胁肋肿胀痛，连两耳。

足太阴脾经痧，腹胀板痛，且不能屈伸，四肢无力，泻不止。

足厥阴肝经痧，心胃吊痛，身重难移，作肿身上。作胀腹内。

足少阴肾经痧，痛连腰肾，小腹胀硬。

手太阳小肠经痧，半身疼痛，麻木不仁，左足不能屈伸。

手阳明大肠经痧，半身胀痛，俯仰俱废，右足不能屈伸。

手少阳三焦经痧，胸腹热胀，揭去衣被，干燥无极。

手太阴肺经痧，咳嗽声哑，气逆发呛。

手厥阴心包络痧，或醒或寐，或独语一二句。

手少阴心经痧，病重沉沉，昏迷不醒，或狂言乱语。

用药大法

痧症药宜冷服。盖昏迷不醒，乃痧之热毒攻心，故心不能自主而昏迷。冷药入口，从膈间顺流而下，则热毒在胸臆者，随药而消，故旋清醒，即尚昏迷，必有食积、血痰阻塞，再按脉症用药，开导攻下，未有不醒者，兹特举用药之一隅，以俟神而明之者。用荆、防之类，从表而散；用青、陈二皮，从中而消；用枳实、大黄之类，从大便而下；用木通、泽泻之类，从小便而行；用楂、芽、卜子之类，所以治其食之阻；用银花、红花之类，所以治其血之壅银花治血未解；用槟榔、蓬术之类，所以治其积之滞。

痧前禁忌

忌热汤、热酒、粥汤、米食诸物，犯之轻者必重，重者立毙。

痧后禁忌

痧后略松觉饿，骤进饮食即复，忍耐一二日，乃可万全。

《痧胀玉衡》书言治痧甚精详，第其中尽有过拘泥之处，即如风劳臌隔等杂症，皆以痧论，则所见无非痧者有是理乎。兹特择其中大纲紧要数条，诠次而注释之，而治痧之大法亦尽于此矣。锦再志。

扑鹅痧

其症痰涎壅盛，气急发喘，喉声如锯，痛似喉鹅，但喉鹅喉内肿胀，此则无之。

又形似急喉风，但喉风痛而不移，此则痛无定处。且喉鹅无痧筋，_{解见前}。此有痧筋。根据前刺法刺之，服吹方开后择用之。

冰硼散　治痧症咽喉肿痛。

天竺黄　硼砂_{各二钱}　朱砂　冰片_{各二分}　元明粉_{八厘}

共为细末，瓷瓶贮，蜡封口_{出气难用}。患者吹喉中。

救苦丹　治痧气郁闷之剂。

枳实　萝卜子_{各一两}　乌药　连翘_{各八钱}　郁金_{二钱}

共末，清茶稍冷下。

荆芥银花汤　此治血滞之剂。

荆芥　银花　红花　茜草　丹皮　赤芍_{各一钱}　白蒺藜_{去刺，研末，八分}　乌药_{五分}　香附_{三分，捣}

水二盅，煎七分，微温服。

附治诸痧痛方　井水、河水各半和服。泥浆水澄清服。白糖和梅水服。晚蚕沙末，白滚汤候冷调服。以上治痧症无食积阻滞者。

吐法　治新食阻住痧毒，明矾四分，白汤一碗，候冷化服。又方：食盐一撮，白汤一碗，候冷和服。二方必多饮方吐，少则不效。_{按：白矾稍多些亦可。}

青　筋

此症因气逆而血不行，并恶血上攻于心也。多由怒气相冲，或忧郁气结不散，或恼怒复伤生冷，或房劳后受寒湿，以致精神恍惚，心慌气喘，噎塞上壅，呕哕恶心，头目昏眩，胸膈痞满，心腹刺痛，胁肋腰背痛，头痛脑痛，口苦舌干，面青唇黑，四肢沉困，百节酸痛，或憎寒壮热，遍身麻痹，手足厥冷，颤掉，默默不语，不思饮食等症，皆恶血攻心所致。古无治法，惟刺两手曲池上青筋，出瘀血可愈。或屡患屡刺，莫之能除。夫人以气血为主，故丹溪曰：气血和，百疾不生。此病先伤于外，而复损其血，兹制一方，名白虎丸。白虎西方肺金之谓，青筋乃东方肝木之象，以白虎而治青筋，金能平木，有至理存焉。能代针砭之苦，且免后之复发。兼治男子久痢便血，妇人崩漏带下，并一切打扑内损，血不能散，心腹痛欲死者，服之神效。

白虎丸

千年石灰，不拘多少，刮外杂色泥土，研细水飞，糊丸如梧子大。每用烧酒送五十丸，看轻重加减。初觉一剂取效，过三五日病已老，宜多服。

松峰按：原方下注云，此药能顺气散血，化痰消滞。则凡霍乱痧挣，皆可以通融治之。惟烧酒送，独于青筋为宜。盖青筋，多生冷寒湿所致。至热症或用冷水冷茶送，气滞用陈皮，食积用麦芽水送，随症变通可耳。

痰　疫

患此病者，初得之亦并不显寻常瘟疫应有等症，不过头微痛，身微觉拘急寒热，心腹微觉疼痛胀满；三两日内抖然妄见鬼神，狂言直视，口吐涎沫，鼻中流涕，手足躁扰，奔走狂叫，脉沉紧而数，身体不热。亦有热者，却与邪入阳明胃腑发狂迥异。

此感疫疠之气，风火痰三者合而成病。不急治，三二日即毙。宜先针少商穴并十指^刺
^{法见前}，急服竹沥解疫煎一二剂神效。此亦世所罕有之症，曾有患此者，余深觉诧异。
因思暴病皆属于火，怪病皆属于痰，以意为之，先用刺法，后用药饵辄效。一时患者
数人，方知其为疫也，治之应手而愈，遂定其名曰痰疫，笔之以备采择焉。

竹沥解疫煎_{自定新方}

黄连　黄芩　栀子　胆草　僵蚕_{泡，焙}　胆星　蒌仁_{去油研}　川贝_{去心研}　橘红　半夏_制

流水煎熟，用竹沥、姜汁兑服，总以竹沥为君。_{多则一盅，少亦半盅。}

上七十二疫症，或谓命名多不雅驯，言之不文，似未足以行远也。余应之曰：此
真所谓少所见则多所怪也！余周行海内，越历已深，其症大概北省恒多，而南国恒少。
饥馑之岁常多，而丰乐之年颇少。且其命名也，皆出自经史子集，名山石室，并良医
口授，试之而历有奇效，方敢笔之于书。洵非无稽之谈，索隐鄙倍者之可同日而语也。
试观古今来医书中字句之欠通，歌辞之鄙俚，平仄乖违而读不上口者，未可更仆，以
视余之说疫中而敢有是乎。以上不过数症，命名仍其方言土语耳。而说者辄目之为涉
俗，独不闻古圣人于迩言，犹必察焉耶。吾愿世之大方家，阅是书者，不鄙薄焉，而
以为刍荛之尚堪询也，则厚幸矣！松峰再志。

<h2 style="text-align:center">卷之四·辨疑</h2>

<h3 style="text-align:center">辨温病阴暑</h3>

《此事难知》云：冬行秋令，当寒而温，火盛水亏云云。推作瘟病之原，固为近
理。乃又云：火土合德，湿热相助，故为温病。是温病必原于湿热，将湿热一门，并
可以不立矣。须知湿热乃夏时之正气，瘟疫乃天地之杂气，二者迥乎不同。谓瘟病而
兼湿热则有之，未闻湿热而为温病者也。又云：惟房室劳伤辛苦之人得之，是省房室
就安逸之人，必无瘟病矣，有是理乎？每见瘟疫盛行之年，节欲安逸之辈，往往有无
端而感者，又何以称焉？又云：多欲辛苦之人，肾水内竭，阳气外泄，生化之源既绝，
身之所存独热云云。谓瘟病中有此一种则可耳，若云瘟病尽由乎此，则万无是理也。
至于暑字，《字汇》解为夏天气热。则人之受是气者，断无尚有属阴之理。其曰阴暑
者，只因人畏暑纳凉，外受寒邪所致，仍是感冒，乃抛却现下之受寒，而止泥前此之
受暑，故以阴暑名之，亦犹之曰阴热也，有是理乎？知阴热二字之不通，则知暑之不
可以阴言也，明矣。

<h3 style="text-align:center">辨夏凉冬暖不足致疾</h3>

吴又可《瘟疫论》中驳冬温之说曰：夏凉冬暖转得春秋之和气，岂有因其和而反
致疾者？

四时之序，应寒则寒，应暖则暖，所以人得天地之正气不能为病。若夏宜热而反
凉，冬宜寒而反暖，未有不致疾者。但夏过于凉，其为病也，实时而见，惟冬令天气
过于和煦，往往当时不能为害，至来岁春夏之间方大发瘟疫，此余屡经而屡验者，实
非臆说也。第夏应热而反凉，人感寒邪而闭塞腠理，不能疏泄，其为病也，固无足异。

唯冬时有非节之暖，当时不即病，必至来岁春夏间始作，此诚不可解也。人动曰：冬伤于寒，至春夏变为温暑病。余则曰：冬过于温，至春夏多发瘟疫病。彼吴又可谓冬暖夏凉不足以致疾也，吾弃不以为然。盖以暖属于春，凉属于秋，暖与凉为春秋之正气，谓之和也始宜，若见于冬夏之令夏凉冬暖，此为非其时有其气，则不得谓之和矣。不和即为反常之戾气，此夏凉冬暖之多致疾也，又乌得言温暖清凉之未必为病也哉。

辨吴又可偏用大黄

瘟疫一症，感邪疠之毒十之六，感温热之毒十之四，故用黄连解毒等汤。不唯在表时服之，寒凝血滞，厥疾不瘳。即邪热内传，应服凉药，余往往不用黄连。不过生地、丹皮、二冬、元参、银花、童便，极数用石膏、栀子、黄芩而止，无不奏效。故吴又可戒用寒剂而专用大黄，亦未可为非。盖大黄虽寒，其性走而不守，当瘟疫胶固之时，得此一番推荡，邪便解散，较纯用寒凉者固胜一筹。但邪未入腑而辄用之，既不能解在经之邪，徒受寒中破腹之患，其害有不可胜言者。

又可之用大黄虽不孟浪至是，但宜下诸症未免偏于攻击，全忘下不厌迟之说。若不善师又可而举手即用大黄，反引又可为证，则又为又可之罪人矣！

辨用老君神明散东坡圣散子

《活人》云：一岁之中，病无长幼，率相似。此则时行之气，俗谓之天行是也。老君神明散、务成子萤火丸、圣散子、败毒散，不拘日数浅深，吐下随症施行，所以圣散子不问阴阳表里也。

语云：用古方治今病，譬如拆旧料盖新房，不再经匠氏之手，岂可用乎？旨哉斯言，洵堪为医学用药之准矣。夫古今之元气不同，观汉人之处方，动以两计，宋元而降，不过钱计而已。以汉人之方，治今人之病，吾知其过于峻重，以今人之方，治汉人之病，吾知其不及病情。此处方分两之未可泥也。至于用药之权衡，则又不得以漫投者，盖四方之风土不齐，群伦之老少各异，天道之寒暄无定，南北之燥湿顿殊。人在气交之中，或偏于阳，或偏于阴，或有时而壮旺，或有时而虚怯，即一人之身，一日之际，内伤七情，外感六气，其病情之出没隐现，真有若云龙之不可方物者。若必执一方，以应无穷之变也，有是理乎？《活人》以老君神明散、东坡圣散子为治疫疠之的方，不拘日数之浅深，病症之吐下，亦不问阴阳表里，便率尔妄投，其不杀人如麻者鲜矣！盖二方中用乌、附、吴萸毒热之品，阴寒直中者，服之庶或无过。若伤寒传经热症，以及瘟疫、瘟毒正宜用芩、连、大黄之时，若投此汤，入口必毙。神明散用绢袋盛带，以此外治，不服食尚不能为害，至于圣散子则煎服之药，是断断乎不可用者。此方药味乱杂，即真阴寒症用之亦恐未能获效也。后世因过信苏长公，随奉为良剂，甘就死地。噫！抑何其为东坡之名之所震，以至于此哉？以及神明散不过平人所制，假以李、苏之名，以眩人之耳目，好异者遂深信而不疑者。若必谓是方出自李、苏，则张景岳新方八阵中王母桃一品，岂真瑶池仙府之所垂乎？吾愿世之业医者不可拘于一定之方，亦不可执其一偏之见，变动不拘，权衡有准，则于岐黄一道思过半矣。

辨赔赈散等方

《二分晰义》书中载赔赈散一方，用大黄为君，而以僵蚕、蝉蜕、姜黄佐之。共为末，蜜酒调服，用治三十六般热疫。夫一方而治多病者，唯万应膏为然，除此则广东蜡丸亦有此说。然彼必有一单某症用某引和服，是丸虽一方，而引因病异，则引之所关最大，视无引而一方兼治者不倖矣。且瘟疫更与杂症不同，有表里分传之异，经腑脏胃之殊，老少强弱之分，天人风土之别焉，能以一方而治三十六症乎？余始得此书，值瘟疫盛行之年，曾修和一料备用。后偶出门，一女孙患瘟疫，家中人因取与服，服之返泄泻昏睡增剧，筠谷兄修合此药云：乳蛾等疾服之甚效。余细维其故，孙女服之增剧者，以邪尚在表，方内有大黄宜乎不受。至于云治咽喉或于热毒相宜，岂三十六症中讵无一应者乎？中又有大小复苏饮子、大小清凉涤疫散、靖疫饮、驱疫饮等方，总以黄连为君，更杂录诸寒苦药以佐之，有至二十味之多者，更断断不敢用也。

辨张景岳言瘟疫

《景岳全书》各门中讲解俱极精详透辟，唯瘟疫然缘其将伤寒、瘟疫二症，搅作一团，未曾分晰。其论瘟疫曰：瘟疫本即伤寒，无非外邪之病，但染时气而病，无少长率相似者，是即瘟疫之谓云云。第伤寒为寒所伤，或凉雨所逼，或风雪所激，或失足落水，或猝然脱衣，或当风而寝，以致头痛憎寒，皮肤壮热，脊强无汗，方谓之伤寒。此系自取之病，病只一人而止，而众人不然也。至于瘟疫绝无诸项感触，而抖然患病，且非一人，乡邑闾里动皆相似，其症虽有头痛身热，脊强而多汗，始终一于为热。与伤寒迥乎不同，治法亦异。如何曰瘟疫本即伤寒乎？夫既曰本即伤寒，再立瘟疫一门，岂非赘瘤乎？且既曰本即伤寒，而又曰染时气而病。吾不知先伤于寒，而后为时气所染乎？抑染于时气，而后为寒所伤乎？抑二者并集于一人之身乎？总缘伤寒、瘟疫原未看清，犹做帖括者，认题不真，下笔便错。虽词藻绚烂而不中肯綮，总属陈饭土羹，其何以言文哉？最不敢从者发汗峻补二条。抑知瘟疫岂强汗之所能解者乎？而峻补岂可施于热毒之人乎？唯汗下后或显虚症，或虚极久病之人而感瘟者，用补法亦自不可少也。

辨呕吐哕呃逆咳逆噫气

丹溪书呕吐门曰：有声有物谓之呕吐，是混呕吐为一，张景岳亦不以为然，而未尝深辨。及观李东垣则以呕为有声有物，孙真人则以吐为有物无声。详呕吐字意，当以孙、李为是。《字汇》呕亦同呕。夫呕必有声，而切菴谓：气逆则呕。盖气一逆必作声，随拥所食之物而俱出矣。吐则较呕所出更易，开口便漾出，又岂有声哉？至于哕之一症，经中杂病篇直作呃逆，而河间、海藏则以哕为干呕。张景岳谓呃逆古无是名。其在《内经》即谓之哕，是特古今之称名不同。而哕与呃逆断不可混为一症也。哕虽以河间、海藏说为是。而《东垣十书·溯洄集》中则谓哕之声浊恶长而有力，直至气尽而后止，非如干呕之轻而不甚也，是较之刘、王所说则更明白晓畅矣。至于呃逆，即东垣所谓吃忒者，是此症称名不一，随其方言而呼之。有曰格得者，有曰打呃者，有曰打歌得者，总与哕为二症，明系今之所谓打呃是也。《灵枢》则谓之饱音噎，所谓馈不得息者是也。观《金鉴》中以为格格连声，气从脐下来，自冲脉退场门作声，岂非善于形容者乎？至于咳逆与呃逆则又不可相混，有以咳逆为呃逆者，有以咳逆为哕者，是皆未详味经文耳。经本以咳嗽气逆为言，如气交变大论曰：岁金太过，甚则喘咳逆气。又曰：咳逆甚而血溢。盖以咳嗽不止而血随气上耳，未闻打呃而见血者也，此咳逆之非呃逆亦甚明矣。而咳逆之非哕又何待辨乎？至噫气之说，《灵枢》云：寒气客于胃，厥逆从下上散，复出于胃，故为噫。仲景谓：上焦受中焦气未和，不能消，是故能噫。据此则噫者即嗳气也，即俗之所谓拔气也，此理甚明，人所易晓。总之，有声有物曰呕。有物无声曰吐，有声无物曰哕。呃逆者，即打呃之谓。咳逆者，咳嗽之甚，以致气逆上冲也。噫者，《字汇》解作饱食气满而有声，岂非所谓拔气者乎？症各不同，断难相混。至于得病之由与其治法，各有虚实寒热之异，散见诸门，兹不赘。

辨五疫治法

庞氏云：春三月行青筋牵病，夏三月行赤脉攒病，秋三月行白气狸病，冬三月行黑骨瘟病。四季月各余十八日，土王用事，行黄肉随病。后人又以木火金水土五疫配之，治各有定法。其中止有所谓五疫乃天地之疠气，人中之则各随其脏气以为病之说，尚属近理。如所谓青筋牵等名色矜奇立异无益症治。其用方，如春三月用羌活汤，夏三月用双解散等法，亦见黏滞，至秋三月天渐凉冷，反用三黄石膏，殊不近理。至其所用药俱系发散等剂，亦非治瘟疫的方也。

辨吴又可疫有九传治法中先里后表

吴又可九传治法，有先里而后表者，始则发热，渐盖理症，下之里症除，二三日内又发热，反加头痛，身痛，脉浮者，宜白虎汤。按其瘟疫初起治法云：脉长洪而数，大汗多渴，此白虎汤症。又云：白虎治瘟疫脉长洪而数。又云：脉长洪而数，白虎清凉解散，服之或战汗自汗而解。是凡三言白虎症，而绝无脉浮之说也。至于发热头痛，虽列于白虎汤之下，而又无身痛，前后多所渗漏不符，看来头身痛脉浮三症，似宜小柴胡加羌、防始与症对，而乃用白虎何也？

辨瘟邪止在三阳经

吴又可之《温疫论》世所盛行，其中达原饮固为治瘟疫之良方。第言瘟邪浮越于某经者，即加某经之药，止有三阳在表治法，至于邪之传里者，仅有入阳明胃腑一条，传三阴则略而不及。夫云：邪伏膜原，自内达外，不似伤寒之按次传经则可。若云邪总不入三阴，是将脏腑、经络划然中断，而人身之营卫，总杆格而不通矣，此岂理也哉？即伤寒传足不传手之说，识者犹或非之。至于瘟疫之传变，且并将三阴而遗之何也？每见患瘟疫者，腹胀满，大便实，或自利发黄，以及四肢诸症，非传入足太阴经乎？舌干口燥咽痛，但欲寐，非传入足少阴经乎？烦满囊缩，以及善怒号呼，冲逆动摇并胁肋诸症，非传入足厥阴经乎？且不特此也，患在皮毛气分而哮喘、咳嗽者，知邪之入肺；患在神志昏冒而面赤、喜笑者，知邪之入心。是则五脏六腑瘟邪之传变无所不到，谓脏腑诸症，不能一时皆现，则可谓瘟邪止在三阳经，必无是理也。

辨内伤寒认作瘟疫

内伤寒之症，初起无热，不渴，止有胸膈膜胀、满闷，面唇皆无光泽，或呕而胸腹急痛，手足冷，自觉不舒快，少情绪，其脉沉细。此症总由过食生冷，伤于脾胃所致，故方书名之为内伤寒，而以治中汤温散之。此症多感于夏月，而瘟疫盛行之时与瘟疫甫愈之后，或感此症，昧者误认为瘟疫。而以疫法治之，鲜有不败事者，其弊必至于卒不能食，泄泻不止，而酿成大患。唯用治中汤加减出入，寒甚则加熟附，食积则加麦芽、神曲，肉积则加山楂。呕恶则加藿香、制半夏、鲜姜、砂仁，兼湿则加茯苓、苍术，胸胁痛闷则加枳壳、白芍、柴胡。若内既伤生冷，而外复感风寒，则用藿香正气散或五积散、平胃散等加减治之。

治中汤 即理中汤加陈皮、青皮。

藿香正气散 治外感风寒，内伤饮食，憎寒壮热，头痛呕，胸膈满闷，咳嗽气喘，及伤冷伤湿疟，暑，霍乱吐泻。凡感岚瘴不正之气者，并增减用之。

锦按：疫初起用达原饮等不效者，用此方加减治之。

藿香 苏叶 白芷 陈皮 半夏制 茯苓 甘草 厚朴姜汁炒 桔梗 白术泔浸，土炒 大腹皮洗极净。鸩鸟好集其树，毛落皮上，洗不净杀人 苍术泔浸炒。原方无，今加入，无汗者更宜

又一方加木瓜，伤食加消导药，姜、枣煎。

五积散 治外感风寒，内伤生冷。其曰五积者，能散寒积、食积、气积、血积、痰积。凡身热无汗，头身项背疼痛，拘急，胸满恶食，呕吐腹痛，寒热往来，并治。

苍术泔浸，炒 厚朴姜汁炒 陈皮 甘草 半夏制 当归酒洗 川芎酒洗 白芍酒炒 茯苓 枳壳麸炒 桔梗 白芷 苏叶改，代麻黄 干姜表重用鲜 肉桂表重者用枝

生葱、姜煎。

平胃散 治脾湿痰痞，宿食满闷，呕泻及岚瘴不服水土。

苍术泔浸，炒 厚朴姜炒 陈皮 炙草

姜、枣煎。如伤食加神曲、麦芽或枳实，湿胜加五苓散，痰多加制半夏，脾倦不思食加参、术，痞闷加枳壳、木香、香附，大便结闭加熟军，小便赤涩加芩、泽，风寒加葱、豉、苏、芷、防风。

内伤寒发斑

患内伤寒后，又兼之寒热间作，鼻中微出血，两手脉沉涩，皮肤按之殊无大热，身上有斑三五点，此内伤寒斑也，调中汤主之。夹暑加香薷、扁豆。

调中汤

陈皮 半夏制 甘草 桔梗 苍术泔浸，炒 川芎酒洗 白芍酒炒砂仁炒研 藿香 羌活 白芷 麻黄或代苏叶 桂枝 枳壳

生姜煎。

内伤寒发黄

内伤寒发黄者，其人脾胃素虚，或食寒凉生冷之物，以致寒实结搏，停滞不散，中州变寒而发黄色。或呕吐，或腹满自利，小便短少者，宜调中汤见前。加茵陈，或理

中汤加茵陈、枳实、草果，手足逆冷，脉沉者加附子。

按：内伤寒为病，本系杂症，而采入瘟疫门中者，因瘟疫愈后不戒生冷，每患此症。或再微发热恶寒，昧者不察，往往误认为瘟病之复，而以疫法治之，寒凉清解害人不浅，故特为拈出。再者，瘟疫之复，不能吃烟，内伤寒始终能吃烟，以此为辨。锦志。

辨汗无太早下无太晚

《此事难知》云：汗无太早，非预早之早，乃早晚之早。谓当日午以前谓阳之分，当发其汗。午后阴之分，不当发汗。下无太晚，非待久之晚，乃当日巳后，为阴之分也，下之谓当巳前，为阳之分也。

凡人初感寒邪，一觉憎寒，头痛身痛，身热脊强，便宜用温散之剂，速发其汗，断无不愈之理。虽年老及平素虚怯之人，不易作汗者，觉病即服汗剂，其邪亦无不即当时解散者。此余屡用而屡效者也。迟则寒邪稽留，传变百出，而斑黄狂躁等症作矣。所以一觉感寒便宜速治，若必如《难知》所说，或日午以后感寒，必迟至明朝午前服汗剂不亦晚乎！假如午后感寒，此时虽属阴分，亦宜速服散剂，且服之多未有当时即汗者，必俟次早药力既行，又逢阳分出汗更易易耳。所谓汗无太早者，明系预早之早，岂早晚之早乎？伤寒如此，瘟疫亦然。瘟病之所谓不宜发汗者，指麻、桂、紫苏而言，至于元霜、紫雪等丹，岂非凉散之剂乎？瘟疫初起当即服药，亦不必拘以时日也。至所谓太晚之说，分明解作迟下，非早晨夜晚，第此言为庸医不应下而妄下之者说法耳。然其言不能无弊也。若遇宜急下之症，而必执下无太晚之说。则阳明胃腑势必被邪火烧至燥裂而不可救矣！下剂若必拘以时不亦谬哉。早晚二字，当易以迟速云。汗无太速，下无太迟，则不烦言而解矣。

辨郑声

论曰：实则谵语，虚则郑声。重平声。语也。夫声必有语，语必有声。盖言声则郑，而语则重也。人虚而精神衰乏，不能自主，语言重复絮聒，而声则有类于郑耳。郑声淫，是状其声之哼哼唧唧，颇似淫声。惟冯氏谓声战无力，不能接续，造字出于喉中，为得解。成氏亦谓郑卫之声。而王氏驳之则非矣。又有解郑声为郑重者，夫曰郑重其事则有矣，曰郑重分明则有矣，以此解病人之声得乎？要之指郑之淫声，取譬无疑也。凡患此症，其声必低，气必短，脉必无力，色必萎悴。其兼证则目无赤色，舌无苔刺，身无大热，口无烦渴，小便清长，大便滑润或泄泻，凡自言自语，喃喃不全者皆是也。瘟疫始终一于为热，罕见此症。或汗多亡阳，下多亡阴者有之。若果虚最忌攻伐，少有差谬，无不即死。速宜察其精神，辨其阴阳，斟酌温补，以救其根本为要。若昏沉、上气喘促，发呃不止，不省人事者危。

辨褚氏春瘟夏疫

瘟疫之说，前诸论中已详哉其言之矣。兹读《褚氏遗书·审微篇》有云：春瘟夏疫内症先出，是将瘟疫二字拆开分发春夏。总缘平看瘟疫二字，且未悉其理解。须知诸凡杂症，苟一时所患皆同者，皆有疫气以行乎其间，如徭役之役，故悉得以役名之，而所该之病甚广。瘟疫不过疫中之一症耳，乃串讲之辞。若曰瘟病之为疠疫，如是也，若必如褚氏春瘟夏疫之说，是将瘟疫二字拆开对待言之矣。由此以推，则世之称伤寒者，独不可云秋为伤而冬为寒乎？知分作伤病寒病之不通，则知言春瘟夏疫者之未妥也明矣。至于褚氏言男女异脉云：女子阴逆自上生下，故右寸为受命之根，万物从土而出，故左关为脾，生左尺肺，肺生右寸肾，肾生右关肝，肝生右尺心等说。戴起宗曾非之，今不必再辨。

卷之五·诸方

避瘟方

雄黄丸 治瘟不相染。

明雄一两，研 丹参 赤小豆炒熟 鬼箭羽各二两

共为末，蜜丸梧子大。每日空心，温水下五丸。

避瘟丹 烧之能避一切秽恶邪气。

苍术 乳香 甘松 细辛 芸香 降真香等分

糊为丸豆大。每用一丸焚之，良久又焚一丸，略有香气即妙。

福建香茶饼 能避一切瘴气瘟疫，伤寒秽气，不时噙化。

沉香 白檀各一两 儿茶二两 粉草五钱 麝香五分 冰片三分

共为细末，糯米汤调，丸黍米大，噙化。

透顶清凉散 凡遇时令不正，瘟疫流行，人各带之，或嗅鼻，可免侵染。

白芷 细辛 当归 明雄 牙皂等分

共为细末，瓷瓶贮，勿泄气。用时令病者噙水口内，将药嗜鼻，吐水取嚏，不嚏再吹，嚏方止。已患未患者皆宜用。

神圣避瘟丹

苍术君，倍 香附 羌活 独活 甘松 山奈 白芷 赤箭 大黄 雄黄各等分

共为末，糊丸弹子大，黄丹为衣，晒干。正月初一平旦，焚一炷避除一岁瘟疫邪气。

老君神明散 避瘟疫。

苍术一钱 桔梗二钱五分 细辛 附子炮，去黑皮，各一两 乌头四两，去皮、尖

共为细末，带于身边，可免瘟疫。不可服。

藜芦散 一名赤散，避瘟疫。

藜芦 踯躅 干姜各一两 丹皮 皂角各一两六钱 细辛十八铢 桂枝一作桂心 附子 朱砂一作真珠，另研，各六两

共为粗末，绛囊系臂上，男左女右，觉病作，取药末少许，纳鼻中。嫌分量多，和时四分之一亦可，后皆仿此。

务成子萤火丸 主避瘟疾恶气，百鬼虎野狼，蛇虺蜂虿诸毒。五兵白刃盗贼凶害，皆避之。

萤火虫 鬼箭羽去皮 蒺藜 矾石各一两，枯 雄黄 雌黄各二两 羚羊角 锻灶灰 锤柄入斧头木，烧焦，各两半

共为粗末，以鸡子黄、雄鸡冠一具，和之如杏仁大。红绸缝三角囊盛五丸，带左臂上，仍可挂于门户。

屠苏酒

大黄十五铢 白术十铢 桔梗十五铢 川椒十五铢，炒出汗 防风六铢 乌头六铢，炒 桂枝十五铢 蒺藜六铢，乃今之二钱半，廿四铢为一两

入红囊中，于腊月晦日，悬井中。毋着水，元旦出药入酒中，煎数沸，于东向户中饮之。先自小者饮起，饮三朝。若每年饮，可代代无病。内外井中，宜悉着药，忌猪、羊、牛肉，生葱、桃、李、雀肉。

避瘟丹

苍术 红枣

和丸烧之。

又方 时瘟疫流行，水缸内每早投黑豆一握，全家无恙。五更潜投黑豆大握于井中，勿令人见，饮水，家俱无恙。

入病家不染方 香油和雄黄、苍术末，涂鼻孔，既出，纸条探嚏。如无黄、术，即香油亦可。饮雄黄酒一杯，或止抹雄黄于鼻孔即妙。

瘟病不染 五月五日午时，多采苍耳嫩叶阴干收之。遇疫时，为末，冷水服二钱。或水煎，举家皆饮，能避邪恶。

避瘟良方 瘟疫盛行，车前子隔纸焙为末，服即不染。

瘟疫不染方 将初病患贴身衣服，甑上蒸过，合家不染。

又避瘟方 入瘟家，以麻油涂鼻孔，出再取嚏，则不染。

避瘟方 以桃叶上虫，捣烂，凉水调服，瘟疫不染。一方止用桃虫蛊尿。

又方 以赤小豆、糯米，浸水缸中，每日取水用。

又方 以贯众浸水用之，或苍术浸水用。

断瘟法 密以艾灸病患床四角，各一壮，勿令人知，不染。（本书部分内容从略）

雄狐屎在山中石上或竹木上，尖头者烧之，避恶去瘟疫。

茵陈乌梅汤 治瘟疫。

九九尽日，茵陈连根采，阴干。遇瘟疫起，每一人用茵陈五分，乌梅二个，打碎，水二盅，煎八分，热服，汗出即愈。

赤豆避瘟法正月七日用新布囊盛赤小豆，置井中，三日取出。举家皆服，男十粒，女廿粒，瘟则远避。

姜酒避瘟法 凡遇瘟疫行时，出门须先饮烧酒一杯，回家时仍再饮一杯，然后食别物，但勿至醉。不能饮者，出入可食姜蒜，或以塞鼻。

神砂避瘟丸 神砂一两，研细，白蜜和丸麻子大。以太岁日或平旦，一家皆向东方，用井花冷水各吞廿一丸，永无疫患。忌荤一日。

一方　元日五更，以红枣祭五瘟毕，合家食之吉。

一方　正月上寅日，取女菁草末三合，绛袋盛，挂帐中，能避瘟。

避瘟杀鬼丸<small>如要少做，或四分之一，或改两作钱皆可。一方有空心青鳖甲作龟甲。</small>

雄黄　雌黄<small>各三两</small>　山甲　龙骨　鳖甲　猬皮<small>各二两</small>　川芎<small>二两</small>　禹余粮<small>二两</small>　真珠<small>酌加</small>　羚羊角<small>七两</small>　虎头骨<small>七两</small>　樗鸡<small>十五枚，如无，以芜青十五枚代</small>　东门上雄鸡头<small>一枚</small>

共为末，蜡溶为丸，弹子大。每正旦，病家门口烧一两丸，并每人带一丸，男左女右。避疫杀鬼。并吊丧问疾，皆吉。

太苍公避瘟丹　凡官舍旅馆，久无人到，积湿积邪，容易侵人，焚之可以远此。五六月，终日焚之，可以避瘟。

苍术<small>一斤</small>　台芎　黄连　白术　羌活<small>各八两</small>　川芎　草乌　细辛　柴胡　防风　独活　甘草　蒿本　白芷　香附　当归　荆芥　天麻　官桂　甘松　干姜　山柰　麻黄　牙皂　白芍<small>各四两</small>　麝香<small>三分</small>

共为细末，点之。

一方　除夜，将家中所余杂药调和成一处者。焚之，并焚苍术，可避瘟疫。

一方　除夜有行瘟疫使者，降于人间。以黄纸朱书"天行已过"四字，贴于门额，吉。

一方　悬挂马尾松枝，可免瘟疫。

一方　天行时气，宅舍怪异，并烧降真香有验。

一方　兜木香烧之，去恶气，除病瘟，产兜渠国。

一方　烧青木香、薰陆、安息胶香，可避瘟疫。

烧香避瘟　枢密王博文，每于正旦四更，烧丁香避瘟。

入病家不染　用舌顶上额，努力闭气一口，使气充满毛窍，则不染。

避瘟丹　烧之避瘟邪气。

乳香　苍术　细辛　生草　川芎　降真　白檀

枣肉丸，焚烧。

不染瘟方

雄黄<small>五钱</small>　赤小豆<small>一两</small>　苍术<small>一两，泔浸去皮，壁土炒</small>

共为细末，水调。每服一钱。

又方　姜豉和白术浸酒，举家常服。<small>一方无术。</small>

又方　初伏，采黄花蒿阴干，冬至日研末收存，至元旦蜜调服。

又方　六月六日，采马齿苋晒干，元旦煮熟，盐醋调食之。

又方　元日，用麻子三七粒，赤豆七粒，共撒井中，避瘟。

又方　元日，吞赤小豆七粒，服椒酒一杯，却病避瘟。

又方　立春后庚子日，温蔓菁汁，合家并服，不拘多少，可避瘟。萝卜汁亦可。<small>蔓菁亦云芜青。</small>

麻豆投井方　除夜四更时，取麻子、赤小豆各廿七粒，并佳人发少许，同投井中，终岁无伤寒瘟疫。

发泥投井　除夜，以合家头发烧灰，同脚底泥包，投井中。咒曰：我家眷属，不害伤寒，瘟魔远遁，四季平安。急急如九天金轮王敕令。

避瘟方　于病患出汗时，身下舒一挑担，则不传染，须舒于褥底下，不得近身，恐挑担凉，冰汗不出。

杀鬼丹

虎头骨真者，酥炙　桃枭系桃之干在树上者　斧头木系斧柄入斧头中之木　雄黄明亮者，另研　桃仁去皮、尖，麸炒黄　朱砂光明者，另研，各一钱五分　犀角屑　木香　白术　鬼箭羽各一钱　麝香七分五厘

共为粗末，带之，可避瘟疫。

一方　于春分日，用远志去心，水煎。日未出时，东面饮二盏，探吐，则疾疫不生。

一方　于谷雨以后，用川芎、苍术、白芷、藁本、零陵香各等分，煎水沐浴三次，以泄其汗，汗出臭者无病。

吐免疫。

桃汤　元日，服桃汤，压邪气，制百鬼。

纳椒井中　腊日之夜，令人持椒卧井旁，无与人言，纳椒井中，可除瘟病。一方，除夜取椒廿粒行之。

又方　元日，饮苍术汤并用汤沐浴及焚烧，可避终岁疫。

逐蝇祛疫法　忆昔年，入夏瘟疫大行，有红头青蝇千百为群，凡入人家，必有患瘟疫而亡者。

后传一法，用铁盆不拘大小，纳白矾四两，用滚水倾入盆内，令满，将矾化开，次以口含火酒，连喷三口于盆内，又取桃核一枚，割两头，令通去仁，用纸包枪药少许，塞桃核空壳内，用红线绳一根，穿入核内，将红线为弦，取桃枝缚作一弓，安于铁盆中。凡水内，弓背在下，弓弦向上。再用桃木作箭三枝，插于盆外，青蝇自当远避，举家即免瘟病。其盆随便安于宅之僻处，经岁莫动，相传极效。松峰记。

避瘟方　新布盛大豆，纳井中，一宿取出，每服七粒。

避疫椒柏酒　除日，用椒三七粒，东向侧柏七枝，浸酒一瓶，元日饮之。

通治疫疠方　常以东行桃枝煎汤浴之。未病已病皆治。

避瘟方　以绛囊盛马蹄屑佩之，男左女右。

预防热病兼治急黄贼风

葛粉二升　生地一升　豉半升

食后，米饮服三钱，日三服，已病则日五服。

避瘟不染　米为末，顿服之。

又方　三月三日，取黍面和菜作羹食。

预解疮疹　茜根煎汁，入少酒服。时行疹子正发时，服此则可无患。

李子建杀鬼丸　避瘟疫，杀一切魑魅魍魉。

藜芦三两　虎骨头两半　雄黄　鬼臼　天雄　皂荚　芜荑各五钱

共为末，揉入艾绒中，用壮纸二层卷作筒。遇瘟疫时点着，熏病患房中。

七物虎头丸避瘟杀鬼。

虎头　朱砂　雄黄各两半　鬼臼　皂荚　芜荑　雄黄各一两

为末，熔蜡丸弹子大。红绢袋盛一丸，系男左女右臂上，又悬屋四角，晦望夜半各当户烧一丸，晨起各人吞小豆大一丸，则不传染。

太乙流金散大避瘟疫。

雄黄两半　羚羊角一两　雌黄　白矾　鬼箭羽各七钱半

共粗末，三角绛囊盛一两，带心前，并挂户上，又青布包少许，中庭烧之。腊月鼠烧之避瘟气。又于正旦所居处埋之，避瘟疫气。

除瘟方

松峰审定五瘟丹一名凉水金丹，一名代天宣化丹。专治时症瘟疫，发热头身腹痛，谵语无汗，日久不愈。或发黄斑疹与痧，或二便五六日不行等症，并暑月一切热症。又解痘疹毒。

甘草制，甲己年为君　黄芩乙庚年为君　黄柏丙辛年为君　栀子丁壬年为君　黄连戊癸年为君　香附去净细毛　苏叶凤头者　苍术米泔浸　陈皮以上四味为臣　明雄另研细　朱砂另研细

制甘草法：立冬日，取大青竹竿，一头截去节，一头留节，纳生甘草末于内，蜡封紧口，浸粪坑中，头冬至取出，晒干听用。

前甘草等五味，当以某年为君者，多臣数之半。如甘草用二两，则香附等四味止用一两也。雄朱又减臣数之半，止用五钱矣。于冬至日，将甘草等九味，共为末，雄朱另研，以一半入甘草等药末中为丸，留一半为衣，再用飞金为衣。大人服者，丸如梧子；小儿服者，丸如黍米。雪水生蜜为丸，面东服五十丸。病轻日浅者，一服而愈，病深日久者，三四服而痊。忌腥辛辣油腻煎炒一切厚味。其分两如君用一两，臣则五钱，多寡不论。总臣减君一半，雄朱又减臣一半也。

松峰曰：此方见《万氏家传·瘟疫门》中，与《马氏瘟疫发源》书内所载互有异同。万氏有苍、陈，而马则无之。万氏香附制炒，而马氏言俱不见火。万氏用雪为丸，而马氏用大黄膏子。万氏不贴金，而马氏则贴金。万氏服用滚白水，而马氏则用凉水。万氏甘草法制，而马氏不法制。其余俱各相同。愚意甘草制之则成人中黄，大能祛疫。苍术、香附，吾用其生者，盖炒之则未免有火气。飞金重贴亦妙，以其镇静也。至于用大黄膏为丸，于初感瘟疫邪尚在经者，大不相宜，当仍以雪水为丸，如恐不粘，酌加生蜜则易丸。初感瘟疫者，用滚白水送，大热时冷水送，不大便时方用大黄水送。取二方而斟酌尽善，此为近之。

柴胡白虎煎　治阳明温热，表邪不解等症。

柴胡　黄芩　麦冬各二钱　石膏三钱　甘草七分　引用竹叶

柴葛煎　治瘟毒表里俱热，能散毒养阴，并治痘疹。

柴胡　干葛　黄芩　连翘去隔　白芍酒炒　甘草

水煎服。

归柴饮 治营虚不能作汗，及真阴不足，外感寒邪难解者，此神方也。大便多、溏者，以冬术代当归亦佳。

当归一两 柴胡五钱 炙草八分

流水煎，或加姜三五片，或加陈皮一钱，或加参。

人马平安散 治一切时症，风寒暑湿，内伤生冷冻饮料食，头风头痛，心痛，绞肠痧，闷气，小肠疝气，牙痛，猪羊疯症。用簪脚点两眼角，或吹鼻孔，男左女右。

焰硝二钱 朱砂 明雄各一钱 冰片五分 麝香一钱

共为细末，端阳午时修合，瓷瓶收贮，勿出气。

神仙祛瘟方 服后已病者即痊，未病者不染。

抚芎八钱五分 苍术三钱三分三厘，米泔浸，炒 甘草一钱六分六厘 干葛一钱三分六厘 生姜三片 葱三棵

连根水二碗，煎八分，空心服。病急者即当急服，勿拘空心之说。抚芎用一钱亦效，已试。

葛根淡豉汤 治四时感冒。

葛根五钱 淡豉三钱

煎服，入姜汁少许。

人中黄丸 一味，不拘多少，饭为丸，绿豆大，下十五丸。

炒麸熨法 热邪传里，服药后将盐炒麸一升，绢包于病患腹上熨之。药气得热则行，大便易通。

松毛酒 可避五年瘟。

松毛细切，末

酒下二钱，日三服。

姜糖引 治瘟疫，兼治伤寒。

白糖一两 生姜五钱，捣烂

滚水和服，不应，再服。

头痛如破

连须葱半斤 生姜二两

水煮，温服。

姜熨法 治胸膈不宽，一切寒结热结，水结痰结，痞气结。生姜捣如泥，将汁拧出存用。取渣炒热绢包，揉熨心胸胁下，渣冷，入汁炒，再熨。

仙传吐法 治一切瘟疫，伤寒伤风，伤酒伤食病初得，用之更宜。饮百沸汤半碗，以手揉肚再饮，再揉，直至腹无所容。用鸡翎探吐，吐后煎葱醋汤饮之，覆衣取汗，甚捷。

诸葛行军散

绿豆粉一两 麻黄末，八钱

共研烂，和匀。每服一钱，用无根水调服，汗出即愈。

灵宝避瘟丹

苍术一斤 降香四两 雄黄二两 硫黄一两 硝石一两 柏叶半斤 丹参二两 桂皮二两 藿香二两 白芷四两 桃头四两，五月五日午时收 雄狐粪二两，尖头者是 菖蒲根四两 升麻一两 商陆根二两 大黄二两 羌活二两 独活二两 雌黄一两 唵叭香如无，可减 赤小豆二两 仙茅二两朱砂二两 鬼箭羽二两

以上共二十四味，按二十四气为末，米糊为丸，如弹子大，焚一丸。

松峰按：桃头不知何物，岂桃树尖耶。唵叭香出唵叭国，色黑有红润者佳，以软静色明者为上。烧之能避邪魅。

逐瘟方

地黄八两 巨胜子一升，研，再同地黄捣烂 牛膝四两 五加皮四两 地骨皮四两 官桂 防风各二两 仙灵皮三两

用牛乳五两，同甘草汤浸三日，以半升同乳拌仙灵皮，放瓷瓶内，饭锅中蒸之，待牛乳尽出出字存疑，方以温水淘切，同前药剉细，袋装，浸于二斗酒中数日，药味全下后去渣，十月朔饮至冬至。

一方 雪水能解瘟疫。当收贮听用。单饮煎药俱可。

一方 腊月取皂角烧为末，收贮。遇时疫，早起井华水调服一钱，或加姜汁、蜜少许。井华水，清晨第一次汲者。

干艾煎 治瘟疫头痛，壮热脉盛。

干艾叶三升

水一斗，煮一升，顿服取汗。

松峰按：水酒以升斗计，不行于今久矣，况艾叶乎？用时艾叶计以钱，水计以盏可耳。

椿皮煎 治瘟疫头痛壮热，初得二三日者。

生椿皮一升，切

水二升半，煎，每服八合。

松峰云：椿系香椿。今之臭椿乃樗耳。

蒿柳汁 治瘟疫伤寒，不论日之多少。

黄蒿心七个 柳条心七个

入碗内捣烂或少加水亦可，滤去渣，用鸡子一个，飞金三帖，和汁搅匀，令病患一口吸尽，随即炒盐半碗，研细罗下，用手蘸盐，将病患胸腹并前后心遍擦，再速用黄蒿、柳条熬滚水，将病患周身荡之。照方如是者三次，立时发汗而痊。

吕祖塞鼻丹 歌曰：沉香木香皆末共乳香，硼砂皂角共良姜，细辛当归各等分，巴豆川椒及麝香；又加朱砂雄黄等，血蝎硇砂熟枣穰捣烂，每粒丸成桐子大，呼吸补泻便离床；口含冷水面朝上仰卧，不问轻重一炷香，祖师留下灵丹药，诸病闻之自安康。用此药治瘟疫亦可，故选入。治瘟疫应去巴豆。

人马平安行军散

明雄 朱砂 火硝 枯矾 乳香去油 儿茶 冰片 麝香 硼砂 没药去油

各等分，共为细末。点大眼角，男左女右。冰麝少加亦可。一点绞肠痧，二点气腰痛，三点重伤风，四点虫蝎伤，五点火眼发，六点走风痛，七点急心痛，八点急头痛，九点火牙痛，十点牛马驴。

神柏散　治瘟疫。用庙社中西南柏树东南枝_{疑用嫩枝带叶者}，晒干研末。新汲水下二钱，日三次。

六合定中丸

苏叶_{二两，炒} 宣木瓜_{二两，微炒} 真藿香_{二两，带梗} 子丁香_{一两，研，毋见火} 白檀_{一两} 香薷_{一两，晒，不见火} 木香_{一两，不见火} 甘草_{一两，微炒}

共为细末，滴水为丸如椒大。每服二钱。一治胸膈饱闷，用生姜二片，煎水服。一呕吐用滚水半盅，对姜汁少许服。一霍乱用生姜二片煎水，加炒盐五分服。一不服水土，煨姜三片，煎水服。一绞肠痧，炒盐水煎服。一泄泻，生姜煎水服。

藕蜜浆　治时气瘟症。生藕，捣取汁一盅，入蜜一合，和匀，分作两服。

生姜益元煎

益元散_{三钱} 生姜_{三钱，捣}

黄酒、水各半盅，煎三滚，温服即愈。除瘟解毒。

松峰云：方书每言一滚者，盖言煎滚取下，落滚再煎，再落，如是者三。

天行病心闷　用水中苔捣取汁。

治瘟方　用红糖入罐内，封固，蜡塞口，腊月浸粪坑中，二月取出，遇瘟疫，用水调服。

患疫忌荤一日。

牛桑饮　治余热不退，烦渴，四肢无力，不能饮食。牛蒡根，_{生、捣汁约五六合}，空腹分二服，服讫，取桑叶一大把，炙黄水一升，煮五六合服，暖覆取汗。无叶用枝。

白药散　治瘟疫。白药子_{出江西，叶似乌旧子，如绿豆}。末，空腹，水顿服，即仰卧一食时，候心头闷乱或恶心，腹内如车鸣刺痛，良久或吐利数次，皆勿怪，服冷粥一碗止之。

神曲煎_{此方治瘟疫初起。自直隶传来。试之亦不甚效。意或瘟疫由食积而发者，服之始效耶。}

神曲_{五钱，炒} 青皮_{一钱} 葛根_{一钱} 枳实_{钱五} 红曲_{钱五} 芫荽根_{，七条，鲜者更妙}

瓜蒌汤　大瓜蒌一个，取瓢剉，置碗中，热汤一碗沃之，盖良久，去渣，不拘时服。

治热病头痛发热。

一方　船底苔，疗天行时疫，伏热温毒。

治瘟疫秘方

麦冬_{三钱，去心} 灯心_{三十寸} 芫荽梗_{三十寸} 枣_{三枚劈} 竹叶_{三十片}

流水煎，热服。

治瘟疫并大头方

大力子 防风_{各等分}

共为末，每用五钱，黄酒一盅，水一大盅，同煎，空腹温服，盖被出汗。

六一泥饮　治瘟疫八九日，已经汗、下不退，口渴咽干欲饮水者。六一泥即蚯蚓粪不拘多少，新汲水调服。

鸡子拖法治同上　用鸡子打一孔，留黄，将青倾在病者腹上，用手在腹上圆转摊搓，久则渐成白沫，用手抹弃，再敲开一鸡子，依样搓之。止用四五枚，腹内便觉清凉。

观音救苦散　专治伤风伤寒，并疫气所侵，稍觉头昏脑闷，项背拘急，吹鼻取嚏，毒气随散，永不染着，仙方也。

川芎　藿香　黎芦各三钱　丹皮去心　元胡索　朱砂各二钱　雄黄　白芷　牙皂各四钱

七味草药共为细末，朱雄另研，调入收贮。用时先噙水在口内，次以药吸入两鼻孔，吐水取嚏。未病者吹之不染，牛马等受瘟者，吹之亦效。

治鬼魅魇人法

降香末，一钱　皂角末，一钱　朱砂　雄黄各三分，研　麝香三分，与上同研　艾叶五钱，揉烂

将药末揉入艾中，草纸裹为长筒，点、放床底则不魇，兼祛百怪恶邪之气。

太乙紫金锭一名紫金丹，一名玉枢丹。　瘟疫烦乱发狂，喉闭喉风，以及阴阳二毒，伤寒心闷，狂言，胸膈滞寒，邪毒未出，俱薄荷汤下。凡遇天行时疫，沿街阖户传染者，用桃根汤磨浓滴鼻孔，再服少许，任入病家不染。兼治数十种杂症，用引各殊，俱载《医宗金鉴·外科·脾发疽门》中，兹不录。

雄黄三钱，取明红大块研　朱砂三钱，大而有神气者，研　麝香三钱，真者拣净皮毛，研　川五倍子二两，一名文蛤，捶破去虫屎，研　红芽大戟一两五钱，去芦根，洗净，焙干为末。杭州紫色者为上，江南土大戟次之。北方绵大戟，色白性烈害人，勿用　千金子仁一两，白者去油，一名续随子

上药各择精品，于净室中制毕，候端午、七夕、重阳，或天月德，天医黄道上吉之辰，合药。前三日斋戒，至期，更衣洗手熏香，设药王牌位，焚香拜祷毕，将前药逐味称准，入大乳钵内，再研数百转，入细石臼内，渐加糯米浓汁调和，软硬得中，用杵捣千余下，至极光润为度。每锭一钱。修合时，除使令之人，余皆忌见。做此药唯在洁诚方效。病患每服一锭，势重者再服一锭，以通利为度。利后温粥补之。

通治瘟病　初得头痛，脉大壮热。小蒜汁，少加水顿服，再服即痊。

岚瘴　大蒜，生熟各七片共食。少顷腹鸣，或吐血泄泻即愈。

治时气　猪脂如弹丸，温水化服，日三次。

苦参酒　治瘟疫欲死，并治热毒气欲死。苦参一两，黄酒一壶煮半壶，饮尽当吐则愈。诸毒病服之，覆取汗皆愈。此方三见，各有不同，故并录之。

梓皮饮　生梓白皮切，水煎服。治时气瘟病，头痛壮热，初得一二日者。瘟病复感寒邪，变为胃晚，治同。

蘘荷汁　治伤寒瘟病，初得头痛壮热脉盛者。蘘荷连根叶捣，绞汁服。

治瘟疫　虎耳草擂酒服，治瘟疫。

时行风热　荞菜音甜，一名蓄莲，齐鲁名为滚当捣汁饮之。

梨甘饮　通治瘟疫。

梨树皮　大粉草各一两　黄秫谷一合，为末　百草霜一钱

共为细末，每服三钱，白汤日二服。

时气头痛烦热　皂角烧研，入姜汁、蜜各少许，水和二钱服之。先以热水淋浴，后服药，取汗即愈。

时疾烦闷泻痢大渴孕妇心热等症　芦根一两，煎浓汤服。

天行热疾烦渴发狂及服金石心热发渴　并煮苎汁服。

瘟毒大热　壮猪干粪，水渍，取清饮。

卷之六·运气

五运详注

阴阳化生五行木火土金水，流为十干甲乙丙丁戊己庚辛壬癸。天干运化于五方位甲乙东方木，丙丁南方火，壬癸北方水，戊己中央土，庚辛西方金，分为五运。

木为初运，火为二运，土为三运，金为四运，水为五运。此乃主运，年年不移。

天干阴阳配合化为五运

甲与己合，化土之岁，土运统之。乙与庚合，化金之岁，金运统之。丙与辛合，化水之岁，水运统之。丁与壬合，化木之岁，木运统之。戊与癸合，化火之岁，火运统之。

此乃客运，每岁迭迁。

六气详注

阴阳化生地支十二子寅辰午申戌，六阳年；丑卯巳未酉亥，六阴年。

阴阳配合五行运化五方位

寅卯属春，东方木也。巳午属夏，南方火也。申酉属秋，西方金也。亥子属冬，北方水也。辰戌丑未四季，中央土也。

阴阳刚柔对冲化为六气风火暑湿燥寒也

子午之岁　少阴君火司天阳　卯酉阳明燥金在泉阴

丑未之岁　太阴湿土司天阴　辰戌太阳寒水在泉阳

寅申之岁　少阳相火司天阳　巳亥厥阴风木在泉阴

卯酉之岁　阳明燥金司天阴　子午少阴君火在泉阳

辰戌之岁　太阳寒水司天阳　丑未太阴湿土在泉阴

巳亥之岁　厥阴风木司天阴　寅申少阳相火在泉阳

六气分主客

主气以其年年不移，故谓之主。

厥阴风木为初之气，主大寒至春分。少阴君火为二之气，主春分至小满。

少阳相火为三之气，主小满至大暑。太阴湿土为四之气，主大暑至秋分。

阳明燥金为五之气，主秋分至小雪。太阳寒水为六之气，主小雪至大寒。

客气加于主气之上，以其年年迁转，故谓之客。

子午之岁，少阴君火司天，卯酉阳明燥金在泉。

初之客气，太阳加厥阴之上。二之客气，厥阴加少阴之上。三之客气，少阴加少阳之上。四之客气，太阴加太阴之上。五之客气，少阳加阳明之上。六之客气，阳明加太阳之上。

丑未之岁，太阴湿土司天，辰戌太阳寒水在泉。

初之客气，厥阴加厥阴之上。二之客气，少阴加少阴之上。三之客气，太阴加少阳之上。四之客气，少阳加太阴之上。五之客气，阳明加阳明之上。六之客气，太阳加太阳之上。

寅申之岁，少阳相火司天，巳亥厥阴风木在泉。

初之客气，少阴加厥阴之上。二之客气，太阴加少阴之上。三之客气，少阳加少阳之上。四之客气，阳明加太阴之上。五之客气，太阳加阳明之上。六之客气，厥阴加太阳之上。

卯酉之岁，阳明燥金司天，子午少阴君火在泉。

初之客气，太阴加厥阴之上。二之客气，少阳加少阴之上。三之客气，阳明加少阳之上。四之客气，太阳加太阴之上。五之客气，厥阴加阳明之上。六之客气，少阴加太阳之上。

辰戌之岁，太阳寒水司天，丑未太阴湿土在泉。

初之客气，少阳加厥阴之上。二之客气，阳明加少阴之上。三之客气，太阳加少阳之上。四之客气，厥阴加太阴之上。五之客气，少阴加阳明之上。六之客气，太阴加太阳之上。

巳亥之岁，厥阴风木司天，寅申少阳相火在泉。

初之客气，阳明加厥阴之上。二之客气，太阳加少阴之上。三之客气，厥阴加少阳之上。四之客气，少阴加太阴之上。五之客气，太阴加阳明之上。六之客气，少阳加太阳之上。

司天在泉左右间气

开列于下

年	司天右间	司天	司天左间	在泉右间	在泉	在泉左间
子午	厥阴	少阴君火司天	太阴	少阳	阳明燥金在泉	太阳
丑未	少阳	太阴湿土司天	少阴	阳明	太阳寒水在泉	厥阴
寅申	太阴	少阳相火司天	阳明	太阳	厥阴风木在泉	少阴
卯酉	少阳	阳明燥金司天	太阳	厥阴	少阴君火在泉	太阴
辰戌	厥阴	太阳寒水司天	阳明	少阴	太阴湿土在泉	少阳
巳亥	太阳	厥阴风木司天	少阴	太阴	少阳相火在泉	阳明

司天在泉解

司天在泉四间气者，乃客气之六部也。凡主岁者为司天，位当三之气。司天之下，相对者为在泉，位当终之气。司天之左，为天之左间，右为天之右间。每岁客气始于司天前二位，乃地之左间，是为初气，以至二气、三气，而终于在泉之六气，每气各主一步。然司天主行天之气令，其位在上，自大寒节起，主上半年；在泉主地之气化，其位在下，自大暑节起，主下半年。岁运居上下之中，主气交之化。故天气欲降，则运必先之而降；地气欲升，则运必先之而升。又论曰：初之气、二气、三气尽，天气主之；四气、五气、终气尽，地气主之。此即上下卦之义。然则三气、四气是一岁之气交也。天地气交之时，自四月终，至八月终，共四个月。一百廿日之间，而岁之旱潦丰俭，物之生长收成，皆系乎此。故曰：气交之分，人气从之，万物由之也。

岐伯曰：上而司天，下而在泉，中而气交，人之居也。言天者求之本，言地者求之位，言人者求之气交。本者，天之六气，风火暑湿燥寒也。位者，地之六步，木火土金水火也。言天者求之本，即六气之胜衰，而上可知也。言地者求之位，即六部之终始，而下可知也。人在天地之中，故求于气交，则安危亦可知矣。又论曰：天气下降，地气上升，一升一降，气交于中，人居之则生万物，皆气交之使然。盖天无地之升则不能降，地无天之降则不能升。天地互相升降，循环之道也。天气不足，地气随之；地气不足，天气从之，运居中而当先也。如司天生克中运为顺，中运生克司天为逆，在泉亦然。顺分生克之殊，逆有大小之别，此古人举运气之端倪耳。若其二气相合，象变迥异，变化无穷。如四时有非常之化，常外更有非常。四时有高下之殊，殊中又分高下。百步内晴雨不同，千里外寒暄非一。故察气候者必因诸天，察方宜者必因诸地。圆机之士，当因常以察变，因此以察彼。庶得古人未发之妙欤。

五运天时民病

岁运有余属先天，为大过之年。甲丙戊庚壬五阳刚之年。

六甲年甲己化土。甲为阳刚之土，土太过是谓敦厚也阜高也。万物之化，无不赖土以克成。土本高厚，在山川烟埃朦郁，土之气也。雨湿流行湿生则燥避，土之化湿，土胜克水，故肾脏受邪，治当以除湿补肾。脾属土，甚则土邪有余，脾经自病。脾主肌肉，外应四肢。肌肉痿，行善瘛抽掣，脚下痛。脾太过则令四肢不举。脾虚则腹鸣飧泄不化。其德厚重，故其政安静。其动柔润重淖泥湿，其变震惊飘聚雷霆暴风，崩溃洪水冲突。此以土极而兼木复之化。其谷稷麻稷土谷，麻木谷，其果枣李枣土果，李木果，其畜犬牛牛土畜，犬木畜。育齐也，其虫倮毛土气有余，倮毛齐化。太溪，肾脉也，土亢则肾绝，故死不治。

六丙年丙辛化水。丙为阳刚之水，水太过为流衍之纪。水胜则阴气大行，天地闭而万物封藏。岁水太过，寒气流行，寒病乃生，邪害心火。水化寒，水胜则克火，故心脏受邪。治当以逐寒补心。民病身热烦躁，心悸阴厥，上下中寒，谵妄心痛。甚则水邪有余，肾脏自病。肾病则腹大胫肿，喘咳身重寝汗。其德凝惨寒雨雪貌，其动漂浮于上泄泻于上沃灌也涌溢也，其变非时而有曰变冰雪霜雹，其病胀水气盛，其象冬，其气坚，其谷豆稷豆水谷，稷土谷，其果栗枣，其畜彘牛彘水畜，牛土畜，其虫鳞倮水有余故鳞保育。神门，心脉也，水亢则心绝，故不治。

六戊年戊癸化火。戊为阳刚之火，火太过乃赫曦之纪，阳光炎盛也。阳盛则万物俱盛，阴气内化，阳气外荣，阴降于下，阳升于上也。民病火邪伤阴，寒热交争，故为疟。火克肺金，令人喘咳。火逼血妄行于上，故口鼻出血。下泄于二便，故水泄注下。火炎上焦，则咽干耳聋。肩背皆痛，其动炎灼妄扰，火盛之害也。其德暄暑郁蒸，热化所行，其应夏也。其变炎烈沸腾，火气太过，热极之变也。其病笑疟疮疡，血流狂妄目赤，皆火盛也。若火不能务其德，暴烈其政，甚则雨水霜雹，则金气受伤，水必来复之，故其为灾如此。而寒邪反伤心也。其谷麦豆其麦火谷，其豆水谷，其果杏栗杏火果，栗水果，其畜羊彘羊火畜，彘水畜，其育齐也，其虫羽鳞羽属火，鳞属水。太渊，肺脉也，火亢则肺绝救，故死不治。

六庚年乙庚化金。庚为阳刚之金，金太过乃坚成之纪，万物收引而退避也。岁金太过，燥气流行，燥病乃生，肝木受邪，治当清燥补肝。民病两胁下少腹痛，目赤眦疡，耳无所闻，皆肝胆经病。金气太过则肃杀甚，故伤及肝经。若肝不及，则令人胸痛引背，下则两胁胠胀，甚则不可反侧，金伤于肝也。金邪有余，肺经自病，故喘咳气逆，肩背痛。金病不能生水，以致肾阴亦病，故尻阴股膝髀腨胻足皆痛。其德雾露萧飒，清肃之化也。其变肃杀凋零，杀令行也。其动暴折金气有余，疡疰皮肤之疾。金不务德而暴害乎木，火必报复而金反受伤。其病喘喝，胸臆仰息。火乘肺金，故其病咳，其谷稻黍，其果桃杏，其畜鸡马，其虫介羽。太冲者，肝脉也，金亢则肝绝，故死不治。

六壬年丁壬化木。壬为阳刚之木，布散阳和，发生万物之象也。木和相生，则阳和布化，阳气日进而阴气日退。岁木太过，木之化风，风气流行，风病乃生。木胜则克脾土，故脾脏受邪，治当平肝木以补脾土。木太过侮土，则金必复之。故乘秋令而为灾如此。至其为病，则邪反伤肝矣。民病飧泄，食减体重，烦冤肠鸣，腹胁支满，皆脾虚气衰所致。木胜肝强，故善怒眩冒巅疾，甚则反胁痛而吐甚木邪伤胃。其动掉眩巅疾风木太过，其德鸣风木声靡散也启拆即发陈之义，其变振怒拉败拆摧拔，其谷麻稻麻木谷，稻金谷，其果桃李李木果，桃金果，其畜鸡犬鸡金畜，犬木畜，其虫毛介。冲阳，胃脉也，木亢则胃绝，故死不治。

岁运不及属后天，为不及之年。乙丁己辛癸五阴年。

六丁年丁壬化木。丁为阴柔之木，木气不及，是谓委和之纪。阳和委屈，发生少也。木气衰，土气无制也。火无所生，故长自平。木衰金胜，故收气乃早。岁木不及，燥乃大行木不及，则金乘之，燥病乃生。生气不政，物秀而实，草木晚荣，凉雨时降，风云并兴。民病中清，胠胁满，少腹痛。金气乘木，乃肝之病也。肠鸣溏泄，木不生火，乃脾之寒也。其病肢废痈肿疮疡。木被金伤，肝筋受病，风淫末疾，故为肢废痈肿疮疡，所由生也。其主飞蠹蛆雉蛆化为蝇，其性喜暖，火运之年尤多。雉火禽，凡此皆火复之理也。其气敛，其用聚木兼金化，收气胜也，其谷稷稻稷土谷，稻金谷。木不及，二谷当成，其果枣桃枣土果，桃金果。木不及则二果盛，其畜犬鸡犬木畜，鸡金畜，其虫毛介毛木虫，介金虫。草木晚荣木不及，苍干凋落金盛之。物秀而实，肤肉内充。生气虽晚，化气速成故也。阳明上临，金气清肃，故为白露早降。金胜火必衰，火衰土必弱。虫蚀甘黄，甘黄属土，而阴气蚀之，故虫生焉观晒能除蛀，则虫为阴物可知。胜复皆因于木，故灾眚在三，东方震宫也。

六乙年乙庚化金。乙为阴柔之金，金气不及，是谓从革之纪。岁金不及，而火气乘旺，故灾乃大行，热病乃生。治当清肺降火。民病肩背瞀闷，重鼽嚏鼻流清涕，血便注下，金受火邪，故为此诸症。金衰火亢，水来复之，故寒雨暴至，乃令冰雹霜雪，灾伤万物，寒之变也。是谓无根之火，故为头脑户痛，延及脑项，发热，口疮，心痛等症。炎光赫烈，则冰雪霜雹，乃火盛金也。其病咳喘，鼽衄，火有余而病及肺也。其谷麻麦麻木谷，麦火谷。二谷成，其果杏李李木果，杏火果。金不及故二果成，其畜鸡羊鸡金畜，当衰；羊火畜，当盛，其虫介羽介金虫，羽火虫。胜复皆因于金，故灾眚在七，西方兑宫也。

六己年甲己化土。己为阴柔之土，土气不及，是为卑监之纪，则木气乘旺，故风气盛行，治当以益脾平肝。化气失令，木专其政，则草木荣美。发生在木而成实在土。土气不冲，故秀而不实，成而秕也。土德衰，故雨愆期。金无所生，故收气平也。民病飧泄霍乱，体重腹痛，筋骨繇摇也复摇动反复，肌肉瞤酸善怒，蛰虫早附。凡此飧泄等症，皆脾弱肝强所致。土衰木旺，金乃复之子复母仇。其为胸胁暴痛，下引少腹者，肝胆病也。其土脏病，则为涌沤，肉理病则为疮疡溃烂痈肿。其病胸满痞塞，土气不足，而脾不运也。其病飧泄，土衰风胜也。其谷豆麻豆水谷，麻木谷。二谷成，其果李栗李木果，栗水果。土不及，故二果成，其畜牛犬牛为土畜，当衰；犬为木畜，当盛，其虫倮毛属土，毛属木。胜复皆因于土，故灾眚见于四维。土位中宫，而寄旺于四隅，辰戌丑未土也。

六辛年丙辛化水。辛为阴柔之水，水气不及，是为涸流之纪，则源流干涸也。六辛阴水之年，阳反用事。水不及而湿土乘之，故湿病乃生，治当补肾除湿。水衰则火土同化，故气反用，其化乃速，暑雨数至。民病腹满，身重濡泄，寒疡流水，腰股痛，足痿清厥寒厥，脚下痛，甚则附肿附同浮，脏气水气不收，肾气不衡平也。不收不衡，水气衰也，火无所畏，故蛰虫不藏也。草木条茂，荣秀满盛，长化之气丰而厚也。埃昏骤雨土胜水，则振拉摧拔木复土。其病癃闭，肾气不化也。水不及故邪伤肾也。其谷黍稷黍火谷；稷土谷。二谷当成。黍火谷，而《本经》作麦，其果枣杏枣土果，杏火果。水不及，则二果成，其畜彘牛彘水畜，当衰；牛土畜，当旺，其虫鳞倮鳞水虫，倮土虫。盛衰亦然。胜复皆因于水，故灾眚在一，北方坎宫也。

六癸年戊癸化火。癸为阴柔之火，火气不及，是谓伏明之纪。阳德不彰，光明伏也。岁火不及，而金乘之，故寒乃大行，寒病乃生，治当补心逐寒。火不及，生物不长，成实而稚，遇化已老。物之成实者，惟稚而短，及遇土化之令，而气已老矣。阳气屈伏，蛰虫早藏，阳不施于物也。民病胸中痛，胁支满，两胁痛，脊背肩胛间及两臂内痛。凝惨栗烈水胜火，豪雨霪霖土复水，雷霆震惊火郁达之，沉阴淫雨此皆湿复之变。其主冰雪霜寒，水反胜也。其病昏惑悲忘，乃火不足，而心神溃也。其谷豆稻豆水谷，稻金谷。二谷成，其果栗桃栗水果，桃金果。火不及，故二果成，其畜马彘马火畜，当衰；彘水畜，当旺，其虫羽鳞羽属火，鳞属水。有盛衰。盛复皆因于火，故灾眚在九，南方离宫也。

六气天时民病

子午之岁壬子 壬午 戊子 戊午 甲子 庚子 庚午 丙子 丙午 甲午

少阴君火司天，岁气热化之候。司天者，天之气也。阳明燥金在泉，在泉者，地之气候也。君火者，手少阴心经也。心者，君主之官，神明出焉。君火乃人身之主宰，阳气之本，余象主土，乃发生万物之源。少阴司天，其化以热。凡炎蒸郁燠，庶类蕃茂，皆君火之化，而阳光明耀，温养万物。热淫于上，故火行其政。君火之下，阴精承之，故大雨且至。民病胸中烦热嗌干等症。皆君火上炎，肺金受伤也。金气主右，故右胁满。按经脉篇以溺色变，肩臂背臑及缺盆中痛，肺胀满，膨膨而喘咳，为手太阴肺经病。鼽衄，肩前臑痛，为手阳明大肠经病。盖肺与大肠为表里，金被火伤，故诸病皆主于肺也。尺泽穴，手太阴肺脉也。在肘内廉大纹中，动脉应手。金不胜火，则肺气竭，而尺泽绝，故死不治。羽虫属火，同天之气，故安静。介虫属金，同地之气，故育。金气在地，则木衰，故毛虫胎孕不成。

阳明燥金在泉，地之气候也。金气燥淫胜于下，霜雾清暝。民病喜呕，呕而苦，善太息，心胁痛，不能转侧，甚则嗌干，面尘身无膏泽，足外反热，为足少阳胆经病。嗌干面尘，为厥阴肝经病。此以金邪淫胜，故肝胆受伤，为病如此。介虫属金，同其气故育。毛虫属木，受其制故耗。金火之气不相合，故羽虫不成。燥金在泉，燥在地中，故湿毒之物不生。

子午之岁

壬子 壬午

上少阴君火司天，中太角木运，下阳明燥金在泉。运生天气曰小逆，木上生火也，故病亦微。子午之岁，当少阴君火迁正司天，而太阴湿土，以上年在泉之右间，当升新岁司天之左间。故畏天冲，木星胜之也。遇壬子、壬午木运之年，壬为阳木有余，其气先天而至。岁运遇木，乃能胜土，故太阴湿土，升天不前，则为土郁，木之胜也。人病在脾，土郁之发，必待其得位之时而后作。壬午年，刚柔失守。微甚如见，三年化疫。微至乙酉，甚在甲申，土疫发也。药宜泻黄散，煎汤量冷，研五瘟丹，不拘时空心送下。木强民病，则脾胃受抑，为黄胆满闭等症。其运风鼓，其化鸣紊启拆，其变振拉摧拔，其病支满，肝木强也。

戊子天符　戊午太乙天符

上少阴君火司天，中太征火运，下阳明燥金在泉。运于司天之气相同，曰天符。运与气皆火。戊午年，运临本气之位，曰岁会。火运临之，午火位也。其运炎暑，其化暄曜郁燠。遇太阳司天曰热，少阳司天曰暑，少阴司天曰炎暑，皆兼司天之气，而言运也。其变炎烈沸腾，太征之变也。其病上热血溢，阳火盛也。此二年，多热症而无瘟疫。

甲子 甲午

上少阴君火司天，中太宫土运，下阳明燥金在泉。天气生运曰顺化，火下生土也。当年少病。其运阴雨，其化柔润时雨。其变振惊飘骤，太宫之变也。其病中满身重，土湿之滞也。子午之年，阳明燥金当迁正在泉，而太阳寒水，以上年司天之右间，当降为新岁在泉之左间，故畏地阜，土胜窒之也。水运降地，而土运抑之。遇土运太过，先天而至。甲子甲午年，阳土有余之岁，土运承之，降而不入。即天彰黑气，瞑暗凄惨。才施黄埃而布湿寒，化令气蒸湿复，令久而不降，伏之化郁。寒郁于上而湿制之，则脾肾受邪。故民病寒厥，四肢重怠，阴痿少力，天布沉阴，蒸湿间作也。甲子甲午，刚柔失守。如此三年，变而为大疫也。水气被抑，至三年后必发为水疫。甲子至丙寅，三年首也。至丁卯，三年后也。药宜泽泻、知母、青黛、元参、连翘、童便各一钱，煎汤量冷，研化五瘟丹，并青黛末，调服。

庚子 庚午天刑之年，俱同天符

上少阴君火司天，中太商金运，下阳明燥金在泉。庚子庚午年，运同司地，曰燥金太过之运，加地气曰同天符。天刑之年，火下克金也，故曰不相得则病。虽有杂症，而无瘟疫。本年金运太过，而君火司天制之，则金得其平，所谓坚成之纪。其运凉劲，其化雾露萧瑟，其变肃杀凋零，其病下清。谓二便清泄，及下体清冷。金气之病也。

丙子岁会 丙午天气不和之年

上少阴君火司天，中太羽水运，下阳明燥金在泉。丙子年，运临本气之位，曰岁会，子水位也。运克天气曰不和。水上克火，故病甚也。杂病虽多，而无瘟疫。其运寒，其化凝惨栗冽，其变冰雪霜雹。云驰雨府，湿化乃行，时雨乃降。此即阳明司地，燥极而泽之义。民病咳喘，血溢血泄，鼽嚏目赤眦疡，寒厥入胃，心痛腰痛，腹大嗌干肿痛等症。

初之气，客气太阳寒水，加厥阴用事。地气迁，热将去。上年乙亥，少阳终之气，至此已尽。寒乃始，蛰复藏，水乃冰，霜复降，风乃至，阳气郁，寒水之气客于春前，故其为候如此。民反周密，关节禁固，腰脽音谁，尻骨痛，炎暑将起，中外疮疡寒气为病。然少阴君火司天，又值二之主气，故炎暑将起，中外疮疡。

二之气，阳气布，风乃行，春气以正，万物应荣，寒气时至，民乃和。风木之客，加于君火之主，故阳气风行春气，万物荣也。司天君火未盛，故寒气时至，水火应时，故民气和。其病淋，目赤，气郁于上而热，君火为病也。

三之气，客气君火司天，加于相火之主，故大火行，庶类蕃鲜，火极水复，热极寒生，故寒气时至。民病气厥心痛，寒热更作，咳喘目赤，二火交炽。

四之气，客主之气皆湿土用事，故为溽暑，大雨时至，寒热互作。民病寒热嗌干黄瘅，鼽衄渴饮，湿热之病也。

五之气，畏火临，暑反至，阳乃化，万物乃生、乃长、乃荣，民乃康畏火，相火，当秋而阳化，故物荣民康。

终之气，燥令行，燥金之客，加于寒水之主，金气收，故五之气，余火内格，而为病咳喘，甚则血溢，寒气数举，则雾霿翳，皆金水之化也。

丑未之岁丁丑 丁未 辛丑 辛未 癸丑 己丑 己未 乙丑 乙未 癸未

太阴湿土司天，岁气湿化之候。司天者，天之气也。太阳寒水在泉，在泉者，地之气也。湿土者，足太阴脾经也。脾主中央戊己土，每季寄旺十八日，合为七十二日，以应一岁六六三百六十之数。太阴司天，土气在天为湿化。凡云雨滋润，津液充实，皆土之化。湿淫于上，故沉阴雨变。浸渍为伤，故物枯槁。民病胕肿痛等症，皆土旺克水，肾经病也。按经脉篇云：以腰脊头项痛，为足太阳膀胱病。以饥不欲食，咳唾则有血，心如悬，为足少阴肾经病。肾与膀胱为表里，水为土克，故诸病皆本于肾。太溪，足少阴肾经脉也，在足内踝后跟骨上动脉应手。水不胜土，则肾气竭，而太溪绝，死不治。丑未之岁，倮虫属土，同天之气，故安静无损。鳞虫属水，同地之气，故育。在泉水盛则火衰，故羽虫胎孕不成。

太阳寒水在泉，寒淫胜于下，则凝肃惨栗。民病少腹控睾，引腰脊，上冲心痛，嗌痛，颔肿，血见寒淫于下，自伤其类则膀胱与肾受之。膀胱居腹，故少腹痛；肾主阴丸，故控睾；太阳之脉，挟脊抵腰中，故引腰脊；肾脉络心，故上冲心痛；心主血，而寒逼之，故见血。嗌痛颔肿，为小肠经病，亦水邪侮火而然。鳞虫属水，同其气，故育。羽虫属火，受其制故耗。水土之气不相合，故倮虫不育。太阳寒水在泉，寒在地中，故热毒之物不生。

丑未之岁

丁丑 丁未

上太阴湿土司天，中少角木运，下太阳寒水在泉。运克天气曰不和，木上克土也，故病甚。灾三宫，三者，东方震宫也。木气不及，故灾及之。二年杂症甚多，而有微疫，作杂症治之。

癸丑 癸未

上太阴湿土司天，中少征火运，下太阳寒水在泉。运生天气曰小逆，火上生土也，故病亦微。火运不及之年，热病亦微，而无瘟疫。灾九宫，九，南方离宫也。火运不及，故灾及之。

己丑 己未俱太乙天符。凡此日得病主危。

上太阴湿土司天，中少宫土运，下太阳寒水在泉。运临本气之位曰岁会，土运临之，辰戌丑未土也。其病危，运与气相同，曰天符。灾五宫，五，中宫也，土运不及，故灾及之。土运不及，而有司天之助，其病亦少。

乙丑 乙未

上太阴湿土司天，中少商金运，下太阳寒水在泉。天气生运曰顺化，土下生金也，民舒无病。灾七宫，西方兑宫也。金运不及，故灾及之。丑未之岁，太阳当迁正在泉，而厥阴风木，以上年司天之右间，当降为今岁在泉之左间，故畏地晶，金气窒之也。以上年子午岁气有余，司天少阴不退位，则右间厥阴，亦不能降下也。金运承之，降之不下，抑之变郁，郁而为病，木郁金胜，故苍埃见而杀令行。此二年厥阴风木当降在泉，遇金运承之，降而不下，则木郁于上，发为木疫。药宜龙胆泄肝汤，加羌防研化五瘟丹送下。

辛丑 辛未天刑之年

上太阴湿土司天，中少羽水运，下太阳寒水在泉。辛年水运不及，而湿土司天胜之，所谓流涸之纪。天刑之年，土下克水，故曰不相得则病。灾一宫，一，北方坎宫也，水运不及，故灾及之。丑未年，太阴湿土当迁正司天，而少阳相火以上年在泉之右间，当升新岁司天之左间，故畏天蓬，水胜之也。丑未阴年不及，故太阴司天未迁正，则少阳左间，亦不得其位。遇辛丑辛未天蓬之年，则少阳相火被抑，故升天不前，则为火郁，水之胜也。火郁不升，则人病在心包络。

天时则寒雾反布，凛冽如冬，水复涸，冰再结，寒暄不时。民病伏阳在内，烦热于中，心神惊骇，寒热间争，火郁既久，暴热乃生，郁疠乃化，伏热内烦，痹而生厥，甚则血溢，此相火郁发为病。此二岁少阳相火当升司天，遇水运升之不前，则为火郁，药宜凉膈散，加知母煎汤量冷，研化五瘟丹服之。阳气退避，大风时起。司天之气，乃湿气下降，地气乃寒气上升。故原野霭，白埃四起。司天主南，而太阴居之，故云奔南极，雨湿多见于南方。夏尽入秋，谓之差夏。民病寒热腹满，身胀满，胕肿痞逆，寒厥拘急，皆寒湿所化之病。阴凝于上，寒积于下，寒水胜火则为冰雹，阳光不治，杀气乃行。本年寒政太过，故谷气有余者，宜高宜晚，以其能胜寒也。不及者，宜下宜早，以其不能胜寒也。民之强弱，其气亦然。

初之气，地气迁，寒乃去，春气至，风乃来，生布万物以荣民，气条舒，风湿相薄，雨乃后。民病血溢风胜于肝，筋络拘强，关节不利，身重筋痿风病在筋，湿病在肉，故为此病。

二之气，大火气正，物承化，民乃和。客主之气，皆少阴君火用事。其病瘟疠大行，远近咸若，湿蒸相薄，雨乃时降。

三之气，天政布，太阴湿土司天，故湿气降地，气腾而为雨。三气之后，则太阳在泉主之，故寒乃随之。感于寒湿，则民病身重胕肿，胸腹满，寒凝湿滞。

四之气，少阳相火用事，其气尤烈，故曰畏火，皆相火也。客以相火，主以湿土，火土合气，溽蒸上腾，故天气痞膈。然太阳在泉，寒风发于朝暮，湿蒸相薄，以湿遇火，故湿化不流，白露布阴，以成秋令。民病膝理热，血暴溢，疟痢，心腹满热，胪胀，甚则胕同浮肿，湿热并行，故为是病。

五之气，惨令已行，寒露下，霜乃早降，草木黄落，客主之气，皆阳明燥金用事，故其政令如此，民舒无病。

终之气，寒大举，湿大化，霜乃积，阴乃凝，水坚冰，阳光不治。在泉客主之气，皆太阳寒水用事，故其政令如此。感于寒则病，令人关节禁固，腰脽痛腰脽与膀胱，皆寒水同类为病。

以上十年，上湿下寒，故寒湿持于气交。然太阴司天，则水郁，太阳在泉，则火郁。

寅申之岁戊寅 戊申 甲寅 甲申 庚寅 庚申 丙寅 丙申 壬寅 壬申

少阳相火司天，岁气火化之候。司天者，天之气也。厥阴风木在泉，地之气也。

少阳相火，炎上克肺金，金受克，则肾水失母，上盛下虚，上攻变生诸疾。其化以火，少阳属相火，亦曰畏火。凡炎暑赫烈，阳气盛极，皆相火之化，而为炎光赫烈，燔灼焦然。相火淫胜，则金受其制，故温气流行，金政不平。民病头痛，发热恶寒而疟，热上皮肤痛，色变黄赤，传而为水，身面浮肿，腹满仰息，泄注赤白，疮疡，咳唾血，烦心，胸中热，甚则鼽衄。病本于肺火克肺金，相火用事，金气受伤，客热内燔，水不能制，故现诸疾。天府，手太阴肺脉也，在臂臑内廉腋下三寸，动脉应手。金不胜火，则肺气竭而天府绝，死不治。羽虫同天之气故静，毛虫同地之气故育，在泉木胜则土衰，故倮虫不成。

厥阴风木在泉，风淫于地，则木胜土。风胜湿，尘埃飞扬，故地气不明，平野昏昧。木气有余，故草乃早秀。民病洒洒振寒，数欠，为阳明胃病。自食则呕，身体皆重，为太阴脾病。且厥阴肝脉，贯膈布胁肋，故又为心痛支满等症。皆木邪淫胜，脾胃受伤。毛虫属木，同其气故育。木克土，故倮虫耗。风木在泉，风行地中，故清毒之物不生。

寅申之岁

壬寅 壬申运同司地日同天符

上少阳相火司天，中太角木运，下厥阴风木在泉。运生天气曰小逆，木上生火也，故病亦微。运于四孟月同，曰支德符。壬寅年木运临之，寅属木，春孟月也。太过之运加地气曰同天符。壬寅壬申二年，运同司地曰风木。其运风鼓，其化鸣紊启拆，其变振拉摧拔，其病掉眩，支胁惊骇，二年病少无瘟。

戊寅 戊申

上少阳相火司天，中太征火运，下厥阴风木在泉。运与司天之气相同曰天符。其运暑，其化暄嚣郁燠此戊年太征之政化，其变炎烈沸腾太征之变，其病上热郁，血溢血泄，心痛火之为病，内应于心。寅申年，少阳相火当迁正司天，而阳明燥金，以上年在泉之右间，当升新岁司天之左间，故畏天英，火星胜之也。遇戊寅戊申，戊为中运，阳火有余，其气先天而至，金欲升天，火运抑之，故升之不前。金郁不升，人病在肺。金郁欲发，必须待德位之时而后作。戊申年刚柔失守，如此天运失时，三年之中，金疫发也。速在庚戌，迟则辛亥，即瘟疫热症。药宜泻白散，煎汤量冷，研化五瘟丹服。天气时雨不降燥金郁于地，西风数举，碱卤燥生。民病上热喘嗽，血溢火盛于上，肺金受伤。金郁之发，肃杀气行，民病胁满悲伤金邪伐肝。金气寒敛而燥，故为嗌干，手足拆，皮肤燥等症。

甲寅 甲申

上少阳相火司天，中太宫土运，下厥阴风木在泉。天气生运，火下生土也，曰顺化。其运阴雨，其化柔润重泽，其变振惊飘骤，其病体重浮肿痞饮。顺化之年，而民无病。

庚寅 庚申

上少阳相火司天，中太商金运，下厥阴风木在泉。天刑之年，火下克金，故曰不相得则病。运于四孟月同，曰支德符。庚申年，金运临之申属金，秋孟月。其运凉，其化雾露清切，此庚年，太商之正化，其德雾露萧瑟，其变肃杀凋零，其病肩背胸中痛火邪在肺。

丙寅 丙申

上少阳相火司天，中太羽水运，下厥阴风木在泉。运克天气曰不和，水上克火，故病甚。其运寒肃，其化凝惨栗冽，其变冰霜雪雹，其病寒浮肿。丙寅刚柔失守。寅申之岁，少阴降地，厥阴当迁正在泉，而少阴君火，以上年司天之右间，当降为今岁在泉之左间，故畏地玄，水胜窒之也。遇丙寅丙申，水运太过，先天而至，亦能制抑君火使之不降。君火欲降，水运承之，降而不下，即彤云才见，黑气反生，暄暖如舒，寒常布雪，凛冽复作，天云惨凄，皆寒水胜火之化。久而不降，热郁于上，伏之化郁，寒胜复热，赤风化疫。民病面赤心烦，头痛目眩，多温热症。丙寅年，刚柔失守，天运失时。二年之中，火疫发也。早至戊辰，晚至己巳，气微则疫小，气甚则疫大，故至有迟速。丙寅丙申二年，少阴君火当降在泉，遇水运承之，降而不下，人病在心，则为火郁。火郁欲发，必待得位之时，故当因其势而解之、散之、扬之。药宜五瘟丹之类解利之，竹叶导赤散煎汤研送。民病寒中火盛于外，外发疮疡外热，内为泄满内寒。其病寒热疟泄聋瞑呕吐上怫音佛，不舒，肿色变，热盛寒复，则水火交争，故为诸病。

初之气，地气迁，风胜乃摇，寒去大温，草木早荣，寒来不杀初气君火正用事，而兼相火司，故大温，温病乃起。其症气怫于上，血溢目赤，咳逆头痛，血崩胁满，肤腠生疮君相二火合气，故为病如此。

二之气，火反郁，白埃四起，云趋雨府，风不胜湿，雨乃零，民乃康。其病热郁于上，咳逆呕吐，疮发于中，胸嗌不利，头痛身热，昏愦脓疮皆湿热所化之病。

三之气，天政布，炎暑至，少阳上临，相火专令，故炎暑至，雨乃际。民病热中聋瞑，血溢脓疮，咳呕鼽衄，渴嚏欠，喉痹目赤，善暴死主客之火交炽，故为热病如此。

四之气，凉乃至，燥金之客加于湿土之主，故凉风至而炎暑间时作时止。化。土金相生，故民和平。其病胸满燥盛者，肺自病，身肿湿胜者，脾自病。

五之气，寒水之客，加于燥金之主，水寒金敛，暑去寒来，雨乃降，气门腠理空窍所以发泄荣卫之气，故曰气门乃闭。刚木早调，民避寒邪，君子周密。金肃水寒，当畏避也。

终之气，厥阴在泉，风木用事，主气以寒水生之，地得正气而风乃至，万物反生，霜地气不应雾以行。其病关闭不禁，心痛，阳气不藏而咳。时当闭藏而风木动之。风为阳，故为病如此。

卯酉之岁丁卯 丁酉 癸卯 癸酉 己卯 乙卯 乙酉 辛卯 辛酉 己酉

阳明燥金司天，岁气燥化之候，天之气也。少阴君火在泉，地之气也。阳明燥金者，手阳明大肠之气象，庚辛金也。其化以燥，凡清明干肃，万物坚刚，皆金之化，而为清凉劲切，雾露萧瑟。燥金淫胜于上，则木受其克，故草生荣俱晚。在于人则肝血受伤，不能荣养筋骨，故生内变。且金气太凉，能革发生之气，故草生之应如此。

然阳明燥金在上，则少阴君火在下，故蛰虫来见。阳明司天，介虫同司天之气，故静。羽虫同在泉之气，故育。民病左胁胠痛等症。皆肝病，肝木主左也。按：《经脉篇》云：以心胁痛，不能转侧，面微有尘，为足少阳胆经病。腰痛不可俯仰，丈夫癀疝，妇人少腹痛，嗌干面尘飧泄，为足厥阴肝经病。此以肝与胆为表里，木被金伤，故诸病本于肝也。太冲，足厥阴肝脉，在足大指本节后二寸，动脉应手。木不胜金，则肝气竭而太冲绝，死不治。

少阴君火在泉，地之气也。君火淫胜于下，故焰浮川泽，阴处反明，蛰虫不藏，民病腹中常鸣者，火气奔动也。气上冲胸者，火性炎上也。喘不能久立，寒热皮肤痛者，火邪乘肺也。目瞑者，热甚阴虚畏阳光也。齿痛颐肿，热乘阳明经也。寒热如疟，金水受伤，阴阳交争也。热在下焦，故少腹痛。热在中焦，故腹胀大。燥结不通，则邪实于内，以苦下之，宜承气汤，羽虫属火，同其气故育。介虫属金，受其制故耗。少阴在泉，热在地中，寒毒之物不生。

卯酉之岁

丁卯 丁酉

上阳明燥金司天，中少角木运，下少阴君火在泉。天刑之年，金下克木也，故曰不相得则病。岁运不及而司天燥金胜之，则金兼木化，反得其政。所谓委和之纪，阳和委屈，发生少也。丁卯年，运临本气之位曰岁会。木运临之，卯木位也。其病不死但执迟而缓。卯酉之年，太阴降地，少阴当迁正在泉，而太阴湿土，以上年司天之右间，当降为今岁在泉之左间，故畏地仓，木胜窒之也。如上年寅申岁气有余，司天少阳不退位，则右间太阴亦不能降下。遇木运以至丁卯丁酉年，木运承之，降而不下，即黄云见而青霞彰，郁蒸作而大风雾翳埃盛，折损乃作，皆风木胜土之化。久而不降，土气郁久，故天为黄气，地为湿蒸，人病在脾胃。故为四肢不举，昏眩肢节痛，胸腹作满填臆等症。木运不及，故本方受灾。丁卯丁酉二年，太阴湿土，当降在泉，岁运遇木，则太阴湿土降而不下，则为土郁，人病在脾。土郁欲发，必待得位之时而后作。药宜泻黄散煎汤量冷，研服五瘟丹。

癸卯 癸酉

上阳明燥金司天，中少徵火运，下少阴君火在泉。癸年阴火不及，上见燥金，则金得其政，所谓伏明之纪。运克天气曰不和，火上克金也，故病甚。虽杂病多，无瘟疫症。不及之年，加地气曰同岁会。此二年，运临司地曰君火。

己卯 己酉

上阳明燥金司天，中少宫土运，下少阴君火在泉。二年金与土运虽相得，然子临父位为逆。运生天气曰小逆，土上生金也，故病亦微。卯酉年，阳明燥金当迁正司天，而太阳寒水，以上年在泉之右间，当升新岁司天之左间，故畏天芮，土胜之也。卯酉阴年，气有不及，司天阳明未得迁正，而左间太阳亦不得其位。水欲升天，土运抑之。己卯己酉皆土运，为天芮之年，亦能制抑太阳寒水，升之不前。水郁不升，人病在肾。水郁为害，待得位之时而发。升之不前，湿为热蒸，寒生两间，民病注下，食不及化。

湿胜于上，寒胜于下，故气令民病如此。久而成郁，冷来克热，冰雹卒至。药宜连翘青黛饮，煎汤研化五瘟丹服。

乙卯 乙酉岁会 太乙天符

上阳明燥金司天，中为少商金运，下少阴君火在泉。运同天气曰天符，运与司天皆金。卯酉年，运临本气之位曰岁会，金运临之。酉，金位也。其病危。乙年金运不及，得阳明司天之助，所谓从革之纪。

辛卯 辛酉

上阳明燥金司天，中少羽水运，下少阴君火在泉。天气生运曰顺化，金下生水也。顺化之年，民舒病少。

初之气，太阴用事。时寒气湿，故阴凝。燥金司天，故气肃。水冰者，气肃所成。寒雨者，湿土所化。民病中热胀，面目浮肿，善眠鼽衄，嚏欠呕，小便黄赤，甚则淋。主气风木，客气湿土。风为阳，湿为阴。风湿为患，脾肾受伤，故为此诸症。

二之气，阳乃布，民乃舒，物乃生荣。少阳相火用事于春分之后，故其应如此。疠大至，民乃暴死。主君火，客相火，二火交炽，臣位于君故尔。

三之气，天政布。司天阳明燥金用事也，故凉乃行。然主气相火当令，故燥热交合。至三气之末，以交四气，则主以太阴，客以太阳，故燥极而泽，民病寒热以阳胜之，时行金凉之气故尔。

四之气，寒雨降太阳用事于湿土之时。民病暴仆振栗，谵妄少气，嗌干引饮，及为心痛，痈肿疮疡，寒疟骨痿便血四气之后，在泉君火所主，而太阳寒水临之，水火相犯，故为暴仆战栗心痛等症。

五之气，春令反行，草乃生荣厥阴风木用事，而得在泉君火之温。民气和。

终之气，阳气布，候反温，蛰虫来见，流水不冰。少阴君火用事，故气候如此。民乃康平，其病温君火之化。然燥金司天，则岁半之前，气过于敛，故宜汗之散之。君火在泉，则岁半之后，气过于热，故宜清之。

辰戌之岁壬辰 壬戌 戊辰 戊戌 甲辰 庚辰 庚戌 丙辰 丙戌 甲戌

太阳寒水司天，岁气寒化之候，天之气也。太阴湿土在泉，地之气也。太阳与少阴为表里，属北方壬癸水，主冬旺七十二日。寒水胜，则邪乘心。太阳属水，其化以寒。凡阴凝冽栗，万物闭藏，皆水之化。寒淫胜于上，故寒反至，水且冰。若乘火运，则水火相激，故雨暴乃雹。民病寒水胜，则邪乘心水克火。故为血变于中心主血，发为痈疡疮疖等症。按经脉篇云：以手心热，臂肘挛急，腋肿，胸胁支满，心中澹澹大动，面赤目黄，为心包络病。盖火受寒伤，故诸病皆本于心。神门，手少阴心脉也。在手掌后，锐骨之端，动脉应手。火不胜水，则心气竭而神门绝，死不治。诸动气者，知其脏也察动脉之有无，则脏气之存亡可知。鳞虫同天之气，故静。倮虫同地之化，故育。

太阴湿土在泉，地之气也。草乃早荣，湿淫所胜，埃昏岩谷，黄反见黑黄土色，黑水色，土胜湿淫也。民病积饮心痛寒湿乘心，耳聋浑浑焞焞，嗌肿喉痹三焦病，阴病见血，少腹肿痛，不得小便。以邪湿下流为阴虚肾病。病冲头痛，目似脱，项似拔，腰似折，髀不可以屈，腘如结，腨如别，为膀胱经病。此以土邪淫胜克水，故肾合三焦膀胱病及焉。倮虫属土，同其气故育。鳞虫属水，受其制故不成。湿在地中，土得位也，故其化淳厚，燥毒之物不生。

辰戌之岁

壬辰 壬戌

上太阳寒水司天，中太角木运，下太阴湿土在泉。司天生运曰顺化，水生木也，此年民舒病少。其变振拉摧拔壬为阳木，风运太过，则金令承之，故有此变，其运风，其化风为木化。鸣风木声紊繁盛启拆萌芽，其病眩掉头摇，目瞑木运太过。

戊辰 戊戌

上太阳寒水司天，中太征火运，下太阴湿土在泉。火运太过，得司天寒水制之，则火得其平，所谓赫曦之纪。其运热，其化暄暑郁燠，其变炎烈沸腾火气熏蒸，火运太过，则寒承之，其病热郁。虽生热症，而瘟疫少。

甲辰 甲戌

上太阳寒水司天，中太宫土运，下太阴湿土在泉。运克天气曰不和，土上克水，故病甚也。虽杂病甚而瘟疫微。太过之运加地气曰同天符。甲辰甲戌，运同司地曰湿土。甲辰甲戌，运临本气之位曰岁会，辰戌丑未，土位也。其运阴埃，其化柔润重泽皆中运湿土之化，其变振惊飘骤土运太过，风木乘之，其病下重土湿之病。

庚辰 庚戌

上太阳寒水司天，中太商金运，下太阴湿土在泉。运生天气曰小逆，金上生水也，故病亦微。中金运太过，又能胜水。其运凉，其化雾露萧瑟，其变金运肃杀，万物凋零。火气承金，即阳杀之象。金气太过，其病燥。肺金受伤，故背闷瞀而胸胀满。庚辰刚柔失守，天运化疫。三年之后，发而为疫。微则徐，三年后，甚则速，三年首也。速至壬午，徐至癸未，木疫发也。药宜羌活、紫苏、薄荷、滑石，煎汤量冷，研五瘟丹服。辰戌之年，太阳寒水当迁正司天，而厥阴风木，以上年在泉之右间，当升新岁司天之左间，故畏天柱，金星胜之也。遇庚辰庚戌，庚为阳金，其气先天而至。中运胜之，忽然不前，木运升之，金乃抑之，木不能前，暴郁为害，金能胜木也。木郁不升，人病在肝。木郁欲发，必待其得位之时而后作。升之不前，清生风少，肃杀于春，露霜复降，草木乃萎。民病瘟疫早发，咽嗌乃干，四肢满，肢节皆痛，金胜木衰之也金气肃杀于春，阴胜抑阳，故病瘟疫节痛。木郁既久，其极必发，故大风摧拉等变。民病为卒中偏痹，手足不仁。

丙辰 丙戌

上太阳寒水司天，中太羽水运，下太阴湿土在泉。运气相同曰天符，运与气皆水。其运寒，其化凝惨溧冽，此丙年水运之正化也。其变冰雪霜雹水太过，土气承之，其病大寒，留于溪谷筋骨肢节之会，水运太过，寒甚气凝。辰戌岁，少阳降地，太阴当迁正在泉，而少阳相火以上年司天之右间，当降为今岁在泉之左间，故畏地玄，水胜窒之也。遇水运太过，先天而至。丙辰丙戌年，水运承之，降而不下，彤云才见，黑气反生。暄暖欲生，冷气卒至，甚即冰雹，皆寒水胜火之化与丙申岁少阴不降同义。丙辰丙戌岁，少阳相火，当降今岁在泉，遇此二年，水运承之，降而不下，则为火郁，变为瘟疫。药宜凉膈散，兼导赤散加知母，五瘟丹服之。久而不降，伏之化郁，冷气复热，赤风化疫。民病面赤，心烦头痛目眩。赤气彰而热病欲作。少阳火郁为病，太阳寒水司天，太阴湿土在泉，故天气肃，地气静，水土合德。民病寒湿，肌肉痿，足痿不行，濡泄血溢火郁之病，寒湿使然。岁半之后，地气主之。自三之气，止极雨散之后，交于四气，则在泉用事，而太阴居之，故又雨朝北极，湿化布焉。泽流万物，土之德也。雷动于下，火郁发也。太阳寒水司天之客气，加于主气之上。本年初之气，加于主气之上。本年初之气，少阳用事。上年在泉之气，至此迁移，故曰地气迁。后放此。

初之气，少阳相火用事。地气迁，气乃大温，草乃早荣上年终之气君火，今岁初气相火，二火之交，故气温草荣。民温病乃作，身热头痛呕吐，肌腠疮疡。客气相火，主气风木，风火相搏，故为此病。

二之气，阳明燥金用事。民乃惨，草遇寒，故大凉至而火气抑。民病气郁中满，寒乃始，清寒滞于中，阳气不行也。

三之气，太阳寒水用事。天政布，寒气行，雨乃降。民病寒反为热中，痈疽注下，心热瞀闷，不治者死若人伤于寒而为病热，太阳寒水司天，寒气下临，心气上从，寒侮阳则火无不应，若不治之则阳绝而死。

按：六气司天，皆无不治者死之说，唯此太阳寒水言之，可见人以阳气为生之本，不可不顾也。

四之气，厥阴风木客气用事。而加于太阴湿土主气，故风湿交争，而风化为雨。木得土化，故乃长乃化乃成。民病厥阴风木之气。值大暑时，木能生火，故民病大热，以客胜主。脾土受伤，故为少气，肉痿足痿，注下赤白等症。

五之气，少阴君火用事。岁半之后，地气主之，以太阴在泉，而得君火之化。阳复化，草乃长乃化乃成。万物能长能成，民亦舒而无病。

终之气，太阴湿土在泉，地气正也，故湿令行。阴凝太虚，埃昏郊野，民情喜阳而恶阴，故惨凄以湿令而寒风至，风能胜湿，故曰反。反者孕乃死。所以然者，人为倮虫，从上化也。风木非时相加，故土化者当不育也。以上十年，皆寒水司天，湿土在泉。湿宜燥之，寒宜温之。味苦者，苦从火化，治寒以热也。寒水司天则火气郁，湿土在泉则水气郁，故必折去其致郁之气，则郁者舒矣。寒水司天则心火不胜，太阴在泉则肾水不胜。诸太过者抑之，不胜者扶之，则气无暴过，而疾不生矣。

巳亥之岁丁巳　丁亥　癸巳　癸亥　己巳　己亥　乙巳　乙亥　辛巳　辛亥

厥阴风木司天，岁气风化之候，天之气也。少阳相火在泉，地之气也。厥阴风木，乃足厥阴肝经，属东方木，春旺七十二日。木邪乘土，故诸病皆主于脾。其化以风，凡发生万物，皆风之化，而飘怒摇动，云物飞扬。风淫于上，故太虚埃昏，云物扰乱。寒生春气而流水不冰。然风胜则金令乘之，清肃气行，故蛰虫不出。民病胃痛，上支两胁，隔咽不通，饮食不下，舌本强，食则呕，腹胀食不下，溏泄瘕水闭，病本于脾。

此以木邪乘土，故诸病皆本于脾也。冲阳，足阳明胃脉，在足跗上，动脉应手。土不胜木则脾胃气竭，而冲阳绝，死不治。

少阳相火在泉，火淫所胜<small>相火淫胜于下</small>，故焰明郊野，热极生寒，故寒热更至。民病注泄赤白，热在下焦，故少腹痛，溺赤便血。其余诸症，皆与少阴在泉同候。羽虫属火，同其气故育。介虫属金，受其制故耗。火在泉则木为退气，故毛虫属木亦不育。少阳相火在泉，火在地中，则寒毒之物不生。

巳亥之岁

丁巳　丁亥俱天符

上厥阴风木司天，中少角木运，下少阳相火在泉。运与气相同曰天符，运与气皆木。灾三宫，三宫者，东方震宫也。木气不及，故灾及之。

癸巳　癸亥俱同岁会

上厥阴风木司天，中少征火运，下少阳相火在泉。天气生运曰顺化，木下生火也。顺化之年，民舒病少。癸巳癸亥二年，阳明燥金欲降，火运承之，降而不下，久则成金郁，发而为疫。药宜泻白散，煎汤量冷五瘟丹送下。灾九宫，九为离宫，火运不及，故灾及之。巳亥之岁，阳明降地，少阳当迁正在泉，而阳明燥金以上年司天之右间，当降为今岁在泉之左间，故畏地彤，火气胜之也。如上年辰戌岁气有余，司天太阳不退位，则右间阳明亦不能降下，遇火运以至癸巳癸亥年，火运承之，降而不下。金欲降而火承之，故清肃行而热反作也。热伤肺气，故民病昏倦，夜卧不安，咽干引饮等症。金气久郁于上，故寒，白气起。民病肝木受邪，故为掉眩，手足直而不仁，两胁作痛，满目肮肮等症。

己巳　己亥天刑之年

上厥阴风木司天，中少宫土运，下少阳相火在泉。天刑之年，木下刻土，故曰不相得则病，虽病无瘟。本年土运不及，风木司天胜之，则木兼土化，所谓卑监之纪。灾五宫，五，中宫也。

土运不及，故灾及之。

乙巳　乙亥

上厥阴风木司天，中少商金运，下少阳相火在泉。运克天气曰不和，金上克木。虽病甚而瘟少。灾七宫，七，兑宫也。金运不及，故灾及之。

辛巳　辛亥

上厥阴风木司天，中少羽水运，下少阳相火在泉。运生天气曰小逆，水上生木也，故病亦微。辛巳辛亥年，君火欲升而水运承之，则为火郁，发为火疫。药宜凉膈散导赤散，加竹叶，煎化五瘟丹服。此年受瘟，必待火得位之年而发。灾一宫，一，坎宫也。水运不及，故灾及之。巳亥之年，厥阴风木当迁正司天，而少阴君火以上年在泉之右间，当升新岁司天之左间，故畏天蓬，水星胜之也。巳亥阴年，气多不及，司天厥阴不得迁正，而左间少阴亦不得其位，而阳年则不然也。遇辛巳辛亥，阴年，水运不及，君火欲升天而中水运抑之。不及之年，以能制抑君火，则弱能制弱，而中水运天蓬窒之。则水胜而君火不前也。火郁不升而为害。火郁之发，必待其得位之时而后作。癸未年，火郁瘟疫发也，君火相火同。火郁不升，人病在心包络。升之不前，清寒复作，冷生旦暮。民病伏阳而内生烦热，心神惊悸，寒热间作。天蓬水胜，火升不前，故气候清寒，民病热郁不散。火郁之发，故暴热至而为疠疫温疟等症。泄去其火热，病可止。天气扰风木司天，地气正相火在泉，土得温养。木在上，故风生高远。火在下，故炎热从之。土气得温，故云雨作，湿化乃行。风燥火热，胜复更作，蛰虫来见，流水不冰。

初之气，寒始肃，杀气方至，阳明燥金用事也。民病寒于右之下。金位西方，金旺则伤肝，故寒于右之下。

二之气，寒不去，华雪水冰，杀气施行，霜乃降，名草上焦，寒雨数至，阳乃化。太阳寒水用事，故其气候如此。然以寒水之客，加于君火之主，其气必应，故阳复化。民病热于中火应则热于中，客寒外加。

三之气，天政布，风乃时举，厥阴风木司天之气用事也。厥阴加于少阳相火，风火交加，民病泣出，耳鸣掉眩，风木之气见症也。

四之气，溽暑湿热相薄，争左之上，以君火之客加于太阴之主。四气为天之左间，故湿热争于左之上。民病黄瘅，而为浮肿湿热之病。

五之气，燥湿更胜，沉阴乃布，寒气及体，风雨乃行。客以湿土，主以燥金，燥湿更胜，其候若此。

终之气，畏火司令，阳乃大化，蛰虫出见，流水不冰，地气大发，草乃生，人乃舒。少阳在泉，故候如此。其病温疠，时寒气热，故病温疠。本年厥阴司天则土郁，少阳在泉则金郁郁气化源，义见前章。

<h3 style="text-align:center">五运五郁天时民病详解</h3>

天地五运之郁，人身有五脏之应。结聚而不行，当升不升，当降不降，当化不化，而郁病作矣。故或郁于气，或郁于血，或郁于表，或郁于里，或因郁而成病，或因病而生郁，郁而太过者宜裁之、抑之，郁而不及者宜培之、助之，诸病多有兼郁者，故治有不同也。

土郁之发

天时：岩谷震惊，雷殷气交升降之中，以三气四气之间，埃昏黄黑，化为白气，川流漫衍，田牧土驹洪水之后，群驹散牧于田野，云奔雨府太阴湿聚之处，霞拥朝阳，山泽埃昏，其乃发也。土气被郁，所化皆迟。然土郁之发，必在三气四气之时，故犹能生长化成不失其时也。

民病：湿土为病。湿在中焦，故心腹胀。湿在下焦，故数后下利。心为湿乘，故痛。肝为湿侮，故胁胀。呕吐者，霍乱者，注下浮肿身重者，皆土发湿邪之症。

治法：土郁夺之。夺者，直取之也。土郁之病，湿滞之属也。其脏应脾胃，其主在肌肉四肢，其伤在胸腹。土畏壅滞，凡滞在上者，夺其上，吐之可也。滞在中者，夺其中，伐之可也。滞在下者，夺其下，泻之可也。凡此皆谓之夺，非独止于下也。

金郁之发

天时：天洁地明，风清气切，大凉乃举，草树浮烟，燥气以行，霜雾数起，杀气来至，草木苍干，金乃有声，山泽焦枯，土凝霜卤，怫乃发也。金旺五之气，主秋分八月中后，凡六十日有奇。

民病：咳逆嗌干，肺病而燥也。心胁满，引少腹善暴痛，不可反侧，金气胜而伤肝也。金气肃杀，故面色陈而恶也。

治法：金郁泄之。泄者，疏利也。凡金郁之病，为敛为闭，为燥为塞之属也。其脏应肺与大肠，其主在皮毛声息，其伤在气分。或解其表，或破其气，或通其便。凡在表、在下、在上，皆为之泄也。

水郁之发

天时：阳气乃避，阴气暴举，大寒乃至，川泽严凝，寒雾结为霜雪。甚则黄黑昏翳，流行气交，乃为霜杀，水乃见祥，阳光不治，空积沉阴，白埃昏暝，而乃发也。其气二火前后。君火二之气，相火三之气，自春分二月中而尽于小暑六月节，凡一百廿日，皆二火之所主。水本旺于冬，其气郁，故发于火令之时，阴乘阳也。

民病：寒客心痛心火畏水，腰脽痛寒入肾。关节不利，屈伸不便，寒则气血滞，筋脉急，善厥逆，痞坚腹满阴气盛，阳不得行。

治法：水郁折之。折者，调制也。凡水郁之病，为寒为水之属也。水之本在肾，水之标在肺，其伤在阳分，其反克在脾胃，水性善流，宜防泛溢。凡折之法，如养气可以化水，治在肺也；实土可以制水，治在脾也；壮火可以胜水，治在命门也；自强可以帅水，治在肾也；分水可泄水，治在膀胱也。凡此皆谓之折，岂独折之而已哉。

木郁之发

天时：太虚埃昏，云物以扰，大风乃至，发屋折木，太虚苍埃，天山一色，或为浊气黄黑郁若，横云不起雨云虽横而不致雨，其气无常变动不定，长川草偃，柔叶呈阴，松吟高山，虎啸岩岫，怫之先兆也。

民病：胃脘当心而痛厥阴之脉，挟胃贯膈，上支两胁肝气逆，咽膈不通，饮食不下，甚则耳鸣眩转，目不识人，善暴僵仆皆风木肝邪之病。

治法：木郁达之。达者，畅达也。凡木郁之病，风之属也。其脏应肝胆，其经在胁肋，其主在筋爪，其伤在脾胃、在血分。然木喜调畅，故在表者，当疏其经，在里者，当疏其脏，但使气得通行，皆谓之达。诸家以吐为达者，又安足以尽之。

火郁之发

天时：太虚曛翳，大明不彰，炎火行，大暑至，山泽燔燎，材木流津，广厦腾烟，土浮霜卤，止水乃减，蔓草焦黄，风行惑言风热交炽，人言乱惑，湿化乃后。火本旺于夏，其气郁，故发于申未之四气。四气者，阳极之余也。

民病：少气壮火食气，疮疡痈肿火能腐物，胁腹胸背，头面四肢，月愤胪胀，疡阳邪有余呕逆火气冲上，瘛疭火伤筋。骨痛火伤骨，节乃有动火伏于节，注下火在肠胃温疟火在少阳，腹暴痛火实于腹，血溢流注火入血分，精液乃少火烁阴分，目赤火入肝心热火入心，甚则瞀闷_{火炎上焦}，懊恼_{火郁膻中}，善暴死_{火性急速，败绝真阴}，此皆火盛之为病也。

治法：火郁发之。发者，发越也。凡火郁之病，为阳为热。其脏应心与小肠三焦，其主在脉络，其伤在阴。凡火所居，有结聚敛伏者，不宜蔽遏，故因其势而解之散之，升之扬之，如开其窗，如揭其被，皆谓之发，非仅发汗也。

连翘解毒饮_{治水郁为疫，乃脾肾受伤，以致斑黄面赤，体重烦渴，口燥面肿，咽喉不利，大小便涩滞。}

青黛_{八分} 元参_{一钱} 泽泻_{一钱，盐炒} 知母_{一钱} 连翘_{一钱，去隔}

童便_{一大盅}，水二盅，煎一盅，冷研五瘟丹服。

竹叶导赤散 治君火郁为疫，乃心与小肠受病，以致斑淋吐衄血，错语不眠，狂躁烦呕，一切火邪等症。

生地_{二钱} 木通_{一钱} 连翘_{一钱，去隔} 大黄_{一钱} 栀子_{一钱} 黄芩_{一钱} 黄连_{八分} 薄荷_{八分}

水煎，研化五瘟丹服。_{五瘟丹，见前诸方，其余泻黄泻肝，凉膈泻白等散，习见方书，兹不录。}

锦按：临症而不洞悉三才，不足以言医，而唯疫疠之疾，其于天时也，犹不可以不讲焉。观世俗之言瘟疫者，动曰时症可以知之矣。夫医而系之以时，明乎实天作之孽，而非人力之所能为也。故其来也无方，其去也无迹，迅若飘风，疾若掣电，虽富贵怡养之人，深堂大厦，息偃在床，而亦有莫能免者焉。夫人之肢体气血，时时与天地相通，故天地之沴气，感于人之身而病成焉矣。倘疗之不得其法，生死即在目前。岂可苟焉而已哉。治疫者，必先明乎化水化火之微，客气主气之异，司天在泉之殊致，五郁六气之分途，既已，胸有成竹矣。及遇疫气之来，而复观天时之雨寒燠，地理之高下燥湿，人身之老幼虚实，病之或在表，或在里，或在半表半里，或在经络，或在脏腑，或在上，或在中，或在下，或日数之多寡与病势之浅深，或致病之由与得病之日，或既病而曾否服药，或服药而有无差误，更参以望闻问切，一一详审于胸中，而后再稽诸运气以济其变，而治疫之能事始毕焉已。不然者，若遇表症而止知苏散，遇里症而止知攻击，非不时亦弋获，终属偶然之会，而非若窥见垣一方者之百发百中也。彼夫阴阳术数之家，遇冠昏丧葬，出行修造之事，其于孤虚王相，尚且择焉而必精，核焉而必详，况医道乃人命攸关，而顾可置运气而不讲乎。所虑者，执于一偏而胶柱鼓瑟耳。若能不离乎此而不泥乎此，方为善言运气者也。其言某年应用某药，不过言其大概。治疫者，仍当审症以投剂，岂可尽恃乎此而不知变通乎。至于星宿之分野，九州之方域，在瘟疫发源书中，多杂引经以尽其致，兹一概不录。以其谈理过于玄杳，正无须乎若是之钩深索隐也。

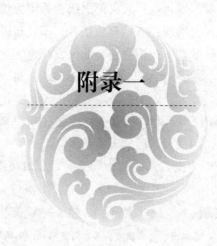

附录一

《温热论》

（清·叶桂）

温邪上受，首先犯肺，逆传心包。肺主气属卫；心主血属营。辨营卫气血虽与伤寒同；若论治法，则与伤寒大异。盖伤寒之邪，留恋在表，然后化热入里。温邪则化热最速，未传心包，邪尚在肺。肺合皮毛而主气，故云在表。初用辛凉轻剂，挟风，加薄荷、牛蒡之属；挟湿，加芦根、滑石之流。或透风于热外，或渗湿于热下。不与热相抟，势必孤矣。不尔，风挟温热而燥生，清窍必干，谓水主之气，不能上荣，两阳相劫也。湿与温合，蒸郁而蒙蔽于上，清窍为之壅塞，浊邪害清也。其病有类伤寒，验之之法，伤寒多有变症，温热虽久，总在一经为辨。

前言辛凉散风，甘淡驱湿，若病仍不解，是渐欲入营也。营分受热，则血液受劫，心神不安，夜甚无寐，或斑点隐隐，即撤去气药。如从风热陷入者，用犀角、竹叶之属；如从湿热陷入者，用犀角、花露之品。参入凉血清热方中。若加烦躁、大便不通，金汁亦可加入。老年及平素有寒者，以人中黄代之，急速透斑为要。若斑出热不解者，胃津亡也，主以甘寒，重则如玉女煎，轻则梨皮、蔗浆之类。或其人肾水素亏，病虽未及下焦，每多先自彷徨，此必验之于舌，如甘寒之中加入咸寒，务在先安未受邪之地，恐其陷入耳。

若其邪始终在气分流连者，可冀其战汗透邪，法宜益胃，令邪与汗并，热达腠开，邪从汗出。解后胃气空虚，当肤冷一昼夜，待气还自温暖如常矣。盖战汗而解，邪退正虚，阳从汗泄，故渐肤冷，未必即成脱症。此时宜安舒静卧，以养阳气来复。旁人切勿惊惶，频频呼唤，扰其元气。但诊其脉若虚软和缓，虽倦卧不语，汗出肤冷，却非脱症；若脉急疾，躁扰不卧，肤冷汗出，便为气脱之症矣。更有邪盛正虚，不能一战而解，停一二日再战汗而愈者，不可不知。

再论气病有不传血分，而邪留三焦，犹之伤寒中少阳病也。彼则和解表里之半；此则分消上下之势。随证变法，如近时杏、朴、苓等类，或如温胆汤之走泄。因其仍在气分，犹有战汗之门户，转疟之机括也。

再论三焦不从外解，必致里结。里结于何？在阳明胃与肠也。亦须用下法，不可以气血之分，谓其不可下也。惟伤寒热邪在里，劫烁津液，下之宜猛，此多湿热内抟，下之宜轻。伤寒大便溏，为邪已尽，不可再下。湿温病大便溏为邪未尽，必大便硬，乃为无湿，始不可再攻也。再人之体，脘在腹上，其位居中，按之痛；或自痛；或痞胀；当用苦泄，以其入腹近也。必验之于舌，或黄或浊，可与小陷胸汤或泻心汤，随证治之。若白不燥，或黄白相兼，或灰白不渴，慎不可乱投苦泄。其中有外邪未解里先结者，或邪郁未伸，或素属中冷者，虽有脘中痞痛，宜从开泄，宣通气滞以达归于肺，如近世之杏、蔻、橘、桔等。轻苦微辛，具流动之品可耳。

前云舌黄或浊，当用陷胸、泻心，须要有地之黄，若光滑者，乃无形湿热，已有中虚之象，大忌前法。其脐以上为大腹，或满或胀或痛，此必邪已入里，表症必无，或存十之一二。亦须验之于舌，或黄甚，或如沉香色，或如灰黄色，或老黄色，或中有断纹，皆当下之，如小承气汤，用槟榔、青皮、枳实、元明粉、生首乌等皆可。若未现此等舌，不宜用此等药。恐其中有湿聚太阴为满，或寒湿错杂为痛，或气壅为胀，又当以别法治之矣。

大凡看法，卫之后方言气，营之后方言血。在卫汗之可也；到气才宜清气；乍入营分，犹可透热，仍转气分而解，如犀角、元参、羚羊等物是也；至入于血，则恐耗血动血，直须凉血散血，如生地、丹皮、阿胶、赤芍等物是也。若不循缓急之法，虑其动手便错耳。

且吾吴湿邪害人最多。如面色白者，须要顾其阳气，湿胜则阳微也。如法应清凉，用到十分之六七，即不可过凉，盖恐湿热一去，阳亦衰微也。面色苍者，须要顾其津液，清凉到十分之六七，往往热减身寒者，不可便云虚寒而投补剂，恐炉烟虽熄，灰中有火也，须细察精详，方少少与之，慎不可漫然而进也。又有酒客里湿素盛，外邪入里，与之相抟。在阳旺之躯，胃湿恒多；在阴盛之体，脾湿亦不少。然其化热则一。热病救阴犹易，通阳最难。救阴不在补血，而在养津与测汗；通阳不在温，而在利小便。较之杂证，有不同也。

再舌苔白厚而干燥者，此胃燥气伤也，滋润药中加甘草，令甘守津还之意。舌白而薄者，外感风寒也，当疏散之。若薄白而干者，肺液伤也，加麦冬、花露、芦根汁等轻清之品，为上者上之也。若苔白而底绛者，湿遏热伏也，当先泄湿透热，防其即干也，此可勿忧，再从里而透于外，则变润矣。初病舌即干，神不昏者，宜急养正，微加透邪之药；若神已昏，此内匮，不可救药矣。再有不拘何色舌生芒刺者，皆是上焦热极也，当用青布拭冷薄荷水揾之，即去者轻，旋即生者险矣。舌苔不燥，自觉闷极者，属脾湿盛也；或有伤痕血迹者，必问曾经搔挖否？不可以有血而便为枯症，仍从湿治可也。再有神情清爽，舌胀大不能退场门者，此脾湿胃热，郁极化风，而毒延于口也，用大黄磨入当用剂内，则舌胀自消矣。又有舌上白苔黏腻，吐出浊厚涎沫者，其口必甜，此为脾瘅，乃湿热气聚，与谷气相搏，土有余也，盈满则上泛，当用佩兰叶芳香辛散以逐之。若舌上苔如碱者，胃中宿滞挟浊秽郁伏，当急急开泄，否则闭结中焦，不能从募原达出矣。若舌白如粉而滑，四边色紫绛者，温疫病初入募原，未归胃腑，急急透解，莫待传入而为险恶之症。且见此舌者，病必见凶，须要小心。

再黄苔不甚厚而滑者，热未伤津，犹可清热透表；若虽薄而干者，邪虽去而津受伤也，苦重之药当禁，宜甘寒轻剂养之。再论其热传营，舌色必绛。绛，深红色也。初传，绛色中兼黄白色，此气分之邪未尽也，泄卫透营，两和可也。纯绛鲜泽者，包络受邪也，宜犀角、鲜生地、连翘、郁金、石菖蒲等清泄之。延之数日，或平素心虚有痰，外热一陷，里络即闭，非菖蒲、郁金等所能开，须用牛黄丸、至宝丹之类以开其闭，恐其昏厥为痉也。再论舌绛而干燥者，火邪劫营，凉血清血为要。色绛而舌心干者，乃心胃火燔，劫烁津液，即黄连、石膏亦可加入。其有舌心独绛而干者，亦胃热而心营受灼也，当于清胃方中加入清心之品，否则延及于尖，为津干火盛之候矣。舌尖独绛而干，此心火上炎，用导赤散泻其腑。若烦渴烦热，舌心干，四边色红，中心或黄或白者，此非血分也，乃上焦气热烁津，急用凉膈散散其无形之热，再看其后转变可也。慎勿用血药，反致滋腻留邪。至舌绛望之若干，手扪之原有津液，此津亏湿热熏蒸，将成浊痰，蒙闭心包也；舌色绛而上有黏腻似苔非苔者，中挟秽浊之气，急加芳香逐之；舌绛而抵齿难伸退场门者，痰阻舌根，有内风也；舌绛而光亮者，胃阴亡也，急用甘凉濡润之品；舌绛而有碎点黄白者，将生疳也；大红点者，热毒乘心也，用黄连、金汁；其有虽绛而不鲜，干枯而痿者，此肾阴涸也，急以阿胶、鸡子黄、地黄、天冬等救之，缓则恐涸极而无救也。

再有热传营血，其人素有瘀伤宿血在胸膈中，舌色必紫而暗，扪之潮湿，当加散血之品，如琥珀、丹参、桃仁、丹皮等，否则瘀血与热相搏，阻遏正气，遂变如狂发狂之症。若紫而肿大者，乃酒毒冲心；紫而干晦者，肾肝色泛也，难治。

舌若淡红无色，或干而色不荣者，乃是胃津伤而气无化液也。当用炙甘草汤，不可用寒凉药。舌无苔而有如烟煤隐隐者，慎不可忽视。如口渴烦热而燥者，平时胃燥也，不可攻之，宜甘寒益胃；若不渴肢寒而润者，乃挟阴病，宜甘温扶中。此何以故？外露而里无也。舌黑而滑者，水来克火，为阴症，当温之；若见短缩，此肾气竭也，为难治。惟加人参、五味子，或救万一。舌黑而干者，津枯火炽，急急泻南补北；若黑燥而中心厚者，土燥水竭，急以咸苦下之。

再温热之病，看舌之后，亦须验齿。齿为肾之余，龈为胃之络，热邪不燥胃津，必耗肾液，且二经之血，走于此处。病深动血，结瓣于上，阳血色紫，紫如干漆；阴血色黄，黄如酱瓣。阳血若见，安胃为主；阴血若见，救肾为要。然豆瓣色者多险，惟症尚不逆者犹可治，否则难治矣。此何故耶？盖阴下竭、阳上厥也。齿若光燥如石者，胃热甚也，证见无汗恶寒，卫偏胜也，辛凉泄卫透汗为要。若如枯骨色者，肾液枯也，为难治。若上半截润，水不上承而心火上炎也，急急清心救水，俟枯处转润为妥。若齿垢如灰糕样者，胃气无权，津亡而湿浊用事，多死。初病齿缝流清血，痛者为胃火冲激；不痛者为龙火内燔。齿焦无垢者死；齿焦有垢者，肾热胃劫也，当微下之，或玉女煎清胃救肾可也。若切牙啮齿者，湿热化风，痉病；但切牙者，胃热气走其络也；切牙而脉证皆衰者，胃虚无谷以内荣也。此何以故？虚则喜实也。舌本不缩而硬，牙关咬定难开者，此非风痰阻络，即欲作痉症。用酸物擦之即开，酸走筋，木来泄土故也。

凡斑疹初见，须用纸拈照看胸背两胁，点大而在皮肤之上者为斑；或云头隐隐，或琐碎小粒者为疹。又宜见而不宜多见。按方书谓斑色红者属胃热，紫者热极，黑者胃烂，然亦必看外症所合，方可断之。春夏之间，湿病俱发斑疹为甚，如淡红色，四肢清，口不甚渴，脉不洪数，此非虚斑，即属阴斑，或胸前微见数点，面赤足冷，或下利清谷，此阴盛格阳于上，当温之。若斑色紫而点小者，心包热也；点大而紫，胃中热也。斑黑而光亮者，虽属不治，然其人气血充实，根据法治之，或有可救；若黑而晦者必死。黑而隐隐四旁赤色者，乃火郁内伏，大用清凉透发，间有转红而可救者。又有夹斑带疹，皆是邪之不一，各随其部而泄。然斑属血者恒多，疹属气者不少。斑疹皆是邪气外露之象，发出之时，宜神情清爽，方为外解里和。如斑疹出而昏者，此正不胜邪而内陷，或胃津内涸之候矣。

再有一种白痦，小粒如水晶色者，此湿热伤肺，邪虽出而气液枯也，必得甘药补之。若未至久延，气液尚在未伤，乃为湿郁卫分，汗出不彻之故，当理气分之邪。枯白如骨者多凶，气液竭也。

再妇人病温与男子同，但多胎前产后，以及经水适来适断。大凡胎前病，古人皆以四物加减用之，谓恐邪来害妊也。如热极者，有用井底泥及蓝布浸冷覆盖腹上等，皆是护胎之意。然亦须看其邪之可解而用之。如血腻之药不灵，又当审察，不可固执，仍宜步步保护胎元，恐正损邪陷也。至于产后，方书谓慎用苦寒，恐伤已亡之阴也。然亦要辨其邪能从上中解者，稍从症用之，亦无妨也。不过勿犯下焦，且属虚体，当如虚怯人病邪而治。况产后当血气沸腾之际，最多空窦，邪必乘虚内陷，虚处受邪，为难治也。如经水适来适断，邪将陷于血室，少阳伤寒，言之详悉，不必多赘。但数动与正伤寒不同。仲景立小柴胡汤提出所陷热邪，参、枣以扶胃气，因冲脉隶属阳明也。此惟虚者为合治。若热邪陷入，与血相结者，当宗陶氏小柴胡汤去参、枣，加生地、桃仁、楂肉、丹皮或犀角等。若本经血结自甚，必少腹满痛，轻者刺期门，重者小柴胡汤去甘药加延胡、归尾、桃仁；挟寒加肉桂心；气滞加香附、陈皮、枳壳等。然热陷血室之症，多有谵语，如狂之象，与阳明胃热相似。此种病机，最须辨别。血结者身体必重，非若阳明之轻便者。何以故耶？阴主重浊，络脉被阻，身之侧旁气痹，连及胸背，皆为阻窒。故去邪通络，正合其病。往往延久，上逆心包，胸中痹痛，即陶氏所谓血结胸也。王海藏出一桂枝红花汤加海蛤、桃仁，原欲表里上下一齐尽解之理，此方大有巧妙焉。

《温病条辨》

（清·吴瑭）

温病条辨朱序

天以五运六气化生万物，不能无过不及之差，于是有六淫之邪，非谓病寒不病温，病温不病寒也。后汉张仲景著《伤寒论》，发明轩岐之奥旨，如日星河岳之丽天地，任百世之钻仰，而义蕴仍未尽也。然其书专为伤寒而设，未尝遍及六淫也。奈后之医者，以治伤寒之法，应无穷之变，势必至如凿枘之不相入。至明陶节庵《六书》，大致仲景之法，后之学者，苦张之艰深，乐陶之简易，莫不奉为蓍蔡，而于六淫之邪，混而为一，其死于病者十二三，死于医者十八九，而仲景之说，视如土苴矣。余来京师，获交吴子鞠通，见其治病，一以仲景为依归，而变化因心，不拘常格，往往神明于法之外，而究不离乎法之中，非有得于仲景之深者不能。久之，乃出所著《温病条辨》七卷，自温而热而暑而湿而燥，一一条分缕析，莫不究其病之所从生，推而至于所终。极其为方也约而精，其为论也闳以肆，俾二千余年之尘雾，豁然一开。昔人谓仲景为轩岐之功臣，鞠通亦仲景之功臣也。余少时颇有志于医，年逾四十，始知其难，乃废然而返。今读鞠通之书，目识心融，若有牖其明而启其秘者，不诚学医者一大快事哉！爰不辞而为之序。

嘉庆辛未四月既望宝应朱彬序

温病条辨汪叙

昔淳于公有言：人之所病，病病多；医之所病，病方少。夫病多而方少，未有甚于温病者矣！何也？六气之中，君相两火无论已，风湿与燥无不兼温，惟寒水与温相反，然伤寒者必病热。天下之病，孰有多于温病者乎？方书始于仲景。仲景之书专论伤寒，此六气中之一气耳。其中有兼言风者，亦有兼言温者，然所谓风者，寒中之风，所谓温者，寒中之温。以其书本论伤寒也。其余五气，概末之及，是以后世无传焉。虽然，作者谓圣，述者谓明。学者诚能究其文，通其义，化而裁之，推而行之，以治六气可也，以治内伤可也。亡如，世鲜知十之才士，以阙如为耻，不能举一反三，惟务按图索骥。盖自叔和而下，大约皆以伤寒之法疗六气之疴，御风以缔，指鹿为马，迨试而辄困，亦知其术之疏也。因而沿习故方，略变药味，冲和、解肌诸汤，纷然著录。至陶氏之书出，遂居然以杜撰之伤寒，治天下之六气。不独仲景之书所未言者，不能发明，并仲景已定之书，尽遭窜易。世俗乐其浅近，相与宗之，而生民之祸亟矣！又有吴又可者，著《瘟疫论》，其方本治一时之时疫，而世误以治常候之温热。最后若

584

方中行、喻嘉言诸子，虽列温病于伤寒之外，而治法则终未离乎伤寒之中。惟金源刘河间守真氏者，独知热病，超出诸家，所著《六书》，分三焦论治，而不墨守六经，庶几幽室一灯，中流一柱。惜其人朴而少文，其论简而未畅，其方时亦杂而不精。承其后者又不能阐明其意，神补其疏。而下士闻道，若张景岳之徒，方且怪而訾之。于是其学不明，其说不行。而世之俗医，遇温热之病，无不首先发表，杂以消导，继则峻投攻下，或妄用温补，轻者以重，重者以死。幸免则自谓己功，致死则不言己过，即病者亦但知膏肓难挽，而不悟药石杀人。父以授子，师以传弟，举世同风，牢不可破。肺腑无语，冤鬼夜嗥，二千余年，略同一辙，可胜慨哉！我朝治洽学明，名贤辈出，咸知溯原《灵》《素》，问道长沙。自吴人叶天士氏《温病论》《温病续论》出，然后当名辨物。好学之士，咸知向方；而贪常习故之流，犹且各是师说，恶闻至论；其粗工则又略知疏节，未达精旨，施之于用，罕得十全。吾友鞠通吴子，怀救世之心，秉超悟之哲，嗜学不厌，研理务精，抗志以希古，虚心而师百氏。病斯世之贸贸也，述先贤之格言，摅生平之心得，穷源竟委，作为是书。然犹未敢自信，且惧世之未信之也，藏诸笥者久之。予谓学者之心，固无自信时也。然以天下至多之病，而竟无应病之方，幸而得之，亟宜出而公之。譬如拯溺救焚，岂待整冠束髻？况乎心理无异，大道不孤，是书一出，子云其人，必当旦暮遇之，且将有阐明其意，神补其疏，使天札之民，咸登仁寿者，此天下后世之幸，亦吴子之幸也。若夫折杨皇荂，听然而笑，阳春白雪，和仅数人，自古如斯。知我罪我，一任当世，岂不善乎？吴子以为然，遂相与评骘而授之梓。

嘉庆十有七年壮月既望同里愚弟汪廷珍谨序

温病条辨徵序

立天之道，曰阴与阳，立地之道，曰柔与刚，立人之道，曰仁与义。医，仁道也，而必智以先之，勇以副之，仁以成之。智之所到，汤液针灸任施，无处不当；否则鲁莽不经，草菅民命矣。独是聪明者予智自雄，涉猎者穿凿为智，皆非也。必也博览载籍，上下古今，目如电，心如发，智足以周乎万物，而后可以道济天下也。在昔有熊御极，生而神灵，犹师资于僦贷季、岐伯，而《内经》作。周秦而降，代有智人。东汉长沙而外，能径窥轩岐之壶奥者，指不多屈。外是缠一家言，争著为书，曾未见长沙之项背者比比。所以医方之祖，必推仲景，而仲景之方，首重伤寒，人皆宗之。自晋王叔和编次《伤寒论》，则割裂附会矣。王好古辈著《伤寒续编》《伤寒类证》等书，俗眼易明，人多便之。金元以后，所谓仲景之道，日晦一日。嗟夫！晚近庸质，不知仲景，宁识伤寒？不知伤寒，宁识温病？遂至以治寒者治温。自唐宋迄今，千古一辙，何胜浩叹！然则其法当何如？曰：天地阴阳，日月水火，罔非对待之理，人自习焉不察；《内经》平列六气，人自不解耳。伤寒为法，法在救阳；温热为法，法在救阴。明明两大法门，岂可张冠李戴耶！令长沙复起，必不以伤寒法治温也。仆不敏，年少力学，搜求经史之余，偶及方书，心窃为之怦怦，自谓为人子者当知之，然有志焉而未逮也。乾隆丁未春，萱堂弗豫，即以时温见背。悲愤余生，无以自赎，誓必欲精于此道。庐墓之中，环列近代医书，朝研而夕究，茫茫无所发明。求诸师友，浏览名家，冀有以启迪之，则所知惟糟粕。上溯而及于汉唐，洊至《灵枢》《素问》诸经，捧读之余，往往声与泪俱。久之别有会心，十年而后，汩汩焉若心花之漫开，觉古之人原非愚我，我自愚耳。离经泥古，厥罪惟均，读书所贵，得间后可。友人吴子鞠通，通儒也，以颖悟之才，而好古敏求，其学医之志，略同于仆，近师承于叶氏，而远追踪乎仲景。其临证也，虽遇危疾，不避嫌怨。其处方也，一遵《内经》，效法仲祖。其用药也，随其证而轻重之，而功若桴鼓。其殆智而勇，勇而仁者哉！嘉庆甲子，出所著治温法示余，余向之急欲订正者，今乃发复析疑，力矫前非，如拨云见日，宁不快哉！阅十稔而后告成，名曰《温病条辨》。末附三卷，其一为条辨之翼，余二卷约幼科、产后之大纲，皆前人之不明六气而致误者，莫不独出心裁，发前人所未发。呜呼！昌黎有云：莫为之前，虽美弗彰；莫为之后，虽圣弗传。此编既出，将欲悬诸国门，以博弹射。积习之难革者，虽未必一时尽革，但能拾其绪余，即可为苍生之福。数百年后，当必有深识其用心者夫！然后知此编之羽翼长沙，而为长沙之功臣，实亦有熊氏之功臣也。是为序。

嘉庆癸酉仲秋谷旦苏完愚弟徵保拜书

自　序

夫立德立功立言，圣贤事也，瑭何人斯，敢以自任？缘瑭十九岁时，父病年余，至于不起，瑭愧恨难名，哀痛欲绝，以为父病不知医，尚复何颜立天地间，遂购方书，伏读于苦块之余，至张长沙"外逐荣势，内忘身命"之论，因慨然弃举子业，专事方术。越四载，犹子巧官病温。初起喉痹，外科吹以冰硼散，喉遂闭，又遍延诸时医治之，大抵不越双解散、人参败毒散之外，其于温病治法，茫乎未之闻也。后至发黄而死。瑭以初学，未敢妄赞一词，然于是证，亦未得其要领。盖张长沙悲宗族之死，作《玉函经》，为后世医学之祖。奈《玉函》中之《卒病论》，亡于兵火，后世学者，无从仿效，遂至各起异说，得不偿失。又越三载，来游京师，检校《四库全书》，得明季吴又可《温疫论》，观其议论宏阔，实有发前人所未发，遂专心学步焉。细察其法，亦不免支离驳杂，大抵功过两不相掩。盖用心良苦，而学术未精也。又遍考晋唐以来诸贤议论，非不珠璧琳琅，求一美备者，盖不可得，其何以传信于来兹！瑭进与病谋，退与心谋，十阅春秋，然后有得，然未敢轻治一人。癸丑岁，都下温疫大行，诸友强起瑭治之，大抵已成坏病，幸存活数十人，其死于世俗之手者，不可胜数。呜呼！生民何辜，不死于病而死于医。是有医不若无医也，学医不精不若不学医也。因有志采辑历代名贤著述，去其驳杂，取其精微，间附己意，以及考验，合成一书，名曰《温病条辨》。然未敢轻易落笔，又历六年，至于戊午，吾乡汪瑟庵先生促瑭曰：来岁己未湿土正化，二气中温厉大行，子盍速成是书，或者有益于民生乎！瑭愧不敏，未敢自信，恐以救人之心，获欺人之罪，转相仿效，至于无穷，罪何自赎哉！然是书不出，其得失终未可见，因不揣固陋，黾勉成章，就正海内名贤，指其疵谬，历为驳正，将万世赖之无穷期也。

淮阴吴瑭自序

凡 例

——是书仿仲景《伤寒论》作法，文尚简要，便于记诵，又恐简则不明，一切议论，悉以分注注明，俾纲举目张，一见了然，并免后人妄注，致失本文奥义。

——是书虽为温病而设，实可羽翼伤寒。若真能识得伤寒，断不致疑麻桂之法不可用；若真能识得温病，断不致以辛温治伤寒之法治温病。伤寒自以仲景为祖，参考诸家注述可也；温病当于是书中之辨似处究心焉。

——晋唐以来诸名家，其识见学问工夫，未易窥测，瑭岂敢轻率毁谤乎？奈温病一证，诸贤悉未能透过此关，多所弥缝补救，皆未得其本真，心虽疑虑，未敢直断明确，其故皆由不能脱却《伤寒论》蓝本。其心以为推戴仲景，不知反晦仲景之法，至王安道始能脱却伤寒，辨证温病，惜其论之未详，立法未备；吴又可力为卸却伤寒，单论温病，惜其立论不精，立法不纯，又不可从。惟叶天士持论平和，立法精细，然叶氏吴人，所治多南方证，又立论甚简，但有医案，散见于杂证之中，人多忽之而不深究。瑭故历取诸贤精妙，考之《内经》，参以心得，为是编之作，诸贤如木工钻眼，已至九分，瑭特透此一分，作圆满会耳，非敢谓高过前贤也。至于驳证处，不得不下直言，恐误来学，《礼》云：事师无犯无隐，瑭谨遵之。

——是书分为五卷，首卷历引经文为纲，分注为目，原温病之始。一卷为上焦篇，凡一切温病之属上焦者系之。二卷为中焦篇，凡温病之属中焦者系之。三卷为下焦篇，凡温病之属下焦者系之。四卷杂说、救逆、病后调治。俾阅者心目了然，胸有成局，不致临证混淆，有治上犯中、治中犯下之弊。末附一卷，专论产后调治与产后惊风、小儿急慢惊风、痘证，缘世医每于此证惑于邪说，随手杀人，毫无依据故也。

——《经》谓先夏至为病温，后夏至为病暑。可见暑亦温之类，暑自温而来，故将暑温、湿温并收入温病论内，然治法不能尽与温病相同，故上焦篇内第四条，谓温毒、暑温、湿温不在此例。

——是书之出，实出于不得已，因世之医温病者，毫无尺度，人之死于温病者，不可胜记，无论先达后学，有能择其弊窦，补其未备，瑭将感之如师资之恩。

——是书原为济病者之苦，医医士之病，非为获利而然，有能翻版传播者听之，务望校对真确。

——《伤寒论》六经，由表入里，由浅入深，须横看；《本论》论三焦，由上及下，亦由浅入深，须纵看。与《伤寒论》为对待文字，有一纵一横之妙，学者诚能合二书而细心体察，自无难识之证，虽不及内伤，而万病诊法，实不出此一纵一横之外。

——方中所定分量，宜多宜少，不过大概而已，尚须临证者自行斟酌。盖药必中病而后可，病重药轻，见病不愈，反生疑惑。若病轻药重，伤及无辜，又系医者之大戒。夫古人治病，胸有定见，目无全牛，故于攻伐之剂，每用多备少服法。于调补之剂，病轻者日再服，重者日三服，甚则日三夜一服。后人治病，多系捉风补影，往往病东药西，败事甚多。因拘于药方之说，每用药多者二三钱，少则三五分为率，遂成痼疾。吾见大江南北，用甘草必三五分。夫甘草之性最为和平，有国老之称，坐镇有余，施为不足；设不假之以重权，乌能为功。即此一端，殊属可笑。医并甘草而不能用，尚望其用他药哉？不能用甘草之医，尚足以言医哉？又见北方儿科于小儿痘证，自一二朝，用大黄，日加一二钱，甚至三五钱，加至十三四朝，成数两之多，其势必咬牙寒战，灰白塌陷，犹曰此毒未净也，仍须下之，有是理乎？《经》曰：大毒治病，十衰其六；中毒治病，十衰其七；小毒治病，十衰其八；无毒治病，十衰其九，食养尽之，勿使过剂。医者全在善测病情，宜多宜少，胸有确见，然后依经训约之，庶无过差也。

——此书须前后互参，往往义详于前而略于后，详于后而略于前。再，法有定而病无定。如温病之不兼湿者，忌刚喜柔，愈后胃阳不复，或因前医过用苦寒，致伤胃阳，亦间有少用刚者。温病之兼湿者，忌柔喜刚，湿退热存之际，乌得不用柔哉？全在临证者，善察病情，毫无差忒也。

——是书原为温病而设，如疟、痢、疸、痹，多因暑温、湿温而成，不得不附见数条，以粗立规模，其详不及备载，以有前人之法可据，故不详论。是书所详论者，论前人之未备者也。

——是书着眼处，全在认证无差，用药先后缓急得宜，不求识证之真，而妄议药之可否，不可与言医也。

——古人有方即有法，故取携自如，无投不利。后世之失，一失于测证无方，识证不真，再失于有方无法。本论于各方条下，必注明系用《内经》何法，俾学者知先识证而后有治病之法，先知有治病之法而后择用何方。有法同而方异者，有方似而法异者，稍有不真，即不见效，不可不详察之。

——大匠诲人，必以规矩，学者亦必以规矩。是书有鉴于唐宋以来，人自为规，而不合乎大中至正之规，以致后学宗张者非刘，宗朱者非李，未识医道之全体，故远追《玉函经》，补前人之未备，尤必详立规矩，使学者有阶可升，至神明变化出乎规矩之外，而仍不离乎规矩之中，所谓从心所欲不逾矩，是所望于后之达士贤人，补其不逮，诚不敢自谓尽善又尽美也。

卷首　原病篇

一、《六元正纪大论》曰：辰戌之岁，初之气，民厉温病；卯酉之岁，二之气，厉大至，民善暴死；终之气，其病温。寅申之岁，初之气，温病乃起；丑未之岁，二之气，温厉大行，远近咸若。子午之岁，五之气，其病温。巳亥之岁，终之气，其病温厉。

叙气运，原温病之始也。每岁之温，有早暮微盛不等，司天在泉，主气客气，相加临而然也。细考《素问》注自知，兹不多赘。

　　按：吴又可谓温病非伤寒，温病多而伤寒少，甚通。谓非其时而有其气，未免有顾此失彼之诮。盖时和岁稔，天气以宁，民气以和，虽当盛之岁亦微；至于凶荒兵火之后，虽应微之岁亦盛。理数自然之道，无足怪者。

　　二、《阴阳应象大论》曰：喜怒不节，寒暑过度，生乃不固。故曰：重阴必阳，重阳必阴。故曰：冬伤于寒，春必病温。

　　上节统言司天之病，此下专言人受病之故。

　　细考宋元以来，诸名家皆不知温病伤寒之辨。如庞安常之《卒病论》、朱肱之《活人书》、韩祗和之《微旨》、王实之《证治》、刘守真之《伤寒医鉴》《伤寒直格》、张子和之《伤寒心镜》等书，非以治伤寒之法治温病，即将温暑认作伤寒，而疑麻桂之不可用，遂别立防风通圣、双解通圣、九味羌活等汤，甚至于辛温药中加苦寒。王安道《溯洄集》中辨之最详，兹不再辨。论温病之最详者，莫过张景岳、吴又可、喻嘉言三家。时医所宗者，三家为多，请略陈之。按：张景岳、喻嘉言皆著讲寒字，并未理会本文上有"故曰"二字，上文有"重阴必阳，重阳必阴"二句。张氏立论出方，悉与伤寒混，谓温病即伤寒，袭前人之旧，全无实得，固无足论。喻氏立论，虽有分析，中篇亦混入伤寒少阴、厥阴证，出方亦不能外辛温发表、辛热温里，为害实甚。以苦心力学之士，尚不免智者千虑之失，尚无怪后人之无从取法，随手杀人哉！甚矣，学问之难也！吴又可实能识得寒温二字，所见之证，实无取乎辛温、辛热、甘温。又不明伏气为病之理，以为何者为即病之伤寒，何者为不即病待春而发之温病，遂直断温热之原非风寒所中，不责己之不明，反责经言之谬。瑭推原三家之偏，各自有说：张氏混引经文，将论伤寒之文，引证温热，以伤寒化热之后，经亦称热病故也。张氏不能分析，遂将温病认作伤寒。喻氏立论，开口言春温，当初春之际，所见之病，多有寒证，遂将伤寒认作温病。吴氏当崇祯凶荒兵火之际，满眼温疫，遂直辟经文"冬伤于寒，春必病温"之文。盖皆各执己见，不能融会贯通也。瑭按伏气为病，如春温、冬咳、温疟，《内经》已明言之矣。亦有不因伏气，乃司天时令现行之气，如前列《六元正纪》所云是也。此二者，皆理数之常者也。更有非其时而有其气，如又可所云戾气，间亦有之，乃其变也。惟在司命者善察其常变而补救之。

　　三、《金匮真言论》曰：夫精者，身之本也，故藏于精者，春不病温。

　　《易》曰：履霜坚冰至，圣人恒示戒于早，必谨于微。《记》曰：凡事豫则立。《经》曰：上工不治已病治未病，圣人不治已乱治未乱。此一节当与《月令》参看，与上条冬伤于寒互看。盖谓冬伤寒则春病温，惟藏精者足以避之。故《素问》首章《上古天真论》即言男女阴精之所以生，所以长，所以枯之理；次章紧接《四气调神大论》，示人春养生，以为夏奉长之地，夏养长以为秋奉收之地，秋养收以为冬奉藏之地，冬养藏以为春奉生之地。盖能藏精者，一切病患皆可却，岂独温病为然哉！《金匮》谓五脏元真通畅，人即安和是也。何喻氏不明此理，将冬伤于寒作一大扇文字，将不藏精，又作一大扇文字，将不藏精而伤于寒，又总作一大扇文字，勉强割裂《伤寒论》原文以实之，未免有过虑则凿之弊。不藏精三字须活看，不专主房劳说，一切人事之能摇动其精者皆是。即冬日天气应寒而阳不潜藏，如春日之发泄，甚至桃李反花之类皆是。

四、《热论篇》曰：凡病伤寒而成温者，先夏至日者为病温，后夏至日者为病暑。暑当与汗出，勿止。

温者，暑之渐也。先夏至，春候也。春气温，阳气发越，阴精不足以承之，故为病温。后夏至，温盛为热，热盛则湿动，热与湿搏而为暑也。勿者，禁止之词。勿止暑之汗，即治暑之法也。

五、《刺志论》曰：气盛身寒，得之伤寒；气虚身热，得之伤暑。

此伤寒暑之辨也。经语分明如此，奈何世人悉以治寒法治温暑哉！

六、《生气通天论》曰：因于暑，汗，烦则喘喝，静则多言。

暑中有火，性急而疏泄，故令人自汗。火与心同气相求，故善烦。烦从火从页，谓心气不宁，而面若火烁也)。烦则喘喝者，火克金故喘，郁遏胸中清廓之气，故欲喝而呻之。其或邪不外张而内藏于心，则静；心主言，暑邪在心，虽静亦欲自言不休也。

七、《论疾诊尺篇》曰：尺肤热甚，脉盛躁者，病温也；其脉盛而滑者，病且出也。

此节以下，诊温病之法。

《经》之辨温病分明如是，何世人悉谓伤寒，而悉以伤寒足三阴经温法治之哉！张景岳作《类经》，割裂经文，蒙混成章，由未细心绅绎也。尺肤热甚，火烁精也；脉盛躁，精被火煎沸也；脉盛而滑，邪机向外也。

八、《热病篇》曰：热病三日，而气口静人迎躁者，取之诸阳五十九刺，以泻其热而出其汗，实其阴以补其不足者。身热甚，阴阳皆静者，勿刺也；其可刺者，急取之，不汗出则泄。所谓勿刺者，有死征也。热病七日八日，动喘而弦者，急刺之。汗且自出，浅刺手大指间。热病七日八日，脉微小，病者溲血，口中干，一日半而死；脉代者，一日死。热病已得汗出而脉尚躁，喘，且复热，勿刺肤，喘甚者死。热病七日八日脉不躁，躁不散数，后三日中有汗，三日不汗，四日死；未曾汗者，勿腠刺之。热病不知所痛，耳聋不能自收，口干，阳热甚，阴颇有寒者，热在骨髓，死不可治。热病已得汗而脉尚躁盛，此阴脉之极也，死。其得汗而脉静者生。热病者，脉尚躁盛而不得汗者，此阳脉之极也，死。阳脉之极，虽云死征，较前阴阳俱静有差，此证犹可大剂急急救阴，亦有活者。盖已得汗而阳脉躁甚，邪强正弱，正尚能与邪争，若留得一分正气，便有一分生理，只在留之得法耳。至阴阳俱静，邪气深入下焦阴分，正无捍邪之意，直听邪之所为，不死何待。**脉盛躁，得汗，静者生。热病不可刺者有九：一曰汗不出，大颧发赤，哕者死；二曰泄而腹满甚者死；三曰目不明，热不已者死；四曰老人、婴儿，热而腹满者死；五曰汗大出，呕，下血者死；六曰舌本烂，热不已者死；七曰咳而衄，汗不出，出不至足者死；八曰髓热者死；九曰热而痉者死，腰折、瘈疭、齿噤齘也。凡此九者不可刺也。太阳之脉色荣颧骨，热病也，与厥阴脉争见者，死期不过三日。少阳之脉色荣颊前，热病也。

与少阴脉争见者，死期不过三日。

此节历叙热病之死征，以禁人之刺，盖刺则必死也。然刺固不可，亦间有可药而愈者。盖刺法能泄能通，开热邪之闭结最速，至于益阴以留阳，实刺法之所短，而汤药之所长也。

热病三日而气口静人迎脉躁者，邪机尚浅，在上焦，故取之诸阳以泄其阳邪，阳气通则汗随之。实其阴以补其不足者，阳盛则阴衰，泻阳则阴得安其位，故曰实其阴，泻阳之有余，即所以补阴之不足，故曰补其不足也。

身热甚而脉之阴阳皆静，脉证不应，阳证阴脉，故曰勿刺。

热病七八日，动喘而弦，喘为肺气实，弦为风火鼓荡，故浅刺手大指间，以泄肺热，肺之热痹开则汗出。大指间，肺之少商穴也。

热证七八日，脉微小者，邪气深入下焦血分，逼血从小便出，故溲血；肾精告竭，阴液不得上潮，故口中干；脉至微小，不惟阴精竭，阳气亦从而竭矣，死象自明。倘脉实者可治，法详于后。

热病已得汗，脉尚躁而喘，故知其复热也；热不为汗衰，火热克金故喘。金受火克，肺之化源欲绝，故死。间有可治，法详于后。

热病不知所痛，正衰不与邪争也；耳聋，阴伤精欲脱也；不能自收，真气惫也；口干热甚，阳邪独盛也；阴颇有寒，此寒字作虚字讲，谓下焦阴分颇有虚寒之证，以阴精亏损之人，真气败散之象已见，而邪热不退，未有不乘其空虚而入者，故曰热在骨髓，死不治也。其有阴衰阳盛而真气未至溃败者，犹有治法，详见于后。

热病已得汗而脉尚躁盛，此阴虚之极，故曰死。然虽不可刺，犹可以药沃之得法，亦有生者，法详于后。

脉躁盛不得汗，此阳盛之极也。阳盛而至于极，阴无容留之地，故亦曰死。然用药开之得法，犹可生。法详于后。

汗不出而颧赤，邪盛不得解也；哕，脾阴病也。阴阳齐病，治阳碍阴，治阴碍阳，故曰死也。泄而腹满甚，脾阴病重也，亦系阴阳皆病。目不明，精散而气脱也。《经》曰：精散视岐。又曰：气脱者目不明。热犹未已，仍烁其精而伤其气，不死得乎！老人、婴儿，一则孤阳已衰，一则稚阳未足，既得温热之阳病，又加腹满之阴病，不必至于满甚，而已有死道焉。汗不出，为邪阳盛，呕为正阳衰；下血者，热邪深入不得外出，必逼迫阴络之血下注，亦为阴阳两伤也。舌本烂，肾脉、胆脉、心脉皆循喉咙系舌本，阳邪深入，则一阴一阳之火结于血分，肾水不得上济，热退犹可生，热仍不止，故曰死也。咳而衄，邪闭肺络，上行清道，汗出邪泄可生，不然则化源绝矣！髓热者，邪入至深至于肾部也。热而痉，邪入至深至于肝部也。以上九条，虽皆不可刺，后文亦间立治法，亦有可生者。太阳之脉色荣颧骨为热病者，按手太阳之脉，由目内眦斜络于颧，而与足太阳交，是颧者两太阳交处也。太阳属水，水受火沸，故色荣赤为热病也。与厥阴脉争见，厥阴，木也，水受火之反克，金不来生木反生火，水无容足之地，故死速也。少阳之脉色荣颊前为热病者，按手少阳之脉，出耳前，过客主人前足少阳穴，交颊至目锐眦而交足少阳，是颊前两少阳交处也。少阳属相火，火色现于二经交会之处，故为热病也。与少阴脉争见，少阴属君火，二火相炽，水难为受，故亦不出三日而死也。

九、《评热病论》：帝曰：有病温者，汗出辄复热，而脉躁疾，不为汗衰，狂言不能食，病名为何？岐伯曰：病名阴阳交，交者死也。人所以汗出者，皆生于谷，谷生于精。今邪气交争于骨肉而得汗者，是邪却而精胜也。精胜则当能食而不复热。复热者，邪气也，汗者，精气也。今汗出而辄复热者，邪气胜也。不能食者，精无俾也。病而留者，其寿可立而倾也。且夫《热论》曰：汗出而脉躁盛者死。今脉不与汗相应，此不胜其病也，其死明矣！狂言者，是失志，失志者死。今见三死，不见一生，虽愈必死也。

此节语意自明，《经》谓必死之证，谁敢谓生？然药之得法，有可生之理，前所谓针药各异用也，详见后。

十、《刺热篇》曰：肝热病者，小便先黄，腹痛多卧，身热。热争则狂言及惊，胁满痛，手足躁，不得安卧。庚辛甚，甲乙大汗，气逆则庚辛日死。刺足厥阴、少阳。其逆则头痛员员，脉引冲头也。

肝病小便先黄者，肝脉络阴器；又肝主疏泄，肝病则失其疏泄之职，故小便先黄也。腹痛多卧，木病克脾土也。热争，邪热甚而与正气相争也。狂言及惊，手厥阴心包病也。两厥阴同气，热争，则手厥阴亦病也。胁满痛，肝脉行身之两旁，胁其要路也。手足躁不得安卧，肝主风，风淫四末，又木病克土，脾主四肢，木病热，必吸少阴肾中真阴，阴伤，故骚扰不得安卧也。庚辛金日克木，故甚。甲乙肝木旺时，故汗出而愈。气逆谓病重而不顺其可愈之理，故逢其不胜之日而死也。刺足厥阴、少阳，厥阴系本脏，少阳，厥阴之腑也，并刺之者，病在脏，泻其腑也。逆则头痛以下，肝主升，病极而上升之故。

自庚辛日甚以下之理，余脏仿此。

十一、心热病者，先不乐，数日乃热。热争则卒心痛，烦闷善呕，头痛面赤无汗。壬癸甚，丙丁大汗，气逆则壬癸死。刺手少阴、太阳。

心病先不乐者，心包名膻中，居心下代君用事，《经》谓膻中为臣使之官，喜乐出焉，心病故不乐也。卒心痛，凡实痛，皆邪正相争，热争，故卒然心痛也；烦闷，心主火，故烦，膻中气不舒，故闷。呕，肝病也，两厥阴同气，膻中代心受病，故热甚而争之后，肝病亦见也，且邪居膈上，多善呕也。头痛，火升也。面赤，火色也。无汗，汗为心液，心病，故汗不得通也。

十二、脾热病者，先头重，颊痛，烦心，颜青，欲呕，身热。热争则腰痛。不可用俯仰，腹满泄，两颔痛。甲乙甚，戊己大汗，气逆则甲乙死。刺足太阴、阳明。

脾病头先重者，脾属湿土，性重，《经》谓湿之中人也首如裹。故脾病头先重也。颊，少阳部也，土之与木，此负则彼胜，土病而木病亦见也。烦心，脾脉注心也。颜青欲呕，亦木病也。腰痛不可用俯仰，腰为肾之府，脾主制水，肾为司水之神，脾病不能制水，故腰痛；再脾病胃不能独治，阳明主约束而利机关，故痛而至于不可用俯仰也。腹满泄，脾经本病也。颔痛，亦木病也。

十三、**肺热病者，先淅然厥，起毫毛，恶风寒，舌上黄，身热。热争则喘咳，痛走胸膺背，不得太息，头痛不堪，汗出而寒。丙丁甚，庚辛大汗，气逆则丙丁死。刺手太阴、阳明，出血如大豆，立已。**

肺病先恶风寒者，肺主气，又主皮毛，肺病则气贲郁不得捍卫皮毛也。舌上黄者，肺气不化则湿热聚而为黄苔也按：苔字，方书悉作胎。胎乃胎胞之胎，特以苔生舌上，故从肉旁。不知古人借用之字甚多。盖湿热蒸而生苔，或黄或白或青或黑。皆因病之深浅，或寒或热或燥或湿而然。如春夏间石上土坂之阴面生苔者然。故本论苔字。悉从草不从肉。喘，气郁极也。咳，火克金也。胸膺背，肺之府也，皆天气主之。肺主天气，肺气郁极，故痛走胸膺背也。走者，不定之词。不得太息，气郁之极也。头痛不堪，亦天气贲郁之极也。汗出而寒，毛窍开，故汗出，汗出卫虚，故恶寒，又肺本恶寒也。

十四、**肾热病者，先腰痛，骺酸，苦渴数饮，身热。热争则项痛而强，骺寒且酸，足下热，不欲言，其逆则项痛，员员澹澹然。戊己甚，壬癸大汗，气逆则戊己死。刺足少阴、太阳。**

肾病腰先痛者，腰为肾之府，又肾脉贯脊会于督之长强穴。骺，肾脉入跟中，以上腨内，太阳之脉亦下贯腨内，腨即骺也；酸，热烁液也。苦渴数饮，肾主五液而恶燥，病热则液伤而燥，故苦渴而饮水求救也。项，太阳之脉，从巅入络脑，还出别下项。肾病至于热争，脏病甚而移之腑，故项痛而强也。骺寒且酸，骺义见上。寒，热极为寒也；酸，热烁液也。足下热，肾脉从小指之下，斜趋足心涌泉穴，病甚而热也。不欲言，心主言，肾病则水克火也。员员澹澹，状其痛之甚而无奈也。

十五、**肝热病者，左颊先赤；心热病者，颜先赤；脾热病者，鼻先赤；肺热病者，右颊先赤；肾热病者，颐先赤。病虽未发，见赤色者刺之，名曰治未病。**

此节言五脏欲病之先，必各现端绪于其部分，示人早治，以免热争则病重也。

十六、**《热论篇》：帝曰：热病已愈，时有所遗者，何也？岐伯曰：诸遗者，热甚而强食之，故有所遗也。若此者，皆病已衰而热有所藏，因其谷气相薄，两热相合，故有所遗也。帝曰：治遗奈何？岐伯曰：视其虚实，调其逆从，可使必已也。帝曰：病热当何禁之？岐伯曰：病热少愈，食肉则复，多食则遗，此其禁也。**

此节言热病之禁也，语意自明。大抵邪之着人也，每借有质以为依附，热时断不可食，热退必须少食，如兵家坚壁清野之计，必俟热邪尽退，而后可大食也。

十七、**《刺法论》：帝曰：余闻五疫之至，皆相染易，无问大小，病状相似，不施救疗，如何可得不相移易者？岐伯曰：不相染者，正气存内，邪不可干。**

此言避疫之道。

按：此下尚有避其毒气若干言，以其想青气想白气等，近于祝由家言。恐后人附会之词，故节之。要亦不能外"正气存内，邪不可干"二句之理，语意已尽，不必滋后学之惑也。

十八、《玉板论要》曰：**病温虚甚死。**

病温之人，精血虚甚，则无阴以胜温热，故死。

十九、《平人气象论》曰：**人一呼脉三动，一吸脉三动而躁，尺热曰病温，尺不热脉滑曰病风，脉涩曰痹。**

呼吸俱三动，是六七至脉矣，而气象又急躁，若尺部肌肉热，则为病温。盖温病必伤金水二脏之津液，尺之脉属肾，尺之穴属肺也，此处肌肉热，故知为病温。其不热而脉兼滑者，则为病风，风之伤人也，阳先受之，尺为阴，故不热也。如脉动躁而兼涩，是气有余而血不足，病则为痹矣。

卷一　上焦篇

风温 温热 温疫 温毒 冬温

一、**温病者：有风温，有温热，有温疫，有温毒，有暑温，有湿温，有秋燥，有冬温，有温疟。**

此九条，见于王叔和《伤寒例》中居多，叔和又牵引《难经》之文以神其说。按时推病，实有是证，叔和治病时，亦实遇是证。但叔和不能别立治法，而叙于《伤寒例》中，实属蒙混，以《伤寒论》为治外感之妙法，遂将一切外感悉收入《伤寒例》中，而悉以治伤寒之法治之。后人亦不能打破此关，因仍苟简，千余年来，贻患无穷，皆叔和之作俑，无怪见驳于方有执、喻嘉言诸公也。然诸公虽驳叔和，亦未曾另立方法，喻氏虽立治法，仍不能脱却伤寒圈子，弊与叔和无二，以致后人无所遵依。本论详加考核，准古酌今，细立治法，除伤寒宗仲景法外，俾四时杂感，朗若列眉；未始非叔和有以肇其端，东垣、河间、安道、又可、嘉言、天士宏其议，而瑭得以善其后也。

风温者，初春阳气始开，厥阴行令，风夹温也。温热者，春末夏初，阳气弛张，温盛为热也。温疫者，厉气流行，多兼秽浊，家家如是，若役使然也。温毒者，诸温夹毒，秽浊太甚也。暑温者，正夏之时，暑病之偏于热者也。湿温者，长夏初秋，湿中生热，即暑病之偏于湿者也。秋燥者，秋金燥烈之气也。冬温者，冬应寒而反温，阳不潜藏，民病温也。温疟者，阴气先伤，又因于暑，阳气独发也。

按：诸家论温，有顾此失彼之病，故是编首揭诸温之大纲，而名其书曰《温病条辨》。

二、**凡病温者，始于上焦，在手太阴。**

伤寒由毛窍而入，自下而上，始足太阳。足太阳膀胱属水，寒即水之气，同类相从，故病始于此。古来但言膀胱主表，殆未尽其义。肺者，皮毛之合也，独不主表乎！

按：人身一脏一腑，主表之理，人皆习焉不察。以三才大道言之，天为万物之大表，天属金，人之肺亦属金。肺主皮毛，《经》曰：皮应天，天一生水；地支始于子，而亥为天门，乃贞元之会；人之膀胱为寒水之腑。故俱同天气，而俱主表也。治法必以仲景六经次传为祖法。温病由口鼻而入，自上而下，鼻通于肺，始手太阴。太阴金也，温者火之气，风者火之母，火未有不克金者，故病始于此，必从河间三焦定论。再寒为阴邪。虽《伤寒论》中亦言中风，此风从西北方来，乃觱发之寒风也，最善收引，阴盛必伤阳，故首郁遏太阳经中之阳气，而为头痛、身热等证。太阳阳腑也，伤寒阴邪也，阴盛伤人之阳也。温为阳邪，此论中亦言伤风，此风从东方来，乃解冻之温风也，最善发泄，阳盛必伤阴，故首郁遏太阴经中之阴气，而为咳嗽、自汗、口渴、头痛、身热、尺热等证。太阴阴脏也，温热阳邪也，阳盛伤人之阴也。阴阳两大法门之辨，可了然于心目间矣。

夫大明生于东，月生于西，举凡万物，莫不由此少阳、少阴之气以为生成，故万物皆可名之曰东西。人乃万物之统领也，得东西之气最全，乃与天地东西之气相应。其病也，亦不能不与天地东西之气相应。东西者，阴阳之道路也。由东而往，为木、为风、为湿、为火、为热，湿土居中，与火交而成暑，火也者，南也。由西而往，为金、为燥、为水、为寒，水也者，北也。水火者，阴阳之征兆也；南北者，阴阳之极致也。天地运行此阴阳以化生万物，故曰天之无恩而大恩生。天地运行之阴阳和平，人生之阴阳亦和平，安有所谓病也矣！天地与人之阴阳，一有所偏，即为病也。偏之浅者病浅，偏之深者病深；偏于火者病温、病热、偏于水者病清、病寒，此水火两大法门之辨，医者不可不知。烛其为水之病也，而温之、热之；烛其为火之病也，而凉之、寒之，各救其偏，以抵于平和而已。非如鉴之空，一尘不染，如衡之平，毫无倚着，不能暗合道妙，岂可各立门户，专主于寒热温凉一家之论而已哉！瑭因辨寒病之原于水，温病之原于火也，而并及之。

三、太阴之为病，脉不缓不紧而动数，或两寸独大，尺肤热，头痛，微恶风寒，身热自汗，口渴，或不渴，而咳，午后热甚者，名曰温病。

不缓，则非太阳中风矣；不紧，则非太阳伤寒矣；动数者，风火相煽之象，《经》谓之躁；两寸独大，火克金也。尺肤热，尺部肌肤热甚，火反克水也。头痛、恶风寒、身热自汗，与太阳中风无异，此处最足以相混，于何辨之？于脉动数，不缓不紧，证有或渴或咳、尺热，午后热甚辨之。太阳头痛，风寒之邪，循太阳经上至头与项，而项强头痛也。太阴之头痛，肺生天气，天气郁，则头亦痛也，且春气在头，又火炎上也。吴又可谓浮泛太阳经者，臆说也。伤寒之恶寒，太阳属寒水而主表，故恶风寒；温病之恶寒，肺合皮毛而亦主表，故亦恶风寒也。太阳病则周身之阳气郁，故身热；肺主化气，肺病不能化气，气郁则身亦热也。太阳自汗，风疏卫也；太阴自汗，皮毛开也，肺亦主卫。渴，火克金也。咳，肺气郁也。午后热甚，浊邪归下，又火旺时也，又阴受火克之象也。

四、太阴风温、温热、温疫、冬温，初起恶风寒者，桂枝汤主之；但热不恶寒而渴者，辛凉平剂银翘散主之。温毒、暑温、湿温、温疟，不在此例。

按：仲景《伤寒论》原文，太阳病谓如太阳证，即上文头痛、身热、恶风、自汗也，但恶热不恶寒而渴者，名曰温病，桂枝汤主之。盖温病忌汗，最喜解肌。桂枝本为解肌，且桂枝芳香化浊，芍药收阴敛液，甘草败毒和中，姜、枣调和营卫，温病初起，原可用之。此处却变易前法，恶风寒者主以桂枝，不恶风寒主以辛凉者，非敢擅违古训也。

仲景所云不恶风寒者，非全不恶风寒也，其先亦恶风寒，迨既热之后，乃不恶风寒耳，古文简质，且对太阳中风热时亦恶风寒言之，故不暇详耳。盖寒水之病，冬气也，非辛温春夏之气不足以解之，虽曰温病，既恶风寒，明是温自内发，风寒从外搏，成内热外寒之证，故仍旧用桂枝辛温解肌法，俾得微汗，而寒热之邪皆解矣。温热之邪，春夏气也，不恶风寒，则不兼寒风可知，此非辛凉秋金之气不足以解之，桂枝辛温，以之治温，是以火济火也，故改从《内经》"风淫于内，治以辛凉，佐以苦甘"法。

桂枝汤方

桂枝六钱 芍药炒，三钱 炙甘草二钱 生姜三片 大枣去核，二枚

煎法服法，必如《伤寒论》原文而后可，不然，不惟失桂枝汤之妙，反生他变，病必不除。

辛凉平剂银翘散方

连翘一两 银花一两 苦桔梗六钱 薄荷六钱 竹叶四钱 生甘草五钱 芥穗四钱 淡豆豉五钱 牛蒡子六钱

上杵为散，每服六钱，鲜苇根汤煎，香气大出，即取服，勿过煎。肺药取轻清，过煮则味厚而入中焦矣。病重者，约二时一服，日三服，夜一服；轻者三时一服，日二服，夜一服；病不解者，作再服。盖肺位最高，药过重则过病所，少用又有病重药轻之患，故从普济消毒饮时时清扬法。今人亦间有用辛凉法者，多不见效，盖病大药轻之故，一不见效，随改弦易辙，转去转远，即不更张，缓缓延至数日后，必成中下焦证矣。胸膈闷者，加藿香三钱、郁金三钱，护膻中；渴甚者，加花粉；项肿咽痛者，加马勃、元参；衄者，去芥穗、豆豉，加白茅根三钱、侧柏炭三钱、栀子炭三钱；咳者，加杏仁利肺气；二三日病犹在肺，热渐入里，加细生地、麦冬保津液；再不解，或小便短者，加知母、黄芩、栀子之苦寒，与麦、地之甘寒，合化阴气，而治热淫所胜。

[方论] 按：温病忌汗，汗之不惟不解，反生他患。盖病在手经，徒伤足太阳无益；病自口鼻吸受而生，徒发其表亦无益也。且汗为心液，心阳受伤，必有神明内乱、谵语癫狂、内闭外脱之变。再，误汗虽曰伤阳，汗乃五液之一，未始不伤阴也。《伤寒论》曰：尺脉微者为里虚，禁汗。其义可见。其曰伤阳者，特举其伤之重者而言之耳。温病最善伤阴，用药又复伤阴，岂非为贼立帜乎？此古来用伤寒法治温病之大错也。至若吴又可开首立一达原饮，其意以为直透膜原，使邪速溃，其方施于藜藿壮实人之温疫病，容有愈者，芳香辟秽之功也；若施于膏粱纨绔，及不甚壮实人，未有不败者。盖其方中首用槟榔、草果、厚朴为君。夫槟榔，子之坚者也，诸子皆降，槟榔苦辛而温，体重而坚，由中走下，直达肛门，中下焦药也；草果亦子也，其气臭烈大热，其味苦，太阴脾经之劫药也；厚朴苦温，亦中焦药也。岂有上焦温病，首用中下焦苦温雄烈劫夺之品，先劫少阴津液之理！知母、黄芩，亦皆中焦苦燥里药，岂可用乎？况又有温邪游溢三阳之说，而有三阳经之羌活、葛根、柴胡加法，是仍以伤寒之法杂之，全不知温病治法，后人止谓其不分三焦，犹浅说也。其三消饮加入大黄、芒硝，惟邪

入阳明，气体稍壮者，幸得以下而解，或战汗而解，然往往成弱证，虚甚者则死矣。况邪有在卫者、在胸中者、在营者、入血者，妄用下法，其害可胜言耶？岂视人与铁石一般，并非气血生成者哉？究其始意，原以矫世医以伤寒法治病温之弊，颇能正陶氏之失，奈学未精纯，未足为法。至喻氏、张氏多以伤寒三阴经法治温病，其说亦非，以世医从之者少，而宗又可者多，故不深辨耳。本方谨遵《内经》"风淫于内，治以辛凉，佐以苦甘；热淫于内，治以咸寒，佐以甘苦"之训王安道《溯洄集》，亦有"温暑当用辛凉不当用辛温"之论，谓仲景之书，为即病之伤寒而设，并未尝为不即病之温暑而设。张凤逵集治暑方，亦有"暑病首用辛凉，继用甘寒，再用酸泄酸敛，不必用下"之论。皆先得我心者。又宗喻嘉言芳香逐秽之说，用东垣清心凉膈散，辛凉苦甘。病初起，且去入里之黄芩，勿犯中焦；加银花辛凉，芥穗芳香，散热解毒；牛蒡子辛平润肺，解热散结，除风利咽，皆手太阴药也。合而论之，《经》谓"冬不藏精，春必温病"，又谓"藏于精者，春不病温"，又谓"病温虚甚死"，可见病温者，精气先虚。此方之妙，预护其虚，纯然清肃上焦，不犯中下，无开门揖盗之弊，有轻以去实之能，用之得法，自然奏效，此叶氏立法，所以迥出诸家也。

五、太阴温病，恶风寒，服桂枝汤已，恶寒解，余病不解者，银翘散主之。**余证悉减者，减其制。**

太阴温病，总上条所举而言也。恶寒已解，是全无风寒，止余温病，即禁辛温法，改从辛凉。减其制者，减银翘散之制也。

六、太阴风温，但咳，身不甚热，微渴者，辛凉轻剂桑菊饮主之。咳，热伤肺络也。身不甚热，病不重也。渴而微，热不甚也。恐病轻药重，故另立轻剂方。

辛凉轻剂桑菊饮方

杏仁二钱　连翘一钱五分　薄荷八分　桑叶二钱五分　菊花一钱　苦梗二钱　甘草八分　苇根二钱

水二杯，煮取一杯，日二服。二三日不解，气粗似喘，燥在气分者，加石膏、知母；舌绛暮热，甚燥，邪初入营，加元参二钱，犀角一钱；在血分者，去薄荷、苇根，加麦冬、细生地、玉竹、丹皮各二钱，肺热甚加黄芩，渴者加花粉。

［方论］此辛甘化风、辛凉微苦之方也。盖肺为清虚之脏，微苦则降，辛凉则平，立此方所以避辛温也。今世佥用杏苏散通治四时咳嗽，不知杏苏散辛温，只宜风寒，不宜风温，且有不分表里之弊。此方独取桑叶、菊花者，桑得箕星之精，箕好风，风气通于肝，故桑叶善平肝风；春乃肝令而主风，木旺金衰之候，故抑其有余，桑叶芳香有细毛，横纹最多，故亦走肺络而宣肺气。菊花晚成，芳香味甘，能补金水二脏，故用之以补其不足。风温咳嗽，虽系小病，常见误用辛温重剂销铄肺液，致久嗽成劳者不一而足。圣人不忽于细，必谨于微，医者于此等处，尤当加意也。

七、太阴温病，脉浮洪，舌黄，渴甚，大汗，面赤恶热者，辛凉重剂白虎汤主之。

脉浮洪，邪在肺经气分也。舌黄，热已深。渴甚，津已伤也。大汗，热逼津液也。面赤，火炎上也。恶热，邪欲出而未遂也。辛凉平剂焉能胜任，非虎啸风生，金飚退热，而又能保津液不可，前贤多用之。

辛凉重剂白虎汤方

生石膏研，一两　知母五钱　生甘草三钱　白粳米一合

水八杯，煮取三杯，分温三服，病退，减后服，不知，再作服。

[方论] 义见法下，不再立论，下仿此。

八、太阴温病，脉浮大而芤，汗大出，微喘，甚至鼻孔扇者，白虎加人参汤主之；脉若散大者，急用之，倍人参。

浮大而芤，几于散矣，阴虚而阳不固也。补阴药有鞭长莫及之虞，惟白虎退邪阳，人参固正阳，使阳能生阴，乃救化源欲绝之妙法也。汗涌，鼻扇，脉散，皆化源欲绝之征兆也。

白虎加人参汤方

即于前方内，加人参三钱。

九、白虎本为达热出表，若其人脉浮弦而细者，不可与也；脉沉者，不可与也；不渴者，不可与也；汗不出者，不可与也。常须识此，勿令误也。

此白虎之禁也。按白虎慓悍，邪重非其力不举，用之得当，原有立竿见影之妙，若用之不当，祸不旋踵。懦者多不敢用，未免坐误事机；孟浪者，不问其脉证之若何，一概用之，甚至石膏用至斤余之多，应手而效者固多，应手而毙者亦复不少。皆未真知确见其所以然之故，故手下无准的也。

十、太阴温病，气血两燔者，玉女煎去牛膝加元参主之。

气血两燔，不可专治一边，故选用张景岳气血两治之玉女煎。去牛膝者，牛膝趋下，不合太阴证之用。改熟地为细生地者，亦取其轻而不重，凉而不温之义，且细生地能发血中之表也。加元参者。取其壮水制火，预防咽痛失血等证也。

玉女煎去牛膝熟地加细生地元参方辛凉合甘寒法

生石膏一两　知母四钱　元参四钱　细生地六钱　麦冬六钱

水八杯，煮取三杯，分二次服，渣再煮一钟服。

十一、太阴温病，血从上溢者，犀角地黄汤合银翘散主之。其中焦病者，以中焦法治之。若吐粉红血水者，死不治；血从上溢，脉七八至以上，面反黑者，死不治；可用清络育阴法。

血从上溢，温邪逼迫血液上走清道，循清窍而出，故以银翘散败温毒，以犀角地黄清血分之伏热，而救水即所以救金也。至粉红水非血非液，实血与液交迫而出，有燎原之势，化源速绝。血从上溢，而脉至七八至，面反黑，火极而似水，反兼胜己之化也，亦燎原之势莫制，下焦津液亏极，不能上济君火，君火反与温热之邪合德，肺金其何以堪，故皆主死。化源绝，乃温病第一死法也。仲子曰：敢问死？孔子曰：未知生，焉知死。瑭以为医者不知死，焉能救生。细按温病死状百端，大纲不越五条。在上焦有二：一曰肺之化源绝者死；二曰心神内闭，内闭外脱者死。在中焦亦有二：一曰阳明太实，土克水者死；二曰脾郁发黄，黄极则诸窍为闭，秽浊塞窍者死。在下

焦则无非热邪深入，消烁津液，涸尽而死也。

犀角地黄汤方见下焦篇

银翘散方见前

已用过表药者，去豆豉、芥穗、薄荷。

十二、太阴温病，口渴甚者，雪梨浆沃之；吐白沫黏滞不快者，五汁饮沃之。

此皆甘寒救液法也。

雪梨浆方甘冷法

以甜水梨大者一枚，薄切，新汲凉水内浸半日，时时频饮。

五汁饮方甘寒法

梨汁　荸荠汁　鲜苇根汁　麦冬汁　藕汁或用蔗浆

临时斟酌多少，和匀凉服，不甚喜凉者，重汤炖温服。

十三、太阴病得之二三日，舌微黄，寸脉盛，心烦懊恼，起卧不安，欲呕不得呕，无中焦证，栀子豉汤主之。

温病二三日，或已汗，或未汗，舌微黄，邪已不全在肺中矣。寸脉盛，心烦懊恼，起卧不安，欲呕不得，邪在上焦膈中也。在上者因而越之，故涌之以栀子，开之以香豉。

栀子豉汤方酸苦法

栀子捣碎，五枚　香豆豉六钱

水四杯，先煮栀子数沸，后纳香豉，煮取二杯，先温服一杯，得吐止后服。

十四、太阴病得之二三日，心烦不安，痰涎壅盛，胸中痞塞欲呕者，无中焦证，瓜蒂散主之，虚者加参芦。

此与上条有轻重之分，有有痰无痰之别。重剂不可轻用，病重药轻，又不能了事，故上条止用栀子豉汤快涌膈中之热，此以痰涎壅盛，必用瓜蒂散急吐之，恐邪入包宫而成痉厥也。瓜蒂，栀子之苦寒，合赤小豆之甘酸，所谓酸苦涌泄为阴，善吐热痰，亦在上者因而越之方也。

瓜蒂散方酸苦法

甜瓜蒂一钱　赤小豆研，二钱　山栀子二钱

水二杯，煮取一杯，先服半杯，得吐止后服，不吐再服。虚者加人参芦一钱五分。

十五、太阴温病，寸脉大，舌绛而干，法当渴，今反不渴者，热在营中也，清营汤去黄连主之。

渴乃温之本病，今反不渴，滋人疑惑；而舌绛且干，两寸脉大，的系温病。盖邪热入营蒸腾，营气上升，故不渴，不可疑不渴非温病也。故以清营汤清营分之热，去黄连者，不欲其深入也。

清营汤见暑温门中

十六、太阴温病，不可发汗，发汗而汗不出者，**必发斑疹，汗出过多者，必神昏谵语。发斑者，化斑汤主之**；发疹者，银翘散去豆豉，加细生地、丹皮、大青叶，倍元参主之。禁升麻、柴胡、当归、防风、羌活、白芷、葛根、三春柳。神昏谵语者，**清宫汤主之，牛黄丸、紫雪丹、局方至宝丹亦主之。**

温病忌汗者，病由口鼻而入，邪不在足太阳之表，故不得伤太阳经也。时医不知而误发之，若其人热甚血燥，不能蒸汗，温邪郁于肌表血分，故必发斑疹也。若其人表疏，一发而汗出不止，汗为心液，误汗亡阳，心阳伤而神明乱，中无所主，故神昏。心液伤而心血虚，心以阴为体，心阴不能济阳，则心阳独亢，心主言，故谵语不休也。且手经逆传，世罕知之，手太阴病不解，本有必传手厥阴心包之理，况又伤其气血乎！

化斑汤方

石膏一两　知母四钱　生甘草三钱　元参三钱　犀角二钱　白粳米一合

水八杯，煮取三杯，日三服，渣再煮一钟，夜一服。

〔方论〕此热淫于内，治以咸寒，佐以苦甘法也。前人悉用白虎汤作化斑汤者，以其为阳明证也。阳明主肌肉，斑家遍体皆赤，自内而外，故以石膏清肺胃之热，知母清金保肺而治阳明独胜之热，甘草清热解毒和中，粳米清胃热而保胃液，白粳米阳明燥金之岁谷也。本论独加元参、犀角者，以斑色正赤，木火太过，其变最速，但用白虎燥金之品，清肃上焦，恐不胜任，故加元参启肾经之气，上交于肺，庶水天一气，上下循环，不致泉源暴绝也。犀角咸寒，禀水木火相生之气，为灵异之兽，具阳刚之体，主治百毒蛊疰，邪鬼瘴气，取其咸寒，救肾水，以济心火，托斑外出，而又败毒辟瘟也。再病至发斑，不独在气分矣，故加二味凉血之品。

银翘散去豆豉加细生地丹皮大青叶倍元参方

即于前银翘散内去豆豉，加：

细生地四钱　大青叶三钱　丹皮三钱　元参加至一两

〔方论〕银翘散义见前。加四物，取其清血热；去豆豉，畏其温也。

按：吴又可有托里举斑汤，不言疹者，混斑疹为一气也。考温病中发疹者，十之七八，发斑者十之二三。盖斑乃纯赤，或大片，为肌肉之病，故主以化斑汤，专治肌肉；疹系红点高起，麻、瘄、沙皆一类，系血络中病，故主以芳香透络，辛凉解肌，甘寒清血也。其托里举斑汤方中用归、升、柴、芷、川山甲，皆温燥之品，岂不畏其灼津液乎？且前人有痘宜温、疹宜凉之论，实属确见，况温疹更甚于小儿之风热疹乎！其用升、柴，取其升发之义，不知温病多见于春夏发生之候，天地之气，有升无降，岂用再以升药升之乎？且《经》谓冬藏精者，春不病温，是温病之人，下焦精气久已不固，安庸再升其少阳之气，使下竭上厥乎！《经》谓无实实，无虚虚，必先岁气，无伐天和，可不知耶？后人皆尤而效之，实不读经文之过也。

再按：时人发温热之表，二三日汗不出者，即云斑疹蔽伏，不惟用升、柴、羌、葛，且重以山川柳发之。不知山川柳一岁三花，故得三春之名，俗转音三春为山川。此柳古称柽木，诗所谓"其柽其椐"者是也。其性大辛大温，生发最速，横枝极细，善能入络，专发虚寒白疹，若温热气血沸腾之赤疹，岂非见之如雠仇乎？夫善治温病者，原可不必出疹，即有邪郁二三日，或三五日，既不得汗，有不得不疹之势，亦可重者化轻，轻者化无，若一派辛温刚燥，气受其灾而移热于血，岂非自造斑疹乎？再时医每于疹已发出，便称放心，不知邪热炽甚之时，正当谨慎，一有疏忽，为害不浅。再疹不忌泻，若里结须微通之，不可令大泄，致内虚下陷法在中焦篇。

清宫汤方

元参心三钱 莲子心五分 竹叶卷心二钱 连翘心二钱 犀角尖磨冲，二钱 连心麦冬三钱

[加减法] 热痰盛加竹沥、梨汁各五匙；咯痰不清，加瓜蒌皮一钱五分；热毒盛加金汁、人中黄；渐欲神昏，加银花三钱、荷叶二钱、石菖蒲一钱。

[方论] 此酸寒甘苦法，清膻中之方也。谓之清宫者，以膻中为心之宫城也。俱用心者，凡心有生生不已之意，心能入心，即以清秽浊之品，便补心中生生不已之生气，救性命于微芒也。火能令人昏，水能令人清，神昏谵语，水不足而火有余，又有秽浊也。且离以坎为体，元参味苦属水，补离中之虚；犀角灵异味咸，辟秽解毒，所谓灵犀一点通，善通心气，色黑补水，亦能补离中之虚，故以二物为君。莲心甘苦咸，倒生根，由心走肾，能使心火下通于肾，又回环上升，能使肾水上潮于心，故以为使。连翘象心，心能退心热。竹叶心锐而中空，能通窍清火，故以为佐。麦冬之所以用心者，《本经》称其主心腹结气，伤中伤饱，胃脉络绝。试问去心，焉能散结气，补伤中，通伤饱，续胃脉络绝哉？盖麦冬禀少阴癸水之气，一本横生，根颗联络，有十二枚者，有十四五枚者。所以然之故，手足三阳、三阴之络，共有十二，加任之尾翳，督之长强，共十四，又加脾之大络，共十五。此物性合人身自然之妙也，惟圣人能体物象，察物情，用麦冬以通续络脉。命名与天冬并称门冬者，冬主闭藏，门主开转，谓其有开合之功能也。其妙处全在一心之用，从古并未有去心之明文，张隐庵谓不知始自何人，相沿已久而不可改。瑭遍考始知自陶弘景始也。盖陶氏惑于诸心入心，能令人烦之一语，不知麦冬无毒，载在上品，久服身轻，安能令人烦哉！如参、术、芪、草，以及诸仁诸子，莫不有心，亦皆能令人烦而悉去之哉？陶氏之去麦冬心，智者千虑之失也。此方独取其心，以散心中秽浊之结气，故以之为臣。

安宫牛黄丸方

牛黄一两 郁金一两 犀角一两 黄连一两 朱砂一两 梅片二钱五分 麝香二钱五分 真珠五钱 山栀一两 雄黄一两 金箔衣 黄芩一两

上为极细末，炼老蜜为丸，每丸一钱，金箔为衣，蜡护。脉虚者人参汤下，脉实者银花、薄荷汤下，每服一丸。兼治飞尸卒厥，五痫中恶，大人小儿痉厥之因于热者。大人病重体实者，日再服，甚至日三服；小儿服半丸，不知再服半丸。

[方论] 此芳香化秽浊而利诸窍，咸寒保肾水而安心体，苦寒通火腑而泻心用之方也。牛黄得日月之精，通心主之神。犀角主治百毒，邪鬼瘴气。真珠得太阴之精，而通神明，合犀角补水救火，郁金草之香，梅片木之香按冰片，洋外老杉木浸成。近世以樟脑打成伪之，樟脑发水中之火，为害甚大，断不可用，雄黄石之香，麝香乃精血之香，合四香以

为用，使闭固之邪热温毒深在厥阴之分者，一齐从内透出，而邪秽自消，神明可复也。黄连泻心火，栀子泻心火与三焦之火，黄芩泻胆、肺之火，使邪火随诸香一齐俱散也。朱砂补心体，泻心用，合金箔坠痰而镇固，再合真珠，犀角为督战之主帅也。

紫雪丹方从本事方去黄金

滑石一斤 石膏一斤 寒水石一斤 磁石水煮二斤，捣煎去渣入后药 羚羊角五两 木香五两 犀角五两 沉香五两 丁香一两 升麻一斤 元参一斤 炙甘草半斤

以上八味，共捣锉，入前药汁中煎，去渣入后药。

朴硝、硝石各二斤，提净，入前药汁中，微火煎，不住手将柳木搅，候汁欲凝，再加入后二味。

辰砂研细，三两 麝香研细，一两二钱

入煎药拌匀。合成退火气，冷水调服一二钱。

[方论] 诸石利水火而通下窍。磁石、元参补肝肾之阴，而上济君火。犀角、羚羊泻心、胆之火。甘草和诸药而败毒，且缓肝急。诸药皆降，独用一味升麻，盖欲降先升也。诸香化秽浊，或开上窍，或开下窍，使神明不致坐困于浊邪而终不克复其明也。丹砂色赤，补心而通心火，内含汞而补心体，为坐镇之用。诸药用气，硝独用质者，以其水卤结成，性峻而易消，泻火而散结也。

《局方》至宝丹方

犀角镑，一两 朱砂飞，一两 琥珀研，一两 玳瑁镑，一两 牛黄五钱 麝香五钱

以安息重汤炖化，和诸药为丸一百丸，蜡护。

[方论] 此方荟萃各种灵异，皆能补心体，通心用，除邪秽，解热结，共成拨乱反正之功。大抵安宫牛黄丸最凉，紫雪次之，至宝又次之，主治略同，而各有所长，临用对证斟酌可也。

十七、邪入心包，舌蹇肢厥，牛黄丸主之，紫雪丹亦主之。

厥者，尽也。阴阳极造其偏，皆能致厥。伤寒之厥，足厥阴病也。温热之厥，手厥阴病也。舌卷囊缩，虽同系厥阴现证，要之，舌属手，囊属足也。盖舌为心窍，包络代心用事，肾囊前后，皆肝经所过，断不可以阴阳二厥混而为一。若陶节庵所云：冷过肘膝，便为阴寒。恣用大热。再热厥之中亦有三等：有邪在络居多，而阳明证少者，则从芬香，本条所云是也；有邪搏阳明，阳明太实，上冲心包，神迷肢厥，甚至通体皆厥，当从下法，本论载入中焦篇；有日久邪杀阴亏而厥者，则从育阴潜阳法，本论载入下焦篇。

牛黄丸、紫雪丹方并见前

十八、温毒咽痛喉肿，耳前耳后肿，颊肿，面正赤，或喉不痛，但外肿，甚则耳聋，俗名大头温、虾蟆温者，普济消毒饮去柴胡、升麻主之。初起一二日，再去芩、连，三四日加之佳。

温毒者，秽浊也。凡地气之秽，未有不因少阳之气而自能上升者，春夏地气发泄，故多有是证；秋冬地气，间有不藏之时，亦或有是证；人身之少阴素虚，不能上济少

阳，少阳升腾莫制，亦多成是证；小儿纯阳火多，阴未充长，亦多有是证。咽痛者，《经》谓一阴一阳结，谓之喉痹。盖少阴、少阳之脉，皆循喉咙，少阴主君火，少阳主相火，相济为灾也。耳前耳后颊前肿者，皆少阳经脉所过之地，颊车不独为阳明经穴也。面赤者，火色也。甚则耳聋者，两少阳之脉，皆入耳中，火有余则清窍闭也。治法总不能出李东垣普济消毒饮之外。其方之妙，妙在以凉膈散为主，而加化清气之马勃、僵蚕、银花，得轻可去实之妙；再加元参、牛蒡、板蓝根，败毒而利肺气，补肾水以上济邪火。去柴胡、升麻者，以升腾飞越太过之病，不当再用升也。说者谓其引经，亦甚愚矣！凡药不能直至本经者，方用引经药作引，此方皆系轻药，总走上焦，开天气，肃肺气，岂须用升、柴直升经气耶？去黄芩、黄连者，芩、连里药也，病初起未至中焦，不得先用里药，故犯中焦也。

普济消毒饮去升麻柴胡黄芩黄连方

连翘一两 薄荷三钱 马勃四钱 牛蒡子六钱 芥穗三钱 僵蚕五钱 元参一两 银花一两 板蓝根五钱 苦梗一两 甘草五钱

上共为粗末，每服六钱，重者八钱。鲜苇根汤煎，去渣服，约二时一服，重者一时许一服。

十九、温毒外肿，水仙膏主之，并主一切痈疮。

按：水仙花得金水之精，隆冬开花，味苦微辛，寒滑无毒，苦能降火败毒，辛能散邪热之结，寒能胜热，滑能利痰。其妙用全在汁之胶黏，能拔毒外出，使毒邪不致深入脏腑伤人也。

水仙膏方

水仙花根，不拘多少，剥去老赤皮与根须，入石臼捣如膏，敷肿处，中留一孔出热气，干则易之，以肌肤上生黍米大小黄疮为度。

二十、温毒敷水仙膏后，皮间有小黄疮如黍米者，不可再敷水仙膏，过敷则痛甚而烂，三黄二香散主之。

三黄取其峻泻诸火，而不烂皮肤，二香透络中余热而定痛。

三黄二香散方苦辛芳香法

黄连一两 黄柏一两 生大黄一两 乳香五钱 没药五钱

上为极细末，初用细茶汁调敷，干则易之。继则用香油调敷。

二一、温毒神昏谵语者，先与安宫牛黄丸、紫雪丹之属，继以清宫汤。

安宫牛黄丸、紫雪丹、清宫汤方法并见前

暑温

二二、形似伤寒，但右脉洪大而数，左脉反小于右，口渴甚，面赤，汗大出者，名曰暑温。在手太阴，白虎汤主之；脉芤甚者，白虎加人参汤主之。

此标暑温之大纲也。按温者热之渐，热者温之极也。温盛为热，木生火也。热极湿动，火生土也。上热下湿，人居其中而暑成矣。若纯热不兼湿者，仍归前条温热例，不得混入暑也。形似伤寒者，谓头痛、身痛、发热恶寒也。水火极不同性，各造其偏

之极，反相同也。故《经》谓水极而似火也，火极而似水也。伤寒，伤于水气之寒，故先恶寒而后发热，寒郁人身卫阳之气而为热也，故仲景《伤寒论》中，有已发热或未发热之文。若伤暑则先发热，热极而后恶寒，盖火盛必克金，肺性本寒，而复恶寒也。然则伤暑之发热恶寒虽与伤寒相似，其所以然之故实不同也，学者诚能究心于此，思过半矣。脉洪大而数，甚则芤，对伤寒之脉浮紧而言也。独见于右手者，对伤寒之左脉大而言也。右手主上焦气分，且火克金也，暑从上而下，不比伤寒从下而上，左手主下焦血分也，故伤暑之左脉反小于右。口渴甚面赤者，对伤寒太阳证面不赤，口不渴而言也。火烁津液，故口渴。火甚未有不烦者，面赤者，烦也，烦字从火从页，谓火现于面也。汗大出者，对伤寒汗不出而言也。首白虎例者，盖白虎乃秋金之气，所以退烦暑，白虎为暑温之正例也。其源出自《金匮》，守先圣之成法也。

白虎汤、白虎加人参汤方并见前

二三、《金匮》谓太阳中暍，发热恶寒，身重而疼痛，其脉弦细芤迟，小便已，洒然毛耸，手足逆冷，小有劳，身即热，口开前板齿燥，若发其汗，则恶寒甚，加温针，则发热甚，数下，则淋甚，可与东垣清暑益气汤。

张石顽注：谓太阳中暍，发热恶寒身重而疼痛，此因暑而伤风露之邪，手太阳标证也。手太阳小肠属火，上应心包，二经皆能制金烁肺，肺受火刑，所以发热恶寒似足太阳证。其脉或见弦细，或见芤迟，小便已，洒然毛耸，此热伤肺胃之气，阳明本证也愚按：小便已，洒然毛耸，似乎非阳明证，乃足太阳膀胱证也。盖膀胱主水，火邪太甚而制金，则寒水来为金母复仇也。所谓五行之极，反兼胜已之化。发汗则恶寒甚者，气虚重夺当作伤其津当作阳也。温针则发热甚者，重伤经中之液，转助时火，肆虐于外也。数下之则淋甚者，劫其在里之阴，热势乘机内陷也。此段经文，本无方治，东垣特立清暑益气汤，足补仲景之未逮。愚按：此言太过。仲景当日，必有不可立方之故，或曾立方而后世脱简，皆未可知，岂东垣能立而仲景反不能立乎？但细按此证，恰可与清暑益气汤，曰可者，仅可而有所未尽之词，尚望遇是证者，临时斟酌尽善。至沈目南《金匮要略注》谓当用辛凉甘寒，实于此证不合。盖身重疼痛，证兼寒湿也。即目南自注，谓发热恶寒身重疼痛，其脉弦细芤迟，内暑而兼阴湿之变也。岂有阴湿而用甘寒柔以济柔之理？既曰阴湿，岂辛凉所能胜任！不待辩而自明。

清暑益气汤方辛甘化阳酸甘化阴复法

黄芪一钱 黄柏一钱 麦冬一钱 青皮一钱 白术一钱五分 升麻三分 当归七分 炙草一钱 神曲一钱 人参一钱 泽泻一钱 五味子八分 陈皮一钱 苍术一钱五分 葛根三分 生姜二片 大枣二枚

水五杯，煮取二杯，渣再煎一杯，分温三服。虚者得宜，实者禁用；汗不出而但热者禁用。

二四、手太阴暑温，如上条证，但汗不出者，新加香薷饮主之。

证如上条，指形似伤寒，右脉洪大，左手反小，面赤口渴而言。但以汗不能自出，表实为异，故用香薷饮发暑邪之表也。按香薷辛温芳香，能由肺之经而达其络。鲜扁豆花，凡花皆散，取其芳香而散，且保肺液，以花易豆者，恶其呆滞也，夏日所生之物，多能解暑，惟扁豆花为最，如无花时，用鲜扁豆皮，若再无此，用生扁豆皮。厚朴苦温，能泄实满。厚朴，皮也，虽走中焦，究竟肺主皮毛，以皮从皮，不为治上犯中。若黄连、甘草，纯然里药，暑病初起，且不必用，恐引邪深入，故易以连翘、银花，取其辛凉达肺经之表，纯从外走，不必走中也。

温病最忌辛温，暑病不忌者，以暑必兼湿，湿为阴邪，非温不解，故此方香薷、厚朴用辛温，而余则佐以辛凉云，下文湿温论中，不惟不忌辛温，且用辛热也。

新加香薷饮方辛温复辛凉法

香薷二钱 银花三钱 鲜扁豆花三钱 厚朴二钱 连翘二钱

水五杯，煮取二杯。先服一杯，得汗止后服；不汗再服；服尽不汗，再作服。

二五、手太阴暑温，服香薷饮，微得汗，不可再服香薷饮重伤其表，暑必伤气，最令表虚，虽有余证，知在何经，以法治之。

按：伤寒非汗不解，最喜发汗；伤风亦非汗不解，最忌发汗，只宜解肌，此麻桂之异其治，即异其法也。温病亦喜汗解，最忌发汗，只许辛凉解肌，辛温又不可用。妙在导邪外出，俾营卫气血调和，自然得汗，不必强责其汗也。若暑温、湿温则又不然，暑非汗不解，可用香薷发之，发汗之后，大汗不止，仍归白虎法，固不比伤寒、伤风之漏汗不止，而必欲桂附护阳实表。亦不可屡虚其表，致令厥脱也。观古人暑门有生脉散法，其义自见。

二六、手太阴暑温，或已经发汗，或未发汗，而汗不止，烦渴而喘，脉洪大有力者，白虎汤主之；脉洪大而芤者，白虎加人参汤主之；身重者，湿也，白虎加苍术汤主之；汗多脉散大，喘喝欲脱者，生脉散主之。

此条与上文少异者，只已经发汗一句。

白虎加苍术汤方

即于白虎汤内加苍术三钱。

汗多而脉散大，其为阳气发泄太甚，内虚不司留恋可知。生脉散酸甘化阴，守阴所以留阳，阳留，汗自止也。以人参为君，所以补肺中元气也。

生脉散方酸甘化阴法

人参三钱 麦冬不去心，二钱 五味子一钱

水三杯，煮取八分二杯，分二次服，渣再煎服，脉不敛，再作服，以脉敛为度。

二七、手太阴暑温，发汗后，暑证悉减，但头微胀，目不了了，余邪不解者，清络饮主之。邪不解而入中下焦者，以中下法治之。

既曰余邪，不可用重剂明矣，只以芳香轻药清肺络中余邪足矣。倘病深而入中下焦，又不可以浅药治深病也。

清络饮方辛凉芳香法

鲜荷叶边二钱 鲜银花二钱 西瓜翠衣二钱 鲜扁豆花一枝 丝瓜皮二钱 鲜竹叶心二钱

水二杯，煮取一杯，日二服。凡暑伤肺经气分之轻证者皆用之。

二八、**手太阴暑温，但咳无痰，咳声清高者，清络饮加甘草、桔梗、甜杏仁、麦冬、知母主之。**

咳而无痰，不嗽可知，咳声清高，金音清亮，久咳则哑，偏于火而不兼湿也。即用清络饮，清肺络中无形之热。加甘、桔开提，甜杏仁利肺而不伤气，麦冬、知母保肺阴而制火也。

清络饮加甘桔甜杏仁麦冬知母汤方

即于清络饮内，加甘草一钱、桔梗二钱、甜杏仁二钱、麦冬三钱、知母二钱。

二九、**两太阴暑温，咳而且嗽，咳声重浊，痰多不甚渴，渴不多饮者，小半夏加茯苓汤再加厚朴、杏仁主之。**

既咳且嗽，痰涎复多，咳声重浊，重浊者土音也，其兼足太阴湿土可知。不甚渴，渴不多饮，则其中之有水可知，此暑温而兼水饮者也。故以小半夏加茯苓汤，蠲饮和中；再加厚朴、杏仁，利肺泻湿，预夺其喘满之路；水用甘澜，取其走而不守也。

此条应入湿温，却列于此处者，以与上条为对待之文，可以互证也。

小半夏加茯苓汤再加厚朴杏仁方辛温淡法

半夏八钱 茯苓块六钱 厚朴三钱 生姜五钱 杏仁三钱

甘澜水八杯，煮取三杯，温服，日三。

三十、**脉虚夜寐不安，烦渴舌赤，时有谵语，目常开不闭，或喜闭不开，暑入手厥阴也。手厥阴暑温，清营汤主之；舌白滑者，不可与也。**

夜寐不安，心神虚而阳不得入阴也。烦渴舌赤，心用恣而心体亏也。时有谵语，神明欲乱也。目常开不闭，目为火户，火性急，常欲开以泄其火，且阳不下交于阴也；或喜闭不喜开者，阴为亢阳所损，阴损则恶见阳光也。故以清营汤急清宫中之热，而保离中之虚也。若舌白滑，不惟热重，湿亦重矣，湿重忌柔润药，当于湿温例中求之，故曰不可与清营汤也。

清营汤方咸寒苦甘法

犀角三钱 生地五钱 元参三钱 竹叶心一钱 麦冬三钱 丹参二钱 黄连一钱五分 银花三钱 连翘连心用，二钱

水八杯，煮取三杯，日三服。

三一、**手厥阴暑温，身热不恶寒，清神不了了，时时谵语者，安宫牛黄丸主之，紫雪丹亦主之。**

身热不恶寒，已无手太阴证，神气欲昏，而又时时谵语，不比上条时有谵语，谨防内闭，故以芳香开窍、苦寒清热为急。

安宫牛黄丸、紫雪丹方义并见前

三二、**暑温寒热，舌白不渴、吐血者，名曰暑瘵，为难治，清络饮加杏仁、薏仁、滑石汤主之。**

寒热，热伤于表也；舌白不渴，湿伤于里也。皆在气分，而又吐血，是表里气血俱病，岂非暑瘵重证乎？此证纯清则碍虚，纯补则碍邪，故以清络饮清血络中之热，

而不犯手；加杏仁利气，气为血帅故也；薏仁、滑石，利在里之湿，冀邪退气宁而血可止也。

清络饮加杏仁薏仁滑石汤方

即于清络饮内加杏仁二钱、滑石末三钱、薏仁三钱，服法如前。

三三、小儿暑温，身热，卒然痉厥，名曰暑痫，清营汤主之，亦可少与紫雪丹。

小儿之阴，更虚于大人，况暑月乎！一得暑温，不移时有过卫入营者，盖小儿之脏腑薄也。血络受火邪逼迫，火极而内风生，俗名急惊，混与发散消导，死不旋踵。惟以清营汤清营分之热而保津液，使液充阳和，自然汗出而解，断断不可发汗也。可少与紫雪者，清包络之热而开内窍也。

三四、大人暑痫，亦同上法。热初入营，肝风内动，手足瘛疭，可于清营汤中，加钩藤、丹皮、羚羊角。

清营汤、紫雪丹方法并见前

伏　暑

三五、暑兼湿热，偏于暑之热者为暑温，多手太阴证而宜清，偏于暑之湿者为湿温，多足太阴证而宜温；湿热平等者两解之。各宜分晓，不可混也。

此承上起下之文。按暑温、湿温，古来方法最多精妙，不比前条温病毫无尺度，本论原可不必再议，特以《内经》有先夏至为病温，后夏至为病暑之明文，是暑与温，流虽异而源则同，不得言温而遗暑，言暑而遗湿。又以历代名家，悉有蒙混之弊，盖夏日三气杂感，本难条分缕晰。惟叶氏心灵手巧，精思过人，案中治法，丝丝入扣，可谓汇众善以为长者，惜时人不能知其一二；然其法散见于案中，章程未定，浅学人读之，有望洋之叹，无怪乎后人之无阶而升也。故本论撷拾其大概，粗定规模，俾学者有路可寻。精妙甚多，不及备录，学者仍当参考名家，细绎叶案，而后可以深造。再按：张洁古云：静而得之为中暑，动而得之为中热；中暑者阴证，中热者阳证。呜呼！洁古笔下如是不了了，后人奉以为规矩准绳，此医道之所以难言也。试思中暑，竟无动而得之者乎？中热，竟无静而得之者乎？似难以动静二字分暑热。又云：中暑者阴证，暑字从日，日岂阴物乎？暑中有火，火岂阴邪乎？暑中有阴耳，湿是也，非纯阴邪也。"中热者阳证"，斯语诚然，要知热中亦兼秽浊，秽浊亦阴类也，是中热非纯无阴也。盖洁古所指之中暑，即本论后文之湿温也；其所指之中热，即本论前条之温热也。张景岳又细分阴暑、阳暑：所谓阴暑者，即暑之偏于湿，而成足太阴之里证也；阳暑者，即暑之偏于热，而成手太阴之表证也。学者非目无全牛，不能批隙中窾，宋元以来之名医，多自以为是，而不求之自然之法象，无怪乎道之常不明，而时人之随手杀人也，可胜慨哉！

三六、长夏受暑，过夏而发者，名曰伏暑。霜未降而发者少轻，霜既降而发者则重，冬日发者尤重，子、午、丑、未之年为多也。

长夏盛暑，气壮者不受也；稍弱者但头晕片刻，或半日而已，次则即病；其不即病而内舍于骨髓，外舍于分肉之间者，气虚者也。盖气虚不能传送暑邪外出，必待秋凉金气相搏而后出也。金气本所以退烦暑，金欲退之，而暑无所藏，故伏暑病发也。其有气虚甚者，虽金风亦不能击之使出，必待深秋大凉、初冬微寒相逼而出，故尤为重也。子、午、丑、未之年为独多者，子、午君火司天，暑本于火也；丑、未湿土司天，暑得湿则留也。

三七、头痛微恶寒，面赤烦渴，舌白，脉濡而数者，虽在冬月，犹为太阴伏暑也。

头痛恶寒，与伤寒无异；面赤烦渴，则非伤寒矣，然犹似伤寒阳明证；若脉濡而数，则断断非伤寒矣。盖寒脉紧，风脉缓，暑脉弱，濡则弱之象，弱即濡之体也。濡即离中虚，火之象也；紧即坎中满，水之象也。火之性热，水之性寒，象各不同，性则迥异，何世人悉以伏暑作伤寒治，而用足六经羌、葛、柴、芩每每杀人哉！象各不同，性则迥异，故曰虽在冬月，定其非伤寒而为伏暑也。冬月犹为伏暑，秋日可知。伏暑之与伤寒，犹男女之别，一则外实中虚，一则外虚中实，岂可混哉！

三八、太阴伏暑，舌白口渴，无汗者，银翘散去牛蒡、元参加杏仁、滑石主之。

此邪在气分而表实之证也。

三九、太阴伏暑，舌赤口渴，无汗者，银翘散加生地、丹皮、赤芍、麦冬主之。

此邪在血分而表实之证也。

四十、太阴伏暑，舌白口渴，有汗，或大汗不止者，银翘散去牛蒡子、元参、芥穗，加杏仁、石膏、黄芩主之。脉洪大，渴甚汗多者，仍用白虎法；脉虚大而芤者，仍用人参白虎法。

此邪在气分而表虚之证也。

四一、太阴伏暑，舌赤口渴汗多，加减生脉散主之。

此邪在血分而表虚之证也。

银翘散去牛蒡子元参加杏仁滑石方

即于银翘散内，去牛蒡子、元参，加杏仁六钱，飞滑石一两。服如银翘散法。

胸闷加郁金四钱，香豉四钱；呕而痰多，加半夏六钱，茯苓六钱；小便短，加薏仁八钱，白通草四钱。

银翘散加生地丹皮赤芍麦冬方

即于银翘散内，加生地六钱，丹皮四钱，赤芍四钱，麦冬六钱。服法如前。

银翘散去牛蒡子元参芥穗加杏仁石膏黄芩方

即于银翘散内，去牛蒡子、元参、芥穗，加杏仁六钱，生石膏二两，黄芩五钱。服法如前。

白虎法、白虎加人参法俱见前

加减生脉散方酸甘化阴

沙参三钱 麦冬二钱 五味子一钱 丹皮二钱 细生地三钱

水五杯，煮二杯，分温再服。

四二、伏暑、暑温、湿温，证本一源，前后互参，不可偏执。

四三、头痛恶寒，身重疼痛，舌白不渴，脉弦细而濡，面色淡黄，胸闷不饥，午后身热，状若阴虚，病难速已，名曰湿温。汗之则神昏耳聋，甚则目瞑不欲言，下之则洞泄，润之则病深不解，长夏深秋冬日同法，三仁汤主之。

头痛恶寒，身重疼痛，有似伤寒，脉弦濡，则非伤寒矣。舌白不渴，面色淡黄，则非伤暑之偏于火者矣。胸闷不饥，湿闭清阳道路也。午后身热，状若阴虚者，湿为阴邪，阴邪自旺于阴分，故与阴虚同一午后身热也。湿为阴邪，自长夏而来，其来有渐，且其性氤氲黏腻，非若寒邪之一汗即解，温热之一凉即退，故难速已。世医不知其为湿温，见其头痛恶寒身重疼痛也，以为伤寒而汗之，汗伤心阳，湿随辛温发表之药蒸腾上逆，内蒙心窍则神昏，上蒙清窍则耳聋目瞑不言。见其中满不饥，以为停滞而大下之，误下伤阴，而重抑脾阳之升，脾气转陷，湿邪乘势内渍，故洞泄。见其午后身热，以为阴虚而用柔药润之，湿为胶滞阴邪，再加柔润阴药，二阴相合，同气相求，遂有锢结而不可解之势。惟以三仁汤轻开上焦肺气，盖肺主一身之气，气化则湿亦化也。湿气弥漫，本无形质，以重浊滋味之药治之，愈治愈坏。伏暑湿温，吾乡俗名秋呆子，悉以陶氏《六书》法治之，不知从何处学来，医者呆，反名病呆，不亦诬乎！再按：湿温较诸温，病势虽缓而实重，上焦最少，病势不甚显张，中焦病最多，详见中焦篇，以湿为阴邪故也，当于中焦求之。

三仁汤方

杏仁五钱　飞滑石六钱　白通草二钱　白蔻仁二钱　竹叶二钱　厚朴二钱　生薏仁六钱　半夏五钱

甘澜水八碗，煮取三碗，每服一碗，日三服。

四四、**湿温邪入心包，神昏肢逆，清宫汤去莲心、麦冬，加银花、赤小豆皮，煎送至宝丹，或紫雪丹亦可。**

湿温著于经络，多身痛身热之候，医者误以为伤寒而汗之，遂成是证。仲景谓湿家忌发汗，发汗则病痉。湿热相搏，循经入络，故以清宫汤清包中之热邪，加银花、赤豆以清湿中之热，而又能直入手厥阴也。至宝丹去秽浊复神明，若无至宝，即以紫雪代之。

清宫汤去莲子麦冬加银花赤小豆皮方

犀角一钱　连翘心三钱　元参心二钱　竹叶心二钱　银花二钱　赤小豆皮三钱

至宝丹、紫雪丹方并见前

四五、**湿温喉阻咽痛，银翘马勃散主之。**

肺主气，湿温者，肺气不化，郁极而一阴一阳谓心与胆也之火俱结也。盖金病不能平木，木反挟心火来刑肺金。喉即肺系，其闭在气分者即阻，闭在血分者即痛也，故以轻药开之。

银翘马勃散方辛凉微苦法

连翘一两　牛蒡子六钱　银花五钱　射干三钱　马勃二钱

上杵为散，服如银翘散法。不痛但阻甚者，加滑石六钱，桔梗五钱，苇根五钱。

四六、太阴湿温，气分痹郁而哕者俗名为呃，**宣痹汤主之。**

上焦清阳膹郁，亦能致哕，治法故以轻宣肺痹为主。

宣痹汤苦辛通法

枇杷叶二钱　郁金一钱五分　射干一钱　白通草一钱　香豆豉一钱五分

水五杯，煮取二杯，分二次服。

四七、太阴湿温喘促者，千金苇茎汤加杏仁、滑石主之。

《金匮》谓喘在上焦，其息促。太阴湿蒸为痰，喘息不宁，故以苇茎汤轻宣肺气，加杏仁、滑石利窍而逐热饮。若寒饮喘咳者，治属饮家，不在此例。

千金苇茎汤加滑石杏仁汤辛淡法

苇茎五钱　薏苡仁五钱　桃仁二钱　冬瓜仁二钱　滑石三钱　杏仁三钱

水八杯，煮取三杯，分三次服。

四八、《金匮》谓太阳中暍，身热疼痛而脉微弱，此以夏月伤冷水，水行皮中所致也，一物瓜蒂汤主之。

此热少湿多，阳郁致病之方法也。瓜蒂涌吐其邪，暑湿俱解，而清阳复辟矣。

一物瓜蒂汤方

瓜蒂二十个

上捣碎，以逆流水八杯，煮取三杯，先服一杯，不吐再服，吐停后服。虚者加参芦三钱。

四九、寒湿伤阳，形寒脉缓，舌淡，或白滑不渴，经络拘束，桂枝姜附汤主之。

载寒湿，所以互证湿温也。按寒湿伤表阳中经络之证，《金匮》论之甚详，兹不备录。独采叶案一条，以见湿寒、湿温不可混也。形寒脉缓，舌白不渴，而经络拘束，全系寒证，故以姜附温中，白术燥温，桂枝通行表阳也。

桂枝姜附汤苦辛热法

桂枝六钱　干姜三钱　白术生，三钱　熟附子三钱

水五杯，煮取二杯，渣再煮一杯服。

温 疟

五十、骨节疼烦，时呕，其脉如平，但热不寒，名曰温疟，白虎加桂枝汤主之。

阴气先伤，阳气独发，故但热不寒，令人消烁肌肉，与伏暑相似，亦温病之类也。彼此实足以相混，故附于此，可以参观而并见。治以白虎加桂枝汤者，以白虎保肺清金，峻泻阳明独胜之热，使不消烁肌肉，单以桂枝一味，领邪外出，作向导之官，得热因热用之妙。《经》云"奇治之不治，则偶治之，偶治之不治，则求其属以衰之"是也，又谓之复方。

白虎加桂枝汤方辛凉苦甘复辛温法

知母六钱　生石膏一两六钱　粳米一合　桂枝木三钱　炙甘草二钱

水八碗，煮取三碗。先服一碗，得汗为度，不知再服，知后仍服一剂，中病即已。

五一、但热不寒，或微寒多热，舌干口渴，此乃阴气先伤，阳气独发，名曰瘅疟，五汁饮主之。

仲景于瘅疟条下，谓以饮食消息之，并未出方，调如是重病而不用药，特出饮食二字，重胃气可知。阳明于藏象为阳土，于气运为燥金，病系阴伤阳独，法当救阴何疑。重胃气，法当救胃阴何疑。制阳土燥金之偏胜，配孤阳之独亢，非甘寒柔润而何！此喻氏甘寒之论，其超卓无比伦也。叶氏宗之，后世学者，咸当宗之矣。

五汁饮方见前

［加减法］此甘寒救胃阴之方也。欲清表热，则加竹叶、连翘；欲泻阳明独胜之热，而保肺之化源，则加知母；欲救阴血，则加生地、元参；欲宣肺气，则加杏仁；欲行三焦开邪出路，则加滑石。

五二、舌白渴饮，咳嗽频仍，寒从背起，伏暑所致，名曰肺疟，杏仁汤主之。

肺疟，疟之至浅者。肺疟虽云易解，稍缓则深，最忌用治疟印板俗例之小柴胡汤。盖肺去少阳半表半里之界尚远，不得引邪深入也，故以杏仁汤轻宣肺气，无使邪聚则愈。

杏仁汤方苦辛寒法

杏仁三钱 黄芩一钱五分 连翘一钱五分 滑石三钱 桑叶一钱五分 茯苓块三钱 白蔻皮八分 梨皮二钱

水三杯，煮取二杯，日再服。

五三、热多昏狂，谵语烦渴，舌赤中黄，脉弱而数，名曰心疟，加减银翘散主之；兼秽，舌浊口气重者，安宫牛黄丸主之。

心疟者，心不受邪，受邪则死，疟邪始受在肺，逆传心包络。其受之浅者，以加减银翘散清肺与膈中之热，领邪出卫；其受之重其，邪闭心包之窍，则有闭脱之危，故以牛黄丸，清宫城而安君主也。

加减银翘散方辛凉兼芳香法

连翘十分 银花八分 元参五分 麦冬五分，不去心 犀角五分 竹叶三分

共为粗末，每服五钱，煎成去渣，点荷叶汁二三茶匙。日三服。

安宫牛黄丸方见前

秋　燥

五四、秋感燥气，右脉数大，伤手太阴气分者，桑杏汤主之。

前人有云：六气之中，惟燥不为病。似不尽然。盖以《内经》少秋感于燥一条，故有此议耳。如阳明司天之年，岂无燥金之病乎？大抵春秋二令，气候较夏冬之偏寒偏热为平和，其由于冬夏之伏气为病者多，其由于本气自病者少，其由于伏气而病者重，本气自病者轻耳。其由于本气自病之燥证，初起必在肺卫，故以桑杏汤清气分之燥也。

桑杏汤方辛凉法

桑叶一钱 杏仁一钱五分 沙参二钱 象贝一钱 香豉一钱 栀皮一钱 梨皮一钱

水二杯，煮取一杯，顿服之，重者再作服轻药不得重用，重用必过病所。再一次煮成三杯，其二三次之气味必变，药之气味俱轻故也。

五五、感燥而咳者，桑菊饮主之。

亦救肺卫之轻剂也。

桑菊饮方见前

五六、燥伤肺胃阴分，或热或咳者，沙参麦冬汤主之。

此条较上二条，则病深一层矣，故以甘寒救其津液。

沙参麦冬汤甘寒法

沙参三钱 玉竹二钱 生甘草一钱 冬桑叶一钱五分 麦冬三钱 生扁豆一钱五分 花粉一钱五分

水五杯，煮取二杯，日再服。久热久咳者，加地骨皮三钱。

五七、燥气化火，清窍不利者，翘荷汤主之。

清窍不利，如耳鸣目赤，龈胀咽痛之类。翘荷汤者，亦清上焦气分之燥热也。

翘荷汤辛凉法

薄荷一钱五分 连翘一钱五分 生甘草一钱 黑栀皮一钱五分 桔梗二钱 绿豆皮二钱

水二杯，煮取一杯，顿服之。日服二剂，甚者日三。

［加减法］耳鸣者，加羚羊角、苦丁茶；目赤者，加鲜菊叶、苦丁茶、夏枯草；咽痛者，加牛蒡子、黄芩。

五八、诸气膹郁，诸痿喘呕之因于燥者，喻氏清燥救肺汤主之。

喻氏云：诸气膹郁之属于肺者，属于肺之燥也，而古今治气郁之方，用辛香行气，绝无一方治肺之燥者。诸痿、喘、呕之属于上者，亦属于肺之燥也，而古今治法以痿、呕属阳明，以喘属肺，是则呕与痿属之中下，而惟喘属之上矣，所以千百方中亦无一方及于肺之燥也。即喘之属于肺者，非表即下，非行气即泻气，间有一二用润剂者，又不得其肯綮。总之，《内经》六气，脱误秋伤于燥一气，指长夏之湿为秋之燥。后人不敢更端其说，置此一气于不理，即或明知理燥，而用药夹杂，如弋获飞虫，茫无定法示人也。今拟此方，命名清燥救肺汤，大约以胃气为主，胃土为肺金之母也。其天门冬虽能保肺，然味苦而气滞，恐反伤胃阻痰，故不用也；其知母能滋肾水清肺金，亦以苦而不用；至如苦寒降火正治之药，尤在所忌，盖肺金自至于燥，所存阴气不过一线耳，倘更以苦寒下其气，伤其胃，其人尚有生理乎？诚仿此增损以救肺燥变生诸证，如沃焦救焚，不厌其频，庶克有济耳。

清燥救肺汤方辛凉甘润法

石膏二钱五分 甘草一钱 霜桑叶三钱 人参七分 杏仁泥，七分 胡麻仁炒研，一钱 阿胶八分 麦冬不去心，二钱 枇杷叶去净毛，炙，六分

水一碗，煮六分，频频二三次温服。痰多加贝母、瓜蒌；血枯加生地黄；热甚加犀角、羚羊角，或加牛黄。

补秋燥胜气论

按前所序之秋燥方论，乃燥之复气也，标气也。盖燥属金而克木，木之子，少阳相火也，火气来复，故现燥热干燥之证。又《灵枢》谓：丙丁为手之两阳合明，辰巳为足之两阳合明，阳明本燥，标阳也。前人谓燥气化火，《经》谓燥金之下，火气承之，皆谓是也。案古方书，无秋燥之病。近代以来，惟喻氏始补燥气论，其方用甘润微寒；叶氏亦有燥气化火之论，其方用辛凉甘润，乃《素问》所谓燥化于天，热反胜之，治以辛凉，佐以苦甘法也。瑭袭前人之旧，故但叙燥证复气如前。书已告成，窃思与《素问》燥淫所胜不合，故杂说篇中，特著燥论一条，详言正化、对化、胜气、复气以补之。其于燥病胜气之现于三焦者，究未出方论，乃不全之书，心终不安。嗣得沈目南先生《医征》温热病论，内有秋燥一篇，议论通达正大，兹采而录之于后，间有偏胜不圆之处，又详辨之，并特补燥证胜气治法如左。

再按：胜复之理，与正化对化，从本从标之道，近代以来，多不深求，注释之家，亦不甚考。如仲景《伤寒论》中之麻桂、姜附，治寒之胜气也，治寒之正化也，治寒之本病也。白虎、承气，治寒之复气也，治寒之对化也，治寒之标病也。余气俱可从此类推。太阳本寒标热，对化为火，盖水胜必克火。故《经》载太阳司天，心病为多。末总结之曰：病本于心，心火受病必克金。白虎，所以救金也。金受病，则坚刚牢固，滞塞不通。复气为土，土性壅塞，反来克本身之真水。承气，所以泄金与土而救水也。再《经》谓：寒淫所胜，以咸泻之。从来注释家，不过随文释义，其所以用方之故，究未达出。本论不能遍注伤寒，偶举一端，以例其余。明者得此门径，熟玩《内经》，自可迎刃而解；能解伤寒，其于本论，自无难解者矣。由是推之，六气皆然耳。

沈目南《燥病论》曰：《天元纪大论》云：天以六为节，地以五为制。盖六乃风寒暑湿燥火为节，五即木火土金水为制。然天气主外，而一气司六十日有奇；地运主内，而一运主七十二日有奇，故五运六气合行而终一岁，乃天然不易之道也。《内经》失去长夏伤于湿、秋伤于燥，所以燥证湮没，至今不明。先哲虽有言之，皆是内伤津血干枯之证，非谓外感清凉时气之燥。然燥气起于秋分以后，小雪以前，阳明燥金凉气司令。《经》云：阳明之胜，清发于中，左胠胁痛，溏泄，内为嗌塞，外发㿉疝。大凉肃杀，华英改容，毛虫乃殃。胸中不便，嗌塞而咳。据此经文，燥令必有凉气感人，肝木受邪而为燥也。惟近代喻嘉言昂然表出，可为后世苍生之幸；奈以诸气膹郁，诸痿喘呕，咳不止而出白血死，谓之燥病，此乃伤于内者而言，诚与外感燥证不相及也。更自制清燥救肺汤，皆以滋阴清凉之品，施于火热刑金，肺气受热者宜之。若治燥病，则以凉投凉，必反增病剧。殊不知燥病属凉，谓之次寒，病与感寒同类。经以寒淫所胜，治以甘热，此但燥淫所胜，平以苦温，乃外用苦温辛温解表，与冬月寒冷而用麻桂姜附，其法不同，其和中攻里则一，故不立方。盖《内经》六气，但分阴阳主治，以风热火三气属阳同治，但药有辛凉苦寒咸寒之异；湿燥寒三气属阴同治，但药有苦热苦温甘热之不同。仲景所以立伤寒温病二论为大纲也。盖《性理大全》谓燥属次寒，奈后贤悉谓属热，大相径庭。如盛夏暑热熏蒸，则人身汗出溅溅，肌肉潮润而不燥也；冬月寒凝肃杀，而人身干槁燥冽。故深秋燥令气行，人体肺金应之，肌肤亦燥，乃火令无权，故燥属凉，前人谓热非矣。

按：先生此论，可谓独具只眼，不为流俗所汩没者。其责喻氏补燥论用甘寒滋阴之品，殊失燥淫所胜，平以苦温之法，亦甚有理。但谓诸气膹郁，诸痿喘呕，咳不止出白血，尽属内伤，则于理欠圆。盖因内伤而致此证者固多，由外感余邪在络，转化转热而致此证者，亦复不少。瑭前于风温咳嗽条下，驳杏苏散，补桑菊饮，方论内极言咳久留邪致损之故，与此证同一理也。谓清燥救肺汤治燥之复气，断非治燥之胜气，喻氏自无从致辨；若谓竟与燥不相及，未免各就一边谈理。盖喻氏之清燥救肺汤，即《伤寒论》中后半截之复脉汤也。伤寒必兼母气之燥，故初用辛温甘热，继用辛凉苦寒，终用甘润，因其气化之所至而然也。至谓仲景立伤寒温病二大纲，如《素问》所云，寒暑六入，暑统风火，寒统燥湿，一切外感，皆包于内，其说尤不尽然，盖尊信仲景太过而失之矣。若然，则仲景之书，当名六气论，或外感论矣，何以独名伤寒论哉！盖仲景当日著书，原为伤寒而设，并未遍著外感，其论温、论暑、论湿，偶一及之也，即先生亦补《医征》温热病论，若系全书，何容又补哉！瑭非好辨，恐后学眉目不清，尊信前辈太过，反将一切外感，总混入《伤寒论》中，此近代以来之大弊，祸未消灭，尚敢如此立论哉！

一、秋燥之气，轻则为燥，重则为寒，化气为湿，复气为火。

揭燥气之大纲，兼叙其子母之气、胜复之气，而燥气自明。重则为寒者，寒水为燥金之子也；化气为湿者，土生金，湿土其母气也。《至真要大论》曰：阳明厥阴，不从标本，从乎中也。又曰：从本者，化生于本；从标本者，有标本之化；从中者，以中气为化也。按阳明之上，燥气治之，中见太阴。故本论初未著燥金本气方论，而于疟疝等证，附见于寒湿条下。叶氏医案谓伏暑内发，新凉外加，多见于伏暑类中；仲景《金匮》，多见于腹痛、疟、疝门中。

二、燥伤本脏，头微痛，恶寒，咳嗽稀痰，鼻塞，嗌塞，脉弦，无汗，杏苏散主之。

本脏者，肺胃也。经有嗌塞而咳之明文，故上焦之病自此始。燥伤皮毛，故头微痛恶寒也，微痛者，不似伤寒之痛甚也。阳明之脉，上行头角，故头亦痛也。咳嗽稀痰者，肺恶寒，古人谓燥为小寒也；肺为燥气所搏，不能通调水道，故寒饮停而咳也。鼻塞者，鼻为肺窍。嗌塞者，嗌为肺系也。脉弦者，寒兼饮也。无汗者，凉搏皮毛也。按杏苏散，减小青龙一等。此条当与下焦篇所补之痰饮数条参看。再杏苏散乃时人统治四时伤风咳嗽通用之方，本论前于风温门中已驳之矣；若伤燥凉之咳，治以苦温，佐以甘辛，正为合拍。若受重寒夹饮之咳，则有青龙；若伤春风，与燥已化火无痰之证，则仍从桑菊饮、桑杏汤例。

杏苏散方

苏叶 半夏 茯苓 前胡 苦桔梗 枳壳 生姜 大枣去核 橘皮 杏仁 甘草

［加减法］无汗，脉弦甚或紧，加羌活，微透汗。汗后咳不止，去苏叶、羌活，加苏梗。兼泄泻腹满者，加苍术、厚朴。头痛兼眉棱骨痛者，加白芷。热甚加黄芩，泄

泻腹满者不用。

[方论] 此苦温甘辛法也。外感燥凉，故以苏叶、前胡辛温之轻者达表；无汗脉紧，故加羌活辛温之重者，微发其汗。甘、橘从上开，枳、杏、前、芩从下降，则嚏塞鼻塞宣通而咳可止。橘、半、茯苓，逐饮而补肺胃之阳。以白芷易原方之白术者，白术中焦脾药也，白芷肺胃本经之药也，且能温肌肉而达皮毛。姜、枣为调和营卫之用。若表凉退而里邪未除，咳不止者，则去走表之苏叶，加降里之苏梗。泄泻腹满，金气太实之里证也，故去黄芩之苦寒，加术、朴之苦辛温也。

三、伤燥，如伤寒太阳证，有汗，不咳，不呕，不痛者，桂枝汤小和之。

如伤寒太阳证者，指头痛、身痛、恶风寒而言也。有汗不得再发其汗，亦如伤寒例，但燥较寒为轻，故少与桂枝小和之也。

桂枝汤方见前

四、燥金司令，头痛，身寒热，胸胁痛，甚则疝瘕痛者，桂枝柴胡各半汤加吴萸楝子茴香木香汤主之。

此金胜克木也。本病与金病并见，表里齐病，故以柴胡达少阳之气，即所达肝木之气，合桂枝而外出太阳，加芳香定痛、苦温通降也。湿燥寒同为阴邪，故仍从足经例。

桂枝柴胡各半汤加吴萸楝子茴香木香汤方治以苦温，佐以甘辛法

桂枝　吴茱萸　黄芩　柴胡　人参　广木香　生姜　白芍　大枣去核　川楝子　小茴香　半夏　炙甘草

五、燥淫传入中焦，脉短而涩，无表证，无下证，胸痛，腹胁胀痛，或呕，或泄，苦温甘辛以和之。

燥虽传入中焦，既无表里证，不得误汗、误下，但以苦温甘辛和之足矣。脉短而涩者，长为木，短为金，滑为润，涩为燥也。胸痛者，肝脉络胸也。腹痛者，金气克木，木病克土也。胁痛者，肝木之本位也。呕者，亦金克木病也。泄者，阳明之上，燥气治之，中见太阴也。或者，不定之辞。有痛而兼呕与泄者，有不呕而但泄者，有不泄而但呕者，有不兼呕与泄而但痛者。病情有定，病势无定，故但出法而不立方，学者随证化裁可也。药用苦温甘辛者，《经》谓燥淫所胜，治以苦温，佐以甘辛，以苦下之。盖苦温从火化以克金，甘辛从阳化以胜阴也。以苦下之者，金性坚刚，介然成块，病深坚结，非下不可。下文即言下之证。

六、阳明燥证，里实而坚，未从热化，下之以苦温；已从热化，下之以苦寒。

燥证阳明里实而坚满，《经》统言以苦下之，以苦泄之。今人用下法，多以苦寒。不知此证当别已化未化，用温下寒下两法，随证施治，方为的确。未从热化之脉，必仍短涩，涩即兼紧也，面必青黄。苦温下法，如《金匮》大黄附子细辛汤、新方天台乌药散见下焦篇寒湿门加巴豆霜之类。已从热化之脉，必数而坚，面必赤，舌必黄，再以他证参之。苦寒下法，如三承气之类，而小承气无芒硝，轻用大黄或酒炒，重用枳、朴，则微兼温矣。

[附治验]丙辰年，瑭治一山阴幕友车姓，年五十五岁，须发已白大半。脐左坚大如盘，隐隐微痛，不大便数十日。先延外科治之，外科以大承气下之三四次，终不通。延余诊视，按之坚冷如石，面色青黄，脉短涩而迟。先尚能食，屡下之后，糜粥不进，不大便已四十九日。余曰：此癥也，金气之所结也。以肝本抑郁，又感秋金燥气，小邪中里，久而结成，愈久愈坚，非下不可，然寒下非其治也。以天台乌药散二钱，加巴豆霜一分，姜汤和服。设三伏以待之，如不通，第二次加巴豆霜分半；再不通，第三次加巴豆霜二分。服至三次后，始下黑亮球四十九枚，坚莫能破。继以苦温甘辛之法调理，渐次能食。又十五日不大便，余如前法下，至第二次而通，下黑亮球十五枚，虽亦坚结，然破之能碎，但燥极耳。外以香油熬川椒，熨其坚处；内服苦温芳香透络，月余化尽。于此证，方知燥金之气伤人如此，而温下寒下之法，断不容紊也。

乙丑年，治通廷尉，久疝不愈。时年六十八岁。先是通廷尉外任时，每发疝，医者必用人参，故留邪在络，久不得愈。至乙丑季夏，受凉复发，坚结肛门，坐卧不得，胀痛不可忍，汗如雨下，七日不大便。余曰：疝本寒邪，凡结坚牢固，皆属金象，况现下势甚危急，非温下不可。亦用天台乌药散一钱，巴豆霜分许。下至三次始通，通后痛渐定。调以倭硫黄丸，兼用《金匮》蜘蛛散，渐次化净。以上治验二条，俱系下焦证，以出阳明坚结下法，连类而及。

七、燥气延入下焦，搏于血分，而成癥者，无论男妇，化癥回生丹主之。

大邪中表之燥证，感而激发者，诚如目南先生所云，与伤寒同法，学者衡其轻重可耳。前所补数条，除减伤寒法等差二条，胸胁腹痛一条，与伤寒微有不同，余俱兼疝瘕者，以经有燥淫所胜，男子癀疝，女子少腹痛之明文。疝瘕已多见寒湿门中，疟证、泄泻、呕吐已多见于寒湿、湿温门中，此特补小邪中里，深入下焦血分，坚结不散之痼疾。若不知络病宜缓通治法，或妄用急攻，必犯瘕散为蛊之戒。此蛊乃血蛊也，在妇人更多，为极重难治之证，学者不可不预防之也。化癥回生丹法，系燥淫于内，治以苦温，佐以甘辛，以苦下之也。方从《金匮》鳖甲煎丸与回生丹脱化而出。此方以参、桂、椒、姜通补阳气，白芍、熟地，守补阴液，益母膏通补阴气，而消水气，鳖甲胶通补肝气，而消癥瘕，余俱芳香入络而化浊。且以食血之虫，飞者走络中气分，走者走络中血分，可谓无微不入，无坚不破。又以醋熬大黄三次，约入病所，不伤他脏，久病坚结不散者，非此不可。或者病其药味太多，不知用药之道，少用独用，则力大而急；多用众用，则功分而缓。古人缓化之方皆然，所谓有制之师不畏多，无制之师少亦乱也。此方合醋与蜜共三十六味，得四九之数，金气生成之数也。

化癥回生丹方

人参六两　安南桂二两　两头尖二两　麝香二两　片子姜黄二两　公丁香三两　川椒炭二两　虻虫二两　京三棱二两　蒲黄炭一两　藏红花二两　苏木三两　桃仁三两　苏子霜二两　五灵脂二两　降真香二两　干漆二两　当归尾四两　没药二两　白芍四两　杏仁三两　香附米二两　吴茱萸二两　元胡索二两　水蛭二两　阿魏二两　小茴香炭三两　川芎二两　乳香二两　良姜二两　艾炭二两　益母膏八两　熟地黄四两　鳖甲胶一斤　大黄八两，共为细末，以高米醋一斤半，熬浓，晒干为末，

再加醋熬，如是三次，晒干，末之

共为细末，以鳖甲、益母、大黄三胶和匀，再加炼蜜为丸，重一钱五分，蜡皮封护。同时温开水和，空心服；瘀甚之证，黄酒下。

治癥结不散不痛。

治癥发痛甚。

治血痹。

治妇女干血痨证之属实者。

治疟母左胁痛而寒热者。

治妇女经前作痛，古谓之痛经者。

治妇女将欲行经而寒热者。

治妇女将欲行经，误食生冷腹痛者。

治妇女经闭。

治妇女经来紫黑，甚至成块者。

治腰痛之因于跌扑死血者。

治产后瘀血，少腹痛，拒按者。

治跌扑昏晕欲死者。

治金疮棒疮之有瘀滞者。

八、燥气久伏下焦，不与血搏，老年八脉空虚，不可与化癥回生丹，复亨丹主之。

金性沉着，久而不散，自非温通络脉不可。既不与血搏成坚硬之块，发时痛胀有形，痛止无形，自不得伤无过之营血，而用化癥矣。复亨大义，谓剥极而复，复则能亨也。其方以温养、温燥兼用。盖温燥之方，可暂不可久，况久病虽曰阳虚，阴亦不能独足，至老年八脉空虚，更当预护其阴。故以石硫黄补下焦真阳，而不伤阴之品为君，佐以鹿茸、枸杞、人参、茯苓、苁蓉补正，而但以归、茴、椒、桂、丁香、草薢，通冲任与肝肾之邪也。按"解产难"中，已有通补奇经丸方，此方可以不录。但彼方专以通补八脉为主，此则温养、温燥合法，且与上条为对待之方，故并载之。按：《难经》：任之为病，男子为七疝，女子为瘕聚。七疝者，朱丹溪谓寒疝、水疝、筋疝、血疝、气疝、狐疝、癥疝，为七疝。《袖珍》谓一厥、二盘、三寒、四癥、五附、六脉、七气，为七疝。瘕者，血病，即妇人之疝也。后世谓蛇瘕、脂瘕、青瘕、黄瘕、燥瘕、狐瘕、血瘕、鳖瘕，为八瘕。盖任为天癸生气，故多有形之积。大抵有形之实证宜前方，无形之虚证宜此方也。

按：燥金遗病，如疟、疝之类，多见下焦篇寒湿、湿温门中。再载在方书，应收入燥门者尚多，以限于篇幅，不及备录，已示门径，学人隅反可也。

复亨丹方苦温甘辛法

倭硫黄十分，按：倭硫黄者，石硫黄也，水土硫黄断不可用 鹿茸酒炙，八分 枸杞子六分 人参四分 云茯苓八分 淡苁蓉八分 安南桂四分 全当归酒浸，六分 小茴香六分，酒浸，与当归同炒黑 川椒炭三分 草薢六分 炙龟板四分益母膏和为丸，小梧桐子大。每服二钱，日再服，冬日渐加至三钱，开水下。

按：前人燥不为病之说，非将寒燥混入一门，即混入湿门矣。盖以燥为寒之始，与寒相似，故混入寒门。又以阳明之上，燥气治之，中见太阴；而阳明从中，以中气为化，故又易混入湿门也。但学医之士，必须眉目清楚，复《内经》之旧，而后中有定见，方不越乎规矩也。

霹雳散方

主治中燥吐泻腹痛，甚则四肢厥逆，转筋，腿痛，肢麻，起卧不安，烦躁不宁，甚则六脉全无，阴毒发斑，疝瘕等证，并一切凝寒痼冷积聚。寒轻者，不可多服；寒重者，不可少服，以愈为度。非实在纯受湿燥寒三气阴邪者，不可服。

桂枝六两 公丁香四两 草果二两 川椒炒，五两 小茴香炒，四两 薤白四两 良姜三两 吴茱萸四两 五灵脂二两 降香五两 乌药三两 干姜三两 石菖蒲二两 防己三两 槟榔二两 荜澄茄五两 附子三两 细辛二两 青木香四两 薏仁五两 雄黄五钱

上药共为细末，开水和服。大人每服三钱，病重者五钱；小人减半。再病重者，连服数次，以痛止厥回，或泻止筋不转为度。

［方论］按：《内经》有五疫之称，五行偏胜之极，皆可致疫。虽疠气之至，多见火证，而燥金寒湿之疫，亦复时有。盖风、火、暑三者为阳邪，与秽浊异气相参，则为温疫；湿、燥、寒三者为阴邪，与秽浊异气相参，则为寒疫。现下见证，多有肢麻转筋，手足厥逆，吐泻腹痛，胁肋疼痛，甚至反恶热而大渴思凉者。《经》谓雾伤于上，湿伤于下。此证乃燥金寒湿之气《经》谓阳明之上，中见太阴；又谓阳明从中治也，直犯筋经，由大络、别络，内伤三阴脏真，所以转筋，入腹即死也。既吐且泻者，阴阳逆乱也。诸痛者，燥金湿土之气所搏也。其渴思凉饮者，少阴篇谓自利而渴者，属少阴虚，故饮水求救也。其头面赤者，阴邪上逼，阳不能降，所谓戴阳也。其周身恶热喜凉者，阴邪盘踞于内，阳气无附欲散也。阴病反见阳证，所谓水极似火，其受阴邪尤重也。诸阳证毕现，然必当脐痛甚拒按者，方为阳中见纯阴，乃为真阴之证，此处断不可误。故立方会萃温三阴经刚燥苦热之品，急温脏真，保住阳气。又重用芳香，急驱秽浊。一面由脏真而别络、大络，外出筋经、经络以达皮毛；一面由脏络、腑络以通六腑，外达九窍。俾秽浊阴邪，一齐立解。大抵皆扶阳抑阴，所谓离照当空，群阴退避也。再此证自唐宋以后，医者皆不识系燥气所干，凡见前证，俗名曰痧。近时竟有著痧证书者，捕风捉影，杂乱无章，害人不浅。即以痧论，未有不干天地之气，而漫然成痧者。究竟所感何气，不能确切指出，故立方毫无准的。其误皆在前人谓燥不为病，又有燥气化火之说。瑭亦为其所误，故初刻书时，再三疑虑，辨难见于杂说篇中，而正文只有化气之火证，无胜气之寒证。其燥不为病之误，误在《阴阳应象大论》篇中，脱秋伤于燥一条；长夏伤于湿，又错秋伤于湿，以为竟无燥证矣。不知《天元纪》《气交变》《五运行》《五常政》《六微旨》诸篇，平列六气，燥气之为病，与诸气同，何尝燥不为病哉？《经》曰：风为百病之长。按风属木，主仁。《大易》曰：元者善之长也，得生生之机，开生化之源，尚且为病多端，况金为杀厉之气。欧阳氏曰；

商者伤也，主义主收，主刑主杀。其伤人也，最速而暴，竟有不终日而死者。璷目击神伤，故再三致意云。

卷二　中焦篇

风温　温热　温疫　温毒　冬温

一、面目俱赤，语声重浊，呼吸俱粗，大便闭，小便涩，舌苔老黄，甚则黑有芒刺，但恶热，不恶寒，日晡益甚者，传至中焦，阳明温病也。脉浮洪躁甚者，白虎汤主之；脉沉数有力，甚则脉体反小而实者，大承气汤主之。暑温、湿温、温疟，不在此例。

阳明之脉荣于面，《伤寒论》谓阳明病面缘缘正赤，火盛必克金，故目白睛亦赤也。语声重浊，金受火刑而音不清也。呼吸俱粗，谓鼻息来去俱粗，其粗也平等，方是实证；若来粗去不粗，去粗来不粗，或竟不粗，则非阳明实证，当细辨之，粗则喘之渐也。大便闭，阳明实也。小便涩，火腑不通，而阴气不化也。口燥渴，火烁津也。舌苔老黄，肺受胃浊，气不化津也按：《灵枢》论诸脏温病，独肺温病有舌苔之明文，余则无有。可见舌苔乃胃中浊气，熏蒸肺脏，肺气不化而然。甚则黑者，黑，水色也，火极而似水也，又水胜火，大凡五行之极盛，必兼胜己之形。芒刺，苔久不化，热极而起坚硬之刺也；倘刺软者，非实证也。不恶寒，但恶热者，传至中焦，已无肺证，阳明者，两阳合明也，温邪之热，与阳明之热相搏，故但恶热也。或用白虎，或用承气者，证同而脉异也。浮洪躁甚，邪气近表，脉浮者不可下，凡逐邪者，随其所在，就近而逐之，脉浮则出表为顺，故以白虎之金飚以退烦热。若沉小有力，病纯在里，则非下夺不可矣，故主以大承气。按：吴又可《温疫论》中云：舌苔边白但见中微黄者，即加大黄，甚不可从。虽云伤寒重在误下，温病重在误汗，即误下不似伤寒之逆之甚，究竟承气非可轻尝之品，故云舌苔老黄，甚则黑有芒刺，脉体沉实，的系燥结痞满，方可用之。

或问：子言温病以手经主治，力辟用足经药之非，今亦云阳明证者何？阳明特非足经乎？曰：阳明如市，胃为十二经之海，土者万物之所归也，诸病未有不过此者。前人云伤寒传足不传手，误也，一人不能分为两截。总之伤寒由毛窍而溪，溪，肉之分理之小者；由溪而谷，谷，肉之分理之大者；由谷而孙络，孙络，络之至细者；由孙络而大络，由大络而经，此经即太阳经也。始太阳，终厥阴，伤寒以足经为主，未始不关手经也。温病由口鼻而入，鼻气通于肺，口气通于胃。肺病逆传则为心包，上焦病不治，则传中焦，胃与脾也，中焦病不治，即传下焦，肝与肾也。始上焦，终下焦，温病以手经为主，未始不关足经也。但初受之时，断不可以辛温发其阳耳。盖伤寒伤人身之阳，故喜辛温甘温苦热，以救其阳；温病伤人身之阴，故喜辛凉甘寒甘咸，以救其阴。彼此对勘，自可了然于心目中矣。

白虎汤方见上焦篇

大承气汤方

大黄六钱　芒硝三钱　厚朴三钱　枳实三钱

水八杯，先煮枳、朴，后纳大黄、芒硝，煮取三杯。先服一杯，约二时许，得利止后服，不知，再服一杯，再不知，再服。

[方论] 此苦辛通降咸以入阴法。承气者，承胃气也。盖胃之为腑，体阳而用阴，若在无病时，本系自然下降，今为邪气蟠踞于中，阻其下降之气，胃虽自欲下降而不能，非药力助之不可，故承气汤通胃结，救胃阴，仍系承胃腑本来下降之气，非有一毫私智穿凿于其间也，故汤名承气。学者若真能透彻此义，则施用承气，自无弊窦。大黄荡涤热结，芒硝入阴软坚，枳实开幽门之不通，厚朴泻中宫之实满厚朴分量不似《伤寒论》中重用者，治温与治寒不同，畏其燥也。曰大承气者，合四药而观之，可谓无坚不破，无微不入，故曰大也。非真正实热蔽痼，气血俱结者，不可用也。若去入阴之芒硝，则云小矣；去枳、朴之攻气结，加甘草以和中，则云调胃矣。

二、阳明温病，脉浮而促者，减味竹叶石膏汤主之。

脉促，谓数而时止，如趋者遇急，忽一蹶然，其势甚急，故以辛凉透表重剂，逐邪外出则愈。

减味竹叶石膏汤方辛凉合甘寒法

竹叶五钱　石膏八钱　麦冬六钱　甘草三钱

水八杯，煮取三杯，一时服一杯，约三时令尽。

三、阳明温病，诸证悉有而微，脉不浮者，小承气汤微和之。

以阳明温病发端者，指首条所列阳明证而言也，后凡言阳明温病者仿此。诸证悉有，以非下不可，微则未至十分亢害，但以小承气通和胃气则愈，无庸芒硝之软坚也。

四、阳明温病，汗多谵语，舌苔老黄而干者，宜小承气汤。

汗多，津液散而大便结，苔见干黄，谵语因结粪而然，故宜承气。

五、阳明温病，无汗，小便不利，谵语者，先与牛黄丸；不大便，再与调胃承气汤。

无汗而小便不利，则大便未定成硬，谵语之不因燥屎可知。不因燥屎而谵语者，犹系心包络证也，故先与牛黄丸，以开内窍，服牛黄丸，内窍开，大便当下，盖牛黄丸亦有下大便之功能。其仍然不下者，无汗则外不通；大小便俱闭则内不通，邪之深结于阴可知。故取芒硝之咸寒，大黄、甘草之甘苦寒，不取枳、朴之辛燥也。伤寒之谵语，舍燥屎无他证，一则寒邪不兼秽浊，二则由太阳而阳明；温病谵语，有因燥屎，有因邪陷心包，一则温多兼秽，二则自上焦心肺而来，学者常须察识，不可歧路亡羊也。

六、阳明温病，面目俱赤，肢厥，甚则通体皆厥，不瘛疭，但神昏，不大便，七八日以外，小便赤，脉沉伏，或并脉亦厥，胸腹满坚，甚则拒按，喜凉饮者，大承气汤主之。

此一条须细辨其的是火极似水，热极而厥之证，方可用之，全在目赤、小便赤、腹满坚、喜凉饮定之。

大承气汤方法并见前

七、阳明温病，纯利稀水无粪者，谓之热结旁流，调胃承气汤主之。

热结旁流，非气之不通，不用枳、朴，独取芒硝入阴以解热结，反以甘草缓芒硝急趋之性，使之留中解结，不然，结不下而水独行，徒使药性伤人也。吴又可用大承气汤者非是。

八、阳明温病，实热壅塞为哕者下之。连声哕者，中焦；声断续，时微时甚者，属下焦。

《金匮》谓：哕而腹满，视其前后，知何部不利，利之即愈。阳明实热之哕，下之里气得通则止，但其兼证之轻重，难以预料，故但云下之而不定方，以俟临证者自为采取耳。再按：中焦实证之哕，哕必连声紧促者，胃气大实，逼迫肺气不得下降，两相攻击而然。若或断或续，乃下焦冲虚之哕，其哕之来路也远，故其声断续也，治属下焦。

九、阳明温病，下利谵语，阳明脉实，或滑疾者，小承气汤主之；脉不实者，牛黄丸主之，紫雪丹亦主之。

下利谵语，柯氏谓肠虚胃实，故取大黄之濡胃，无庸芒硝之润肠。本论有脉实、脉滑疾、脉不实之辨，恐心包络之谵语而误以承气下之也，仍主芳香开窍法。

小承气汤方苦辛通法重剂

大黄五钱　厚朴二钱　枳实一钱

水八杯，煮取三杯，先服一杯，得宿粪，止后服，不知再服。

调胃承气汤热淫于内，治以咸寒，佐以甘苦法

大黄三钱　芒硝五钱　生甘草二钱

牛黄丸方论并见上焦篇

紫雪丹方论并见上焦篇

十、温病三焦俱急，大热大渴，舌燥，脉不浮而躁甚，舌色金黄，痰涎壅甚，不可单行承气者，承气合小陷胸汤主之。

三焦俱急，谓上焦未清，已入中焦阳明，大热大渴，脉躁苔焦，阳土燥烈，煎熬肾水，不下则阴液立见消亡，下则引上焦余邪陷入，恐成结胸之证，故以小陷胸合承气汤，涤三焦之邪，一齐俱出，此因病急，故方亦急也，然非审定是证，不可用是方也。

承气合小陷胸汤方苦辛寒法

生大黄五钱　厚朴二钱　枳实二钱　半夏三钱　瓜蒌三钱　黄连二钱

水八杯，煮取三杯，先服一杯，不下，再服一杯，得快利，止后服，不便再服。

十一、阳明温病，无上焦证，数日不大便，当下之，若其人阴素虚，不可行承气者，增液汤主之。服增液汤已，周十二时观之，若大便不下者，合调胃承气汤微和之。

此方所以代吴又可承气养荣汤法也。妙在寓泻于补，以补药之体，作泻药之用，既可攻实，又可防虚。余治体虚之温病，与前医误伤津液、不大便、半虚半实之证，专以此法救之，无不应手而效。

增液汤方咸寒苦甘法

元参一两 麦冬连心，八钱 细生地八钱

水八杯，煮取三杯，口干则与饮，令尽，不便，再作服。

［方论］温病之不大便，不出热结液干二者之外。其偏于阳邪炽甚，热结之实证，则从承气法矣；其偏于阴亏液涸之半虚半实证，则不可混施承气，故以此法代之。独取元参为君者，元参味苦咸微寒。壮水制火，通二便，启肾水上潮于天，其能治液干，固不待言，本经称其主治腹中寒热积聚，其并能解热结可知。麦冬主治心腹结气，伤中伤饱，胃络脉绝，羸瘦短气，亦系能补能润能通之品，故以为之佐。生地亦主寒热积聚，逐血痹，用细者，取其补而不腻，兼能走络也。三者合用，作增水行舟之计，故汤名增液，但非重用不为功。

本论于阳明下证，峙立三法：热结液干之大实证，则用大承气；偏于热结而液不干者，旁流是也，则用调胃承气；偏于液干多而热结少者，则用增液，所以回护其虚，务存津液之心法也。

按：吴又可纯恃承气以为攻病之具，用之得当则效，用之不当，其弊有三：一则邪在心包、阳明两处，不先开心包，徒攻阳明，下后仍然昏惑谵语，亦将如之何哉？吾知其必不救矣。二则体亏液涸之人，下后作战汗，或随战汗而脱，或不蒸汗徒战而脱。三者下后虽能战汗，以阴气大伤，转成上嗽下泄，夜热早凉之怯证，补阳不可，救阴不可，有延至数月而死者，有延至岁余而死者，其死均也。在又可当日，温疫盛行之际，非寻常温病可比，又可创温病治法，自有矫枉过正不暇详审之处，断不可概施于今日也。本论分别可与不可与、可补不可补之处，以俟明眼裁定，而又为此按语于后，奉商天下之欲救是证者。至若张氏、喻氏，有以甘温辛热立法者，湿温有可用之处，然须兼以苦泄淡渗，盖治外邪，宜通不宜守也，若风温、温热、温疫、温毒，断不可从。

十二、阳明温病，下后汗出，当复其阴，益胃汤主之。

温热本伤阴之病，下后邪解汗出，汗亦津液之化，阴液受伤，不待言矣，故云当复其阴。此阴指胃阴而言，盖十二经皆禀气于胃，胃阴复而气降得食，则十二经之阴皆可复矣。欲复其阴，非甘凉不可，汤名益胃者，胃体阳而用阴，取益胃用之义也。下后急议复阴者，恐将来液亏燥起，而成干咳身热之怯证也。

益胃汤方甘凉法

沙参三钱 麦冬五钱 冰糖一钱 细生地五钱 玉竹炒香，一钱五分

水五杯，煮取二杯，分二次服，渣再煮一杯服。

十三、下后无汗脉浮者，银翘汤主之；脉浮洪者，白虎汤主之；脉洪而芤者，白虎加人参汤主之。

此下后邪气还表之证也。温病之邪，上行极而下，下行极而上，下后里气得通，欲作汗而未能，以脉浮验之，知不在里而在表，逐邪者随其性而宣泄之，就其近而引导之，故主以银翘汤，增液为作汗之具，仍以银花、连翘解毒而轻宣表气，盖亦辛凉

合甘寒轻剂法也。若浮而且洪，热气炽甚，津液立见销亡，则非白虎不可。若洪而且芤，金受火克，元气不支，则非加人参不可矣。

银翘汤方辛凉合甘寒法

银花五钱 连翘三钱 竹叶二钱 生甘草一钱 麦冬四钱 细生地四钱

白虎汤、白虎加人参汤方论并见前

十四、下后无汗，脉不浮而数，清燥汤主之。

无汗而脉数，邪之未解可知，但不浮，无领邪外出之路，既下之后，又无连下之理，故以清燥法增水敌火，使不致为灾，一半日后相机易法，即吴又可下后间服缓剂之法也。但又可清燥汤中用陈皮之燥，柴胡之升，当归之辛窜，津液何堪？以燥清燥，有是理乎？此条乃用其法而不用其方。

清燥汤方甘凉法

麦冬五钱 知母二钱 人中黄一钱五分 细生地五钱 元参三钱

水八杯，煮取三杯。分三次服。

〔加减法〕咳嗽胶痰，加沙参三钱，桑叶一钱五分，梨汁半酒杯，牡蛎三钱，牛蒡子三钱。

按：吴又可咳嗽胶痰之证，而用苏子、橘红、当归，病因于燥而用燥药，非也，在湿温门中不禁。

十五、下后数日，热不退，或退不尽，口燥咽干，舌苔干黑，或金黄色，脉沉而有力者，护胃承气汤微和之；脉沉而弱者，增液汤主之。

温病下后，邪气已净，必然脉静身凉，邪气不净，有延至数日邪气复聚于胃，须再通其里者，甚至屡下而后净者，诚有如吴又可所云。但正气日虚一日，阴津日耗一日，须加意防护其阴，不可稍有鲁莽，是在任其责者临时斟酌尽善耳。吴又可于邪气复聚之证，但主以小承气，本论于此处分别立法。

护胃承气汤方苦甘法

生大黄三钱 元参三钱 细生地三钱 丹皮二钱 知母二钱 麦冬连心，三钱

水五杯，煮取二杯，先服一杯，得结粪，止后服，不便，再服。

增液汤方见前

十六、阳明温病，下后二三日，下证复现，脉下甚沉，或沉而无力，止可与增液，不可与承气。

此恐犯数下之禁也。

十七、阳明温病，下之不通，其证有五：应下失下，正虚不能运药，不运药者死，新加黄龙汤主之。喘促不宁，痰涎壅滞，右寸实大，肺气不降者，宣白承气汤主之。左尺牢坚，小便赤痛，时烦渴甚，导赤承气汤主之。邪闭心包，神昏舌短，内窍不通，饮不解渴者，牛黄承气汤主之。津液不足，无水舟停者，间服增液，再不下者，增液承气汤主之。

《经》谓下不通者死，盖下而至于不通，其为危险可知，不忍因其危险难治而遂弃

之。兹按温病中下之不通者共有五因：其因正虚不运药者，正气既虚，邪气复实，勉拟黄龙法，以人参补正，以大黄逐邪，以冬、地增液，邪退正存一线，即可以大队补阴而生，此邪正合治法也。其因肺气不降，而里证又实者，必喘促寸实，则以杏仁、石膏宣肺气之痹，以大黄逐肠胃之结，此脏腑合治法也。其因火腑不通，左尺必现牢坚之脉左尺，小肠脉也，俗候于左寸者非，细考《内经》自知，小肠热盛，下注膀胱，小便必涓滴赤且痛也，则以导赤去淡通之阳药，加连、柏之苦通火腑，大黄、芒硝承胃气而通大肠，此二肠同治法也。其因邪闭心包，内窍不通者，前第五条已有先与牛黄丸，再与承气之法，此条已下而不通，舌短神昏，闭已甚矣，饮不解渴，消亦甚矣，较前条仅仅谵语，则更急而又急，立刻有闭脱之虞，阳明大实不通，有消亡肾液之虞，其势不可少缓须臾，则以牛黄丸开手少阴之闭，以承气急泻阳明，救足少阴之消，此两少阴合治法也。再此条亦系三焦俱急，当与前第九条用承气、陷胸合法者参看。其因阳明太热，津液枯燥，水不足以行舟，而结粪不下者，非增液不可。服增液两剂，法当自下，其或脏燥太甚之人，竟有不下者，则以增液合调胃承气汤，缓缓与服，约二时服半杯沃之，此一腑中气血合治法也。

新加黄龙汤苦甘咸法

细生地五钱　生甘草二钱　人参一钱五分，另煎　生大黄三钱　芒硝一钱　元参五钱　麦冬连心，五钱　当归一钱五分　海参洗，二条　姜汁六匙

水八杯，煮取三杯。先用一杯，冲参汁五分、姜汁二匙，顿服之，如腹中有响声，或转矢气者，为欲便也；候一二时不便，再如前法服一杯；候二十四刻，不便，再服第三杯；如服一杯，即得便，止后服，酌服益胃汤一剂益胃汤方见前，余参或可加入。

[方论] 此处方于无可处之地，勉尽人力，不肯稍有遗憾之法也。旧方用大承气加参、地、当归，须知正气久耗，而大便不下者，阴阳俱惫，尤重阴液消亡，不得再用枳、朴伤气而耗液，故改用调胃承气，取甘草之缓急，合人参补正，微点姜汁，宣通胃气，代枳、朴之用，合人参最宣胃气，加麦、地、元参，保津液之难保，而又去血结之积聚，姜汁为宣气分之用，当归为宣血中气分之用，再加海参者，海参咸能化坚，甘能补正，按海参之液，数倍于其身，其能补液可知，且蠕动之物，能走络中血分，病久者必入络，故以之为使也。

宣白承气汤方苦辛淡法

生石膏五钱　生大黄三钱　杏仁粉二钱　瓜蒌皮一钱五分

水五杯，煮取二杯，先服一杯，不知再服。

导赤承气汤

赤芍三钱　细生地五钱　生大黄三钱　黄连二钱　黄柏二钱　芒硝一钱

水五杯，煮取二杯，先服一杯，不下再服。

牛黄承气汤

即用前安宫牛黄丸二丸，化开，调生大黄末三钱，先服一半，不知再服。

增液承气汤

即于增液汤内，加大黄三钱，芒硝一钱五分。

水八杯，煮取三杯，先服一杯，不知再服。

十八、下后虚烦不眠，心中懊憹，甚至反复颠倒，栀子豉汤主之；若少气者，加甘草；若呕者，加姜汁。

邪气半至阳明，半犹在膈，下法能除阳明之邪，不能除膈间之邪，故证现懊憹虚烦，栀子豉汤，涌越其在上之邪也。少气加甘草者，误下固能伤阴，此则以误下而伤胸中阳气，甘能益气，故加之。呕加姜汁者，胃中未至甚热燥结，误下伤胃中阳气，木来乘之，故呕，加姜汁，和肝而降胃气也，胃气降，则不呕矣。

栀子豉汤方见上焦篇

栀子豉加甘草汤

即于栀子豉汤内，加甘草二钱，煎法如前。

栀子豉加姜汁方

即于栀子豉汤内，加姜汁五匙。

十九、阳明温病，干呕口苦而渴，尚未可下者，黄连黄芩汤主之。不渴而舌滑者属湿温。

温热，燥病也，其呕由于邪热夹秽，扰乱中宫而然，故以黄连、黄芩彻其热，以芳香蒸变化其浊也。

黄连黄芩汤方苦寒微辛法

黄连二钱　黄芩二钱　郁金一钱五分　香豆豉二钱

水五杯，煮取二杯，分二次服。

二十、阳明温病，舌黄燥，肉色绛，不渴者，邪在血分，清营汤主之。若滑者，不可与也，当于湿温中求之。

温病传里，理当渴甚，今反不渴者，以邪气深入血分，格阴于外，上潮于口，故反不渴也。曾过气分，故苔黄而燥。邪居血分，故舌之肉色绛也。若舌苔白滑、灰滑、淡黄而滑，不渴者，乃湿气蒸腾之象，不得用清营柔以济柔也。

清营汤方见上焦篇

二一、阳明斑者，化斑汤主之。

方义并见上焦篇。

二二、阳明温病，下后疹续出者，银翘散去豆豉加细生地大青叶元参丹皮汤主之。

方义并见上焦篇。

二三、斑疹，用升提则衄，或厥，或呛咳，或昏痉，用壅补则瞀乱。

此治斑疹之禁也。斑疹之邪在血络，只喜轻宣凉解。若用柴胡、升麻辛温之品，直升少阳，使热血上循清道则衄；过升则下竭，下竭者必上厥；肺为华盖，受热毒之熏蒸则呛咳；心位正阳，受升提之摧迫则昏痉。至若壅补，使邪无出路，络道比经道最细，诸疮痛痒，皆属于心，既不得外出，其势必返而归之于心，不瞀乱得乎？

二四、斑疹阳明证悉具，外出不快，内壅特甚者，调胃承气汤微和之，得通则已，不可令大泄，大泄则内陷。

此斑疹下法，微有不同也。斑疹虽宜宣泄，但不可太过，令其内陷。斑疹虽忌升提，亦畏内陷。方用调胃承气者，避枳、朴之温燥，取芒硝之入阴，甘草败毒缓中也。

调胃承气汤方见前

二五、阳明温毒发痘者，如斑疹法。随其所在而攻之。

温毒发痘，如小儿痘疮，或多或少，紫黑色，皆秽浊太甚，疗治失宜而然也。虽不多见，间亦有之。随其所在而攻，谓脉浮则用银翘散加生地、元参，渴加花粉，毒重加金汁、人中黄，小便短加芩、连之类，脉沉内壅者，酌轻重下之。

二六、阳明温毒，杨梅疮者，以上法随其所偏而调之，重加败毒，兼与利湿。

此条当入湿温，因上条温痘连类而及，故编于此，可以互证也。杨梅疮者，形似杨梅，轻则红紫，重则紫黑，多现于背部、面部，亦因感受秽浊而然。如上法者，如上条治温痘之法。毒甚，故重加败毒。此证毒附湿而为灾，故兼与利湿，如草薢、土茯苓之类。

二七、阳明温病，不甚渴，腹不满，无汗，小便不利，心中懊侬者，必发黄。黄者，栀子柏皮汤主之。

受邪太重，邪热与胃阳相搏，不得发越，无汗不能自通，热必发黄矣。

栀子柏皮汤方

栀子五钱　生甘草二钱　黄柏五钱

水五杯，煮取二杯，分二次服。

［方论］此湿淫于内，以苦燥之，热淫于内，佐以甘苦法也。栀子清肌表，解五黄，又治内烦。黄柏泻膀胱，疗肌肤间热。甘草协和内外。三者其色皆黄，以黄退黄，同气相求也。按又可但有茵陈大黄汤，而无栀子柏皮汤，温热发黄，岂皆可下者哉？

二八、阳明温病，无汗，或但头汗出，身无汗，渴欲饮水，腹满，舌燥黄，小便不利者，必发黄，茵陈蒿汤主之。

此与上条异者，在口渴、腹满耳。上条口不甚渴，腹不满，胃不甚实，故不可下；此则胃家已实而黄不得退，热不得越，无出表之理，故从事于下趋大小便也。

茵陈蒿汤

茵陈蒿六钱　栀子三钱　生大黄三钱

水八杯，先煮茵陈减水之半，再入二味，煮成三杯，分三次服，以小便利为度。

［方论］此纯苦急趋之方也。发黄外闭也，腹满内闭也。内外皆闭，其势不可缓。苦性最急，故以纯苦急趋下焦也。黄因热结，泻热者必泻小肠。小肠丙火，非苦不通。胜火者莫如水，茵陈得水之精；开郁莫如发陈，茵陈生发最速，高出众草，主治热结黄疸，故以之为君。栀子通水源而利三焦，大黄除实热而减腹满，故以之为佐也。

二九、阳明温病，无汗，实证未剧，不可下，小便不利者，甘苦合化，冬地三黄汤主之。

大凡小便不通，有责之膀胱不开者，有责之上游结热者，有责之肺气不化者。温热之小便不通，无膀胱不开证，皆上游指小肠而言热结与肺气不化而然也。小肠火腑，故以三黄苦药通之；热结则液干，故以甘寒润之；金受火刑，化气维艰，故倍用麦冬以化之。

冬地三黄汤方甘苦合化阴气法

麦冬八钱　黄连一钱　苇根汁半酒杯，冲　元参四钱　黄柏一钱　银花露半酒杯，冲　细生地四钱　黄芩一钱　生甘草三钱

水八杯，煮取三杯，分三次服，以小便得利为度。

三十、温病小便不利者，淡渗不可与也，忌五苓、八正辈。

此用淡渗之禁也。热病有余于火，不足于水，惟以滋水泻火为急务，岂可再以淡渗动阳而燥津乎？奈何吴又可于小便条下，特立猪苓汤，乃去仲景原方之阿胶，反加木通、车前，渗而又渗乎？其治小便血分之桃仁汤中，仍用滑石，不识何解！

三一、温病燥热，欲解燥者，先滋其干，不可纯用苦寒也，服之反燥甚。

此用苦寒之禁也。温病有余于火，不用淡渗犹易明，并苦寒亦设禁条，则未易明也。举世皆以苦能降火，寒能泻热，坦然用之而无疑，不知苦先入心，其化以燥，服之不应，愈化愈燥。宋人以目为火户，设立三黄汤，久服竟至于瞽，非化燥之明征乎？吾见温病而恣用苦寒，津液干涸不救者甚多，盖化气比本气更烈。故前条冬地三黄汤，甘寒十之八九，苦寒仅十之一二耳。至茵陈蒿汤之纯苦，止有一用，或者再用，亦无屡用之理。吴又可屡诋用黄连之非，而又恣用大黄，惜乎其未通甘寒一法也。

三二、阳明温病，下后热退，不可即食，食者必复。周十二时后，缓缓与食，先取清者，勿令饱，饱则必复，复必重也。

此下后暴食之禁也。下后虽然热退，余焰尚存，盖无形质之邪，每借有形质者以为依附，必须坚壁清野，勿令即食。一日后，稍可食清而又清之物，若稍重浊，犹必复也。勿者，禁止之词，必者，断然之词也。

三三、阳明温病，下后脉静，身不热，舌上津回，十数日不大便，可与益胃、增液辈，断不可再与承气也。下后舌苔未尽退，口微渴，面微赤，脉微数，身微热，日浅者，亦与增液辈，日深舌微干者，属下焦复脉法也方见下焦。勿轻与承气，轻与者，肺燥而咳，脾滑而泄，热反不除，渴反甚也，百日死。

此数下亡阴之大戒也。下后不大便十数日，甚至二十日，乃肠胃津液受伤之故，不可强责其便，但与复阴，自能便也。此条脉静身凉，人犹易解，至脉虽不燥而未静，身虽不壮热而未凉，俗医必谓邪气不尽，必当再下，在又可法中亦必再下。不知大毒治病，十衰其六，但与存阴退热，断不误事下后邪气复聚，大热大渴，面正赤，脉躁甚，不在此例。若轻与苦燥，频伤胃阴，肺之母气受伤，阳明化燥，肺无秉气，反为燥逼，焉得不咳。燥咳久者，必身热而渴也。若脾气为快利所伤，必致滑泄，滑泄则阴伤而热

渴愈加矣。迁延三月，天道小变之期，其势不能再延，故曰百日死也。

三四、阳明温病，渴甚者，雪梨浆沃之。

雪梨浆方法见前

三五、阳明温病，下后微热，舌苔不退者，薄荷末拭之。

以新布蘸新汲凉水，再蘸薄荷细末，频擦舌上。

三六、阳明温病，斑疹、温痘、温疮、温毒、发黄、神昏谵语者，安宫牛黄丸主之。

心居膈上，胃居膈下，虽有膜隔，其浊气太甚，则亦可上干包络，且病自上焦而来，故必以芳香逐秽开窍为要也。

安宫牛黄丸方见上焦篇

三七、风温、温热、温疫、温毒、冬温之在中焦，阳明病居多；湿温之在中焦，太阴病居多；暑温则各半也。

此诸温不同之大关键也。温热等皆因于火，以火从火，阳明阳土，以阳从阳，故阳明病居多。湿温则以湿从湿，太阴阴土，以阴从阴，则太阴病居多。暑兼湿热，故各半也。

暑温　伏暑

三八、脉洪滑，面赤身热头晕，不恶寒，但恶热，舌上黄滑苔，渴欲凉饮，饮不解渴，得水则呕，按之胸下痛，小便短，大便闭者，阳明暑温，水结在胸也，小陷胸汤加枳实主之。

脉洪面赤，不恶寒，病已不在上焦矣。暑兼湿热，热甚则渴，引水求救。湿郁中焦，水不下行，反来上逆，则呕。胃气不降，则大便闭。故以黄连、瓜蒌清在里之热痰，半夏除水痰而强胃，加枳实者，取其苦辛通降，开幽门而引水下行也。

小陷胸加枳实汤方苦辛寒法

黄连二钱　瓜蒌三钱　枳实二钱　半夏五钱

急流水五杯，煮取二杯，分二次服。

三九、阳明暑温，脉滑数，不食不饥不便，浊痰凝聚，心下痞者，半夏泻心汤去人参、干姜、大枣、甘草，加枳实、杏仁主之。

不饥不便，而有浊痰，心下痞满，湿热互结而阻中焦气分。故以半夏、枳实开气分之湿结；黄连、黄芩开气分之热结；杏仁开肺与大肠之气痹；暑中热甚，故去干姜；非伤寒误下之虚痞，故去人参、甘草、大枣，且畏其助湿作满也。

半夏泻心汤去干姜甘草加枳实杏仁方苦辛寒法

半夏一两　黄连二钱　黄芩三钱　枳实二钱　杏仁三钱

水八杯，煮取三杯，分三次服。虚者复纳人参二钱，大枣三枚。

四十、阳明暑温，湿气已化，热结独存，口燥咽干，渴欲饮水，面目俱赤，舌燥黄，脉沉实者，小承气汤各等分下之。

暑兼湿热，其有体瘦质燥之人，感受热重湿轻之证，湿先从热化尽，只余热结中焦，具诸下证，方可下之。

小承气汤方义并见前。此处不必以大黄为君，三物各等分可也

四一、暑温蔓延三焦，舌滑微黄，邪在气分者，三石汤主之；邪气久留，舌绛苔少，热搏血分者，加味清宫汤主之；神识不清，热闭内窍者，先与紫雪丹，再与清宫汤。

蔓延三焦，则邪不在一经一脏矣，故以急清三焦为主。然虽云三焦，以手太阴一经为要领。盖肺主一身之气，气化则暑湿俱化，且肺脏受生于阳明，肺之脏象属金色白，阳明之气运亦属金色白，故肺经之药多兼走阳明，阳明之药多兼走肺也。再肺经通调水道，下达膀胱，肺痹开则膀胱亦开，是虽以肺为要领，而胃与膀胱皆在治中，则三焦俱备矣，是邪在气分而主以三石汤之奥义也。若邪气久羁，必归血络，心主血脉，故以加味清宫汤主之。内窍欲闭，则热邪盛矣，紫雪丹开内窍而清热最速者也。

三石汤方

飞滑石三钱　生石膏五钱　寒水石三钱　杏仁三钱　竹茹炒，二钱　银花三钱，花露更妙　金汁一酒杯，冲　白通草二钱

水五杯，煮成二杯，分二次温服。

[方论] 此微苦辛寒兼芳香法也。盖肺病治法，微苦则降，过苦反过病所，辛凉所以清热，芳香所以败毒而化浊也。按：三石，紫雪丹中之君药，取其得庚金之气，清热退暑利窍，兼走肺胃者也；杏仁、通草为宣气分之用，且通草直达膀胱，杏仁直达大肠；竹茹以竹之脉络，而通人之脉络；金汁、银花，败暑中之热毒。

加味清宫汤方

即于前清宫汤内加知母三钱，银花二钱，竹沥五茶匙冲入。

[方论] 此苦辛寒法也。清宫汤前已论之矣，加此三味者；知母泻阳明独胜之热，而保肺清金；银花败毒而清络；竹沥除胸中大热，止烦闷消渴。合清宫汤为暑延三焦血分之治也。

四二、暑温伏暑，三焦均受，舌灰白，胸痞闷，潮热呕恶，烦渴自利，汗出溺短者，杏仁滑石汤主之。

舌白胸痞，自利呕恶，湿为之也。潮热烦渴，汗出溺短，热为之也。热处湿中，湿蕴生热，湿热交混，非偏寒偏热可治，故以杏仁、滑石、通草，先宣肺气，由肺而达膀胱以利湿，厚朴苦温而泻湿满，芩、连清里而止湿热之利，郁金芳香走窍而开闭结，橘、半强胃而宣湿化痰以止呕恶，俾三焦混处之邪，各得分解矣。

杏仁滑石汤方苦辛寒法

杏仁三钱　滑石三钱　黄芩二钱　橘红一钱五分　黄连一钱　郁金二钱　通草一钱　厚朴二钱半夏三钱

水八杯，煮取三杯，分三次服。

寒　湿

四三、湿之入中焦，有寒湿，有热湿，有自表传来，有水谷内蕴，有内外相合。其中伤也，有伤脾阳，有伤脾阴，有伤胃阳，有伤胃阴，有两伤脾胃。伤脾胃之阳者十常八九，伤脾胃之阴者十居一二。彼此混淆，治不中窾，遗患无穷，临证细推，不可泛论。

此统言中焦湿证之总纲也。寒湿者，湿与寒水之气相搏也，盖湿水同类，其在天之阳时为雨露，阴时为霜雪，在江河为水，在土中为湿，体本一源，易于相合，最损人之阳气。热湿者，在天时长夏之际，盛热蒸动湿气流行也，在人身湿郁，本身阳气久而生热也，兼损人之阴液。自表传来，一由经络而脏腑，一由肺而脾胃。水谷内蕴，肺虚不能化气，脾虚不能散津，或形寒饮冷，或酒客中虚。内外相合，客邪既从表入，而伏邪又从内发也。伤脾阳，在中则不运痞满，传下则洞泄腹痛。伤胃阳，则呕逆不食，膈胀胸痛。两伤脾胃，既有脾证，又有胃证也。其伤脾胃之阴若何？湿久生热，热必伤阴，古称湿火者是也。伤胃阴，则口渴不饥。伤脾阴，则舌先灰滑，后反黄燥，大便坚结。湿为阴邪，其伤人之阳也，得理之正，故多而常见。其伤人之阴也，乃势之变，故罕而少见。治湿者必须审在何经何脏，兼寒兼热，气分血分，而出辛凉、辛温、甘温、苦温、淡渗、苦渗之治，庶所投必效。若脾病治胃，胃病治脾，兼下焦者，单治中焦，或笼统混治，脾胃不分，阴阳寒热不辨，将见肿胀、黄疸、洞泄、衄血、便血，诸证蜂起矣。惟在临证者细心推求，下手有准的耳。盖土为杂气，兼证甚多，最难分析，岂可泛论湿气而已哉！

四四、足太阴寒湿，痞结胸满，不饥不食，半苓汤主之。

此书以温病名，并列寒湿者，以湿温紧与寒湿相对，言寒湿而湿温更易明析。

痞结胸满，仲景列于太阴篇中，乃湿郁脾阳，足太阴之气，不为鼓动运行。脏病而累及腑，痞结于中，故亦不能食也。故以半夏、茯苓培阳土以吸阴土之湿，厚朴苦温以泻湿满，黄连苦以渗湿，重用通草以利水道，使邪有出路也。

半苓汤方此苦辛淡渗法也

半夏五钱　茯苓块五钱　川连一钱　厚朴三钱　通草八钱，煎汤煮前药

水十二杯，煮通草成八杯，再入余药煮成三杯，分三次服。

四五、足太阴寒湿，腹胀，小便不利，大便溏而不爽，若欲滞下者，四苓加厚朴秦皮汤主之，五苓散亦主之。

《经》谓：太阴所至，发为䐜胀。又谓：厥阴气至为䐜胀。盖木克土也，太阴之气不运，以致膀胱之气不化，故小便不利。四苓辛淡渗湿，使膀胱开而出邪，以厚朴泻胀，以秦皮洗肝也。其或肝气不热，则不用秦皮，仍用五苓中之桂枝以和肝，通利三焦而行太阳之阳气，故五苓散亦主之。

四苓加厚朴秦皮汤方苦温淡法

茅术三钱　厚朴三钱　茯苓块五钱　猪苓四钱　秦皮二钱　泽泻四钱

水八杯，煮成八分三杯，分三次服。

五苓散甘温淡法

猪苓一两 赤术一两 茯苓一两 泽泻一两六钱 桂枝五钱

共为细末，百沸汤和服三钱，日三服。

四六、足太阴寒湿，四肢乍冷，自利，目黄，舌白滑，甚则灰，神倦不语，邪阻脾窍，舌蹇语重，四苓加木瓜草果厚朴汤主之。

脾主四肢，脾阳郁故四肢乍冷。湿渍脾而脾气下溜，故自利。目白精属肺，足太阴寒则手太阴不能独治，两太阴同气也，且脾主地气，肺主天气，地气上蒸，天气不化，故目睛黄也。白滑与灰，寒湿苔也。湿困中焦，则中气虚寒，中气虚寒，则阳光不治。主正阳者心也，心藏神，故神昏。心主言，心阳虚故不语。脾窍在舌，湿邪阻窍，则舌蹇而语声迟重。湿以下行为顺，故以四苓散驱湿下行，加木瓜以平木，治其所不胜也。厚朴以温中行滞，草果温太阴独胜之寒，芳香而达窍，补火以生土，驱浊以生清也。

四苓加木瓜厚朴草果汤方苦热兼酸淡法

生于白术三钱 猪苓一钱五分 泽泻一钱五分 赤苓块五钱 木瓜一钱 厚朴一钱 草果八分 半夏三钱

水八杯，煮取八分三杯，分三次服。阳素虚者，加附子二钱。

四七、足太阴寒湿，舌灰滑，中焦滞痞，草果茵陈汤主之；面目俱黄，四肢常厥者，茵陈四逆汤主之。

湿滞痞结，非温通而兼开窍不可，故以草果为君。茵陈因陈生新，生发阳气之机最速，故以之为佐。广皮、大腹、厚朴，共成泻痞之功。猪苓、泽泻，以导湿外出也。若再加面黄肢逆，则非前汤所能济，故以四逆回厥，茵陈宣湿退黄也。

草果茵陈汤方苦辛温法

草果一钱 茵陈三钱 茯苓皮三钱 厚朴二钱 广皮一钱五分 猪苓二钱 大腹皮二钱 泽泻一钱五分

水五杯，煮取二杯，分二次服。

茵陈四逆汤方苦辛甘热复微寒法

附子三钱，炮 干姜五钱 炙甘草二钱 茵陈六钱

水五杯，煮取二杯。温服一杯，厥回止后服；仍厥，再服；尽剂，厥不回，再作服。

四八、足太阴寒湿，舌白滑，甚则灰，脉迟，不食，不寐，大便窒塞，浊阴凝聚，阳伤腹痛，痛甚则肢逆，椒附白通汤主之。

此足太阴寒湿，兼足少阴、厥阴证也。白滑灰滑，皆寒湿苔也。脉迟者，阳为寒湿所困，来去俱迟也。不食，胃阳痹也。不寐，中焦湿聚，阻遏阳气不得下交于阴也。大便窒塞，脾与大肠之阳不能下达也。阳为湿困，返逊位于浊阴，故浊阴得以蟠踞中焦而为痛也；凡痛皆邪正相争之象，虽曰阳困，究竟阳未绝灭，两不相下，故相争而痛也后凡言痛者仿此。椒附白通汤，齐通三焦之阳，而急驱浊阴。

椒附白通汤方

生附子炒黑，三钱　川椒炒黑，二钱　淡干姜二钱　葱白三茎　猪胆汁半烧酒杯，去渣后调入

水五杯，煮成二杯，分二次凉服。

[方论] 此苦辛热法复方也。苦与辛合，能降能通，非热不足以胜重寒而回阳。附子益太阳之标阳，补命门之真火，助少阳之火热。盖人之命火与太阳之阳、少阳之阳旺，行水自速。三焦通利，湿不得停，焉能聚而为痛。故用附子以为君，火旺则土强。干姜温中逐湿痹，太阴经之本药，川椒燥湿除胀消食，治心腹冷痛，故以二物为臣。葱白由内而达外，中空通阳最速，亦主腹痛，故以为之使。浊阴凝聚不散，有格阳之势，故反佐以猪胆汁。猪，水畜，属肾，以阴求阴也；胆乃甲木，从少阳，少阳主开泄，生发之机最速。此用仲景白通汤，与许学士椒附汤，合而裁制者也。

四九、阳明寒湿，舌白腐，肛坠痛，便不爽，不喜食，附子理中汤去甘草加广皮厚朴汤主之。

九窍不和，皆属胃病。胃受寒湿所伤，故肛门坠痛而便不爽；阳明失阖，故不喜食。理中之人参补阳明之正，苍术补太阴而渗湿，姜、附运坤阳以劫寒，盖脾阳转而后湿行，湿行而后胃阳复。去甘草，畏其满中也。加厚朴、广皮，取其行气。合而言之，辛甘为阳，辛苦能通之义也。

附子理中汤去甘草加厚朴广皮汤方 辛甘兼苦法

生茅术三钱　人参一钱五分　炮干姜一钱五分　厚朴二钱　广皮一钱五分　生附子一钱五分，炮黑

水五杯，煮取八分二杯，分二次服。

五十、寒湿伤脾胃两阳，寒热，不饥，吞酸，形寒，或脘中痞闷，或酒客湿聚，苓姜术桂汤主之。

此兼运脾胃，宣通阳气之轻剂也。

苓姜术桂汤方 苦辛温法

茯苓块五钱　生姜三钱　炒白术三钱　桂枝三钱

水五杯，煮取八分二杯，分温再服。

五一、湿伤脾胃两阳，既吐且利，寒热身痛，或不寒热，但腹中痛，名曰霍乱。寒多，不欲饮水者，理中汤主之。热多，欲饮水者，五苓散主之。吐利汗出，发热恶寒，四肢拘急，手足厥逆，四逆汤主之。吐利止而身痛不休者，宜桂枝汤小和之。

按：霍乱一证，长夏最多，本于阳虚寒湿凝聚，关系非轻，伤人于顷刻之间。奈时医不读《金匮》，不识病源，不问轻重，一概主以藿香正气散，轻者原有可愈之理，重者死不旋踵；更可笑者，正气散中加黄连、麦冬，大用西瓜治渴欲饮水之霍乱，病者岂堪命乎！瑭见之屡矣，故将采《金匮》原文，备录于此。胃阳不伤不吐，脾阳不伤不泻，邪正不争不痛，营卫不乖不寒热。以不饮水之故，知其为寒多，主以理中汤

原文系理中九，方后自注云：然九不及汤，盖丸缓而汤速也；且恐九药不精，故直改从汤温中散寒。

人参甘草，胃之守药；白术甘草，脾之守药；干姜能通能守，上下两泄者，故脾胃两

守之；且守中有通，通中有守，以守药作通用，以通药作守用。若热欲饮水之证，饮不解渴，而吐泄不止，则主以五苓。邪热须从小便去，膀胱为小肠之下游，小肠，火腑也，五苓通前阴，所以守后阴也。太阳不开，则阳明不阖，开太阳正所以守阳明也。此二汤皆有一举两得之妙。吐利则脾胃之阳虚，汗出则太阳之阳亦虚；发热者，浮阳在外也；恶寒者，实寒在中也；四肢拘急，脾阳不荣四末；手足厥冷，中土湿而厥阴肝木来乘。病者四逆，汤善救逆，故名四逆汤。人参、甘草守中阳，干姜、附子通中阳，人参、附子护外阳，干姜、甘草护中阳，中外之阳复回，则群阴退避，而厥回矣。吐利止而身痛不休者，中阳复而表阳不和也，故以桂枝汤温经络而微和之。

理中汤方甘热微苦法，此方分量以及后加减法，悉照《金匮》原文，用者临时斟酌

人参 甘草 白术 干姜各三两

水八杯，煮取三杯，温服一杯，日三服。

[加减法] 若脐上筑者，肾气动也，去术，加桂四两。吐多者，去术，加生姜三两。下多者还用术。悸者加茯苓二两。渴欲饮水者，加术足前成四两半。腹中痛者，加人参足前成四两半。寒者，加干姜足前成四两半。腹满者，去术，加附子一枚。服汤后，如食顷，饮热粥一升许，微自汗，勿发揭衣服。

五苓散方见前

[加减法] 腹满者，加厚朴、广皮各一两。渴甚面赤，脉大紧而急，扇扇不知凉，饮冰不知冷，腹痛甚，时时躁烦者，格阳也，加干姜一两五钱此条非仲景原文，余治验也。

百沸汤和，每服五钱，日三服。

四逆汤方辛甘热法，分量临时斟酌

炙甘草二两 干姜一两半 生附子一枚，去皮 加人参一两

水五茶碗，煮取二碗、分二次服。

按：原方无人参，此独加人参者，前条寒多不饮水，较厥逆尚轻，仲景已用人参；此条诸阳欲脱，中虚更急，不用人参，何以固内。柯韵伯《伤寒注》云：仲景凡治虚证，以里为重，协热下利，脉微弱者，便用人参；汗后身痛，脉沉迟者，便加人参。此脉迟而利清谷，且不烦不咳，中气大虚，元气已脱，但温不补，何以救逆乎！观茯苓四逆之烦躁，且以人参，况通脉四逆，岂得无参。是必有脱落耳，备录于此存参。

五二、霍乱兼转筋者，五苓散加防己桂枝薏仁主之；寒甚脉紧者，再加附子。

肝藏血，主筋，筋为寒湿搏急而转，故于五苓和霍乱之中，加桂枝温筋，防己急驱下焦血分之寒湿，薏仁主湿痹脚气，扶土抑木，治筋急拘挛。甚寒，脉紧，则非纯阳之附子不可。

五苓散加防己桂枝薏仁方

即于前五苓散内，加防己一两，桂枝一两半，足前成二两，薏仁二两。寒甚者，加附子大者一枚。杵为细末，每服五钱，百沸汤和，日三，剧者日三夜一，得卧则勿令服。

五三、卒中寒湿，内挟秽浊，眩冒欲绝，腹中绞痛，脉沉紧而迟，甚则伏，欲吐不得吐，欲利不得利，甚则转筋，四肢欲厥，俗名发痧，又名干霍乱。转筋者，俗名转筋火，古方书不载<small>不载者，不载上三条之俗名耳；若是证，当于《金匮》腹满、腹痛、心痛、寒疝诸条参看自得</small>，蜀椒救中汤主之，九痛丸亦可服；语乱者，先服至宝丹，再与汤药。

　　按：此证夏日湿蒸之时最多，故因霍乱而类记于此。中阳本虚，内停寒湿，又为蒸腾秽浊之气所干，由口鼻而直行中道，以致腹中阳气受逼，所以相争而为绞痛；胃阳不转，虽欲吐而不得；脾阳困闭，虽欲利而不能；其或经络亦受寒湿，则筋如转索，而后者向前矣；中阳虚而肝木来乘，则厥。俗名发痧者何？盖以此证病来迅速，或不及延医，或医亦不识，相传以钱或用磁碗口，蘸姜汤或麻油，刮其关节，刮则其血皆分，住则复合，数数分合，动则生阳，关节通而气得转，往往有随手而愈者，刮处必现血点，红紫如沙，故名痧也。但刮后须十二时不饮水，方不再发。不然则留邪在络，稍受寒发怒，则举发矣。以其欲吐不吐，欲利不利而腹痛，故又名干霍乱。其转筋名转筋火者，以常发于夏月，夏月火令，又病迅速如火也，其实乃伏阴与湿相搏之故。以大建中之蜀椒，急驱阴浊下行，干姜温中，去人参、胶饴者，畏其满而守也，加厚朴以泻湿中浊气，槟榔以散结气，直达下焦，广皮通行十二经之气。改名救中汤，急驱浊阴，所以救中焦之真阳也。九痛丸一面扶正，一面驱邪，其驱邪之功最迅，故亦可服。再按前吐泻之霍乱，有阴阳二证，干霍乱则纯有阴而无阳，所谓天地不通，闭塞而成冬，有若否卦之义。若语言乱者，邪干心包，故先以至宝丹，驱包络之邪也。

　　救中汤方<small>苦辛通法</small>

　　蜀椒<small>炒出汗，三钱</small>　淡干姜<small>四钱</small>　厚朴<small>三钱</small>　槟榔<small>二钱</small>　广皮<small>二钱</small>

　　水五杯，煮取二杯，分二次服。兼转筋者，加桂枝三钱，防己五钱，薏仁三钱。厥者加附子二钱。

　　九痛丸方<small>治九种心痛，苦辛甘热法</small>

　　附子<small>三两</small>　生狼牙<small>一两</small>　人参<small>一两</small>　干姜<small>一两</small>　吴茱萸<small>一两</small>　巴豆<small>去皮心熬碾如膏，一两</small>

　　蜜丸梧子大，酒下，强人初服三丸，日三服，弱者二丸。

　　兼治卒中恶，腹胀痛，口不能言；又治连年积冷，流注心胸痛，并冷冲上气、落马、坠车、血病等证皆主之。忌口如常法。

　　[方论]《内经》有五脏胃腑心痛，并痰虫食积，即为九痛也。心痛之因，非风即寒，故以干姜、附子驱寒壮阳，吴茱萸能降肝脏浊阴下行，生狼牙善驱浮风，以巴豆驱逐痰虫陈滞之积，人参养正驱邪。因其药品气血皆入，补泻攻伐皆备，故治中恶腹胀痛等证。

　　附录《外台》走马汤：治中恶、心痛、腹胀、大便不通，苦辛热法。沈目南注云：中恶之证，俗谓绞肠乌痧，即秽臭恶毒之气，直从口鼻，入于心胸肠胃脏腑，壅塞正气不行，故心痛腹胀，大便不通，是为实证。非似六淫侵入而有表里清浊之分。故用巴豆极热大毒峻猛之剂，急攻其邪，佐杏仁以利肺与大肠之气，使邪从后阴，一扫尽除，则病得愈。若缓须臾，正气不通，营卫阴阳机息则死，是取通则不痛之义也。

巴豆去心皮熬，二枚　杏仁二枚

上二味，以绵缠槌令碎，热汤二合，捻取白汁饮之，当下。老小强弱量之。通治飞尸鬼击病。

按：《医方集解》中，治霍乱用阴阳水一法，有协和阴阳，使不相争之义。又治干霍乱用盐汤探吐一法，盖闭塞至极之证，除针灸之外，莫如吐法通阳最速。夫呕，厥阴气也；寒痛，太阳寒水气也；否，冬象也。冬令太阳寒水，得厥阴气至，风能上升，则一阳开泄，万象皆有生机矣。至针法，治病最速，取祸亦不缓，当于《甲乙经》中求之，非善针者，不可令针也。

立生丹治伤暑、霍乱、痧证、疟、痢、泄泻、心痛、胃痛、腹痛、吞吐酸水，及一切阴寒之证、结胸、小儿寒痘

母丁香一两二钱　沉香四钱　茅苍术一两二钱　明雄黄一两二钱

上为细末，用蟾酥八钱，铜锅内加火酒一小杯，化开，入前药末，丸绿豆大。每服二丸，小儿一丸，温水送下。又下死胎如神。凡被蝎蜂蜇者，调涂立效，惟孕妇忌之。

此方妙在刚燥药中加芳香透络。蟾乃土之精，上应月魄，物之浊而灵者，其酥入络，以毒攻毒，而方又有所监制，故应手取效耳。

独胜散治绞肠痧痛急，指甲唇俱青，危在顷刻

马粪年久弥佳

不拘分两，瓦上焙干为末。老酒冲服二三钱，不知，再作服。

此方妙在以浊攻浊。马性刚善走，在卦为乾，粪乃浊阴所结，其象圆，其性通，故能摩荡浊阴之邪，仍出下窍。忆昔年济南方切庵茌任九江，临行，一女子忽患痧证，就地滚嚎，声嘶欲绝。切庵云：偶因择日不谨，误犯红痧，或应此乎？余急授此方，求马粪不得，即用骡粪，并非陈者，亦随手奏功。

湿温疟、痢、疸、痹附

五四、湿热上焦未清，里虚内陷，神识如蒙，舌滑脉缓，人参泻心汤加白芍主之。

湿在上焦，若中阳不虚者，必始终在上焦，断不内陷；或因中阳本虚，或因误伤于药，其势必致内陷。湿之中人也，首如裹，目如蒙，热能令人昏，故神识如蒙，此与热邪直入包络谵语神昏有间。里虚，故用人参护里阳，白芍以护真阴；湿陷于里，故用干姜、枳实之辛通；湿中兼热，故用黄芩、黄连之苦降。此邪已内陷，其势不能还表，法用通降，从里治也。

人参泻心汤方苦辛寒兼甘法

人参二钱　干姜二钱　黄连一钱五分　黄芩一钱五分　枳实一钱　生白芍二钱

水五杯，煮取二杯，分二次服，渣再煮一杯服。

五五、湿热受自口鼻，由募原直走中道，不饥不食，机窍不灵，三香汤主之。

此邪从上焦来，还使上焦去法也。

三香汤方微苦微辛微寒兼芳香法

瓜蒌皮三钱　桔梗三钱　黑山栀二钱　枳壳二钱　郁金二钱　香豉二钱　降香末三钱

水五杯，煮取二杯，分二次温服。

［方论］按：此证由上焦而来，其机尚浅，故用蒌皮、桔梗、枳壳微苦微辛开上，山栀轻浮微苦清热，香豉、郁金、降香化中上之秽浊而开郁。上条以下焦为邪之出路，故用重；此条以上焦为邪之出路，故用轻；以下三焦均受者，则用分消。彼此互参，可以知叶氏之因证制方，心灵手巧处矣！惜散见于案中而人多不察，兹特为拈出，以概其余。

五六、吸受秽湿，三焦分布，热蒸头胀，身痛呕逆，小便不通，神识昏迷，舌白，渴不多饮，先宜芳香通神利窍，安宫牛黄丸；续用淡渗分消浊湿，茯苓皮汤。

按：此证表里经络脏腑三焦，俱为湿热所困，最畏内闭外脱。故急以牛黄丸宣窍清热而护神明。但牛黄丸不能利湿分消，故继以茯苓皮汤。

安宫牛黄丸方法见前

茯苓皮汤淡渗兼微辛微凉法

茯苓皮五钱　生薏仁五钱　猪苓三钱　大腹皮三钱　白通草三钱　淡竹叶二钱

水八杯，煮取三杯，分三次服。

五七、阳明湿温，气壅为哕者，新制橘皮竹茹汤主之。

按：《金匮》橘皮竹茹汤，乃胃虚受邪之治，今治湿热壅遏胃气致哕，不宜用参甘峻补，故改用柿蒂。按柿成于秋，得阳明燥金之主气，且其形多方，他果未之有也，故治肺胃之病有独胜肺之脏象属金，胃之气运属金。柿蒂乃柿之归束处，凡花皆散，凡子皆降，凡降先收，从生而散而收而降，皆一蒂为之也，治逆呃之能事毕矣再按：草木一身，芦与蒂为升降之门户，载生气上升者芦也，受阴精归藏者蒂也，格物者不可不于此会心焉。

新制橘皮竹茹汤苦辛通降法

橘皮三钱　竹茹三钱　柿蒂七枚　姜汁三茶匙，冲

水五杯，煮取二杯，分二次温服；不知，再作服。有痰火者，加竹沥、瓜蒌霜。有瘀血者，加桃仁。

五八、三焦湿郁，升降失司，脘连腹胀，大便不爽，一加减正气散主之。

再按：此条与上第五十六条同为三焦受邪，彼以分消开窍为急务，此以升降中焦为定法，各因见证之不同也。

一加减正气散方

藿香梗二钱　厚朴二钱　杏仁二钱　茯苓皮二钱　广皮一钱　神曲一钱五分　麦芽一钱五分　绵茵陈二钱　大腹皮一钱

水五杯，煮二杯，再服。

［方论］正气散本苦辛温兼甘法，今加减之，乃苦辛微寒法也。去原方之紫苏、白芷，无须发表也。去甘、桔，此证以中焦为扼要，不必提上焦也。只以藿香化浊，厚朴、广皮、茯苓、大腹泻湿满，加杏仁利肺与大肠之气，神曲、麦芽升降脾胃之气，茵陈宣湿郁而动生发之气，藿香但用梗，取其走中不走外也。茯苓但用皮，以诸皮皆

凉，泻湿热独胜也。

五九、湿郁三焦，脘闷，便溏，身痛，舌白，脉象模糊，二加减正气散主之。

上条中焦病重，故以升降中焦为要。此条脘闷便溏，中焦证也，身痛舌白，脉象模糊，则经络证矣，故加防己急走经络中湿郁；以便溏不比大便不爽，故加通草、薏仁，利小便所以实大便也；大豆黄卷从湿热蒸变而成，能化蕴酿之湿热，而蒸变脾胃之气也。

二加减正气散苦辛淡法

藿香梗三钱　广皮二钱　厚朴二钱　茯苓皮三钱　木防己三钱　大豆黄卷二钱　川通草一钱五分　薏苡仁三钱

水八杯，煮三杯，三次服。

六十、秽湿着里，舌黄脘闷，气机不宣，久则酿热，三加减正气散主之。

前两法，一以升降为主，一以急宣经隧为主。此则以舌黄之故，预知其内已伏热。久必化热，而身亦热矣，故加杏仁利肺气，气化则湿热俱化，滑石辛淡而凉，清湿中之热，合藿香所以宣气机之不宣也。

三加减正气散方苦辛寒法

藿香连梗叶，三钱　茯苓皮三钱　厚朴二钱　广皮一钱五分　杏仁三钱　滑石五钱

水五杯，煮二杯，再服。

六一、秽湿着里，邪阻气分，舌白滑，脉右缓，四加减正气散主之。

以右脉见缓之故，知气分之湿阻，故加草果、楂肉、神曲，急运坤阳。使足太阴之地气不上蒸手太阴之天气也。

四加减正气散方苦辛温法

藿香梗三钱　厚朴二钱　茯苓三钱　广皮一钱五分　草果一钱　楂肉炒，五钱　神曲二钱

水五杯，煮二杯，渣再煮一杯，三次服。

六二、秽湿着里，脘闷便泄，五加减正气散主之。

秽湿而致脘闷，故用正气散之香开；便泄而知脾胃俱伤，故加大腹运脾气、谷芽升胃气也。以上二条，应入前寒湿类中，以同为加减正气散法，欲观者知化裁古方之妙，故列于此。

五加减正气散苦辛温法

藿香梗二钱　广皮一钱五分　茯苓块三钱　厚朴二钱　大腹皮一钱五分　谷芽一钱　苍术二钱

水五杯，煮二杯，日再服。

按：今人以藿香正气散，统治四时感冒，试问四时止一气行令乎？抑各司一气，且有兼气乎？况受病之身躯脏腑，又各有不等乎？历观前五法，均用正气散，而加法各有不同，亦可知用药非丝丝入扣，不能中病。彼泛论四时不正之气，与统治一切诸病之方，皆未望见轩岐之堂室者也，乌可云医乎！

六三、脉缓身痛，舌淡黄而滑，渴不多饮，或竟不渴，汗出热解，继而复热，内不能运水谷之湿，外复感时令之湿，发表攻里，两不可施，误认伤寒，必转坏证，徒清热则湿不退，徒祛湿则热愈炽，黄芩滑石汤主之。

脉缓身痛，有似中风，但不浮，舌滑不渴饮，则非中风矣。若系中风，汗出则身痛解而热不作矣；今继而复热者，乃湿热相蒸之汗，湿属阴邪，其气留连，不能因汗而退，故继而复热。内不能运水谷之湿，脾胃困于湿也；外复受时令之湿，经络亦困于湿矣。倘以伤寒发表攻里之法施之，发表则诛伐无过之表，阳伤而成痉；攻里则脾胃之阳伤，而成洞泄寒中，故必转坏证也。湿热两伤，不可偏治，故以黄芩、滑石、茯苓皮清湿中之热，蔻仁、猪苓宣湿邪之正，再加腹皮、通草，共成宣气利小便之功，气化则湿化，小便利则火腑通而热自清矣。

黄芩滑石汤方苦辛寒法

黄芩三钱 滑石三钱 茯苓皮三钱 大腹皮二钱 白蔻仁一钱 通草一钱 猪苓三钱

水六杯，煮取二杯，渣再煮一杯，分温三服。

六四、阳明湿温，呕而不渴者，小半夏加茯苓汤主之；呕甚而痞者，半夏泻心汤去人参、干姜、大枣、甘草加枳实、生姜主之。

呕而不渴者，饮多热少也，故主以小半夏加茯苓，逐其饮而呕自止。呕而兼痞，热邪内陷，与饮相搏，有固结不通之患，故以半夏泻心，去参、姜、甘、枣之补中，加枳实、生姜之宣胃也。

小半夏加茯苓汤

半夏六钱 茯苓六钱 生姜四钱

水五杯，煮取二杯，分二次服。

半夏泻心汤去人参干姜甘草大枣加枳实生姜方

半夏六钱 黄连二钱 黄芩三钱 枳实三钱 生姜三钱

水八杯，煮取三杯，分三次服。虚者复纳人参、大枣。

六五、湿聚热蒸，蕴于经络，寒战热炽，骨骱烦疼，舌色灰滞，面目萎黄，病名湿痹，宣痹汤主之。

《经》谓：风寒湿三者合而为痹。《金匮》谓：经热则痹。盖《金匮》诚补《内经》之不足。痹之因于寒者固多，痹之兼乎热者，亦复不少。合参二经原文，细验于临证之时，自有权衡。本论因载湿温而类及热痹，见湿温门中，原有痹证，不及备载痹证之全，学者欲求全豹，当于《内经》《金匮》、喻氏、叶氏以及宋元诸名家，合而参之自得。大抵不越寒热两条，虚实异治。寒痹势重而治反易，热痹势缓而治反难，实者单病躯壳易治，虚者兼病脏腑夹痰饮腹满等证，则难治矣，犹之伤寒两感也。此条以舌灰目黄，知其为湿中生热；寒战热炽，知其在经络；骨骱疼痛，知其为痹证。若泛用治湿之药，而不知循经入络，则罔效矣。故以防己急走经络之湿，杏仁开肺气之先，连翘清气分之湿热，赤豆清血分之湿热，滑石利窍而清热中之湿，山栀肃肺而泻湿中之热，薏苡淡渗而主挛痹，半夏辛平而主寒热，蚕沙化浊道中清气。痛甚加片子姜黄、海桐皮者，所以宣络而止痛也。

宣痹汤方苦辛通法

防己五钱 杏仁五钱 滑石五钱 连翘三钱 山栀三钱 薏苡五钱 半夏醋炒，三钱 晚蚕沙三钱 赤小豆皮三钱，赤小豆乃五谷中之赤小豆，味酸肉赤，凉水浸取皮用。非药肆中之赤小豆，药肆中之赤豆乃广中野豆，赤皮蒂黑肉黄，不入药者也

水八杯，煮取三杯，分温三服。痛甚加片子姜黄二钱，海桐皮三钱。

六六、湿郁经脉，身热身痛，汗多自利，胸腹白疹，内外合邪，纯辛走表，纯苦清热，皆在所忌，辛凉淡法，薏苡竹叶散主之。

上条但痹在经脉，此则脏腑亦有邪矣，故又立一法。汗多则表阳开，身痛则表邪郁，表阳开而不解表邪，其为风湿无疑，盖汗之解者寒邪也，风为阳邪，尚不能以汗解，况湿为重浊之阴邪，故虽有汗不解也。学者于有汗不解之证，当识其非风则湿，或为风湿相搏也。自利者小便必短，白疹者，风湿郁于孙络毛窍。此湿停热郁之证，故主以辛凉解肌表之热，辛淡渗在里之湿，俾表邪从气化而散，里邪从小便而驱，双解表里之妙法也，与下条互勘自明。

薏苡竹叶散方辛凉淡法，亦轻以去实法

薏苡五钱 竹叶三钱 飞滑石五钱 白蔻仁一钱五分 连翘三钱 茯苓块五钱 白通草一钱五分

共为细末，每服五钱，日三服。

六七、风暑寒湿，杂感混淆，气不主宣，咳嗽头胀，不饥舌白，肢体若废，杏仁薏苡汤主之。

杂感混淆，病非一端，乃以气不主宣四字为扼要。故以宣气之药为君。既兼雨湿中寒邪，自当变辛凉为辛温。此条应入寒湿类中，列于此者，以其为上条之对待也。

杏仁薏苡汤苦辛温法

杏仁三钱 薏苡三钱 桂枝五分 生姜七分 厚朴一钱 半夏一钱五分 防己一钱五分 白蒺藜二钱

水五杯，煮三杯，渣再煮一杯，分温三服。

六八、暑湿痹者，加减木防己汤主之。

此治痹之祖方也。风胜则引，引者吊痛掣痛之类，或上或下，四肢游走作痛，《经》谓行痹是也加桂枝、桑叶。湿胜则肿，肿者土曰敦阜加滑石、草薢、苍术。寒胜则痛，痛者加防己、桂枝、姜黄、海桐皮。面赤口涎自出者《灵枢》谓胃热则廉泉开，重加石膏、知母。绝无汗者，加羌活、苍术。汗多者，加黄芪、炙甘草。兼痰饮者，加半夏、厚朴、广皮。因不能备载全文，故以祖方加减如此，聊示门径而已。

加减木防己汤辛温辛凉复法

防己六钱 桂枝三钱 石膏六钱 杏仁四钱 滑石四钱 白通草二钱 薏仁三钱

水八杯，煮取三杯，分温三服。见小效不即退者，加重服，日三夜一。

六九、湿热不解，久酿成疸，古有成法，不及备载，聊列数则，以备规矩下疟、痢等证仿此。

本论之作，原补前人之未备，已有成法可循者，安能尽录。因横列四时杂感，不能不列湿温，连类而及，又不能不列黄疸、疟、痢，不过略标法则而已。按湿温门中，其证最多，其方最伙。盖土居中位，秽浊所归，四方皆至，悉可兼证，故错综参伍，无穷极也。即以黄疸一证而言，《金匮》有辨证三十五条，出治一十二方，先审黄之必发不发，在于小便之利与不利；疸之易治难治，在于口之渴与不渴；再察瘀热入胃之因，或因外并，或因内发，或因食谷，或固酎酒，或因劳色，有随经蓄血，入水黄汗；上盛者一身尽热，下郁者小便为难；又有表虚里虚，热除作哕，火劫致黄。知病有不一之因，故治有不紊之法：于是脉弦胁痛，少阳未罢，仍主以和；渴饮水浆，阳明化燥，急当泻热；湿在上，以辛散，以风胜；湿在下，以苦泄，以淡渗；如狂蓄血，势以必攻；汗后溺白，自宜投补；酒客多蕴热，先用清中，加之分利，后必顾其脾阳；女劳有秽浊，始以解毒，继以滑窍，终当峻补真阴；表虚者实卫，里虚者建中；入水火劫，以及治逆变证，各立方论，以为后学津梁。至寒湿在里之治，阳明篇中，惟见一则，不出方论，指人以寒湿中求之。盖脾本畏木而喜风燥，制水而恶寒湿。今阴黄一证，寒湿相搏，譬如卑监之土，须暴风日之阳，纯阴之病，疗以辛热无疑，方虽不出，法已显然。奈丹溪云：不必分五疸，总是如盦酱相似。以为得治黄之扼要，殊不知以之治阳黄，犹嫌其混，以之治阴黄，恶乎可哉！喻嘉言于阴黄一证，竟谓仲景方论亡失，恍若无所循从。惟罗谦甫具有卓识，力辨阴阳，遵仲景寒湿之旨，出茵陈四逆汤之治。塘于阴黄一证，究心有年，悉用罗氏法而化裁之，无不应手取效。间有始即寒湿，从太阳寒水之化，继因其人阳气尚未十分衰败，得燥热药数帖，阳明转燥金之化而为阳证者，即从阳黄例治之。

七十、夏秋疸病，湿热气蒸，外干时令，内蕴水谷，必以宣通气分为要，失治则为肿胀。由黄疸而肿胀者，苦辛淡法，二金汤主之。

此揭疸病之由，与治疸之法，失治之变，又因变制方之法也。

二金汤方苦辛淡法

鸡内金五钱 海金沙五钱 厚朴三钱 大腹皮三钱 猪苓三钱 白通草二钱

水八杯，煮取三杯，分三次温服。

七一、诸黄疸小便短者，茵陈五苓散主之。

沈氏目南云：此黄疸气分实证通治之方也。胃为水谷之海，营卫之源，风入胃家气分，风湿相蒸，是为阳黄；湿热流于膀胱，气郁不化，则小便不利，当用五苓散宣通表里之邪，茵陈开郁而清湿热。

茵陈五苓散五苓散方见前。五苓散系苦辛温法，今茵陈倍五苓，乃苦辛微寒法

茵陈末十分 五苓散五分

共为细末，和匀，每服三钱，日三服。

《金匮》方不及备载，当于本书研究，独采此方者，以其为实证通治之方，备外风

内湿一则也。

七二、黄疸脉沉，中痞恶心，便结溺赤，病属三焦里证，杏仁石膏汤主之。

前条两解表里，此条统治三焦，有一纵一横之义。杏仁、石膏开上焦，姜、半开中焦，枳实则由中驱下矣，山栀通行三焦，黄柏直清下焦。凡通宣三焦之方，皆扼重上焦，以上焦为病之始入，且为气化之先，虽统宣三焦之方，而汤则名杏仁石膏也。

杏仁石膏汤方苦辛寒法

杏仁五钱 石膏八钱 半夏五钱 山栀三钱 黄柏三钱 枳实汁每次三茶匙，冲 姜汁每次三茶匙，冲

水八杯，煮取三杯，分三次服。

七三、素积劳倦，再感湿温，误用发表，身面俱黄，不饥溺赤，连翘赤豆饮煎送保和丸。

前第七十条，由黄而变他病，此则由他病而变黄，亦遥相对待。证系两感，故方用连翘赤豆饮以解其外，保和丸以和其中，俾湿温、劳倦、治逆，一齐解散矣。保和丸苦温而运脾阳，行在里之湿；陈皮、连翘由中达外，其行湿固然矣。兼治劳倦者何？《经》云：劳者温之。盖人身之动作云为，皆赖阳气为之主张，积劳伤阳。劳倦者，困劳而倦也，倦者，四肢倦怠也。脾主四肢，脾阳伤，则四肢倦而无力也。再肺属金而主气，气者阳也；脾属土而生金，阳气虽分内外，其实特一气之转输耳。劳虽自外而来，外阳既伤，则中阳不能独运，中阳不运，是人之赖食湿以生者，反为食湿所困，脾即困于食湿，安能不失牝马之贞，而上承乾健乎！古人善治劳者，前者有仲景，后则有东垣，均从此处得手。奈之何后世医者，但云劳病，辄用补阴，非惑于丹溪一家之说哉！本论原为外感而设，并不及内伤，兹特因两感而略言之。

连翘赤豆饮方苦辛微寒法

连翘二钱 山栀一钱 通草一钱 赤豆二钱 花粉一钱 香豆豉一钱

煎送保和丸三钱。

保和丸方苦辛温平法

山楂 神曲 茯苓 陈皮 卜子 连翘 半夏

七四、湿甚为热，疟邪痞结心下，舌白口渴，烦躁自利，初则身痛，继则心下亦痛，泻心汤主之。

此疟邪结心下气分之方也。

泻心汤方法见前

七五、疮家湿疟，忌用发散，苍术白虎汤加草果主之。

《金匮》谓：疮家忌汗，发汗则病痉。盖以疮者血脉间病，心主血脉，血脉必虚而热，然后成疮；既成疮以后，疮脓又系血液所化，汗为心液，由血脉而达毛窍，再发汗以伤其心液，不痉何待！故以白虎辛凉重剂，清阳明之热湿，由肺卫而出；加苍术、草果，温散脾中重滞之寒湿，亦由肺卫而出。阳明阳土，清以石膏、知母之辛凉；太阴阴土，温以苍术、草果之苦温；适合其脏腑之宜，矫其一偏之性而已。

苍术白虎汤加草果方辛凉复苦温法

即前白虎汤内加苍术、草果。

七六、背寒，胸中痞结，疟来日晏，邪渐入阴，草果知母汤主之。

此素积烦劳，未病先虚，故伏邪不肯解散，正阳馁弱，邪热固结。是以草果温太阴独胜之寒，知母泻阳明独胜之热，厚朴佐草果泻中焦之湿蕴，合姜、半而开痞结，花粉佐知母而生津退热；脾胃兼病，最畏木克，乌梅、黄芩清热而和肝；疟来日晏，邪欲入阴，其所以升之使出者，全赖草果俗以乌梅、五味等酸敛，是知其一，莫知其它也。酸味秉厥阴之气，居五味之首，与辛味合用，开发阳气最速，观小青龙汤自知。

草果知母汤方苦辛寒兼酸法

草果一钱五分　知母二钱　半夏三钱　厚朴二钱　黄芩一钱五分　乌梅一钱五分　花粉一钱五分　姜汁五匙，冲

水五杯，煮取二杯，分二次温服。

按：此方即吴又可之达原饮去槟榔，加半夏、乌梅、姜汁。治中焦热结阳陷之证，最为合拍；吴氏乃以治不兼湿邪之温疫初起，其谬甚矣。

再按：前贤制方，与集书者选方，不过示学者知法度，为学者立模范而已，未能预测后来之病证，其变幻若何？其兼证若何？其年岁又若何？所谓大匠诲人，能与人规矩，不能使人巧；至于奇巧绝伦之处，不能传，亦不可传，可遇而不可求，可暂而不可常者也。学者当心领神会，先务识其所以然之故，而后增减古方之药品分量，宜重宜轻，宜多宜寡，自有准的，所谓神而明之，存乎其人！

七七、疟伤胃阳，气逆不降，热劫胃液，不饥不饱，不食不便，渴不欲饮，味变酸浊，加减人参泻心汤主之。

此虽阳气受伤，阴汁被劫，恰偏于阳伤为多。故救阳立胃基之药四，存阴泻邪热之药二，喻氏所谓变胃而不受胃变之法也。

加减人参泻心汤苦辛温复咸寒法

人参二钱　黄连一钱五分　枳实一钱　干姜一钱五分　生姜二钱　牡蛎二钱

水五杯，煮取二杯，分二次温服。

按：大辛大温，与大苦大寒合方，乃厥阴经之定例。盖别脏之与腑，皆分而为二，或上下，或左右，不过经络贯通，臆膜相连耳。惟肝之与胆，合而为一，胆即居于肝之内，肝动则胆亦动，胆动而肝即随。肝宜温，胆宜凉，仲景乌梅圆、泻心汤，立万世法程矣。于小柴胡，先露其端。此证疟邪扰胃，致令胃气上逆，而亦用此辛温寒苦合法者何？盖胃之为腑，体阳而用阴，本系下降，无上升之理，其呕吐哕痞，有时上逆，升者胃气，所以使胃气上升者，非胃气也，肝与胆也。故古人以呕为肝病，今人则以为胃病已耳。

七八、疟伤胃阴，不饥不饱，不便，潮热，得食则烦热愈加，津液不复者，麦冬麻仁汤主之。

暑湿伤气，疟邪伤阴，故见证如是。此条与上条不饥不饱不便相同。上条以气逆

味酸不食辨阳伤，此条以潮热得食则烦热愈加定阴伤也。阴伤既定，复胃阴者莫若甘寒，复酸味者，酸甘化阴也。两条胃病，皆有不便者何？九窍不和，皆属胃病也。

麦冬麻仁汤方酸甘化阴法

麦冬连心，五钱 火麻仁四钱 生白芍四钱 何首乌三钱 乌梅肉二钱 知母二钱

水八杯，煮取三杯，分三次温服。

七九、太阴脾疟，寒起四末，不渴多呕，热聚心胸，黄连白芍汤主之；烦躁甚者，可另服牛黄丸一丸。

脾主四肢，寒起四末而不渴，故知其为脾疟也。热聚心胸而多呕，中土病而肝木来乘，故方以两和肝胃为主。此偏于热甚，故清热之品重，而以芍药收脾阴也。

黄连白芍汤方苦辛寒法

黄连二钱 黄芩二钱 半夏三钱 枳实一钱五分 白芍三钱 姜汁五匙，冲

水八杯，煮取三杯，分三次，温服。

八十、太阴脾疟，脉濡寒热，疟来日迟，腹微满，四肢不暖，露姜饮主之。

此偏于太阴虚寒，故以甘温补正。其退邪之妙，全在用露，清肃能清邪热，甘润不伤正阴，又得气化之妙谛。

露姜饮方甘温复甘凉法

人参一钱 生姜一钱

水两杯半，煮成一杯，露一宿，重汤温服。

八一、太阴脾疟，脉弦而缓，寒战，甚则呕吐噫气，腹鸣溏泄，苦辛寒法不中与也；苦辛温法，加味露姜饮主之。

上条纯是太阴虚寒，此条邪气更甚，脉兼弦则土中有木矣，故加温燥泄木退邪。

加味露姜饮方苦辛温法

人参一钱 半夏二钱 草果一钱 生姜二钱 广皮一钱 青皮醋炒，一钱

水二杯半，煮成一杯，滴荷叶露三匙，温服，渣再煮一杯服。

八二、中焦疟，寒热久不止，气虚留邪，补中益气汤主之。

留邪以气虚之故，自以升阳益气立法。

补中益气汤方

炙黄芪一钱五分 人参一钱 炙甘草一钱 白术炒，一钱 广皮五分 当归五分 升麻炙，三分 柴胡炙，三分 生姜三片 大枣去核，二枚

水五杯，煮取二杯，渣再煮一杯，分温三服。

八三、脉左弦，暮热早凉，汗解渴饮，少阳疟偏于热重者，青蒿鳖甲汤主之。

少阳切近三阴，立法以一面领邪外出，一面防邪内入为要领。小柴胡汤以柴胡领邪，以人参、大枣、甘草护正；以柴胡清表热，以黄芩、甘草苦甘清里热；半夏、生姜两和肝胃，蠲内饮，宣胃阳，降胃阴，疏肝；用生姜大枣调和营卫。使表者不争，里者内安，清者清，补者补，升者升，降者降，平者平，故曰和也。青蒿鳖甲汤，用小柴胡法而小变之，却不用小柴胡之药者，小柴胡原为伤寒立方，疟缘于暑湿，其受

邪之源，本自不同，故必变通其药味，以同在少阳一经，故不能离其法。青蒿鳖甲汤以青蒿领邪，青蒿较柴胡力软，且芳香逐秽开络之功，则较柴胡有独胜。寒邪伤阳，柴胡汤中之人参、甘草、生姜，皆护阳者也；暑热伤阴，故改用鳖甲护阴，鳖甲乃蠕动之物，且能入阴络搜邪。柴胡汤以胁痛、干呕为饮邪所致，故以姜、半通阳降阴而清饮邪；青蒿鳖甲汤以邪热伤阴，则用知母、花粉以清热邪而止渴，丹皮清少阳血分，桑叶清少阳络中气分。宗古法而变古方者，以邪之偏寒偏热不同也，此叶氏之读古书，善用古方，岂他人之死于句下者，所可同日语哉！

青蒿鳖甲汤方苦辛咸寒法

青蒿三钱　知母二钱　桑叶二钱　鳖甲五钱　丹皮二钱　花粉二钱

水五杯，煮取二杯。疟来前，分二次温服。

八四、少阳疟如伤寒证者，小柴胡汤主之。渴甚者，去半夏，加栝楼根；脉弦迟者，小柴胡加干姜陈皮汤主之。

少阳疟如伤寒少阳证，乃偏于寒重而热轻，故仍从小柴胡法。若内躁渴甚，则去半夏之燥，加栝楼根生津止渴。脉弦迟则寒更重矣，《金匮》谓脉弦迟者，当温之，故于小柴胡汤内，加干姜、陈皮温中，且能由中达外，使中阳得伸，逐邪外出也。

小柴胡汤方苦辛甘温法

柴胡三钱　黄芩一钱五分　半夏二钱　人参一钱　炙甘草一钱五分　生姜三片　大枣去核，二枚

水五杯，煮取二杯，分二次，温服。加减如《伤寒论》中法。渴甚者去半夏，加栝楼根三钱。

小柴胡加干姜陈皮汤方苦辛温法

即于小柴胡汤内，加干姜二钱，陈皮二钱。

水八杯，煮取三杯，分三次，温服。

八五、舌白脘闷，寒起四末，渴喜热饮，湿蕴之故，名曰湿疟，厚朴草果汤主之。

此热少湿多之证。舌白脘闷，皆湿为之也；寒起四末，湿郁脾阳，脾主四肢，故寒起于此；渴，热也，当喜凉饮，而反喜热饮者，湿为阴邪，弥漫于中，喜热以开之也。故方法以苦辛通降，纯用温开，而不必苦寒也。

厚朴草果汤方苦辛温法

厚朴一钱五分　杏仁一钱五分　草果一钱　半夏二钱　茯苓块三钱　广皮一钱

水五杯，煮取二杯，分二次温服。

按：中焦之疟，脾胃正当其冲。偏于热者胃受之，法则偏于救胃；偏于湿者脾受之，法则偏于救脾。胃，阳腑也，救胃必用甘寒、苦寒；脾，阴脏也，救脾必用甘温、苦辛。两平者，两救之。本论列疟证，寥寥数则，略备大纲，不能偏载。然于此数条反复对勘，彼此互印，再从上焦篇究来路，下焦篇阅归路，其规矩准绳，亦可知其大略矣。

八六、湿温内蕴，夹杂饮食停滞，气不得运，血不得行，遂成滞下，俗名痢疾，古称重证，以其深入脏腑也。初起腹痛胀者易治，日久不痛并不胀者难治。脉小弱者易治，脉实大数者难治。老年久衰，实大小弱并难治；脉调和者易治。日数十行者易治，一二行或有或无者难治。面色便色鲜明者易治，秽暗者难治。噤口痢属实者尚可治，属虚者难治。先滞俗所谓痢疾后利俗谓之泄泻者易治，先利后滞者难治。先滞后疟者易治，先疟后滞者难治。本年新受者易治；上年伏暑，酒客积热，老年阳虚积湿者难治。季胁、少腹无动气、疝瘕者易治，有者难治。

此痢疾之大纲。虽罗列难治易治十数条，总不出邪机向外者易治，深入脏络者难治也。谚云：饿不死的伤寒，膜不死的痢疾。时人解云：凡病伤寒者，当禁其食，令病者饿，则不至与外邪相搏而死也。痢疾日下数十行，下者既多，肠胃空虚，必令病者多食，则不至肠胃尽空而死也。不知此二语，乃古之贤医金针度人处，后人不审病情，不识句读，以致妄解耳。按《内经》热病禁食，在少愈之际，不在受病之初。仲景《伤寒论》中，现有食粥却病之条，但不可食重浊肥腻耳。痢疾暑湿夹饮食内伤，邪非一端，肠胃均受其殃，古人每云淡薄滋味，如何可以恣食，与邪气团成一片，病久不解耶！吾见痢疾不戒口腹而死者，不可胜数。盖此二语，饿字膜字，皆自为一句，谓患伤寒之人，尚知饿而思食，是不死之证；其死者，医杀之也。盖伤寒暴发之病，自外而来，若伤卫而未及于营，病人知饿，病机尚浅，医者助胃气，捍外侮，则愈，故云不死，若不饿则重矣。仲景谓风病能食，寒病不能食是也。痢疾久伏之邪，由内下注，若脏气有余，不肯容留邪气，彼此互争则膜，邪机向外，医者顺水推舟则愈，故云不死。若脏气已虚，纯逊邪气，则不膜而寇深矣。

八七、自利不爽，欲作滞下，腹中拘急，小便短者，四苓合芩芍汤主之。

既自利俗谓泄泻矣，理当快利，而又不爽者何？盖湿中藏热，气为湿热郁伤，而不得畅遂其本性，故滞。脏腑之中，全赖此一气之转输，气既滞矣，焉有不欲作滞下之理乎！曰欲作，作而未遂也；拘急，不爽之象，积滞之情状也；小便短者，湿注大肠，阑门小肠之末，大肠之始不分水，膀胱不渗湿也。故以四苓散分阑门，通膀胱，开支河，使邪不直注大肠；合芩芍法宣气分，清积滞，预夺其滞下之路也。此乃初起之方，久痢阴伤，不可分利，故方后云：久利不在用之。

按：浙人倪涵初，作疟痢三方，于痢疾条下，先立禁汗、禁分利、禁大下、禁温补之法，是诚见世之妄医者，误汗、误下、误分利、误温补，以致沉疴不起，痛心疾首而有是作也。然一概禁之，未免因噎废食。且其三方，亦何能包括痢门诸证，是安于小成，而不深究大体也。瑭勤求古训，静与心谋，以为可汗则汗，可下则下，可清则清，可补则补，一视其证之所现，而不可先有成见也。至于误之一字，医者时刻留心，犹恐思虑不及，学术不到，岂可谬于见闻而不加察哉！

四苓合芩芍汤方苦辛寒法

苍术二钱　猪苓二钱　茯苓二钱　泽泻二钱　白芍二钱　黄芩二钱　广皮一钱五分　厚朴二钱
木香一钱

水五杯，煮取二杯，分二次温服，久痢不在用之。

八八、暑湿风寒杂感，寒热迭作，表证正盛，里证复急，腹不和而滞下者，活人败毒散主之。

此证乃内伤水谷之酿湿，外受时令之风湿，中气本自不足之人，又气为湿伤，内外俱急。立方之法，以人参为君，坐镇中州，为督战之帅；以二活、二胡合芎劳从半表半里之际，领邪出外，喻氏所谓逆流挽舟者此也；以枳壳宣中焦之气，茯苓渗中焦之湿，以桔梗开肺与大肠之痹，甘草和合诸药，乃陷者举之之法，不治痢而治致痢之源，痢之初起，憎寒壮热者，非此不可也。若云统治伤寒、温疫、瘴气则不可。凡病各有所因，岂一方之所得而统之也哉！此方在风湿门中，用处甚多，若湿不兼风而兼热者，即不合拍，奚况温热门乎！世医用此方治温病，已非一日，吾只见其害，未见其利也。

活人败毒散辛甘温法

羌活 独活 茯苓 川芎 枳壳 柴胡 人参 前胡 桔梗以上各一两 甘草五钱

共为细末，每服二钱，水一杯，生姜三片，煎至七分，顿服之。热毒冲胃噤口者，本方加陈仓米各等分，名仓廪散，服法如前，加一倍。噤口属虚者勿用之。

八九、滞下已成，腹胀痛，加减芩芍汤主之。

此滞下初成之实证，一以疏利肠间湿热为主。

加减芩芍汤方苦辛寒法

白芍三钱 黄芩二钱 黄连一钱五分 厚朴二钱 木香煨，一钱 广皮二钱

水八杯，煮取三杯，分三次温服。忌油腻生冷。

[加减法]肛坠者，加槟榔二钱。腹痛甚欲便，便后痛减，再痛再便者，白滞加附子一钱五分，酒炒大黄三钱；红滞加肉桂一钱五分，酒炒大黄三钱，通爽后即止，不可频下。如积未净，当减其制，红积加归尾一钱五分，红花一钱，桃仁二钱。舌浊脉实有食积者，加楂肉一钱五分，神曲二钱，枳壳一钱五分。湿重者，目黄舌白不渴，加茵陈三钱，白通草一钱，滑石一钱。

九十、滞下湿热内蕴，中焦痞结，神识昏乱，泻心汤主之。

滞下由于湿热内蕴，以致中痞，但以泻心治痞结之所由来，而滞自止矣。

泻心汤方法并见前

九一、滞下红白，舌色灰黄，渴不多饮，小溲不利，滑石藿香汤主之。

此暑湿内伏，三焦气机阻窒，故不肯见积治积，乃以辛淡渗湿宣气，芳香利窍，治所以致积之因，庶积滞不期愈而自愈矣。

滑石藿香汤方辛淡合芳香法

飞滑石三钱 白通草一钱 猪苓二钱 茯苓皮三钱 藿香梗二钱 厚朴二钱 白蔻仁一钱 广皮一钱

水五杯，煮取二杯，分二次服。

九二、湿温下利，脱肛，五苓散加寒水石主之。

此急开支河，俾湿去而利自止。

五苓散加寒水石方辛温淡复寒法

即于五苓散内加寒水石三钱，如服五苓散法，久痢不在用之。

九三、久痢阳明不阖，人参石脂汤主之。

九窍不和，皆属胃病，久痢胃虚，虚则寒，胃气下溜，故以堵截阳明为法。

人参石脂汤方辛甘温合涩法，即桃花汤之变法也

人参三钱　赤石脂细末，三钱　炮姜二钱　白粳米炒，一合

水五杯，先煮人参、白米、炮姜令浓，得二杯，后调石脂细末和匀，分二次服。

九四、自利腹满，小便清长，脉濡而小，病在太阴，法当温脏，勿事通腑，加减附子理中汤主之。

此偏于湿，合脏阴无热之证，故以附子理中汤，去甘守之人参、甘草，加通运之茯苓、厚朴。

加减附子理中汤方苦辛温法

白术三钱　附子二钱　干姜二钱　茯苓三钱　厚朴二钱

水五杯，煮取二杯，分二次温服。

九五、自利不渴者属太阴，甚则哕俗名呃忒，**冲气逆，急救土败，附子粳米汤主之。**

此条较上条更危，上条阴湿与脏阴相合，而脏之真阳未败，此则脏阳结而邪阴与脏阴毫无忌惮，故上条犹系通补，此则纯用守补矣。扶阳抑阴之大法如此。

附子粳米汤方苦辛热法

人参三钱　附子二钱　炙甘草二钱　粳米一合　干姜二钱

水五杯，煮取二杯，渣再煮一杯，分三次温服。

九六、疟邪热气，内陷变痢，久延时日，脾胃气衰，面浮腹膨，里急肛坠，中虚伏邪，加减小柴胡汤主之。

疟邪在经者多，较之痢邪在脏腑者浅，痢则深于疟矣。内陷云者，由浅入深也。治之之法，不出喻氏逆流挽舟之议，盖陷而入者，仍提而使之出也。故以柴胡由下而上，入深出浅，合黄芩两和阴阳之邪，以人参合谷芽宣补胃阳，丹皮、归、芍内护三阴，谷芽推气分之滞，山楂推血分之滞。谷芽升气分故推谷滞，山楂降血分故推肉滞也。

加减小柴胡汤苦辛温法

柴胡三钱　黄芩二钱　人参一钱　丹皮一钱　白芍炒，二钱　当归土炒，一钱五分　谷芽一钱五分　山楂炒，一钱五分

水八杯，煮取三杯，分三次温服。

九七、春温内陷下利，最易厥脱，加减黄连阿胶汤主之。

春温内陷，其为热多湿少明矣。热必伤阴，故立法以救阴为主。救阴之法，岂能

出育阴、坚阴两法外哉！此黄连之坚阴，阿胶之育阴，所以合而名汤也。从黄连者黄芩，从阿胶者生地、白芍也，炙草则统甘苦而并和之。此下三条，应列下焦，以与诸内陷并观，故列于此。

加减黄连阿胶汤甘寒苦寒合化阴气法

黄连三钱 阿胶三钱 黄芩二钱 炒生地四钱 生白芍五钱 炙甘草一钱五分

水八杯，煮取三杯，分三次温服。

九八、气虚下陷，门户不藏，加减补中益气汤主之。

此邪少虚多，偏于气分之证，故以升补为主。

加减补中益气汤甘温法

人参二钱 黄芪二钱 广皮一钱 炙甘草一钱 归身二钱 炒白芍三钱 防风五分 升麻三分

水八杯，煮取三杯，分三次温服。

九九、内虚下陷，热利下重，腹痛，脉左小右大，加味白头翁汤主之。

此内虚湿热下陷，将成滞下之方。仲景厥阴篇谓：热利下重者，白头翁汤主之。按热注下焦，设不瘥，必圊脓血；脉右大者，邪从上中而来；左小者，下焦受邪，坚结不散之象。故以白头翁无风而摇者，禀甲乙之气，透发下陷之邪，使之上出；又能有风而静，禀庚辛之气，清能除热，燥能除湿，湿热之积滞去而腹痛自止。秦皮得水木相生之气，色碧而气味苦寒，所以能清肝热。黄连得少阴水精，能清肠澼之热，黄柏得水土之精，渗湿而清热。加黄芩、白芍者，内陷之证，由上而中而下，且右手脉大，上中尚有余邪，故以黄芩清肠胃之热，兼清肌表之热；黄连、黄柏但走中下，黄芩则走中上，盖黄芩手足阳明、手太阴药也；白芍去恶血，生新血，且能调血中之气也。按仲景太阳篇，有表证未罢，误下而成协热下利之证，心下痞硬之寒证，则用桂枝人参汤；脉促之热证，则用葛根黄连黄芩汤，与此不同。

加味白头翁汤苦寒法

白头翁三钱 秦皮二钱 黄连二钱 黄柏二钱 白芍二钱 黄芩三钱

水八杯，煮取三杯，分三次服。

秋 燥

一百、燥伤胃阴，五汁饮主之，玉竹麦门冬汤亦主之。

五汁饮方法并见前

玉竹麦门冬汤甘寒法

玉竹三钱 麦冬三钱 沙参二钱 生甘草一钱

水五杯，煮取二杯，分二次服。土虚者，加生扁豆；气虚者，加人参。

百一、胃液干燥，外感已净者，牛乳饮之。

此以津血填津血法也。

牛乳饮甘寒法

牛乳一杯

重汤炖熟，顿服之，甚者日再服。

百二、燥证气血两燔者，玉女煎主之。

玉女煎方见上焦篇

卷三 下焦篇

风温 温热 温疫 温毒 冬温

一、**风温、温热、温疫、温毒、冬温，邪在阳明久羁，或已下，或未下，身热面赤，口干舌燥，甚则齿黑唇裂，脉沉实者，仍可下之；脉虚大，手足心热甚于手足背者，加减复脉汤主之。**

温邪久羁中焦，阳明阳土，未有不克少阴癸水者，或已下而阴伤，或未下而阴竭。若实证居多，正气未至溃败，脉来沉实有力，尚可假手于一下，即《伤寒论》中急下以存津液之谓。若中无结粪，邪热少而虚热多，其人脉必虚，手足心主里，其热必甚于手足背之主表也。若再下其热，是竭其津而速之死也。故以复脉汤复其津液，阴复则阳留，庶可不至于死也。去参、桂、姜、枣之补阳，加白芍收三阴之阴，故云加减复脉汤。在仲景当日，治伤于寒者之结代，自有取于参、桂、姜、枣，复脉中之阳；今治伤于温者之阳亢阴竭，不得再补其阳也。用古法而不拘用古方，医者之化裁也。

二、**温病误表，津液被劫，心中震震，舌强神昏，宜复脉法复其津液，舌上津回则生；汗自出，中无所主者，救逆汤主之。**

误表动阳，心气伤则心震，心液伤则舌蹇，故宜复脉其津液也。若伤之太甚，阴阳有脱离之象，复脉亦不胜任，则非救逆不可。

三、**温病耳聋，病系少阴，与柴胡汤者必死，六七日以后，宜复脉辈复其精。**

温病无三阳经证，却有阳明腑证中焦篇已申明腑证之由矣、三阴脏证。盖脏者藏也，藏精者也。温病最善伤精，三阴实当其冲。如阳明结则脾阴伤而不行，脾胃脏腑切近相连，夫累及妻，理固然也，有急下以存津液一法。土实则水虚，浸假而累及少阴矣，耳聋、不卧等证是也。水虚则木强，浸假而累及厥阴矣，目闭、痉厥等证是也。此由上及下，由阳入阴之道路，学者不可不知。按：温病耳聋，《灵》《素》称其必死，岂少阳耳聋，竟至于死耶？《经》谓肾开窍于耳，脱精者耳聋，盖初则阳火上闭，阴精不得上承，清窍不通，继则阳亢阴竭，若再以小柴胡汤直升少阳，其势必至下竭上厥，不死何待！何时医悉以陶氏《六书》，统治四时一切疾病，而不究心于《灵》《素》《难经》也哉！瑭于温病六七日以外，壮火少减，阴火内炽耳聋者，悉以复阴得效。曰宜复脉辈者，不过立法如此，临时对证，加减尽善，是所望于当其任者。

四、**劳倦内伤，复感温病，六七日以外不解者，宜复脉法。**

此两感治法也。甘能益气，凡甘皆补，故宜复脉。服二三帖后，身不热而倦甚，仍加人参。

五、**温病已汗而不得汗，已下而热不退，六七日以外，脉尚躁盛者，重与复脉汤。**

已与发汗而不得汗，已与通里而热不除，其为汗下不当可知。脉尚躁盛，邪固不为药衰，正气亦尚能与邪气分争，故须重与复脉，扶正以敌邪，正胜则生矣。

六、温病误用升散，脉结代，甚则脉两至者，重与复脉，虽有他证，后治之。

此留人治病法也。即仲景里急，急当救里之义。

七、汗下后，口燥咽干，神倦欲眠，舌赤苔老，与复脉汤。

在中焦下后与益胃汤，复胃中津液，以邪气未曾深入下焦。若口燥咽干，乃少阴之液无以上供，神昏欲眠，有少阴但欲寐之象，故与复脉。

八、热邪深入，或在少阴，或在厥阴，均宜复脉。

此言复脉为热邪劫阴之总司也。盖少阴藏精，厥阴必待少阴精足而后能生，二经均可主以复脉者，乙癸同源也。

加减复脉汤方甘润存津法

炙甘草六钱　干地黄六钱，按地黄三种用法：生地者，鲜地黄未晒干者也，可入药煮用，可取汁用，其性甘凉，上中焦用以退热存津；干地黄者，乃生地晒干，已为丙火炼过，去其寒凉之性，《本草》称其甘平；熟地制以酒与砂仁，九蒸九晒而成，是又以丙火、丁火合炼之也，故其性甘温。奈何今人悉以干地黄为生地，北人并不知世有生地，金谓干地黄为生地，而曰寒凉，指鹿为马，不可不辨　生白芍六钱　麦冬不去心，五钱　阿胶三钱　麻仁三钱，按柯韵伯谓：旧传麻仁者误，当系枣仁。彼从心悸动三字中看出传写之误，不为无见。今治温热，有取于麻仁甘益气，润去燥，故仍从麻仁

水八杯，煮取八分三杯，分三次服。剧者加甘草至一两，地黄、白芍八钱，麦冬七钱，日三夜一服。

救逆汤方镇摄法

即于加减复脉汤内去麻仁，加生龙骨四钱，生牡蛎八钱，煎如复脉法。脉虚大欲散者，加人参二钱。

九、下后大便溏甚，周十二时三四行，脉仍数者，未可与复脉汤，一甲煎主之；服一二日，大便不溏者，可与一甲复脉汤。

下后法当数日不大便，今反溏而频数，非其人真阳素虚，即下之不得其道，有亡阴之虑。若以复脉滑润，是以存阴之品，反为泻阴之用。故以牡蛎一味，单用则力大，即能存阴，又涩大便，且清在里之余热，一物而三用之。

一甲煎咸寒兼涩法

生牡蛎二两，碾细

水八杯，煮取三杯，分温三服。

一甲复脉汤方

即于加减复脉汤内，去麻仁，加牡蛎一两。

十、下焦温病，但大便溏者，即与一甲复脉汤。

温病深入下焦劫阴，必以救阴为急务。然救阴之药多滑润，但见大便溏，不必待日三四行，即以一甲复脉法，复阴之中，预防泄阴之弊。

十一、少阴温病，真阴欲竭，壮火复炽，心中烦，不得卧者，黄连阿胶汤主之。

按：前复脉法为邪少虚多之治。其有阴既亏而实邪正盛，甘草即不合拍。心中烦，阳邪挟心阳独亢于上，心体之阴，无容留之地，故烦杂无奈；不得卧，阳亢不入于阴，

阴虚不受阳纳，虽欲卧得乎！此证阴阳各自为道，不相交互，去死不远，故以黄芩从黄连，外泻壮火而内坚真阴；以芍药从阿胶，内护真阴而外捍亢阳。名黄连阿胶汤者，取一刚以御外侮，一柔以护内主之义也。其交关变化神明不测之妙，全在一鸡子黄，前人训鸡子黄，金谓鸡为巽木，得心之母气，色赤入心，虚则补母而已，理虽至当，殆未尽其妙。盖鸡子黄有地球之象，为血肉有情，生生不已，乃奠安中焦之圣品，有甘草之功能，而灵于甘草；其正中有孔，故能上通心气，下达肾气，居中以达两头，有莲子之妙用；其性和平，能使亢者不争，弱者得振；其气焦臭，故上补心；其味甘咸，故下补肾；再释家有地水风火之喻，此证大风一起，荡然无余，鸡子黄镇定中焦，通彻上下，合阿胶能预熄内风之震动也。然不知人身阴阳相抱之义，必未能识仲景用鸡子黄之妙，谨将人身阴阳生死寤寐图形，开列于后，以便学者入道有阶也。

黄连阿胶汤方_{苦甘咸寒法}

黄连_{四钱} 黄芩_{一钱} 阿胶_{三钱} 白芍_{一钱} 鸡子黄_{二枚}

水八杯，先煮三物，取三杯，去滓，纳胶烊尽，再纳鸡子黄，搅令相得，日三服。

十二、夜热早凉，热退无汗，热自阴来者，青蒿鳖甲汤主之。

夜行阴分而热，日行阳分而凉，邪气深伏阴分可知；热退无汗，邪不出表而仍归阴分，更可知矣，故曰热自阴分而来，非上中焦之阳热也。邪气深伏阴分，混处气血之中，不能纯用养阴，又非壮火，更不得任用苦燥。故以鳖甲蠕动之物，入肝经至阴之分，既能养阴，又能入络搜邪；以青蒿芳香透络，从少阳领邪外出；细生地清阴络之热；丹皮泻血中之伏火；知母者，知病之母也，佐鳖甲、青蒿而成搜剔之功焉。再此方有先入后出之妙，青蒿不能直入阴分，有鳖甲领之入也；鳖甲不能独出阳分，有青蒿领之出也。

青蒿鳖甲汤方_{辛凉合甘寒法}

青蒿_{二钱} 鳖甲_{五钱} 细生地_{四钱} 知母_{二钱} 丹皮_{三钱}

水五杯，煮取二杯，日再服。

十三、热邪深入下焦，脉沉数，舌干齿黑，手指但觉蠕动，急防痉厥，二甲复脉汤主之。

此示人痉厥之渐也。温病七八日以后，热深不解，口中津液干涸，但觉手指掣动，即当防其痉厥，不必俟其已厥而后治也。故以复脉育阴，加入介属潜阳，使阴阳交纽，庶厥不可作也。

二甲复脉汤方_{咸寒甘润法}

即于加减复脉汤内，加生牡蛎五钱，生鳖甲八钱。

十四、下焦温病，热深厥甚，脉细促，心中憺憺大动，甚则心中痛者，三甲复脉汤主之。

前二甲复脉，防痉厥之渐；即痉厥已作，亦可以二甲复脉止厥。兹又加龟板名三甲者，以心中大动，甚则痛而然也。心中动者，火以水为体，肝风鸱张，立刻有吸尽西江之势，肾水本虚，不能济肝而后发痉，既痉而水难猝补，心之本体欲失，故憺憺然而大动也。甚则痛者，阴维为病主心痛，此证热久伤阴，八脉丽于肝肾，肝肾虚而累及阴维故心痛，非如寒气客于心胸之心痛可用温通。故以镇肾气、补任脉、通阴维之龟板止心痛，合入肝搜邪之二甲，相济成功也。

三甲复脉汤方同二甲汤法

即于二甲复脉汤内，加生龟板一两。

十五、既厥且哕俗名呃忒，**脉细而劲，小定风珠主之。**

温邪久踞下焦，烁肝液为厥，扰冲脉为哕，脉阴阳俱减则细，肝木横强则劲，故以鸡子黄实土而定内风；龟板补任谓任脉而镇冲脉；阿胶沉降，补液而熄肝风；淡菜生于咸水之中而能淡，外偶内奇，有坎卦之象，能补阴中之真阳，其形翁阖，故又能潜真阳之上动；童便以浊液仍归浊道，用以为使。名定风珠者，以鸡子黄宛如珠形，得巽木之精，而能熄肝风，肝为巽木，巽为风也。龟亦有珠，具真武之德而镇震木。震为雷，在人为胆，雷动未有无风者，雷静而风亦静矣。亢阳直上巅顶，龙上于天也，制龙者，龟也。古者豢龙御龙之法，失传已久，其大要不出乎此。

小定风珠方甘寒咸法

鸡子黄生用，一枚 真阿胶二钱 生龟板六钱 童便一杯 淡菜三钱

水五杯，先煮龟板、淡菜得二杯，去滓，入阿胶，上火烊化，纳鸡子黄，搅令相得，再冲童便，顿服之。

十六、热邪久羁，吸烁真阴，或因误表，或因妄攻，神倦瘛疭，脉气虚弱，舌绛苔少，时时欲脱者，大定风珠主之。

此邪气已去八九，真阴仅存一二之治也。观脉虚苔少可知，故以大队浓浊填阴塞隙，介属潜阳镇定。以鸡子黄一味，从足太阴，下安足三阴，上济手三阴，使上下交合，阴得安其位，斯阳可立根基，俾阴阳有眷属一家之义，庶可不致绝脱欤！

大定风珠方酸甘咸法

生白芍六钱 阿胶三钱 生龟板四钱 干地黄六钱 麻仁二钱 五味子二钱 生牡蛎四钱 麦冬连心，六钱 炙甘草四钱 鸡子黄生，二枚 鳖甲生，四钱

水八杯，煮取三杯，去滓，再入鸡子黄，搅令相得，分三次服。喘加人参，自汗者加龙骨、人参、小麦，悸者加茯神、人参、小麦。

十七、壮火尚盛者，不得用定风珠、复脉。邪少虚多者，不得用黄连阿胶汤。阴虚欲痉者，不得用青蒿鳖甲汤。

此诸方之禁也。前数方虽皆为存阴退热而设，其中有以补阴之品为退热之用者；有一面补阴，一面搜邪者；有一面填阴，一面护阳者。各宜心领神会，不可混也。

十八、痉厥神昏，舌短，烦躁，手少阴证未罢者，先与牛黄紫雪辈，开窍搜邪；再与复脉汤存阴，三甲潜阳，临证细参，勿致倒乱。

痉厥神昏，舌蹇烦躁，统而言之为厥阴证。然有手经足经之分，在上焦以清邪为主，清邪之后，必继以存阴；在下焦以存阴为主，存阴之先，若邪尚有余，必先以搜邪。手少阴证未罢，如寸脉大，口气重，颧赤，白睛赤，热壮之类。

十九、邪气久羁，肌肤甲错，或因下后邪欲溃，或因存阴得液蒸汗，正气已虚，不能即出，阴阳互争而战者，欲作战汗也，复脉汤热饮之。虚盛者加人参；肌肉尚盛者，但令静，勿妄动也。

按：伤寒汗解必在下前，温病多在下后。缚解而后得汗，诚有如吴又可所云者。凡欲汗者，必当先烦，乃有汗而解。若正虚邪重，或邪已深入下焦，得下后里通；或因津液枯燥，服存阴药，液增欲汗，邪正努力纷争，则作战汗，战之得汗则生，汗不得出则死。此系生死关头，在顷刻之间。战者，阳极而似阴也，肌肤业已甲错，其津液之枯燥，固不待言。故以复脉加人参助其一臂之力，送汗出表。若其人肌肤尚厚，未至大虚者，无取复脉之助正，但当听其自然，勿事骚扰可耳，次日再议补阴未迟。

二十、时欲漱口不欲咽，大便黑而易者，有瘀血也，犀角地黄汤主之。邪在血分，不欲饮水，热邪燥液口干，又欲求救于水，故但欲漱口，不欲咽也。瘀血溢于肠间，血色久瘀则黑，血性柔润，故大便黑而易也。犀角味咸，入下焦血分以清热，地黄去积聚而补阴，白芍去恶血、生新血，丹皮泻血中伏火，此蓄血自得下行，故用此轻剂以调之也。

犀角地黄汤方甘咸微苦法

干地黄一两　生白芍三钱　丹皮三钱　犀角三钱

水五杯，煮取二杯，分二次服，渣再煮一杯服。

二十一、少腹坚满，小便自利，夜热昼凉，大便闭，脉沉实者，蓄血也，桃仁承气汤主之，甚则抵当汤。

少腹坚满，法当小便不利，今反自利，则非膀胱气闭可知。夜热者，阴热也；昼凉者，邪气隐伏阴分也。大便闭者，血分结也。故以桃仁承气通血分之闭结也。若闭结太甚，桃仁承气不得行，则非抵当不可，然不可轻用，不得不备一法耳。

桃仁承气汤方苦辛咸寒法

大黄五钱　芒硝二钱　桃仁三钱　当归三钱　芍药三钱　丹皮三钱

水八杯，煮取三杯，先服一杯，得下止后服，不知再服。

抵当汤方飞走攻络苦咸法

大黄五钱　虻虫炙干为末，二十枚　桃仁五钱　水蛭炙干为末，五分

水八杯，煮取三杯，先服一杯，得下止后服，不知再服。

二十二、温病脉，法当数，今反不数而濡小者，热撤里虚也。里虚下利稀水，或便脓血者，桃花汤主之。

温病之脉本数，因用清热药撤其热，热撤里虚，脉见濡小，下焦空虚则寒，即不下利，亦当温补，况又下利稀水脓血乎！故用少阴自利，关闸不藏，堵截阳明法。

桃花汤方甘温兼涩法

赤石脂一两，半整用煎，半为细末调　炮姜五钱　白粳米二合

水八杯，煮取三杯，去渣，入石脂末一钱五分，分三次服。若一服愈，余勿服。虚甚者加人参。

二十三、**温病七八日以后，脉虚数，舌绛苔少，下利日数十行，完谷不化，身虽热者，桃花粥主之。**

上条以脉不数而濡小，下利稀水，定其为虚寒而用温涩。此条脉虽数而日下数十行，至于完谷不化，其里邪已为泄泻下行殆尽。完谷不化，脾阳下陷，火灭之象；脉虽数而虚，苔化而少，身虽余热未退，亦虚热也，纯系关闸不藏见证，补之稍缓则脱。故改桃花汤为粥，取其逗留中焦之意，此条认定完谷不化四字要紧。

桃花粥方_{甘温兼涩法}

人参三钱　炙甘草三钱　赤石脂六钱，细末　白粳米二合

水十杯，先煮参、草得六杯，去渣，再入粳米煮得三杯，纳石脂末三钱，顿服之。利不止，再服第二杯，如上法；利止停后服。或先因过用寒凉，脉不数，身不热者，加干姜三钱。

邪热不杀谷，亦有完谷一证，不可不慎，当于脉之虚实并兼现之证辨之。

二十四、**温病少阴下利，咽痛胸满心烦者，猪肤汤主之。**

此《伤寒论》原文。按：温病热入少阴，逼液下走，自利咽痛，亦复不少，故采录于此。柯氏云：少阴下利，下焦虚矣。少阴脉循喉咙，其支者出络心，注胸中，咽痛胸满心烦者，肾火不藏，循经而上走于阳分也；阳并于上，阴并于下，火不下交于肾，水不上承于心，此未济之象。猪为水畜而津液在肤，用其肤以除上浮之虚火，佐白蜜、白粉之甘，泻心润肺而和脾，滋化源，培母气，水升火降，上热自除，而下利自止矣。

猪肤汤方_{甘润法}

猪肤一斤，用白皮从内刮去肥，令如纸薄

上一味，以水一斗，煮取五升，去渣，加白蜜一升，白米粉五合，熬香，和令相得。

二十五、**温病少阴咽痛者，可与甘草汤；不瘥者，与桔梗汤。**

柯氏云：但咽痛而无下利胸满心烦等证，但甘以缓之足矣。不瘥者，配以桔梗，辛以散之也。其热微，故用此轻剂耳。

甘草汤方_{甘缓法}

甘草二两

上一味，以水三升，煮取一升半，去渣，分温再服。

桔梗汤方_{苦辛甘开提法}

甘草二两　桔梗二两

法同前。

二十六、**温病入少阴，呕而咽中伤，生疮不能语，声不出者，苦酒汤主之。**

王氏晋三云：苦酒汤治少阴水亏不能上济君火，而咽生疮声不出者。疮者，疳也。半夏之辛滑，佐以鸡子清之甘润，有利窍通声之功，无燥津涸液之虑；然半夏之功能，全赖苦酒，摄入阴分，劫涩敛疮，即阴火沸腾，亦可因苦酒而降矣，故以为名。

苦酒汤方酸甘微辛法

半夏制，二钱　鸡子一枚，去黄，纳上苦酒鸡子壳中

上二味，纳半夏着苦酒中，以鸡子壳置刀环中，安火上，令三沸，去渣，少少含咽之。不瘥，更作三剂。

二十七、妇女温病，经水适来，脉数耳聋，干呕烦渴，辛凉退热，兼清血分，甚至十数日不解，邪陷发痉者，竹叶玉女煎主之。

此与两感证同法。辛凉解肌，兼清血分者，所以补上中焦之未备；甚至十数日不解，邪陷发痉，外热未除，里热又急，故以玉女煎加竹叶，两清表里之热。

竹叶玉女煎方辛凉合甘寒微苦法

生石膏六钱　干地黄四钱　麦冬四钱　知母二钱　牛膝二钱　竹叶三钱

水八杯，先煮石膏、地黄得五杯，再入余四味，煮成二杯，先服一杯，候六时复之，病解停后服，不解再服上焦用玉女煎去牛膝者，以牛膝为下焦药，不得引邪深入也。兹在下焦，故仍用之。

二十八、热入血室，医与两清气血，邪去其半，脉数，余邪不解者，护阳和阴汤主之。

此系承上条而言之也。大凡体质素虚之人，驱邪及半，必兼护养元气，仍佐清邪，故以参、甘护元阳，而以白芍、麦冬、生地，和阴清邪也。

护阳和阴汤方甘凉甘温复法，偏于甘凉，即复脉汤法也

白芍五钱　炙甘草二钱　人参二钱　麦冬连心炒，二钱　干地黄炒，三钱

水五杯，煮取二杯，分二次温服。

二十九、热入血室，邪去八九，右脉虚数，暮微寒热者，加减复脉汤仍用参主之。

此热入血室之邪少虚多。亦以复脉为主法。脉右虚数，是邪不独在血分，故仍用参以补气。暮微寒热，不可认作邪实，乃气血俱虚，营卫不和之故。

加减复脉汤仍用参方

即于前复脉汤内，加人参三钱。

三十、热病经水适至，十余日不解，舌萎饮冷，心烦热，神气忽清忽乱，脉右长左沉，瘀热在里也，加减桃仁承气汤主之。

前条十数日不解用玉女煎者，以气分之邪尚多，故用气血两解。此条以脉左沉，不与右之长同，而神气忽乱，定其为蓄血，故以逐血分瘀热为急务也。

加减桃仁承气汤方苦辛走络法

大黄制，三钱　桃仁炒，三钱　细生地六钱　丹皮四钱　泽兰二钱　人中白二钱

水八杯，煮取三杯，先服一杯，候六时，得下黑血，下后神清渴减，止后服。不知，渐进。

按：邵新甫云：考热入血室，《金匮》有五法：第一条主小柴胡，因寒热而用，虽经水适断，急提少阳之邪，勿令下陷为最；第二条伤寒发热，经水适来，已现昼明夜剧，谵语见鬼，恐人认阳明实证，故有无犯胃气及上二焦之戒；第三条中风寒热，经

水适来，七八日脉迟身凉，胸胁满如结胸状，谵语者，显无表证，全露热入血室之候，自当急刺期门，使人知针力比药力尤捷；第四条阳明病下血谵语，但头汗出，亦为热入血室，亦刺期门，汗出而愈；第五条明其一证而有别因为害，如痰潮上脘，昏冒不知，当先化其痰，后除其热。仲景教人当知变通，故不厌推广其义，乃今人一遇是证，不辨热入之轻重，血室之盈亏，遽与小柴胡汤，贻害必多。要之热甚而血瘀者，与桃仁承气及山甲、归尾之属；血舍空而热者用犀角地黄汤，加丹参、木通之属；表邪未尽而表证仍兼者，不妨借温通为使；血结胸，有桂枝红花汤，参入海蛤、桃仁之治；昏狂甚，进牛黄膏，调入清气化结之煎。再观叶案中有两解气血燔蒸之玉女煎法；热甚阴伤，有育阴养气之复脉法；又有护阴涤热之缓攻法。先圣后贤，其治条分缕析，学者审证定方，慎毋拘乎柴胡一法也。

三十一、温病愈后，嗽稀痰而不咳，彻夜不寐者，半夏汤主之。

此中焦阳气素虚之人，偶感温病，医以辛凉甘寒，或苦寒清温热，不知十衰七八之戒，用药过剂，以致中焦反停寒饮，令胃不和，故不寐也。《素问》云：胃不和则卧不安，饮以半夏汤，覆杯则寐。盖阳气下交于阴则寐，胃居中焦，为阳气下交之道路，中寒饮聚，致命阳气欲下交而无路可循，故不寐也。半夏逐痰饮而和胃，秫米秉燥金之气而成，故能补阳明燥气之不及而渗其饮，饮退则胃和，寐可立至，故曰覆杯则寐也。

半夏汤辛甘淡法

半夏制，八钱　秫米二两，即俗所谓高粱是也，古人谓之稷，今或名为芦稷，如南方难得，则以薏仁代之。

水八杯，煮取三杯，分三次温服。

三十二、饮退得寐，舌滑，食不进者，半夏桂枝汤主之。

此以胃腑虽和，营卫不和，阳未卒复，故以前半夏汤合桂枝汤，调其营卫，和其中阳，自能食也。

半夏桂枝汤方辛温甘淡法

半夏六钱　秫米一两　白芍六钱　桂枝四钱，虽云桂枝汤，却用小建中汤法。桂枝少于白芍者，表里异治也　炙甘草一钱　生姜三钱　大枣去核，二枚

水八杯，煮取三杯，分温三服。

三十三、温病解后，脉迟，身凉如水，冷汗自出者，桂枝汤主之。

此亦阳气素虚之体质，热邪甫退，即露阳虚，故以桂枝汤复其阳也。

桂枝汤方见上焦篇。但此处用桂枝，分量与芍药等，不必多于芍药也；亦不必啜粥再令汗出，即仲景以桂枝汤小和之法是也

三十四、温病愈后，面色萎黄，舌淡，不欲饮水，脉迟而弦，不食者，小建中汤主之。

此亦阳虚之质也，故以小建中，小小建其中焦之阳气，中阳复则能食，能食则诸阳皆可复也。

小建中汤方甘温法

白芍酒炒，六钱　桂枝四钱　甘草炙，三钱　生姜三钱　大枣去核，二枚　胶饴五钱

水八杯，煮取三杯，去渣，入胶饴，上火烊化，分温三服。

三十五、**温病愈后，或一月，至一年，面微赤，脉数，暮热，常思饮不欲食者，五汁饮主之，牛乳饮亦主之。**病后肌肤枯燥，小便溺管痛，或微燥咳，或不思食，皆胃阴虚也，与益胃、五汁辈。

前复脉等汤，复下焦之阴。此由中焦胃用之阴不降，胃体之阳独亢，故以甘润法救胃用，配胃体，则自然欲食，断不可与俗套开胃健食之辛燥药，致令燥咳成痨也。

五汁饮、牛乳饮方并见前秋燥门

益胃汤见中焦篇

按：吴又可云：病后与其调理不善，莫若静以待动。是不知要领之言也。夫病后调理，较易于治病，岂有能治病，反不能调理之理乎！但病后调理，不轻于治病，若其治病之初，未曾犯逆，处处得法，轻者三五日而解，重者七八日而解，解后无余邪，病者未受大伤，原可不必以药调理，但以饮食调理足矣，经所谓食养尽之是也。若病之始受既重，医者又有误表、误攻、误燥、误凉之弊，遗殃于病者之气血，将见外感变而为内伤矣。全赖医者善补其过谓未犯他医之逆；或其人阳素虚，阴素亏；或前因邪气太盛，故剂不得不重；或本虚邪不能张，须随清随补之类，而补人之过谓已犯前医之治逆，退杀气谓余邪或药伤，迎生气或养胃阴，或护胃阳，或填肾阴，或兼固肾阳，以迎其先后天之生气，活人于万全，岂得听之而已哉！万一变生不测，推委于病者之家，能不愧于心乎！至调理大要，温病后一以养阴为主。饮食之坚硬浓厚者，不可骤进。间有阳气素虚之体质，热病一退，即露旧亏，又不可固执养阴之说，而灭其阳火。故本论中焦篇列益胃、增液、清燥等汤，下焦篇列复脉、三甲、五汁等复阴之法，乃热病调理之常理也；下焦篇又列建中、半夏、桂枝数法，以为阳气素虚，或误伤凉药之用，乃其变也。经所谓：有者求之，无者求之，微者责之，盛者责之。全赖司其任者，心诚求之也。

暑温　伏暑

三十六、**暑邪深入少阴消渴者，连梅汤主之；入厥阴麻痹者，连梅汤主之；心热烦躁神迷甚者，先与紫雪丹，再与连梅汤。**

肾主五液而恶燥，暑先入心，助心火独亢于上，肾液不供，故消渴也。再心与肾均为少阴，主火，暑为火邪，以火从火，二火相搏，水难为济，不消渴得乎！以黄连泻壮火，使不烁津，以乌梅之酸以生津，合黄连酸苦为阴；以色黑沉降之阿胶救肾水，麦冬、生地合乌梅酸甘化阴，庶消渴可止也。肝主筋而受液于肾，热邪伤阴，筋经无所秉受，故麻痹也。再包络与肝均为厥阴，主风木。暑先入心，包络代受，风火相搏，不麻痹得乎！以黄连泻克水之火，以乌梅得木气之先，补肝之正，阿胶增液而熄肝风，冬、地补水以柔木，庶麻痹可止也。心热烦躁神迷甚，先与紫雪丹者，开暑邪之出路，俾梅、连有入路也。

连梅汤方酸甘化阴酸苦泄热法

云连二钱 乌梅去核，三钱 麦冬连心，三钱 生地三钱 阿胶二钱

水五杯，煮取二杯，分二次服。脉虚大而芤者，加人参。

三十七、暑邪深入厥阴，舌灰，消渴，心下板实，呕恶吐蛔，寒热，下利血水，甚至声音不出，上下格拒者，椒梅汤主之。

此土败木乘，正虚邪炽，最危之候。故以酸苦泄热，辅正驱邪立法，据理制方，冀其转关耳。

椒梅汤方酸苦复辛甘法，即仲景乌梅圆法也，方义已见中焦篇

黄连二钱 黄芩二钱 干姜二钱 白芍生，三钱 川椒炒黑，三钱 乌梅去核，三钱 人参二钱 枳实一钱五分 半夏二钱

水八杯，煮取三杯，分三次服。

三十八、暑邪误治，胃口伤残，延及中下，气塞填胸，燥乱口渴，邪结内踞，清浊交混者，来复丹主之。

此正气误伤于药，邪气得以窃据于中，固结而不可解，攻补难施之危证，勉立旋转清浊一法耳。

来复丹方酸温法

太阴元精石一两 舶上硫黄一两 硝石一两，同硫黄为末，微火炒结砂子大 橘红二钱 青皮去白，二钱 五灵脂二钱，澄去砂，炒令烟尽

［方论］晋三王氏云：《易》言一阳来复于下，在人则为少阳生气所出之脏。病上盛下虚，则阳气去，生气竭，此丹能复阳于下，故曰来复。元精石乃盐卤至阴之精，硫黄乃纯阳石火之精，寒热相配，阴阳互济，有扶危拯逆之功；硝石化硫为水，亦可佐元、硫以降逆；灵脂引经入肝最速，能引石性内走厥阴，外达少阳，以交阴阳之枢纽；使以橘红、青皮者，纳气必先利气，用以为肝胆之向导也。

三十九、暑邪久热，寝不安，食不甘，神识不清，阴液元气两伤者，三才汤主之。

凡热病久入下焦，消烁真阴，必以复阴为主。其或元气亦伤，又必兼护其阳。三才汤两复阴阳，而偏于复阴为多者也。温热、温疫未传，邪退八九之际，亦有用处。暑温未传，亦有用复脉、三甲、黄连阿胶等汤之处。彼此互参，勿得偏执。盖暑温不列于诸温之内，而另立一门者，以后夏至为病暑，湿气大动，不兼湿不得名暑温，仍归温热门矣。既兼湿，则受病之初，自不得与诸温同法，若病至未传，湿邪已化，惟余热伤之际，其大略多与诸温同法；其不同者，前后数条，已另立法矣。

三才汤方甘凉法

人参三钱 天冬二钱 干地黄五钱

水五杯，浓煎两杯，分二次温服。欲复阴者，加麦冬、五味子。欲复阳者，加茯苓、炙甘草。

四十、蓄血，热入血室，与温热同法。

四十一、伏暑、湿温胁痛，或咳，或不咳，无寒，但潮热，或竟寒热如疟状，不可误认柴胡证，香附旋覆花汤主之；久不解者，间用控涎丹。

按：伏暑、湿温，积留支饮，悬于胁下，而成胁痛之证甚多，即《金匮》水在肝而用十枣之证。彼因里水久积，非峻败不可；此因时令之邪，与里水新搏，其根不固，不必用十枣之太峻。只以香附、旋覆，善通肝络而逐胁下之饮，苏子、杏仁，降肺气而化饮，所谓建金以平木；广皮、半夏消痰饮之正，茯苓、薏仁开太阳而阖阳明，所谓治水者必实土，中流涨者开支河之法也。用之得当，不过三五日自愈。其或前医不识病因，不合治法，致使水无出路，久居胁下，恐成悬饮内痛之证，为患非轻，虽不必用十枣之峻，然不能出其范围，故改用陈无择之控涎丹，缓攻其饮。

香附旋覆花汤方苦辛淡合芳香开络法

生香附三钱 旋覆花绢包，三钱 苏子霜三钱 广皮二钱 半夏五钱 茯苓块三钱 薏仁五钱

水八杯，煮取三杯，分三次温服。腹满者，加厚朴。痛甚者，加降香末。

控涎丹方苦寒从治法。

痰饮，阴病也。以苦寒治阴病，所谓求其属以衰之是也。按肾经以脏而言，属水，其味咸，其气寒；以经而言，属少阴，主火，其味苦，其气化燥热。肾主水，故苦寒为水之属，不独咸寒为水之属也，盖真阳藏之于肾，故肾与心并称少阴，而并主火也，知此理则知用苦寒咸寒之法矣。泻火之有余用苦寒，寒能制火，苦从火化，正治之中，亦有从治；泻水之太过，亦用苦寒，寒从水气，苦从火味，从治之中，亦有正治，所谓水火各造其偏之极，皆相似也。苦咸寒治火之有余、水之不足为正治，亦有治水之有余、火之不足者，如介属芒硝并能行水，水行则火复，乃从治也。

甘遂去心制 大戟去皮制 白芥子

上等分为细末，神曲糊为丸，梧子大，每服九丸，姜汤下，壮者加之，羸者减之，以知为度。

寒 湿

四十二、湿之为物也，在天之阳时为雨露，阴时为霜雪，在山为泉，在川为水，包含于土中者为湿。其在人身也，上焦与肺合，中焦与脾合，其流于下焦也，与少阴癸水合。

此统举湿在天地人身之大纲，异出同源，以明土为杂气，水为天一所生，无处不合者也。上焦与肺合者，肺主太阴湿土之气，肺病湿则气不得化，有雾雾之象，向之火制金者，今反水克火矣，故肺病而心亦病也。观《素问》寒水司天之年，则曰阳气不令，湿土司天之年，则曰阳光不治自知。故上焦一以开肺气、救心阳为治。中焦与脾合者，脾主湿土之质，为受湿之区，故中焦湿证最多；脾与胃为夫妻，脾病而胃不能独治，再胃之脏象为土，土恶湿也，故开沟渠，运中阳，崇刚土，作堤防之治，悉载中焦。上中不治，其势必流于下焦。《易》曰：水流湿。《素问》曰：湿伤于下。下焦乃少阴癸水，湿之质即水也，焉得不与肾水相合。吾见湿流下焦，邪水旺一分，正

水反亏一分，正愈亏而邪愈旺，不可为矣。夫肾之真水，生于一阳，坎中满也，故治少阴之湿，一以护肾阳，使火能生土为主。肾与膀胱为夫妻，泄膀胱之积水，从下治，亦所以安肾中真阳也。脾为肾之上游，升脾阳，从上治，亦所以使水不没肾中真阳也。其病厥阴也奈何？盖水能生木，水太过，木反不生，木无生气，自失其疏泄之任，《经》有风湿交争，风不胜湿之文，可知湿土太过，则风木亦有不胜之时，故治厥阴之湿，以复其风木之本性，使能疏泄为主也。

本论原以温热为主，而类及于四时杂感。以宋元以来，不明仲景《伤寒》一书专为伤寒而设，乃以《伤寒》一书，应四时无穷之变，殊不合拍，遂至人著一书，而悉以伤寒名书。陶氏则以一人而屡著伤寒书，且多立妄诞不经名色，使后世学者，如行昏雾之中，渺不自觉其身之坠于渊也。今胪列四时杂感，春温、夏热、长夏暑湿、秋燥、冬寒，得其要领，效如反掌。夫春温、夏热、秋燥，所伤皆阴液也，学者苟能时时预护，处处堤防，岂复有精竭人亡之虑。伤寒所伤者阳气也，学者诚能保护得法，自无寒化热而伤阴，水负火而难救之虞。即使有受伤处，临证者知何者当护阳，何者当救阴，何者当先护阳，何者当先救阴，因端竟委，可备知终始而超道妙之神。瑭所以三致意者，乃在湿温一证。盖土为杂气，寄旺四时，藏垢纳污，无所不受，其间错综变化，不可枚举。其在上焦也，如伤寒；其在下焦也，如内伤；其在中焦也，或如外感，或如内伤。至人之受病也，亦有外感，亦有内伤，使学者心摇目眩，无从捉摸。其变证也，则有湿痹、水气、咳嗽、痰饮、黄汗、黄瘅、肿胀、疟疾、痢疾、淋症、带症、便血、疝气、痔疮、痈脓等证，较之风火燥寒四门之中，倍而又倍，苟非条分缕析，体贴入微，未有不张冠李戴者。

四十三、湿久不治，伏足少阴，舌白身痛，足跗浮肿，鹿附汤主之。

湿伏少阴，故以鹿茸补督脉之阳。督脉根于少阴，所谓八脉丽于肝肾也。督脉总督诸阳，此阳一升，则诸阳听令。附子补肾中真阳，通行十二经，佐之以菟丝，凭空行气而升发少阴，则身痛可休。独以一味草果，温太阴独胜之寒以醒脾阳，则地气上蒸天气之白苔可除；且草果，子也，凡子皆达下焦。以茯苓淡渗，佐附子开膀胱，小便得利，而跗肿可愈矣。

鹿附汤方苦辛咸法

鹿茸五钱　附子三钱　草果一钱　菟丝子三钱　茯苓五钱

水五杯，煮取二杯，日再服，渣再煮一杯服。

四十四、湿久，脾阳消乏，肾阳亦惫者，安肾汤主之。

凡肾阳惫者，必补督脉，故以鹿茸为君，附子、韭子等补肾中真阳，但以苓、术二味，渗湿而补脾阳，釜底增薪法也其曰安肾者，肾以阳为体，体立而用安矣。

安肾汤方辛甘温法

鹿茸三钱　胡芦巴三钱　补骨脂三钱　韭子一钱　大茴香二钱　附子二钱　茅术二钱　茯苓三钱　菟丝子三钱

水八杯，煮取三杯，分三次服。大便溏者，加赤石脂。久病恶汤者，可用二拾分作丸。

四十五、湿久伤阳，痿弱不振，肢体麻痹，痔疮下血，术附姜苓汤主之。

按：痔疮有寒湿、热湿之分，下血亦有寒湿、热湿之分。本论不及备载，但载寒湿痔疮下者，以世医但知有热湿痔疮下血，悉以槐花、地榆从事，并不知有寒湿之因，畏姜、附如虎。故因下焦寒湿而类及之，方则两补脾肾两阳也。

术附姜苓汤方辛温苦淡法

生白术五钱 附子三钱 干姜三钱 茯苓五钱

水五杯，煮取二杯，日再服。

四十六、先便后血，小肠寒湿，黄土汤主之。

此因上条而类及，以补偏救弊也，义见前条注下。前方纯用刚者，此方则以刚药健脾而渗湿，柔药保肝肾之阴而补丧失之血，刚柔相济，又立一法，以开学者门径。后世黑地黄丸法，盖仿诸此。

黄土汤方甘苦合用、刚柔互济法

甘草三两 干地黄三两 白术三两 附子炮，三两 阿胶三两 黄芩三两 灶中黄土半斤

水八升，煮取二升，分温二服分量服法，悉录古方，未敢增减，用者自行斟酌可也。

四十七、秋湿内伏，冬寒外加，脉紧无汗，恶寒身病，喘咳稀痰，胸满舌白滑，恶水不欲饮，甚则倚息不得卧，腹中微胀，小青龙汤主之；脉数有汗，小青龙去麻、辛主之；大汗出者，倍桂枝，减干姜，加麻黄根。

此条以《经》有"秋伤于湿，冬生咳嗽"之明文，故补三焦饮症数则，略示门径。按：《经》谓秋伤于湿者，以长夏湿土之气，介在夏秋之间，七月大火西流，月建申，申者，阳气毕伸也。湿无阳气不发，阳伸之极，湿发亦重，人感此而至冬日寒水司令，湿水同体相搏而病矣。喻氏擅改经文，谓湿曰燥者，不明六气运行之道。如大寒，冬令也，厥阴气至而纸鸢起矣。四月，夏令也，古谓首夏犹清和，俗谓四月为麦秀寒，均谓时虽夏令，风木之气犹未尽灭也。他令仿此。至于湿土寄旺四时，虽在冬令，朱子谓：将大雨雪，必先微温。盖微温则阳气通，阳通则湿行，湿行而雪势成矣，况秋日竟无湿气乎！此其间有说焉，《经》所言之秋，指中秋以前而言，秋之前半截也；喻氏所指之秋，指秋分以后而言，秋之后半截也。古脱燥论，盖世远年湮，残缺脱简耳。喻氏补论诚是，但不应擅改经文，竟崇己说，而不体之日月运行，寒暑倚伏之理与气也。喻氏学问诚高，特霸气未消，其温病论亦犯此病。学者遇咳嗽之证，兼合脉色，以详察其何因，为湿，为燥，为风，为火，为阴虚，为阳弱，为前候伏气，为现行时令，为外感而发动内伤，为内伤而招引外感，历历分明。或当用温用凉，用补用泻，或寓补于泻，或寓泻于补，择用先师何法何方，妙手空空，毫无成见，因物付物，自无差忒矣。即如此症，以喘咳痰稀，不欲饮水，胸满腹胀，舌白，定其为伏湿痰饮所致。以脉紧无汗，为遇寒而发，故用仲景先师辛温甘酸之小青龙，外发寒而内蠲饮，龙行而火随，故寒可去；龙动而水行，故饮可蠲。以自汗脉数此因饮邪上冲肺气之数，不可认为火数，为遇风而发，不可再行误汗伤阳，使饮无畏忌，故去汤中之麻黄、细辛发太

阳、少阴之表者，倍桂枝以安其表。汗甚则以麻黄根收表疏之汗。夫根有归束之义，麻黄能行太阳之表，即以其根归束太阳之气也。大汗出减干姜者，畏其辛而致汗也。有汗去麻、辛不去干姜者，干姜根而中实，色黄而圆土象也，土性缓，不比麻黄干而中空，色青而直木象也，木性急，干姜岂性缓药哉！较之麻黄为缓耳。且干姜得丙火煅炼而成，能守中阳；麻黄则纯行卫阳，故其剽急之性，远甚于干姜也，细辛细而辛窜，走络最急也且少阴经之报使，误发少阴汗者，必伐血。

小青龙汤方辛甘复酸法

麻黄去节，三钱 甘草炙，三钱 桂枝去皮，五钱 芍药三钱 五味二钱 干姜三钱 半夏五钱 细辛二钱

水八碗，先煮麻黄减一碗许，去上沫，纳诸药，煮取三碗，去滓，温服一碗。得效，缓后服，不知，再服。

四十八、喘咳息促，吐稀涎，脉洪数，右大于左，喉哑，是为热饮，麻杏石甘汤主之。

《金匮》谓：病痰饮者，当以温药和之。盖饮属阴邪，非温不化，故饮病当温者，十有八九，然当清者，亦有一二。如此证息促，知在上焦；涎稀，知非劳伤之咳，亦非火邪之但咳无痰而喉哑者可比；右大于左，纯然肺病。此乃饮邪隔拒，心气壅遏，肺气不能下达。音出于肺，金实不鸣。故以麻黄中空而达外，杏仁中实而降里，石膏辛淡性寒，质重而气清轻，合麻杏而宣气分之郁热，甘草之甘以缓急，补土以生金也。按此方即大青龙之去桂枝、姜、枣者也。

麻杏石甘汤方辛凉甘淡法

麻黄去节，三钱 杏仁去皮尖碾细，三钱 石膏碾，三钱 甘草炙，二钱

水八杯，先煮麻黄，减二杯，去沫，纳诸药，煮取三杯，先服一杯，以喉亮为度。

四十九、支饮不得息，葶苈大枣泻肺汤主之。

支饮上壅胸膈，直阻肺气，不令下降，呼息难通，非用急法不可。故以禀金火之气，破癥瘕积聚，通用水道，性急之葶苈，急泻肺中之壅塞；然其性剽悍，药必入胃过脾，恐伤脾胃中和之气，故以守中缓中之大枣，护脾胃而监制之，使不旁伤他脏，一急一缓，一苦一甘，相须成功也。

葶苈大枣泻肺汤苦辛甘法

苦葶苈炒香碾细，三钱 大枣去核，五枚

水五杯，煮成二杯，分二次服。得效，减其制；不效，再作服，衰其大半而止。

五十、饮家反渴，必重用辛，上焦加干姜、桂枝，中焦加枳实、橘皮，下焦加附子、生姜。

《金匮》谓：干姜、桂枝为热药也，服之当遂渴，今反不渴者，饮也。是以不渴定其为饮，人所易知也。又云：水在肺，其人渴。是饮家亦有渴症，人所不知。今人见渴投凉，轻则用花粉、冬、地，重则用石膏、知母，全然不识病情。盖火咳无痰，劳咳胶痰，饮咳稀痰，兼风寒则难出，不兼风寒则易出，深则难出，浅则易出。其在上

焦也，郁遏肺气，不能清肃下降，反挟心火上升烁咽，渴欲饮水，愈饮愈渴。饮后水不得行，则愈饮愈咳，愈咳愈渴，明知其为饮而渴也，用辛何妨？《内经》所谓辛能润是也。以干姜峻散肺中寒水之气，而补肺金之体，使肺气得宣，而渴止咳定矣。其在中焦也，水停心下，郁遏心气不得下降，反来上烁咽喉，又格拒肾中真液，不得上潮于喉，故嗌干而渴也。重用枳实急通幽门，使水得下行而脏气各安其位，各司其事，不渴不咳矣。其在下焦也，水郁膀胱，格拒真水不得外滋上潮，且邪水旺一分，真水反亏一分，藏真水者，肾也，肾恶燥，又肾脉入心，由心入肺，从肺系上循喉咙，平人之不渴者，全赖此脉之通调，开窍于舌下玉英、廉泉，今下焦水积而肾脉不得通调，故亦渴也。附子合生姜为真武法，补北方司水之神，使邪水畅流，而真水滋生矣。大抵饮家当恶水，不渴者其病犹轻，渴者其病必重。如温热应渴，渴者犹轻，不渴者甚重，反象也。所谓加者，于应用方中，重加之也。

五一、饮家阴吹，脉弦而迟，不得固执《金匮》法，当反用之，橘半桂苓枳姜汤主之。

《金匮》谓阴吹正喧，猪膏发煎主之。盖以胃中津液不足，大肠津液枯槁，气不后行，逼走前阴，故重用润法，俾津液充足流行，浊气仍归旧路矣。若饮家之阴吹，则大不然。盖痰饮蟠踞中焦，必有不寐、不食、不饥、不便、恶水等证，脉不数而迟弦，其为非津液之枯槁，乃津液之积聚胃口可知。故用九窍不和，皆属胃病例，峻通胃液下行，使大肠得胃中津液滋润而病如失矣。此证系余治验，故附录于此，以开一条门径。

橘半桂苓枳姜汤苦辛淡法

半夏二两 小枳实一两 橘皮六钱 桂枝一两 茯苓块六钱 生姜六钱

甘澜水十碗，煮成四碗，分四次，日三夜一服，以愈为度。愈后以温中补脾，使饮不聚为要。其下焦虚寒者，温下焦。肥人用温燥法，瘦人用温平法。

按：痰饮有四，除久留之伏饮，非因暑湿暴得者不议外，悬饮已见于伏暑例中，暑饮相搏，见上焦篇第二十九条。兹特补支饮、溢饮之由，及暑湿暴得者，望医者及时去病，以免留伏之患。并补《金匮》所未及者二条，以开后学读书之法。《金匮》溢饮条下，谓大青龙汤主之，小青龙汤亦主之。注家俱不甚晰，何以同一溢饮，而用寒用热，两不相侔哉？按大青龙有石膏、杏仁、生姜、大枣，而无干姜、细辛、五味、半夏、白芍，盖大青龙主脉洪数，面赤，喉哑之热饮；小青龙主脉弦紧，不渴之寒饮也。由此类推，"胸中有微饮，苓桂术甘汤主之，肾气丸亦主之"，苓桂术甘，外饮治脾也；肾气丸，内饮治肾也。再胸痹门中，"胸痹心中痞，留气结在胸，胸满，胁下逆抢心，枳实薤白汤主之，人参汤亦主之"，又何以一通一补，而主一胸痹乎？盖胸痹因寒湿痰饮之实证，则宜通阳，补之不惟不愈，人参增气且致喘满；若无风寒痰饮之外因、不内外因，但系胸中清阳之气不足而痹痛者，如苦读书而妄想、好歌曲而无度，重伤胸中阳气者，老人清阳日薄者，若再以薤白、瓜蒌、枳实，滑之、泻之、通之，是速之成劳也，断非人参汤不可。学者能从此类推，方不死于句下，方可与言读书也。

五十二、暴感寒湿成疝，寒热往来，脉弦反数，舌白滑，或无苔不渴，当脐痛，或胁下痛，椒桂汤主之。

此小邪中里证也。疝，气结如山也。此肝脏本虚，或素有肝郁，或因暴怒，又猝感寒湿，秋月多得之。既有寒热之表证，又有脐痛之里证，表里俱急，不得不用两解。方以川椒、吴萸、小茴香直入肝脏之里，又芳香化浊流气；以柴胡从少阳领邪出表，病在肝治胆也；又以桂枝协济柴胡者，病在少阴，治在太阳也，《经》所谓病在脏治其腑之义也，况又有寒热之表证乎！佐以青皮、广皮，从中达外，峻伐肝邪也；使以良姜，温下焦之里也，水用急流，驱浊阴使无留滞也。

椒桂汤方苦辛通法

川椒炒黑，六钱 桂枝六钱 良姜三钱 柴胡六钱 小茴香四钱 广皮三钱 吴茱萸泡淡，四钱 青皮三钱

急流水八碗，煮成三碗，温服一碗，覆被令微汗佳；不汗，服第二碗，接饮生姜汤促之；得汗，次早服第三碗，不必覆被再令汗。

五十三、寒疝，脉弦紧，胁下偏痛，发热，大黄附子汤主之。

此邪居厥阴，表里俱急，故用温下法以两解之也。脉弦为肝郁，紧，里寒也；胁下偏痛，肝胆经络为寒湿所搏，郁于血分而为痛也；发热者，胆因肝而郁也。故用附子温里通阳，细辛暖水脏而散寒湿之邪；肝胆无出路，故用大黄，借胃腑以为出路也；大黄之苦，合附子、细辛之辛，苦与辛合，能降能通，通则不痛也。

大黄附子汤方苦辛温下法

大黄五钱 熟附子五钱 细辛三钱

水五杯，煮取两杯，分温二服原方分量甚重，此则从时改轻，临时对证斟酌。

五十四、寒疝少腹或脐旁，下引睾丸，或掣胁，下掣腰，痛不可忍者，天台乌药散主之。

此寒湿客于肝肾小肠而为病，故方用温通足厥阴手太阳之药也。乌药祛膀胱冷气，能消肿止痛；木香透络定痛；青皮行气伐肝；良姜温脏劫寒；茴香温关元，暖腰肾，又能透络定痛；槟榔至坚，直达肛门散结气，使坚者溃，聚者散，引诸药逐浊气，由肛门而出；川楝导小肠湿热，由小便下行，炒以斩关夺门之巴豆，用气味而不用形质，使巴豆帅气药散无形之寒，随槟榔下出肛门；川楝得巴豆迅烈之气，逐有形之湿，从小便而去，俾有形无形之结邪，一齐解散而病根拔矣。

按：疝瘕之证尚多，以其因于寒湿，故因下焦寒湿而类及三条，略示门径，直接中焦篇腹满腹痛等证。古人良法甚夥，而张子和专主于下，本之《金匮》病至其年月日时复发者当下之例，而方则从大黄附子汤悟入，并将淋、带、痔疮、癃闭等证，悉收入疝门，盖皆下焦寒湿、湿热居多。而叶氏于妇科久病癥瘕，则以通补奇经，温养肝肾为主，盖本之《内经》任脉为病，男子七疝，女子带下瘕聚也。此外良法甚多，学者当于各家求之，兹不备载。

天台乌药散方苦辛热急通法

乌药五钱 木香五钱 小茴香炒黑，五钱 良姜炒，五钱 青皮五钱 川楝子十枚 巴豆七十二粒 槟榔五钱

先以巴豆微打破，加麸数合，炒川楝子，以巴豆黑透为度，去巴豆、麸子不用，但以川楝同前药为极细末，黄酒和服一钱。不能饮者，姜汤代之。重者日再服，痛不可忍者，日三服。

湿　温

五十五、湿温久羁，三焦弥漫，神昏窍阻，少腹硬满，大便不下，宣清导浊汤主之。

此湿久郁结于下焦气分，闭塞不通之象，故用能升、能降、苦泄滞、淡渗湿之猪苓，合甘少淡多之茯苓，以渗湿利气；寒水石色白性寒，由肺直达肛门，宣湿清热。盖膀胱主气化，肺开气化之源，肺藏魄，肛门曰魄门，肺与大肠相表里之义也；晚蚕沙化浊中清气，大凡肉体未有死而不腐者，蚕则僵而不腐，得清气之纯粹者也，故其粪不臭不变色，得蚕之纯清，虽走浊道而清气独全，既能下走少腹之浊部，又能化浊湿而使之归清，以己之正，正人之不正也，用晚者，本年再生之蚕，取其生化最速也；皂荚辛咸性燥，入肺与大肠，金能退暑，燥能除湿，辛能通上下关窍，子更直达下焦，通大便之虚闭，合之前药，俾郁结之湿邪，由大便而一齐解散矣。二苓、寒石，化无形之气；蚕沙、皂子，逐有形之湿也。

宣清导浊汤苦辛淡法

猪苓五钱 茯苓五钱 寒水石六钱 晚蚕沙四钱 皂荚子去皮，三钱

水五杯，煮成两杯，分二次服，以大便通快为度。

五十六、湿凝气阻，三焦俱闭，二便不通，半硫丸主之。

热伤气，湿亦伤气者何？热伤气者，肺主气而属金，火克金则肺所主之气伤矣。湿伤气者，肺主天气，脾主地气，俱属太阴湿土，湿气太过，反伤本脏化气，湿久浊凝，至于下焦，气不惟伤而且阻矣。气为湿阻，故二便不通。今人之通大便，悉用大黄，不知大黄性寒，主热结有形之燥粪，若湿阻无形之气，气既伤而且阻，非温补真阳不可。硫黄热而不燥，能疏利大肠，半夏能入阴，燥胜湿，辛下气，温开郁，三焦通而二便利矣。按：上条之便闭，偏于湿重，故以行湿为主；此条之便闭，偏于气虚，故以补气为主。盖肾司二便，肾中真阳为湿所困，久而弥虚，失其本然之职，故助之以硫黄；肝主疏泄，风湿相为胜负，风胜则湿行，湿凝则风息，而失其疏泄之能，故通之以半夏。若湿尽热结，实有燥粪不下，则又不能不用大黄矣。学人详审其证可也。

半硫丸酸辛温法

石硫黄硫黄有三种：土黄、水黄、石黄也。入药必须用产于石者。土黄土纹，水黄直丝，色皆滞暗而臭；惟石硫黄方棱石纹而有宝光不臭，仙家谓之黄矾，其形大势如矾。按硫黄感日之精，聚土之液，相结而成。生于艮土者佳，艮土者，少土也，其色晶莹，其气清而毒小。生于坤土者恶，坤土者，老土也，秽浊之所归也，其色板滞，其气浊而毒重，不堪入药，只可作火药用。石黄产于外洋，来自舶上，所谓倭黄是也。入莱菔内煮六时则毒去 半夏制

上二味，各等分为细末，蒸饼为丸梧子大，每服一二钱，白开水送下按半硫丸通虚闭，若久久便溏，服半硫丸亦能成条，皆其补肾燥湿之功也。

五十七、浊湿久留，下注于肛，气闭肛门坠痛，胃不喜食，舌苔腐白，术附汤主之。

此浊湿久留肠胃，至肾阳亦困，而肛门坠痛也。肛门之脉曰尻，肾虚则痛，气结亦痛。但气结之痛有二：寒湿、热湿也。热湿气实之坠痛，如滞下门中用黄连、槟榔之证是也。此则气虚而为寒湿所闭，故以参、附峻补肾中元阳之气，姜、术补脾中健运之气，朴、橘行浊湿之滞气，俾虚者充，闭者通，浊者行，而坠痛自止，胃开进食矣。按肛痛有得之大恐或房劳者，治以参、鹿之属，证属虚劳，与此对勘，故并及之。再此条应入寒湿门，以与上三条有互相发明之妙，故列于此，以便学人之触悟也。

术附汤方苦辛温法

生茅术五钱　人参二钱　厚朴三钱　生附子三钱　炮姜三钱　广皮三钱

水五杯，煮成两杯，先服一杯；约三时，再服一杯，以肛痛愈为度。

五十八、疟邪久羁，因疟成劳，谓之劳疟；络虚而痛，阳虚而胀，胁有疟母，邪留正伤，加味异功汤主之。

证气血两伤，《经》云：劳者温之。故以异功温补中焦之气，归、桂合异功温养下焦之血，以姜、枣调和营卫，使气血相生而劳疟自愈。此方补气，人所易见，补血人所不知。《经》谓：中焦受气，取汁变化而赤，是谓血。凡阴阳两伤者，必于气中补血，定例也。

加味异功汤方辛甘温阳法

人参三钱　当归一钱五分　肉桂一钱五分　炙甘草二钱　茯苓三钱　于术炒焦，三钱　生姜三钱　大枣去核，二枚　广皮二钱

水五杯，煮成两杯，渣再煮一杯，分三次服。

五十九、疟久不解，胁下成块，谓之疟母，鳖甲煎丸主之。

疟邪久扰，正气必虚，清阳失转运之机，浊阴生窃踞之渐，气闭则痰凝血滞，而块势成矣。胁下乃少阳厥阴所过之地，按少阳、厥阴为枢，疟不离乎肝胆，久扰则脏腑皆困，转枢失职，故结成积块，居于所部之分。谓之疟母者，以其由疟而成，且无已时也。按：《金匮》原文：病疟以月一日发，当以十五日愈；设不瘥，当月尽解；如其不瘥，当云何？此结为癥瘕，名曰疟母，急治之，宜鳖甲煎丸。盖人身之气血与天地相应，故疟邪之着于人身也，其盈缩进退，亦必与天地相应。如月一日发者，发于黑昼月廓空时，气之虚也，当俟十五日愈。五者，生数之终；十者，成数之极；生成之盈数相会，五日一元，十五日三元一周；一气来复，白昼月廓满之时，天气实而人气复，邪气退而病当愈。设不瘥，必俟天气再转，当于月尽解。如其不瘥，又当云何？然月自亏而满，阴已盈而阳已缩；自满而亏，阳已长而阴已消；天地阴阳之盈缩消长已周，病尚不愈，是本身之气血，不能与天地之化机相为流转，日久根深，牢不可破，故宜急治也。

鳖甲煎丸方

鳖甲炙，十二分 乌扇烧，三分 黄芩三分 柴胡六分 鼠妇熬，三分 干姜三分 大黄三分 芍药五分 桂枝三分 葶苈熬，一分 石苇去毛，三分 厚朴三分 牡丹皮五分 瞿麦二分 紫葳三分 半夏一分 人参一分 䗪虫熬，五分 阿胶炒，三分 蜂窝炙，四分 赤硝十二分 蜣螂熬，六分 桃仁二分

上二十三味，为细末。取煅灶下灰一斗，清酒一斤五斗，浸灰，俟酒尽一半，煮鳖甲于中，煮令泛烂如胶漆，绞取汁，纳诸药煎为丸，如梧子大。空心服七丸，日三服。

[方论] 此辛苦通降，咸走络法。鳖甲煎丸者，君鳖甲而以煎成丸也，与他丸法迥异，故曰煎丸。方以鳖甲为君者，以鳖甲守神入里，专入肝经血分，能消癥瘕，领带四虫，深入脏络，飞者升，走者降，飞者兼走络中气分，走者纯走络中血分。助以桃仁、丹皮、紫葳之破满行血，副以葶苈、石苇、瞿麦之行气渗湿，臣以小柴胡、桂枝二汤，总去三阳经未结之邪；大承气急驱入腑已结之渣滓，佐以人参、干姜、阿胶，护养鼓荡气血之正，俾邪无容留之地，而深入脏络之病根拔矣。按小柴胡汤中有甘草，大承气汤中有枳实。仲景之所以去甘草，畏其太缓，凡走络药不须守法；去枳实，畏其太急而直走肠胃，亦非络药所宜也。

六十、太阴三疟，腹胀不渴，呕水，温脾汤主之。

三疟本系深入脏真之痼疾，往往经年不愈，现脾胃症，犹属稍轻。腹胀不渴，脾寒也，故以草果温太阴独胜之寒，辅以厚朴消胀。呕水者，胃寒也，故以生姜降逆，辅以茯苓渗湿而养正。蜀漆乃常山苗，其性急走疟邪，导以桂枝，外达太阳也。

温脾汤方苦辛温里法

草果二钱 桂枝三钱 生姜五钱 茯苓五钱 蜀漆炒，三钱 厚朴三钱

水五杯，煮取两杯，分二次温服。

六十一、少阴三疟，久而不愈，形寒嗜卧，舌淡脉微，发时不渴，气血两虚，扶阳汤主之。

《疟论》篇：黄帝问曰：时有间二日，或至数日发，或渴或不渴，其故何也？岐伯曰：其间日者，邪气客于六腑，而有时与卫气相失，不能相得，故休数日乃作也。疟者，阴阳更胜也。或甚或不甚，故或渴或不渴。《刺疟篇》曰：足少阴之疟，令人呕吐甚，多寒热，热多寒少，欲闭户牖而处，其病难已。夫少阴疟，邪入至深，本难速已；三疟又系积重难反，与卫气相失之证，久不愈，其常也。既已久不愈矣，气也血也，有不随时日耗散也哉！形寒嗜卧，少阴本证，舌淡脉微不渴，阳微之象。故以鹿茸为君，峻补督脉，一者八脉丽于肝肾，少阴虚，则八脉亦虚；一者督脉总督诸阳，为卫气之根本。人参、附子、桂枝，随鹿茸而峻补太阳，以实卫气；当归随鹿茸以补血中之气，通阴中之阳；单以蜀漆一味，急提难出之疟邪，随诸阳药努力奋争，由卫而出。阴脏阴证，故汤以扶阳为名。

扶阳汤辛甘温阳法

鹿茸生锉末，先用黄酒煎得，五钱　熟附子三钱　人参二钱　粗桂枝三钱　当归二钱　蜀漆炒黑，三钱

水八杯，加入鹿茸酒，煎成三小杯，日三服。

六十二、厥阴三疟，日久不已，劳则发热，或有痞结，气逆欲呕，减味乌梅圆法主之。

凡厥阴病甚，未有不犯阳明者。邪不深不成三疟，三疟本有难已之势，既久不已，阴阳两伤。劳则内发热者，阴气伤也；痞结者，阴邪也；气逆欲呕者，厥阴犯阳明，而阳明之阳将惫也。故以乌梅圆法之刚柔并用，柔以救阴，而顺厥阴刚脏之体，刚以救阳，而充阳明阳腑之体也。

减味乌梅圆法酸苦为阴，辛甘为阳复法
以下方中多无分量，以分量本难预定，用者临时斟酌可也

半夏　黄连　干姜　吴萸　茯苓　桂枝　白芍　川椒炒黑　乌梅

按疟痢两门，日久不治，暑湿之邪，与下焦气血混处者，或偏阴、偏阳、偏刚、偏柔；或宜补、宜泻，宜通、宜涩；或从太阴，或从少阴，或从厥阴，或护阳明，其证至杂至多，不及备载。本论原为温暑而设，附录数条于湿温门中者，以见疟痢之原起于暑湿，俾学者识得源头，使杂症有所统属，粗具规模而已。欲求美备，勤绎各家。

六十三、酒客久痢，饮食不减，茵陈白芷汤主之。

久痢无他证，而且能饮食如故，知其病之未伤脏真胃土，而在肠中也；痢久不止者，酒客湿热下注，故以风药之辛，佐以苦味入肠，芳香凉淡也。盖辛能胜湿而升脾阳，苦能渗湿清热，芳香悦脾而燥湿，凉能清热，淡能渗湿也，俾湿热去而脾阳升，痢自止矣。

茵陈白芷汤方苦辛淡法

绵茵陈　白芷　北秦皮　茯苓皮　黄柏　藿香

六十四、老年久痢，脾阳受伤，食滑便溏，肾阳亦衰，双补汤主之。

老年下虚久痢，伤脾而及肾，食滑便溏，亦系脾肾两伤。无腹痛、肛坠、气胀等证，邪少虚多矣。故以人参、山药、茯苓、莲子、芡实甘温而淡者补脾渗湿，再莲子、芡实水中之谷，补土而不克水者也；以补骨、苁蓉、巴戟、菟丝、覆盆、萸肉、五味酸甘微辛者，升补肾脏阴中之阳，而兼能益精气安五脏者也。此条与上条当对看，上条以酒客久痢，脏真未伤而湿热尚重，故虽日久仍以清热渗湿为主；此条以老年久痢，湿热无多而脏真已歉，故虽滞下不净，一以补脏固正，立法于此，亦可以悟治病之必先识证也。

双补汤方复方也，法见注中

人参　山药　茯苓　莲子　芡实　补骨脂　苁蓉　萸肉　五味子　巴戟天　菟丝子　覆盆子

六十五、久痢，小便不通，厌食欲呕，加减理阴煎主之。

此由阳而伤及阴也。小便不通，阴液涸矣；厌食欲呕，脾胃两阳败矣。故以熟地、白芍、五味收三阴之阴，附子通肾阳，炮姜理脾阳，茯苓理胃阳也。按原方通守兼施，

刚柔互用，而名理阴煎者，意在偏护阴也。熟地守下焦血分，甘草守中焦气分，当归通下焦血分，炮姜通中焦气分，盖气能统血，由气分之通，及血分之守，此其所以为理也。此方去甘草、当归，加白芍、五味、附子、茯苓者，为其厌食欲呕也。若久痢，阳不见伤，无食少、欲呕之象，但阴伤甚者，又可以去刚增柔矣。用成方总以活泼流动、对证审药为要。

加减理阴煎方辛淡为阳、酸甘化阴复法。凡复法，皆久病未可以一法了事者

熟地　白芍　附子　五味　炮姜　茯苓

六十六、久痢带瘀血，肛中气坠，腹中不痛，断下渗湿汤主之。

此涩血分之法也。腹不痛，无积滞可知，无积滞，故用涩也。然腹中虽无积滞，而肛门下坠，痢带瘀血，是气分之湿热久而入于血分，故重用樗根皮之苦燥湿、寒胜热、涩以断下、专入血分而涩血为君；地榆得先春之气，木火之精，去瘀生新；茅术、黄柏、赤苓、猪苓开膀胱，使气分之湿热，由前阴而去，不致遗留于血分也。楂肉亦为化瘀而设，银花为败毒而然。

断下渗湿汤方苦辛淡法

樗根皮炒黑，一两　生茅术一钱　生黄柏一钱　地榆炒黑，一钱五分　楂肉炒黑，三钱　银花炒黑，一钱五分　赤苓三钱　猪苓一钱五分

水八杯，煮成三杯，分三次服。

六十七、下利无度，脉微细，肢厥，不进食，桃花汤主之。

此涩阳明阳分法也。下利无度，关闸不藏；脉微细肢厥，阳欲脱也。故以赤石脂急涩下焦，粳米合石脂堵截阳明，干姜温里而回阳，俾痢止则阴留，阴留则阳斯变矣。

桃花汤方法见温热下焦篇

六十八、久痢，阴伤气陷，肛坠尻酸，地黄余粮汤主之。

此涩少阴阴分法也。肛门坠而尻脉酸，肾虚而津液消亡之象。故以熟地、五味补肾而酸甘化阴；余粮固涩下焦，而酸可除，坠可止，痢可愈也按石脂、余粮，皆系石药而性涩，桃花汤用石脂不用余粮，此则用余粮而不用石脂。盖石脂甘温，桃花温剂也；余粮甘平，此方救阴剂也，无取乎温，而有取乎平也。

地黄余粮汤方酸甘兼涩法

熟地黄　禹余粮　五味子

六十九、久痢伤肾，下焦不固，肠腻滑下，纳谷运迟，三神丸主之。

此涩少阴阴中之阳法也。肠腻滑下，知下焦之不固；纳谷运迟，在久痢之后，不惟脾阳不运，而肾中真阳亦衰矣。故用三神丸温补肾阳，五味兼收其阴，肉果涩自滑之脱也。

三神丸方酸甘辛温兼涩法，亦复方也

五味子　补骨脂　肉果去净油

七十、久痢伤阴，口渴舌干，微热微咳，人参乌梅汤主之。

口渴微咳于久痢之后，无湿热客邪款证，故知其阴液太伤，热病液涸，急以救阴

为务。

人参乌梅汤酸甘化阴法

人参 莲子炒 炙甘草 乌梅 木瓜 山药

按：此方于救阴之中，仍然兼护脾胃。若液亏甚而土无他病者，则去山药、莲子，加生地、麦冬，又一法也。

七十一、痢久阴阳两伤，少腹肛坠，腰胯脊髀酸痛，由脏腑伤及奇经，参茸汤主之。

少腹坠，冲脉虚也；肛坠，下焦之阴虚也；腰，肾之府也；胯，胆之穴也谓环跳；脊，太阳夹督脉之部也；髀，阳明部也。俱酸痛者，由阴络而伤及奇经也。参补阳明，鹿补督脉，归、茴补冲脉，菟丝、附子升少阴，杜仲主腰痛，俾八脉有权，肝肾有养，而痛可止，坠可升提也。

按：环跳本穴属胆，太阳少阴之络实会于此。

参茸汤辛甘温法

人参 鹿茸 附子 当归炒 茴香炒 菟丝子 杜仲

按：此方虽曰阴阳两补，而偏于阳。若其人但坠而不腰脊痛，偏于阴伤多者，可于本方去附子加补骨脂，又一法也。

七十二、久痢伤及厥阴，上犯阳明，气上撞心，饥不欲食，干呕腹痛，乌梅圆主之。

肝为刚脏，内寄相火，非纯刚所能折；阳明腑，非刚药不复其体。仲景厥阴篇中，列乌梅圆治木犯阳明之吐蛔，自注曰：又主久痢方。然久痢之症不一，亦非可一概用之者也。叶氏于木犯阳明之疟痢，必用其法而化裁之。大抵柔则加白芍、木瓜之类，刚则加吴萸、香附之类，多不用桂枝、细辛、黄柏。其与久痢纯然厥阴见证，而无犯阳明之呕而不食撞心者，则又纯乎用柔，是治厥阴久痢之又一法也。按泻心寒热并用，而乌梅圆则又寒热刚柔并用矣。盖泻心治胸膈间病，犹非纯在厥阴也，不过肝脉络胸耳。若乌梅圆则治厥阴、防少阳、护阳明之全剂。

乌梅圆方酸甘辛苦复法。酸甘化阴，辛苦通降，又辛甘为阳，酸苦为阴

乌梅 细辛 干姜 黄连 当归 附子 蜀椒炒焦去汗 桂枝 人参 黄柏

此乌梅圆本方也。独无论者，以前贤名注林立，兹不再赘。分量制法，悉载伤寒论中。

七十三、休息痢经年不愈，下焦阴阳皆虚，不能收摄，少腹气结，有似癥瘕，参芍汤主之。

休息痢者，或作或止，止而复作，故名休息，古称难治。所以然者，正气尚旺之人，即受暑、湿、水、谷、血、食之邪太重，必日数十行，而为胀、为痛、为里急后重等证，必不或作或辍也。其成休息证者，大抵有二，皆以正虚之故。一则正虚留邪在络，至其年月日时复发，而见积滞腹痛之实证者，可遵仲景凡病至其年月日时复发者当下之例，而用少少温下法，兼通络脉，以去其隐伏之邪；或丸药缓攻，俟积尽而

即补之；或攻补兼施，中下并治，此虚中之实证也。一则纯然虚证，以痢久滑泄太过，下焦阴阳两伤，气结似乎癥瘕，而实非癥瘕，舍温补其何从！故以参、苓、炙草守补中焦，参、附固下焦之阳，白芍、五味收三阴之阴，而以少阴为主，盖肾司二便也。汤名参芍者，取阴阳兼固之义也。

参芍汤方辛甘为阳、酸甘化阴复法

人参　白芍　附子　茯苓　炙甘草　五味子

七十四、噤口痢，热气上冲，肠中逆阻似闭，腹痛在下尤甚者，白头翁汤主之。

此噤口痢之实证，而偏于热重之方也。

白头翁汤方注见前

七十五、噤口痢，左脉细数，右手脉弦，干呕腹痛，里急后重，积下不爽，加减泻心汤主之。

此亦噤口痢之实证，而偏于湿热太重者也。脉细数，温热着里之象；右手弦者，木入土中之象也。故以泻心去守中之品，而补以运之，辛以开之，苦以降之；加银花之败热毒，楂炭之克血积，木香之通气积，白芍以收阴气，更能于土中拔木也。

加减泻心汤方苦辛寒法

川连　黄芩　干姜　银花　楂炭　白芍　木香汁

七十六、噤口痢，呕恶不饥，积少痛缓，形衰脉弦，舌白不渴，加味参苓白术散主之。

此噤口痢邪少虚多，治中焦之法也。积少痛缓，则知邪少；舌白者无热；形衰不渴，不饥不食，则知胃关欲闭矣；脉弦者，《金匮》谓：弦则为减，盖谓阴精阳气俱不足也。《灵枢》谓：诸小脉者，阴阳形气俱不足，勿取以针，调以甘药也。仲景实本于此而作建中汤，治诸虚不足，为一切虚劳之祖方。李东垣又从此化出补中益气、升阳益气，清暑益气等汤，皆甘温除大热法，究不若建中之纯。盖建中以德胜，而补中以才胜者也。调以甘药者，十二经皆秉气于胃，胃复则十二经之诸虚不足，皆可复也。叶氏治虚多脉弦之噤口痢，仿古之参苓白术散而加之者，亦同诸虚不足调以甘药之义。又从仲景、东垣两法化出，而以急复胃气为要者也。

加味参苓白术散方本方甘淡微苦法，加则辛甘化阳，芳香悦脾，微辛以通，微苦以降也

人参二钱　白术炒焦，一钱五分　茯苓一钱五分　扁豆炒，二钱　薏仁一钱五分　桔梗一钱　砂仁炒，七分　炮姜一钱　肉豆蔻一钱　炙甘草五分

共为极细末，每服一钱五分，香粳米汤调服，日二次。

[方论] 参苓白术散原方，兼治脾胃，而以胃为主者也，其功但止土虚无邪之泄泻而已。此方则通宣三焦，提上焦，涩下焦，而以醒中焦为要者也。参、苓、白术加炙草，则成四君矣。按四君以参、苓为胃中通药，胃者腑也，腑以通为补也；白术、炙草，为脾经守药，脾者脏也，脏以守为补也。茯苓淡渗，下达膀胱，为通中之通；人参甘苦，益肺胃之气，为通中之守；白术苦能渗湿，为守中之通；甘草纯甘，不兼他味，又为守中之守也，合四君为脾胃两补之方。加扁豆、薏仁以补肺胃之体，炮姜以

补脾肾之用；桔梗从上焦开提清气，砂仁、肉蔻从下焦固涩浊气，二物皆芳香能涩滑脱，而又能通下焦之郁滞，兼醒脾阳也。为末，取其留中也；引以香粳米，亦以其芳香悦土，以胃所喜为补也。上下斡旋，无非冀胃气渐醒，可以转危为安也。

七十七、噤口痢，胃关不开，由于肾关不开者，肉苁蓉汤主之。

此噤口痢邪少虚多，治下焦之法也。盖噤口日久，有责在胃者，上条是也。亦有由于肾关不开，而胃关愈闭者，则当以下焦为主。方之重用苁蓉者，以苁蓉感马精而生，精血所生之草而有肉者也。马为火畜，精为水阴，禀少阴水火之气而归于太阴坤土之药，其性温润平和，有从容之意，故得苁蓉之名，补下焦阳中之阴有殊功。《本经》称其强阴益精，消癥瘕。强阴者，火气也，益精者，水气也，癥瘕乃气血积聚有形之邪，水火既济，中土气盛，而积聚自消。兹以噤口痢阴阳俱损，水土两伤，而又滞下之积未清，苁蓉乃确当之品也；佐以附子补阴中之阳，人参、干姜补土，当归、白芍补肝肾，芍用桂制者，恐其呆滞，且束入少阴血分也。

肉苁蓉汤辛甘法

肉苁蓉泡淡，一两　附子二钱　人参二钱　干姜炭二钱　当归二钱　白芍肉桂汤浸炒，三钱

水八杯，煮取三杯，分三次缓缓服，胃稍开，再作服。

秋　燥

七十八、燥久伤及肝肾之阴，上盛下虚，昼凉夜热，或干咳，或不咳，甚则痉厥者，三甲复脉汤主之，定风珠亦主之，专翁大生膏亦主之。

肾主五液而恶燥，或由外感邪气久羁而伤及肾阴，或不由外感而内伤致燥，均以培养津液为主。肝木全赖肾水滋养，肾水枯竭，肝断不能独治，所谓乙癸同源，故肝肾并称也。三方由浅入深，定风浓于复脉，皆用汤，从急治。专翁取乾坤之静，多用血肉之品，熬膏为丸，从缓治。盖下焦深远，草木无情，故用有情缓治。再暴虚易复者，则用二汤；久虚难复者，则用专翁。专翁之妙，以下焦丧失皆腥臭脂膏，即以腥臭脂膏补之，较之丹溪之知柏地黄，云治雷龙之火而安肾燥，明眼自能辨之。盖凡甘能补，凡苦能泻，独不知苦先入心，其化以燥乎！再雷龙不能以刚药直折也，肾水足则静，自能安其专翁之性；肾水亏则动而躁，因燥而躁也。善安雷龙者，莫如专翁，观者察之。

三甲复脉汤、定风珠并见前

专翁大生膏酸甘咸法

人参二斤，无力者以制洋参代之　茯苓二斤　龟板另熬胶，一斤　乌骨鸡一对　鳖甲一斤，另熬胶　牡蛎一斤　鲍鱼二斤　海参二斤　白芍二斤　五味子半斤　麦冬二斤，不去心　羊腰子八对　猪脊髓一斤　鸡子黄二十圆　阿胶二斤　莲子二斤　芡实三斤　熟地黄三斤　沙苑蒺藜一斤　白蜜一斤　枸杞子炒黑，一斤

上药分四铜锅忌铁器，搅用铜勺，以有情归有情者二，无情归无情者二，文火细炼三昼夜，去渣；再熬六昼夜；陆续合为一锅，煎炼成膏，末下三胶，合蜜和匀，以方中有粉无汁之茯苓、白芍、莲子、芡实为细末，合膏为丸。每服二钱，渐加至三钱，日

三服，约一日一两，期年为度。每殒胎必三月，肝虚而热者，加天冬一斤，桑寄生一斤，同熬膏，再加鹿茸二十四两为末本方以阴生于八，成于七，故用三七二十一之奇方，守阴也。加方用阳生于七，成于八，三八二十四之偶方，以生胎之阳也。古法通方多用偶，守法多用奇，阴阳互也。

卷四 杂说

汗 论

汗也者，合阳气阴精蒸化而出者也。《内经》云：人之汗，以天地之雨名之。盖汗之为物，以阳气为运用，以阴精为材料。阴精有余，阳气不足，则汗不能自出，不出则死；阳气有余，阴精不足，多能自出，再发则痉，痉亦死；或熏灼而不出，不出亦死也。其有阴精有余，阳气不足，又为寒邪肃杀之气所搏，不能自出者，必用辛温味薄急走之药，以运用其阳气，仲景之治伤寒是也。伤寒一书，始终以救阳气为主。其有阳气有余，阴精不足，又为温热升发之气所铄，而汗自出，或不出者，必用辛凉以止其自出之汗，用甘凉甘润培养其阴精为材料，以为正汗之地，本论之治温热是也。本论始终以救阴精为主。此伤寒所以不可不发汗，温热病断不可发汗之大较也。唐宋以来，多昧于此，是以人各著一伤寒书，而病温热者之祸亟矣。呜呼！天道欤？抑人事欤？

方中行先生或问六气论

原文云：或问天有六气，风、寒、暑、湿、燥、火。风、寒、暑、湿，《经》皆揭病出条例以立论，而不揭燥、火，燥、火无病可论乎？曰：《素问》言春伤于风，夏伤于暑，秋伤于湿，冬伤于寒者，盖以四气之在四时，各有专令，故皆专病也。燥、火无专令，故不专病，而寄病于百病之中；犹土无正位，而寄王于四时辰戌丑未之末。不揭者，无病无燥、火也。愚按此论，牵强臆断，不足取信。盖信《经》太过则凿之病也。春风，夏火，长夏湿土，秋燥，冬寒，此所谓播五行于四时也。《经》言先夏至为病温，即火之谓；夏伤于暑，指长夏中央土而言也；秋伤于湿，指初秋而言，乃上令湿土之气，流行未尽。盖天之行令，每微于令之初，而盛于令之末；至正秋伤燥，想代远年湮，脱简故耳。喻氏补之诚是，但不当硬改经文，已详论于下焦寒湿第四十七条中。今乃以土寄王四时比燥、火，则谬甚矣。夫寄王者，湿土也，岂燥、火哉！以先生之高明，而于六气乃昧昧焉，亦千虑之失矣。

伤寒注论

仲祖《伤寒论》，诚为金科玉律，奈注解甚难。盖代远年湮，中间不无脱简，又为后人妄增，断不能起仲景于九原而问之，何条在先，何条在后，何处尚有若干文字，何处系后人伪增，惟有阙疑阙殆，择其可信者而从之，不可信者而考之已尔。创斯注者，则有林氏、成氏，大抵随文顺解，不能透发精义，然创始实难，不为无功。有明中行方先生，实能苦心力索，畅所欲言，溯本探微，阐幽发秘，虽未能处处合拍，而大端已具。喻氏起而作《尚论》，补其阙略，发其所未发，亦诚仲景之功臣也；然除却心解数处，其大端亦从方论中来，不应力诋方氏。北海林先生，刻方氏前条辨，附刻《尚论篇》，历数喻氏僭窃之罪，条分而畅评之。喻氏之后，又有高氏，注《尚论发明》，亦有心得可取处，其大端暗窃方氏，明尊喻氏，而又力诋喻氏，亦如喻氏之于方氏也。北平刘觉莪先生起而证之，亦如林北海之证《尚论》者，然公道自在人心也。其他如郑氏、程氏之后条辨，无足取者，明眼人自识之。舒驰远之集注，一以喻氏为主，兼引程郊倩之后条辨，杂以及门之论断，若不知有方氏之前条辨者，遂以喻氏窃方氏之论，直谓为喻氏书矣。此外有沈目南注、张隐庵集注、程云来集注，皆可阅。至慈溪柯韵伯注《伤寒论》，著《来苏集》，聪明才辨，不无发明，可供采择；然其自序中谓大青龙一证，方喻之注大错，目之曰郑声，曰杨墨，及取三注对勘，虚中切理而细绎之，柯注谓风有阴阳，汗出脉缓之桂枝证，是中鼓动之阳风；汗不出脉紧烦躁之大青龙证，是中凛冽之阴风。试问中鼓动之阳风者，而主以桂枝辛甘温法，置《内经》风淫于内，治以辛凉，佐以苦甘之正法于何地？仲景自序云：撰用《素问》《九卷》。反背《素问》而立法耶？且以中鼓动之阳风者，主以甘温之桂枝，中凛冽之阴风者，反主以寒凉之石膏，有是理乎？其注烦躁，又曰热淫于内，则心神烦扰；风淫于内，故手足躁乱方先生原注：风为烦，寒则躁。既曰凛冽阴风，又曰热淫于内，有是理乎？种种矛盾，不可枚举。方氏立风伤卫，寒伤营，风寒两伤营卫，吾不敢谓即仲景之本来面目；然欲使后学眉目清楚，不为无见。如柯氏之所序，亦未必即仲景之心法，而高于方氏也。其删改原文处，多逞臆说，不若方氏之纯正矣；且方氏创通大义，其功不可没也。喻氏、高氏、柯氏，三子之于方氏，补偏救弊，其卓识妙悟，不无可取，而独恶其自高己见，各立门户，务掩前人之善耳。后之学者，其各以明道济世为急，毋以争名竞胜为心，民生幸甚。

风　论

《内经》曰：风为百病之长。又曰：风者，善行而数变。夫风何以为百病之长乎？《大易》曰：元者善之长也。盖冬至四十五日以后，夜半少阳起而立春，于立春前十五日交大寒节，而厥阴风木行令，所以疏泄一年之阳气，以布德行仁，生养万物者也。故王者功德既成以后，制礼作乐，舞八佾而宣八风，所谓四时和，八风理，而民不夭折。风非害人者也，人之腠理密而精气足者，岂以是而病哉！而不然者，则病斯起矣。以天地生生之具，反为人受害之物，恩极大而害亦广矣。盖风之体不一，而风之用有殊。春风自下而上，夏风横行空中，秋风自上而下，冬风刮地而行。其方位也，则有四正四隅，此方位之合于四时八节也。立春起艮方，从东北隅而来，名之曰条风，八节各随其方而起，常理也。如立春起坤方，谓之冲风，又谓之虚邪贼风，为其乘月建之虚，则其变也。春初之风，则夹寒水之母气；春末之风，则带火热之子气；夏初之风，则木气未尽，而炎火渐生；长夏之风，则挟暑气、湿气、木气未为木库，大雨而后暴凉，则挟寒水之气；久晴不雨，以其近秋也，而先行燥气，是长夏之风，无所不兼，而人则无所不病矣。初秋则挟湿气，季秋则兼寒水之气，所以报冬气也。初冬犹兼燥金之气，正冬则寒水本令，而季冬又报来春风木之气，纸鸢起矣。再由五运六气而推，大运如甲、己之岁，其风多兼湿气；一年六气中，客气所加何气，则风亦兼其气而行令焉。然则五运六气非风不行，风也者，六气之帅也，诸病之领袖也，故曰：百病之长也。其数变也奈何？如夏日早南风，少移时则由西而北而东，方南风之时，则晴而热，由北而东，则雨而寒矣。四时皆有早暮之变，不若夏日之数而易见耳。夫夏日曰长曰化，以盛万物也，而病亦因之而盛，《阴符》所谓害生于恩也。无论四时之风，皆带凉气者，木以水为母也；转化转热者，木生火也；且其体无微不入，其用无处不有，学者诚能体察风之体用，而于六淫之病，思过半矣。前人多守定一桂枝，以为治风之祖方；下此则以羌、防、柴、葛为治风之要药，皆未体风之情与《内经》之精义者也。桂枝汤在伤寒书内，所治之风，风兼寒者也，治风之变法也。若风之不兼寒者，则从《内经》风淫于内，治以辛凉，佐以苦甘，治风之正法也。以辛凉为正而甘温为变者何？风者木也，辛凉者金气，金能制木故也。风转化转热，辛凉苦甘则化凉气也。

医书亦有经子史集论

儒书有经子史集，医书亦有经子史集。《灵枢》《素问》《神农本经》《难经》《伤寒论》《金匮玉函经》，为医门之经；而诸家注论、治验、类案、本草、方书等，则医之子、史、集也。经细而子、史、集粗，经纯而子、史、集杂，理固然也。学人必不可不尊经，不尊经则学无根柢，或流于异端；然尊经太过，死于句下，则为贤者过之，《孟子》所谓尽信书，则不如无书也。不肖者不知有经，仲景先师所谓：各承家技，终始顺旧，省疾问病，务在口给，相对斯须，便处汤药。自汉时而已然矣，遑问后世，此道之所以常不明而常不行也。

本论起银翘散论

本论第一方用桂枝汤者，以初春余寒之气未消，虽曰风温系少阳之气，少阳紧承厥阴，厥阴根乎寒水，初起恶寒之证尚多，故仍以桂枝为首，犹时文之领上文来脉也。本论方法之始，实始于银翘散。

吴按：六气播于四时，常理也。诊病者，要知夏日亦有寒病，冬日亦为温病，次年春夏尚有上年伏暑，错综变化，不可枚举，全在测证的确。本论凡例内云：除伤寒宗仲景法外，俾四时杂感，朗若列眉，后世学者，察证之时，若真知确见其为伤寒，无论何时，自当仍宗仲景；若真知六气中为何气，非伤寒者，则于本论中求之。上焦篇辨伤寒温暑疑似之间最详。

本论粗具规模论

本论以前人信经太过《经》谓热病者，伤寒之类也。又以《伤寒论》为方法之祖，故前人遂于伤寒法中求温热，中行且犯此病，混六气于一《伤寒论》中，治法悉用辛温，其明者亦自觉不合，而未能自立模范。瑭哀道之不明，人之不得其死，不自揣度而作是书，非与人争名，亦毫无求胜前贤之私心也。至其序论采录处，粗陈大略，未能细详，如暑证中之大顺散、冷香饮子、浆水散之类，俱未收录。一以前人已有，不必屋上架屋，一以卷帙纷繁，作者既苦日力无多，观者反畏繁而不览，是以本论不过粗具三焦六淫之大概规模而已。惟望后之贤者，进而求之，引而伸之，斯遇者之大幸耳。

寒疫论

世多言寒疫者，究其病状，则憎寒壮热，头痛骨节烦疼，虽发热而不甚渴，时行则里巷之中，病俱相类，若役使者然。非若温病之不甚头痛骨痛而渴甚，故名曰寒疫耳。盖六气寒水司天在泉，或五运寒水太过之岁，或六气中加临之客气为寒水，不论四时，或有是证，其未化热而恶寒之时，则用辛温解肌；既化热之后，如风温证者，则用辛凉清热，无二理也。

伪病名论

病有一定之名，近有古无今有之伪名，盖因俗人不识本病之名而伪造者，因而乱治，以致误人性命。如滞下、肠澼、便下脓血，古有之矣，今则反名曰痢疾。盖利者，滑利之义，古称自利者，皆泄泻通利太过之证也。滞者，瘀涩不通之象，二义正相反矣，然治法尚无大疵谬也。至妇人阴挺、阴蚀、阴痒、阴菌等证，古有明文，大抵多因于肝经郁结，湿热下注，浸淫而成，近日北人名之曰瘄，历考古文，并无是字，焉有是病！而治法则用一种恶劣妇人，以针刺之，或用细勾勾之，利刀割之，十割九死，哀哉！其或间有一二刀伤不重，去血不多，病本轻微者，得愈，则恣索重谢。试思前阴乃肾之部，肝经蟠结之地，冲任督三脉由此而分走前后，岂可肆用刀勾之所。甚则肝郁胁痛，经闭寒热等证，而亦名之曰瘄，无形可割，则以大针针之。在妇人犹可借口曰：妇人隐疾，以妇人治之。甚至数岁之男孩，痔疮、疝、瘕、疳疾，外感之遗邪，总而名之曰瘄，而针之，割之，更属可恶。在庸俗乡愚信而用之，犹可说也。竟有读书明理之文人，而亦为之蛊惑，不亦怪哉！又如暑月中恶腹痛，若霍乱而不得吐泻，烦闷欲死，阴凝之痧证也，治以苦辛芳热则愈，成霍乱则轻，论在中焦寒湿门中，乃今世相传谓之痧证，又有绞肠痧，乌痧之名，遂至方书中亦有此等名目矣。俗治以钱刮关节，使血气一分一合，数分数合而阳气行，行则通，通则痧开痛减而愈。但愈后周十二时不可饮水，饮水得阴气之凝，则留邪在络，遇寒或怒动厥阴则不时举发，发则必刮痧也。是则痧固伪名，刮痧乃通阳之法，虽流俗之治，颇能救急，犹可也，但禁水甚难，最易留邪。无奈近日以刮痧之法刮温病，夫温病，阳邪也，乱则通阳太急，阴液立见消亡，虽后来医治得法，百无一生。吾亲见有痉而死者，有痒不可忍而死者，庸俗之习，牢不可破，岂不哀哉！此外伪名妄治颇多，兹特举其尤者耳，若时医随口捏造伪名，南北皆有，不胜指屈矣。呜呼！名不正，必害于事，学者可不察乎？

温病起手太阴论

四时温病，多似伤寒。伤寒起足太阳，今谓温病起手太阴，何以手太阴亦主外感乎？手太阴之见证，何以大略似足太阳乎？手足有上下之分，阴阳有反正之义，庸可混乎！《素问·平人气象论》曰：脏真高于肺，以行营卫阴阳也。《伤寒论》中，分营分卫，言阴言阳，以外感初起，必由卫而营，由阳而阴。足太阳如人家大门，由外以统内，主营卫阴阳；手太阴为华盖，三才之天，由上以统下，亦由外以包内，亦主营卫阴阳，故大略相同也。大虽同而细终异，异者何？如太阳之窍主出，太阴之窍兼主出入；太阳之窍开于下，太阴之窍开于上之类，学者须于同中求异，异中验同，同异互参，真诠自见。

燥气论

前三焦篇所序之燥气，皆言化热伤津之证，治以辛甘微凉金必克木，木受克，则子为母复仇，火来胜复矣，未及寒化。盖燥气寒化，乃燥气之正，《素问》谓阳明所至为清劲是也。《素问》又谓"极而泽"为金母，水为金子也，本论多类及于寒湿、伏暑门中，如腹痛呕吐之类，《经》谓燥淫所胜，民病善呕，心胁痛不能转侧者是也。治以苦温，《内经》治燥之正法也。前人有六气之中，惟燥不为病之说。盖以燥统于寒吴氏《素问》注云：寒统燥湿，暑统风火，故云寒暑六入也，而近于寒，凡是燥病，只以为寒，而不知其为燥也。合六气而观之，余俱主生，独燥主杀，岂不为病者乎！细读《素问》自知。再前三篇原为温病而设，而类及于暑温、湿温，其于伏暑、湿温门中，尤必三致意者，盖以秋日暑湿踞于内，新凉燥气加于外，燥湿兼至，最难界限清楚，稍不确当，其败坏不可胜言。《经》谓粗工治病，湿证未已，燥证复起，盖谓此也湿有兼热兼寒，暑有兼风兼燥，燥有寒化热化。先将暑湿燥分开，再将寒热辨明，自有准的。

外感总数论

天以六气生万物，其错综变化无形之妙用，愚者未易窥测，而人之受病，即从此而来。近人止知六气太过曰六淫之邪，《内经》亦未穷极其变。夫六气伤人，岂界限清楚毫无兼气也哉！以六乘六，盖三十六病也。夫天地大道之数，无不始于一，而成于三，如一三为三，三三如九，九九八十一，而黄钟始备。六气为病，必再以三十六数，乘三十六，得一千二百九十六条，而外感之数始穷。此中犹不兼内伤，若兼内伤，则靡可纪极矣。呜呼！近人凡见外感，主以一柴葛解肌汤，岂不谬哉！

治病法论

治外感如将兵贵神速，机圆法活，去邪务尽，善后务细，盖早平一日，则人少受一日之害，治内伤如相坐镇从容，神机默运，无功可言，无德可见，而人登寿域；治上焦如羽非轻不举，治中焦如衡非平不安，治下焦如权非重不沉。

吴又可温病禁黄连论

唐宋以来，治温热病者，初用辛温发表，见病不为药衰，则恣用苦寒，大队芩、连、知、柏，愈服愈燥，河间且犯此弊。盖苦先入心，其化以燥，燥气化火，反见齿板黑，舌短黑，唇裂黑之象，火极而似水也。吴又可非之诚是，但又不识苦寒化燥之理，以为黄连守而不走，大黄走而不守。夫黄连不可轻用，大黄与黄连同一苦寒药，迅利于黄连百倍，反可轻用哉？余用普济消毒饮于温病初起，必去芩、连，畏其入里而犯中下焦也。于应用芩、连方内，必大队甘寒以监之，但令清热化阴，不令化燥。如阳亢不寐，火腑不通等证，于酒客便溏频数者，则重用之。湿温门则不惟不忌芩、连，仍重赖之，盖欲其化燥也。语云：药用当而通神。医者之于药，何好何恶，惟当之是求。

风温、温热气复论

仲景谓腰以上肿当发汗，腰以下肿当利小便，盖指湿家风水、皮水之肿而言。又谓无水虚肿，当发其汗，盖指阳气闭结而阴不虚者言也。若温热大伤阴气之后，由阴精损及阳气，愈后阳气暴复，阴尚亏歉之至，岂可发汗利小便哉！吴又可于气复条下，谓血乃气之依归，气先血而生，无所依归，故暂浮肿，但静养节饮食自愈。余见世人每遇浮肿，便与淡渗利小便方法，岂不畏津液消亡而成三消证，快利津液为肺痈、肺痿证，与阴虚咳嗽、身热之劳损证哉！余治是证，悉用复脉汤，重加甘草，只补其未足之阴，以配其已复之阳，而肿自消。千治千得，无少差谬，敢以告后之治温热气复者。暑温、湿温不在此例。

治血论

人之血，即天地之水也，在卦为坎坎为血卦。治水者不求之水之所以治，而但曰治水，吾未见其能治也。盖善治水者，不治水而治气。坎之上下两阴爻，水也；坎之中阳，气也。其原分自乾之中阳。乾之上下两阳，臣与民也。乾之中阳，在上为君，在下为师；天下有君师各行其道于天下，而彝伦不叙者乎？天下有彝伦攸叙，而水不治者乎？此《洪范》所以归本皇极，而与《禹贡》相为表里者也。故善治血者，不求之有形之血，而求之无形之气。盖阳能统阴，阴不能统阳；气能生血，血不能生气。倘气有未和，如男子不能正家而责之无知之妇人，不亦拙乎？至于治之之法，上焦之血，责之肺气，或心气；中焦之血，责之胃气，或脾气；下焦之血，责之肝气、肾气、八脉之气。治水与血之法，间亦有用通者，开支河也；有用塞者，崇堤防也。然皆已病之后，不得不与治其末；而非未病之先，专治其本之道也。

九窍论

人身九窍，上窍七，下窍二，上窍为阳，下窍为阴，尽人而知之也。其中阴阳奇偶生成之妙谛，《内经》未言，兹特补而论之。阳窍反用偶，阴窍反用奇。上窍统为阳，耳目视听，其气清为阳；鼻嗅口食，其气浊则阴也。耳听无形之声，为上窍阳中之至阳，中虚而形纵，两开相离甚远。目视有形之色，为上窍阳中之阴，中实而横，两开相离较近。鼻嗅无形之气，为上窍阴中之阳，虚而形纵，虽亦两窍，外则仍统于一。口食有形之五味，为上窍阴中之阴，中又虚又实，有出有纳，而形横，外虽一窍，而中仍二。合上窍观之，阳者偏，阴者正，土居中位也；阳者纵，阴者横，纵走气而横走血，血阴而气阳也。虽曰七窍，实则八也。阳窍外阳七数而内阴八数，外奇而内偶，阳生于七，成于八也。生数，阳也；成数，阴也。阳窍用成数，七八成数也。下窍能生化之前阴，阴中之阳也；外虽一窍而内实二，阳窍用偶也。后阴但主出浊，为阴中之至阴，内外皆一而已，阴窍用奇也。合下窍观之，虽曰二窍，暗则三也。阴窍外阴二数而内阳三数，外偶而内奇；阴窍用生数，二三生数也。上窍明七，阳也；暗八，阴也。下窍明二，阴也；暗三，阳也。合上下窍而论之，明九，暗十一，十一者，一也；九为老，一为少，老成而少生也。九为阳数之终，一为阳数之始，始终上下，一阳气之循环也。开窍者，运阳气也。妙谛无穷，一互字而已。但互中之互，最为难识。余尝叹曰：修身者，是字难；格致者，互字难。

形体论

《内经》之论形体，头足腹背，经络脏腑，详矣，而独未总论夫形体之大纲，不揣鄙陋补之。人之形体，顶天立地，端直以长，不偏不倚，木之象也。在天为元，在五常为仁。是天以仁付之人也，故使其体直，而麟凤龟龙之属莫与焉。孔子曰：人之生也直，罔之生也幸而免，蓬簜戚施，直之对也。程子谓：生理本直，味本字之义。盖言天以本直之理，生此端直之形，人自当行公直之行也。人之形体，无鳞介毛羽，谓之倮虫。倮者，土也。土主信，是地以信付之人也。人受天之仁，受地之信，备健顺五常之德，而有精、神、魂、魄、心、意、志、思、智、虑，以行孝、悌、忠、信，以期不负天地付界之重，自别麟凤龟龙之属。故孟子曰：万物皆备于我矣。又曰：惟圣人然后可以践形。《孝经》曰：天地之道，人为贵。人可不识人之形体以为生哉？医可不识人之形体以为治哉？

卷五　解产难

解产难题词

天地化生万物，人为至贵，四海之大，林林总总，孰非母产。然则母之产子也，得天地、四时、日月、水火自然之气化，而亦有难云乎哉？曰：人为之也。产后偶有疾病，不能不有赖于医。无如医者不识病，亦不识药；而又相沿故习，伪立病名；或有成法可守者而不守，或无成法可守者，而妄生议论；或固执古人一偏之论，而不知所变通；种种遗患，不可以更仆数。夫以不识之药，处于不识之病，有不死之理乎？其死也，病家不知其所以然，死者更不知其所以然，而医者亦复不知其所以然，呜呼冤哉！瑭目击神伤，作解产难。

产后总论

产后治法，前人颇多，非如温病混入《伤寒论》中，毫无尺度者也。奈前人亦不无间有偏见，且散见于诸书之中。今人读书不能搜求拣择，以致因陋就简，相习成风。兹特指出路头，学人随其所指而进步焉，当不岐于路矣。本论不及备录，古法之阙略者补之，偏胜者论之，流俗之坏乱者正之，治验之可法者表之。

产后三大证论一

产后惊风之说，由来已久，方中行先生驳之最详，兹不复议。《金匮》谓新产妇人有三病：一者病痉，二者病郁冒，三者大便难。新产血虚，多汗出，喜中风，故令人病痉；亡血复汗，故令郁冒；亡津液胃燥，故大便难。产妇郁冒，其脉微弱，呕不能食，大便反坚，但头汗出。所以然者，血虚而厥，厥而必冒，冒家欲解，必大汗出，以血虚下厥，孤阳上出，故头汗出。所以产妇喜汗出者，亡阴血虚，阳气独盛，故当汗出，阴阳乃复。大便坚，呕不能食，小柴胡汤主之。病解能食，七八日复发热者，此为胃实，大承气汤主之。按此论乃产后大势之全体也，而方则为汗出中风一偏之证而设。故沈目南谓仲景本意，发明产后气血虽虚，然有实证，即当治实，不可顾虑其虚，反致病剧也。

产后三大证论二

按：产后亦有不因中风，而本脏自病郁冒、痉厥、大便难三大证者。盖血虚则厥，阳孤则冒，液短则大便难。冒者汗者，脉多洪大而芤；痉者厥者，脉则弦数，叶氏谓之肝风内动。余每用三甲复脉、大小定风珠及专翁大生膏而愈方法注论悉载下焦篇，浅深次第，临时斟酌。

产后三大证论三

《心典》云：血虚汗出，筋脉失养，风入而益其劲，此筋病也；亡阴血虚，阳气遂厥，而寒复郁之，则头眩而目瞀，此神病也；胃藏津液而灌溉诸阳，亡津液胃燥，则大肠失其润而大便难，此液病也。三者不同，其为亡血伤津则一，故皆为产后所有之病。即此推之，凡产后血虚诸证，可心领而神会矣。按以上三大证，皆可用三甲复脉、大小定风珠、专翁膏主之。盖此六方，皆能润筋，皆能守神，皆能增液故也，但有浅深次第之不同耳。产后无他病，但大便难者，可与增液汤方注并见中焦篇温热门。以上七方，产后血虚液短，虽微有外感，或外感已去大半，邪少虚多者，便可选用，不必俟外感尽净而后用之也。再产后误用风药，误用辛温刚燥，致令津液受伤者，并可以前七方斟酌救之。余制此七方，实从《金匮》原文体会而来，用之无不应手而效，故敢以告来者。

产后瘀血论

张石顽云：产后元气亏损，恶露乘虚上攻，眼花头眩，或心下满闷，神昏口噤，或痰涎壅盛者，急用热童便主之。或血下多而晕，或神昏烦乱，芎归汤加人参、泽兰、童便，兼补而散之此条极须斟酌，血下多而晕，血虚可知，岂有再用芎、归、泽兰辛窜走血中气分之品，以益其虚哉！其方全赖人参固之，然人参在今日，值重难办，方既不善，人参又不易得，莫若用三甲复脉、大小定风珠之为愈也，明者悟之。又败血上冲有三：或歌舞谈笑，或怒骂坐卧，甚则逾墙上屋，此败血冲心多死，用花蕊石散，或琥珀黑龙丹，如虽闷乱，不至癫狂者，失笑散加郁金；若饱闷呕恶腹满胀痛者，此败血冲胃，五积散或平胃加姜、桂，不应，送来复丹，呕逆复胀，血化为水者，《金匮》下瘀血汤；若面赤呕逆欲死，或喘急者，此败血冲肺，人参、苏木，甚则加芒硝荡涤之。大抵冲心者，十难救一，冲胃者五死五生，冲肺者十全一二。又产后口鼻起黑色而鼻衄者，是胃气虚败而血滞也，急用人参、苏木，稍迟不救。愚按：产后原有瘀血上冲等证，张氏论之详矣。产后瘀血实证，必有腹痛拒按情形，如果痛处拒按，轻者用生化汤，重者用回生丹最妙。盖回生丹以醋煮大黄，约入病所而不伤他脏，内多飞走有情食血之虫，又有人参护正，何瘀不破，何正能伤？近见产妇腹痛，医者并不问拒按喜按，一概以生化汤从事，甚至病家亦不延医，每至产后，必服生化汤十数帖，成阴虚劳病，可胜悼哉！余见古本《达生篇》中，生化汤方下注云：专治产后瘀血腹痛、儿枕痛，能化瘀生新也。方与病对，确有所据。近日刻本，直云治产后诸病，甚至有注产下即服者，不通已极，可恶可恨。再《达生篇》一书，大要教人静镇，待造化之自然，妙不可言，而所用方药，则未可尽信，如达生汤下，怀孕九月后服，多服尤妙，所谓天下本无事，庸人自忧之矣。岂有不问孕妇之身体脉象，一概投药之理乎？假如沉涩之脉，服达生汤则可，若流利洪滑之脉，血中之气本旺，血分温暖，何可再用辛走气乎？必致产后下血过多而成痉厥矣。如此等不通之语，辨之不胜其辨，可为长太息也！

产后宜补宜泻论

朱丹溪云：产后当大补气血，即有杂病，从末治之；一切病多是血虚，皆不可发表。张景岳云：产后既有表邪，不得不解；既有火邪，不得不清；既有内伤停滞，不得不开通消导，不可偏执。如产后外感风寒，头痛身热，便实中满，脉紧数洪大有力，此表邪实病也。又火盛者，必热渴躁烦，或便结腹胀，口鼻舌焦黑，酷喜冷饮，眼眵尿痛，溺赤，脉洪滑，此内热实病也。又或因产过食，致停蓄不散，此内伤实病也。又或郁怒动肝，胸胁胀痛，大便不利，脉弦滑，此气逆实病也。又或恶露未尽，瘀血上冲，心腹胀满，疼痛拒按，大便难，小便利，此血逆实证也。遇此等实证，若用大补，是养虎为患，误矣。愚按：二子之说，各有见地，不可偏废，亦不可偏听。如丹溪谓产后不可发表，仲景先师原有亡血禁汗之条，盖汗之则痉也。产后气血诚虚，不可不补，然杂证一概置之不问，则亦不可，张氏驳之，诚是。但治产后之实证，自有妙法，妙法为何？手挥目送是也。手下所治系实证，目中心中意中注定是产后。识证真，对病确，一击而罢；治上不犯中，治中不犯下，目中清楚，指下清楚，笔下再清楚，治产后之能事毕矣。如外感自上焦而来，固云治上不犯中，然药反不可过轻，须用多备少服法，中病即已，外感已，即复其虚，所谓无粮之兵，贵在速战；若畏产后虚怯，用药过轻，延至三四日后，反不能胜药矣。余治产后温暑，每用此法。如腹痛拒按则化瘀，喜按即补络，快如转丸，总要医者平日用功参悟古书，临证不可有丝毫成见而已。

产后六气为病论

产后六气为病，除伤寒遵仲景师外孕妇伤寒，后人有六合汤法，当于前三焦篇中求之。斟酌轻重，或速去其邪，所谓无粮之师，贵在速战者是也。或兼护其虚，一面扶正，一面驱邪。大抵初起以速清为要，重证亦必用攻。余治黄氏温热，妊娠七月，胎已欲动，大实大热，目突舌烂，乃前医过于瞻顾所致，用大承气一服，热退胎安，今所生子二十一岁矣。如果六气与痉瘛之因，皦然心目，俗传产后惊风之说可息矣。

产后不可用白芍辨

朱丹溪谓产后不可用白芍，恐伐生生之气，则大谬不然，但视其为虚寒虚热耳。若系虚寒，虽非产后，亦不可用；如仲景有桂枝汤去芍药法，小青龙去芍药法。若系虚热，必宜用之收阴。后世不善读书者，古人良法不知守，此等偏谬处，偏牢记在心，误尽大事，可发一叹。按白芍花开春末夏初，禀厥阴风木之全体，得少阴君火之气化，炎上作苦，故气味苦平《本经》芍药并无酸字，但云苦平无毒，酸字后世妄加者也。主治邪气腹痛，除血痹，破坚积，寒热疝瘕，止痛，利小便，益气，岂伐生生之气者乎？使伐生气，仲景小建中汤补诸虚不足而以之为君乎？张隐庵《本草崇原》中论之最详。

产后误用归芎亦能致瘛论

当归、川芎为产后要药，然惟血寒而滞者为宜，若血虚而热者断不可用。盖当归秋分始开花，得燥金辛烈之气，香窜异常，甚于麻、辛，不过麻、辛无汁而味薄，当归多汁而味厚耳。用之得当，功力最速，用之不当，为害亦不浅。如亡血液亏，孤阳上冒等证，而欲望其补血，不亦愚哉！盖当归止能运血，衰多益寡，急走善窜，不能静守，误服致瘛，瘛甚则脱。川芎有车轮纹，其性更急于当归，盖物性之偏长于通者，必不长于守也。世人不改用白芍，而恣用当归、川芎，何其颠倒哉！

产后当究奇经论

产后虚在八脉，孙真人创论于前，叶天士畅明于后，妇科所当首识者也。盖八脉丽于肝肾，如树木之有本也；阴阳交构，胎前产后，生生化化，全赖乎此。古语云：医道通乎仙道者，此其大门也。

下死胎不可拘执论

死胎不下，不可拘执成方而悉用通法，当求其不下之故，参之临时所现之证若何，补偏救弊，而胎自下也。余治一妇，死胎不下二日矣，诊其脉则洪大而芤，问其证则大汗不止，精神恍惚欲脱。余曰：此心气太虚，不能固胎，不问胎死与否，先固心气，用救逆汤加人参，煮三杯。服一杯而汗敛，服二杯而神清气宁，三杯未服而死胎下矣。下后补肝肾之阴，以配心阳之用而愈。若执成方而用平胃、朴硝，有生理乎？

催生不可拘执论

催生亦不可拘执一辙，阳虚者补阳，阴损者翕阴，血滞者通血。余治一妇素日脉迟，而有癥瘕寒积厥痛。余用通补八脉大剂丸料，服半载而成胎，产时五日不下，是夕方延余诊视。余视其面青，诊其脉再至，用安边桂五钱，加入温经补气之品，作三杯，服二杯而生矣，亦未曾服第三杯也。次日诊其脉涩，腹痛甚拒按，仍令其服第三杯，又减其制，用一帖，下癥块长七八寸，宽二三寸，其人腹中癥块本有二枚，兹下其一，不敢再通矣。仍用温通八脉由渐而愈。其他治验甚多，略举一二，以见门径耳。

产后当补心气论

产后心虚一证，最为吃紧。盖小儿禀父之肾气、母之心气而成，胞宫之脉，上系心包，产后心气十有九虚，故产后补心气亦大扼要。再水火各自为用，互相为体，产后肾液虚，则心体亦虚，补肾阴以配心阳，取坎填离法也。余每于产后惊悸脉芤者，用加味大定风珠，获效多矣方见温热下焦篇，即大定风珠加人参、龙骨、浮小麦、茯神者。产后一切外感，当于本论三焦篇中求之，再细参叶案则备矣。

产后虚寒虚热分别论治论

产后虚热，前则有三甲复脉三方，大小定风珠二方，专翕膏一方，增液汤一方。三甲、增液，原为温病善后而设；定风珠、专翕膏，则为产后虚损，无力服人参而设者也。古人谓产后不怕虚寒，单怕虚热。盖温经之药，多能补虚，而补虚之品，难以清热也。故本论详立补阴七法，所以补丹溪之未备。又立通补奇经丸，为下焦虚寒而设。又立天根月窟膏，为产后及劳伤下焦阴阳两伤而设也，乃从阳补阴，从阴补阳互法，所谓天根月窟间来往，三十六宫都是春也。

保胎论一

每殒胎五六月者，责之中焦不能荫胎，宜平日常服小建中汤；下焦不足者，天根月窟膏，蒸动命门真火，上蒸脾阳，下固八脉，真精充足，自能固胎矣。

保胎论二

每殒胎必三月者，肝虚而热，古人主以桑寄生汤。夫寄生临时保胎，多有鞭长莫及之患，且方中重用人参合天冬，岂尽人而能用者哉！莫若平时长服二十四味专翁膏方见下焦篇秋燥门，轻者一料，即能大生，重者两料滑过三四次者，永不堕胎。每一料得干丸药二十斤，每日早中晚服三次，每次三钱，约服一年。必须戒房事，毋令速速成胎方妙。盖肝热者成胎甚易，虚者又不能保，速成速堕，速堕速成，尝见一年内二三次堕者，不死不休，仍未曾育一子也。专翁纯静，翁摄阳动之太过肝虚热易成易堕，岂非动之太过乎，药用有情者半，以补下焦精血之损；以洋参数斤代人参，九制以去其苦寒之性，炼九日以合其纯一之体，约费不过三四钱人参之价可办矣。愚制二十一味专翁膏，原为产后亡血过多，虚不肯复，痉厥心悸等证而设，后加鹿茸、桑寄生、天冬三味，保三月殒胎三四次者，获效多矣，故敢以告来者。

通补奇经丸方甘咸微辛法

鹿茸八两，力不能者以嫩毛角代之 紫石英生研极细，二两 龟板炙，四两 枸杞子四两 当归炒黑，四两 肉苁蓉六两 小茴香炒黑，四两 鹿角胶六两 沙苑蒺藜二两 补骨脂四两 人参力绵者以九制洋参代之，人参用二两，洋参用四两 杜仲二两

上为极细末，炼蜜为丸，小梧子大，每服二钱，渐加至三钱。大便溏者加莲子、芡实、牡蛎各四两，以蒺藜、洋参熬膏法丸。淋带者加桑螵蛸、菟丝子各四两。癥瘕久聚，少腹痛者，去补骨、蒺藜、杜仲，加肉桂、丁香各二两。

天根月窟膏方酸甘咸微辛法，阴阳两补、通守兼施复法也

鹿茸一斤 乌骨鸡一对 鲍鱼二斤 鹿角胶一斤 鸡子黄十六枚 海参二斤 龟板二斤 羊腰子十六枚 桑螵蛸一斤 乌贼骨一斤 茯苓二斤 牡蛎二斤 洋参三斤 菟丝子一斤 龙骨二斤 莲子三斤 桂元肉一斤 熟地四斤 沙苑蒺藜二斤 白芍二斤 芡实二斤 归身一斤 小茴香一斤 补骨脂二斤 枸杞子二斤 肉苁蓉二斤 黄肉一斤 紫石英一斤 生杜仲一斤 牛膝一斤 草薢一斤 白蜜三斤

上三十二味，熬如专翁膏法。用铜锅四口，以有情归有情者二，无情归无情者二，义火次第煎炼取汁，另入一净锅内，细炼九昼夜成膏；后下胶、蜜，以方中有粉无汁之茯苓、莲子、芡实、牡蛎、龙骨、鹿茸、白芍、乌贼骨八味为极细末，和前膏为丸梧子大。每服三钱，日三服。

此方治下焦阴阳两伤，八脉告损，急不能复，胃气尚健胃弱者不可与，恐不能传化重浊之药也，无湿热证者；男子遗精滑泄，精寒无子，腰膝酸痛之属肾虚者以上数条，有湿热皆不可服也；老年体瘦痹中，头晕耳鸣，左肢麻痹，缓纵不收，属下焦阴阳两虚者以上诸证有单属下焦阴虚者，宜专翁膏，不宜此方；妇人产后下亏，淋带癥瘕，胞宫虚寒无子，数数

殒胎，或少年生育过多，年老腰膝尻胯酸痛者。

卷六　解儿难

解儿难题词

　　儿曷为乎有难？曰：天时人事为之也，难于天者一，难于人者二。天之大德曰生，曷为乎难儿也？曰：天不能不以阴阳五行化生万物；五行之运，不能不少有所偏，在天原所以相制，在儿任其气则生，不任其气则难，虽天亦莫可如何也，此儿之难于天者也。其难于人者奈何？曰：一难于儿之父母，一难于庸陋之医。天下之儿皆天下父母所生，天下父母有不欲其儿之生者乎？曷为乎难于父母耶？曰：即难于父母欲其儿之生也。父母曰：人生于温，死于寒。故父母惟恐其儿之寒也。父母曰：人以食为天，饥则死。故父母惟恐其儿之饥也。天下之儿，得全其生者此也；天下之儿，或受其难者，亦此也。谚有之曰：小儿无冻饿之患，有饱暖之灾。此发乎情，不能止乎义礼，止知以慈为慈，不知以不慈为慈，此儿之难于父母者也。天下之医，操生人之术，未有不欲天下之儿之生，未有不利天下之儿之生，天下之儿之难，未有不赖天下之医之有以生之也。然则医也者，所以补天与父母之不逮以生儿者也，曷为乎天下之儿，难于天下之医？曰：天下若无医，则天下之儿难犹少，且难于天与父母无怨也。人受生于天与父母，即难于天与父母，又何怨乎？自天下之医愈多，斯天下之儿难愈广，以受生于天于父母之儿，而难于天下之医，能无怨乎？曷为乎医愈多，而儿之难愈广也？曰：医也者，顺天之时，测气之偏，适人之情，体物之理，名也，物也，象也，数也，无所不通，而受之以谦，而后可以言医，尤必上与天地呼吸相通，下与小儿呼吸相通，而守之以诚，而后可以为医。奈何挟生人之名，为利己之术，不求岁气，不畏天和，统举四时，率投三法，毫无知识，囿于见闻，并不知察色之谓何，闻声之谓何，朝微夕甚之谓之何，或轻或重之谓何，甚至一方之中，外自太阳，内至厥阴，既与发表，又与攻里，且坚执小儿纯阳之说，无论何气使然，一以寒凉为准，无论何邪为病，一以攻伐为先，谬造惊风之说，惑世诬民；妄为疳疾之丸，戕生伐性；天下之儿之难，宁有终穷乎？前代贤医，历有辨难，而未成书。瑭虽不才，愿解儿难。

儿科总论

　　古称难治者，莫如小儿，名之曰哑科。以其疾痛烦苦，不能自达；且其脏腑薄，藩篱疏，易于传变；肌肤嫩，神气怯，易于感触；其用药也，稍呆则滞，稍重则伤，稍不对证，则莫知其乡，捉风捕影，转救转剧，转去转远。惟较之成人，无七情六欲之伤，外不过六淫，内不过饮食、胎毒而已。然不精于方脉、妇科，透彻生化之源者，断不能作儿科也。

俗传儿科为纯阳辨

　　古称小儿纯阳，此丹灶家言，谓其未曾破身耳，非盛阳之谓。小儿稚阳未充，稚阴未长者也。男子生于七，成于八；故八月生乳牙，少有知识；八岁换食牙，渐开智能；十六而精通，可以有子；三八二十四岁真牙生俗谓尽根牙而精足，筋骨坚强，可以任事，盖阴气长而阳亦充矣。女子生于八，成于七；故七月生乳牙，知提携；七岁换食牙，知识开，不令与男子同席；二七十四而天癸至；三七二十一岁而真牙生，阴始足，阴足而阳充也，命之嫁。小儿岂盛阳者哉！俗谓女子知识恒早于男子者，阳进阴退故也。

儿科用药论

世人以小儿为纯阳也，故重用苦寒。夫苦寒药，儿科之大禁也。丹溪谓产妇用白芍，伐生生之气，不知儿科用苦寒，最伐生生之气也。小儿，春令也，东方也，木德也，其味酸甘。酸味人或知之，甘则人多不识。盖弦脉者，木脉也，《经》谓弦无胃气者死。胃气者，甘味也，木离土则死，再验之木实，则更知其所以然矣，木实惟初春之梅子，酸多甘少，其他皆甘多酸少者也。故调小儿之味，宜甘多酸少，如钱仲阳之六味丸是也。苦寒之所以不可轻用者何？炎上作苦，万物见火而化，苦能渗湿。人，倮虫也，体属湿土，湿淫固为人害，人无湿则死。故湿重者肥，湿少者瘦；小儿之湿，可尽渗哉！在用药者以为泻火，不知愈泻愈瘦，愈化愈燥。苦先入心，其化以燥也，而且重伐胃汁，直至痉厥而死者有之。小儿之火，惟壮火可减；若少火则所赖以生者，何可恣用苦寒以清之哉！故存阴退热为第一妙法，存阴退热，莫过六味之酸甘化阴也。惟湿温门中，与辛淡合用，燥火则不可也。余前序温热，虽在大人，凡用苦寒，必多用甘寒监之，惟酒客不禁。

儿科风药禁

近日行方脉者，无论四时所感为何气，一概羌、防、柴、葛。不知仲景先师，有风家禁汗，亡血家禁汗，湿家禁汗，疮家禁汗四条，皆为其血虚致痉也。然则小儿痉病，多半为医所造，皆不识六气之故。

痉因质疑

痉病之因，《素问》曰：诸痉项强，皆属于湿。此湿字，大有可疑，盖风字误传为湿字也。余少读方中行先生《痉书》，一生治病，留心痉证，觉六气皆能致痉。风为百病之长，六气莫不由风而伤人，所有痉病现证，皆风木刚强屈拗之象。湿性下行而柔，木性上行而刚；单一湿字，似难包得诸痉。且湿字与项强字即不对，中行《痉书》一十八条，除引《素问》《千金》二条，余十六条内，脉二条，证十四条，俱无湿字证据。如脉二条：一曰：夫痉脉按之紧如弦，直上下行；二曰：《脉经》云：痉家，其脉伏坚，直上下。皆风木之象，湿之反面也。余十四条：风寒致痉居其十，风家禁下一条，疮家禁汗一条，新产亡血二条，皆无所谓湿也者。即《千金》一条曰：太阳中风，重感于寒，湿则变痉也。上下文义不续，亦不可以为据。中行注云：痉，自《素问》以来，其见于《伤寒论》者，乃叔和所述《金匮》之略也；《千金》虽有此言，未见其精悉。可见中行亦疑之。且《千金》一书，杂乱无章，多有后人羼杂，难以为据。《灵枢》《素问》二书，非神圣不能道，然多述于战国汉人之笔，可信者十之八九，其不可信者一二。如其中多有后世官名地名，岂轩岐逆料后世之语，而先言之哉？且代远年湮，不无脱简错误之处。瑭学术浅陋，不敢信此湿字，亦不敢直断其非，阙疑以俟来者。

湿痉或问

或问子疑《素问》痉因于湿，而又谓六淫之邪皆能致痉，亦复有湿痉一条，岂不自相矛盾乎？曰：吾所疑者诸字皆字，似湿之一字，不能包括诸痉，惟风可以概括，一也；再者湿性柔，不能致强，初起之湿痉，必兼风而后成也。且俗名痉为惊风，原有急慢二条。所谓急者，一感即痉，先痉而后病；所谓慢者，病久而致痉者也。一感即痉者，只要认证真，用药确，一二帖即愈，易治也。病久而痉者，非伤脾阳，肝木来乘；即伤胃汁，肝阴，肝风鸱张，一虚寒，一虚热，为难治也。吾见湿因致痉，先病后痉者多，如夏月小儿暑湿泄泻暴注，一昼夜百数十行，下多亡阴，肝乘致痉之类，霍乱最能致痉，皆先病后痉者也。当合之杂说中《风论》一条参看。以卒得痉病而论，风为百病之长，六淫之邪，皆因风而入。以久病致痉而论，其强直背反瘛疭之状，皆肝风内动为之也。似风之一字，可以包得诸痉。要知痉者筋病也，知痉之为筋病，思过半矣。

痉有寒热虚实四大纲论

六淫致痉，实证也；产妇亡血，病久致痉，风家误下，温病误汗，疮家发汗者，虚痉也。风寒、风湿致痉者，寒证也；风温、风热、风暑、燥火致痉者，热痉也按：此皆瘛证属火，后世统谓之痉矣，后另有论。俗称慢脾风者，虚寒痉也；本论后述本脏自病者，虚热痉也亦系瘛证。

小儿痉病瘛病共有九大纲论

寒痉

仲景先师所述方法具在，但须对证细加寻绎，如所云太阳证体强，然，脉沉迟之类，有汗为柔痉，为风多寒少，而用桂枝汤加法；无汗为刚痉，为寒痉，而用葛根汤，汤内有麻黄，乃不以桂枝立名，亦不以麻黄立名者，以其病已至阳明也。诸如此类，须平时熟读其书，临时再加谨慎，手下自有准的矣。

风寒咳嗽致痉者，用杏苏散辛温例，自当附入寒门。

风温痉按：此即瘛证，少阳之气为之也，下温热、暑温、秋燥，皆同此例

乃风之正令，阳气发泄之候，君火主气之时，宜用辛凉正法。轻者用辛凉轻剂，重者用辛凉重剂，如本论上焦篇银翘散、白虎汤之类；伤津液者加甘凉，如银翘加生地、麦冬，玉女煎以白虎合冬、地之类；神昏谵语，兼用芳香以开膻中，如清宫汤、牛黄丸、紫雪丹之类；愈后用六味、三才、复脉辈，以复其丧失之津液。

风温咳嗽致痉者，用桑菊饮方见上焦篇、银翘散辛凉例，与风寒咳嗽迥别，断不可一概用杏苏辛温也。

温热痉即六淫之火气，消铄真阴者也，《内经》谓先夏至为病温者是也

即同上风温痉论治。但风温之病痉者轻而少，温热之致痉者多而重也。药之轻重浅深，视病之轻重浅深而已。

暑痉暑兼湿热，后有湿痉一条，此则偏于热多湿少之病，去温热不远，《经》谓后夏至为病暑者是也

按：俗名小儿急惊风者，惟暑月最多，而兼证最杂，非心如澄潭，目如智珠，笔如分水犀者，未易辨此。盖小儿肤薄神怯，经络脏腑嫩小，不奈三气发泄。邪之来也，势如奔马，其传变也，急如掣电，岂粗疏者所能当此任哉！如夏月小儿身热头痛，项强无汗，此暑兼风寒者也，宜新加香薷饮；有汗则仍用银翘散，重加桑叶；咳嗽则用桑菊饮；汗多则用白虎；脉芤而喘，则用人参白虎；身重汗少，则用苍术白虎；脉芤面赤多言，喘喝欲脱者，即用生脉散；神识不清者，即用清营汤加钩藤、丹皮、羚羊角；神昏者，兼用紫雪丹、牛黄丸等；病热轻微者，用清络饮之类。方法悉载上焦篇，学者当与前三焦篇暑门中细心求之。但分量或用四之一，或用四之二，量儿之壮弱大小加减之。痉因于暑，只治致痉之因，而痉自止，不必沾沾但于痉中求之。若执痉以求痉，吾不知痉为何物。夫痉病名也，头痛亦病名也。善治头痛者必问致头痛之因，盖头痛有伤寒头痛、伤风头痛、暑头痛、热头痛、湿头痛、燥头痛、痰厥头痛、阳虚头痛、阴虚头痛、跌扑头痛、心火欲作痈脓之头痛、肝风内动上窜少阳胆络之偏头痛、朝发暮死之真头痛，若不问其致病之因，如时人但见头痛，一以羌活、藁本从事，何头痛之能愈哉！况痉病之难治者乎！

湿痉按：此一条，瘛痉兼有，其因于寒湿者，则兼太阳寒水气，其泄泻太甚，下多亡阴者，木气来乘，则瘛矣

按：中湿即痉者少，盖湿性柔而下行，不似风刚而上升也。其间有兼风之痉，《名医类案》中有一条云：小儿吐呃欲作痈者，五苓散最妙。本论湿温上焦篇，有三仁汤一法；邪入心包，用清宫汤去莲心、麦冬，加银花、赤小豆皮一法；用紫雪丹一法；银翘马勃散一法；千金苇茎汤加滑石、杏仁一法。而寒湿例中，有形似伤寒，舌白不渴，经络拘急，桂枝姜附汤一法，凡此非必皆现痉病而后治。盖既感外邪，久则致痉，于其未痉之先，知系感受何邪，以法治之，而痉病之源绝矣，岂不愈于见痉治痉哉？若儿科能于六淫之邪，见几于早，吾知小儿之痉病必少。湿久致痉者多，盖湿为浊邪，最善弥漫三焦，上蔽清窍，内蒙膻中，学者当于前中焦、下焦篇中求之。由疟痢而致痉者，见其所伤之偏阴偏阳而补救之，于疟痢门中求之。

燥痉

燥气化火，消铄津液，亦能致痉，其治略似风温，学者当于本论前三焦篇秋燥门中求之。但正秋之时，有伏暑内发，新凉外加之证，燥者宜辛凉甘润，有伏暑则兼湿矣，兼湿则宜苦辛淡，甚则苦辛寒矣，不可不细加察焉。燥气化寒，胁痛呕吐，法用苦温，佐以甘辛。

内伤饮食痉俗所谓慢脾风者是也

按：此证必先由于吐泻，有脾胃两伤者、有专伤脾阳者、有专伤胃阳者、有伤及肾阳者，参苓白术散、四君、六君、异功、补中益气、理中等汤，皆可选用。虚寒甚者，理中加丁香、肉桂、肉果、诃子之类，因他病伤寒凉药者，亦同此例。叶案中有

阴风入脾络一条，方在小儿痫痉厥门中，其小儿吐泻门中，言此证最为详细。案后华岫云驳俗论最妙，学者不可不静心体察焉！再参之钱仲阳、薛立斋、李东垣、张景岳诸家，可无余蕴矣。再按：此证最险，最为难治，世之讹传妄治已久，四海同风，历有年所，方中行驳之于前，诸君子畅论于后，至今日而其伪风不息，是所望于后之强有力者，悉取其伪书而焚耳。细观叶案治法之妙，全在见吐泻时，先防其痉，非于既痉而后设法也。故余前治六淫之痉，亦同此法，所谓上工不治已病治未病，圣人不治已乱治未乱也。

客忤痉俗所谓惊吓是也

按：小儿神怯气弱，或见非常之物，听非常之响，或失足落空，跌扑之类，百证中或有一二，非小儿所有痉病皆因于惊吓也。证现发热，或有汗，或无汗，面时青时赤，梦中呓语，手足蠕动，宜复脉汤去参、桂、姜、枣，加丹参、丹皮、犀角，补心之体，以配心之用。大便结者，加元参，溏者加牡蛎；汗多神不宁，有恐惧之象者，加龙骨、整琥珀、整朱砂块取其气而不用其质，自无流弊，必细询病家确有所见者，方用此例。若语涉支离，猜疑不定者，静心再诊，必得确情，而后用药。

愚儿三岁，六月初九日辰时，倚门落空，少时发热，随热随痉，昏不知人，手足如冰，无脉，至戌时而痉止，身热神昏无汗。次日早，余方与复脉汤去参、桂、姜、枣，每日一帖，服三四杯。不饮不食，至十四日巳时，得战汗而愈。若当痉厥神昏之际，妄动乱治，岂有生理乎！盖痉厥则阴阳逆乱，少不合拍则不可救，病家情急，因乱投药饵，胡针乱灸而死者，不可胜纪。病家中无主宰，医者又无主宰，儿命其何堪哉！如包络热重，唇舌燥，目白睛有赤缕者，牛黄清心丸，本论牛黄安宫丸，紫雪丹辈，亦可酌而用之。

本脏自病痉此证则瘈病也

按：此证由于平日儿之父母，恐儿之受寒，覆被过多，着衣过厚，或冬日房屋热炕过暖，以致小儿每日出汗，汗多亡血，亦如产妇亡血致痉一理。肝主血，肝以血为自养，血足则柔，血虚则强，故曰本脏自病。然此一痉也，又实为六淫致痉之根；盖汗多亡血者，本脏自病，汗多亡卫外之阳，则易感六淫之邪也。全赖明医参透此理，于平日预先告谕小儿之父母，勿令过暖汗多亡血，暗中少却无穷之病矣，所谓治未病也。治本脏自病法，一以育阴柔肝为主，即同产后血亡致痉一例，所谓血足风自灭也。六味丸、复脉汤、三甲复脉三方、大小定风珠二方、专翕膏，皆可选用。专翕膏为痉止后，每日服四五钱，分二次，为填阴善后计也。六淫误汗致痉者，亦同此例。救风温、温热误汗者，先与存阴，不比伤寒误汗者急与护阳也，盖寒病不足在阳，温病不足在阴也。

小儿易痉总论

按：小儿易痉之故，一由于肌肤薄弱，脏腑嫩小，传变最速；一由于近世不明六气感人之理，一见外感无论何邪，即与发表。既痉之后，重用苦寒，虽在壮男壮女，二三十岁，误汗致痉而死者，何可胜数！小儿薄弱，则更多矣。余于医学，不敢自信，然留心此证几三十年，自觉洞彻此理，尝谓六气明而痉必少，敢以质之明贤，共商救世之术也。

痉病瘛病总论

《素问》谓太阳所至为痉，少阳所至为瘛。盖痉者，水也；瘛者，火也；又有寒厥、热厥之论最详。后人不分痉、瘛、厥为三病，统言曰惊风痰热，曰角弓反张，曰搐搦，曰抽掣，曰痫痉厥。方中行作《痉书》，其或问中所论，亦混瘛为痉，笼统议论。叶案中治痫、痉、厥最详，而统称痉厥，无瘛之名目，亦混瘛为痉。考之他书，更无分别，前痉病论因之，从时人所易知也。谨按痉者，强直之谓，后人所谓角弓反张，古人所谓痉也。瘛者，蠕动引缩之谓，后人所谓抽掣、搐搦，古人所谓瘛也。抽掣搐搦不止者，瘛也。时作时止，止后或数日，或数月复发，发亦不待治而自止者，痫也。四肢冷如冰者，厥也；四肢热如火者，厥也；有时而冷如冰，有时而热如火者，亦厥也。大抵痉、瘛、痫、厥四门，当以寒热虚实辨之，自无差错。仲景刚痉柔痉之论，为伤寒而设，未尝议及瘛病，故总在寒水一门，兼风则有有汗之柔痉，盖寒而实者也；除寒痉外，皆瘛病之实而热者也。湿门则有寒痉有热瘛，有实有虚；热病久耗其液，则成虚热之瘛矣。前列小儿本脏自病一条，则虚热也。产后惊风之痉，有寒痉，仲景所云是也；有热瘛，本论所补是也。总之痉病宜用刚而温，瘛病宜用柔而凉。又有痉而兼瘛，瘛而兼痉，所谓水极而似火，火极而似水也。至于痫证，亦有虚有实，有留邪在络之客邪，有五志过极之脏气，叶案中辨之最详，分别治之可也。瑭因前辈混瘛与痉为一证，故分晰而详论之，以备裁采。

六气当汗不当汗论

六气六门，止有寒水一门，断不可不发汗者。伤寒脉紧无汗，用麻黄汤正条；风寒挟痰饮，用大小青龙一条。饮者，寒水也，水气无汗，用麻黄甘草、附子麻黄等汤，水者，寒水也，有汗者即与护阳。湿门亦有发汗之条，兼寒者也；其不兼寒而汗自出者则多护阳之方。其他风温禁汗、暑门禁汗、亡血禁汗、疮家禁汗，禁汗之条颇多，前已言之矣。盖伤于寒者，必入太阳，寒邪与寒水一家，同类相从也。其不可不发者何？太阳本寒标热，寒邪内合寒水之气，止有寒水之本，而无标热之阳，不成其为太阳矣。水来克火，如一阳陷于二阴之中，故急用辛温发汗，提阳外出。欲提阳者，乌得不用辛温哉！若温暑伤手太阴，火克金也，太阴本燥标湿，若再用辛温，外助温暑之火，内助脏气之燥，两燥相合，而土之气化无从，不成其为太阴矣。津液消亡，不痉何待！故初用辛凉以救本脏之燥，而外退温暑之热；继用甘润，内救本脏之湿，外敌温暑之火，而脏象化气，本来面目可不失矣。此温暑之断不可发汗，即不发汗之辛甘，亦在所当禁也。且伤寒门中，兼风而自汗者，即禁汗，所谓有汗不得用麻黄。无奈近世以羌活代麻黄，不知羌活之更烈于麻黄也。盖麻黄之发汗，中空而通，色青而疏泄，生于内地，去节方发汗，不去节尚能通能留，其气味亦薄；若羌活乃羌地所生之独活，气味雄烈不可当。试以麻黄一两，煮于一室之内，两三人坐于其侧，无所苦也。以羌活一两，煮于一室内，两三人坐于其侧，则其气味之发泄，弱者即不能受矣。

温暑门之用羌、防、柴、葛，产后亡血家之用当归、川芎、泽兰、炮姜，同一杀人利剑，有心者共筹之。

疳疾论

疳者，干也，人所共知。不知干生于湿，湿生于土虚，土虚生于饮食不节，饮食不节，生于儿之父母之爱其子，惟恐其儿之饥渴也。盖小儿之脏腑薄弱，能化一合者，与一合有半，即不能化，而脾气郁矣。再小儿初能饮食，见食即爱，不择精粗，不知满足，及脾气已郁而不舒，有拘急之象，儿之父母，犹认为饥渴而强与之。日复一日，脾因郁而水谷之气不化，水谷之气不化而脾愈郁，不为胃行津液，湿斯停矣。土恶湿，湿停而脾胃俱病矣。中焦受气，取汁变化而赤，是谓血，中焦不受水谷之气，无以生血而血干矣。再水谷之精气，内入五脏，为五脏之汁；水谷之悍气，循太阳外出，捍卫外侮之邪而为卫气。中焦受伤，无以散精气，则五脏之汁亦干；无以行悍气，而卫气亦馁，卫气馁故多汗，汗多而营血愈虚，血虚故肢体日瘦，中焦湿聚不化而腹满，腹日满而肢愈瘦，故曰干生于湿也。医者诚能识得干生于湿，湿生于土虚，且扶土之不暇，犹敢恣用苦寒，峻伤其胃气，重泄其脾气哉！治法允推东垣、钱氏、陈氏、薛氏、叶氏，诚得仲景之心法者也。疏补中焦，第一妙法；升降胃气，第二妙法；升陷下之脾阳，第三妙法；甘淡养胃，第四妙法；调和营卫，第五妙法；食后击鼓，以鼓动脾阳，第六妙法即古者以乐侑食之义，鼓荡阳气，使之运用也；《难经》谓伤其脾胃者，调其饮食，第七妙法；如果生有疳虫，再少用苦寒酸辛，如芦荟、胡黄连、乌梅、使君、川椒之类，此第八妙法，若见疳即与苦寒杀虫便误矣；考洁古、东垣，每用丸药缓运脾阳，缓宣胃气，盖有取乎渣质有形，与汤药异岐，亦第九妙法也。

近日都下相传一方，以全蝎三钱，烘干为末，每用精牛肉四两，作肉团数枚，加蝎末少许，蒸熟令儿逐日食之，以全蝎末完为度，治疳疾有殊功。愚思蝎色青，属木，肝经之虫，善窜而疏土，其性阴，兼通阴络，疏脾郁之久病在络者最良，然其性剽悍有毒。牛肉甘温，得坤土之精，最善补土，禀牡马之贞，其性健顺，既能补脾之体，又能运脾之用。牛肉得全蝎而愈健，全蝎得牛肉而不悍，一通一补，相需成功，亦可备用。一味金鸡散亦妙用鸡内金不经水洗者，不拘多少，烘干为末，不拘何食物皆加之。性能杀虫磨积，即鸡之脾，能复脾之本性。小儿疳疾，有爱食生米、黄土、石灰、纸、布之类者，皆因小儿无知，初饮食时，不拘何物即食之。脾不能运，久而生虫，愈爱食之矣。全在提携之者，有以谨之于先；若既病治法，亦惟有暂运脾阳，有虫者兼与杀虫，断勿令再食，以新推陈，换其脏腑之性，复其本来之真方妙。

痘证总论

《素问》曰：治病必求其本。盖不知其本，举手便误，后虽有锦绣心思，皆鞭长莫及矣。治痘明家，古来不下数十，可称尽善，不比温病毫无把握，尚俟愚陋之鄙论也。但古人治法良多，而议病究未透彻来路，皆由不明六气为病，与温病之源。故论痘发之源者，只及其半，谓痘证为先天胎毒，由肝肾而脾胃而心肺，是矣。总未议及发于子午卯酉之年，而他年罕发者何故。盖子午者，君火司天；卯酉者，君火在泉。人身之司君火者，少阴也。少阴有两脏，心与肾也。先天之毒，藏于肾脏，肾者，坎也，有二阴以恋一阳，又以太阳寒水为腑，故不发也，必待君火之年，与人身君火之气相搏，激而后发也。故北口外寒水凝结之所，永不发痘。盖人生之胎毒如火药，岁气之君火如火线，非此引之不发。以是知痘证与温病之发同一类也。试观《六元正纪》所载温厉大行，民病温厉之处，皆君相两火加临之候，未有寒水湿土加临而病温者，亦可知愚之非臆说矣。

痘证禁表药论

表药者，为寒水之气郁于人之皮肤经络，与人身寒水之气相结，不能自出而设者也。痘证由君火温气而发，要表药何用？以寒水应用之药，而用之君火之证，是犹缘木而求鱼也。缘木求鱼，无后灾；以表药治痘疮，后必有大灾。盖痘以筋骨为根本，以肌肉为战场，以皮肤结痂为成功之地。用表药虚表，先坏其立功之地，故八九朝灰白塌陷，咬牙寒战，例属黑陷之证蜂起矣。古方精妙不可胜数，惟用表药之方，吾不敢信。今人且恣用羌、防、柴、葛、升麻、紫苏矣。更有愚之愚者，用表药以发闷证是也。痘发内由肝肾，外由血络，闷证有紫白之分：紫闷者，枭毒把持太过，法宜清凉败毒，古用枣变百祥丸，从肝肾之阴内透，用紫雪芳凉，从心包之阳外透；白闷则本身虚寒，气血不支之证，峻用温补气血，托之外出，按理立方，以尽人力，病在里而责之表，不亦愚哉！

痘证初起用药论

痘证初起，用药甚难，难者何？预护之为难也。盖痘之放肥，灌浆，结痂，总从见点之初立根基，非深思远虑者不能也。且其情势未曾显张，大约辛凉解肌，芳香透络，化浊解毒者，十之七八；本身气血虚寒，用温煦保元者，十之二三。尤必审定儿之壮弱肥瘦，黑白青黄，所偏者何在？所不足者何在？审视体质明白，再看已未见点，所出何苗？参之春夏秋冬，天气寒热燥湿，所病何时？而后定方。务于七日前先清其所感之外邪，七日后只有胎毒，便不夹杂矣。

治痘明家论

治痘之明家甚多，皆不可偏废者也。若专主于寒、热、温、凉一家之论，希图省事，祸斯亟矣。痘科首推钱仲阳、陈文中二家，钱主寒凉，陈主温热，在二家不无偏胜，在后学实不可偏废。盖二家犹水火也，似乎极不同性，宗此则害彼，宗彼则害此。然万物莫不成于水火，使天时有暑而无寒，万物焦矣，有寒而无暑，万物冰矣，一阴一阳之谓道，二家之学，似乎相背，其实相需，实为万世治痘立宗旨。宗之若何？大约七日以前，外感用事，痘发由温气之行，用钱之凉者十之八九，用陈之温者一二。七日以后，本身气血用事，纯赖脏真之火，炼毒成浆，此火不外鼓，必致内陷，用陈之温者多，而用钱之凉者少也。若始终实热者，则始终用钱；始终虚寒者，则始终用陈。痘科无一定之证，故无一定之方也。丹溪立解毒、和中、安表之说，亦最为扼要。痘本有毒可解，但须解之于七日之前，有毒郁而不放肥，不上浆者，乌得不解毒哉！如天之亢阳不雨，万物不生矣。痘证必须和中，盖脾胃最为吃紧，前所谓以中焦作战场也。安表之论，更为妙谛，表不安，虽至将成犹败也，前所谓以皮肤结痂，为成功之地，而可不安之也哉！安之不暇，而可混发以伤之也哉！至其宗钱而非陈，则其偏也。万氏以脾胃为主，魏氏以保元为主，亦确有见识，虽皆从二家脱化，而稍偏于陈。费建中《救偏琐言》，盖救世人不明痘之全体大用，偏用陈文中之辛热者也；书名救偏，其意可知，若专主其法，悉以大黄、石膏从事，则救偏而反偏矣。胡氏辄投汗下，下法犹有用处，汗法则不可也。翁仲仁《金镜录》一书，诚为痘科宝筏，其妙处全在于看，认证真确，治之自效。初学必须先熟读其书，而后历求诸家，方不误事。后此翟氏、聂氏，深以气血盈亏，解毒化毒，分晰阐扬钱氏、陈氏底蕴，超出诸家之上，然分别太多，恐读者目眩。愚谓看法必宗翁氏，叶氏有补翁仲仁不及之条；治法兼用钱、陈，以翟氏、聂氏，为钱、陈之注，参考诸家可也。近日都下盛行《正宗》一书，大抵用费氏、胡氏之法而推广之，恣用大汗大下，名归宗汤，石膏、大黄始终重用，此在枭毒太过者则可，岂可以概治天下之小儿哉！南方江西江南等省，全恃种痘，一遇自出之痘，全无治法；医者无论何痘，概禁寒凉，以致有毒火者，轻者重，重者死，此皆偏之为害也。

痘疮稀少不可恃论

相传痘疮稀少，不过数十粒，或百余粒，根颗圆绽者，以为状元痘，可不服药。愚则以为三四日间，亦须用辛凉解毒药一帖，无庸多服；七八日间，亦宜用甘温托浆药一帖，多不过二帖，务令浆行满足。所以然者何？愚尝见稀少之痘，竟有浆行不足，结痂后患目，毒流心肝二经，或数月，或半年后，烦躁而死，不可救药者。

痘证限期论

痘证限期，近日时医，以为十二日结痂之后，便云收功。古传百日内，皆痘科事也。愚有表侄女，于三、四月间出痘，浆行不足，百日内患目，目珠高出眼外，延至次年二月方死，死时面现五色，忽而青而赤而黄而白而黑，盖毒气遍历五脏，三昼夜而后气绝。至今思之，犹觉惨甚，医者可不慎哉！十二日者，结痂之限也，况结痂之限，亦无定期。儿生三岁以后者，方以十二日为准，若初周以后，只九日限耳，未周一岁之孩，不过七日限。

行浆务令满足论

近时人心不古，竟尚粉饰，草草了事。痘顶初浑，便云浆足，病家不知，惟医是听。浆不足者，发痘毒犹可医治；若发于关节隐处，亦致丧命，或成废人；患目烦躁者，百无一生，即不死而双目失明矣。愚经历不少，浆色大约以黄豆色为准，痘多者腿脚稍清犹可。愚一生所治之痘，痘后毫无遗患，无他谬巧，行浆足也。近时之弊，大约有三：一由于七日前过用寒凉，七日后又不知补托，畏温药如虎，甚至一以大黄从事，此用药之不精也；二由于不识浆色，此目力之不精也；三由于存心粉饰，心地之不慈也。余存心不敢粉饰，不忍粉饰，口过直而心过慈，以致与世不合，目击儿之颠连疾苦而莫能救，不亦大可哀哉！今作此论，力矫时弊，实从数十年经历中得来。见痘后之证，百难于痘前。盖痘前有浆可上，痘后无浆可行；痘前自内而外出，外出者顺，痘后自外而内陷，内陷者逆也。毒陷于络，犹可以法救之；毒陷于脏而脏真伤，考古竟无良法可救。由逆痘而死者，医可以对儿；由治法不精，而遗毒死者，其何以对小儿哉？阅是论者，其思慎之于始乎！

疹　论

若明六气为病，疹不难治。但疹之限期最迫，只有三日。一以辛凉为主，如俗所用防风、广皮、升麻、柴胡之类，皆在所禁。俗见疹必表，外道也。大约先用辛凉清解，后用甘凉收功。赤疹误用麻黄、三春柳等辛温伤肺，以致喘咳欲厥者，初用辛凉加苦梗、旋覆花，上提下降；甚则用白虎加旋覆、杏仁；继用甘凉加旋覆花以救之；咳大减者去之。凡小儿连咳数十声不能回转，半日方回如鸡声者，千金苇茎汤合葶苈大枣泻肺汤主之；近世用大黄者，杀之也。盖葶苈走肺经气分，虽兼走大肠，然从上下降，而又有大枣以载之缓之，使不急于趋下；大黄则纯走肠胃血分，下有形之滞，并不走肺，徒伤其无过之地故也。若固执"病在脏泻其腑"之法，则误矣。

泻白散不可妄用论

钱氏制泻白散，方用桑白皮、地骨皮、甘草、粳米，治肺火皮肤蒸热，日晡尤甚，喘咳气急，面肿热郁肺逆等证。历来注此方者，只言其功，不知其弊。如李时珍以为泻肺诸方之准绳，虽明如王晋三、叶天士，犹率意用之。愚按：此方治热病后与小儿痘后，外感已尽真气不得归元，咳嗽上气，身虚热者，甚良；若兼一毫外感，即不可用。如风寒、风温正盛之时，而用桑皮、地骨，或于别方中加桑皮，或加地骨，如油入面，锢结而不可解矣。考《金匮》金疮门中王不留行散，取用桑东南根白皮以引生气，烧灰存性以止血，仲景方后自注云：小疮即粉之，大疮但服之，产后亦可服，如风寒，桑根勿取之。沈目南注云：风寒表邪在经络，桑根下降，故勿取之。愚按：桑白皮虽色白入肺，然桑得箕星之精，箕好风，风气通于肝，实肝经之本药也。且桑叶横纹最多而主络，故蚕食桑叶而成丝，丝，络象也，桑皮纯丝结成象筋，亦主络；肝主筋，主血，络亦主血，象筋与络者，必走肝，同类相从也。肝经下络阴器，如树根之蟠结于土中；桑根最为坚结，诗称：彻彼桑土。《易》言"系于苞桑"是也。再按：肾脉之直者，从肾上贯肝膈，入肺中，循喉咙，挟舌本；其支者，从肺出络心。注胸中。肺与肾为子母，金下生水。桑根之性，下达而坚结，由肺下走肝肾者也。内伤不妨用之，外感则引邪入肝肾之阴，而咳嗽永不愈矣。吾从妹八九岁时，春日患伤风咳嗽，医用杏苏散加桑白皮，至今将五十岁，咳嗽永无愈期，年重一年。试思如不可治之嗽，当早死矣，如可治之嗽，何以至四十年不愈哉？亦可以知其故矣。遇见小儿久嗽不愈者，多因桑皮、地骨，凡服过桑皮、地骨而嗽不愈者，即不可治，伏陷之邪，无法使之上出也，至于地骨皮之不可用者，余因仲景先师风寒禁桑皮而悟入者也。盖凡树木之根，皆生地中，而独枸杞之根，名地骨者何？盖枸杞之根，深入黄泉，无所终极，古又名之曰仙人杖，盖言凡人莫得而知其所终也。木本之入下最深者，未有如地骨者，故独异众根，而独得地骨之名。凡药有独异之形，独异之性，得独异之名者，必有独异之功能，亦必有独异之偏胜也。地骨入下最深，禀少阴水阴之气，主骨蒸之劳热，力能至骨，有风寒外感者，而可用之哉！或曰：桑皮，地骨，良药也，子何畏之若是？余曰：人参、甘草，非良药耶？实证用人参，中满用甘草，外感用桑皮、地骨，同一弊也。

万物各有偏胜论

无不偏之药，则无统治之方。如方书内所云：某方统治四时不正之气，甚至有兼治内伤产妇者，皆不通之论也。近日方书盛行者，莫过汪讱庵《医方集解》一书，其中此类甚多，以其书文理颇通，世多读之而不知其非也。天下有一方而可以统治四时者乎？宜春者即不宜夏，宜春夏者更不宜秋冬。余一生体认物情，只有五谷作饭，可以统治四时饿病，其他未之闻也。在五谷中尚有偏胜，最中和者莫过饮食，且有冬日饮汤，夏日饮水之别，况于药乎？得天地五运六气之全者，莫如人，人之本源虽一，而人之气质，其偏胜为何如者？人之中最中和者，莫如圣人，而圣人之中，且有偏于任，偏于清，偏于和之异。千古以来不偏者，数人而已。常人则各有其偏，如《灵枢》所载阴阳五等可知也。降人一等，禽与兽也；降禽兽一等，木也；降木一等，草也；降草一等，金与石也；用药治病者，用偏以矫其偏。以药之偏胜太过，故有宜用，有宜避者，合病情者用之，不合者避之而已。无好尚，无畏忌，惟病是从。医者性情中正和平，然后可以用药，自不犯偏于寒热温凉一家之固执，而亦无笼统治病之弊矣。

草木各得一太极论

古来著本草者，皆逐论其气味性情，未尝总论夫形体之大纲，生长化收藏之运用，兹特补之。盖芦主生，干与枝叶主长，花主化，子主收，根主藏，木也；草则收藏皆在子。凡干皆升，芦胜于干；凡叶皆散，花胜于叶；凡枝皆走络，须胜于枝；凡根皆降，子胜于根；由芦之升而长而化而收，子则复降而升而化而收矣。此草木各得一太极之理也。

愚之学，实不足以著书，是编之作，补苴罅漏而已。末附二卷，解儿难、解产难，简之又简，只摘其吃紧大端，与近时流弊，约略言之耳。览者谅之。

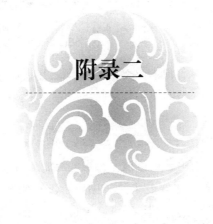

附录二

疫病防治常用名方选论

（选自清·王士雄《温热经纬》）

1. 甘草汤

甘草二两。水三升，煮取一升半，去滓，温服七合，日二服。

王晋三曰：一药治病是曰奇方。

徐洄溪曰：大甘为土之正味，能制肾水越上之火。

王朴庄曰：自《灵》《素》至汉、晋、宋、齐诸古方，凡云一两者，以今之七分六厘准之；凡云一升者，以今之六勺七抄准之。汪按：唐人之方，则一两当古之三两。雄按：鞠通凡引古方，辄改定其分量（量：原本作"两"，据萃英书局本文改），而轻重甚未当也。学人审之。

雄按：《伤寒类要》治伤寒心悸，脉结代；《圣济总录》治舌肿塞口；《外科精要》治一切痈疽诸发及丹石烟火药发；《兵部手集》治悬痈；《直指方》治痘疮、烦渴，及虫毒、药毒；《金匮玉函》治小儿撮口，及小儿羸瘦；《得效方》治小儿遗溺，皆以一味甘草为方，妙用良多，总不外乎养阴缓急、清热化毒也。汪按：亦兼取和中利水。

2. 桔梗汤

桔梗一两，甘草二两。水三升，煮取一升，去滓。分温，再服。

邹润安曰：肾家邪热，循经而上，肺不任受，遂相争竞，二三日邪热未盛，故可以甘草泻火而愈。若不愈，是肺窍不利，气不宣泄也。以桔梗开之，肺窍既通，气遂宣泄，热自透达矣。

雄按：虽以桔梗名汤，而倍用甘草以为驾驭，后人改称甘桔汤是矣。但须审证而投，不可泥为通治咽痛之方也。黄锦芳《医案求真》尝论及之，医者不可不知。

3. 猪肤汤

猪肤一斤。雄按：以猪皮去其肉肥，刮如纸薄。杭人能造，名曰肉鲊。可以充馔。水一斗，煮取五升，去滓，加白蜜一升、白粉五合即是米粉。熬香，和令相得。温分六服。

王晋三曰：肾应彘，而肺主肤。肾液下泄，不能上蒸于肺，致络燥而为咽痛者，又非甘草所能治矣。当以猪肤润肺肾之燥，解虚烦之热；白粉、白蜜缓中。俾猪肤比类，而致津液从肾上入肺中，循喉咙，复从肺出络心，注胸中，而上中下燥邪解矣。

4. 黄连阿胶汤

黄连四两，黄芩一两，芍药二两，阿胶三两，鸡子黄二枚。水五升，先煮三物，取二升，去滓，内胶烊尽小冷，内鸡子黄，搅令相得。温服七合，日三服。

邹润安曰：尤氏云：阳经之寒变为热，则归于气；阴经之寒变为热，则归于血。阳经或有归于血者，惟阴经之热，则必不归于气。故三阴有热结证，不用调胃承气、小承气，而独用大承气；诸下利证不已，必便脓血，是其验也。心中烦不得卧，热证也。至二三日以上，乃心中烦不得卧，则非始即属热矣。始即属热，心中烦不得卧者，为阴虚，阴虚则不得泻火。今至二三日以上始见，则为阳盛，阳盛则宜泻火。然致此阳盛，亦必其阴本虚。故阿胶、芍药、鸡子黄，无非救阴之品，泻火则惟恃芩、连。而芩止一两，连乃四两，此黄连之任，独冠一方，而为补剂中泻药矣。

5. 猪苓汤

猪苓去皮，茯苓、泽泻、滑石、阿胶各一两。水四升，先煮四味，取二升，去滓，内阿胶烊消。温服七合，日二。

周禹载曰：热盛膀胱，非水能解，何者？水有止渴之功，而无祛热之力也，故用猪苓之淡渗，与泽泻之咸寒，与五苓不异。而此易术以胶者，彼属气，此属血也。易桂以滑石者，彼有表，而此为消热也。然则所蓄之水去则热消矣，润液之味投则渴除矣。

邹润安曰：松之概挺拔劲正，枫之概柔弱易摇。松之理粗疏，枫之理坚细。松之叶至冬益苍翠而不凋，枫之叶至冬遂鲜赤而即落。是其一柔一刚，显然殊致。茯苓属阳，治停蓄之水不从阳化者。猪苓属阴，治鼓荡之水不从阴化者。是故仲景以猪苓名方者。其所治之证，曰：少阴病，下利，咳而呕渴，心烦不得眠者，猪苓汤主之。若五苓散，则其治有渴者，有不渴者。至茯苓入他方所治之病，则不渴者居多。盖渴者，水气被阳逼迫，欲得阴和而不能也，与之猪苓，使起阴气以和阳化水。譬之枫叶已丹，遂能即落也。

6. 大承气汤

厚朴去皮，炙，八两，枳实炙，五枚，大黄四两，酒洗，芒硝三合。水一斗，先煎二物，取五升，去滓，内大黄，煮取二升，去滓，内硝，更上微火一二沸。温再服，得下，余勿服。

邹润安曰：柯氏云：厚朴倍大黄，为大承气；大黄倍厚朴，为小承气。是承气者，在枳、朴，应不在大黄矣。但调胃承气汤，不用枳、朴，亦名承气何也？且三承气汤中，有用枳、朴者，有不用枳、朴者；有用芒硝者，有不用芒硝者；有用甘草者，有不用甘草者，惟大黄则无不用，是承气之名，固当属之大黄。况厚朴三物汤，即小承气汤。厚朴分数且倍于大黄，而命名反不加"承气"字，犹不可见承气不在枳、朴乎？自金元人以"顺"释"承"，而大黄之功不显。考《本经》首推大黄通血，再以《六微旨大论》"亢则害，承乃制"之义参之，则承气者，非血而何？夫气者，血之帅，故血随气行，亦随气滞。气滞血不随之滞者，是气之不足，非气之有余。惟气滞并波及于血，于是气以血为窟宅，血以气为御侮，遂连衡宿食，蒸逼津液，悉化为火。此时惟大黄能直捣其巢，倾其窟穴。气之结于血者散，则枳、朴遂能效其通气之职，此大黄所以为承气也。雄按：此余夙论如此，邹氏先得我心。汪按：大黄本血分之药，故知此说确不可易。

7. 白虎汤

石膏一斤，知母六两，甘草炙，二两，粳米六合。水一斗，煮米熟汤成，去滓。温服一升，日三服。

方中行曰：白虎者，西方之金神，司秋之阴兽。虎啸谷风冷，凉风酷暑消，神于解热，莫如白虎。石膏、知母，辛甘而寒。辛者，金之味；寒者，金之性。辛甘体寒，得白虎之体焉。甘草、粳米，甘平而温。甘取其缓，温取其和，缓而且和，得伏虎之用焉。饮四物之成汤，来白虎之嗥啸。阳气者，以天地之疾风名也。风行而虎啸者，同气相求也。虎啸而风生者，同声相应也。风生而热解者，物理必至也。抑尝以此合大小青龙、真武而论之。四物者，四方之通神也，而以命名，盖谓化裁四时，神妙万世。名义两符，实自然而然者也。方而若此，可谓至矣。然不明言其神，而神卒莫之掩者，君子慎德，此其道之所以大也。汪按："饮四物之成汤"以下数行语，多支离牵强，必宜削去。夫白虎汤清热，乃甘雨非凉风也。既备四方之神，朱鸟一方，何以独缺。且热剂而名真武，名与实爽矣。医者不能研究医理，乃附会经义以自文，其浅陋甚。且衍先天论太极以欺人，实则无关于辨证处方也。自明以来庸医陋习大率如此，学人戒之。

8. 白虎加人参汤

原方加人参三两，煮服同前法。

邹润安曰：伤寒脉浮，发热无汗，其表不解者，不可与白虎汤。汪按：洄溪云："无汗"二字，最为白虎汤（汤：原文脱，据萃英书局本文补）所忌。渴欲饮水，无表证者，白虎加人参汤主之。可见白虎加人参汤之治，重在渴也。其时时恶风，则非常常恶风矣。背微恶寒，则非遍身恶寒矣。常常恶风，遍身恶寒者，谓之表证也。时时恶风，背微恶寒者，表邪已经化热，特尚未尽耳，谓之无表证可也。然热邪充斥，津液消亡。用栝楼根生津止渴可也，何以必用人参。《灵枢·决气》：腠理发泄，汗出溱溱，是谓津。津为水，阴属也，能外达上通则阳矣。夫是之谓阴中之阳，人参亦阴中之阳。惟其入阴，故能补阴。惟其为阴中之阳，故能入阴。使人阴中之气化为津，不化为火，是非栝楼根可为力矣。

雄按：朱奉议云：再三汗下，热不退者，以此汤加苍术一钱如神。

9. 黄芩汤

黄芩三两，甘草炙，芍药各二两，大枣十二枚。水一斗，煮取三升，去滓。温服一升，日再，夜一服。

邹润安曰：或问：黄芩汤治何等证？其证腹痛与否？若腹痛，何以用黄芩？若腹不痛，何以用芍药？汪按：腹痛因乎热者甚多，谓腹痛必因寒者，前人拘滞之见也。曰：其证身热不恶风，亦不恶热，或下利，或呕，腹则不痛。盖芍药、甘草、大枣，桂枝汤里药也。以不恶风，故不用姜、桂。黄芩、甘草、大枣，小柴胡里药也。以不往来寒热，故不用柴胡。以其常热，故不用人参。若不呕，则并不用半夏、生姜。至芍药，则并不因腹痛而用，以桂枝汤证原无腹痛也，亦不心下痞硬，故不去大枣也。又《厥阴篇》云：伤寒脉迟，与黄芩汤除其热，腹中则冷，不能食。可知黄芩汤证之脉必数，黄芩所治之热，必自里达外，不治但在表分之热矣。然仲景用黄芩有三耦焉。气分热结者，与柴胡为耦；血分热结者，与芍药为耦；湿热阻中者，与黄连为耦。以柴胡能开气分之结，不能泄气分之热；芍药能开血分之结，不能清迫血之热；黄连能治湿生之热，不能治热生之湿。譬之解斗，但去其斗者，未平其致斗之怒，斗终未已也。故黄芩协柴胡，能清气分之热；协芍药，能泄迫血之热；协黄连，能解热生之湿也。汪按：前人方解，不过望文生义。必如邹氏诸条，始觉有味可咀唉。

10. 黄芩加半夏生姜汤

原方加半夏半升、生姜三两，煮服法同前。

邹润安曰：呕而脉数，口渴者，为火气犯胃，不宜加此。

雄按：章虚谷云：生姜性热，仅能治寒，不可泛施于诸感也。汪按：《伤寒》一百十三方，用姜者五十七，则此味原非禁剂。然温暑证最宜慎用，用之不当，或致杀人。洄溪谓虽与芩、连同用，亦尚有害是也。又古时未有炮制之法。凡方用半夏，无不兼用姜者，义取制半夏之毒。其所以治病者，功在半夏，不在姜也。今所用半夏，必先已姜制，可不必兼用姜矣。后人不察。但见古方用姜者不少，遂不论何证，随手妄施，其中必有误人而不自觉者。戒之！

11. 栀子豉汤

栀子十四枚，香豉四合，绵裹。水四升，先煮栀子得二升半，内豉，煮取升半，去滓。分为二服，温进一服，得吐止后服。

徐洄溪曰：此剂分两最小，凡治上焦之药皆然。按此汤加减七方，既不注定何经，亦不专治何证。总由汗吐下之后正气已虚，尚有痰涎滞气，凝结上焦，非汗下之所能除。雄按：温暑、湿热之证，每有痰涎滞气，凝结上焦，不必在汗吐下后也。既非汗下可除，尤忌妄投补剂。《经》所云在上者，因而越之，则不动经气，而正不重伤，此为最便，乃不易之法也。古方栀子皆生用，故入口即吐。后人作汤，以栀子炒黑，不复作吐，全失用栀子之意。然服之于虚烦证亦有验。想其清肺除烦之性仍（仍：原本作"故"，据萃英书局本文改）在也。汪按：欲取吐者，必宜生用。

12. 一物瓜蒂汤

瓜蒂二个，锉。水一升，煮取五合，去滓，顿服。

尤在泾曰：暑之中人也，阴虚而多火者，暑即寓于火之中，为汗出而烦渴，宜白虎加人参，以清热生阴；阳虚而多湿者，暑即伏于湿之内，为身热而疼重。故暑病恒以湿为病，而治湿即所以治暑。瓜蒂苦寒，能吐能下，去身面四肢水气。水去而暑无所依，将不治而自解矣。此治中暑兼湿者之法也。

13. 炙甘草汤（一名复脉汤）

甘草四两，炙，生地黄一斤，麦冬、麻仁各半斤，桂枝、生姜各三两，人参、阿胶各二两，大枣三十枚。方中行曰：地黄上不当有"生"字。清酒七升，水八升，先煮八味，取三升，去滓，内胶烊消尽。温服一升，日三。

沈亮宸曰：此汤为千古养阴之祖方也。

邹润安曰：地黄分数，独甲于炙甘草汤者。盖地黄之用（用：原本脱，据萃英书局本文补）在其脂液，能荣养筋骸、经脉干者枯者，皆能使之润泽也。功能复脉，故又名复脉汤。脉者，原于肾而主于心，心血枯槁，则脉道泣涩。此《伤寒论》所以"脉结代"与"心动悸"并称。《金匮要略》又以"脉结悸"与"汗出而闷"并述。至肺痿之"心中温温液液，涎唾多"，则阴皆将尽之孤注，阳仅膏覆之残焰，惟此汤可增其壳内络外之脂液也。

14. 瓜蒂散

瓜蒂熬黄、赤小豆各一分。汪按：赤小豆乃小粒赤豆，俗名米赤者是也。勿误用相思子。各别捣筛为散已，合治之，取一钱匕。以香豉一合，用热汤七合，煮作稀糜，去滓。取汁和散，温顿服之。不吐者，少少加，得快吐为止。诸亡血虚家，不可与之。

卢子繇曰：瓜象实在须蔓间也。蒂，瓜之缀蔓处也，性遍蔓延末繁于本，故少延辄腐。《尔雅》云：其绍瓟。《疏》云：继，本曰绍，形小曰瓟。故近本之瓜常小，近末之瓜转大也。凡实之吮抽津液，惟瓜称最。而吮抽津液之枢惟蒂。是以瓜蒂具彻下炎上之用，乃蒂味苦而瓜本甘，以见中枢之所以别于上下、内外，诚涌泄之宣剂、通剂也。

15. 麻黄连轺赤小豆汤

麻黄、连轺、甘草炙、生姜各二两、赤小豆、生梓白皮各一升、杏仁四十个、大枣十二枚。潦水一斗，先煮麻黄，再沸，去上沫，内诸药，煮取三升。分温三服。半日服尽。

邹润安曰：《本经》胪列连翘之功。以寒热起，以热结终。此条"瘀热在里"句，适与连翘功用不异。郭景纯《尔雅注》一名连苕。苕、轺声同字异耳。而今本《伤寒论注》曰：连轺，即连翘根，遂以《本经》有名，未用翘根当之。陶隐居云：方药不用人无识者，故《唐本草》去之。岂仲景书有此，六朝人皆不及见，至王海藏忽见之耶？噫！亦必无之事矣。

16. 栀子柏皮汤

栀子十五枚，黄柏二两，甘草一两。水四升，煮取升半，去滓。分温，再服。

邹润安曰：栀子大黄汤、茵陈蒿汤、大黄消石汤、栀子柏皮汤证，其标皆见于阳明。阳明者，有在经在腑之分。发热，汗出，懊㤖，皆经证也。腹满，小便不利，皆腑证也。栀子大黄汤证，经多而腑少；茵陈蒿汤证，有腑而无经；栀子柏皮汤证，有经而无腑；大黄消石汤证，经少而腑多。

雄按：《金鉴》云：此方之甘草，当是茵陈蒿，必传写之讹也。

17. 茵陈蒿汤

茵陈蒿六两，栀子十四枚，大黄二两。水一斗，先煮茵陈，减六升，内二味，煮取三升，去滓。分温三服，小便当利，溺如皂角汁状，色正赤。一宿腹减，病从小便去也。

徐洄溪曰：先煮茵陈，则大黄从小便出，此秘法也。

邹润安曰：新感之邪，为素有之热结成黄疸，此证之（之：原本作"已"，按文义改）所谓茵陈矣。故《伤寒》《金匮》二书，几若无疸不茵陈者。然栀子柏皮汤证，有外热而无里热；麻黄连轺赤小豆汤证，有里热而无外热；小建中汤证，小便自利；小柴胡汤证，腹痛而呕；小半夏汤证，小便色不变而哕；桂枝加黄芪汤证，脉浮；栀子大黄汤证，心中懊㤖；消石矾石散证，额上黑，日晡发热，则内外有热，但头汗出，齐颈而还。腹满，小便不利，口渴，为茵陈蒿汤证矣。第腹满之治在大黄，内热之治在栀子。惟外复有热，但头汗出，小便不利，始为茵陈的治。其所以能治此者，以其新叶茵陈干而生，清芬可以解郁热，苦寒可以泄停湿也。盖陈干本能降热利水，复加以叶之如丝如缕，挺然于暑湿蒸逼之时，先草木而生，后草木而凋，不必能发散。而清芳扬溢，气畅不敛，则新感者遂不得不解，自是汗出不止于头矣，故曰发热汗出，此为热越，不能发黄也。

18. 抵当汤

水蛭熬、虻虫去翅、足，熬、桃仁去皮尖，各三十个，大黄三两，酒浸。上为末，以水五升，煮取三升，去滓。温服一升，不下再服。

徐洄溪曰：凡人身瘀血方阻，尚有生气者易治。阻之久，则无生气而难治。盖血既离经，与正气全不相属，投以轻药，则拒而不纳；药过峻，又能伤未败之血，故治之极难。水蛭最喜食人之血，而性又迟缓善入。迟则生血不伤，善入则坚积易破，借其力以攻积久之滞，自有利而无害也。雄按：王肯堂云：人溺、蜂蜜，皆制蛭毒。

章虚谷曰：《经》言：阳络伤则血外溢，阴络伤则血内溢。外溢则吐衄，内溢则便血。盖阴阳手足十二经，交接皆由络贯通，接连细络，分布周身，而血随气行，必由经络流注表里循环。是故络伤则血不能循行，随阴阳之部而溢出其伤处即瘀阻。阻久而蓄积，无阳气以化之，乃成死血矣。故仲景用飞走虫药，引桃仁专攻络结之血；大黄本入血分，再用酒浸，使其气浮，随虫药循行表里，以导死血归肠腑而出，岂非为至妙至当之法哉。由是类推，失血诸证，要必以化瘀、调经络为主矣。余每见有初治即用呆补之法，使瘀结络闭不能开通，终至于死，良可慨也！雄按：王清任论虚劳，亦主瘀阻。盖本大黄䗪虫丸之义而言也。

19. 文蛤散

文蛤五两。为散。以沸汤和一钱匕服，汤用五合。

20. 文蛤汤

文蛤、石膏各五两，麻黄、甘草、生姜各三两，杏仁五十粒，大枣十二枚。水六升，煮取二升。温服一升，汗出即愈。

邹润安曰：文蛤，即海蛤之有文理者，吴人谓之花蛤。雄按：王晋三云：若黯色无文者，服之令人狂走赴水。《夏小正》：季秋之月，雀入于海为蛤。安氏云：雀，羽虫也。羽虫属火，火炎上，故鸟上飞，曷为入海而为蛤？盖九月火伏于戌，十月纯阴金水之令，故羽虫感之而化也。蛤属水，水性下，故下潜。秋冬水胜火。雀为蛤，象火之伏于水也。又离为火，为雉，为蚌，雀雉之类，蛤蚌之类，外刚内柔，皆离之变化也。因而思《伤寒论》反以冷水潠灌之证，非火厄于水而何？《金匮要略》"吐后渴欲得水"之条，非火之溺于水而何？惟其火在水中而病，故以火入水中而生者治之。然厄于水者恶水，恶水则火与水未相浃也。故直以是使水中之火，仍畅茂得生而可已。溺于水者喜水。喜水则火与水渐相浃矣。故必合麻、甘、膏，加姜、枣，以清发之乃能已也。

21. 五苓散

泽泻一两六铢，猪苓、茯苓、白术各十八铢，方中行曰：术，上不当有"白"字。雄按：二十四铢为一两，每铢重四分二厘弱。六铢为锱，即二钱五分。十八铢，即七钱五分也。桂枝半两。为末。以白饮和服方寸匕，日三。多服暖水，汗出愈。

沈果之曰：中风发热，六七日不解而烦，有表里证，渴欲饮水，水入即吐者，名曰水逆，五苓散主之。盖表证为太阳不足，故用桂以宣阳气，通津液于周身，即《内经》"水精四布，五经并行"之旨，非用之以通水道下出也。里证为三焦之气化不宣，故用泻、术、二苓，以通三焦之闭塞，非开膀胱之溺窍也。夫下焦之气化不宣，则腹膨而小便不利，水蓄膀胱是为胞痹。此乃水蓄于膀胱之外，不能化入膀胱，故用五苓以化之。至小便不利，汗出而渴者，亦主以是方。而不渴者，茯苓甘草汤主之。盖渴为阳气不足，水不上升也，不升则不降，故用桂以升之，二苓、泽泻以降之。而用术以为中枢。乃注者莫不以渴为热入膀胱，津液被劫所致。如果热入而复用桂、术，以温液耗津，又加苓、泽以渗之，是热之又热，耗之又耗，速之毙矣。且不渴者，反不用五苓，而用茯苓甘草汤。可知不渴则无须桂、术之蒸腾津液。而桂、术之非治太阳，而治三焦，更不待言矣。

22. 小陷胸汤

瓜蒌实大者，一枚，黄连一两，半夏半升。水六升，先煮瓜蒌，取三升，去滓，内诸药，煮取二升，去滓。分温三服。

邹润安曰：观仲景之用瓜蒌实，在此汤曰小结胸，正在心下，按之则痛；在瓜蒌薤白白酒汤，曰喘息，咳唾，胸背痛，短气，而其脉，一则曰浮滑，一则曰寸口沉迟、关上小紧数，是皆阴中有阳，且踞于阳位者也。夫胸背痛，较按之方痛则甚，痹则较结为轻。咳唾喘息，是其势为上冲，而居于心下，按之才痛，似反静而不动。此其机总缘气与饮相阻，寒与热相纠。热甚于寒者，其束缚反急而为结；寒甚于热者，其蔽塞自盛而为痹。是故结胸之病伏，胸痹之病散。伏者宜开，散者宜行。故一则佐以连、夏之逐饮泄热，一则佐以薤、酒之滑利通阳。瓜蒌实之里无形，攒聚有形，使之滑润而下，则同能使之下。似是治实之方，仅能使之下，不能使其必通，又非纯乎治实之道矣。何以知不能使之必通？盖有停饮，痛甚至不得卧，即当加半夏。若兼胸满，胁下逆抢心，则仍加枳、朴、桂枝。倘竟能通，又何必如是哉。是知瓜蒌实之治，大旨在火与痰结于阳位，不纯乎虚，亦不纯乎实者，皆能裹之而下，此其擅长矣。

23. 白散

桔梗、贝母各三分，巴豆一分，去皮心膜，熬黑，研如脂。雄按：古人以六铢为一分，"分"字去声，即二钱五分也。为末，内巴豆，更于臼中杵之。以白饮和服，强人半钱，赢者减之。病在膈上必吐，在膈下必利。不利，进热粥一杯；利过不止，进冷粥一杯。汪按：半钱者，以铜钱取药末，仅没钱文之半，即半钱匕，而省"匕"字，非若今人以五分为半钱也。

邹润安曰：寒实结胸，无热证者，治以白散。散中用桔梗为疏通气分之主，夫开导胸中之气。仲景于大承气汤、栀子厚朴等汤，莫不用枳、朴。此偏不用，何哉？盖病有上下，治有操纵。结在上者，宿痰停饮也，故凡结胸，无论热实、寒实，宁用甘遂、葶苈、巴豆，不用枳、朴，如大陷胸汤、丸、白散是也。结在中下，始热与实浃，气随热化，则于荡涤邪秽中，疏利其与邪为伍之气，大小承气诸汤是也。况桔梗之用，使气上越而不使气下泄。今病在至高，固宜操上而纵下，不使中下无过之地，横被侵陵。故曰病在膈上必吐，在膈下必利也。热邪与停饮结，治以瓜蒌，而佐之者反用半夏、黄连。寒邪与停饮结，治以巴豆，而佐之者反用桔梗、贝母。于寒因热用、热因寒用之中，反佐以取之，可谓精义入神，以致用者矣。

24. 调胃承气汤

大黄四两，去皮，清酒浸，甘草二两，炙，芒硝半升。水三（三：原本作"七"，据宋本《伤寒论》248条调味承气汤方及萃英书局本文改）升，先煮大黄、甘草，取一升，去滓，内芒硝，更上火微煮令沸。少少温服之。

徐洄溪曰：芒硝善解结热之邪，大承气用之，以解已结之热邪。此方用之，以解将结之热邪。其能调胃，则全赖甘草也。

25. 升麻鳖甲汤

升麻、当归、甘草各二两，蜀椒炒，去汗，一两，鳖甲手指大一片，炙，雄黄半两，研。水四升，煮取一升。顿服之。老小再服，取汗。《金匮要略》阳毒用此方，阴毒去雄黄、蜀椒。《肘后》《千金方》阳毒用升麻汤，无鳖甲，有桂。阴毒用甘草汤，即本方，无雄黄。《活人书》阳毒升麻汤，用犀角、射干、黄芩、人参，无当归、蜀椒、鳖甲、雄黄。

徐洄溪曰：蜀椒辛热之品，阳毒用，而阴毒反去之，疑误。《活人书》加犀角等四味，颇切当。

26. 百合知母汤

百合七枚，知母三两。先以水洗百合，渍一宿，当白沫出，去其水。别以泉水二升，煎取一升，去滓。别以泉水二升，煎知母，取一升。后合煎取一升五合。分温再服。

王朴庄曰：百合入药，以野生极小者为胜。

27. 百合鸡子黄汤

百合七枚，鸡子黄一枚。先煎百合如前法了，内鸡子黄搅匀，煎五分。温服。

28. 百合滑石代赭汤

百合七枚擘，滑石三两碎，绵裹，代赭石如弹丸大一枚碎，绵裹。先煎百合如前法。别以泉水二升，煎滑石、代赭，取一升，去滓。后合和重煎，取一升五合。分温再服。

29. 百合地黄汤

百合七枚，擘，生地黄汁一升。先煮百合如前法了，内地黄汁，煎取一升五合。分温再服，中病勿更服，大便当如漆。

30. 百合滑石散

百合一两，炙，滑石三两。为散。饮方寸匕，日三服。当微利者止服，热则除。

邹润安曰：玩百合知母汤，可以见汗则伤气，邪搏于气分，为消渴，热中也。玩百合鸡子黄汤，可以见吐则伤上，邪扰于心，为烦懊不寐也。玩百合代赭汤，可以见下则伤血，邪搏于血分，为血脉中热也。玩百合地黄汤，可以见不经吐、下、发汗，则系百脉一宗，悉致其病，无气血上下之偏矣。所谓百脉一宗者何？《平人气象论》曰：胃之大络，名曰虚里，出于左乳下，其动应衣为脉。宗气是最近于心，乃著邪焉，是以见证行卧不安，如有神灵，皆心中辗转不适之状。口苦，小便数，身形如和，其脉微数，皆心中热郁气怏之征。以此例之，《本经》：百合主邪气，腹满，心痛。盖有若合符节者，而治法始终不外百合，则以心本不任受邪气，而竟为邪扰，则不责将之谋虑不审，即责相之治节不行。今邪阻于上而不下行，为肺之不主肃降，无能遁矣。故欲征其愈期，极宜验其小便。凡溺时，必肺气下导，小便乃出。今气挂于头，即欲下行，上先有故，则肺形之轩举不随，气之支结不降，亦又何疑。乃头中之不适，复分三等。其最甚者，至气上挂而为痛；其次则不痛，而为淅淅然；又其次则因小便通而快然，即此验其轩举支结之浅深微甚，既瞭如指掌矣。况合之以百合地黄汤下云"大便当如漆"，百合滑石散下云"微利者止服，热则除"。则百合之利大小便，又与《本经》吻合矣。

31. 栝楼牡蛎散

栝楼根、牡蛎熬，等分。为细末。饮服方寸匕，日三服。

邹润安曰：百合病，至一月不解，而变成渴，以百合汤洗之，而仍不差，则病为伤中上之阴无疑。虽然仅曰渴，不曰欲饮水，且不烦不热，究竟病无驻足之所。仅渴之一端，为得所依藉耳。于此见昔之百脉一宗，悉致其病者，今则上焦已化，而在下者尚未化也。上焦已化，百脉之病已蠲其半，百合遂无所用之。而下焦之未化者，不得不选用牡蛎，使之召阳归阴，而其主脑尤在治上焦之已化者。故方中配以从阳化阴之栝楼根，两物等分，标名则升栝楼于牡蛎之上，为一方之统摄也。

32. 甘草泻心汤

甘草四两，炙，黄芩、人参、干姜各三两，半夏半升，黄连一两，大枣十二枚。《伤寒论》无人参。水一斗，煮取六升，去滓，再煎取三升。温服一升，日三。

王晋三曰：甘草泻心，非泻结热。因胃虚不能调剂上下，水寒上逆，火热不得下降，结为痞。故君以甘草、大枣，和胃之阴；干姜、半夏，启胃之阳，坐镇下焦客气，使不上逆；仍用芩、连，将已逆为痞之气，轻轻泻却，而痞乃成泰矣。

33. 赤豆当归散

赤小豆三升浸令芽出，曝干，当归十分。杵为散。浆水服方寸匕，日三。汪按：赤小豆，乃赤豆之小种。今药肆以半红半黑之相思子为赤小豆，医者亦多误用。然相思子不能出芽，即此方可证其讹。

34. 二妙散

茅山苍术生用、川黄柏炒黑。为末。捣生姜，煎沸汤，调服。

王晋三曰：此偶方之小制也。苍术生用，入阳明经，能发二阳之汗。黄柏炒黑，入太阴经，能除至阴之湿。一生一熟，相为表里，治阴分之湿热，有如鼓应桴之妙。

35. 生姜泻心汤

生姜四两，甘草炙、人参、黄芩各三两，半夏半升，黄连、干姜各一两，大枣十二枚。水一斗，煮取六升，去滓，煎取三升。温服一升，日三。

徐洄溪曰：汗后而邪未尽，必有留饮在心下，其证甚杂，而方中诸药一一对证。内中又有一药治两证者，亦有两药合治一证者，错综变化，攻补兼施，寒热互用，皆本《内经》立方诸法，其药性又皆与《神农本草》所载无处不合。学者能于此等方讲求其理，而推广之，则操纵在我矣。

36. 半夏泻心汤

半夏半升，黄芩、干姜、甘草炙、人参各三两，黄连一两，大枣十二枚。水一斗，煮取六升，去滓，再煎取三升。温服一升，日三。

方中行曰：半夏、干姜，辛以散虚满之痞；黄芩、黄连，苦以泄心膈之热；人参、甘草，甘以益下后之虚；大枣甘温，润以滋脾胃之液。曰泻心者，言满在心膈，而不在胃也。

37. 大黄黄连泻心汤

大黄二两，黄连一两。麻沸汤二升，渍之，须臾，绞去滓。分温再服。

尤在泾曰：成氏云：此导虚热之方也。按所谓虚热者，对燥矢而言也。盖邪热入里，与糟粕相结，则为实热；不与糟粕相结，则为虚热，非阴虚、阳虚之谓。本方以大黄、黄连为剂，而不用枳、朴等药者，盖以泄虚热，非以荡实热也。雄按：不但不用枳、朴等药也，二味仅以麻沸汤渍须臾即绞，其味甚薄，乃可泄虚热。若久渍味厚，虽无枳、朴，亦能下走肠胃也。汪按：尤氏解释极精妙。梦隐更以煎法释之，亦妙。

38. 附子泻心汤

大黄二两，酒浸，黄连炒、黄芩炒，各一两，附子一枚，去皮，别煮取汁。以麻沸汤二升，渍三味须臾，绞去渣，内附子汁。分温再服。

徐洄溪曰：前方乃法之最奇者，不取煎而取泡，欲其轻扬清淡，以涤上焦之邪。此法更精，附子用煎，三味用泡，扶阳欲其热而性重，开痞欲其生而性轻也。雄按：观此可知用药之道。

邹润安曰：心之为体，于卦象离。今被邪逼，则外阳内伐，内阴沸腾。故半夏、甘草、生姜三泻心汤，治阴邪之未化者也。大黄黄连、附子二泻心汤，治阴邪之已化者也。阴邪已化，不逼心阳，则在内之沸乱略定，惟在外之邪气尚阻，则取二黄之泄热，荡去其邪，邪去正自安矣。恶寒汗出者，在上之阴邪才化，在下之阴气复逆，故轻取二黄之气，以荡热除痞；重任附子之威，以追逐逆阴，使之异趋同归，相成而不相背也。其未化者，阳馁胒于阳位，而恣肆于阴分，邪盘踞于清道，而溃泄于下焦，非干姜、半夏、生姜之振散阴霾，不足以廓清心之外郭；非人参、黄连之养阴泄热，不足以安扰心之内讧也。

又曰：余治疟发时先呕者，用半夏泻心；吐泻交作者，用生姜泻心；胸痞下利者，用甘草泻心，皆应如桴鼓。

39. 小承气汤

大黄四两，厚朴二两，枳实三枚。水四升，煮取一升二合，去滓。分温二服。初服汤，当更衣。不尔者，尽饮之。若更衣，勿服。

雄按：于大承气汤，既去芒硝，而减枳、朴，复以大黄同煎，而缓其荡涤之性。古人谓之和胃之剂，故曰小承气汤。

40. 牛黄清心丸

陕西牛黄二分五厘，镜面朱砂一钱五分，生黄连五钱，黄芩、山栀各三钱，郁金二钱。为末，蒸饼为糊丸，如黍米大。每服七八丸。

王晋三曰：此丸古有数方，其义各别。若治温邪内陷包络神昏者，惟万氏此方为妙。盖温热入于心包络，邪在里矣。草木之香，仅能达表，不能透里，必借牛黄幽香物性，乃能内透包络，与神明相合。然尤在佐使之品配合咸宜，万氏用芩、连、山栀，以泻心火；郁金，以通心气；辰砂，以镇心神；合之牛黄，相使之妙。是丸调入犀角、羚羊角、金汁、甘草、人中黄、连翘、薄荷等汤剂中，颇建奇功。

雄按：周公谨云：《局方》牛黄清心丸，止是前八味，至蒲黄而止。自山药以后凡二十一味，乃补虚中山芋丸。当时不知何以误并为一，因循不曾改正，贻误后人匪细。凡此之类，读书者不可不知也。一方用牛黄、雄黄、黄连、黄芩、栀子、犀角、郁金、朱砂各一两，真珠五钱，冰片、麝香各二钱五分，研，炼蜜丸，每重一钱，金箔为衣，蜡匮。功效较万方为胜。汪按：方方太轻，此方较有力。

41. 至宝丹

生乌犀角、生玳瑁、琥珀、镜面朱砂研，飞，雄黄研，飞，各一两，西牛黄五钱，龙脑研，麝香研，各一钱，安息香一两五钱为末，酒研，飞净一两，熬膏。用水安息尤妙，金箔、银箔各五十片研细为衣。先将犀、玳为细末，入余药，研匀。将安息香膏重汤煮凝成后，入诸药中和搜成剂，丸如梧子大，蜡护。临服剖用，人参汤化下三丸至五丸。《本事方》有人参、南星、天竺黄。

王晋三曰：此治心脏神昏，从表透里之方也。黄、犀、玳、珀，以有灵之物内通心窍；朱、雄、二箔，以重坠之品，安镇心神；佐以脑、麝、安息，搜剔幽隐诸窍。东垣云：冰、雄、牛、麝，入骨髓，透肌肤。《抱朴子》言：金箔、雄黄合饵为地仙，若与丹砂同用，为圣金，饵之可以飞升。故热入心包络，舌绛，神昏者，以此丹入寒凉汤药中用之，能祛阴起阳，立展神明，有非他药所可及。徐氏云：安神定魄，必备之方，真神丹也。若病因头痛，而即神昏不语者，此肝虚魂升于顶，当用牡蛎救逆以降之，又非至宝丹所宜轻试。

42. 凉膈散（一名连翘饮子）

连翘四两，大黄酒浸、芒硝、甘草各二两，黄芩酒炒、薄荷、栀子各一两。为粗末。每服三五钱，加竹叶七片，水一碗半，煎一碗，去滓，入生白蜜一匙，微煎。温服。与四物各半服，能和营泄热，名双和散。《本事方》加赤芍、干葛，治诸热累效。《玉机》云：轻者，宜桔梗汤汪按：此方与第二方桔梗汤名同实异，即本方去硝、黄，加桔梗。舟楫之品，浮而上之，去膈中无形之热，且不犯中下二焦也。雄按：此方加减法，详《宣明论》。

徐洄溪曰：此泻中上二焦之火，即调胃承气加疏风清火之品也。

余师愚曰：热淫于内，治以咸寒，佐以苦甘，故以连翘、黄芩、竹叶、薄荷，升散于上；大黄、芒硝，推荡其中，使上升下行，而膈自清矣。余谓疫疹，乃无形之热，投以硝、黄之猛烈，必致内溃。因去硝、黄，加生石膏、桔梗，使热降清升而疹自透，亦上升下行之义也。雄按：法本《宣明》，剪裁甚善。

43. 犀角地黄汤

暹罗犀角磨汁、连翘各三钱，生地五钱，生甘草五分。水二钟，武火煎三物至八分，去滓，入犀汁和服。

王晋三曰：温热入络，舌绛，烦热，八九日不解，医反治经，寒之，散之，攻之，热势益炽，得此汤立效者，非解阳明热邪，解心经之络热也。按《本草》：犀角、地黄，能走心经，专解营热；连翘入心散客热；甘草入心和络血，以治温热证，热邪入络。功胜《局方》。

44. 导赤散

生地、木通、甘草梢各等分。雄按：生地、木通不应等分。水煎服。或加淡竹叶。汪按：古方淡竹叶，即竹叶也。淡竹，乃竹名耳。今药肆所售淡竹叶草，是小青之别种，性能凉胃，不能清心，医人每多误用。

雄按：本方去甘草，加黄芩，蜜丸，名火府丹，亦治心热溺涩，淋渴等证。本方加升麻、黄连、丹皮，名升麻清胃汤，轻清凉血，乃秦皇士透化斑疹之良剂。

45. 理中丸

人参、甘草炙、术、干姜各三两。捣筛为末，蜜和为丸，如鸡子黄大。以沸汤数合和一丸，研碎，温服之，日三四服，夜二服。腹中未热，益至三四丸雄按："未热"二字，须著眼腹中，不冷者，其可服乎，然不及汤。汤法：以四味依两数切用，水八升，煮取三升，去滓。温服一升，日三。

徐洄溪曰：此仲景治寒多霍乱之方也，盖亦伤寒之类。后人以暑月之吐利当之，而亦用此方。更造为大顺散者，皆无稽之论也。

46. 四君子汤

人参、白术炒、茯苓各二钱，甘草炙，一钱，生姜三片，大枣二枚。水煎。温服。

徐洄溪曰：此补脾之主方。

47. 玉女煎

生石膏三五钱，熟地三五钱，或一两，麦冬二钱，知母、牛膝各一钱五分。水一钟半，煎七分服。

雄按：陈修园力辟此方之谬，然用治阴虚胃火炽盛之齿痛，颇有捷效。若治温热病，地黄宜生，牛膝宜删。叶氏引用决不泥守成方。近读《景岳发挥》，果与陈氏之论印合。

48. 四物汤

生地、当归各三两，芎劳一两五钱，芍药二两。㕮咀。每服四钱，水二盏，煎八分，去滓。温服。

张路玉曰：四物为阴血受病之专药，非调补真阴之药也。

汪按：调补真阴，宜集灵膏，不宜四物，而人多误会。

49. 小柴胡汤

柴胡半斤，黄芩、人参、甘草炙、生姜各三两，半夏半升，大枣十二枚。水一斗二升，煮取六升，去滓，再煎取三升。温服一升，日三。

尤拙吾曰：热入血室三条，其旨不同。第一条，是血舍空，而热乃入者，空则热不得聚，而游其部，故胁满痛。第二条，是热邪与血俱结于血室者，血结亦能作寒热，柴胡亦能去血结，不独和解之谓矣。第三条，是热邪入而结经尚行者，经行则热亦行，而不得留，故必自愈，无犯胃气及上二焦，病在血而不在气，在下而不在上也。若诛伐无过，变证随出，乌能自愈邪？

沈再平曰：今人治疟，必用此汤。若非此汤，即不足以为治者。故致辗转淹滞，变生不测，竟能殒命。则知疟本非死证，惟概以柴胡治疟者，杀之也。夫柴胡为少阳表药，若其疟果发于少阳，而以柴胡治之，无不立愈。若系他经用之，则必使他经之邪辗转而入少阳，迁延以毙。乃既死犹曰柴胡为治疟主药，吾开手即用之，不知其何以死？病家亦以柴胡治疟而竟不效，真其命之当死也。彼此昏迷，不得一悟，良可浩叹！雄按：《内经》论疟，既分六经，又分脏腑，并不泥定少阳一经，医家绎之。

雄按：本方柴、半各八两，准今得六钱零八厘；参、草、苓、姜各三两，准今得

附录二

六钱零八厘；枣十二枚，以水一斗二升，准今得八合零四抄。煮至减半，去滓，再煎至减半，夫煎而又煎，只取四分之一，其汤之浓郁甘柔可知。喻氏谓和药，取其各药气味之相和。余谓和者取其气缓味厚，斯为补正托邪之剂。故惟风寒正疟，邪在少阳者，可以按法而投。则参、甘、姜、枣，补胃充营；半夏利其枢；柴、芩解其热，病无不愈矣。犹之今人于疟发之先，饱啖羊肉酒饭，亦能取效。汪按：疾寒来之时，强食过饱，往往寒不能复热而死，吾见甚多，不可不戒。盖风寒自表而受，胃腑空虚，自能安谷，治必先助中气，托邪外出，即御外邪，杜其内入，诚一举两全之策也。若温热、暑湿诸疟，邪从口鼻而受，肺胃之气先已窒滞，病发即不饥恶谷脘闷，苔黄。苟不分别，但执此汤，奉为圣法，则参、甘、姜、枣，温补助邪，骤则液涸神昏，缓则邪留结痞，且有耗伤阴血而成疟劳者。即不用全方，而专以柴胡为治疟主药，亦惟营阴充裕，或温热、暑湿之邪本不甚重，及兼感风寒之表邪者，始可见功。汪按：治正疟，必宜此汤。温暑亦有正疟，不独风寒，方用黄芩，是清热，非祛寒也。且柴胡主少阳半表半里，黄芩里药，亦非以治表邪，但当辨其是否正疟耳。若似疟非疟，妄用柴胡，必提成长热不退，或两耳大痛，甚至神昏，更或引动肝风，疼厥立至，生平见之屡矣。故倪涵初所定三方，亦愈病者稀，而加病者多也。汪按：疟疾强止，变成臌胀者多不救，而人但知其臌胀而死，未尝归咎于治之不善，故医者终身误人而不自知，虽告之不信也。世人凡患疟不究病因，辄以姜、枣汤灌之，其弊类此，羊肉亦然。凡属时疟，虽愈后亦忌食，食则必复。此时疟之所以异于正疟也。可不察哉。

50. 桂枝红花汤

《伤寒》桂枝汤加红花。原方：桂枝、芍药、生姜各三两，甘草（炙）二两，大枣十二枚。

51. 葱豉汤

葱白一握，香豉三合。水煎，入童子小便一合。日三服。雄按：芦根、桑叶、滑石蔗浆之类，皆可随证佐用。

张路玉曰：本方药味虽轻，功效最著。凡虚人风热，伏气发温，及产后感冒，靡不随手获效。

尤拙吾曰：温邪之发，阴必先伤，设有当行解散者，必兼滋阴之品于其中。昔人于葱豉汤内加童便，于栀豉汤中加地黄、麦冬，亦此意也。雄按：二方加减，古法最详。

华岫云曰：在内之温邪欲发，在外之新邪又加，葱豉汤最为捷径，表分可以肃清。

邹润安曰：栀子与葱白，一系泄热，一系通阳。泄热者纵，通阳者横。纵则能通上下之道，此所以宜于汗吐下后，表邪已解之时。横则能达外内之情，此所以宜于病初起，卒难辨识之际难：原本作"杂"据萃英书局本文改。而豆豉擅开发上焦郁抑，宣导阴浊逗留。故在先在后，咸借以奏功也。

雄按：叶氏《春温篇》，于新邪引动伏邪，亦主是方。盖此汤为温热初病开手必用之剂。鞠通不察，舍近而图远，遂为喻氏臆说所惑，以桂枝汤为初感之治，仍不能跳出伤寒圈子矣。意欲绍述仲圣乎？则祖上之门楣，不可诬为自己之阀阅也。拘守其迹，岂是心传。尤氏云：桂枝汤，为伤寒表病而里和者设。温病伏寒变热，少阴之精已被劫夺，虽有新旧合邪，不可更用辛温助热，而绝其本也。吴氏殆未之闻耶？

52. 清心凉膈散（一名桔梗汤）

即凉膈散去硝、黄，加桔梗。余氏又加生石膏，为治疫疹初起之良剂。

53. 苇茎汤

苇茎二斤，薏苡仁、瓜瓣各半斤，桃仁五十枚。水一斗，先煮苇茎，得五升，去滓，内诸药，煮取二升。服一升，再服。

雄按：邹氏《续疏》云：苇茎形如肺管，甘凉清肺，且有节之物，生于水中，能不为津液阂隔者，于津液之阂隔而生患害者，尤能使之通行。薏苡色白味淡，气凉性降，秉秋金之全体，养肺气以肃清。凡湿热之邪客于肺者，非此不为功也。瓜瓣即冬瓜子，冬瓜子依于瓤内，瓤易溃烂，子不能湿，则其能于腐败之中，自全生气，即善于气血凝败之中，全人生气，故善治腹内结聚诸痈，而涤脓血浊痰也。桃仁入血分而通气。合而成剂，不仅为肺痈之妙药，竟可瘳肺痹之危疴。

54. 泻白散

桑白皮、地骨皮各一两，甘草五钱。为粗末。每服一二钱，入粳米百粒，水煎。

徐洄溪曰：此方能治肺中之饮。

雄按：此泻去肺热，而保定肺气之方也。若肺不伤于热，而伤于风寒者，诚有如鞠通所谓必将邪气恋定而渐成劳怯矣，故用药必先议病也。

55. 葶苈大枣泻肺汤

葶苈熬令黄色，捣丸如鸡子大，大枣十二枚。水三升，煮枣取二升，去枣，内葶苈，煮取一升。顿服。

雄按：《外台》用葶苈、杏仁各一升，大枣六十枚，合杵如膏，加蜜作丸桐子大。桑白皮汤下六七十丸，以大便通利为度。《本事方》无杏仁，有陈皮、桔梗，枣肉丸梧子大。每服五七丸，饮下，名枣膏丸。《元戎》于本方加麻黄、五味子汪按：此二味并用，似嫌夹杂，并治痰实饮闭，而为喘胀者。余治虚弱人患实痰哮喘者，用葶苈炒黄煎汤，去滓，以汤煮大枣食之。亦变峻剂为缓剂之一法也。

56. 竹叶石膏汤

竹叶二握，生石膏一斤，半夏半斤，洗，人参三两，甘草二两，炙，麦门冬一斤，粳米半升。雄按：陈修园曰：《伤寒论》用人参者有数方，皆因汗吐下之后，亡其津液，故取甘凉以救其阴也。水一斗，先煮六味，取六升，去滓，内粳米，煮米熟汤成，去米。温服一升，日三。《集验》此方，加生姜治呕最良。雄按：余用此方治暑疟，极妙。

徐洄溪曰：此治伤寒解后，虚羸少气之善后方也。盖大病之后，必有留热，治宜清养。后人俱概用峻补，以留其邪，则元气不能骤复，愈补愈虚矣。雄按：此理惟喻氏知之，叶氏精之。

57. 清燥救肺汤

经霜桑叶三钱去筋，杏仁七分，去皮尖，炒黄，麦门冬一钱二分，生石膏二钱五分，人参七分，阿胶八分，胡麻仁一钱，枇杷叶去毛筋，一片，甘草一钱。水一碗，煎六分。食远服。

痰多加贝母、瓜蒌，血枯加生地，热甚加犀角、羚羊角，或加牛黄。柯韵伯曰：古方用香燥之品，以治气郁，不获奏效者，以火就燥也。惟缪仲淳知之，故用甘凉滋润之品，以清金保肺立法。喻氏宗其旨，集诸润剂而制此汤，用意深矣。汪按：此治秋燥证之神方，胜于东垣清燥汤多矣。

58. 妙香丸（一名大圣丸）

巴豆三百十五粒，去皮心膜，炒熟，研如面，牛黄研、腻粉研、龙脑研、麝香研，各三两，辰砂飞，九两，金箔九十片，研。研匀。炼黄蜡六两，入白蜜三两（两：原本作"分"，据萃英书局本文改）同炼令匀为丸，每两作三十丸。白汤下二丸，日二。《宣明》有水银、硼砂。此丸治惊痫百病，亦治伤寒潮热，积热，结胸，发黄，狂走躁热，大小便不通。徐氏云：三分一丸，难于下咽，宜作一分一丸。每服三丸为妥。

59. 六一散（一名天水散）

腻白滑石六两水飞，甘草一两，炙。为细末。每服三钱，温水或新汲水调下，日三。暑湿内侵，风寒外袭者，豆豉五十粒，葱白五寸，水一盏，煮汁调下即解。甚者三服，必愈。催生下乳，温水擂胡麻浆调下，并可下死胎，解斑蝥毒。加辰砂少许，名益元散。加黄丹少许，名红玉散。加青黛少许，名碧玉散。加薄荷叶末少许，名鸡苏散。

李濒湖曰：热散则三焦宁而表里和，湿去则阑门通而阴阳利。完素以之治七十余证，赞为凡间仙药，不可缺之。雄按：小溲清长者，勿服。

60. 大顺散

甘草三十斤，锉寸长，干姜、杏仁去皮、尖、肉桂去粗皮，各四斤。先将甘草同白砂炒及八分黄熟王晋三曰：白砂，即河砂。或云是白砂糖，非，次入干姜同炒，令姜裂，次入杏仁，又同炒，候不作声为度，筛去砂后，入肉桂一处捣为散。每服二钱，水煎，温服。如烦躁，井华水调下，不拘时，沸汤调亦可。

王安道曰：此方甘草最多，干姜、杏仁、肉桂次之。除肉桂外，三物皆炒者，原其初意，本为冒暑伏热，引饮过多，脾胃受湿，呕吐，水谷不分，脏腑不调所立。盖温中药也，内有杏仁，不过取其能下气耳。若以之治静而得之之证，吾恐不能解，而反增内烦也。世俗不明，类曰"夏月阴气在内，此等方为必用之药"。吁！误矣。夫阴气，非寒气也。盖夏月阳气发散于外，而阴气则在内耳。岂可视阴气为寒气，而用温热之药乎？阴果为寒，何以夏则饮水耶？汪按：若夏月必宜温药，则冬月必宜凉药乎？且大热烦躁，而更以姜、桂之燥热助之，不得已而用井华水，欲使相济，不知井华水之力，不能制也。尤为进退无据矣。

徐洄溪曰：此治暑月内伤饮冷证，非治暑也。又甘草多于诸药八倍，亦非法。此等病百不得一，偶用之耳。而制药四十二斤，又止服二钱，其意何居？其方本不足取，而世之庸医竟以此治燥火之暑病，杀人无算，可胜悼哉！

61. 紫雪

黄金一百两，徐云"以飞金一万页代之"，尤妙。寒水石、磁石、石膏、滑石各三斤。以上并捣碎，用水一斛，煮至四斗，去滓，入下药：羚羊角屑、犀角屑、青木香、沉香各五斤，丁香一两，徐云：宜用二两。元参、升麻各一斤，甘草八两，炙。以上入前药汁中，再煮取一斗五升，去滓，入下药：朴硝十斤，硝石四斤。徐云：二硝太多，宜用十分之一。二味入前药汁中，微火上煎，柳木篦搅不住，候有七升，投在木盆中，半日欲凝，入下药：朱砂三两，麝香当门子一两二钱五分。二味入前药中，搅调令匀，瓷器收藏，药成霜雪而色紫。新汲水调下。雄按：《鸡峰方》无慈石、滑石、硝石，其二角只用各十两，丁、沉、木香各五两，升麻六两，朴硝二斤，麝香却用三两，余六味同。又薛公望云：方中黄金不用亦可。汪按：宜用飞，金箔不可去。

徐洄溪曰：邪火毒火，穿经入脏，无药可治。此能消解，其效如神。

62. 禹余粮丸（即针砂丸，又名蛇含石丸）

蛇含石即蛇黄大者，三两，以新铁铫盛，入炭火中烧，石与铫子一般红，用钳取蛇黄倾入醋中，候冷研极细末听用，禹余粮三两，真针砂五两，以水淘净，炒干，入余粮一处，用米醋二升，就铫内煮醋干为度，后用铫并药入炭火中烧红钳出，倾药净砖上，候冷研细。以三物为主，其次量人虚实入下项药：羌活、川芎、木香、茯苓、牛膝、桂心、白豆蔻、大茴、蓬术、附子、干姜、青皮、三棱、白蒺藜、当归酒浸一宿，各五钱。为末，入前药拌匀，以汤浸蒸饼，掠去水，和药再杵，为丸梧子大。食前温酒、白汤任下三十丸至五十丸。最忌盐，一毫不可入口，否则发疾愈甚。但试服药，即于小便内旋去，不动脏腑，而能去病，日三服。兼以温和调补气血药助之，真神方也。雄按：此乃治水肿寒积之方，今人辄用以治胀。然胀有寒热二证，设热胀误服，贻害非轻。丹溪云：温热之药太多，宜有加减，不可徒执其方。魏玉横云：阴虚内热而为䐜胀，误服燥热石药必死。

徐洄溪曰：此方兼治有形之积块。

63. 牡蛎泽泻散

牡蛎、泽泻、蜀漆洗去腥、栝楼根、葶苈子、商陆根熬、海藻洗去咸，各等分。异捣，下筛为散，更入臼中杵之。白饮和服方寸匕，小便利，止后服。雄按：古云商陆水煎能杀人。

华岫云曰：叶氏虽善用古方，然但取其法，而并不胶柱。观其加减之妙，如复脉、建中、泻心等类可知。至用牡蛎泽泻散，只取此二味。故案中有但书用某方而不开明药味者，决非尽用原方，必有加减之处，观者以意会之可也。雄按：此论通极，诸方皆当作如是观。

邹润安曰：牡蛎泽泻散证，水蓄于下，上焦之气不能为之化，故类萃商陆、葶苈，以从上下降；泽泻、海藻，以启水中清气上行；瓜蒌、牡蛎，则一以上济其清，一以下召其浊，而使之化耳。

又曰：牡蛎泽泻散，治腰以下水气不行，必先使商陆、葶苈，从肺及肾开其来源之壅；而后牡蛎、海藻之软坚，蜀漆、泽泻之开泄，方能得力；用栝楼根者，恐行水之气过驶，有伤上焦之阴，仍使之从脾吸阴，还归于上，与"常山之蛇，击其首则尾应，击其尾则首应"者，不殊也。

64. 越脾汤

麻黄六两，石膏八两，生姜三两，甘草二两，大枣十二枚。水六升，煮麻黄去沫，内诸药，煮取三升。分三服。恶风，加附子一枚。

喻嘉言曰：越脾汤者，示微发表于不发之方也，大率取其通调营卫。麻黄、石膏二物，一甘热，一甘寒，合而用之，脾偏于阴则和以甘热，胃偏于阳则和以甘寒。乃至风热之阳，水寒之阴，凡不和于中土者，悉得用之何者？中土不和，则水谷不化其精悍之气以实营卫，营卫虚，则或寒或热之气皆得壅塞其隧道，而不通于表里。所以在表之风水用之，而在里之水兼渴，而小便自利者，咸必用之，无非欲其不害中土耳。不害中土，自足消患于方萌矣。

65. 甘遂半夏汤

甘遂大者，三枚，半夏十二枚，芍药五枚，甘草如指大，一枚。一本无甘草。汪按：王氏虽为之释，究当从一本，去甘草为是。水二升，煮取半升，去滓，以蜜半升和药汁，煎取八分。顿服之。

王晋三曰：甘遂反甘草。反者，此欲下而彼欲上也。乃以芍药约之，白蜜润之，则虽反而甘遂仍得下渗。《灵枢》有言：约方如约囊。甘遂、半夏，逐留饮弥漫于肠胃之间，虽利而续坚满。苟非以甘草、白蜜，与甘遂大相反者，激而行之，焉能去其留著之根。相反为方，全赖芍药之酸可胜甘，约以监反，庶不溷乱中焦而为害。然学识未优者，不可轻试于人也。

66. 控涎丹（一名妙应丸）

甘遂去心、大戟去皮、白芥子各等分。为末，蒸饼糊丸。每服五 七丸至十丸，临卧姜汤服。雄按：余治虚人饮证，每以六君子汤去甘草送服甚妥，毛达可谓之子龙丸，云治流注窜毒甚效。

王晋三曰：控，引也。涎，读作"羡"，湎涎也，水流貌。引三焦之水，湎涎流出于水道也。芥子，色白入肺，而达上焦；甘遂，色黄入脾，而行中焦；大戟，色黑入肾，而走下焦。故白芥子走皮里膜外之水饮，甘遂决经隧之水饮，大戟逐脏腑之水饮。三者，引经各异，湎涎于水道则同，故复之为方，而名控涎也。汪按：涎，即"次"之俗字，亦作"漩"，本指口唾，引伸为痰涎。王说未当。

67. 又控涎丹

治诸痫。生川乌、半夏洗、僵蚕炒，各半两，生姜汁浸一宿，铁粉三钱，研，全蝎、甘遂面裹煨，各二钱半。为细末，生姜自然汁为丸如绿豆大，朱砂为衣。每服十五丸，生姜汤下。二方俱忌食甘草。

68. 五子五皮汤（即五皮饮）

五加皮、地骨皮、茯苓皮、大腹皮、生姜皮。一方，五加易陈皮；一方，五加易桑白皮。加杏仁、苏子、葶苈子、白芥子、莱菔子。一方，无杏仁、芥子，有香附、车前子。

69. 桂苓丸

桂一两，茯苓二两。为末，蜜丸。沸汤下二钱作汤，名桂苓饮。

70. 禹功丸（即禹功散）

黑牵牛头入磨一次，不复再磨，四两，大茴香炒，一两。为细末。以生姜自然汁，调服一二钱。或加木香一两。

71. 防己茯苓汤

防己、黄芪、桂枝各三两，茯苓六两，甘草二两。水六升，煮取二升。分温三服。

王晋三曰：余治太阳腰髀痛，审证借用此方，如鼓之应桴。

72. 中满分消汤

半夏一钱，厚朴、黄连、黄柏俱姜制、川乌、干姜俱炮、开口吴萸炒、草豆蔻炒研、木香、人参各五分、茯苓、泽泻各一钱半，生姜五片。水煎稍热服。大忌房劳、生冷、炙煿、酒、面、糟、醋、盐、酱等物。身热，脉浮，喘满，有表证，加麻黄五分；血虚，至夜烦热，加归身、黄芪各五分；阳气下陷，便溺赤涩，加升麻、柴胡各三分；脾气虚弱，饮食不磨，去黄柏，加益智仁、荜澄茄、青皮各二分。

73. 中满分消丸

厚朴、半夏、黄连俱姜汁炒、黄芩、枳实、白术同枳实拌湿，炒焦、干生姜、茯苓、猪苓、泽泻、人参各五钱，甘草炙，一钱。汤浸蒸饼为丸梧子大。每服百丸，沸汤下。脾胃气滞，食积胀满，加陈皮、砂仁各五钱；经脉湿滞，腹皮腿臂痛不可扪者，加片子姜黄一钱；肺热气化不行，溺闭喘渴者，加知母三钱。

张路玉曰：东垣分消汤、丸，一主温中散滞，一主清热利水。原其立方之旨，总不出《内经》"平治权衡""去菀陈莝""开鬼门"、"洁净府"等法。其汤方，主中满寒胀。乃下焦阴气逆满，抑遏中焦阳气，有似乎阴之象。故药中虽用乌头之辛热，宣布五阳，为辟除阴邪之响导；即用连、柏之苦寒，以降泄之。苟非风水肤胀，脉浮证起于表者，孰敢轻用开鬼门之法，以鼓动其阴霾四塞乎？丸方，主中满热胀，用黄芩之轻扬，以降肺热，则用猪苓、泽泻，以利导之，故专以洁净府为务。无事开鬼门，宣布五阳等法也。

74. 小青龙汤

麻黄去节、芍药、细辛、干姜、甘草炙、桂枝各三两，五味子、半夏各半升。水一斗，先煮麻黄，减二升，去上沫，内诸药，煮取三升，去滓。温服一升。

徐洄溪曰：此方专治水气。盖汗为水类，肺为水源，邪汗未尽，必停于肺胃之间。病属有形，非一味发散所能除，此方无微不到，真神剂也。

75. 防己汤

木防己三两，桂枝二两，人参四两，石膏如鸡子大二枚。水六升，煮取二升。分温再服。虚者即愈，实者复发，去石膏，加茯苓、芒硝。

尤拙吾曰：防己、桂枝，一苦一辛，并能行水气而散结气。而痞坚之处，必有伏阳，吐下之余，定无完气，书不尽言，而意可会也。故又以石膏治热，人参益虚，于法可谓密矣。其虚者，外虽痞坚，而中无结聚，即水去气行而愈。其实者，中实有物，气暂行而复聚，故三日复发也。去石膏，加芒硝者，魏伯乡云："以其既散复聚，则有坚定之物，留作包囊，故以坚投坚，而不破者，即以软投坚而即破也。"加茯苓者，亦引饮下行之用耳。

邹润安曰：防己之茎如木，故名木防己；后世以其出汉中，因又名汉防己，非二物也。如仲圣但以防己名汤，则曰木防己汤。连他物以名汤，则除去木字，以便称谓耳。后人以茎为木，以根为汉，及治风、治水之分，均属臆断。

76. 藿香正气散

厚朴、陈皮、桔梗、白术、半夏各二两，大腹皮换槟榔亦可，或用苍术、白芷、茯苓、苏叶、藿香各三两，甘草炙一两。为粗末。每服三钱，姜三片，枣一枚，煎热服。汪按：《兰台轨范》无白术。

77. 不换金正气散

苍术泔浸，去皮，麻油拌，炒黄四两，厚朴去皮，姜汁炒、陈皮去白、甘草炙，各三两，藿香、半夏各二两。为粗末。每服三钱，水煎温服。或加香豉。

雄按：二方皆治风寒外感，食滞内停，或兼湿邪，或吸秽气，或伤生冷，或不服水土等证，的是良方。若温暑热证，不兼寒湿者，在所切禁。今人谓其统治四时感证，不审病情，一概乱用，殊可笑也。

78. 六和汤

香薷二两，人参、茯苓、甘草炙、扁豆、厚朴姜制、木瓜、杏仁去皮尖、半夏各一钱，藿香、砂仁炒研，各六分，生姜三片，大枣一枚。水煎。热服。一方，无香薷，有白术。汪按：宜用香薷，为暑月受凉闭汗，故表之也。

雄按：此亦治暑月外感风寒，内伤生冷之剂。香薷饮之方不一，主治略同，皆非治暑之药也，用者辨之。

79. 五积散

苍术、厚朴、陈皮、甘草、麻黄、桂枝、炮姜、半夏、茯苓、枳壳、桔梗、芍药、当归、川芎、白芷、生姜、葱白。为粗末。每服三钱，水煎服。汪按：麻黄亦为闭汗而设。

雄按：此治外受寒湿，内挟冷食之剂。

80. 益黄散

陈皮、青皮下食，入太阴之仓、丁香去脾胃中寒。各二钱，诃子肉五钱。能开胃消食，止痢，甘草炙，三钱。为末。每服一二（一二：据萃英书局本文作"三"）钱，水煎。钱仲阳用治脾土虚寒，呕吐泄泻。汪按：徐洄溪谓诃子肉水煎，涩难入口。此方似宜末服，不必水煎。

81. 又益黄散

人参、陈皮去白，各一钱，黄芪二钱，生甘草、炙甘草各五分，芍药七分，黄连少许。为末。每服二钱，水一杯，煎五分服。

李东垣用治慢脾风。

82. 星附六君汤

即六君子汤（四君子汤加陈皮、半夏是也），加制南星、白附子。

附：连香饮（缺）俟考。

雄按：本论主治，热气深伏，烦渴呕逆，必以黄连之苦降泄热为君。或谓即香连丸，则木香与火升作呕者，非所宜也。若寒呕，则石莲丁香饮甚妙。

83. 黄连竹茹橘皮半夏汤

药即汤见。

雄按此方于橘皮竹茹汤，去生姜之温、甘草之甘，加黄连之苦寒，以降诸逆冲上之火；半夏之辛开，以通格拒抟结之气，用治呕哕，其效如神。

84. 来复丹

太阴元精石、舶上硫黄、硝石各一两用硫黄为末，微火炒，结成砂子大、橘红、青皮去白、五灵脂澄去砂，炒令烟尽，各二钱。为末，醋糊丸豌豆大。每服三十丸，白汤下。

85. 七香饼

香附、丁香各一两二钱，甘松八钱，益智仁六钱，砂仁、莲蓬、广皮各二钱。为末，醋曲糊调匀，捏成饼子，每重一二钱，干之。用时杵碎，水煎服。

86. 平胃散

茅山苍术去粗皮，米泔浸，五两，紫厚朴去皮，姜汁炒、陈皮去白，各三两二钱，甘草炙，二两。为末，每服二钱，水一盏，姜一片，同煎七分。温服。

柯韵伯曰：《内经》以土运太过，曰敦阜，其病腹满；不及，曰卑监，其病留满痞塞。三承气汤，调胃土之敦阜，此方平胃土之卑监也。培其卑者，而使之平，非削平之谓。犹温胆汤用凉剂而使之温，非用温之谓也。

雄按：柯氏此论虽已超越前贤，而义犹未畅也。三承气汤调胃土之敦阜，赴矣。若卑监者，乃是脾德有惭，土不胜湿，健运失职，阳气不升，非胃病也。夫脾字从卑，原为阴土，其性恶湿，燥补相宜。既知脾湿去而不滞，脾得补而健运，则是方也，乃调脾土之卑监，而名曰平胃者，以脾气健而升，则胃自平而将耳，本非削平之谓也。

87. 胃苓汤

即平胃合五苓也。

88. 桃核承气汤

桃仁五十个，去皮尖，大黄四两，甘草、桂枝、芒硝各二两。水七升，煮取二升半，去滓，内芒硝，更上火微沸下火。先令温服五合，日三服，当微利。徐云：微利则仅通大便，不必定下血也。

徐洄溪曰：热甚则血凝而上干心包，故神昏而如狂。血得热而行，苟能自下，则邪从血出，亦能自愈。但小腹急结，是蓄血见证，宜此主之。

邹润安曰：瘀血一证，《伤寒论》《金匮要略》论之最详。大凡已见热标而无热证，脉无热象者，瘀也。有所阻，则应有所不通，有所阻，而气化仍通者，瘀也。并无所阻，而自谓若有所阻者，瘀也。有燥象而不渴，不应渴而反渴者，瘀也。盖气以化而行，血以行而化。气已行而结者犹结，则非气病。况血应濡而不濡，实非枯似枯，是非有瘀，何由得此哉？雄按：余治李氏妇，崩后溺涩，暨顾氏产后，小便不通，皆以瘀行而愈。可见病机多幻，虽圣人亦有所不能尽也。故许知可治毗陵贵妇，用桃仁煎而愈，古之有行之者矣。王清任论病，专究瘀血，即叶氏所云"病久入络"义，皆本于仲景也。

89. 白虎加桂枝汤

石膏一斤，知母六两，甘草炙，二两，粳米二合，桂枝三两，锉。每服五钱，水一盏半，煎至八分，去滓。温服，汗出愈。

邹润安曰：或问，桂枝与白虎，寒热天渊，安可兼用？且论中谆谆以表不解，禁用白虎，既可兼用，则何不加此而必待表解乎？曰：表不解，不可与白虎条，上文言脉浮、发热、无汗，乃麻黄证，非特不得用白虎，且不得用桂枝矣。白虎证者，脉大也，汗出也，烦渴欲饮水也。三者不兼，即非是。今云其脉如平，身无寒，但热，时呕，皆非白虎证，亦未必可用桂枝。特既与白虎，则三者必具，再加骨节烦疼之表。则无寒不得用柴胡，有汗不得用麻黄，热多又不得用附子，不用桂枝，和营通络而谁用者？且古人于病有分部，非如后世多以阴阳五行生克为言。雄按：因此遂成议药不议病之世界，积重难返，奈何！伤寒有伤寒用药之例，温疟有温疟用药之例。盖伤寒自表入里，故有一毫未化之寒，即不可与全入者并论。温疟自内出外，里既全热，但有骨节烦疼一种表证，即不得全认为热，而单用白虎，故必兼桂枝使之尽化，而顷刻致和矣。

90. 四兽饮

即六君子汤加草果为散。每服四五钱，生姜三片，盐少许，乌梅一个，水煎服。

91. 露姜饮

人参、生姜，等分。阴阳水煎，去滓，露一宿，再煎数沸。温服。

叶香岩曰：疟疾之发，由于受暑者多。若骤用温补截之，为害不浅。松江赵嘉柱，疟发数次，用此法，变血痢而死。雄按：此方必邪衰正馁，而缠绵不已者，始可用以截之。白露降，而炎暑消，故取秋露以涤余邪。若秋前露自地升而不能取也。

92. 鳖甲煎丸

鳖甲十一分，炙，乌扇即射干、烧、鼠妇熬、干姜、黄芩、大黄、桂枝、石韦去毛、厚朴、紫葳、阿胶各三分，柴胡、蜣螂熬。各六分，芍药、牡丹皮、䗪虫熬（熬：原本作"热"，据炮制改）。各五分，葶苈熬、半夏、人参各一分，瞿麦、桃仁各二分，蜂窠四分，炙，赤硝十二分。为末。取锻灶下灰一斗，清酒一斛，五斗浸灰，俟酒尽，一半着鳖甲于中，煮令泛烂如胶膝绞取汁，内诸药煎，为丸如梧子大。空心服七丸，日三服。雄按：凡用介类之药入丸剂，皆当仿此圣法，庶无流弊。

王晋三曰：鳖甲煎丸，都用异类灵动之物，若水陆飞潜。升者，降者，走者，伏者，咸备焉。但恐诸虫扰乱神明，取鳖甲为君守之，其泄厥阴、破癥瘕之功，有非草木所能比也（也：原本作"者"，据萃英书局本文改）。阿胶达表息风，鳖甲入里守神，蜣螂动而性升，蜂房毒可引下，䗪虫破血，鼠妇走气。葶苈泄气闭，大黄泄血闭，赤硝软坚，桃仁破结，乌扇降厥阳相火，紫葳破厥阴血结，干姜和阳退寒，黄芩和阴退热。和表里，则有柴胡、桂枝；调营卫，则有人参、白芍；厚朴达原劫去其邪。丹皮入阴，提出其热。石韦开上焦之水，瞿麦涤下焦之水。半夏和胃而通阴阳，灶灰性温走气，清酒性暖走血。统而论之，不越厥阴、阳明二经之药。故久疟，邪去营卫而著脏腑者，即非疟母，亦可借以截之。《金匮》惟此方与薯蓣丸药品最多，皆治正虚邪著，久而不去之病，非汇集气血之药，攻补兼施，未易奏功也。雄按：有形癥瘕，按之不移者，即非疟母，亦可借以缓消。

93. 六神汤

即四君子汤加山药、扁豆。雄按：二陈汤去甘草，加旋覆花、石菖蒲、胆南星，亦名六神汤，治颠狂昏厥诸痰证极效。

94. 三黄汤

黄连酒煮、黄芩酒炒、大黄酒浸，各等分。《金匮》倍大黄，名泻心汤。麻沸汤二升渍之，须臾绞去滓。分温再服。为末，炼白蜜丸梧子大，名三黄丸。去大黄，加黄柏，等分，煎，名金花汤。更名栀子，名栀子金花汤即黄连解毒汤。为末，蜜丸，名金花丸。金花汤为末，蜜丸，名为三补丸。三黄丸加黄柏等分，滴水丸，名大金花丸。

张石顽曰：金花汤，止芩，连，柏三味。作丸，名三补金花丸，较汤多栀子。作汤名解毒，更加大黄，则名大金花汤。汤丸虽异，功用不殊。但取急攻则用汤，缓祛则用丸，微有区别耳。

95. 甘露消毒丹（一名普济解毒丹）

飞滑石十五两，绵茵陈十一两，淡黄芩十两，石菖蒲六两，川贝母、木通各五两，藿香、射干、连翘、白豆蔻各四两。各药晒燥，生研细末。见火则药性变热。每服三钱，开水调服，日二次。或以神曲糊丸如弹子大，开水化服亦可。

雄按：此治湿温时疫之主方也。《六经正纪》五运分步，每年春分后十三日交二运，征火旺，天乃渐温；芒种后十日交三运，宫土旺，地乃渐湿，温湿蒸腾，更加烈日之暑，烁石流金。人在气交之中，口鼻吸受其气，留而不去，乃成湿温、疫疠之病，而为发热，倦怠，胸闷，腹胀，肢酸，斑疹，身黄，颐肿，口渴，溺赤，便闭，吐泻，疟痢，淋浊，疮疡等证。但看病人舌苔，淡白，或厚腻，或干黄者，是暑湿、热疫之邪，尚在气分。悉以此丹治之立效。并主水土不服诸病。汪按：普济消毒饮，用芩、连、陈皮、元参、连翘、甘、桔、升、柴、马勃、鼠粘、薄荷、板兰根、僵蚕，或加人参、大黄，今附载。

96. 神犀丹

乌犀角尖磨汁、石菖蒲、黄芩各六两，真怀生地冷水洗净，浸透，捣纹计、银花各一斤，如有鲜者。捣汁用尤良、粪清、连翘各十两，板蓝根九两。无则以飞净青黛代之。香豉八两，元参七两，花粉、紫草各四两。各生晒研细忌用火炒，以犀角、地黄汁、粪清和捣为丸，切勿加蜜。如难丸，可将香豉煮烂。每重三钱。凉开水化服，日二次。小儿减半。如无粪清，可加人中黄四两，研入。

雄按：温热、暑疫诸病，邪不即解，耗液伤营，逆传内陷，痉厥昏狂，谵语发斑等证，但看病人舌色，干光，或紫绛，或圆硬，或黑苔，皆以此丹救之。若初病即觉神情昏躁，而舌赤口干者，是温暑直入营分。酷暑之时，阴虚之体，及新产妇人，患此最多。急须用此，多可挽回。切勿拘泥日数，误投别剂，以偾事也。兼治痘瘄毒重，夹带紫斑危证，及痘疹后余毒内炽，口糜咽腐，目赤神烦诸证。方中犀角为君。锉而煎之，味极难出，磨则需时，缓不及待，抑且价昂，非贫人所能猝办。有力者，予为合就施送，则患者易得救活必多，贫者重生，阴功亦大。或存心之药铺，照本制售，亦方便之一端也。

97. 温胆汤

竹茹、枳实、半夏各一两，橘红一两五钱，茯苓七钱，甘草炙，四钱。每服四五钱，生姜一片，红枣一枚，水一盏五分，煎七分服。

罗东逸曰：胆为中正之官，清静之府，喜宁谧，恶烦扰，喜柔和，不喜壅郁。盖东方木德，少阳温和之气也。是以虚烦惊悸者，中正之官，以燠热而不宁也。热呕吐苦者，清静之府，以郁久而不谧也。痰气上逆者，土家湿热反乘，而木不得遂其条达也。如是者，首当清热及解利三焦。方中以竹茹清胃脘之阳；而臣以甘草、橘、半通胃，以调其气；佐以枳实，除三焦之痰重；使以茯苓平渗，致中焦之清气。且以驱邪，且以养正，三焦平而少阳平，三阳正而少阳正，胆家有不清宁而和者乎。和即温也，温之者，实凉之也。晋三亦云"胆气退热为温"，非谓胆寒而温之也。雄按：此方去姜、枣，加黄连，治湿热挟痰而化疟者，甚妙。古人所未知也。

98. 麻黄杏仁甘草石膏汤

药即汤见。

张石顽曰：此大青龙汤去桂枝，越婢汤加杏仁也。雄按：彼二方有姜枣。专祛上焦湿热、痰气，与苓桂术甘汤互发。彼藉苓、术，专祛心下之支饮；此籍石膏，专祛膈上之湿热也。汪按：此语可商，石膏除热，非祛湿之品也。

尤在泾曰：汗出而喘，无大热者。其邪不在经腠，而在肺中，故非桂枝所能发；麻杏辛甘，入肺散邪气；肺被邪郁而生热，石膏辛寒，入肺除热气；甘草甘温，安中气，且以助其散邪、清热之用，乃肺脏邪气发喘之之剂也。

又曰：大青龙主散表寒，而兼清里热，故麻黄多于石膏；此清肺热，而兼散肺邪，故石青多于麻黄。

99. 白头翁汤

白头翁二两，秦皮、黄连、黄柏各三两。水七升，煮取二升，去滓。温服一升。

柯韵伯曰：三阴俱有下利证。自利不渴者属太阴，是脏有寒也；自利渴者属少阴，以下焦虚寒，津液不升，故引水自救也；惟厥阴下利属于热。以厥阴主肝，而司相火，肝旺则气上撞心，火郁则热利下重，湿热秽气，奔迫广肠魄门，重滞而难出，《内经》云"暴注下迫"者是矣。脉沉为在里，弦为肝脉，是木郁之征也。渴欲饮水，厥阴病则消渴也。白头翁临风偏静，长于驱风，用为君者，以厥阴风木，风动则木摇而火旺，欲平走窍之火，必宁摇动之风。秦皮木小而高，得清阳上升之象为臣，是木（木：原本作"本"，据医理改）郁达之，所以遂其发陈之性也。黄连泻君火，可除上焦之渴，是苦以发之。黄柏泻相火，可止下焦之利，是苦以坚之地。治厥阴热利有二，初利用此方，以升阳散火，是谓"下者举之""寒因热用"法；久利则用乌梅丸之酸以收火，佐以苦寒。杂以温补。是谓逆之从之，随所利而行之，调其气。使之平也。雄按：徐氏亦云：乌梅丸，治久痢之圣方也。

100. 缩脾饮

缩砂仁、乌梅肉、草果仁煨、甘草炙，各四两，干葛、白扁豆各二两。每服四钱，水一碗，煎八分。水澄冷服以解烦，或欲温欲热，任意服。

雄按：脾为阴土，喜燥而恶湿，贪凉饮冷，则脾阳为湿所滞，而缓纵解㑊，不能宣运如常矣。故以砂仁、草果，快脾而去其所恶之湿；臣以甘草、扁豆甘淡，以培其正气；即佐葛根、乌梅，一以振其敷布之权，一以缩其缓纵之势，况梅能生液，湿去津生，最为可法。

101. 三甲散

鳖甲、龟甲并用酥炙黄。为末，各一钱。如无酥，各以醋炙代之，穿山甲土炒黄，为末、蝉蜕洗净，炙干、白僵蚕切，生用、牡蛎煅，为末、当归各五分，白芍酒炒，七分，甘草三分，䗪虫三个，干者擘碎，鲜者杵烂，和酒少许取汁，入汤药同服，其滓入诸药同煎，水二钟，煎八分，滤去滓。温服。

雄按：此方从《金匮》鳖甲煎丸脱胎。

102. 白虎加苍术汤

即白虎汤去麦冬，加苍术一味。叶香岩曰：知母气味苦寒，入足阳明；甘草气味甘平，入足太阴；石膏气味辛寒，入手太阴、足阳明；苍术气味苦辛温，入足太阴；粳米气味甘平，入手足太阴。此治暑湿相搏，而为湿温病者，以苦寒、辛寒之药，清其暑；以辛温雄烈之药，燥其湿；而以甘平之药缓其中，则贼邪、正邪皆却，正自安矣。

103. 清暑益气汤

人参、黄芪、白术、广皮、神曲、泽泻各五分，苍术、升麻各一钱，麦冬、炙草、葛根、当归、黄柏各二分，青皮二分半，五味子九粒。水二盏，煎一盏，去滓。温服。雄按：《治法汇》止用参、芪、术、草、归身、橘皮、五味、麦冬、黄柏九味，加姜、枣。汪按：东垣此方，徊溪已讥其用药杂乱。此去苍术、升麻、葛根是矣，然犹不免近杂。用此方者，加减尚宜斟酌。

王晋三曰：此治膏粱之体，因避暑而袭凉饮冷，内伤脾胃，抑遏真阳之剂，故方中以清解与补益兼施。

尤拙吾曰：元气本虚，而又伤于暑湿，以致四肢倦怠，精神短少，懒于动作，胸气短促，不思饮食，脉浮缓而迟者。雄按：其脉如是，乃气虚湿盛，兼吸微暑也。可用此方。若体实脉盛，或虽虚而不甚，及津涸烦渴多火者，则不可混投也。雄按：《湿热条辨》第三十八条后，余有清暑益气法可用也。汪按：梦隐所定清暑益气方，用西洋参、石斛、麦冬、黄连、竹叶、荷秆、知母、甘草、粳米、西瓜翠衣十味，较东垣之方为妥，然临证尚宜加减斟酌。又按：伤暑倦怠，投参、麦、五味立效。然必审其无外感者。若有暑邪投之，其危立至，不可不慎也。

雄按：东垣专事升阳，徐洄溪、章杏云皆深非之，此方亦从补中益气加味。魏柳洲云：补中益气汤，为东垣治内伤外感第一方。后人读其书者，鲜不奉为金科玉律。然不知近代病人，类多真阴不足，上盛下虚者，十居八九，即遇内伤外感之证，投之辄增剧。非此方之谬，要知时代禀赋各殊耳。陆丽京尝言：阴虚人，误服补中益气，往往暴脱，司命者审诸。今人吸烟者多，阴液既已耗伤，痰气极易升逆。按：丹溪云：素无痰者，服升、柴，不致满闷。孙文垣云：《经》谓"升、降、浮、沉"必顺之，又曰"天时不可伐"。虽宜升提之病，而冬之闭藏，实为春令发生之本，天人一理，若不顾天时，而强用升提之法，是伐天和，而泄元气。根本既亏，来春何以发生？此等至理，皆不可不知也。余谓东垣立方命名本错。设当时立此培中举陷之法，名曰补中升气汤，则后人顾名思义，咸知其为升剂矣。原以升药举陷，乃既曰补中，复云益气，后人遂以为参、术得升、柴，如黄芪得防风，而功愈大。既能补脾胃之不足，又可益元气之健行。凡属虚人，皆堪服饵，而忘其为治中虚兼外感之方。再经立斋之表章，每与肾气丸相辅而行。幸张会卿一灵未泯，虽好温补，独谓此方未可浪用，奈以卢不远之贤，亦祖新甫甚矣！积重之难返也。惟叶天士谓立斋用药，每执死法，未免有不中肯綮者。汪按：洄溪亦以立斋为庸医之首。

104. 生脉散

方见《湿热条辨》第三十九条。

105. 香薷饮

四味香薷饮、黄连香薷饮、五物香薷饮、十味香薷饮，并见《湿热条辨》第四十条。

106. 真人养脏汤

人参、白术炒焦，各钱半，肉桂，诃子肉、木香、肉豆蔻、罂粟壳各五分。水煎。温服。一方有白芍、甘草。甚者加附子五分。

雄按：此治久泻，而脾肾虚寒，脏气不摄之方也。汪按：此方诃子肉、罂粟壳并用，较益黄散更涩，亦宜末服，不宜煎服。又按：此方必纯属虚寒者方可用。若用以治暑热之痢，则必噤口告危，杀人如草矣。

107. 冷香饮子

附子炮、陈皮、草果各一钱，炙甘草一钱五分，生姜五片。水一钟，煎滚即滤。井水顿冷服。

雄按：此方与大顺散，皆治阴寒冷湿之气，客于太少二阴，而为霍乱吐下之方也。多由畏热而浴冷卧风，过啖冰瓜所致。乃暑月之中寒证，非病暑也。若痢疾门中，可用此方之证甚属罕见。苟谛审未确，切须慎之。万一误投，噬脐奚及。洄溪云：如有暑邪者，姜断不可用。虽佐芩、连不可救也。况姜、附同用，而无监制之品可乎。俞东扶云：昔罗谦甫治商参政与完颜小将军二案，俱用热药，俱不名曰暑病。又吴球治远行人一案，虽在暑月，直曰中寒。盖恐后世误以热药治暑，特举病因以称之，可谓名正言顺矣。盖寒暑者，天地一定之阴阳，不容混淆。隆冬既有热病，盛夏岂无寒病？故辨证为医家第一要务。辨证既明，自然不惑于悠悠之谬论，而无倒行逆施，遗人夭殃之虑矣。

108. 败毒散

羌活，独活，柴胡，前胡，川芎，枳壳，桔梗，茯苓，甘草，薄荷。为细末。每服二钱，水一盏，煎七分。温服，或沸汤点服亦得。雄按：此即《活人》本方去人参、姜、

加薄荷。

余师愚曰：此足三阳药也。羌活入太阳，而理游风；独活入太阴，而理伏邪，兼能除痛；柴胡散热升清，协川芎和血平肝，以治头痛、目昏；前胡、枳壳降气行痰，协桔梗、茯苓以泄肺热，而除湿消肿；甘草和里；更以薄荷为君，取其清凉，气味皆薄，疏导经络，表散，能除高巅邪热。方名败毒，良有以也。疫证初起，服此先去其爪牙。*雄按：爪牙者，表邪之谓也。无表邪者，不可用也。*使邪不盘踞经络，有斑即透，较升、葛、荆、防，发表多多矣。如口干舌燥，加黄芩；喉痛加山豆根，倍甘、桔。*雄按：虽加苦寒之品，终嫌升散，必恶寒无汗者，始可用也。*古方引用生姜，生姜性太热，与疫证不宜，以葱白易之可也。

雄按：喻氏论疫，推服此方为第一，极言其功效之神。后人从而和之。然羌、独、柴、芎，类属温升。考《活人书》治伤寒，瘟疫，风湿，风眩，拘踡，风痰，头痛，目眩，四肢痛，憎寒壮热，项强睛疼。则所治者，原是风寒湿障杂感之伤寒、瘟疫，并非兼治暑燥之病者。余氏因熊氏先剪爪牙之说，遂谓温热之疫初起，亦当先服此方。虽每服二钱，尚是小剂，但必外挟风寒湿之表邪者，始为合拍。否则热得风而愈炽，能无亢逆之忧乎？惟桔梗汤最为中窾，用者审之。

109. 清瘟败毒饮

生石膏*大剂六两至八两、中剂二两至四两、小剂八钱至一两二钱*，小生地*大剂六钱至一两、中剂三钱至五钱、小剂二钱至四钱*，乌犀角*大剂六钱至八钱、中剂三钱至五钱、小剂二钱至四钱*，真川连*大剂四钱至六钱，中剂二钱至四钱，小剂一钱至一钱半*，栀子，桔梗，黄芩，知母，赤芍，元参，连翘，甘草，丹皮，鲜竹叶。先煮石膏数十沸，后下诸药，犀角磨汁和服。

此十二经泻火之药也。凡一切火热，表里俱盛，狂躁烦心，口干咽痛，大热干呕，错语不眠，吐血衄血，热甚发斑，不论始终，以此为主方。盖斑疹虽出于胃，亦诸经之火有以助之。重用石膏，直入胃经，使其敷布于十二经，退其淫热；佐以黄连、犀角、黄芩，泻心肺火于上焦；丹皮、栀子、赤芍，泻肝经之火；连翘、元参，解散浮游之火。生地、知母，抑阳扶阴，泻其亢甚之火，而救欲绝之水。桔梗、竹叶，载药上行；使以甘草和胃。此大寒解毒之剂，重用石膏，则甚者先平，而诸经之火自无不安矣。若疫证初起，恶寒发热，头痛如劈，烦躁谵妄，身热肢冷，舌刺唇焦，上呕下泄，六脉沉细而数，即用大剂；沉而数者，即用中剂；浮大而数者，用小剂。如斑一出，即加大青叶，并少佐升麻四五分，引毒外透，此内化外解，浊降清升之法，治一得一，治十得十。以视升提发表而加剧者，何不俯取刍荛之一得乎？*雄按：观此说，则初起不必用剪爪牙之法也。又秦皇士治斑，用升麻、黄连、生地、丹皮、甘草、木通，名升麻清胃汤。轻清凉血，亦是透化斑疹之妙法。误食荤腥者，加山楂、砂仁。乾隆甲申，余客中州，先君偶染时疫，为群医所误，抱恨终天。曷其有极思于此证，必有以活人者，公之于世，亦以稍释余怀。因读《本草》，言石膏性寒，大清胃热，味淡气薄，能解肌热；体沉性降，能泄实热。恍然大悟，非石膏不足以治热疫，遇有其证辄投之，无不得心应手。三十年来，颇堪自信。《活人》所不治者，笔难罄述。然一人之治人有限，因人以及人无穷。*

因著为《疫疹一得》公之于世。使天下有病斯疫者，起死回生，咸登寿域，余心庶稍安焉。桐城余霖漫识。

吴种芝曰：甲寅夏久无雨，暑气盛行，人多疾病，病则必死，医家齐束手不治。师愚辄予以石膏、黄连等剂，无不立效。其得之则生，不得则死者，不可更仆数。而余门下奎氏兄弟，一存一夭，尤属明征。然存活日多，而谤者日益，众谓师愚非石膏不立剂，是诬人。甚至以谤师愚之故，并谓石膏为断不可用，岂不更诬药哉？诬人即已，不可诬药，而愚者信焉，妄者传焉。虽遇热证凶危，仍以柴、葛当之，不效，则投以丹、芩，又不效，则投以人参、桂、附。雄按：粗工伎俩，大率如此。至于一误再误，死而后已，医者犹诩诩得意，曰：非我也，命也。是以谤师愚之故，而累及无辜，置人之生死于弗顾也，岂不大可叹哉！

庄制亭曰：此方分两太重，临证时不妨量裁一二味，或减轻分两，如石膏，由三五钱，以至二三两，皆可取效。汪按：石膏体重，若止用三五钱似嫌太少。

雄按：余君治祁某案后云：此方医家不敢用，病家不敢服，甚至药肆不敢卖。有此三不敢，疫证之死于误者，不知凡几。纪文达公，于癸丑年，曾目击师愚之法活人无算。而谓其石膏有一剂用至八两，一人服至四斤，因而疑为司天运气所值，未可执为通例。余氏书中，亦罗列运气之说，然则甲子、甲申、戊子、丙午、癸丑、甲寅等年，岁运并不同，何以案中治法皆同乎？此司天在泉之不可泥。但察其时之旱潦，见证之宜否为可凭也。道光中，归安江笔花，治一时疫发斑，用石膏至十四斤而斑始透，盖深得师愚之法者。而王予中太史《白田集》，有《石膏辨》云：目击受石膏之害者甚多，深以缪仲淳、袁体庵为不可法。贤者尚尔，无怪乎庸耳俗目之谤师愚也。夫停食不消，因而致死者多矣，岂可归罪于五谷？以为神农后稷作俑，而令天下人辟谷耶？况物性之中和，莫如谷矣。而霍乱痧胀，一口米汤下咽，即难救治。盖一病有一病之宜忌，用得其宜，硝、黄可称补剂。苟犯其忌，参、术不异砒、砩。故不可舍病之虚实、寒热而不论，徒执药性之纯驳以分良毒也。补偏救弊，随时而中，贵于医者之识病耳。先议病后议药，中病即是良药。汪按：凡药能治病者，误用即能杀人，参术与硝黄无异也，贵于中病而已。乃世人无病者偏好服药，及有病又不议病而议药。医者欲其道之行，籍以谋生，相率阿世取容。偶有特立之士，力排众论，别出心裁，如师愚者，且群目为怪物矣。欲求医药之昌明，何可得乎？此数语乃医者之良箴，处方之轨范。吾愿世之医人，取而三复之。然读书以明理，明理以致用。苟食而不化，则粗庸偏谬，贻害无穷，非独石膏为然矣。搢绅先生，博览之余，往往涉猎岐黄家言，或笔之于书，或参赞亲友之病。世人因信其知儒，遂并信其知医。孰知纸上谈兵，误人不浅，吕晚村是其尤者也。安得如徐洄溪者，一一而砭之哉？汪按：洄溪有"涉猎医书误人论"，言皆切中，可以垂戒，而《医贯砭》一书，尤极有功于医学。无如世之庸耳俗目。推尊晚村者，终不肯信也。可叹！

110. 锡类散

象牙屑焙、珍珠各三分，飞青黛六分，梅花冰片三厘，壁钱（俗名喜儿窠）二十个。用泥壁上者，木板上者勿用，西牛黄、人指甲男病用女，女病用男，须分别合配。各五厘。研极细粉，密装瓷瓶内，勿使泄气。专治烂喉时证，及乳蛾、牙疳、口舌腐烂。凡属外淫为患，诸药不效者，吹入患处，濒死可活。

雄按：此方尤鹤年附载于《金匮翼》，云：张瑞符传此，救人而得子，故余名之曰"锡类散"。功效甚著，不能殚述。

111. 朱砂安神丸

透明朱砂另研、黄连各五分、生地三钱，当归、甘草各二钱。为细末，酒泡蒸饼丸如麻子大，即以朱砂为衣。每服三十丸，卧时津液咽下。

叶仲坚曰：《经》云：神气舍心，精神毕具。又云：心者，生之本，神之舍也。且心为君主之官，主不明，则精气乱；神太劳，则魂魄散。所以寤寐不安，淫邪发梦。轻则惊悸、怔忡，重则痴妄、癫狂。朱砂具光明之体，赤色通心，重能镇怯，寒能胜热，甘以生津，抑阴火之浮游，以养上焦之元气，为安神之第一品。心苦热，配黄连之苦寒，泻心热也，更佐甘草之甘以泻之。心主血，用当归之甘温，归心血也，更佐地黄之寒以补之。心血足，则肝得所藏，而魂自安。心热解、则肺得其职，而形自正也。

112. 集灵膏

人参、枸杞子各一斤，天冬、麦冬、生地、熟地各二十八两，淮牛膝酒蒸，四两。甜水砂锅熬膏，将成加炼白蜜六两，滚数沸收之。白汤或酒调服。

雄按：先大父云：此方始见于《广笔记》，云出内府。又载于《治法汇》，而无牛膝。方后注：血虚，加当归四两；脾弱，加白术四两或半斤。且云治一切气血两虚，身弱、咳嗽者，罔不获效。凡少年但觉气弱倦怠，津液少，虚火上炎，急宜服之。后惟魏玉璜善用此方，《续名医类案》内极著其功效。实即人参固本加味也，或又加仙灵脾。余谓峻滋肝肾之阴，无出此方之右者。若兼带下、遗精者，宜去牛膝，加黄柏。大便易滑者，亦去牛膝，重加生薏仁。《理虚元鉴》治劳嗽，用本方去人参、牛膝，加元参、甘、桔。

113. 麦冬汤

麦冬一两，炙甘草二两，鲜竹叶十五瓣，北枣肉两枚。为细末。每服五钱，粳米汤盏半，煎至一盏。温服。不能服者，棉渍点口中。如加人参更妙。

雄按：此海藏方也。即《金匮》麦门冬汤，去半夏，加竹叶。治房劳复之气欲绝者，服之大效。然《外台》于此证，主一味竹皮汤。以竹皮坚韧，能固气液之脱，而清虚火，方中似不可缺。又枸杞子，纯甘多液，能补精神气血之耗伤。凡气喘吸促，根蒂欲漓者，可加入两许，殊胜人参、熟地也。即不因房劳，而气液两亏，不能受重剂峻补者，余亦用此法，接续其一线之生机，每多获效。推而广之，可以养心营，可以润肺燥汪按：嗽证，肺虽虚，而尚有邪者，麦冬究宜慎用，可以缓肝急，可以补脾阴，其用多矣。宜易其名，曰小复脉汤。

疫病防治常用中药选介

（选自邱模炎主编《中医疫病学》）

二　画

丁香

[性味] 辛，温。

[归经] 脾、胃、肺、肾经。

[功能] 温中降逆，温肾助阳。

[文献摘录]《本草纲目》："治虚哕，小儿吐泻，痘疮胃虚，灰白不发。"《日华子》："治口气，反胃，鬼疰蛊毒。"《海要本草》："辟恶祛邪。治奶头花，五色毒痢。治心腹痛。"（文献［1］1225页）

八角莲

[性味] 辛，苦，凉，有毒。

[归经] 肺、肝经。

[功能] 化痰散结，去瘀止痛，清热解毒。

[文献摘录]《神农本草经》："主杀蛊毒鬼注，辟恶气，逐邪，解百毒。"《本草纲目》："下死胎，治邪疟。"《本草经疏》："散结辟邪。"（文献［1］552页）

三　画

三七

[性味] 甘，微苦，温。

[归经] 肝、胃经。

[功能] 散瘀止血，消肿定痛。

[文献摘录]《药物图考》："主清血散瘀，瘟毒，鼠疫，血燥，斑疹，产后热。"（文献［1］1305页）

干姜

[性味] 辛，热。

[归经] 脾、胃、肾、心、肺经。

[功能] 温中散寒，回阳通脉，燥湿消痰。

[文献摘录] 甄权："除胀满、霍乱不止、腹痛、冷痢。"（文献［2］482页）

大青叶

[性味] 苦，寒。

［归经］心、胃经。

［功能］清热解毒，凉血消斑。

［文献摘录］《药性论》："能去大热，治温疫，寒热。"《日华子》："治热毒风，心烦闷渴疾，口干，小儿身热疾，风疹，天行热疾。"（文献［3］289页）

陶弘景："本品除时行热毒，特别好。"甄权："治温疫寒热。"李时珍："治热毒痢、黄疸、喉痹及丹毒。"（文献［2］301页）

《本草正》："治天行瘟疫，热毒发狂，风热斑疹，痈疡肿痛，除烦渴。凡以热兼毒者，皆宜蓝叶捣汁用之。"《得配本草》："止瘟疫热狂，消赤眼暴发，退小儿壮热。"（文献［1］704页）

大黄

［性味］苦，寒。

［归经］脾、胃、大肠、肝、心包经。

［功能］泻热通肠，凉血解毒，逐瘀通经。

［文献摘录］《日华子》："通宣一切气，通血脉，利关节，泄壅滞水气，四肢冷热不调，温瘴热疾，利大小便。"（文献［1］364页）

大戟

［性味］苦，寒，有毒。

［归经］肺、脾、肾经。

［功能］泻水逐饮。

［文献摘录］《日华诸家本草》："除时疫黄病、温疟，破肿块。"（文献［2］348页）

《日华子》："泻毒药，泄天行黄病温疟，破结。"（文献［1］971页）

山豆根

［性味］苦，寒，有毒。

［归经］肺、胃经。

［功能］清热解毒，消肿利咽。

［文献摘录］倪朱谟："凡一切暴热疾，凉而解毒，表里上下，无不宜之。"（文献［1］926页）

山奈

［性味］辛，温。

［归经］胃经。

［功能］行气温中，消食，止痛。

［文献摘录］《本草纲目》："暖中，辟瘴疠恶气。"（文献［1］2295页）

山慈菇根

［性味］甘，微辛，凉。

［归经］肝、脾经。

［功能］清热解毒，化痰散结。

［文献摘录］李时珍："有攻毒破皮，解各种毒及蛊毒作用。"《百一选方》："凡治一切饮食药毒、蛊毒瘴气、河豚、土菌、死牛、马等毒，都可用凉开水磨服一锭，或吐或泻即愈。治阴阳毒导致伤寒、狂证、瘟疫、喉痹等，冷水加薄荷汁数汤匙化服。"（文献［2］240页）

千金子

［性味］辛，温，有毒。

［归经］肝、肾、大肠经。

［功能］逐水退肿，破血消癥，解毒杀虫。

［文献摘录］缪希雍："长于解蛊毒鬼疰以致腹痛胀满，攻积聚，下恶滞物，及散痰饮。"（文献［1］968页）

千金藤

［性味］苦，辛，寒。

［归经］肺、肝、胃经。

［功能］清热解毒，祛风止痛，利水消肿。

［文献摘录］《本草拾遗》："主一切毒气，其中霍乱中恶，天行，虚劳，瘴疟，痰嗽不利，肿疽，大毒，药石发癥，杂疹。"（文献［1］584页）

四　画

天麻

［性味］甘，平。

［归经］肝经。

［功能］平肝息风止痉。

［文献摘录］《神农本草经》："主杀鬼精物，蛊毒恶气。"（文献［1］2327页）

木瓜

［性味］酸，温。

［归经］肝、脾、胃经。

［功能］舒筋活络，和胃化湿。

［文献摘录］《名医别录》："主湿痹邪气，霍乱大吐下，转筋不止。"《本草经解》："同桑皮，大枣，治霍乱转筋。"（文献［1］761页）

木香

［性味］辛，苦，温。

［归经］脾、胃、大肠、三焦、胆经。

［功能］行气止痛，健脾消食。

［文献摘录］《神农本草经》："主邪气，辟毒疫瘟鬼，强志，主淋露。"《名医别录》："主气不足，消毒，杀鬼精物，温疟，蛊毒，行药之精，轻身。"（文献［1］

1905 页）

《日华子》："治心腹一切气，止泻，霍乱，痢疾。"《伤寒类要》："治天行热病。"（文献［3］197）

五灵脂

［性味］苦，甘，温。

［归经］肝、脾经。

［功能］活血止痛，化瘀止血，消积解毒。

［文献摘录］《开宝本草》："主疗心腹冷气，小儿五疳，辟疫。"（文献［1］2494 页）

五味子

［性味］酸，甘，温。

［归经］肺、心、肾经。

［功能］收敛固涩，益气生津，补肾宁心。

［文献摘录］《日华子》："暖水脏，治风，下气，霍乱转筋，痃癖奔豚冷气，消水肿，除烦热。"（文献［1］440）

牛黄

［性味］甘，凉。

［归经］心、肝经。

［功能］清心豁痰，开窍，凉肝，息风，解毒。

［文献摘录］《日华子》："疗天行时疾，健忘虚乏。"（文献［1］2530 页）

《日华诸家本草》："治中风失音，口噤，天行时疾。"（文献［2］960 页）

升麻

［性味］辛，微甘，微寒。

［归经］肺、脾、胃、大肠经。

［功能］发表透疹，清热解毒，升举阳气。

［文献摘录］《名医别录》："能去邪，解百毒及瘟疫瘴毒，治疗蛊毒，痈毒，腹痛，流行疾病。"《神农本草经》："解百毒，辟温疫，瘴气邪气。"《滇南本草》："表小儿痘疹，解疮毒，咽喉喘咳音哑，肺热，乳蛾，疟腮。"（文献［1］510 页）

《大观本草》："主解百毒，辟温疫，瘴气，邪气，蛊毒。入口皆吐出，中恶腹痛，时气毒疠。"（文献［3］195页）

丹砂

［性味］甘，微寒，有毒。

［归经］心经。

［功能］清心镇惊，安神解毒。

［文献摘录］《日华诸家本草》："治许多发热性流行病，除风，安神镇心。"（文献［2］138页）

《外台秘要》："伤寒、时气、温疫、头痛、壮热脉盛，始得一二日者，取真砂一两，以水一斗，煮取一升，顿服，覆衣被取汗。又方辟瘟疫，取上等朱砂一两细研，以白蜜和丸如麻子大，常以太岁日平旦，一家大小勿食诸物，面向东立，各吞三、七丸，勿令近齿。"（文献［3］69页）

乌药

［性味］辛，温。

［归经］脾、肺、肾、膀胱经。

［功能］顺气止痛，温肾散寒。

［文献摘录］《开宝本草》："主中恶心腹痛，蛊毒，疰忤，鬼气，天行疫瘴。"（文献［1］470页）

陈藏器："治中恶腹痛，驱邪毒，治传染病。"《日华子》："治一切气，除一切冷，霍乱及反胃吐食泻痢，并解冷热。"（文献［2］603）

乌梅

［性味］酸，涩，平。

［归经］肝、脾、肺、大肠经。

［功能］敛肺，涩肠，生津，安蛔。

［文献摘录］《本草拾遗》："祛痰，治疟瘴，止渴调中，除冷热痢，止吐逆。"《本草图经》："主伤寒烦热及霍乱躁渴，产妇气痢等方中多用此。"陈藏器："祛痰治疟，止吐逆霍乱，除冷热痢。"（文献［1］744）

巴豆

［性味］辛，热，大毒。

［归经］胃、大肠经。

［功能］外用蚀疮。

［文献摘录］《神农本草经》："主伤寒温疟寒热，破癥瘕结聚坚积，留饮痰癖，大腹水肿，除鬼毒疰邪物。"（文献［1］948）

水牛角

［性味］苦，寒。

［归经］心、肝经。

［功能］清热解毒，凉血，定惊。

［文献摘录］《名医别录》："疗时气寒热头痛。"《日华子》："治热毒风并壮热。"（文献［1］2536页）

水萍

［性味］辛，寒。

［归经］肺经。

［功能］宣散风热，透疹，利尿。

［文献摘录］《玉楸药解》："辛凉发表，治瘟疫斑疹。"《本草图经》："治时行热病，

亦堪发汗甚有功。"（文献［1］2222页）

五　画

甘草
［性味］甘，平。

［归经］心、肺、脾胃经。

［功能］补脾益气，清热解毒，祛痰止咳，缓急止痛，调和诸药。

［文献摘录］《神农本草经》："疗五脏六腑寒热邪气，强筋骨，补气，生肌，解毒，疗痈肿。"（文献［2］190页）

艾叶
［性味］辛，苦，温。

［归经］肝、脾、肾经。

［功能］散寒止痛，温经止血。

［文献摘录］《本草正》："辟风寒，寒湿，瘴疟。"（文献［1］1869页）

功劳木
［性味］苦，寒。

［归经］胃、肝、大肠经。

［功能］清热燥湿，泻火解毒。

［文献摘录］《广西中药志》："治阳黄，热痢，赤眼。"（文献［1］560页）

石膏
［性味］辛，甘，大寒。

［归经］肺、胃经。

［功能］清热泻火，除烦止渴。

［文献摘录］《日华子》："治天行热狂，头风旋，心烦躁。"（文献［3］115）

《医学衷中参西录》："石膏之性又善清瘟疹之热，又善清头面之热，又善清咽喉之热。"（文献［1］75页）

龙胆草
［性味］苦，寒。

［归经］肝、胆经。

［功能］清热燥湿，泻肝胆火。

［文献摘录］《神农本草经》："主骨间寒热，惊痫邪气，续绝伤，定五脏，杀蛊毒。"（文献［1］1493页）

《伤寒蕴要》："治伤寒发狂。草龙胆研末，加蛋清、蜂蜜，凉开水送服二钱。"（文献［2］243）

田基黄
［性味］甘，微苦，凉。

［归经］肝、胆、大肠经。

［功能］清热利湿，解毒，散瘀消肿，止痛。

［文献摘录］《广西本草选编》："治伤寒和副伤寒。"（文献［1］678页）

生地黄

［性味］甘，寒。

［归经］心、肝、肾经。

［功能］清热凉血，养阴，生津。

［文献摘录］《本草从新》："治热毒痢疾，肠胃如焚，伤寒瘟疫痘疹。"（文献［1］1736页）

代赭石

［性味］苦，寒。

［归经］肝、心经。

［功能］平肝潜阳，降逆，止血。

［文献摘录］《神农本草经》："疗鬼疰贼风蛊毒、腹中毒邪气。"甄权："可辟邪气。"（文献［2］161页）

白术

［性味］苦，甘，温。

［归经］脾、胃经。

［功能］健脾益气，燥湿利水，止汗，安胎。

［文献摘录］《日华子》："止温疾，山岚瘴气，除烦长肌。"（文献［1］1897页）

白头翁

［性味］苦，寒。

［归经］胃、大肠经。

［功能］清热解毒，凉血止痢。

［文献摘录］《神农本草经》："主温疟发狂，寒热，微瘕积聚。"陶弘景："疗毒痢。"（文献［1］540页）

白芍

［性味］苦，酸，微寒。

［归经］肝、脾经。

［功能］平肝止痛，养血调经，敛阴止汗。

［文献摘录］《日华子》："治天行热疾，瘟瘴惊狂。"（文献［1］647页）

白颈蚯蚓

［性味］咸，寒。

［归经］肝、肾、肺经。

［功能］清热息风，清肺平喘，通行经络，利尿通淋。

［文献摘录］《日华子》："治传尸，天行时疾，喉痹。"（文献［3］672页）

陈藏器："饮汁能治温病高热狂言。去泥用盐化水，主治传染性各种热病。"（文献〔2〕756页）

白鲜皮

〔性味〕苦，寒。

〔归经〕脾、胃、膀胱经。

〔功能〕清热燥湿，祛风解毒。

〔文献摘录〕《日华子》："通小肠水气，天行时疾，头痛眼疼。"《药性论》："治一切热毒风，恶风，壮热恶寒，主解热黄、酒黄、急黄、谷黄、劳黄等良。"（文献〔3〕284页）

白薇

〔性味〕苦，咸，寒。

〔归经〕胃、肝、肾经。

〔功能〕清热凉血，利尿通淋，解毒疗疮。

〔文献摘录〕《神农本草经》："主暴中风，身热胀满，忽忽不知人，狂惑邪气，寒热酸疼，温疟洗洗，发作有时。"（文献〔1〕1504页）

《药性论》："能治忽忽不知人，百邪鬼魅。"（文献〔3〕288页）

玄参

〔性味〕甘，苦，咸，微寒。

〔归经〕肺、胃、肾经。

〔功能〕凉血滋阴，泻火解毒。

〔文献摘录〕《名医别录》："主暴中风，伤寒身热，支满狂邪，忽忽不知人，温疟洒洒。"（文献〔1〕1752页）

李时珍："滋阴降火，解斑毒，利咽喉，利小便。"（文献〔2〕214页）

半夏

〔性味〕辛，温，有毒。

〔归经〕脾、胃、肺经。

〔功能〕燥湿化痰，降逆止呕，消痞散结。

〔文献摘录〕《日华子》："治吐食反胃，霍乱转筋，肠腹冷，痰疟。"（文献〔1〕2213页）

丝瓜络

〔性味〕甘，凉。

〔归经〕肺、肝、胃经。

〔功能〕通经活络，解毒消肿。

〔文献摘录〕《随息居重订霍乱论》："霍乱身黄之主药。"（文献〔1〕1217页）

六 画

芒硝

[性味] 咸，苦，寒。

[归经] 胃、大肠经。

[功能] 泻热通便，润燥软坚，清火消肿。

[文献摘录]《汤液本草》："消肿毒，疗天行热痛。"《本草再新》："涤三焦肠胃湿热，推陈致新，伤寒疫痢，积聚结癖，停痰淋闭。"（文献［1］58）

地龙

[性味] 咸，寒。

[归经] 肝、脾、膀胱经。

[功能] 清热定惊，通络，平喘，利尿。

[文献摘录]《本草纲目》："主伤寒，疟疾，大热狂饮。"《日华子》："治传尸，天行热疾。"（文献［1］2348页）

毕澄茄

[性味] 辛，温。

[归经] 脾、胃、肾、膀胱经。

[功能] 温中止痛。

[文献摘录]《日华诸家本草》："治一切冷气痰及霍乱吐泻。"（文献［2］572页）

安息香

[性味] 辛，苦，平。

[归经] 心、脾经。

[功能] 开窍醒神，行气活血，止痛。

[文献摘录]《日华子》："辟蛊毒，（暖）肾气，霍乱，风痛。"《东医宝鉴》："辟瘟疫。"（文献［1］1452页）

七 画

赤小豆

[性味] 甘，酸，平。

[归经] 心、小肠经。

[功能] 利水消肿，解毒排脓。

[文献摘录]《本草纲目》："辟温疫。"（文献［2］454页）

赤芍

[性味] 苦，微寒。

[归经] 肝经。

[功能] 清热凉血，散瘀止痛。

[文献摘录]《日华子》："治天行热疾，瘟瘴惊狂。"（文献［1］658页）

芫花

［性味］苦，辛，温，有毒。

［归经］肺、脾、肾经。

［功能］泻水逐饮，解毒杀虫。

［文献摘录]《日华子》："疗嗽，瘴疟。千金方：凝雪汤，疗天行毒病七八日，热积聚胸中，烦乱欲死。取芫花一斤，以水三升，煮取一升半，渍故布薄胸上。"（文献［3］533页）

《神农本草经》："主咳逆上气，喉鸣喘，咽肿短气，蛊毒，鬼疟。"（文献［1］1172页）

《日华诸家本草》："治疗咳嗽瘴疟。"（文献［2］369页）

花椒

［性味］辛，热，有小毒。

［归经］脾、胃、肾经。

［功能］温中止痛，杀虫。

［文献摘录］缪希雍："治风寒湿邪所致伤寒温疟，疗鬼疰蛊毒。"（文献［1］1050页）

《日华子》："治天行时气温疾。"（文献［3］501页）

苍术

［性味］辛，苦，温。

［归经］脾、胃、肝经。

［功能］燥湿健脾，祛风散寒，明目。

［文献摘录]《玉楸药解》："辟山川瘴疠，回筋骨之痿软，清溲溺之混浊。"（文献［1］1890页）

苎麻根

［性味］甘，寒。

［归经］肝、心、膀胱经。

［功能］凉血止血，清热安胎，利尿解毒。

［文献摘录]《日华子》："治心膈热，漏胎下血，天行热疾，大渴大狂。"（文献［1］314页）

吴茱萸

［性味］辛，苦，热，小毒。

［归经］肝、脾、肾经。

［功能］散寒止痛，降逆止呕，助阳止泻。

［文献摘录]《日华子》："治霍乱。"（文献［3］467页）

牡蛎

［性味］咸，微寒。

［归经］肝、胆、肾经。

［功能］重镇安神，潜阳补阴，软坚散结。

［文献摘录］《神农本草经》："主伤寒寒热，温疟洒洒。"（文献［1］2378页）

皂荚

［性味］辛，咸，温，有小毒。

［归经］肺、大肠经。

［功能］祛痰，开窍。

［文献摘录］寇宗奭："在夏季久雨之时，与苍术一起熏烧，能驱除暑湿疫邪。"（文献［2］624页）

沉香

［性味］辛，苦，温。

［归经］肾、脾、胃经。

［功能］行气止痛，温中止呕，纳气平喘。

［文献摘录］《海药本草》："主心腹痛，霍乱，中恶邪，鬼疰，清人神，并宜酒煮服之。"（文献［1］1177页）

附子

［性味］辛，甘，大热，有毒。

［归经］心、脾、肾经。

［功能］回阳救逆，补火助阳，逐风寒湿邪。

［文献摘录］《本草纲目》："三阴伤寒，阴毒寒疝，中寒中风，痰厥气厥，小儿慢惊，暴泻脱阳，久痢脾泄，寒疟瘴气。"（文献［1］487页）

八　画

青木香

［性味］辛，苦，寒。

［归经］肺、胃经。

［功能］平肝止痛，解毒消肿。

［文献摘录］《新修本草》："治鬼疰积聚、各种毒邪热肿。"（文献［2］380页）

青蒿

［性味］苦，辛，寒。

［归经］肝、胆经。

［功能］清热解暑，除蒸，截疟。

［文献摘录］《本草纲目》："治疟疾寒热。"（文献［1］1856页）

青黛

[性味] 咸，寒。

[归经] 肝经。

[功能] 清热解毒，凉血，定惊。

[文献摘录]《本草逢原》："治温毒发斑及产后热痢下重。"《本草蒙筌》："驱时疫头痛，敛伤寒赤斑。"（文献［1］2333页）

枇杷叶

[性味] 苦，微辛，微寒。

[归经] 肺、胃经。

[功能] 清肺止咳，降逆止呕。

[文献摘录]《重庆堂随笔》："凡湿瘟，疫疠，秽毒之邪在胃者，可用以澄浊而廓中州。"（文献［1］775页）

板蓝根

[性味] 苦，寒。

[归经] 心、胃经。

[功能] 清热解毒，凉血利咽。

[文献摘录]《现代汉医实用药物学》："主治瘟疫邪热，丹毒，赤肿，咽痛。"《北京中草药手册》："治猩红热，流感，麻疹，病毒感染。"（文献［1］669页）

松花

[性味] 甘，温。

[归经] 肝、脾经。

[功能] 燥湿，收敛止血。

[文献摘录]《惠直堂经验方》："治疫毒下利。"（文献［1］246页）

虎耳草

[性味] 苦，辛，寒，小毒。

[归经] 心、肝、肺经。

[功能] 清热，凉血，解毒。

[文献摘录]《本草纲目》："治瘟疫，擂酒服。"倪朱谟："解瘟疫，吐蛊毒之药也。"（文献［1］732页）

佩兰

[性味] 辛，平。

[归经] 脾、胃、肺经。

[功能] 芳香化湿，醒脾开胃，发表解暑。

[文献摘录]《神农本草经》："主利水道，杀蛊毒，辟不祥。"（文献［1］1951页）

金果榄

[性味] 苦，寒。

［归经］肺、大肠经。

［功能］清热解毒，利咽止痛。

［文献摘录］《柑园小识》："祛内外结热，遍身恶毒，消瘰疬，双单蛾及齿痛，切薄片含之，极神效。"（文献［1］591页）

金银花

［性味］甘，寒。

［归经］肺、心、胃经。

［功能］清热解毒，凉散风热。

［文献摘录］《重庆堂随笔》："清络中风火湿热，解温疫秽恶浊邪，息肝胆浮越风阳，治痉厥癫痫诸症。"（文献［1］1796页）

闹羊花

［性味］辛，温，有大毒。

［归经］肝经。

［功能］祛风除湿，散瘀定痛。

［文献摘录］《神农本草经》："主贼风在皮肤中淫淫痛，温疟，恶毒，诸痹。"《名医别录》："治邪气，鬼疰，蛊毒。"（文献［1］1436页）

贯众

［性味］苦，微寒，小毒。

［归经］肝、胃经。

［功能］清热解毒，凉血止血，杀虫。

［文献摘录］《神农本草经》："主腹中邪热气，诸毒，杀三虫。"《本草经疏》："疫气发时，以此药置水中，令人饮此水则不传染。"《陕西中草药》："预防流行性乙脑、流行性腮腺炎等传染病。"张山雷："凡大头疫肿连耳目，用泄散而不遽应者，但加入贯众一味，即邪热透泄而热解神清。"（文献［1］219页）

九　画

草豆蔻

［性味］辛，温。

［归经］脾、胃经。

［功能］燥湿健脾，温胃止呕。

［文献摘录］《本草纲目》："治瘰疬寒疟，伤暑吐下泄痢。"《开宝本草》："下气，止霍乱。"（文献［1］2249页）

草果

［性味］辛，温。

［归经］脾、胃经。

［功能］燥湿温中，除痰截疟。

［文献摘录］《医学入门》："辟瘴解瘟。"《品汇精要》："截诸般疟疾，治山岚瘴气。"（文献［1］2265页）

茵陈

［性味］苦，辛，微寒。

［归经］脾、胃、肝、胆经。

［功能］清湿热，退黄疸。

［文献摘录］《日华子》："治天行时疾，热狂，头痛头眩，风眼疼，瘴疟。"《食医心镜》："主除大热，黄疸，伤寒头痛，风热瘴疬，利小便。"（文献［3］246页）

柽柳

［性味］甘，辛，平。

［归经］肺、胃、心经。

［功能］疏风，解表，透疹，解毒。

［文献摘录］《本草汇言》："凉血分，发痧疹，解痧毒。"《得配本草》："解瘟疫之躁乱，开肌肉之邪结，一切风火疬气，非此不能达表。"（文献［1］1186页）

枳壳

［性味］苦，辛，酸，微寒。

［归经］脾、胃、大肠经。

［功能］理气宽胸，行滞消胀。

［文献摘录］《得配本草》："佐石膏，蒌仁，去时疫热邪。"（文献［1］992页）

栀子

［性味］苦，寒。

［归经］心、肺、三焦经。

［功能］泻火除烦，清热利尿，凉血解毒。

［文献摘录］《药性论》："去热毒风，利五淋，主中恶，通小便，解五种黄病，明目，治时疾，除热及消渴口干，目赤肿病。"（文献［1］1527页）

威灵仙

［性味］辛，咸，温。

［归经］膀胱经。

［功能］祛风除湿，通络止痛。

［文献摘录］《本草汇言》："治疬风酷毒，头风眩晕，脑漏流涕，伤寒瘴气，黄疸黑疸。"《开宝本草》："久服之，无温疫疟。"（文献［1］522页）

香附

［性味］辛，微苦，微甘，平。

［归经］肝、脾、三焦经。

［功能］行气解郁，调经止痛。

［文献摘录］《本草纲目》："散时气寒疫。"（文献［1］2240页）

香薷

[性味] 辛，微温。

[归经] 肺、胃经。

[功能] 发汗解表，和中利湿。

[文献摘录]《名医别录》："主霍乱腹痛吐下，散水肿。"（文献［1］1623页）

前胡

[性味] 苦，辛，微寒。

[归经] 肺经。

[功能] 散风清热，降气化痰。

[文献摘录]《日华子》："通五脏，主霍乱转筋，骨节烦闷，反胃呕逆，气喘，小儿一切疳气。"（文献［3］282页）

胡黄连

[性味] 苦，寒。

[归经] 肝、胃、大肠经。

[功能] 清湿热，除骨蒸，消疳热。

[文献摘录]《开宝本草》："主久痢成疳，伤寒咳嗽，温疟，骨热。"（文献［1］1731页）

降香

[性味] 辛，温。

[归经] 肝、脾、心经。

[功能] 活血散瘀，治血定痛，降气，辟秽。

[文献摘录]《海药本草》："主天行时气。"《本草汇言》："治天行疫疠，瘟瘴灾疾。"（文献［1］848）

蚤休

[性味] 苦，微寒，有小毒。

[归经] 肝经。

[功能] 清热解毒，消肿止痛，凉肝定惊。

[文献摘录]《植物名实图考》："治湿热，瘴疟，下利。"《陕西宁青中草药选》："主治流行性乙型脑炎、流行性脑膜炎。"（文献［1］2066页）

十　画

秦艽

[性味] 辛，苦，平。

[归经] 胃、肝、胆经。

[功能] 祛风湿，清湿热，止痹痛。

[文献摘录]《本草正》："解瘟疫热毒，除潮热烦渴及妇人胎热。"（文献［1］

1487页）

桔梗

[性味] 苦、辛，平。

[归经] 肺经。

[功能] 宣肺，利咽，祛痰排脓。

[文献摘录]《日华子》："下一切气，止霍乱转筋，心腹胀痛，补五劳，养气除邪辟温，补虚消痰。"（文献［1］1844页）

《日华诸家本草》："下一切气，止霍乱转筋，心腹胀痛，破微瘕，除秽邪，治疗肺痈、喉痹。"（文献［2］200页）

栝楼

[性味] 甘，微苦，寒。

[归经] 肺、胃、大肠经。

[功能] 清热涤痰，宽胸散结，润燥滑肠。

[文献摘录]《图经本草》："传染病两目发黄，狂闷烦热，不识人。"（文献［2］385页）

柴胡

[性味] 苦，微寒。

[归经] 肝、胆经。

[功能] 和解表里，疏肝，升阳。

[文献摘录]《日华子》："补五劳七伤，除烦止惊，益气力，消痰止咳，润心肺，添精补髓，天行温疾，热狂气绝，胸胁气满。"（文献［1］1363页）

鸭跖草

[性味] 甘，淡，寒。

[归经] 肺、胃、小肠经。

[功能] 清热解毒，利水消肿。

[文献摘录]《本草拾遗》："主寒热瘴疟。"《本草推陈》："用于急性传染性热病。"（文献［1］2134页）

徐长卿

[性味] 辛，温。

[归经] 肝、胃经。

[功能] 祛风化湿，止痛止痒。

[文献摘录]《神农本草经》："主鬼物百精，蛊毒疫疾，邪恶气，温疟，久服强悍轻身。"《药性考》："（除）关格之症，辟瘟宜服。"（文献［1］1504页）

《大观本草》："主鬼物百精，蛊疫疾，邪恶气，温疟。"（文献［3］249页）

高良姜

[性味] 辛，热。

［归经］脾、胃经。

［功能］温胃散寒，消食止痛。

［文献摘录］《本草纲目》："健脾胃，宽噎膈，破冷癖，除瘴疟。"（文献［1］2253页）

拳参

［性味］苦，微寒，涩。

［归经］肝、肺、大肠经。

［功能］清热解毒，消肿，止血。

［文献摘录］王好古："主狂疟瘟疟，汗出，治血痢。"（文献［1］336页）

十一画

黄芩

［性味］苦，寒。

［归经］肺、胆、脾、大肠、小肠经。

［功能］清热燥湿，泻火解毒，止血，安胎。

［文献摘录］《本草正》："退往来寒热，风热湿热头痛，解瘟疫，清咽。"《日华子》："下气，主天行热疾。"（文献［1］1689页）

黄芪

［性味］甘，温。

［归经］肺、脾经。

［功能］补气固表，利尿托毒，排脓，敛疮生肌。

［文献摘录］《本草疏经》："同人参、甘草，治天行痘疮，阳虚无热症。"（文献［1］814页）

黄连

［性味］苦，寒。

［归经］心、肝、胆、脾、胃、大肠经。

［功能］清热燥湿，泻火解毒。

［文献摘录］《本草汇言》："解伤寒疫热，退心脾郁热，去下利赤白后重之恶疾。"（文献［1］532页）

菝葜

［性味］甘，酸，平。

［归经］肝、肾经。

［功能］祛风利湿，解毒消痈。

［文献摘录］《日华子》："治时疾温瘴。"（文献［1］2086页）

常山

［性味］苦，辛，寒，有毒。

［归经］肺、肝、心经。

［功能］截疟，劫痰。

［文献摘录］《大观本草》："主伤寒发热，热发，温疟鬼毒，胸中痰结，吐逆，疗鬼蛊往来，水胀，洒洒恶寒，鼠漏。"（文献［3］358页）

猪苓

［性味］甘，淡，平。

［归经］肾、膀胱经。

［功能］利水渗湿。

［文献摘录］甄权："治伤寒温疫高热、发汗、肿胀、满腹急痛。"（文献［2］280页）

《药性论》："解伤寒温疫大热、发汗、水肿胀满、腹急痛。"（文献［3］484页）

麻黄

［性味］辛，微苦，温。

［归经］肺、膀胱经。

［功能］发汗散寒，宣肺平喘，利水消肿。

［文献摘录］《名医别录》："能治五脏邪气缓急，止好唾，泄邪恶气，消赤黑斑毒。"甄权："治身上毒风群痹，皮肉不仁，主壮热温疫，山岚瘴气。"（文献［2］308页）

《日华子》："逐五脏邪气，退热，御山岚瘴气。"（文献［3］265页）

淡豆豉

［性味］苦，辛，凉。

［归经］肺、胃经。

［功能］解表除烦，宣发郁热。

［文献摘录］《名医别录》："治伤寒头痛寒热、瘴气恶毒、烦躁满闷、虚劳喘气、两脚冷痛。"倪朱谟："治天行时疾，疫疠瘟瘴之药也。"《本草汇言》："一切时灾瘟瘴，疟痢斑毒，伏痧恶气。"（文献［1］863页）

羚羊角

［性味］咸，寒。

［归经］肝、心经。

［功能］平肝息风，清肝明目，清热解毒。

［文献摘录］《神农本草经》："辟蛊毒，恶鬼不祥。"《名医别录》："疗伤寒时气寒热，热在肌肤，温风注毒，伏在骨间。"（文献［1］2540页）

淡竹叶

［性味］苦，平，寒。

［归经］心、胃、小肠经。

［功能］清热除烦，利尿。

［文献摘录］《日华子》："淡竹并根，治热狂烦闷，中风失音不语，壮热头痛，瘟

疫病学 中医名著选编

疫迷闷，小儿惊痫天吊。"《肘后方》："治霍乱转筋，心腹胀痛。"（文献［3］465页）

续断

［性味］苦，辛，微温。

［归经］肝、肾经。

［功能］补肝肾，强筋骨，续折伤，止崩漏。

［文献摘录］《药性论》："主绝伤，去诸温毒，能宣通经脉。"《滇南本草图说》："治一切无名肿毒，杨梅，天疱诸疮。"（文献［1］1818页）

十二画

雄黄

［性味］辛，温，有毒。

［归经］肝、大肠经。

［功能］解毒杀虫，燥湿祛痰，截疟。

［文献摘录］甄权："能解各种毒，辟各种邪气，解各种虫毒。"（文献［2］142页）

紫苏叶

［性味］辛，温。

［归经］肺、脾经。

［功能］解表散寒，行气和胃。

［文献摘录］《本草崇原》："辟口臭，去邪毒，辟恶气。"（文献［1］1629页）

紫草

［性味］甘，咸，寒。

［归经］心、肝经。

［功能］凉血，活血，解毒透疹。

［文献摘录］《本草纲目》："治斑疹痘毒，活血凉血，利大肠。"（文献［1］1579页）

紫珠

［性味］苦，涩，凉。

［归经］肺、胃、肝经。

［功能］收敛止血，清热解毒。

［文献摘录］《本草拾遗》："解诸毒物，痈疽，喉痹，飞尸蛊毒，毒肿，下瘘。"（文献［1］1577页）

黑芝麻

［性味］甘，平。

［归经］肝、肾、大肠经。

［功能］补肝肾，益精血，润肠燥。

［文献摘录］《名医别录》："伤寒温疟，大吐后虚热羸困，明耳目耐饥渴，延年。"（文献［1］1773页）

犀角

［性味］苦，咸，寒。

［归经］心、肝、胃经。

［功能］凉血止血，泻火解毒，清心定惊。

［文献摘录］《药性论》："能辟邪精鬼魅，中恶毒气，镇心神，解大热，散风毒，主疗时疾热如火，烦闷，毒入心中，狂言妄语。"《日华子》："治心烦，止惊，安五脏，退热，解山瘴溪毒，治热毒风，时气发狂。"（文献［3］57页）

《名医别录》："主治伤寒、温疫头痛，或寒或热，能够解毒。"《日华诸家本草》："治疗心烦，止惊悸退热消痰，解疫毒。"（文献［2］969页）

十三画

蒜

［性味］辛，温。

［归经］脾、胃、肺、大肠经。

［功能］温中行滞，解毒，杀虫。

［文献摘录］《日华子》："止霍乱转筋，腹痛，除邪辟温，去蛊毒，疗劳疟，冷风，疥癣，温疫气。"《直指方》："燥脾胃，化肉食，辟温疫，杀毒气，驱邪祟，散痈肿。"（文献［1］2008页）

蓖麻子

［性味］甘，辛，平，有毒。

［归经］大肠、肺经。

［功能］消肿拔毒，泻下通滞。

［文献摘录］《新修本草》："治疗虚风寒热、身体疮痒浮肿、毒邪恶气，榨取油涂擦。"（文献［2］352页）

蜈蚣

［性味］辛，温，有毒。

［归经］肝经。

［功能］息风镇痉，攻毒散结，通络止痛。

［文献摘录］《神农本草经》："杀鬼物老精，温疟，去三虫。"（文献［1］2399页）

十四画以上

槟榔

［性味］苦，辛，温。

［归经］胃、大肠经。

[功能] 杀虫消积，降气，行水，截疟。

[文献摘录]《本草纲目》："治泻痢后重，心腹诸痛，大小便气秘，痰气喘急，疗诸疟，御瘴疠。"（文献［1］2175页）

樗白皮

[性味] 苦，涩，寒。

[归经] 大肠、胃、肝经。

[功能] 清热燥湿，涩肠，止血，止带，杀虫。

[文献摘录]《本草拾遗》："主鬼疰，传尸，蛊毒，下血。"（文献［1］1062页）

橄榄

[性味] 甘，酸，涩，平。

[归经] 肺、胃经。

[功能] 清肺利咽，生津止渴。

[文献摘录]《萃金裘本草述录》："解天行疫毒。"（文献［1］1077页）

藿香

[性味] 味辛，微温。

[归经] 脾、胃、肺经。

[功能] 芳香化浊，开胃止呕，发表解暑。

[文献摘录]《名医别录》："疗风水毒肿，去恶气，疗霍乱，心痛。"（文献［1］1640页）

《百一选方》："治霍乱吐泻欲死。用藿香叶、陈皮各半两，水二盏，煎至一盏，温服可起死回生。"（文献［2］275页）

麝香

[性味] 辛，性温。

[归经] 心、肝、脾经。

[功能] 开窍醒神，活血散结，止痛消肿。

[文献摘录]《神农本草经》："主辟恶风，杀鬼精物，温疟，蛊毒。"（文献［1］2509页）

《名医别录》："治疗因疫毒邪气侵袭人体所致的心腹暴痛、胀满痞闷急迫、面生黑斑、目生翳膜等。"（文献［2］985页）

《日华子》："辟邪气，杀鬼毒，蛊气，疟疾，瘴毒，吐风痰。"（文献［3］547页）

参考文献：

［1］国家中医药管理局《中华本草》编委会.《中华本草》（精华本）.上海：上海科学技术出版社，1998

［2］俞小平、黄志杰主编.《本草纲目精译》.北京：科学技术文献出版社，1999

［3］尚志钧点校.《大观本草》.合肥：安徽科学技术出版社，2002

跋

从SARS到新冠肺炎看中医学术争鸣
与中医药参与和研究的意义

（邱模炎 裴 颢）

中医学对急性烈性传染病的认识，早在《黄帝内经》中就有专篇论述。至东汉时期，《伤寒杂病论》在继承《黄帝内经》等学术思想的基础上，对寒疫进行了归纳和总结，并创立了中医辨证论治体系。随着自然界的变化，特别是厄尔尼诺现象，全球气候逐渐变温，寒邪逐渐不是外感热病的主要致病因素，温邪的致病作用逐渐占主要地位。因此，从金元以降，伤寒与温病之争愈演愈烈。直至明代，温病学派的第一部专著《温疫论》诞生，到清代《温热论》《湿热条辨》的问世，青出于蓝而胜于蓝，经过明清两代医家的不懈努力，终于创立了一个独立的学科——温病学，与伤寒学派相辅相成，形成了以 "六经辨证""卫气营血辨证""三焦辨证" 为核心的中医外感热病论治体系。中医疫病学的形成和发展可以说是中医外感热病学发展中的一个组成部分。

一、从新型冠状病毒肺炎看中医学术争鸣

在中医学术史上，有关外感热病的学术争鸣，最早可追溯到《黄帝内经》之《素问·热论篇》"今夫热病者，皆伤寒之类也"，以及《难经·八十一难》"伤寒有五，有中风，有伤寒，有湿温，有热病，有温病"。近现代，尤其是从严重急性呼吸综合征（SARS）至禽流感、甲流、鼠疫，再到新近新冠肺炎（COVID-19）的肆虐，纵观已发表的有关文章和书籍，可以看到，有关学术争鸣依然存在，诸如伤寒与温病之争（寒与温之争）、温病与温疫之争（温与瘟之争）、湿热与温热之争（湿与温之争），以及膜原学说和五运六气预测学说及伏邪与新感的争议。现通过管窥最新已发表的有关新型冠状病毒（2019-nCoV）感染的肺炎（现称为新型冠状病毒肺炎，简称新冠肺炎，英文缩写：COVID-19）的期刊文献，归纳整理做初步探讨如下。

1.伤寒与温病之争（寒疫与温疫之争）

国家卫生健康委员会办公厅和国家中医药管理局办公室联合颁布的《新型冠状病

毒感染的肺炎诊疗方案》试行第四、五版将新型冠状病毒肺炎临床治疗期的初期定为"寒湿郁肺"，而第三版则定义为病位在肺，基本病机特点为"湿、热、毒、瘀"，初期证候为"湿邪郁肺"，自此，该病之寒、温之争凸显。

有学者提出从寒疫论治新型冠状病毒肺炎[1]，其依据是武汉2019年下半年的气候特点及本次新冠状肺炎症状表现。此类学者认为该病属于"寒疫"范畴，病因是伏燥在先，寒邪或湿寒居后，而导致气候失时。燥热、湿寒的环境中疫毒邪气错综其中，与伏燥、寒邪或湿寒邪气夹杂而居于首要地位。主要病机为疫毒湿寒与伏燥搏结，壅塞肺胸，损伤正气，导致气机闭阻，升降失常，元气亏虚；病机特点为毒、燥、湿、寒、虚、瘀。

有学者[2]认为武汉新型冠状病毒感染的大部分肺炎患者以身热不扬、咳嗽、乏力、纳差、舌苔厚腻为主要症状，根据采集的四诊信息，以及结合安徽等地的患者四诊情况，审证求因，研判核心病机，认为其病性为湿毒，可称之为"湿毒疫"，病位在肺脾，基本病机特点为湿、毒、瘀、闭，认为本病要与当令时病如时行感冒、风温、冬温等病证相鉴别。有学者[3]分析了50例上海地区新型冠状病毒感染的肺炎患者一般情况及中医证候分布特点，观察到半数以上患者伴有发热、咳嗽、乏力、纳差、口干、腹泻、自汗的症状，舌象以淡红舌或红舌为主，多见腻苔、白苔。证型以湿毒郁肺证为主（82%），少数患者表现为热毒闭肺证（18%）。故认为新型冠状病毒肺炎以湿毒郁肺型为主，符合中医湿疫的特点。有学者[4]报道了中西医结合治疗重症新型冠状病毒肺炎临床病例1例，认为新冠肺炎在中医学属于"瘟疫"范畴，总结其病机大致为湿、热、毒、虚。武汉气候潮湿，湿邪内侵，郁阻气机，郁久化热，湿热蕴于中焦，热被湿困，难得外透，故湿热交蒸乃作热，使得发热为本病主要特征。毒，是指疫毒邪气作为致病因子，起病急骤，传变迅速。虚，感受湿热毒邪，其内必先有正虚，且因邪毒肆虐，必伤正气。故本病总的病机为邪实正虚，治当祛邪扶正。因湿热毒邪，郁遏体内，易致里气郁结，秽浊阻滞，只清不透则邪无出路气机更加冰伏。治疗上应清透化利，重在宣透清解，选用蒿芩清胆汤化裁。因绝大多数新冠肺炎患者都有不同程度的乏力、气短等气虚症状，故加用玉屏风散。经过中西医结合治疗，患者无论是临床症状或是影像学检查都有明显改善，中西医结合治疗本病疗效确切。亦有学者[5]认为本病属于中医学"瘟疫"范畴，感受疫毒之邪是其主要的致病因素，入里化热为重要的病机转归，作者对42例确诊的新冠肺炎患者进行回顾性研究，分为观察组（常规治疗联合连花清瘟颗粒，1袋/次，3次/日）与对照组（常规治疗），研究结果提示中药连花清瘟颗粒能明显改善新冠肺炎患者发热、咳嗽、咳痰、气促症状，观察组患者发热的持续时间较对照组缩短1.5天，为中西医结合治疗该疾病提供了初步的临床研究证据。亦有学者参照国家卫生管理部门及各地区发布的中医药防治方案，认为本次疫病主要病机特点为湿、热、毒、瘀、虚，将新冠肺炎按照病程进展分为寒湿郁肺、疫毒闭肺、内闭外脱、肺脾气虚4个证型，治则以辟秽化浊祛邪为主，治法采用分消湿热、宣畅气机为主[6]。

有学者[7]根据武汉的气候特点与区域特点，以及全国其他输入性感染地区的疫情均表现出较为明显的地域性特点，结合文献报道，认为本病疫区的病因是以"湿"为基本属性的疫疠之气，发病季节具有"湿浊"或"寒湿"的特点，病邪性质应具有"湿热"或"寒湿"特性，因此，本病可归属于瘟疫的"湿热疫"或"寒湿疫"，可统一命名为"湿浊疫毒"，即寒、温并存。

有学者[8]对目前各地中医药防治新冠肺炎治疗方案进行综合分析，其中24个地区发布了各自的中医药干预方案，3个为单纯预防性方案，15个为防治性方案，在各地区方案中存在证型表述不一致的情况。我们[9]将同类证候合并后，发现其证为疫毒闭肺（袭肺/壅肺）、气阴两虚（两伤）、热毒闭肺（炽盛/袭肺/蕴肺/壅肺）、湿邪犯肺（郁肺/困脾）、邪热壅肺（闭肺/郁肺）、肺脾气虚（两虚）、邪毒闭肺（蒙窍）、内闭外脱、寒湿郁肺（束表），其频次分别为10、10、9、9、8、7、7、6、5、5。在病机特点描述中除"湿热毒瘀"外，还有其他病机特点，以"湿热毒瘀"为最多。根据证候分型与治法治则分析，病因以毒邪为最多，其次为湿邪、湿热之邪。

从总体看，该病病机为湿、寒、热、毒、瘀、虚，病位初期在上焦膜原。正气耗伤，进而导致脾肺气虚或气阴两虚，重者湿邪化热，毒邪闭肺，气营两燔，内闭外脱。但经分析发现，"寒"在各地区方案中体现并不明显，因此我们认为，此次疫病以湿、热、毒、瘀、虚为主要特点，后期以气阴两虚为主。

综上所述，目前主要有三个学术观点，即寒疫论、温疫（湿热、湿毒）论以及寒、温（湿）并存论。可见，目前寒温之争仍未有定论，但大多数学者倾向于此次疫病为温疫，且湿邪致病论基本统一。

2. 温与瘟之争（即时病与疫病之争）

一般认为广义的温病包括瘟疫（温疫）在内，但争议在于疫病与时病（时行温病）的区别。从现有期刊论文中的观点来看，这一争论的结果似乎并不明确。如有学者[7]认为，综合地方方案，从中医学角度分析，新冠肺炎符合中医"湿温类疫病"的特点，即将时病湿温与疫病并提。尽管大多数学者和各地方案均认为其应归于疫病范畴，但在证型表述时，有"温邪""湿热""温毒""热毒""湿毒""风热夹湿"等区别。在早期的地方方案以及文献[5]中，将此次新冠肺炎诊断为风温、冬温、湿温者有之，目前新版的各地方案中已经少见，还有个别从风热感冒立论。总之，多数学者认为新冠肺炎属于中医"疫病"范畴，病邪为疫疠之气。但亦有少部分学者将之与时病之温热、湿温、风热等相混淆。

3. 湿与温（狭义）的争议与五运六气学说的应用

大多学者均认为，新冠肺炎存在"湿邪"致病的特点。但是，在证候描述中仍存在"湿热""温毒""热毒"等表述，可见存在概念上"湿热"与"温热"相混淆的现象，当然，是否存在因湿邪从阳化热，甚至化燥转为温热、热毒的情况，有待于临床进一步观察。但"温毒"之说易与时病之"温毒"相混，不提为妥。

有学者运用"五运六气"学说来认识、推演和预测分析此次新冠肺炎。李晓凤[10]

等基于五运六气理论，尤其是三年化疫理论，认为此次新冠肺炎当属"木疫"范畴。对木疫记载较完整的是宋代陈言的《三因极一病证方论》，书云："治风疫，脉浮数而不弱，头项痛，腰脊痛，发热恶风，其证皆如太阳伤风，但脉阴不弱，相传染为异耳。"这里的风疫即为木疫。新冠肺炎发生于己亥年终之气，发展于庚子年初之气。己亥年为土运不及之年，厥阴风木司天，少阳相火在泉，气候整体风热偏盛。因少阳相火火热最盛，故少阳相火在泉四年（乙亥、丁亥、己亥、癸亥）的终之气是六十甲子年中最温暖时段。因厥阴风木司天逢中运土运不及，木克土，乃天刑之年，故己巳、己亥年也因此成为六十甲子年中木强土弱最明显的年份。总而言之，己亥年终之气是六十甲子年中风热最盛的年份。异常的气候为新型冠状病毒的生存与蔓延提供了有利的自然条件。另一方面，己亥年人体之气与自然界风热之气相通应，人亦表现为风热偏盛、土气不足，表现在脏腑功能即为肝木偏盛、脾土不足。人体受自然界异常气候的影响，体内蕴伏积热湿气受外来疫毒引动，导致了肺炎症状的出现。认为新型冠状病毒肺炎的核心病机为风热疫毒外袭内侵，肝强脾弱气机失利。基于五运六气理论预测，庚子年二之气，气候转热，病毒失去最佳生存环境，这一时段是疫情发展的一个转折点，如防控得当，可遏制疫情扩展。

此外，中医卫气营血辨证和三焦辨证观点已被现代的分期所代替，有关"膜原学说"提之者较少，应进一步探讨。我们认为还是应突出中医认识疾病的特色优势。

二、从中医疫病学研究体系的特色探讨禽流感研究思路

中国传统种痘术、文献中所记载的中医防治烈性传染病的多样性手段，以及伤寒学、温病学、疫病学的形成和发展史，充分证明了中医学在研究传染病方面已经形成了独特的体系。我们认为该体系主要有以下几个方面的特色：

1. 重视临床研究，突出辨证观和整体观，既重视普遍性规律的研究，又不排除不同疫病的特殊性。如《伤寒论》《温疫论》《疫疹一得》等。

2. 重视中医病名、病因、病机、症状学、舌诊、脉诊等理论和临床基础研究。如《伤寒论》《温疫论》《疫疹一得》《伤寒瘟疫条辨》《随息居重订霍乱论》等。

3. 重视多样性的防治手段研究，并致力于探索"一病一法"的防治方法。前者如《松峰说疫》，后者如《温疫论》等。

4. 重视疾病传变规律和论治方法、选方用药规律的研究。如《伤寒论》《温疫论》《疫疹一得》等。

5. 重视诊断与鉴别诊断和未病先防、既病防变、病后防复的研究。如《伤寒论》《温疫论》《疫疹一得》《伤寒瘟疫条辨》《随息居重订霍乱论》等。

6. 重视疾病发病规律、传播途径、易感人群，重视孕妇、小儿等特殊群体的发病与论治特点，以及疫病流行预测和独特的流行病学调查方法。如《黄帝内经》《伤寒论》《温疫论》《疫疹一得》《伤寒瘟疫条辨》《随息居重订霍乱论》等。

从学术争论的角度而言，正是长期的"寒温之争"，促进了温病学的形成和发展，

奠定了中医外感热病学的基础，形成了互为羽翼的伤寒论和温病学，形成了与内伤脏腑、气血津液辨证相比翼的六经辨证、卫气营血辨证、三焦辨证体系。禽流感的中医定性应该通过逐步深入的临床观察，组织中医外感热病学专家进行论证；或通过动物实验研究，采用"以方测证"的研究思路，进行探讨。后者可以立即进行；前者可以组织中医外感热病学专家对定点医院的患者进行临床观察，积累病例，与动物实验结果相互印证。

从学术研究的角度而言，人畜共患传染病的中医药研究更需要多学科的合作，尤其是中医、西医、中兽医、民族医的通力协作。我们建议：①多部门联手，有关管理部门如中医药管理部门、兽医管理部门、疾病控制与防疫部门等，应抛开部门之别，通过联席会议尽快达成共识，充分利用资源，实施中医药等的实验研究；②中西医联手，共同开展临床研究，中医的介入应当从发病早期开始，这样才能真正从中医角度探讨其发病、证候、传变规律以及中医和（或）中西医结合的疗效；③医学家、防疫学家、兽医学家与气象学家、天文学家等联手，共同探讨其发病与流行因素，为解决中国传统预测学、运气学、周易学等种种学术争议提供契机。

三、从中医药参与研究的得失探讨今后的研究思路

回顾2003年春夏之SARS的防治过程，可以看到，积极开展SARS的中医、中西医结合的防治研究得到了党中央国务院和各级有关部门的高度重视，国家领导人及人民群众均对中医药防治SARS寄予厚望。广东省采用中西医结合治疗SARS取得了较好的临床效果；原卫生部、国家中医药管理局等制定了有关中医诊疗和防治方案；"863"计划、科技部专项课题以及各省市所进行的中医药治疗SARS的研究项目等，对于中医防治SARS的研究取得了阶段性成果；中西医结合治疗SARS及其并发症取得了举世瞩目的成绩；民族医药在防治SARS中也取得了一定的成效，可以说多方位展现了中国传统医药学的独特优势。但是，至今有关SARS的认识，如中医病名、传变规律、证候特点、分期分型、辨证方法、成药应用、中药药理等，仍未形成共识。从风靡一时的非典中药预防"八味"处方的争议，以及基于西医提高免疫力而采用黄芪、太子参、虫草制剂等进行SARS预防所引发的学术争论可以看出，目前大多数的观点强调预防疫病应遵循中医辨证预防方法，因人、因时、因地制宜。我们认为，认真总结中医药参与SARS防治研究的经验和教训，将为防治新发疫病的研究思路提供有益的借鉴。我们的粗浅看法是，中医药参与的研究思路必须突出中医传统研究特色。

根据《松峰说疫》的论点，从SARS、禽流感、甲流、鼠疫到新型冠状病毒肺炎，首先应当辨明其属于寒疫、温疫（瘟疫）、杂疫之哪一范畴。SARS和新冠肺炎属于温疫中的温热类疫，但究竟是暑燥疫、温毒疫，还是湿热类疫？目前仁者见仁，智者见智，莫衷一是。更可叹的是，将其归于风温、冬温、春温的观点比比皆是。将疫病的发病与伏邪温病的发病等同起来的观点也不少。我们在SARS和新冠肺炎爆发初期都曾向国家中医药管理局等建议在中医临床科研和救治中，采用数码相机、舌诊仪、脉

跋

象仪等收集客观的病历资料。如SARS，从目前的报道中来看，SARS在舌诊方面的客观资料基本未能留下。遗憾的是，在舌诊资料中，动态观察者少。而且由于介入过晚，多数舌诊资料为SARS中后期资料，或是采用输液治疗和应用激素治疗后的舌诊，并非完全是SARS患者舌象变化的本相。可喜的是，广东省中医药的经验、北京市胸科医院的经验（健康报，2003年6月4日第7版）、北京中医药大学张晓梅的65例临床观察（中医药专家谈SARS. 中国中医药出版社，2003）等为我们提供了SARS早期和（或）演变过程中宝贵的。较为全面的中医"四诊"资料。"四诊"是中医临床辨证论治的基石，没有客观的第一手临床资料，任何分析都只能是纸上谈兵，甚至是臆测。这也是我们应该总结的经验教训。我们认为，中医治疗和研究SARS、禽流感、新冠肺炎等烈性传染病也应该遵循中医传统的辨证论治原则，避免急躁心理、急功近利，甚至照搬西医模式，邯郸学步。创新应当在继承的基础上，否则就是无源之水。过多地争议SARS的中医新名称，或言"肺毒疫"，或言"肺疫"，或言"金疫"等，不如采用"SARS"之通用名称，既有利于临床实际，也有利于与国际接轨，有利于中医药防治SARS的科普工作，有利于认真进行回顾性研究，采用"西医辨病、中医辨证"的思路，汲取以往的教训，力争在新冠肺炎的中医证候演变规律的研究中有所突破，形成共识。我们建议组织全国参加过SARS中医临床治疗和研究的专家以及外感热病学专家、流行病学专家等，发扬"百花齐放、百家争鸣"的民主学术思想，集思广益，科学总结，制定出中医防治新冠肺炎的"国际"级方案。

中医药参与SARS的研究结论得到WHO的肯定性评价，是中医学的又一骄傲，但总结经验和教训，我们认为有以下不足之处可以作为目前开展中医药防治新冠肺炎研究的借鉴：

1. 中医药研究介入过晚，未能在SARS流行早期形成全国中医药研究的"一盘棋"。

2. 重药轻医，重视中药筛选的投入，而基于中医基础理论的研究不足，重新陷入"寒与温之争""温与瘟之争""湿与温"之争，以及"毒"等中医概念被扩大化的倾向较为普遍。

3. 中医外感热病学专家主持重大课题者不多。

四、中医药参与防治与研究具有广泛的意义

对中医药参与SAR、禽流感以及新冠肺炎防治和研究的学术和政治意义，可以说已经形成共识。现以提要形式简述如下。

1. 将提高中医药在中国卫生事业中的地位。

2. 将为发挥中医药在保障社会公共卫生安全中的作用提供决策依据。

3. 将为打破长期的国际壁垒提供机遇，促进中医药走向世界。

4. 将为解决中医温病学、疫病学中的三大学术争议（温病与温疫、伤寒与温病、新感与伏邪之争），尤其是温病与温疫之争提供契机。

5. 将促进中医疫病学、外感热病学、中医传染病学的学术发展。

6. 将为解决中国传统预测学、周易学、运气学等是否科学的争议提供契机。

此外，通过中医、中兽医跨学科的联合攻关，势必有助于推动中国传统兽医学（中兽医学）的发展。

参考文献：

[1] 范逸品，王燕平，张华敏，等.试析从寒疫论治新型冠状病毒(2019-nCoV)感染的肺炎 [J/OL].中医杂志：1-6 [2020-02-08]. http://kns.cnki.net/kcms/detail/11.2166.R.20200206.1519.007.html

[2] 王玉光，齐文升，马家驹，等.新型冠状病毒(2019-nCoV)肺炎中医临床特征与辨证治疗初探 [J/OL].中医杂志：1-6 [2020-02-08]. http://kns.cnki.net/kcms/detail/11.2166. R.20200129.1258.002.html

[3] 陆云飞，杨宗国，王梅，等.50例新型冠状病毒感染的肺炎患者中医临床特征分析.上海中医药大学学报:1-5. [2020-02-13].http://kns.cnki.net/kcms/detail/31.1788.R.20200208.1112.002.html

[4] 胡美霖，董若兰，陈广.中西医结合治疗重症新型冠状病毒性肺炎临床病例1例 [J/OL].中国中西医结合杂志:1-3 [2020-02-13].https://kns.cnki.net/kcms/detail/11.2787.R.20200209.1039.002.html

[5] 姚开涛，刘明瑜，李欣，等.中药连花清瘟治疗新型冠状病毒感染的肺炎回顾性临床分析 [J/OL].中国实验方剂学杂志：1-1 [2020-02-13].https://doi.org/10.13422/j.cnki.syfjx.20201099

[6] 林志健，张冰.临床中药药师参与新型冠状病毒肺炎（NCP）防治的药学服务策略.中国中药杂志：1-5. [2020-02-13].https://doi.org/10.19540/j.cnki.cjcmm.20200211.501

[7] 王金榜，梁保丽，孙树椿.新型冠状病毒（2019-nCoV）感染性肺炎现代中医诊疗建议方案与探讨 [J].世界中医药，2020，15(1):35-46

[8] 郑文科，张俊华，杨丰文，等.中医药防治新型冠状病毒感染的肺炎各地诊疗方案综合分析 [J/OL].中医杂志：1-4 [2020-02-08]. http://kns.cnki.net/kcms/detail/11.2166.

[9] 邱模炎，邹浩，李奇阳，等.从新型冠状病毒肺炎现有期刊文献看外感热病的学术争鸣 [J].福建中医药，2020，51（1）：1-3

[10] 李晓凤，杜武勋.基于五运六气理论对新型冠状病毒感染的肺炎的几点思考.中华中医药学刊:1-8 [2020-02-13] http://kns.cnki.net/kcms/detail/21.1546.R.20200206.1811.002.html

跋